Auf einen Blick

Kurzlehrbuch

Pathologie

Matthias Krams
Sven Olaf Frahm
Udo Kellner
Christian Mawrin

Unter Mitarbeit von
Stefan Schüller

2., aktualisierte Auflage

297 Abbildungen
126 Tabellen

Georg Thieme Verlag
Stuttgart · New York

Grafiken: Adrian Cornford, Reinheim-Zeilhardt; Christine Lackner, Ittlingen

Layout: Künkel Lopka, Heidelberg
Umschlaggestaltung: Thieme Verlagsgruppe

Bibliografische Information der Deutschen Nationalbibliothek
Die Deutsche Nationalbibliothek verzeichnet diese Publikation in der Deutschen Nationalbibliografie;
detaillierte bibliografische Daten sind im Internet über http://dnb.d-nb.de abrufbar.

Ihre Meinung ist uns wichtig! Bitte schreiben Sie uns unter

www.thieme.de/service/feedback.html

Wichtiger Hinweis: Wie jede Wissenschaft ist die Medizin ständigen Entwicklungen unterworfen. Forschung und klinische Erfahrung erweitern unsere Erkenntnisse, insbesondere was Behandlung und medikamentöse Therapie anbelangt. Soweit in diesem Werk eine Dosierung oder eine Applikation erwähnt wird, darf der Leser zwar darauf vertrauen, dass Autoren, Herausgeber und Verlag große Sorgfalt darauf verwandt haben, dass diese Angabe **dem Wissensstand bei Fertigstellung des Werkes** entspricht.

Für Angaben über Dosierungsanweisungen und Applikationsformen kann vom Verlag jedoch keine Gewähr übernommen werden. **Jeder Benutzer ist angehalten**, durch sorgfältige Prüfung der Beipackzettel der verwendeten Präparate und gegebenenfalls nach Konsultation eines Spezialisten festzustellen, ob die dort gegebene Empfehlung für Dosierungen oder die Beachtung von Kontraindikationen gegenüber der Angabe in diesem Buch abweicht. Eine solche Prüfung ist besonders wichtig bei selten verwendeten Präparaten oder solchen, die neu auf den Markt gebracht worden sind. **Jede Dosierung oder Applikation erfolgt auf eigene Gefahr des Benutzers**. Autoren und Verlag appellieren an jeden Benutzer, ihm etwa auffallende Ungenauigkeiten dem Verlag mitzuteilen.

Rüdigerstraße 14, 70469 Stuttgart
Unsere Homepage: www.thieme.de

Printed in Germany

Satz: medionet Publishing Services Ltd, Berlin
gesetzt mit 3B2

Druck: Grafisches Centrum Cuno GmbH & Co. KG, Calbe

ISBN 978-3-13-143252-0
Auch erhältlich als E-Book und ePub:
eISBN (PDF) 978-3-13-153172-8
eISBN (ePub) 978-3-13-167792-1

1 2 3 4 5 6

Vorwort

Wir freuen uns über die gute Resonanz, die unser Kurzlehrbuch Pathologie in der 1. Auflage gefunden hat, sodass wir erfreulicherweise bereits jetzt diese überarbeitete 2. Auflage präsentieren können.

Unserem Konzept – fachbezogen und doch klinisch relevant – sind wir natürlich treu geblieben. In den einzelnen Kapiteln finden sich wie bisher kurze Fallbeispiele, die verdeutlichen sollen, wie das Zusammenspiel zwischen dem Kliniker und dem Pathologen funktioniert. Anhand dieser Fälle kann der Leser das erlernte Wissen sozusagen gleich an der Praxis überprüfen. Mit Stefan Schüller haben wir darüber hinaus einen weiteren Autor gewonnen, um den speziellen Bereich der Augen-Pathologie fachlich und klinisch besser darzustellen.

Wir danken allen mitwirkenden Kollegen aus Klinik und Pathologie für die Hilfe bei der Klärung spezieller Fragestellungen, für die Verdeutlichung klinischer Zusammenhänge und für die zahlreichen zur Verfügung gestellten Fotografien. Genannt werden sollen insbesondere: M. Brase, Minden; Prof. Dr. Knut Dietzmann, Magdeburg; Dr. W. Franz, Kiel; PD Dr. Engelke, Minden; PD Dr. Hettlich, Minden; Prof. Dr. Klöppel, München; Prof. Dr. Krenn, Trier; Dr. S. Leh, Bergen; Prof. Dr. Dr. Proksch, Kiel; Prof. Dr. Reinbold, Minden; Prof. Dr. Röcken, Kiel; Dr. Schönberger, Bückeburg; Dr. Schulte, Hamburg; PD Dr. Dr. Schubert, Buchholz/Nordheide; Dr. Schmidtborn, Waiblingen; PD Dr. Vieth, Bayreuth; Prof. Dr. Wacker, Kiel.

Wir hoffen, auch mit dieser Auflage ein Lehr- und Lernbuch für das Fach Pathologie bereitstellen zu können, das den Anforderungen dieses Grundlagenfachs in den vielfältigen universitären Zusammenhängen gerecht wird.

Viel Spaß beim Lesen

Ihre

Matthias Krams
Sven Olaf Frahm
Udo Kellner
Christian Mawrin
Stefan Schüller

Anschriften

Dr. med. Sven Olaf Frahm
Ärztlicher Leiter des Instituts für Pathologie
Diakonissenkrankenhaus Flensburg
Knuthstraße 1
24939 Flensburg

PD Dr. med. Dr. med. habil. Udo Kellner
Institut für Pathologie
Paul-Ehrlich-Straße 9
32429 Minden

PD Dr. med. M. Krams
Institut für Pathologie und Zytologie
Schmettererstraße 3
83022 Rosenheim

Prof. Dr. med. habil. Christian Mawrin
Universitätsklinikum Magdeburg A. ö. R.
Institut für Neuropathologie, Haus 28
Leipziger Straße 44
39120 Magdeburg

Dr. Stefan Schüller
Augen-Praxisklinik Minden
Königstraße 120
32427 Minden

Inhalt

24 Sinnesorgane 480

Udo Kellner, Stefan Schüller

K Stoffwechselerkrankungen und neuroendokrines System

25 Stoffwechselerkrankungen 489

Udo Kellner

26 Neuroendokrines System 498

Matthias Krams

A

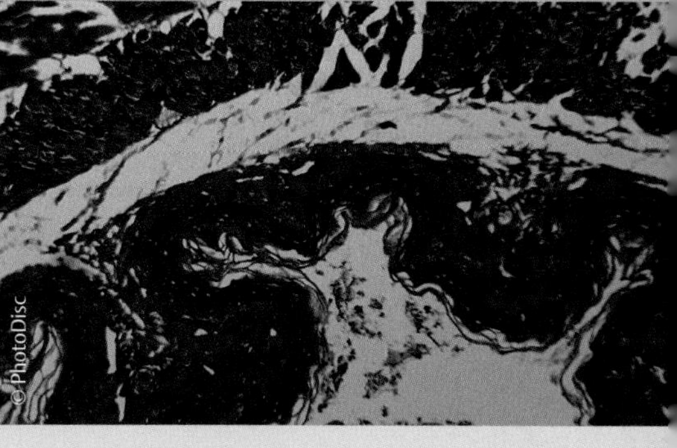

Grundlagen

1 Grundlagen der Pathologie

1.1 Pathologie als klinisches Fach

Key Point

Die Pathologie ist eine im klinischen Alltag unverzichtbare Disziplin; primäre Aufgabe ist die diagnostische Einordnung pathologisch veränderter Gewebe.

Da der Pathologe vom klinisch tätigen Arzt beauftragt wird und daher in der Regel keinen direkten Patientenkontakt hat, spielt die Pathologie in der Wahrnehmung der Patienten nur eine untergeordnete Rolle. Für therapeutische Entscheidungen ist die Pathologie jedoch häufig wesentlich: Tatsächlich wird in vielen Fällen erst durch eine histologische Untersuchung die genaue differenzialdiagnostische Klärung eines klinischen Befundes möglich und eine spezifische Therapie begründet.

Fallbeispiel

Beispielhaft soll hier die Differenzialdiagnose eines vergrößerten Lymphknotens vorgestellt werden:
Ein vergrößerter Lymphknoten ist häufig Ausdruck eines entzündlichen Geschehens; hierbei kann es sich um eine fortgeleitete Entzündung handeln, z. B. im Abflussgebiet einer infizierten Wunde. Die Erreger können aber auch den Lymphknoten direkt befallen und so zu einer Vergrößerung führen, z. B. bei einer Infektion mit Mykobakterien. In beiden Fällen ist eine antibiotische Therapie angezeigt, die meist zu einer Heilung führt und selten bleibende Schäden verursacht.
Abzugrenzen von entzündlichen Veränderungen sind Lymphknotenvergrößerungen auf dem Boden eines neoplastischen Prozesses; hier können Tumorzellen über die Lymph- oder Blutbahn in die Lymphknoten verschleppt werden (Lymphknotenmetastasen), darüber hinaus gibt es primäre Neoplasien des lymphatischen Gewebes mit Manifestation im Lymphknoten (z. B. Hodgkin- oder Non-Hodgkin-Lymphome). Sofern bioptisch der Verdacht auf eine Metastase gesichert werden kann, schließen sich klinisch eine (ausgedehnte und u. U. belastende) Suche nach dem Primärtumor sowie eine entsprechende (möglicherweise operative und verstümmelnde) Therapie an. Liegt dagegen ein Non-Hodgkin-Lymphom vor, muss eine weitere Subtypisierung der Erkrankung erfolgen, was wiederum eine aggressive und nebenwirkungsreiche Polychemotherapie zur Folge haben kann.
Die oben aufgeführten Differenzialdiagnosen des klinischen Befundes „vergrößerter Lymphknoten" können zwar anhand der körperlichen/zusatzdiagnostischen Befunde sowie der laborchemischen Untersuchungen eingegrenzt werden, eine histopathologische Untersuchung ist zur endgültigen Validierung der Diagnose jedoch unersetzlich – nicht zuletzt auch aus forensischen Gründen.

EXKURS

Die Pathologie als grundlegende Lehre von den Krankheiten wird traditionsgemäß (und willkürlich) in eine allgemeine Pathologie und eine spezielle Pathologie aufgeteilt; die allgemeine Pathologie behandelt dabei wichtige Grundprinzipien und Gesetzmäßigkeiten krankhafter Vorgänge, die spezielle Pathologie befasst sich bereits mit konkreten Krankheitsbildern. In der Vergangenheit wurden ganz unterschiedliche Konzepte des Krankhaften entwickelt. Diese beinhalten die Säftelehre des Hippokrates: Hippokrates führte Erkrankungen auf ein Ungleichgewicht der 4 Körpersäfte Blut, gelbe Galle, schwarze Galle und Schleim zurück. Diese sog. Humoralpathologie wurde durch die Solidarpathologie von Morgagni abgelöst; hier wurde die Ursache von Erkrankungen innerhalb der einzelnen Organe vermutet. Rudolph Virchow schließlich begründete die Zellularpathologie, indem er die Zelle als Ort der Krankheit propagierte. Damit legte Rudolf Virchow den Grundstein zu unserem modernen Krankheitsverständnis.

1.1.1 Aufgaben der Pathologie

Bioptische Diagnostik

MERKE

Histologische Untersuchungen von Biopsaten sind in der Pathologie zahlenmäßig am häufigsten. Hierbei werden Gewebestückchen untersucht, die während eines diagnostischen Eingriffs gewonnen wurden, z. B. im Rahmen einer Gastroskopie oder einer Laparoskopie.

Gelegentlich werden auch größere Proben oder ganze Organe histologisch aufgearbeitet, z. B. die Appendix vermiformis zur Sicherung einer Appendizitis oder die Prostata zur Bestimmung einer Karzinomausdehnung.
Zum einen soll mithilfe der Biopsie die Frage geklärt werden, ob überhaupt ein krankhafter Prozess vorliegt, und wenn ja, welcher. Darüber hinaus dienen Biopsien auch der Verlaufskontrolle; so wird z. B. im Rahmen einer Gastritistherapie die Entzündungsaktivität und damit der Therapieerfolg (oder –misserfolg) beurteilt

Obduktion

Die **innere Leichenschau** (Synonym: **Sektion**, **Obduktion**, **Autopsie**) ist ein weiteres wesentliches Aufgabengebiet des Pathologen. Mit ihrer Hilfe lassen sich Erkrankungen morphologisch nachweisen und die Todesursache bestimmen. Obduktionsbefunde erlauben

1

damit auch eine „Qualitätskontrolle"der klinischen Diagnostik und beeinflussen gesundheitspolitische Entscheidungen (Todesursachenstatistik). Ferner dient die Obduktion der Ausbildung der Studierenden; schließlich liefern Obduktionsbefunde wichtige Daten hinsichtlich der Identifizierung neuer Krankheitsbilder.

MERKE

Eine Obduktion wird immer dann unerlässlich, wenn die Klärung eines nichtnatürlichen Todes ansteht. Hier kann die Obduktion auch als gerichtliche Obduktion – z. B. zur Abklärung von Straftaten – vom Gericht angeordnet werden.

Rechtsfragen im Zusammenhang mit der Obduktion: Der Status des Leichnams ist nicht durch ein eigenes Gesetz geregelt. Da die Leiche keine eigentumsfähige Sache darstellt, besteht seitens der Angehörigen nur ein Totensorgerecht. Strafbar sind die Störung der Totenruhe, die Entfernung der Leiche aus dem Gewahrsam der Berechtigten oder die Beseitigung einer Leiche ohne Erlaubnis.
Auch die Obduktion stellt eine **Störung der Totenruhe** dar, im Krankenhaus greift diese Auslegung allerdings nicht, da sich der Leichnam im Gewahrsam der Krankenhaus- bzw. der Institutsleitung befindet. In jedem Fall ist die Obduktion zivilrechtlich ein **Eingriff in das Persönlichkeitsrecht** des Verstorbenen, daher darf sie – sofern keine richterliche Anordnung vorliegt – nicht gegen den Willen des Patienten oder der Angehörigen durchgeführt werden. Im Falle einer Zuwiderhandlung kann eine Schadensersatzforderung gestellt werden. Praktikabel ist die so genannte Zustimmungslösung, bei der die Angehörigen eine Sektion ausdrücklich gestatten. Ferner kann eine Einwilligung des Patienten bereits zu Lebzeiten über die allgemeinen Vertragsbedingungen der Krankenhäuser eingeholt werden. Werden bei der Obduktion Gewebeteile oder andere Körpersubstanzen entnommen, so entstehen eigentumsfähige „Objekte", die generell der Befugnis des Patienten oder seiner Erben unterstehen. Eine explizite Einwilligung des Patienten oder seiner Erben ist auch vonnöten für die wissenschaftliche Nutzung von Körpersubstanzen oder Geweben (z. B. im Rahmen der Forschung).

Ärztliche Schweigepflicht

Die ärztliche Schweigepflicht gilt selbstverständlich auch für Pathologen und umfasst sämtliche Ergebnisse der bioptischen und autoptischen Untersuchungen. Unter besonderen Umständen gilt die Schweigepflicht nicht, zum Beispiel bei Verdacht auf einen nichtnatürlichen Tod sowie bei Fragestellungen im Zusammenhang mit dem Infektionsschutzgesetz. In allen übrigen Fällen kann der Arzt nur durch den Patienten selbst von der Schweigepflicht entbunden werden; Angehörige oder Hinterbliebene sowie Behörden können die Schweigepflicht hingegen nicht aufheben. Ebenso hat nur der Patient selbst das Recht auf Einsicht in seine Krankenunterlagen – also z. B. in die Ergebnisse einer bioptischen Untersuchung.

1.1.2 Gesundheit/Geburt/Tod

Gesundheit und Krankheit. Der Begriff **„Gesundheit"** bezeichnet laut WHO-Definition den Zustand völligen körperlichen, seelischen und sozialen Wohlbefindens. Eine **„Krankheit"** liegt entsprechend dieser Definition dann vor, wenn einer oder mehrere der oben genannten Faktoren beeinträchtigt sind. Im engeren Sinne ist ein Mensch dann krank, wenn ein physischer Defekt oder eine psychische Störung (oder beides) vorliegt.
Krankheiten treten mit sehr unterschiedlichen Häufigkeiten auf und besitzen unterschiedliche Ursachen/Mechanismen; zur Charakterisierung sind folgende allgemeine Grundbegriffe nützlich:

- **Inzidenz** (Neuerkrankungsrate): Anzahl der an einer bestimmten Erkrankung neu Erkrankten innerhalb eines bestimmten Zeitraumes, üblicherweise pro Jahr. Die „Inzidenzrate" bezeichnet die Anzahl der an einer bestimmten Erkrankung neu Erkrankten im Verhältnis zur Anzahl der Exponierten.
- **Prävalenz:** Anzahl der an einer bestimmten Erkrankung Erkrankten zum Zeitpunkt der Untersuchung. Die Prävalenzrate bezeichnet die Anzahl der an einer bestimmten Erkrankung Erkrankten im Verhältnis zur Zahl der Untersuchten.
- **Morbidität** (Krankenstand): Zahl der Erkrankten im Verhältnis zur Zahl der Gesamtbevölkerung zu einem bestimmten Zeitraum.
- **Mortalität** (Sterblichkeit): Zahl der Verstorbenen im Verhältnis zur Zahl der Gesamtbevölkerung zu einem bestimmten Zeitraum; in diesem Zusammenhang unterscheidet man weiter:
  - **Neugeborenensterblichkeit:** Anzahl der innerhalb von 24 h nach der Geburt verstorbenen Kinder mit einem Geburtsgewicht von mind. 1000 g, bezogen auf 1000 Lebend- und Totgeborene.
  - **Perinatale Mortalität:** Anzahl der innerhalb der ersten 7 Lebenstage verstorbenen Kinder mit einem Geburtsgewicht von mind. 1000 g, bezogen auf 1000 Lebend- und Totgeborene.
  - **Säuglingssterblichkeit:** Anzahl der innerhalb des 1. Lebensjahres verstorbenen Kinder mit einem Geburtsgewicht von mind. 1000 g, bezogen auf 1000 Lebend- und Totgeborene.
- **Letalität:** Zahl der an einer bestimmten Erkrankung Verstorbenen im Verhältnis zur Gesamtzahl der an dieser Erkrankung Erkrankten.

Geburt: Eine **Lebendgeburt** liegt dann vor, wenn bei einem Kind nach der Trennung vom Mutterleib das Herz geschlagen, die Nabelschnur pulsiert oder die natürliche Lungenatmung eingesetzt hat. Liegt nur eines dieser Zeichen vor, so muss eine Lebendgeburt konstatiert werden. Zeigt das Kind keine Lebenszeichen und beträgt das Geburtsgewicht mindestens 500 g, so liegt eine **Totgeburt** vor; diese muss beim Standesamt beurkundet werden. Dort wird auch eine Beerdigungsbescheinigung ausgestellt. Zeigt das Kind keine Lebenszeichen und wiegt es weniger als 500 g, so liegt eine **Fehlgeburt** vor. Fehlgeburten werden nicht als Leichen eingestuft und unterliegen somit auch nicht den Bestattungsgesetzen.

Sterben und Tod: Der Vorgang des **Sterbens (Agonie)** kann in mehrere Phasen aufgeteilt werden, wobei ein fließender Übergang zwischen Leben und Tod besteht. Die beobachtbaren Erscheinungen sind durch den zunehmenden Verlust der Organfunktionen zu erklären.

- **Klinischer Tod:** Der klinische Tod tritt unmittelbar bei Kreislauf- und Atemstillstand ein, klinische Zeichen sind Bewusstlosigkeit, weite und lichtstarre Pupillen, eine Abblassung und Abkühlung der Haut sowie ein Reflexverlust (**unsichere Todeszeichen**). Die aufgeführten Veränderungen sind prinzipiell noch reversibel; der klinische Tod kann bei Unterkühlung, Hirnverletzungen, Alkohol- und Medikamentenvergiftungen, Stromunfällen sowie Anämie, Epilepsie und Urämie auftreten.
- **Hirntod/Individualtod:** Nach 5–10 min kommt es im Gehirn infolge des Sauerstoffmangels zu irreversiblen Strukturschäden, die den **Hirntod** kennzeichnen; im Falle einer erfolgreichen Reanimation der übrigen Organe wird vom **dissoziierten Hirntod** oder **Individualtod** gesprochen. Die Kriterien für das Vorliegen eines dissoziierten Hirntodes sind:
  - fehlende Impulse im EEG über 30 min;
  - angiografisch nachgewiesene fehlende Hirndurchblutung (zweimal im Abstand von 30 min);
  - keine Spontanatmung, reaktionslose Pupillen und tiefe Bewusstlosigkeit.

  Die Zeit bis zum Eintritt des Hirntodes wird als **Vita minima** oder **Vita reducta** bezeichnet.
- **Intermediäres Leben:** Es schließt sich die Phase des intermediären Lebens an, in der die Organe einer bestimmten Reihenfolge nach absterben und ihre Funktion verlieren. In dieser Phase können noch supravitale Reaktionen ausgelöst werden (Ausbildung eines idiomuskulären Wulstes nach Beklopfen der Muskulatur, Pupillenreaktion nach Applikation bestimmter Pharmaka).

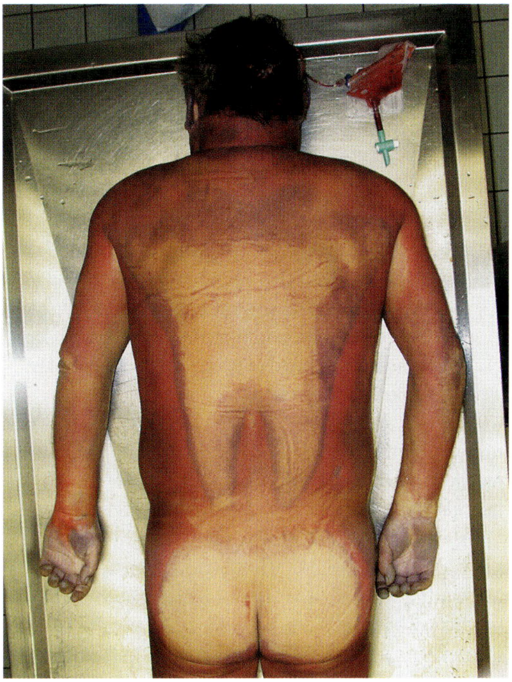

Abb. 1.1 Totenflecken.

- **Biologischer Tod:** Schließlich folgt (nach ca. 20 h, je nach Umgebungstemperatur) der biologische Tod, der als irreversibler Stillstand aller Lebensvorgänge definiert wird.
- **Postmortale Phase:** Anschließend beginnt die postmortale Phase mit Ausbildung der Totenstarre (Rigor mortis), der Totenflecken (Livores) und der Fäulnis (Autolyse, allesamt **sichere Todeszeichen**). Morphologisch ist der Funktionsausfall der Organe durch Ödeme und Nekrosen charakterisiert.

Sichere Todeszeichen: Die **Leichenstarre** setzt ca. 3 h nach Todeseintritt durch ein postmortales Absinken der ATP-Konzentration in den glatten und quergestreiften Muskelzellen ein, wodurch es zu einer Vernetzung der Aktin- und Myosinfilamente kommt. Die Totenstarre löst sich nach 36–48 h wieder spontan (durch Autolyse). Als Nysten-Regel ist das sequentielle Auftreten der Totenstarre in verschiedenen Muskelgruppen beschrieben. Demnach tritt die Totenstarre zuerst im Kiefer auf, gefolgt vom Nacken, den oberen Extremitäten und den unteren Extremitäten.

Die **Totenflecken** entstehen durch ein „Absacken des Blutes" in die abhängigen Körperpartien, wodurch sich größere Blutansammlungen bilden. Die Totenflecken entwickeln sich bereits frühzeitig (etwa eine halbe Stunde nach Eintreten des Todes) und erreichen ihr Maximum nach 12 h. Anfänglich können die Totenflecken noch weggedrückt werden (**Abb. 1.1**).

1

Die **Autolyse** wird durch hydrolytische Enzyme in Gang gesetzt, die aus nekrotischen Zellen oder Bakterien stammen.

1.2 Diagnostische Methoden in der Pathologie

Key Point

Neben der Obduktion (postmortale Diagnostik) existieren zahlreiche verschiedene Methoden, vitales Gewebe zu untersuchen und zu beurteilen. Zytologische und histologische lichtmikroskopische Untersuchungen sind Grundpfeiler der Routinediagnostik.

Im Einzelnen unterscheidet man folgende Verfahren:
Inspektion: Bei größeren Gewebeproben (z. B. Tumorresektat) erfolgt vor der histologischen Untersuchung eine genaue makroskopische Beschreibung durch den Pathologen. Nachfolgend werden die auffälligen Gewebeanteile herausgeschnitten und für die histologische Aufarbeitung in kleinere Gewebestücke zerteilt. Der makroskopische Befund ist wesentlich, um die Ausdehnung eines pathologischen Prozesses zu bestimmen – auch die Resektatränder müssen genau untersucht werden, was z. B. in der Tumorchirurgie eine besondere Rolle spielt: Erst wenn alle Resektatränder als unauffällig eingestuft werden, ist davon auszugehen, dass ein Tumor komplett entfernt wurde.
Schnellschnittuntersuchung: Sofern während einer Operation eine sofortige Diagnose gewünscht ist (z. B. zur Bestimmung von Tumorgrenzen), kann dies mittels Schnellschnittuntersuchung in etwa 5–10 min geschehen. Hierfür muss die entnommene Gewebeprobe zunächst im Kryostaten gefroren und dann für die mikroskopische Untersuchung aufbereitet werden (Anfertigung von etwa 10 µm dicken Gewebeschnitten).

MERKE

Die Schnellschnittuntersuchung ist allerdings nicht so aussagekräftig wie ein Paraffinschnitt (vgl. unten). Aus diesem Grund wird ein Schnellschnitt immer durch die histologische Nachuntersuchung eines Paraffinschnitts kontrolliert.

Zytologie: Bei der **Exfoliativzytologie** dienen abgeschilferte Zellen und Zellverbände als Untersuchungsmaterial, z. B. bei einem Portioabstrich im Rahmen der Krebsvorsorge. Im Körperinneren lokalisierte Zellen und Zellverbände werden üblicherweise als Punktat gewonnen (z. B. aus der Schilddrüse oder den Lymphknoten, **Punktionszytologie**). Die so gewonnenen Zellen werden meist mit Alkohol o. Ä. fixiert und nach Anfärbung mikroskopisch untersucht.

Histologische Untersuchung: Kleinere Gewebeproben können z. B. mit dem „scharfen Löffel" (für Veränderungen der Haut) oder mit der Zange bei endoskopischen Untersuchungen entnommen werden (**Probeexzision**). Bei der **Nadelbiopsie** wird ein kleiner Gewebezylinder mithilfe einer Hohlnadel exzidiert, z. B. bei einer Leberbiopsie. Die Gewebeproben werden nach Fixation in 4 %igem Formalin (eine wässrige Lösung von Formaldehyd) mit Alkohol entwässert und nachfolgend in Paraffinklötzchen eingebettet; anschließend werden mit einer speziellen Schneidevorrichtung (Mikrotom) ca. 5 µm dicke Schnittpräparate hergestellt. Die Paraffinschnitte werden schließlich gefärbt; erst dieser Schritt ermöglicht eine aussagekräftige lichtmikroskopische Beurteilung pathologischer Veränderungen. Die **Standardfärbung** wird mit **Hämatoxylin-Eosin (HE)** durchgeführt, daneben existieren noch zahlreiche weitere Färbemethoden, die z. T. dem Nachweis spezieller Strukturelemente dienen und entsprechend zur Klärung spezieller Fragestellungen zum Einsatz kommen (z. B. Darstellung von Amyloid mithilfe der Kongorot-Färbung, Darstellung säurefester Stäbchen mithilfe der Ziehl-Neelsen-Färbung, Darstellung von Eisen mithilfe der Berliner-Blau-Reaktion). Histologische Standard- und Spezialfärbungen sind in **Tab. 1.1** aufgeführt.
Für die meisten Untersuchungen wird das **Lichtmikroskop** benutzt. Dieses gestattet eine Auflösung von 200 nm (die Auflösung ist definiert als derjenige Abstand, bei dem 2 Punkte gerade noch als getrennte Punkte wahrgenommen werden; 200 nm entsprechen dabei der Hälfte der Wellenlänge des Lichts). Das Elektronenmikroskop erlaubt eine noch wesentlich höhergradige Auflösung von 1 nm! **Elektronenmikroskopische Untersuchungen** sind jedoch nur einzelnen Fragestellungen vorbehalten, z. B. im Rahmen der Myopathie-Diagnostik.

Enzym-/Immunhistochemie und Molekularbiologie | Schließlich existieren zusätzliche Untersuchungsmethoden, die nur bei besonderen Fragestellungen zur Anwendung kommen:

Bei der **Enzymhistochemie** können bestimmte Enzyme anhand ihrer Aktivität im Gewebe nachgewiesen werden; dies macht man sich u. a. bei der differenzialdiagnostischen Abklärung von Leukämien zunutze. So können z. B. die Chloracetatesterase und die alkalische Leukozytenphosphatase zur Differenzierung von Leukämien eingesetzt werden.

Tab. 1.1

Färbemethoden in der Lichtmikroskopie

Färbung	angefärbte Strukturen	Farbe
Hämatoxylin-Eosin		
	Zellkerne, Bakterien, Kalk	blau
	Zytoplasma, Bindegewebe	rot
Perjodsäure-Schiff-Reaktion		
	Schleim, Glykogen, Basalmembranen, Pilze	rot
	Zellkerne	blau
Giemsa		
	Zellkerne, Bakterien	blau
	eosinophile Granulozyten und Granula	rot
	Mastzellen	violett
	Melanin	grün
Elastica-van-Gieson		
	Muskulatur, Fibrin	gelb
	Bindegewebe, Hyalin	rot
	elastische Fasern	schwarz
Versilberung		
	retikuläre Fasern, Nerven	schwarz
	Kollagenfasern	braun
Ziehl-Neelsen		
	säurefeste Stäbchen	rot
	Zellkerne	blau
Berliner-Blau-Reaktion		
	Hämosiderin, Fe^{3+}	blau
	Zellkerne	rot
Kongo-Färbung		
	Amyloid	rot (in polarisiertem Licht grün)
	Zellkerne	blau

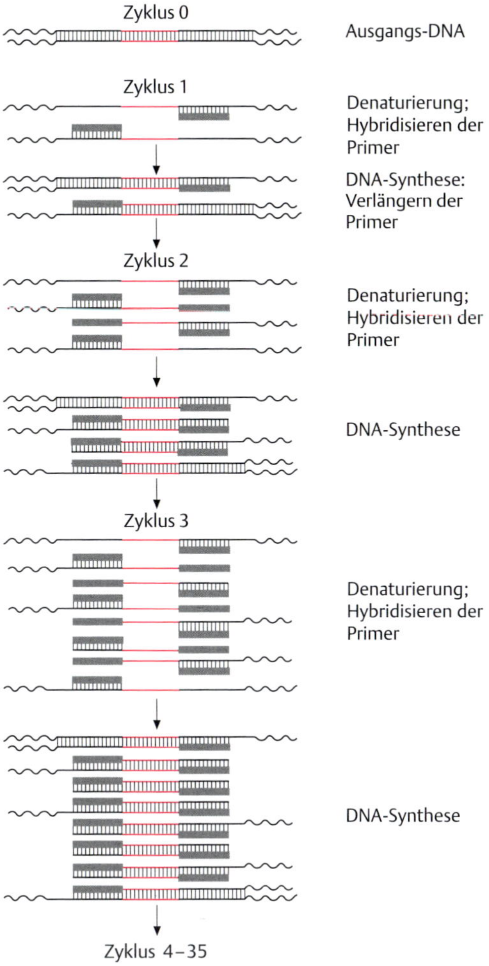

Abb. 1.2 Prinzip der PCR.

Bei der **Immunhistochemie** werden durch eine antikörpervermittelte Reaktion bestimmte antigene Strukturen im Gewebe markiert. Dies ist zur Charakterisierung lichtmikroskopisch nicht einzuordnender Tumoren nötig. So gestattet z. B. der Nachweis bestimmter Zytokeratine in den Tumorzellen eine Aussage darüber, ob es sich um eine Metastase oder um einen Primärtumor handelt.

In den letzten Jahren haben sich darüber hinaus **molekularbiologische Methoden** etabliert, die ein weites Spektrum von Fragen beantworten können (Tab. 1.2). Bei der Polymerase-Ketten-Reaktion **(Polymerase chain reaction, PCR,** Abb. 1.2) kann beispielsweise mithilfe der DNA-Polymerase die Menge der in einer (kleinen) Gewebeprobe/in wenigen Zellen enthaltenen DNA-Sequenzen exponentiell vermehrt (amplifiziert) werden, um weitere diagnostische Informationen zu erlangen (z. B. Diagnose von Erbkrankheiten/Mutationen, Identifizierung von viralem oder bakteriellem Genom, Vaterschaftstest/Abstammungsnachweis). Die vervielfältigte DNA kann z. B. nach Gelelektrophorese auf einen Träger (Blot) übertragen werden (Southern-Blot) und dann mit spezifischen Sonden charakterisiert werden).

Neuere Methoden erlauben noch weitreichendere molekulargenetische Aussagen. Hier sind insb. sog. **Mikroarray-Untersuchungen** hervorzuheben: Hierbei werden zu untersuchende RNA-Proben auf fixierten cDNA- oder Oligonukleotid-Sonden (sog. Arrays) hybridisiert; auf diese Weise lassen sich in einem einzigen Experiment tausende von Genen identifizieren. Mit diesen Techniken kann z. B. die Gesamtheit aller transkribierten RNA-Moleküle einer Gewebeprobe hinsichtlich ihres Vorkommens und ihrer quantitativen Verteilung in einem Gewebe bestimmt werden (sog. RNA-Expressionsmuster). Da hier sehr

Tab. 1.2

Molekularbiologische Untersuchungen

Methode	Prinzip	Anwendung
PCR	Vermehrung einzelner oder weniger Gensequenzen	Nachweis von bestimmten DNA-Sequenzen, z. B. von Bakterien, Viren oder Parasiten
In-Situ-Hybridisierung	Darstellung einzelner Gene/Chromosomenabschnitte in den Zellen	Bestimmung von strukturellen und nummerischen Chromosomenanomalien, z. B. bei der Translokationsanalyse von Tumoren oder bei Untersuchungen auf Trisomie 21
Southern-Blot	Nachweis bestimmter Gensequenzen über -Hybridisierung auf einem Blot	Bestimmung von strukturellen Chromosomenanomalien, z. B. bei der Analyse spezieller Translokationen im Rahmen verschiedener Tumorerkrankungen, Bestimmung der Kopienzahl eines Gens
Western-Blot	Nachweis von Proteinen/Antikörpern über eine Immunreaktion auf einem Blot	Quantifizierung der Proteinexpression von Geweben, z. B. Antikörpersuche gegen Borrelien
Mikroarray	simultane Analyse tausender RNA-Moleküle	Erstellung eines RNA-Expressionsmusters von Tumoren

große Datenmengen anfallen, kann eine Auswertung und Verarbeitung nur computergestützt erfolgen. In mehreren Arbeiten hat sich herausgestellt, dass mit dieser Methode einige Tumorgruppen noch weiter subtypisiert werden können. Es ist wahrscheinlich, dass sich so genauere Voraussagen hinsichtlich der Prognose einer Tumorerkrankung oder ihres Ansprechens auf eine Therapie treffen lassen. Dabei kommt es weniger auf einzelne Gene als vielmehr auf das Muster der Genexpression an.

1.3 Anpassungsreaktionen von Zellen und Geweben

Key Point

Es ist eine lebenswichtige Fähigkeit unseres Organismus, sich veränderten Umweltbedingungen anpassen zu können. Dies beinhaltet gewebliche Reaktionen auf verstärkte oder verminderte Leistungsanforderungen oder auf die Einwirkung toxischer Stoffe; auch der Ersatz abgestorbenen Gewebes (Regeneration) stellt eine Anpassungsreaktion dar.

1.3.1 Atrophie

MERKE

Der Begriff „Atrophie" beschreibt eine Verkleinerung sowie Funktionsminderung einer Zelle/eines Gewebes/eines Organs (**Abb. 1.3**). Von der Atrophie, die stets erworben ist, sind angeborene Entwicklungsstörungen einzelner Gewebe/Organe zu unterscheiden. Bei der Agenesie wird das entsprechende Organ gar nicht angelegt, bei der Aplasie wird eine vorhandene Organanlage gar nicht, bei der Hypoplasie nur unzureichend entwickelt.

Häufige Ursachen einer Atrophie sind eine eingeschränkte Sauerstoff-/Substratversorgung (z. B. in der Umgebung eines ischämischen Gewebeareals), chronische Entzündungen (z. B. bei der chronischen Virushepatitis) oder Inaktivität (z. B. bei Immobilisation eines Beines im Gipsverband oder bei Ausfall der Innervation). Eine **physiologische Atrophie** tritt bei Wegfall eines wachstumsfördernden (z. B. hormonellen) Reizes auf; Beispiel ist die Atrophie des Endometriums in der Postmenopause. Ferner ist die Zellatrophie ein wesentliches Merkmal des **Alterns:** Im Alter kommt es zu einer Verkleinerung aller parenchymatösen Zellen, diese altersbedingte Atrophie kann insbesondere in Gehirn und Herz sehr ausgeprägt sein. Sofern es gleichzeitig zu einer Ablagerung des gelb-braunen Lipofuszins (vgl. S. 31) kommt, spricht man von der **braunen Atrophie**; hiervon sind v. a. Herz und Leber betroffen. Als **Involution** wird die physiologische Verkleinerung eines Gewebes/Organs bezeichnet (z. B. Thymusinvolution). Auch Nahrungsmangel führt zur Atrophie **(Inanitionsatrophie)**, in diesem Fall sind insbesondere Fettgewebe und Muskulatur betroffen. Eine durch Mangelernährung bedingte Abmagerung mit Kräfteverfall wird als **Marasmus** bezeichnet; die **Kachexie** ist hingegen durch eine Auszehrung und generalisierte Atrophie des Organismus im Rahmen einer malignen Tumorerkrankung gekennzeichnet.

1.3.2 Hypertrophie

MERKE

Bei der Hypertrophie nimmt das Zellvolumen zu, wodurch es in der Summe zu einer Gewebe-/Organvergrößerung und gesteigerten funktionellen Kapazität des betreffenden Gewebes/Organs kommen kann (**Abb. 1.3**).

Die Hypertrophie kann sich im Rahmen einer **erhöhten funktionellen Inanspruchnahme** oder durch eine **verstärkte Stimulation** (hormonell, nerval) entwickeln:

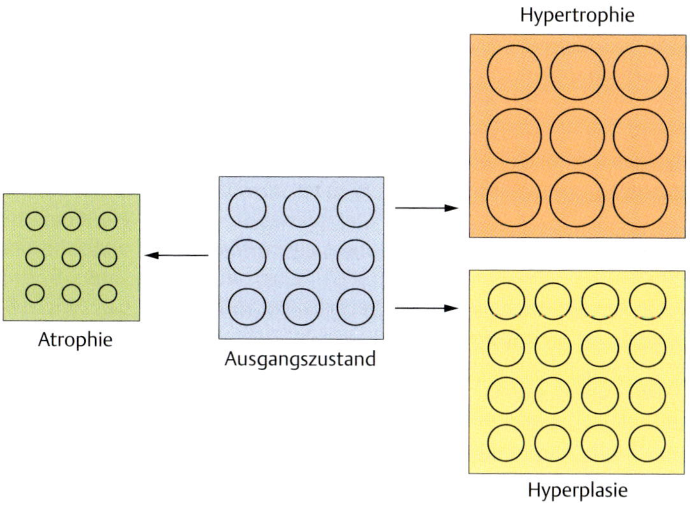

Abb. 1.3 Anpassungsreaktionen Atrophie, Hypertrophie und Hyperplasie.

- So kommt es beispielsweise im Rahmen eines regelmäßigen Body-Building-Trainings zu einer Hypertrophie der Skelettmuskulatur. In analoger Weise hypertrophiert die Herzmuskulatur bei einer dauerhaften Druckbelastung des Herzens (z. B. bei einer arteriellen Hypertonie); mit zunehmender Wanddicke des Myokards steigt dabei die Gefahr kritischer Minderperfusionen der Herzinnenschicht (vgl. S. 101).
- Eine erhöhte Belastung der Leber durch bestimmte Pharmaka (z. B. Barbiturate) oder Drogen (z. B. Alkohol) kann zu einer Leberhypertrophie führen, da das metabolisierende Kompartiment (das glatte endoplasmatische Retikulum) vermehrt wird.
- Eine Hypertrophie kann auch hormonell ausgelöst werden; so vergrößert sich beispielsweise das Brustdrüsengewebe während der Schwangerschaft/Laktation. Bei Jodmangel wird die TSH-Inkretion gesteigert, hieraus wiederum resultiert eine Vergrößerung der Schilddrüse (sog. Jodmangelstruma, vgl. S. 501).

1.3.3 Hyperplasie

MERKE

Die Hyperplasie ist Ausdruck für die *zahlenmäßige* Vermehrung der funktionstragenden Zellen in einem Organ oder Gewebe. Die Hyperplasie ist wie die Hypertrophie Ausdruck einer gesteigerten funktionellen Beanspruchung oder einer erhöhten hormonellen/nervalen Stimulation des betroffenen Gewebes/Organs (**Abb. 1.3**).

So führt der zyklische Anstieg von Östrogenen zu einer Vermehrung der endometrialen Drüsenepithelien sowie des endometrialen Stromas. Beim Aufenthalt in großer Höhe wird infolge des verminderten atmosphärischen Sauerstoffpartialdrucks das Blut nur mangelhaft mit Sauerstoff aufgesättigt; reaktiv wird vermehrt Erythropoetin ausgeschüttet, das die Erythropoese im Knochenmark ankurbelt. Die absolute Erythrozytenzahl steigt, wodurch die Sauerstofftransportkapazität des Blutes erhöht wird (dies macht man sich bei Sportlern beim sog. „Höhentraining" zunutze). Dieser Vorgang ist jedoch reversibel, und die Erythrozytenzahlen normalisieren sich nach Rückkehr in tiefere Lagen wieder.

MERKE

Der Begriff „Hypoplasie" bezeichnet eine verminderte Zellzahl sowie eine Verkleinerung eines Gewebes oder Organs. Die Hypoplasie ist jedoch nicht Folge äußerer Einwirkungen (in diesem Fall spricht man von einer Atrophie), sondern Ausdruck einer angeborenen Fehlentwicklung (z. B. hypoplastisches Linksherzsyndrom bei angeborener ungenügender Entwicklung des linksventrikulären Myokards, vgl. S. 108).

1.3.4 Metaplasie

MERKE

Bei der Metaplasie kommt es zu einem Wandel der Zelldifferenzierung; dieser Wandel ist fast immer Ausdruck einer Reaktion auf lang einwirkende physikalische oder chemische Reize, wie sie beispielsweise im Rahmen chronischer Entzündungsprozesse auftreten.
Am häufigsten ist die Umwandlung von glandulärem Epithel in Plattenepithel.

So gelangt z. B. im Rahmen der Geschlechtsreife ursprünglich endozervikal gelegenes Zylinderepithel auf die Portiooberfläche; dort wandelt es sich infolge anhaltender chemischer/mikrobieller/mechanischer Reize in metaplastisches Plattenepithel um (sog.

Transformationszone, vgl. S. 365). Analog wandelt sich bei Rauchern das respiratorische Epithel der Bronchien stellenweise in Plattenepithel um.
Aber auch der umgekehrte Weg ist möglich: Beispiel hierfür ist die sog. Barrett-Mukosa. Sie entsteht im distalen Ösophagus infolge einer Umwandlung von Plattenepithel in ein becherzelltragendes intestinales Zylinderepithel (sog. intestinale Metaplasie). Ursächlich ist in der Regel ein Reflux von saurem Mageninhalt (Refluxösophagitis, s. S. 235). Eine andere Form der intestinalen Metaplasie existiert auch im Magen, wo ortstypisches glanduläres Epithel durch zottentragendes dünndarmähnliches Epithel ersetzt wird (vgl. hierzu S. 243). Obwohl die Metaplasie meist ein adaptiver Prozess ist und sich komplett zurückbilden kann, birgt sie dennoch die Gefahr der malignen Entartung. Es handelt sich somit um eine fakultative Präkanzerose (s. S. 25).

1.3.5 Dysplasie

MERKE

Bei der Dysplasie ist die Architektur eines Gewebes/eines Organs pathologisch verändert („Fehlbildung"). Die Dysplasie kann angeboren (Störungen der Geweorganisation im Rahmen der Individualentwicklung) oder erworben sein. Die erworbene Dysplasie kann wie die Metaplasie infolge lang anhaltender Reizzustände entstehen und ist neben der geweblichen Desorganisation durch *zelluläre Atypien* gekennzeichnet und wird dann auch als intraepitheliale Neoplasie bezeichnet.

Dysplastische Zellen weisen häufig einen geringeren Differenzierungsgrad auf als die in der Umgebung vorhandenen „gesunden" Zellen gleicher Funktion; auffällig sind insbesondere vergrößerte und unregelmäßig geformte Zellkerne (Zellkernpleomorphie), die Anzahl von Mitosen steigt, die anatomische Ausrichtung der Zellen im Gewebeverband verändert sich („Polaritätsverlust"). Obwohl dysplastische Zellen keine Wachstumsautonomie besitzen, weisen sie dennoch Störungen der Zellzyklusregulation auf und stellen somit einen der ersten mikroskopisch erkennbaren Schritte in der Karzinomentstehung dar (s. u.).
Dysplastische Zellareale epithelialer/adenomatöser Herkunft werden heutzutage auch als **intraepitheliale Neoplasie (IEN)** bezeichnet (vgl. auch S. 276). Dysplastische Areale der Mundschleimhaut können sich unter dem klinischen Befund der **Leukoplakie** (s. S. 221) präsentieren.

Präkanzerosen sind dysplastische Gewebeveränderungen, die das Potenzial zum Übergang in einen malignen Tumor besitzen (es handelt sich quasi um eine „Momentaufnahme" im Werdegang eines malignen Tumors). Bei **fakultativen Präkanzerosen** findet die maligne Transformation nur manchmal statt, bei **obligaten Präkanzerosen** immer, sofern keine rechtzeitige Therapie erfolgt (eine Heilung ist bei rechtzeitiger Intervention also immer möglich!). Beispiel einer obligaten Präkanzerose ist die Dysplasie des Plattenepithels der Cervix uteri als Vorstufe des Zervixkarzinoms (**Abb. 1.4**). Fakultative Präkanzerosen sind z. B. einige chronische entzündliche Erkrankungen (wie z. B. die Colitis ulcerosa, der Morbus Crohn sowie die chronisch-atrophische Gastritis) sowie hyperproliferative Veränderungen wie einfache und komplexe Hyperplasien des Endometriums (vgl. S. 101).

1.3.6 Regeneration und Reparation

MERKE

Bei der Regeneration wird verloren gegangenes Gewebe durch ein funktionell und strukturell gleichwertiges Gewebe vollständig ersetzt (Restitutio ad integrum, vgl. S. 75). Bei der Reparatio wird der Gewebeverlust durch strukturell und funktionell minderwertiges Gewebe „gedeckt" (z. B. Narbenbildung, vgl. s. S. 75).

Die Fähigkeit zur Regeneration unterscheidet sich je nach Gewebetyp erheblich. So existieren rasch proliferierende Gewebe mit kurzlebigen, aber teilungsfreudigen Zellen, hohem Verschleiß und uneingeschränkter Regenerationsfähigkeit (sog. **Wechsel- oder Erneuerungsgewebe**; Beispiele: hämatopoetisches Gewebe, lymphatisches Gewebe, Schleimhäute). Das Gegenstück hierzu ist das **Ruhegewebe** mit langlebigen, postmitotischen Zellen (Fähigkeit zur Zellteilung ist nicht mehr vorhanden!), hoher Funktionskonstanz, geringem Verschleiß und geringem oder gar keinem Regenerationspotenzial (Beispiele: Nervengewebe, Herz- und Skelettmuskulatur). Eine Mittelstellung nehmen die **stabilen Gewebe** ein, deren Zellen noch teilungsfähig sind, obwohl sie unter „normalen" Bedingungen keinen Gebrauch davon machen (reversibel postmitotische Zellen). Verschleißrate und Regenerationspotenzial nehmen eine Mittelstellung ein (Beispiele: Leber- und Nierenparenchym, endokrine und exokrine Drüsen, Bindegewebe und glatte Muskulatur).
Besondere Formen der Regeneration/Reparation sind die **Wundheilung** (s. S. 75) und die **Frakturheilung** (s. S. 522).

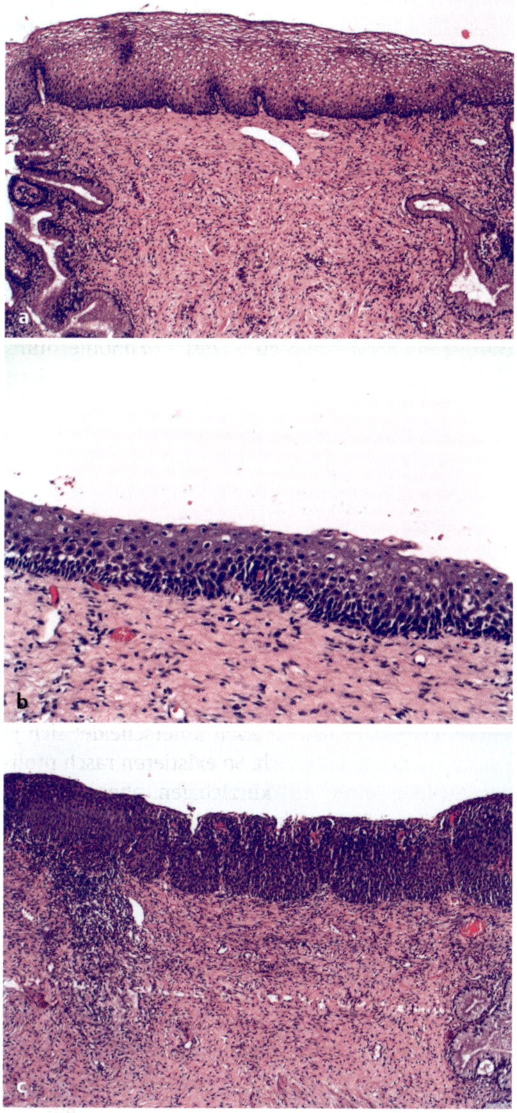

Abb. 1.4 Sequenz der Tumorentstehung. Karzinome entwickeln sich häufig über Vorläuferläsionen mit verschiedenen Graden der Dysplasie, erkennbar an atypischen Zellen und an der gestörten Gewebearchitektur. **a** normales Plattenepithel der Ektozervix, **b** geringe bis mäßige Dysplasie/zervikale intraepitheliale Neoplasie (CIN I-II) mit atypischen Zellen im unteren und mittleren Epitheldrittel, **c** Plattenepitheliales Carcinoma in situ mit vollständiger Durchsetzung des Epithels durch atypische Zellen und mit Verlust der Schichtung (CIN III).

1.4 Zell- und Gewebeschädigungen

1.4.1 Mechanismen der Zell-/Gewebeschädigung

Key Point

Die Ursachen und Mechanismen einer Zell-/Gewebeschädigung sind vielfältig. Sowohl Sauerstoffmangel als auch verschiedene chemische, physikalische und biologische Noxen können zu einer Beeinträchtigung von Zell- und Gewebestruktur/-funktion führen.

Sauerstoffmangel/Hypoxie

Die **Ischämie** (Näheres s. S. 79), also eine kritisch herabgesetzte oder fehlende Gewebedurchblutung, ist die häufigste Ursache einer Nekrose (s. u.). Die Folgen einer Ischämie können reversibel (überwiegend funktionell) oder irreversibel (strukturell) sein, die Auswirkungen werden dabei von der Dauer der Ischämie und der Stoffwechselaktivität des betroffenen Gewebes bestimmt. Die sog. **Wiederbelebungszeit** (der Zeitraum, innerhalb dessen die betroffene Organfunktion nach einer Ischämie noch vollständig reversibel ist) beträgt 8 min beim Gehirn, 15 min beim Herzen und 120 min bei den Nieren.

Folgende weitere Zustände sind begrifflich zu trennen:

- Als **Hypoxie** bezeichnet man einen Sauerstoffmangel im Gewebe infolge einer **Hypoxämie**, also eines herabgesetzten Sauerstoffgehalts im Blut, z. B. bei einer Lungenerkrankung oder einer Anämie.
- Die **Anoxie** bezeichnet das völlige Fehlen von Sauerstoff im Gewebe.
- Mit dem Begriff der **Hypoxydose** werden Störungen der Zellatmung umschrieben. Diese können entweder auf dem Boden einer Hypoxämie, einer Ischämie oder einer Hypoglykämie entstehen. Auch eine toxische Hemmung bestimmter Enzyme kann zur Hypoxydose führen. Durch die damit verbundene Störung der aeroben Glykolyse entwickelt sich über eine vermehrte Bildung von Laktat eine Azidose. Nachfolgend kommt es wahrscheinlich zu einer Störung der zellulären Membranfunktionen und zu Veränderungen im Aktin-Zytoskelett. Es resultiert eine **hydropische Schwellung** der Zelle mit Wassereinlagerung im Zytoplasma und in den Zellorganellen (zu den allgemeinen morphologischen Kennzeichen der Ischämie vgl. auch S. 79). Ferner kommt es zu einer Störung des Fettstoffwechsels mit einer intrazellulären Anreicherung von Fetten (**Verfettung**). Dies ist gut im hypoxisch geschädigten Myokard zu erkennen, wo der Wechsel von hypoxischen/verfetteten und normalen Myozyten eine charakteristische **Tigerung** hervorruft (s. S. 31).

Die speziellen morphologischen Korrelate einer hypoxischen/anoxischen Gewebeschädigung sind in den speziellen Organkapiteln behandelt: Herz (s.S. 101), Niere (s.S. 331), Leber (s.S. 301) und Gehirn (s.S. 448).

Eine Zellschädigung ist aber nicht nur durch einen Mangel von Sauerstoff möglich, sondern auch durch die Bildung von **Sauerstoffradikalen**. Diese Sauerstoffradikale werden überwiegend von Entzündungszellen gebildet, entstehen jedoch auch durch energiereiche Strahlung (s.u.), enzymatische Reaktionen der Zelle und durch verschiedene chemische Substanzen. Selbst erhöhte Sauerstoffkonzentrationen in der Atemluft können toxisch sein.

Chemische Noxen

Der Organismus kann durch eine Vielzahl chemischer Noxen Schaden nehmen; die entsprechenden Substanzen können inhaliert oder über den Magen-Darm-Trakt in den Körper gelangen (Ingestion), einige fettlösliche Substanzen können auch direkt über die Haut resorbiert werden. Eine Auswahl chemischer Noxen ist in der Tab. 1.3 aufgeführt.

Zahlreiche Substanzen sind unmittelbar zell-/gewebetoxisch, andere entfalten ihre schädigende Wirkung erst im Rahmen ihrer Metabolisierung (sog. **Giftung**). Die chemischen Noxen können nach ihrer Passage im Körper/Metabolisierung entweder eliminiert oder im Körper gespeichert werden, dies gilt insb. für lipophile Substanzen, die sich im Fettgewebe anreichern. Zahlreiche chemische Noxen sind potenziell kanzerogen, nähere Informationen hierzu finden sich auf S. 28.

Physikalische Noxen

Strahlung

Bestimmte Arten von Strahlung können durch ihre Energie Elektronen aus der Atomschale herausschlagen und so Ionen erzeugen. Unterformen dieser ionisierenden Strahlung sind die **elektromagnetische Wellenstrahlung** (Röntgenstrahlen und Gammastrahlen) sowie die **korpuskuläre Strahlung** (Protonen-, Neutronen- und Elektronenstrahlung). Strahlung kann auf verschiedene Arten quantifiziert werden: Ein **Röntgen** misst die Menge an frei werdender Energie und ist die Einheit für eine bestimmte Menge von in Luft produzierten Ionen. Ein **Rad** beschreibt dagegen die Menge an absorbierter Energie (z.B. eines Gewebes). Ein **Gray** entspricht 100 Rad.

Tab. 1.3

Chemische Noxen

Gruppe	Noxe
Organische Stoffe	Alkohol Benzol Phosgen Polychlorierte Biphenyle
Anorganische Stoffe	Stickoxide Schwefeldioxid Chlorgas Ozon Paraquat
Metalle	Blei Kadmium Quecksilber Amalgam

Ionisierende Strahlung hat 2 Effekte: Zum einen kann die Zelle direkt durch die Bildung von Sauerstoffradikalen beschädigt werden, die hieraus resultierenden Störungen der Membranfunktionen sowie bestimmter Makromoleküle führen relativ rasch zum Zelltod. Zum anderen können die Sauerstoffradikale auch die DNA beschädigen, in der Folge kann es zu Mutationen oder anderweitigen genomischen/chromosomalen Störungen kommen, ggf. mit der Folge des Zelluntergangs oder der malignen Entartung (vgl. S. 30).

MERKE

Eine Strahlenexposition erhöht das Risiko einer malignen Tumorerkrankung. Am häufigsten entwickeln sich Leukämien, maligne Lymphome, Mammakarzinome und Urothelkarzinome.

Das Ausmaß einer Strahlenschädigung hängt von verschiedenen Faktoren ab: zum einen von der einwirkenden **Strahlendosis**, zum anderen vom **Wassergehalt**, der **Sauerstoffkonzentration** und der **Strahlensensibilität** des Gewebes. Die Strahlensensibilität eines Gewebes ist von seiner Erneuerungsrate abhängig: **Wechselgewebe** (Gewebe mit hoher Zellteilungsrate, z.B. Knochenmark, lymphatisches Gewebe, Schleimhäute, Haarwurzeln, Keimzellen und fetales Gewebe, vgl. a. S. 36) sind generell strahlensensibel. Die **stabilen Gewebe** (z.B. Leber- und Nierengewebe, Bindegewebe) und die **Ruhegewebe** (v.a. Nerven- und Muskelgewebe) weisen hingegen nur eine geringe oder gar keine Zellteilungsaktivität auf und sind demzufolge auch wenig strahlenempfindlich. Die Empfindlichkeit jeder einzelnen Zelle wird darüber hinaus durch die Phase des Zellzyklus bestimmt, in der sie sich zum Zeitpunkt der Strahleneinwirkung gerade befindet: So sind Zellen zwischen der G_1- und M-Phase des Zellzyklus besonders strahlensensibel. Wird die Zelle während der G_1-, S- oder G_2-Phase getroffen, so wird die **Apoptose** (der programmierte Zelltod) induziert. Aber auch Zellen in der G_0-Phase des Zellzyklus können nach Strahlenexposition Mitosestörungen und chromosomale Aberrationen mit der Gefahr der malignen Entartung aufweisen. Nicht zuletzt werden die Auswirkungen einer

Strahlenexposition auch durch die Lebensdauer der Funktionszellen bestimmt: Granulozyten und Thrombozyten sind zwar relativ strahlenresistent, haben jedoch eine kurze Lebensdauer. Lymphatische Zellen sind dagegen langlebig, jedoch auch außerhalb des Zellzyklus strahlensensibel. Aus diesem Grund kommt es bei einer Strahleneinwirkung rasch zu einer Verringerung der genannten Blutzellen.

Morphologische und klinische Korrelate der Strahlenschädigung | Die morphologischen Veränderungen nach einer Strahleneinwirkung haben charakteristische morphologische und funktionelle Auswirkungen. **Morphologisch** lassen sich eine frühe und eine späte Reaktion unterscheiden:

- **Frühe Reaktion:** An der Haut und an den Schleimhäuten kommt es frühzeitig zu einer entzündlichen Reaktion, auch die Lunge weist Zeichen einer interstitiellen Entzündung auf. In den Gonaden gehen die Keimzellen zugrunde, die lymphatischen Organe reagieren mit einer Reduktion der Lymphozytenzahlen, das Knochenmark mit einer Hemmung von Granulopoese und Thrombopoese.
- Die **Spätfolgen** einer Strahlenschädigung lassen sich über die **Strahlenvaskulopathie** erklären. Mit diesem Begriff bezeichnet man stenosierende Gefäßveränderungen, die durch eine strahleninduzierte Verbreiterung und Hyalinisierung der Intima zustande kommen. Typische Strahlenspätfolgen sind demnach Durchblutungsstörungen, die sich in Form von Gewebe-/Organatrophien, Fibrosen, Vernarbungen und Ulzera manifestieren können. Im Knochenmark wird der beschädigte Bereich im weiteren Verlauf in Fettgewebe umgewandelt.

Die **klinischen Auswirkungen** einer Ganzkörperbestrahlung variieren je nach Ausmaß der Strahlenexposition:

- Bereits nach einer Dosis von **1–5 Gray** lassen sich im Knochenmark Stammzellschädigungen nachweisen. Sobald die zirkulierenden Blutzellen aufgebraucht sind, resultiert nach ca. 3 Wochen mangels Nachschub als erstes eine schwere Granulozytopenie, die mit einer erhöhten Infektanfälligkeit sowie mit Ulzera in Mund und Magen-Darm-Trakt einhergeht.
- Bei einer Strahlendosis von **6–15 Gray** kommt es schnell zum so genannten Strahlenkater (Kopfschmerzen, Übelkeit). Nach ca. 5 Tagen machen sich dann die Auswirkungen einer allgemeinen Gefäßschädigung bemerkbar, vornehmlich durch Dünndarmulzera mit blutigen Diarrhöen, hieraus resultiert ein ausgedehnter Flüssigkeitsverlust, der lebensbedrohlich sein kann.
- Bei Strahlendosen von **20–100 Gray** kommt es schnell zu schweren zentralnervösen Störungen, Flüssigkeitsverlust, Hirnödem und Schock mit letalem Ausgang.

Die Aufnahme von radioaktiven Substanzen führt gleichfalls zu Symptomen einer Strahlenschädigung. Auslösende Substanzen sind z. B. Thorotrast, Radium 226, Jod 131 und Cäsium 137. Die beiden zuletzt genannten Isotope wurden bei der Reaktorkatastrophe in Tschernobyl freigesetzt, in der Folge stieg die Inzidenz von Schilddrüsenkarzinomen an. Radium 226 lagert sich im Knochen ab und kann dort Osteosarkome (s. S. 525) induzieren; im Falle einer Inhalation können auch Bronchialkarzinome entstehen.

Hitze/Kälte

Hitze/Verbrennungen: Hautverbrennungen (und -verbrühungen) werden in **4 verschiedene Schweregrade** eingeteilt:

- Verbrennung 1. Grades: Erythem (Rötung der Haut);
- Verbrennung 2. Grades: Blasenbildung;
- Verbrennung 3. Grades: dermale Nekrose;
- Verbrennung 4. Grades: Verkohlung.

Während Verbrennungen 1. und 2. Grades vollständig ausheilen, führen Verbrennungen 3. und 4. Grades zu Defektheilungen mit Narbenbildung; je nach Schweregrad und Ausdehnung einer Verbrennung kann eine Amputation unumgänglich werden. Neben den lokalen Veränderungen gehen Verbrennungen auch mit systemischen Reaktionen des Organismus einher, die noch bis zu 2 Wochen nach dem akuten Ereignis auftreten können. Hierbei handelt es sich in erster Linie um Schockzustände, die entweder reflektorisch oder durch den über die Verbrennungswunde bedingten Flüssigkeitsverlust ausgelöst werden. Durch die Stressreaktion kann es auch zu Ulzera im Magen und Duodenum kommen (sog. Stressulzera: Erhöhte Kortikoid- und Histaminspiegel führen zu einer gesteigerten HCl-Sekretion der Magenschleimhaut). Schließlich können Verbrennungstoxine Nieren, Leber und Herz schädigen.

MERKE

Generell gilt, dass beim Erwachsenen eine Verbrennung von mehr als 20 % der Körperoberfläche lebensgefährlich ist (bei Kleinkindern bereits ab einer Fläche von 10 %).

Kälte/Erfrierungen: Auch Erfrierungen werden analog den Verbrennungen in **4 Schweregrade** eingeteilt:

- Erfrierung 1. Grades: Erythem;
- Erfrierung 2. Grades: Blasenbildung;
- Erfrierung 3. Grades: dermale Nekrose (Frostgangrän);
- Erfrierung 4. Grades: Vereisung und Nekrose.

Die eigentliche Gewebeschädigung erfolgt jedoch nicht durch die Kälteexposition an sich, sondern

durch die im Anschluss stattfindende Erwärmung; ursächlich sind Entzündungsmediatoren, die aus geschädigten Gefäßendothelien freigesetzt werden. Erfrierungen treten besonders bei einer gestörten Temperaturregulation auf (z. B. unter Alkoholeinfluss). Charakteristische Spätfolgen der Kälteexposition sind Intimaverdickungen venöser und arterieller Gefäße (Endangiitis obliterans), woraus Durchblutungsstörungen resultieren können.
Eine Kälteexposition kann ferner Gefäßspasmen in den Fingern provozieren (Raynaud-Syndrom), eine allergische Reaktion triggern (Kälteurtikaria) sowie ein Kälte-Agglutinin-Syndrom hervorrufen; dieses kann abermals Gefäßverschlüsse nach sich ziehen.

Strom

Stromunfälle können je nach Stromstärke unterschiedliche Auswirkungen haben. Häufig sind sie funktioneller Natur und umfassen bei geringer Stromstärke (bis 25 mA) Muskelverkrampfungen, bis 80 mA entstehen Herzrhythmusstörungen, über 80 mA kommt es zu Kammerflimmern und ab 3 A zum Herzstillstand. Ferner können bei dieser Stromstärke auch morphologische Veränderungen an den Ein- und Austrittsstellen entstehen, diese können von sog. **Strommarken** (Koagulationsnekrosen) bis hin zu **Verbrennungen** 4. Grades reichen.

Fremdkörper/Staub

Die Inhalation von Staub- und Fasersubstanzen (z. B. Quarzstaub, Asbest, Hartmetallstäuben, Holzstäuben) im Rahmen einer Langzeitexposition hat häufig schädigende Auswirkungen, v. a. auf Lunge und Respirationstrakt. Neben der mechanischen Irritation (physikalischer Reiz) sind für die Gewebeschädigung häufig auch bestimmte stoffliche Eigenarten des inhalierten Agens ursächlich, es handelt sich also um eine gemischt physikalisch-chemische Gewebeschädigung. Da die vermehrte Schadstoffexposition häufig im Rahmen beruflicher Tätigkeiten stattfindet, sind zahlreiche der resultierenden Erkrankungen als Berufskrankheiten anerkannt. Besonders hervorzuheben sind die Anthrakose und die Asbestose, nähere Ausführungen hierzu finden sich auf S. 31 und S. 37. Insb. die Asbestose birgt auch die Gefahr einer malignen Folgeerkrankung (Pleuramesotheliom, s. S. 214).

Biologische Noxen

Die Vielzahl biologischer Noxen mit ihren Auswirkungen auf den Körper bildet ein eigenes Fachgebiet, die Mikrobiologie und Infektiologie. Generell kann der Körper durch Bakterien, Viren, Protozoen und Parasiten Schaden nehmen. Die für die Pathologie relevanten Infektionen einschließlich morphologischer Besonderheiten werden in den jeweiligen Organkapiteln näher beschrieben. Für umfassende Ausführungen zu mikrobiellen Noxen und Erkrankungen sei auf die Lehrbücher der Mikrobiologie verwiesen.

1.4.2 Morphologische Korrelate der Zell-/Gewebeschädigung

Key Point

Zell-/gewebeschädigende Noxen können verschiedenartige morphologische Veränderungen in den betroffenen Geweben/Organen hervorrufen. Neben reversiblen Veränderungen (Hydrops, Verfettung, Ablagerung unterschiedlicher Substanzen/Pigmente) können auch irreversible Gewebeuntergänge resultieren (Nekrosen). Als Sonderform des Zelluntergangs ist der programmierte Zelltod zu nennen, der sich auch ohne Einwirkung einer Noxe ereignen kann.

Zelluntergang: Nekrose und Apoptose

MERKE

Wenn die schädigenden Einflüsse sehr ausgeprägt sind, stirbt die Zelle ab, und es resultiert eine Nekrose. Histologisch erkennt man nekrotische Zellen häufig an ihrem stark eosinophilen (rötlichen) Zytoplasma und dem in Auflösung begriffenen oder fehlenden Zellkern.

Koagulationsnekrose: Bei der Koagulationsnekrose kommt es im Anschluss an eine hydropische Zell-/Gewebeschwellung zu einer **Ausfällung (Koagulation) von Proteinen**, das nekrotische Gewebeareal nimmt dabei makroskopisch eine gelblich braune Färbung an. Mikroskopisch kann man die nekrotischen Zellen noch längere Zeit als solche erkennen, allerdings findet man typische Zellkernveränderungen: Initial kommt es zu einer **Pyknose** (der Zellkern wird klein und hyperchromatisch), die anschließend in die **Karyorrhexis** übergehen kann (der Zellkern zerbricht in mehrere kleine Teile). Wenn der Zellkern Chromatin verliert und dadurch immer blasser wird, spricht man von einer **Karyolysis**. Generell werden nekrotische Zellen/Gewebeareale durch eine **Entzündungsreaktion** demarkiert (ggf. unter dem Befund eines roten Randsaums, vgl. S. 64) und anschließend von Makrophagen beseitigt. Diese Entzündungsreaktion erfolgt jedoch unterschiedlich schnell und ist z. B. nach einem Myokardinfarkt erst nach 4–6 Stunden nachweisbar (vgl. S. 114). Die Koagulationsnekrose ist v. a. für proteinreiche Gewebe typisch.

Kolliquationsnekrose: Bei der Kolliquationsnekrose kommt es nach einer initialen Zell-/Gewebeschwellung zu einer raschen Auflösung **(„Verflüssigung")** des betroffenen Gewebes, in der Regel mit einer **entzündlichen Begleitreaktion**. Diese Nekroseform ist v. a. für proteasenreiches Gewebe typisch, z. B. für das Pankreasgewebe oder für granulozytär durchsetztes Gewebe im Rahmen einer granulozytären Entzündungsreaktion mit anschließender Abszessbildung durch enzymatischen Gewebeabbau. Aber auch proteinarmes Gewebe (wie z. B. das Nervengewebe mit seinem geringen Anteil extrazellulärer Stützproteine) reagiert bevorzugt mit einer Verflüssigung, da nur eine geringe Menge an koagulierbarem Eiweiß vorliegt; die im Nervengewebe resultierenden Hohlräume können ein Leben lang bestehen bleiben. Im Gegensatz zur Abszessbildung bildet sich im Nervengewebe jedoch in der Regel keine entzündliche Komponente aus.

MERKE

Säuren bewirken eine Koagulationsnekrose, während alkalische Substanzen zu einer Kolliquationsnekrose führen.

Sonderformen der Nekrose: Als Sonderform der Koagulationsnekrose ist die **käsige Nekrose** zu nennen, diese tritt bei der Tuberkulose im Zentrum von Granulomen auf und ist durch die besondere Eigenart der auslösenden Mikroorganismen (säurefeste Stäbchen) bestimmt (s. a. S. 200). Mit dem Begriff der **„Gangrän"** bezeichnet man ebenfalls eine besondere Form der Koagulationsnekrose, die klinisch schwarz und wie verbrannt aussehen kann und häufig trocken ist (Gangraena sicca, s. a. S. 67). Wird die trockene Gangrän durch Fäulnisbakterien (z. B. Anaerobier, Clostridien oder Pseudomonas) besiedelt, entsteht die feuchte Gangrän (Gangraena humida, vgl. S. 67). Schließlich gibt es noch die **gummatöse Nekrose**, die bei der Lues im Tertiärstadium auftritt, und die **fibrinoide Nekrose** (s. a. S. 73), die für die rheumatische Polyarthritis, die Polyarteriitis nodosa sowie für peptische Magenulzera charakteristisch ist. **Fettnekrosen** entstehen entweder traumatisch oder enzymatisch (sog. Kalkspritzernekrosen: Hierbei handelt es sich um verkalkte Fettgewebenekrosen im peripankreatischen Fettgewebe durch freigesetzte Lipase im Rahmen einer Pankreatitis, s. S. 311).

Apoptose/Schrumpfnekrose: Bei der Apoptose kommt es zum Absterben von Zellen infolge des zelleigenen „Todesprogramms", das im Genom der Zelle fixiert ist **(programmierter Zelltod)**. Dieses Todesprogramm kann physiologischerweise aktiviert werden (z. B. im Rahmen der Embryonalentwicklung zwecks Abtötung nichtbenötigter Zellelemente, im Rahmen regenerativer Prozesse oder im Rahmen des Alterungsprozesses). Das Todesprogramm kann aber auch durch exogene Noxen initiiert werden, v. a. dann, wenn diese Noxen das Genom der Zelle schädigen. Auch eine verminderte funktionelle Inanspruchnahme eines Gewebes mit hieraus folgender Inaktivitätsatrophie kann die Apoptose induzieren.
Morphologisch ist die Apoptose v. a. durch eine Zellschrumpfung charakterisiert **(„Schrumpfnekrose")**, die ohne vorangehende hydropische Schwellung in Erscheinung tritt. Anschließend lösen sich die Zellkontakte, die apoptotischen Zellen zerplatzen/zerfallen in mehrere Fragmente (sog. **Apoptosekörperchen**), die von körpereigenen Abräummechanismen (v. a. Phagozyten) eliminiert werden. Im Bereich des Zellkerns ist v. a. eine Verklumpung des Chromatins entlang der Kernmembran typisch (sog. **Chromatinmarginalisierung**).

MERKE

Die Apoptose verläuft ohne entzündliche Begleitreaktion!

Ablagerung überschüssiger Substanzen

MERKE

Zell-/gewebeschädigende Einflüsse sowie verschiedene Stoffwechselerkrankungen können neben der direkten Zellschädigung zu einer vermehrten Ablagerung überschüssiger Substanzen führen.

Vermehrte Ablagerung von Fett: Es werden 2 Arten der Verfettung unterschieden: Die **intrazelluläre** (oder **parenchymatöse**) **Verfettung** resultiert aus einer vermehrten Ablagerung von Triglyzeriden innerhalb von parenchymatösen Zellen. Lichtmikroskopisches Korrelat sind Fettvakuolen, die entweder **großtropfig** oder **kleintropfig** ausgebildet sind (vgl. auch S. 398), makroskopisch nimmt das betroffene Gewebe/Organ häufig einen gelblichen Farbton an, das Gesamtvolumen nimmt zu. Mögliche Ursachen der Verfettung sind ein Überangebot von Fetten (z. B. bei vermehrter Nahrungsaufnahme/Hyperlipidämie), eine gestörte Verstoffwechselung von Fetten (z. B. im Rahmen verschiedener Stoffwechselerkrankungen), ein gestörter Abtransport von Fetten (z. B. verminderte Lipoproteinsynthese im Hungerzustand) sowie Vergiftungen (Alpha-Amantinin, Alkohol) oder Sauerstoffmangelzustände (Hypoxidose). Klinisch relevant ist v. a. die Leberzellverfettung mit ihren unterschiedlichen Verteilungsmustern und Ursachen, z. B. bei Alkoholabusus (s. S. 301). Nähere Ausführungen hierzu finden sich im Leberkapitel auf S. 301 **(Fett-**

leber). Eine hypoxisch bedingte Verfettung findet sich häufig im Herzmuskelgewebe unter dem charakteristischen Befund des **Tigerherzens** (s. S. 27).
Die **interstitielle Verfettung** ist durch vermehrte extrazelluläre Fettablagerungen gekennzeichnet, hierbei wandeln sich Fibrozyten in Lipozyten um. Als Beispiel ist die **Lipomatosis cordis** bei Adipositas zu nennen, die streng vom Tigerherzen zu unterscheiden ist.

Ablagerung von hyalinen Substanzen: Hyalin ist der Oberbegriff für homogene, glasige, lichtmikroskopisch eosinophile Ablagerungen, die häufig im interstitiellen (extrazellulären) Raum liegen, aber auch intrazellulär vorkommen können. Der Begriff „Hyalin" ist rein deskriptiv und sagt nichts über den Ursprung der abgelagerten Substanz aus. Häufig handelt es sich um veränderte Kollagenfasern **(bindegewebiges Hyalin)** im Rahmen chronischer Entzündungsprozesse (z. B. bei der Pleuritis oder Gallenblasenentzündung) oder bei verschiedenen Tumorerkrankungen. Nicht alle hyalinen Ablagerungen sind jedoch kollagenen Ursprungs – in diesem Zusammenhang ist v. a. das **alkoholische Hyalin** zu erwähnen, das sich hirschgeweihartig in Hepatozyten darstellt und als **Mallory-Bodies** bezeichnet wird. **Russell-Bodies** können innerhalb von Plasmazellen beobachtet werden (z. B. beim Plasmozytom oder bei chronischen entzündlichen Erkrankungen), sie bestehen aus Ansammlungen von Immunglobulinen. Schließlich treten intrazelluläre Hyalinablagerungen auch beim α1-Antitrypsinmangel in Makrophagen und Hepatozyten und bei bestimmten Intoxikationen (v. a. durch Schwermetalle) auf (mögliches morphologisches Korrelat: hyaline Eiweißzylinder in den Nierentubuli). Hyaline Ablagerungen können schließlich auch im Bereich der Gefäßwände beobachtet werden **(vaskuläres Hyalin)**, z. B. beim Diabetes mellitus oder im Rahmen einer arteriellen Hypertonie und der hierdurch bedingten Arteriolosklerose (s. S. 87). Bei den intramuralen Depots handelt es sich häufig um Ansammlungen von Basalmembranbestandteilen und Plasmaproteinen. **Hyaline Mikrothromben** finden sich im Rahmen eines Kreislaufschocks mit disseminierter intravasaler Gerinnung (vgl. S. 81).
Auch das **Amyloid** zählt zu den hyalinen Ablagerungen. Nähere Ausführungen zum Amyloid/zur Amyloidose finden sich auf S. 496.

Vermehrte Flüssigkeitsablagerungen (Ödeme und Ergüsse): Eine vermehrte Flüssigkeitsablagerung im Gewebe kann sowohl Ursache als auch Folge einer Gewebeschädigung sein. Beim Ödem kommt es zu einer diffusen Flüssigkeitseinlagerung im interstitiellen Gewebe, beim Erguss sammelt sich die vermehrte Flüssigkeit in einer präformierten Körperhöhle an (z. B. in der Pleurahöhle). Die Mechanismen der Ödem- und Ergussbildung sind prinzipiell identisch und ausführlich im Kapitel 9 auf S. 210 beschrieben.

Vermehrte Kollagenbildung: Eine Vermehrung von Kollagenfasern pro Gewebeeinheit wird bei chronischen Entzündungen, länger bestehenden Ödemen und zur Auffüllung von Gewebedefekten beobachtet. Mit dem Begriff **„Fibrose"** kennzeichnet man eine diffuse Bindegewebsvermehrung innerhalb eines Gewebes/Organs, bei der **„Sklerose"** hat die Kollagenfaservermehrung bereits zu einer krankhaften Verhärtung **(Induration)** des betroffenen Gewebes/Organs geführt. Sonderform ist die **Zirrhose** mit progredienter Zerstörung des organspezifischen Gewebes (und damit auch der organspezifischen Funktion) durch das proliferierende Bindegewebe (prominentes Beispiel: Leberzirrhose, s. S. 289). Mit dem Begriff der **„Vernarbung"** bezeichnet man die bindegewebige Defektheilung einer Wunde. Bei der **Schwiele** ist diese Narbe besonders großflächig und derb ausgebildet.
Pathologische Gewebeveränderungen können aber nicht nur durch eine Vermehrung von Kollagen, sondern auch durch eine abnorme Struktur verschiedener Kollagentypen gekennzeichnet sein. Auch andere Strukturproteine können krankhaft verändert sein (z. B. Fibrillin oder Elastin). Repräsentative Erkrankungen sind in den organspezifischen Kapiteln näher beschrieben (z. B. Ehlers-Danlos-Syndrom, s. S. 91; Marfan-Syndrom, s. S. 91; Cutis laxa, s. S. 413; Osteogenesis imperfecta, s. S. 516).

Pigmentablagerungen. Pigmente finden sich in zahlreichen Organen, entweder in diffuser oder granulärer Verteilung. Je nach Herkunft unterscheidet man endo- und exogene Pigmente (**Tab. 1.4**). Pigmente sind nicht notwendigerweise pathologisch, sie können auch im Rahmen physiologischer Vorgänge entstehen (z. B. Lipofuszin als physiologisches Alterungspigment) oder sogar Schutzwirkung besitzen (physiologische Melaninanreicherung in der Haut bei Sonnenexposition). Pigmente leiten sich häufig von Proteinen oder verschiedenen Abbauprodukten des Hämoglobins ab.

Tab. 1.4

Pigmente

Pigment	Beschreibung	Besonderheiten
endogene Pigmente		
Melanin	schwarzbraunes Pigment mit Ablagerung in der Haut und der Uvea	vermehrte Produktion von Melanin durch Melanozyten bei UV-Bestrahlung und Schwangerschaft; pathologisch z. B. bei Morbus Addison (s. S. 509), melanozytären Tumoren (s. S. 426) und Peutz-Jeghers-Syndrom (s. S. 275)
Lipofuszin	lysosomales Alterungspigment von gelblich brauner Farbe	reichert sich v. a. in langlebigen Zellen (wie Herzmuskel, Leber und Niere) an; Ursprung ist nichtabbaubares zelleigenes nekrotisches Material; vom Gesamtaspekt her resultiert die sog. „braune Altersatrophie“, vgl. auch S. 24
Zeroid	lysosomales Abräumpigment von gelblich brauner Farbe	findet sich z. B. bei Z. n. Hepatitis und Blutungen, v. a. nach Abbau von Fetten
Hämoglobin	roter Blutfarbstoff	tritt bei Hämolyse im Urin auf
Myoglobin	rotes Muskeleiweiß	kann z. B. bei einem ausgedehnten Trauma oder einer Rhabdomyolyse in die Blutbahn freigesetzt werden und zu einer Verstopfung der Nierentubuli führen
Hämosiderin	gelblich braun, entspricht Fe^{3+}-Salzen in Lysosomen	Ablagerung von Hämosiderin bei Eisenüberladung des Organismus (z. B. bei Hämochromatose, s. S. 128), hämolytischer Anämie (s. S. 132) und Myelodysplasie (s. S. 137)
Hämatin	schwarzbraun, entsteht aus Hämoglobin unter Salzsäurewirkung	charakteristischer Bestandteil des Teerstuhls
Hämatoidin	braunrotes eisenfreies Pigment, als Zerfallsprodukt des Hämoglobins	findet sich v. a. in Hämatomen nach einer Blutung
Biliverdin	grünes Abbauprodukt des Hämoglobins in Makrophagen	findet sich im Bereich einer älteren Blutung
Bilirubin	gelbes Abbauprodukt des Biliverdins in Makrophagen	findet sich im Bereich einer noch älteren Blutung
exogene Pigmente		
Rußpartikel (Kohlestaub)	schwarz, Aufnahme über die Lungen	Anthrakose
Quarzstäube	grau, Aufnahme über die Lungen	Pneumokoniose
Eisenstäube	rotbraun, Aufnahme über die Lungen	
Blei, Silber, Kupfer	orale Aufnahme	führen zu Hautverfärbungen; Blei: schwärzlicher Zahnfleischsaum; Kupfer: Morbus Wilson, charakteristischer Kayser-Fleischer-Kornealring (s. S. 489)
Tusche, Kohle, andere Farbstoffe	Tätowierung	Haut, Abtransport in regionale Lymphknoten

1.5 Neoplasien

Key Point

Eine exakte histologische Klassifizierung neoplastischer Veränderungen ist die Grundlage der modernen Tumortherapie – gemeinsam mit den Befunden der bildgebenden Diagnostik bildet sie die Basis individuell angepasster Therapieentscheidungen. Um Tumorerkrankungen eindeutig zu charakterisieren, ist eine Einordnung in übergreifende Klassifizierungsschemata notwendig. Diesem Zweck dienen das TNM-System der UICC (International Union Against Cancer) und die ICD-Kodierung (International Classification of Diseases for Oncology). Diese Klassifikationen ermöglichen z. B. eine internationale Vergleichbarkeit verschiedener Therapieansätze und fördern so den medizinischen Fortschritt.

1.5.1 Definition und Dignität von Tumoren

MERKE

Generell versteht man unter dem Begriff „Tumor“ jede umschriebene Gewebevermehrung (also z. B. auch eine entzündlich bedingte Schwellung). Im engeren Sinne wird der Tumorbegriff in der Medizin jedoch synonym mit dem Begriff der „Neoplasie“ verwendet: Unter dem Begriff „Neoplasie“ versteht man eine autonom proliferierende, vom Normalgewebe abgrenzbare Gewebemasse, die von den physiologischen Regulationsmechanismen des Organismus abgekoppelt ist, Aussehen und Funktion ihres Ursprungsgewebes aber in unterschiedlichem Ausmaß nachahmen kann. Generell unterscheidet man gutartige (benigne) und bösartige (maligne) Tumoren.

Gutartige Tumoren sind im Allgemeinen gut differenziert, d. h., sie ähneln ihrem Ursprungsgewebe.

Sie wachsen meist langsam, verdrängend und expansiv, metastasieren jedoch nie. **Makroskopisch** sind sie gut gegenüber ihrer Umgebung abgegrenzt, häufig mittels einer bindegewebigen Kapsel oder Pseudokapsel. **Mikroskopisch** sind keine oder nur geringe Veränderungen der Zellstruktur nachweisbar.

Bösartige Tumoren weisen häufig nur noch geringe oder gar keine Ähnlichkeiten mit ihrem Ursprungsgewebe auf (niedriger Differenzierungsgrad, unreifes/primitives Abbild des Muttergewebes). Sie zeigen ein aggressiv-destruktives (invasiv-infiltratives) Wachstum mit der Möglichkeit der metastatischen Ausbreitung (s. S. 38) und einer hohen Rezidivneigung nach Entfernung. **Makroskopisch** weisen bösartige Tumoren häufig regressive Veränderungen und auch Einblutungen auf („bunte Schnittfläche"), **mikroskopisch** sind **zelluläre Atypien** zu erkennen: Die Zellkerne sind häufig vergrößert (Verschiebung der Kern-Plasma-Relation zugunsten der Zellkerne) und unterschiedlich geformt (polymorph), oft weisen sie mehrere und vergrößerte Nukleoli als Zeichen einer starken Kernaktivierung auf. Darüber hinaus variiert auch der Chromatingehalt der Zellkerne (morphologisches Korrelat: Polychromasie), dies kann Ausdruck einer Polyploidie/Aneuploidie (s. S. 34) sein. Als Zeichen der hohen proliferativen Aktivität sind zahlreiche Mitosen (auch atypische) zu sehen. Eine Tumorkapsel fehlt in der Regel.

MERKE

Histologische Kennzeichen maligner Tumoren: Invasives/infiltratives Wachstum, vergrößerte Zellkerne, Polymorphie und Polychromasie der Zellkerne, zahlreiche vergrößerte Nukleoli, vermehrte Mitosen (typisch/atypisch).

Das **infiltrative Tumorwachstum** wird u. a. durch Matrixmetalloproteasen (MMP) auf der Oberfläche der Tumorzellen begünstigt (MMP-vermittelte proteolytische Aufweichung der Extrazellulärmatrix, vgl. auch S. 38), darüber hinaus fehlt die unter physiologischen Umständen vorhandene Kontaktinhibition (Zell-Zell-Kontakte verhindern normalerweise die Zellproliferation). Für die **Metastasierungsfähigkeit** ist ein Kohäsionsverlust des Tumorgewebes wesentlich (s. S. 38): Tumorzellen können sich vergleichsweise leicht aus dem Gewebeverband lösen und in die Lymph- bzw. Blutzirkulation gelangen; von dort aus erreichen sie auch weit entfernt gelegene Organe.

1.5.2 Einteilungsprinzipien von Tumoren

MERKE

Tumoren werden nicht nur anhand ihres histologischen Differenzierungsgrades (Grading, s. o. und S. 38) eingeteilt, sondern auch nach ihrer Ausbreitung (Staging, s. S. 38) und ihrem Ursprung (Tumortypologie).

Generell orientiert sich die Namensgebung eines Tumors an seinem Ursprungsgewebe oder seinem Ursprungsorgan. Die Bezeichnung eines Tumors endet dabei häufig auf **„om"**. So werden maligne Tumoren epithelialen Ursprungs generell **Karzinome** genannt, maligne Tumoren mesenchymalen Ursprungs **Sarkome**. Die genannten Begriffe tauchen auch in zusammengesetzten Wortfügungen häufig auf (vgl. unten). Die Tab. 1.5 listet die Vielzahl menschlicher Tumoren nach übergeordneten Rubriken auf. Nähere Ausführungen zu den einzelnen Tumoren finden sich in den speziellen Organkapiteln.

1.5.3 Karzinogenese

Key Point

Der Begriff „Karzinogenese" bezeichnet den Vorgang der Entstehung eines malignen Tumors. Dabei kommt es zu einer Serie von Veränderungen, die meist viele Jahre vor der klinischen Manifestation der Tumorerkrankung beginnen. Häufig sind genetische Veränderungen für die maligne Transformation einer Zelle/eines Gewebes ausschlaggebend. Diese genetischen Veränderungen können wiederum durch eine Vielzahl von Noxen ausgelöst werden. Am häufigsten sind chemische, physikalische und biologische – v. a. virale – Mechanismen der Tumorgenese. Auch erbliche Faktoren können die Entstehung und Entwicklung eines Tumors beeinflussen; die erbliche/familiäre Disposition wirkt sich für unterschiedliche Tumoren unterschiedlich stark aus. Lebensalter und Ernährung können gleichfalls eine Rolle spielen.

Genetische Mechanismen der Tumorentstehung

MERKE

Zellteilung und Zelldifferenzierung werden durch eine Vielzahl von Genen reguliert. Für die Tumorgenese sind v. a. solche Gene von Bedeutung, die fördernd oder hemmend auf die Zellteilung/-differenzierung oder auf den programmierten Zelltod (Apoptose) einwirken. Eine Dysregulation dieser Gene kann zu einem ungebremsten Zellwachstum (Tumorwachstum) führen.

Tab. 1.5

Tumortypologie

Rubrik	Vertreter
Dysontogenetische Tumoren	Tumoren, die im Rahmen einer gestörten Keimzellentwicklung oder einer Störung der embryonalen oder fetalen Entwicklung entstehen – von den totipotenten, unbefruchteten Keimzellen ausgehende Tumoren: **Keimzelltumoren** (s. S. 347), z. B. Teratome (s. S. 347) – von undifferenzierten, multipotenten Zellen einer Organanlage ausgehende Tumoren: **embryonale Tumoren** wie das Rentinoblastom (s. S. 484), das Neuroblastom (s. S. 458), das Hepatoblastom (s. S. 304) und das Medulloblastom (s. S. 458) – Tumoren, die aus nichtrückgebildeten Organanlagen hervorgehen: **embryonale Restgewebetumoren** wie z. B. das Kraniopharyngeom (s. S. 458) und der Müller-Mischtumor (s. S. 375) – **Hamartome:** tumorartige Gewebemasse mit normaler Differenzierung der Zellen, aber ungeordneter Gewebearchitektur; Hamartome können sehr selten auch entarten: **Hamartoblastome**
Benigne epitheliale Tumoren	– vom Oberflächenepithel abgeleitet: **Papillome**; am häufigsten exophytisch/papillär wachsend, selten endophytisch – vom Drüsengewebe der Schleimhäute abgeleitet: **Adenome**, entweder solide, tubulär, flach oder zottenförmig/villös wachsend; Sonderformen: **Zystadenom**e mit Hohlraumbildung infolge eines Sekretstaus; **Fibroadenome** mit bindegewebiger Stromakomponente; **Onkozytome**, die überwiegend aus mitochondrienreichen und deshalb eosinophilen Epithelien + Bindegewebe bestehen
Maligne epitheliale Tumoren (Karzinome)	– vom Plattenepithel bzw. metaplastischen Plattenepithelarealen ausgehend: **Plattenepithelkarzinom** (mit variabler Verhornungstendenz und Differenzierung); Wachstumsmuster sehr variabel, entsprechend Unterscheidung zahlreicher histologischer Subtypen – vom Drüsenepithel ausgehend: **Adenokarzinom**, (mit variabler Differenzierung und unterschiedlicher sekretorischer Aktivität/v. a. Schleimbildung), Wachstumsmuster gleichfalls sehr variabel, entsprechend zahlreiche histologische Subtypen – vom Urothel ausgehend: **Urothel- oder Transitionalzellkarzinom**
Mesenchymale Tumoren	– vom Bindegewebe ausgehend: **Fibrom** (s. S. 385) und **Fibrosarkom** (s. S. 537) – vom Fettgewebe ausgehend: **Lipom** (s. S. 538) und **Liposarkom** (s. S. 538) – vom Knorpelgewebe ausgehend: **Chondrom** (s. S. 524) und **Chondrosarkom** (s. S. 525) – vom Knochengewebe ausgehend: **Osteom** (s. S. 524 und **Osteosarkom** (s. S. 524) – vom glatten Muskelgewebe ausgehend: **Leiomyom** (s. S. 367) und **Leiomyosarkom** (s. S. 377) – vom quergestreiften Muskelgewebe ausgehend: **Rhabdomyom** (s. S. 119) und **Rhabdomyosarkom** (s. S. 538) – vom hämatopoetischen/lymphatischen Gewebe ausgehend: **maligne Lymphome** (s. S. 155) einschließlich Leukämien
Tumoren des Nervengewebes (vgl. S. 455)	– von den Ganglienzellen ausgehend: **Gangliozytome** (s. S. 456) – von den Gliazellen ausgehend: **Astrozytome** (s. S. 456), **Oligodendrogliome** (s. S. 456), **Ependymome** (s. S. 456) – von den bindegewebigen Hüllen des ZNS ausgehend: **Meningeome** – von den peripheren Nervenscheiden ausgehend: **Schwannome** (s. S. 459), **Neurofibrome** (s. S. 459)
Gefäßtumoren	(s. S. 97)
Neuroendokrine Tumoren (NET)	variabel differenzierte Tumoren des diffusen neuroendokrinen Systems mit Synthese neuroendokriner Peptidhormone, die zu paraneoplastischen Syndromen (s. S. 40) führen können; hoch differenzierte NET werden auch als **Karzinoide** bezeichnet, mittelgradig differenzierte als **atypische Karzinoide**; daneben gibt es auch undifferenzierte/kleinzellig-anaplastische NET

Im Einzelnen sind v. a. **Dysregulationen folgender Gentypen** von Bedeutung:

- **Onkogene/Protoonkogenene:** Zellteilungsfördernde Gene, die ein Tumorwachstum induzieren, werden **Onkogene („Krebsgene")** genannt. Sie können aus „normalen" zellteilungsregulierenden Genen (sog. zellulären **Protoonkogenen, c-onc**) entstehen, wobei die Mechanismen der Aktivierung zahlreich sind (vgl. unten). Onkogene können auch viralen Ursprungs sein **(v-onc)**; alternativ können virale Genabschnitte/viral kodierte Proteine mit der wirtseigenen Genexpression/Zellzyklusregulation interferieren und eine Protoonkogenaktivierung begünstigen (vgl. hierzu S. 36).
- **Tumorsuppressorgene:** Sie wirken normalerweise proliferationshemmend und differenzierungsfördernd auf „ihr" Zielgewebe ein. Ein Defekt oder Verlust von Tumorsuppressorgenen hat entsprechend eine Enthemmung/Entdifferenzierung des Zellwachstums zur Folge.
- **Apoptose-regulierende Gene:** Ein Verlust/Defekt Apoptose-regulierender Gene kann Zellen zur „Unsterblichkeit" und auf diese Weise zur übermäßigen Proliferation verhelfen; sofern die „unsterblichen" Zellen defektes Genmaterial oder Onkogene beherbergen, werden sie der Ausmusterung entzogen.

Die Aktivierung von Protoonkogenen bzw. der Verlust/Defekt von Tumorsuppressorgenen führt gleichermaßen zu einer **gesteigerten Zellteilungsrate**.

Dadurch erhöht sich wiederum die Wahrscheinlichkeit zusätzlicher genetischer Mutationen im proliferierenden Gewebe. Diese Mutationen können für die Zelle letal sein, keine Auswirkungen haben oder aber einen Wachstumsvorteil bedeuten. Da bevorzugt die zuletzt genannte Zellfraktion proliferiert, können sich mit der Zeit immer aggressivere **Tumorzellklone** bilden, man spricht in diesem Zusammenhang auch von der **klonalen Evolution**. Aus diesem Grund zeigen maligne Tumoren auch unterschiedlich stark ausgeprägte Störungen ihres Genoms, was häufig in eine **Polyploidie** oder **Aneuploidie** mündet (Aneupoloidie: Chromosomensätze, die nicht einem exakten Vielfachen des haploiden Chromosomensatzes entsprechen).

Aktivierung von Protoonkogenen

Die Transformierung von Protoonkogenen in Onkogene kann über verschiedene Mechanismen erfolgen.

- **Veränderte Genstruktur:** Die Struktur des Protoonkogens kann verändert werden, z. B. durch eine Punktmutation (Austausch oder Verlust eines Nukleotids) oder durch eine Umlagerung des Protoonkogens mit genetischem Rearrangement (z. B. durch eine chromosomale Translokation oder Inversion). Auf diese Art kann ein verändertes Genprodukt (sog. Onkoprotein) entstehen, welches einen pathogenen Effekt auf Zellwachstum/Zellstoffwechsel besitzt. Als Beispiel ist die Translokation t(9;22) bei der chronischen myeloischen Leukämie (s. S. 142) zu nennen.
- **Veränderte Genexpression:** Alternativ wird nicht primär die Struktur, sondern die Expression des Protoonkogens verändert, z. B. durch eine Umlagerung (Translokation) des Protoonkogens in eine Region erhöhter Transkriptionsaktivität oder durch einen Defekt/Verlust der die Genaktivität bestimmenden Kontrollgene. Unter derartigen Umständen wird das Protoonkogen vermehrt abgelesen und häufig auch vervielfältigt (Genamplifikation), die Summe der Genkopien sowie der Onkoproteine steigt. Beispiele für eine veränderte Genexpression als (Mit-)Ursache eines malignen Tumors sind die Amplifikation des Her2-neu-Gens beim Mammakarzinom (s. S. 403).

Die Genprodukte der Protoonkogene werden auf unterschiedlichen Ebenen des Zellzyklus wirksam. Bei der Tumorgenese sind sie typischerweise derart in ihrer Funktion gestört, dass einzelne Zellen/Gewebe einem **Dauerproliferationsreiz** ausgesetzt werden. Dieser kann durch folgende Mechanismen bedingt sein:

- eine **fehlende Inaktivierung** oder eine **Überexpression von Wachstumsfaktoren**;
- eine **Überexpression** oder eine **veränderte Struktur von Wachstumsrezeptoren**;
- eine **mangelhafte Inaktivierung von intrazellulären Signalproteinen**, entweder durch einen Defekt der inaktivierenden Proteine oder durch Übernahme der Signaltransduktion durch ein (nicht-abbaubares) c-onc-Genprodukt;
- **Enthemmung der nukleären Gentranskription** durch einen Defekt der entsprechenden Kontrollfaktoren.

Defekt von Tumorsuppressorgenen

MERKE

Tumorsuppressorgene können wie die Protoonkogene durch Punktmutationen, Translokationen/Inversionen/Deletionen oder durch eine Interferenz mit viralem Genom in ihrer physiologischen Funktion (Proliferationshemmung) gestört werden.

Zahlreiche Suppressorgene wurden nach dem Tumor benannt, bei dem sie erstmals durch ihre „Dysfunktionalität" auffielen. Wichtige Beispiele sind:

- **RB-Gen** (Retinoblastom-Gen), vgl. S. 484;
- **WT-Gen** (Wilms-Tumor-Gen, vgl. S. 337;
- **BRCA-Gene** (Breast-Cancer-Gene), vgl. S. 403;
- **APC-Gen** (Adenomatöse-Polyposis-Coli-Gen), vgl. S. 276;
- **P53-Gen:** Dieses Gen ist bei den meisten bösartigen Tumoren defekt. Im Normalzustand überwacht es die Intaktheit des Genoms und löst im Falle eines Genomschadens einen Proliferationsstopp aus, bis der Schaden repariert ist. Im Falle eines irreparablen Genomschadens wird der programmierte Zelltod (Apoptose) aktiviert, Zellen mit defekter DNA werden eliminiert. Ein Defekt/eine Dysregulation des P53-Gens verhindert diesen Ausmusterungsprozess; Zellen mit defektem Genom können in der Folge „Karriere machen".

Chemische, physikalische und biologische Mechanismen der Tumorentstehung

Die bislang beschriebenen genetischen Mechanismen der Karzinogenese können durch verschiedene Einflüsse/Noxen in Gang gebracht werden. Wesentlich sind v. a. chemische und physikalische Einwirkungen sowie Infektionen mit bestimmten Viren (onkogene Viren).

Chemische Karzinogenese

Bei der chemischen Karzinogenese kann das Genom direkt durch **gentoxische Substanzen** beschädigt werden, alternativ können die das Zellwachstum regulierenden Prozesse Schaden nehmen **(nichtgentoxische Substanzen)**. Zu unterscheiden ist ferner zwischen direkten und indirekten Karzinogenen: Während die **direkten Karzinogene** unmittelbar schädigende Wirkung entfalten, erlangen die **indirekten Karzinogene** ihre tumorerzeugende Potenz erst nach Umwandlung/Metabolisierung im Körper. Wichtige chemische Kanzerogene sind in **Tab. 1.6** aufgelistet.

Karzinogenesestadien: Bei der chemischen Karzinogenese unterscheidet man eine zeitlich gestaffelte Abfolge bestimmter Stadien, die von der Exposition gegenüber der krebsauslösenden Substanz zur malignen Transformation der Tumorzelle(n) reichen:

- **Initiierung:** Der erste Schritt (Exposition) wird **Initiierung** genannt. In dieser Phase kommt es zu einer Reaktion, z. B. einer chemischen Substanz mit der DNA; mögliche Folge ist ein Basenaustausch in der DNA. Diese Mutation kann folgenlos bleiben (der Basenaustausch führt nicht zu einer Änderung der Aminosäuresequenz), von DNA-Reparaturenzymen behoben werden oder aber zu einer veränderten Genstruktur und damit und auch zu einer veränderten Funktion des kodierten Proteins führen (entweder durch eine Miss-Sense, Non-Sense- oder Frame-Shift-Mutation, vgl. Lehrbücher der Biologie): Nur der letzte Fall (verändertes Genprodukt) birgt die Gefahr der „onkogenen Potenz“; ob letzten Endes ein Tumor entsteht, hängt von verschiedenen Faktoren ab.

Tab. 1.6

Chemische Karzinogene

Karzinogen	ggf. resultierende Tumorerkrankung
Aflatoxin	Leberzellkarzinom
Arsenverbindungen	Leberzellkarzinom
Vinylchlorid	Leberzellkarzinom, Bronchialkarzinom, Glioblastom
Thorotrast	Leberzellkarzinom, cholangiozelluläres Karzinom, Angiosarkom der Leber und der Milz
Benzol	Non-Hodgkin-Lymphome, akute Leukämien
Auramin	Urothelkarzinom
Aromatische Amine (Benzidin, Naphthylamin)	Urothelkarzinom
Phenacetin (Paracetamol)	Urothelkarzinom (Nierenbecken)
Isopropanol	Plattenepithelkarzinome (Lunge, Pharynx, Larynx)
Chromverbindungen	Lungenkarzinome
Ruß, Teer, Mineralöle, Rohparaffin	Karzinome von Haut, Lunge, Harnblase
Tabakinhaltsstoffe (aromatische Kohlenwasserstoffe, N-Nitrosoverbindungen)	Bronchialkarzinome, Plattenepithelkarzinome von Pharynx und Larynx, Urothelkarzinome
Nickelverbindungen	Plattenepithelkarzinome des Respirationstraktes
Alkylierende Zytostatika	Non-Hodgkin-Lymphome, Leukämien

- **Latenzphase:** Hiermit wird der Zeitraum von der Zellschädigung bis zur malignen Transformation des Gewebes bezeichnet. Die Latenzphase kann sehr lang – bis zu 20 Jahre – sein. Sie kann allerdings durch sog. **Kokarzinogene** – Substanzen, die eine maligne Entartung begünstigen – abgekürzt werden.
- **Promotion:** Kokarzinogene treiben die Proliferation der mit einer onkogenen Potenz versehenen Gewebe voran – Kokarzinogene werden deshalb auch als Promotoren, das entsprechende Stadium als Promotion bezeichnet. Kokarzinogene sind z. B. weibliche Geschlechtshormome – sie begünstigen generell das Wachstum des Mammagewebes; sofern es onkogen potente Zellen beherbergt, erhalten diese durch den hormonellen Einfluss gleichfalls einen Wachstumsreiz. Neben verschiedenen Hormonen beeinflussen auch weitere Faktoren – wie z. B. das Geschlecht, die Nahrungszusammensetzung sowie bestimmte Enzymaktivitäten (z. B. das Cytochrom-p450-System) – die Empfindlichkeit eines Gewebes für chemische Karzinogene.
- **Progression:** In diesem Stadium kommt es zur Proliferation der onkogen potenten Zellen. Erst dieses Stadium ist durch einen irreversiblen Übertritt der onkogenen Zellen in maligne Tumorzellen markiert. Am Ende dieses Stadiums steht oft die Metastasierung.

Physikalische Karzinogenese

MERKE

Die wichtigsten physikalischen Karzinogene sind ultraviolette und ionisierende Strahlung sowie aus dem Bereich der Fremdkörper Asbest. Der Großteil aller Fremdkörper, Mikrowellenstrahlung, elektromagnetische Felder, Ultraschall oder mechanische Traumata weisen demgegenüber keine karzinogene Wirkung auf.

Ultraviolette Strahlung zwischen 290 und 320 nm Wellenlänge kann die Ausbildung von **Thymidin-Dimeren in der DNA** triggern, in der Folge können Punktmutationen entstehen. Die genomischen Beschädigungen werden normalerweise vom DNA-Reparaturmechanismus beseitigt. Sofern dieser Reparaturmechanismus gestört ist (z. B. durch einen erblich bedingten Defekt der Reparaturenzyme wie bei der Xeroderma pigmentosum, s. S. 413), wird die Tumorentwicklung begünstigt. Aufgrund der geringen Eindringtiefe der ultravioletten Strahlen werden v. a. die Basalzellen der Epidermis beschädigt (Gefahr des kutanen Plattenepithelkarzinoms oder des Basalioms, s. S. 431).

Ionisierende Strahlung (α-, β-, γ- und Röntgenstrahlung) kann ebenfalls genomische Mutationen bedingen. Dies geschieht entweder durch eine direkte Interaktion mit der DNA oder indirekt über Sauerstoffradikale, die durch Ionisierung des Zellwassers entstehen und zu DNA-Brüchen oder -vernetzungen führen können.
Asbestexposition: Asbestfasern werden inhaliert und schädigen entsprechend die Lunge/die Pleura, morphologisches Korrelat sind fibrotische Pleuraverdickungen (Pleuraplaques) und maligne Mesotheliome. Pleuraplaques sind allerdings keine Vorläuferläsion des Mesothelioms. Ungefähr 2–3% aller stark Asbest-exponierten Arbeiter entwickeln ein malignes Mesotheliom, wobei die Latenzzeit ca. 20 Jahre beträgt. Krebsauslösend sind v.a. die dünnen und langen Asbestfasern: Diese Eigenschaften erfüllt v.a. das Krokydolith, das bis in die distalen Lungenwege vordringen kann und auch am häufigsten Mesotheliome verursacht. Die Krokydolith-Fasern werden zusätzlich über Lymphgefäße in andere Gewebe abtransportiert. Auf welchem Wege Asbestfasern Tumoren auslösen, ist nicht bekannt. Im Gewebe können Asbestfasern von Eisen- und Proteinkomplexen umgeben werden und dann lichtmikroskopisch sichtbar sein **(Asbestkörperchen)**. Bei Rauchern führt Asbest auch zu Bronchialkarzinomen.

Virale Karzinogenese

MERKE

Die virale Karzinogenese beschreibt die Rolle von Viren bei der Entstehung von Tumoren. Onkogene Viren können ihr Genom in dasjenige der Wirtszelle integrieren und replizieren lassen. Auf diese Weise können virale Onkogene (v-onc) direkt in den Wirtsorganismus gelangen. Alternativ können virale Genabschnitte/viral synthetisierte Proteine beim Ablesen der wirtseigenen Gene „stören“, entsprechend kann auch das Ablesen der Protoonkogene/Tumorsuppressorgene/Apoptose-regulierenden Gene behindert werden, was die bereits weiter oben beschriebenen Folgen für Zellproliferation/-differenzierung haben kann (s. S. 36).

Viral synthetisierte Proteine können auch direkt mit zellwachstumsregulierenden Proteinen des Wirtsorganismus interferieren.
Es muss jedoch betont werden, dass eine virale Infektion nie alleine für eine Tumorentstehung verantwortlich gemacht werden kann. Auch in diesem Fall handelt es sich um einen Multi-Step-Prozess, der eine Akkumulation genetischer Mutationen beinhaltet (vgl. oben).
Am besten untersucht sind bestimmte **DNA-Viren** und die mit ihnen assoziierten Tumoren:

- **Humanes Papillomavirus (HPV):** Prominentestes Beispiel: Zusammenhang zwischen HPV-Infektion und Zervixkarzinom, s. S. 361;
- **Hepatitis-B-Virus (HBV):** Zusammenhang zwischen HBV-Infektion und hepatozellulärem Karzinom (s. S. 292);
- **Epstein-Barr-Virus (EBV):** Zusammenhang zwischen EBV-Infektion und Burkitt-Lymphom (s. S. 169) und nasopharyngealem Karzinom (s. S. 178).

Die DNA-Viren entfalten ihre Wirkung v.a. durch eine Inaktivierung bestimmter wirtseigener Proteine der Zellzyklusregulation, sodass die Zelle der physiologischen Regulation entzogen wird.
Onkogene RNA-Viren weisen in ihrem Genom bestimmte Genabschnitte (v-onc) auf, die starke Homologien mit wirtseigenen Protoonkogenen (c-onc) besitzen. Das v-onc kann mittels reverser Transkriptase in das Genom der infizierten Zellen integriert und anschließend transkribiert werden. So kann beispielsweise der RNA-Virus HTLV 1 (Humanes-T-Zell-Leukämie-Virus-Typ-1) über diesen Mechanismus eine **T-Zell-Leukämie**/ein **T-Zell-Lymphom** (mit)auslösen (s. a. S. 168).

1.5.4 Ausbreitung und Fernwirkung von Tumoren (lokal, systemisch, paraneoplastisch, immunologisch)

Tumorstadien

MERKE

Tumoren wachsen je nach Herkunft und Malignitätsgrad unterschiedlich expansiv und aggressiv. Für die Therapieentscheidung ist die genaue Kenntnis des Ausbreitungsstadiums wesentlich.

Aus diesem Grund wurde eine international gebräuchliche Stadieneinteilung **(Staging)** entwickelt, die auf 3 verschiedenen Kriterien beruht:

- **T:** Lokale Ausbreitung des Tumors (Größe des Primärtumors);
- **N:** nodaler Befall (Befall von Lymphknoten);
- **M:** hämatogene Fernmetastasen.

Dieses so genannte TNM-System ist für jede Tumorart genau definiert und macht Aussagen zur Wirksamkeit einer Tumortherapie überhaupt erst vergleichbar; sie bildet damit auch *die* Grundlage der Therapieentscheidung. Die TNM-Klassifikationen wichtiger Tumoren sind in den jeweiligen Organkapiteln aufgeführt. Häufig ist in diesem Zusammenhang von den pTNM-Stadien die Rede, wobei das „p“ für „postoperativ“ steht; ein genaues Staging ist häufig erst nach operativem Eingriff/operativer Exploration möglich.
Neben dem Staging ist für die Gesamtprognose eines Tumors auch der Malignitätsgrad **(Grading)** wichtig.

Mithilfe des Grading wird der Differenzierungsgrad des Tumorgewebes (also seine „Ähnlichkeit" mit seinem Ursprungsgewebe) beurteilt (vgl. auch S. 34):
- **G1:** hohe Differenzierung;
- **G2:** mittelgradige Differenzierung;
- **G3:** geringgradige Differenzierung;
- **G4:** keine Differenzierung/Entdifferenzierung/Anaplasie.

MERKE

Je geringer die Differenzierung – je höher der Malignitätsgrad, desto schlechter die Prognose.

Metastasierung

MERKE

Unter dem Prozess der Metastasierung versteht man eine Verschleppung vitaler Tumorzellen aus dem Primärtumor; die verschleppten Tumorzellen siedeln sich andernorts im Organismus neu an und bilden eine Tochtergeschwulst/mehrere Tochtergeschwülste. Die Metastasierung kann grundsätzlich auf 2 verschiedenen Wegen erfolgen: über die Lymphwege (lymphatisch) und über die Blutwege (hämatogen). Daneben existieren noch einige seltene Sonderformen der Metastasierung.

Pathogenese der Metastasierung: Tumorzellen können sich aus verschiedenen Gründen aus ihrem Zellverbund lösen und aktiv in weiter entfernte Gewebe eindringen. Eine wichtige Rolle kann dabei z. B. eine **Herunterregulation von Adhäsionsmolekülen** – v. a. von Cadherinen – auf den Zelloberflächen des Tumorgewebes spielen; hieraus resultiert ein Kohäsionsverlust, zudem sind die Tumorzellen nicht mehr auf den Zell-Zell-Kontakt als Überlebenssignal angewiesen und können auch als isolierte Zellen außerhalb ihres Muttergewebes weiterbestehen. Ihre invasive Potenz „verdanken" die Tumorzellen häufig sog. **Matrixmetalloproteasen**, mit deren Hilfe sie (analog den neutrophilen Granulozyten) das umgebende Gewebe proteolytisch aufweichen können. Schließlich „kennen" die Tumorzellen auch verschiedene Strategien, um sich intravasal vor den Attacken des Immunsystems zu schützen. Zum einen exprimieren sie nur vermindert MHC-Moleküle (vgl. S. 43), zum anderen besitzen sie im Gefäßlumen häufig einen Fibrin-Thrombozyten-Überzug **(Ausschaltung der immunologischen Überwachung)**. Die Absiedlung von Tumorzellen erfolgt schließlich häufig gezielt/organspezifisch und nicht beliebig; das „**Homing**" beschreibt die entsprechende Eigenart einiger Tumoren, vorzugsweise in bestimmte Organe zu metastasieren. So findet man z. B. beim Bronchialkarzinom häufig Metastasen in den Nebennieren. Dieser Befund erklärt sich v. a. aus besonderen organtypischen Eigenschaften des jeweiligen Gefäßendothels (z. B. Vorhandensein bestimmter Adhäsionsmoleküle) oder durch spezifische Besonderheiten der Tumorzellen selbst (Prädestination für definierte „Zieladressen" aufgrund von bestimmten Zelloberflächenstrukturen, z. B. in Form von Glykoproteinen/Lektinen). Darüber hinaus kann auch ein tumorfreundliches Milieu im Zielorgan eine Rolle spielen.

Lymphogene Metastasierung: Die lymphogene Metastasierung ist am häufigsten. Sie beginnt mit dem Tumoreinbruch in die Lymphgefäße, die aufgrund der fehlenden Basalmembran besonders leicht durchgängig sind. Die Tumorzellen werden anschließend mit dem Lymphstrom verschleppt und besiedeln die regionären Lymphknoten. Dort sammeln sie sich zunächst im Randsinus und können schließlich eine Metastase bilden; in der Folge können auch weitere Lymphknoten besiedelt werden. Ein Anwachsen/Vorwachsen der Tumorzellen in den Lymphgefäßen selbst wird als **Lymphangiosis carcinomatosa** bezeichnet. Letzten Endes können die Tumorzellen über den Ductus thoracicus in das Blutgefäßsystem gelangen und dann auch hämatogen metastasieren.

MERKE

Eine (primär) lymphogene Metastasierung ist insbesondere bei Karzinomen häufig.

Moderne Konzepte zur Tumorausbreitung betonten die besondere Relevanz der ersten Lymphknotenstation im Lymphabflussgebiet, den so genannten **Wächter-Lymphknoten** oder **Sentinel-Lymphknoten**. Man geht davon aus, dass bei Tumorfreiheit des Sentinel-Lymphknotens keine Metastasen in (weiter distal) gelegenen Lymphknoten vorliegen. Diese Überlegungen werden bei der operativen Therapie des Mammakarzinoms berücksichtigt. So verzichtet man bei einem tumorfreien Sentinel-Lymphknoten auf eine Entnahme der anderen axillären Lymphknoten; Vorteil ist, dass dadurch eine häufige Nebenwirkung (Lymphödem des Arms) vermieden wird. Ein gewisses Restrisiko bleibt jedoch: Eine lymphogene Metastase ist auch unter Umgehung des Sentinel-Lymphknotens möglich **(Skip-Metastasierung)**; dies gilt auch für das Mamma-Karzinom.

Hämatogene Metastasierung: Die hämatogene Metastasierung beginnt ebenfalls mit einer Eröffnung der Blutgefäße; die Tumorzellen gelangen anschließend mit dem Blutstrom in andere Organe. Besonders häufig sind die Knochen sowie die Leber und die Lunge von einer Metastasierung betroffen, da sie Blut aus zahlreichen vorgeschalteten Organen/Organkreisläufen erhalten: Die Leber nimmt das Blut des gesamten Pfortaderkreislaufs auf, die Lunge ist –

Tab. 1.7

Lokale und systemische Tumorwirkungen

Lokale Tumorwirkungen	Systemische Tumorwirkungen
– Verwachsung mit dem Umgebungsgewebe sowie Kompression benachbarter anatomischer Strukturen – Ummauerung oder Stenosierung von Hohlorganen mit entsprechenden Folgen (prästenotische Dilatation des Hohlorgans/der Drüsenlichtung, Sekretaufstau und Infektion) – Kompression von Gefäßen mit nachfolgender Thrombosierung und ggf. auch poststenotischer Mangeldurchblutung; die Gerinnungsneigung des Blutes kann durch gerinnungsfördernde Tumorsubstanzen ohnehin erhöht sein – Blutungen durch Arrosion von Blutgefäßen (u. U. lebensgefährlich) – Zerfall des Tumorgewebes mit Ulzeration und Kolliquation; reaktiv kann es zu Entzündungsreaktionen, Infektionen und Fistelbildungen kommen – zunehmender Funktions-/bzw. Stabilitätsverlust des betroffenen Gewebes bei ausgedehntem Tumorwachstum (z. B. pathologische Frakturen bei Knochentumoren)	– Tumorkachexie durch eine katabole Stoffwechsellage und Appetitverlust – Tumoranämie, z. B. durch tumorbedingte Verdrängung des hämatopoetischen Gewebes, rezidivierende Tumorblutungen oder paraneoplastische Antikörper gegen Erythrozyten – Tumorfieber, z. B. durch pyrogene Substanzen aus zerfallendem Tumorgewebe oder im Rahmen einer Sekundärinfektion

nach dem Herzen – die erste Anlaufstation der über die untere und obere Hohlvene abtransportierten Blutmengen. Das Herz als „eigentliche" primäre Zwischenstation ist kaum von Metastasen solider Tumoren betroffen – dies liegt offensichtlich an besonderen Eigenschaften des Herzmuskelgewebes selbst. In analoger Weise sind auch Milz und Skelettmuskulatur eher selten von Metastasen betroffen.

MERKE

Eine (primär) hämatogene Metastasierung ist insbesondere bei Sarkomen häufig.

Gemäß dem Sitz des Primärtumors werden 4 verschiedene hämatogene Metastasierungstypen unterschieden:

- Beim **Pfortadertyp** sitzt der Primärtumor im Einzugsgebiet der V. portae. So metastasieren Dickdarmkarzinome hämatogen primär in die Leber und können später über die V. cava inferior auch sekundär in die Lungen gelangen.
- Beim **Kavatyp** metastasieren Tumoren aus den Einzugsgebieten der Vv. cava inferior et superior über das rechte Herz in die Lunge.
- Der **Lungentyp** beschreibt die Metastasierung von primären Lungentumoren, die sich über den großen Kreislauf im gesamten Körper – so z. B. auch im Gehirn – ausbreiten können.
- Beim **Lebertyp** sitzt der Primärtumor in der Leber; die Tumorzellen gelangen über die Lebervenen zunächst in die Lunge und von dort aus in den großen Kreislauf.
- Der **vertebrale Typ** beschreibt die bevorzugte Metastasierung von Prostatakarzinomen entlang der venösen Wirbelkörperplexus in das knöcherne Becken und in die Wirbelkörper.

Besondere Formen der Metastasierung: Der Begriff **„kavitäre Metastasierung"** beschreibt eine Ausbreitung von Tumorzellen innerhalb anatomischer Hohlraumsysteme (z. B. innerhalb der Peritonealhöhle) mit Ausbildung von sog. Implantationsmetastasen. Eine Sonderform der kavitären Metastasen sind die sog. **Abtropfmetastasen:** Einzelne Tumorzellen eines Medulloblastoms (s. S. 458) können in den Spinalkanal „abtropfen" und sich dort ansiedeln; auf analoge Weise können Tumorzellen eines Magenkarzinoms in die Peritonealhöhle „abtropfen" und sich anschließend weit kaudal im Bereich der Eierstöcke ansiedeln (sog. Krukenberg-Tumor, s. S. 386). Bei der **kanalikulären Metastasierung** wächst ein Karzinom innerhalb eines anatomisch vorgegebenen Gangsystems kontinuierlich weiter vor (z. B. Wachstum des Mammakarzinoms in den Milchgängen, Wachstum des Harnblasenkarzinoms entlang des Ureters).

Auswirkungen einer Tumorerkrankung auf den Organismus

Lokale und systemische Wirkungen: Maligne Tumoren können sowohl am Ort ihres Wachstums als auch systemisch Komplikationen entfalten. Die wichtigsten sind in der **Tab. 1.7** aufgelistet.

Paraneoplastische Syndrome: Mit diesem Begriff beschreibt man eine Gruppe systemischer Allgemeinerscheinungen, die im Zusammenhang mit einer Tumorerkrankung entstehen und nach Entfernung des Tumors wieder verschwinden (**Tab. 1.8**). Paraneoplastische Syndrome sind auf die Produktion systemisch wirkender Substanzen zurückzuführen, z. B. auf endokrin oder enzymatisch aktive Tumorproteine (z. B. Synthese parathormonähnlicher Substanzen). Alternativ können auch kreuzreagierende Antikörper gegen Tumorantigene gebildet werden, die z. B. Nerven- und Muskelgewebe im Sinne einer Autoaggressionsreaktion schädigen. Paraneoplastische Syndrome sind in unterschiedlich starkem Ausmaß Indikatoren einer Krebserkrankung. Mit ihrer Hilfe kann man aber auch Krankheits- und Therapieverlauf beurteilen; nach abgeschlossener Therapie können die paraneoplastischen Substanzen im Sinne eines Tumormarkers zur Rezidivkontrolle eingesetzt werden.

Tumorantigene und Tumormarker

Viele Krebsarten produzieren Antigene, die entweder schon in der Fetalzeit vorgekommen sind (onkofetale Antigene), oder die neu hergestellt werden (Neoantigene). Diese Antigene können im Blut nachgewiesen werden und finden als Tumormarker Verwendung. Als Tumormarker können jedoch auch freiwerdende Enzyme oder Stoffwechselprodukte der Tumorzellen dienen. Diese Tumormarker können in bestimmten Konzentrationen auf einen Tumor hinweisen, finden jedoch überwiegend in der Verlaufskontrolle Anwendung. Eine **Auswahl der wichtigsten Tumormarker** und ihre Verwendung ist in **Tab. 1.9** dargestellt.

Tab. 1.9

Überblick Tumormarker

Tumormarker	Tumor
Alpha-1-Fetoprotein (AFP)	Leberzellkarzinom, Keimzelltumoren
humanes Choriongonadotropin beta (Beta-HCG)	Keimzelltumoren des Ovars, Hodentumoren
CA 15-3 (Carbohydrat-Antigen)	Mammakarzinom, Ovarialkarzinom
CA 19-9 und CA 50	Pankreaskarzinom
CA-125	Ovarialkarzinom
Carcinoembryonales Antigen (CEA)	Kolon- und Rektumkarzinom, Pankreaskarzinom sowie Adenokarzinom der Lunge
Cytokeratin-21-Fragment (CYFRA 21-1) Serpin B4 (SCC)	Plattenepithelkarzinom
Stoffwechselprodukte/ Enzyme der Tumorzellen	
Homovanillinmandelsäure	Neuroblastom
5-Hydroxyindolessigsäure	Karzinoid
neuronenspezifische Enolase (NSE)	kleinzelliges Bronchialkarzinom, Neuroblastom, Keimzelltumoren
Calcitonin	medulläres Schilddrüsenkarzinom
Plazentare alkalische Phosphatase (PLAP)	Seminom
PSA	Prostatakarzinom
Thyreoglobulin	papilläres und follikuläres Schilddrüsenkarzinom
Katecholamine, Vanillinmandelsäure	Phäochromozytom
Laktat-Dehydrogenase (LDH)	Keimzelltumoren

Tab. 1.8

Paraneoplastische Syndrome

	Auftreten	Besonderheiten
Allgemeinsymptome		
Fieber	v. a. bei Hodgkin-Lymphomen, Nierenzellkarzinomen, Osteosarkomen und anderen malignen Tumoren	Tumorzellen produzieren direkt Pyrogene oder tumorinfiltrierende Zellen setzten Interleukin-1 oder Tumornekrosefaktor (TNF) frei
Inappetenz/Gewichtsverlust	bei verschiedenen malignen Tumoren	TNFα-Inkretion (s. o.)
Endokrine Syndrome		
Cushing-Syndrom	v. a. bei Bronchialkarzinomen (besonders beim kleinzelligen Bronchialkarzinom) und neuroendokrinen Tumoren (Phäochromozytom, medulläres Schilddrüsenkarzinom, Neuroblastom)	ACTH-Sekretion durch Tumorzellen
Antidiurese mit Natriumretention	besonders beim kleinzelligen Bronchialkarzinom, bei Karzinomen der Prostata, des GI-Traktes und des Pankreas sowie bei Thymomen und Lymphomen	ADH-Sekretion durch Tumorzellen
Hyperkalzämie	v. a. beim Plattenepithelkarzinom der Lungen, Mammakarzinom, Plasmozytom und bei anderen Lymphomen	Hyperkalzämie meist durch osteolytische Metastasen bedingt, in 1 % der Fälle durch Sekretion von Parathormon-ähnlichem Peptid, Osteoklasten-aktivierendem Faktor oder TGFα oder -β
Hypokalzämie	v. a. bei Knochenmetastasen von Lungen-, Mamma- oder Prostatakarzinomen	Hypokalzämie durch osteoblastische Metastasen oder Sekretion von Calcitonin

	Auftreten	Besonderheiten
Vitamin-D-resistente Osteomalazie (hypophosphatämisch)	v. a. beim Riesenzelltumor des Knochens und bei großen Hämangiomen	unklarer Mechanismus, Effekt auf die Nierentubuli?
Symptome der Gonadotropinwirkung (vorzeitige Pubertät, Gynäkomastie, Regel-/Blutungsstörungen bei Frauen)	v. a. bei Keimzelltumoren, trophoblastären Tumoren, Hypophysentumoren, Hepatoblastomen und verschiedenen anderen Karzinomen	Gonadotropinsekretion durch Tumorzellen
Hypoglykämie	v. a. bei Inselzelltumoren des Pankreas, großen Mesotheliomen, Fibrosarkomen, hepatozellulären Karzinomen	Insulinproduktion durch Inselzelltumoren des Pankreas, Produktion von Insulin-ähnlichen Substanzen/Somatomedinen durch andere Tumoren
Neuromuskuläre Syndrome		
Amyotrophe Lateralsklerose	bei verschiedenen Karzinomen	
verschiedene Neuropathien	v. a. beim kleinzelligen Bronchialkarzinom und bei verschiedenen Karzinomen	
Dermatomyositis/Polymyositis	bei verschiedenen Karzinomen	
Myasthenia gravis	v. a. bei Thymomen und verschiedenen anderen Tumoren	
Lambert-Eaton-Syndrom	v. a. beim kleinzelligen Bronchialkarzinom	
Hämatologische Syndrome		
Erythrozytose	v. a. bei Nierenzellkarzinomen, hepatozellulären Karzinomen, Hämangioblastomen, Nierenzysten, Uterusleiomyomen	Erythropoetinproduktion durch Tumorzellen bei ca. 50 % der Betroffenen
Pure red Cell Aplasia	v. a. bei Thymomen	
autoimmune hämolytische Anämie	v. a. bei B-Zell-Lymphomen	
Granulozytose	bei verschiedenen Tumoren	Colony-stimulating-Factor- (CSF-)Produktion durch Tumorzellen
Eosinophilie	v. a. beim Morbus Hodgkin und verschiedenen anderen Tumoren	
Thrombozytose	bei verschiedenen Tumoren	
Thrombose	v. a. beim Pankreaskarzinom, bei muzinösen Adenokarzinomen, Bronchialkarzinomen und verschiedenen anderen Karzinomen	
disseminierte intravasale Koagulation	v. a. bei akuter Promyelozytenleukämie und Adenokarzinomen	
Kutane Syndrome		
Acanthosis nigricans	v. a. bei gastrointestinalen Karzinomen	Produktion von Wachstumsfaktoren
seborrhoische Keratosen	bei verschiedenen Karzinomen	Produktion von Wachstumsfaktoren
Erythema gyratum repens	bei verschiedenen Karzinomen	
Sonstige		
Amyloidose	v. a. bei Plasmozytomen, Nierenzellkarzinomen und verschiedenen anderen Karzinomen	Produktion von Immunglobulinen
marantische Endokarditis	bei verschiedenen Karzinomen und Leukämien/Lymphomen	

2 Immunpathologie und Entzündungslehre

2.1 Grundlagen

Key Point

Primäre Aufgabe aller Immunreaktionen ist die Abwehr von eindringenden Mikroorganismen oder andersartigen biologischen/nichtbiologischen Noxen, die der Organismus im Interesse der Individualitätswahrung wirksam bekämpfen muss. Gleichzeitig muss das Immunsystem körpereigenes Gewebe tolerieren (Selbsttoleranz).

Wesentlich ist die Unterscheidung zwischen unspezifischem und spezifischem Immunsystem.

- Das **unspezifische Immunsystem** ermöglicht dem Organismus, auf einfache Bedrohungen zu reagieren: Es erkennt Mikroorganismen und andere Fremdantigene ohne Antigenpräsentation durch spezialisierte Zellen. Die zellulären Komponenten des unspezifischen Immunsystems sind die neutrophilen Granulozyten, die Monozyten mit ihren Abkömmlingen und die NK-Zellen („natürliche Killer-Zellen"). Die Monozyten können sich außerhalb der Blutbahn in spezielle Gewebemakrophagen weiter differenzieren (sog. Monozyten-Makrophagen-System oder mononukleäres Phagozytensystem, s. S. 44).
- Das **spezifische Immunsystem** ermöglicht dem Organismus, spezifisch auf unterschiedlichste Infektionen zu reagieren; im Falle einer Reinfektion garantiert es einen höheren Schutz als bei der Primärinfektion (sog. immunologisches Gedächtnis). Die B- und T-Lymphozyten sind Träger der spezifischen Immunantwort und besonders anpassungsfähig.

Unspezifisches und spezifisches Immunsystem sind nicht als unabhängige Systeme zu betrachten, sondern funktionell eng miteinander verzahnt. Wesentlich hierfür sind direkte Interaktionen von Immunzellen unterschiedlicher Aktivierungs-/Reifungsstufen untereinander sowie verschiedene humorale Botenstoffe, die von nahezu allen immunologisch aktiven Zellen und auch anderen Körperzellen (v. a. Endothelien) sezerniert werden. Diese Botenstoffe können die Aktivität/die Reifung der immunologischen Zellen modulieren bzw. mit beeinflussen. Aufgrund ihrer „vermittelnden" Aktivität werden diese Botenstoffe auch **„Mediatoren"** genannt. Zu den humoralen Komponenten/Mediatoren des Immunsystems zählen die sog. **Zytokine** (v. a. Interleukine, Interferone, Tumornekrosefaktor), verschiedene **Wachstumsfaktoren** und das **Komplementsystem**. Da die Mediatoren speziell bei Entzündungsprozessen eine große Rolle spielen, werden sie im Entzündungskapitel auf S. 65 näher erläutert. Spezifische humorale Faktoren des unspezifischen Immunsystems sind antimikrobiell wirksame Peptide (s. S. 44), spezifische humorale Faktoren des spezifischen Immunsystems die Immunglobuline (s. S. 45). Eine kurze Übersicht über das Immunsystem bietet **Tab. 2.1**.

Tab. 2.1

Immunsystem, Übersicht

	Zelluläre Faktoren	Humorale Faktoren
Unspezifisches Immunsystem	Monozyten/Makrophagen und deren Abkömmlinge Neutrophile Granulozyten NK-Zellen	Antimikrobielle Peptide (Lysozym, Defensine)
Spezifisches Immunsystem	T-Lymphozyten B-Lymphozyten	Immunglobuline

Wesentlich für die immunologischen Funktionen ist darüber hinaus das **MHC-System** (früher HLA-System genannt: human leukocyte antigen). Beim MHC-System (oder auch MHC-Komplex = major histocompatibility complex) handelt es um spezielle Proteinkomplexe auf der Zellmembran, die die **immunologische Identität** der Zelle im besonderen Maße prägen. Die Zelle wird dadurch für das Immunsystem als „fremd" oder „eigen" charakterisiert. Die MHC-Region entscheidet auch ganz maßgeblich darüber, ob Organe/Gewebe unterschiedlicher Individuen immunologisch kompatibel sind; dies stellt ein entscheidendes Kriterium für Organtransplantationen dar (vgl. S. 59).
Die Hauptfunktion des MHC-Systems besteht jedoch in der **Präsentation von Antigenen:** Die Mehrzahl der Körperzellen sowie spezielle antigenpräsentierende Zellen (v. a. die Zellen des Monozyten-Makrophagen-Systems, s. S. 44) können Antigene gemeinsam mit MHC-Molekülen auf ihrer Zelloberfläche exprimieren (sog. MHC-Restriktion). Hier werden die Antigen-MHC-Komplexe von speziellen Abwehrzellen (v. a. von speziellen Subtypen der T-Lymphozyten) identifiziert und attackiert (Näheres s. S. 46).
CD-Moleküle: Der Nachweis von CD-Molekülen (CD = cluster of differentiation; zumeist membranständige Glykoproteine) mittels Antikörpern ist unverzichtbarer Bestandteil der Diagnostik von Tumoren und lymphatischen Neoplasien. Diese Immunophänotypisierung kann sowohl an frischem Gewebe als auch an formalinfixiertem Material durchgeführt werden. So lässt sich die Lymphozytenreifung von der Stammzelle bis zum reifen Lymphozyten darstellen.

2.1.1 Unspezifisches Immunsystem

Die unspezifische Immunantwort (unspezifische Abwehr, innate immunity, natürliche Immunität) ist charakterisiert durch

- eine sofort einsetzende Reaktion bei Kontakt mit pathogenen Antigenen,
- eine direkte Aktivierung von zellulären Effektormechanismen *ohne* eine klonale Selektion von Effektorzellen und
- immer gleichartige Reaktionsmechanismen bei wiederholten Kontakten mit einem bereits vormals bekämpften Antigen.

Zelluläre Komponenten des unspezifischen Immunsystems

MERKE

Alle Zellen der unspezifischen Immunabwehr werden im Knochenmark gebildet und zirkulieren dann im peripheren Blut. Monozyten/Makrophagen und neutrophile Granulozyten sind in erster Linie Phagozyten, die Mikroorganismen oder durch Antikörper markierte pathogene Substanzen aktiv aufnehmen und mit Hilfe intrazellulärer Vesikel zerstören. Sie stellen eine erste Abwehrlinie gegen gewöhnliche Mikroorganismen dar und sind für die Kontrolle einfacher bakterieller Infektionen wesentlich. Sie sind das phylogenetisch ältere Immunsystem.

Die Aktivität von Monozyten, Makrophagen und Granulozyten wird durch das Komplementsystem (s. S. 64), die Fibrinolyse, die Aktivität von T-Lymphozyten (CD 4^{+}-TH2-Lymphozyten) und die opsonisierende Wirkung der Immunglobuline (= Markierung von Bakterien durch Anheftung von Immunglobulinen) verbessert.

Aufgrund ihrer raschen Reaktion und der durch die Phagozytose bedingten Degradation von Mikroorganismen beeinflusst die unspezifische Immunantwort in starkem Maße die später einsetzende spezifische Immunantwort der Lymphozyten.

Monozyten entstehen aus einer myelomonozytären Vorläuferzelle über Promonozyten im Knochenmark und werden als reife Monozyten ins Blut abgegeben (vgl. S. 64). Monozyten haben einen Durchmesser von 12–20 µm und überleben etwa 72 Stunden im zirkulierenden Blut. Sie verfügen über Lysosomen, in denen sich Peroxidasen, Proteasen und andere degradierende Enzyme befinden. Monozyten wandern in zahlreiche Organe ein und differenzieren sich dort zu **Gewebemakrophagen**, die mehrere Jahre lang leben können und wesentlich größer sind als Monozyten (20–50 µm). Makrophagen phagozytieren Bakterien und setzen dabei Entzündungsmediatoren frei, in der Folge werden Fibroblasten und Kapillarendothelien aktiviert (vgl. S. 65). In Abhängigkeit von der Gewebedifferenzierung beherbergen die Makrophagen spezielle lysosomale Enzyme und sezernieren besondere Mediatoren/Zytokine (u. a. PDGF, TNF-α, Interleukin-1, Komplementfaktoren). Wichtige Differenzierungsformen der Makrophagen sind: Osteoklasten (Knochen), Mikroglia (ZNS), Kupffer-Sternzellen (Lebersinusoide), Alveolarmakrophagen (Lunge), Peritonealmakrophagen, Epitheloidzellen, Langhans-Riesenzellen und Fremdkörperriesenzellen (zelluläre Bestandteile von Granulomen, s. S. 71).

Neutrophile Granulozyten entstehen über Promyelozyten, Myelozyten, Metamyelozyten und stabkernige Granulozyten aus einer myelomonozytären Vorläuferzelle im Knochenmark. Physiologischerweise werden die Vorläuferzellen im Knochenmark zurückgehalten, lediglich die segmentierten neutrophilen Granulozyten werden in das periphere Blut ausgeschwemmt, täglich etwa 10^{11} Stück (Größe 12 µm, Halbwertszeit 6–8 h). Die Granulozyten stellen ca. 70 % der Leukozyten im Differenzialblutbild. Sie enthalten im Zytoplasma Primärgranula (Lysozyme, Proteinasen, Myeloperoxidase u. a.), Sekundärgranula (Lysozyme, alkalische Phosphatase, Plasminogenaktivatoren u. a.) und Tertiärgranula (Hydrolasen und Gelatinasen). Mit Hilfe von Primär- und Sekundärgranula ist die Phagozytose von Mikroorganismen (Bakterien und Pilzen) möglich. Die Inhaltsstoffe der Tertiärgranula sowie im Zytoplasma gebildete freie Sauerstoffradikale entfalten ihre Wirksamkeit außerhalb der Zelle. Mit Hilfe von L-Selektin und Integrinen binden Granulozyten an Rezeptoren der Endothelzellen (derartige Rezeptoren sind u. a. ICAM-I/II und E-Selektin). Neutrophile Granulozyten sind amöboid beweglich und zur aktiven Phagozytose von antikörpermarkierten Mikroorganismen fähig.

Humorale Komponenten des unspezifischen Immunsystems

MERKE

Die Reaktionen der unspezifischen Immunabwehr werden nicht nur durch die Leukozyten unterhalten, sondern zunehmend werden auch Sekretionsprodukte der Leukozyten und epithelialer Zellen als wichtiger Bestandteil der unspezifischen Immunreaktion erkannt. Im Rahmen der unspezifischen Abwehr spielen insbesondere antimikrobielle Peptide eine Rolle.

Defensine sind kleine kationische Peptidmoleküle, die reich an Cystein sind und beim Menschen als α- und β-Defensine vorkommen. Sie dienen der unspezifischen mikrobiellen Abwehr, indem sie nach Sekretion an die Membranen von Mikroorganismen (Bakterien, Viren, Pilzen) binden, wo sie eine Erhöhung der Membranpermeabilität bewirken und damit zur Zerstörung der Mikroorganismen führen. Defensine werden in Makrophagen und Granulozyten, aber auch in Epithelien der Haut, des Mundes und des Gastrointestinaltraktes produziert.

- **α-Defensine** werden von CD 8^+-T-Lymphozyten gebildet und scheinen einen hemmenden Effekt auf eine Infektion mit HIV zu besitzen.
- **β-Defensin-2** wird kontinuierlich in den Plattenepithelien der Schleimhäute produziert und zeigt eine starke antibiotische Wirkung.
- **Defensin-5 und -6** werden nur auf den Paneth-Zellen in der Magenmukosa exprimiert und sind v. a. gegen Bakterien gerichtet.

Im Falle einer Helicobacter-pylori-Infektion steigt die Defensin-Konzentration der Magenschleimhaut an. Beim Morbus Crohn und bei der atopischen Dermatitis ist ein β-Defensin-Mangel in der Schleimhaut bzw. in der Haut festzustellen. Therapeutische Anwendungen von Defensinen sind in der Erprobung.

Lysozyme (Muramidasen) spalten Glykosidbindungen in Bakterienzellwänden, v. a. gramnegativer Bakterien. Sie sind Bestandteil von Speichel, Tränenflüssigkeit und Nasensekret. Lysozyme sind damit wichtig für die Abwehr bakterieller Infektionen.

2.1.2 Spezifisches Immunsystem

MERKE

Die wesentlichen zellulären Akteure des spezifischen Immunsystems sind die B- und T-Lymphozyten. Sie reifen in den zentralen Immunorganen (Knochenmark und Thymus) heran und besiedeln anschließend die peripheren lymphatischen Organe (v. a. Lymphknoten und Milz). B-Zellen sind für die humorale, T-Zellen für die zellvermittelte Immunantwort zuständig. Die Kenntnis der Entstehung, Reifung und Funktion von B- und T-Zellen ist für das Verständnis der Infektpathologie, der Autoimmunerkrankungen und der malignen Lymphome wichtig.

Entstehung und Reifung der B-Lymphozyten

Die B-Zellen (Syn.: B-Lymphozyten) entstehen aus der pluripotenten hämatopoetischen Stammzelle im Knochenmark. B-Lymphozyten sind 7–12 µm groß und stellen im Differenzialblutbild 25–40 % der zirkulierenden weißen Blutzellen. Die Reifung von B-Lymphozyten ist nur in einer besonderen zellulären Umgebung im Knochenmark möglich (sog. „Microenvironment"), die für die Differenzierung der lymphatischen Vorläuferzelle (CFU-L = colony forming unit-lymphocyte) erforderlich ist. Die so herangereifte virginelle/naive B-Zelle zirkuliert einige Tage im Blut und besiedelt von dort aus die peripheren lymphatischen Organe: Lymphknoten, Milz und das lymphatische Gewebe des Magen-Darm-Traktes (Mukosa-assoziiertes lymphatisches Gewebe, MALT). Im Falle eines Antigenkontaktes wandelt sich die naive B-Zelle zur aktivierten B-Zelle. Weitere Entwicklungsstadien sind Keimzentrumszellen (im Lymphfollikel) sowie Gedächtnis- und Plasmazellen. Im Blut zirkulieren die B-Zellen mit einer Halbwertszeit von einigen Tagen.

MERKE

B-Lymphozyten besitzen die im Körper einzigartige Eigenschaft, bestimmte Genabschnitte ihres Genoms (und zwar die für die Immunglobuline kodierenden Genabschnitte) außerhalb von Meiose und Mitose in der sog. somatischen Rekombination und der somatischen Hypermutation zu verändern (Rearrangement). Die somatische Rekombination findet im Knochenmark statt, die somatische Hypermutation in den Lymphknoten.

Im Blut zirkulierende reife B-Zellen besitzen entsprechend ein zufällig und einzigartig rekombiniertes Immunglobulingen. Dieses kodiert für ein entsprechend einzigartiges Immunglobulin, das auf der Zelloberfläche der B-Lymphozyten exprimiert wird. Es setzt sich aus sog. Schwer- und Leichtketten zusammen und ist dank seiner einzigartigen Struktur darauf ausgerichtet, spezifische Antigene zu erkennen und zu binden. Nur wenn ein reifer B-Lymphozyt innerhalb von 1–2 Tagen Kontakt mit „seinem" Antigen hat, proliferiert er, u. a. unter Ausbildung von Plasmazellen, welche die spezifischen Immunglobuline dann sezernieren. Alle „nicht benötigten" Immunglobulinentwürfe verschwinden mit denjenigen B-Lymphozyten, die mangels Antigenkontakt binnen kurzer Zeit wieder zugrunde gehen. Die ungeheure Vielfalt von Immunglobulinen (infolge der Vielfalt von Rekombinationsmöglichkeiten der kodierenden Gene) ist der Schlüssel zum Verständnis der humoralen oder B-Zell-abhängigen Immunantwort. Über 98 % aller B-Zellen haben nie Kontakt mit einem spezifischen Antigen.

Immunglobuline: Immunglobuline können eine Komplementaktivierung (s. S. 65) hervorrufen und sind wesentlich für die Bekämpfung von Mikroorganismen. Immunglobuline entstehen durch Transkription und Translation der rekombinierten Immunglobulingene in B-Lymphozyten und Plasmazellen und werden entweder auf der Oberfläche reifer B-Zellen exprimiert oder zirkulieren als Produkte der Plasmazellen frei im Blut. Sie bestehen aus Poly-

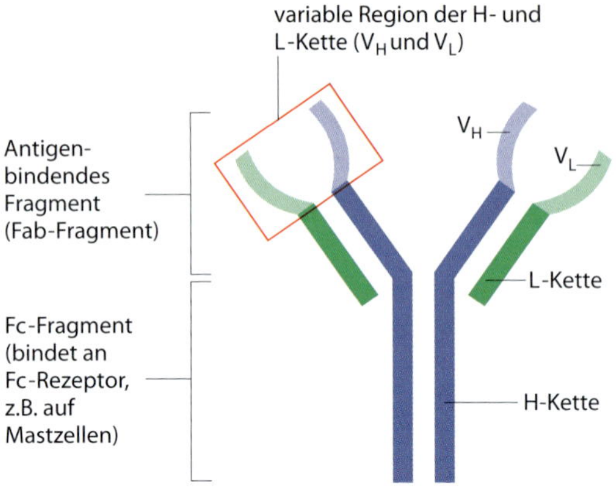

Abb. 2.1 Antikörper; Näheres s. Text.

peptidketten (sog. Leicht- und Schwerketten: Light Chains/L-Ketten und Heavy-Chains/H-Ketten), die in symmetrischer Anordnung eine konstante Region (Fc-Fragment) und eine variable Region (Fab-Fragment) bilden (**Abb. 2.1**). Sie besitzen eine spezifische Tertiärstruktur, die für die Antigenbindung entscheidend ist. Die Antigenbindungsstelle wird durch die variablen Regionen der H- und der L-Ketten gebildet. Die Immunglobuline kommen in 5 Isotypen vor: IgM, IgD, IgG, IgE, IgA. Die Immunglobuline IgG und IgA unterteilen sich dabei in weitere Subklassen. Das Molekulargewicht der Immunglobuline beträgt zwischen 146–970 kDa, die Halbwertszeit der Immunglobuline variiert zwischen 2 Tagen (IgE) und 21 Tagen (IgG1 und IgG4).

Mastzellen und eosinophile Granulozyten binden zirkulierende Immunglobuline mit ihren Oberflächenrezeptoren (Fc-Rezeptoren) und nutzen die Immunglobuline zum Zwecke der verbesserten Antigenerkennung. Eosinophile Granulozyten binden sich insbesondere an die Oberfläche von Parasiten, hierbei werden lysosomale Bestandteile aus den eosinophilen Granula zur Bekämpfung der Parasiten freigegeben. Gewebemastzellen binden über ihre Fc-Rezeptoren bevorzugt IgE-Antikörper und sind insbesondere auf die Identifikation löslicher Antigene spezialisiert. Sie können dadurch unmittelbar am Ort des Erregereintritts reagieren und ihre Histamingranula freisetzen. Mastzellen finden sich physiologischerweise in der Haut unterhalb des Epithels sowie im Bronchial- und Gastrointestinaltrakt.

Somatische Rekombination: Die Gene für die Immunglobulin-Schwerketten und die Immunglobulin-Leichtketten entsprechen zu Beginn der B-Zell-Reifung den analogen Genabschnitten aller anderen Körperzellen (Keimbahnkonfiguration). Im Einzelnen werden folgende Genabschnitte unterschieden:

- eine variable Region **(V-Region)**;
- eine Verbindungsregion **(D-J-Region)**
- sowie ein Genabschnitt, der für die **konstante Region** der Immunglobuline kodiert.

Innerhalb der V-, D-, und J-Regionen befinden sich jeweils bis zu mehrere 100 geringfügig unterschiedliche Segmente, die untereinander austauschbar sind. Prinzipiell wird jeweils nur eines dieser Segmente jeder Region für das endgültige Immunglobulingen benötigt. Durch enzymatische Aktivität (Transferasen und Rekombinasen) werden je ein V-Segment, ein D-Segment und ein J-Segment zu einer individuellen V-D-J-Region zusammengefügt. Diese ergibt gemeinsam mit der konstanten Region das komplette Gen für ein Immunglobulin. Alle nichtbenötigten Gensegmente werden herausgeschnitten und verworfen. In jedem B-Lymphozyten findet diese zufällige Zusammenlagerung der V-, D- und J-Segmente statt – das **Rearrangement**. Für die Immunglobulin-Schwerketten (H-Ketten) ergeben sich mehrere tausend Kombinationsmöglichkeiten, für die Immunglobulin-Leichtketten (L-Ketten) einige hundert. Da das fertige Immunglobulinmolekül aus H- *und* L-Ketten besteht, ergeben sich mehrere Millionen unterschiedlicher Möglichkeiten endgültiger Immunglobulingene und damit auch exprimierter und sezernierter Immunglobuline (= Antikörper).

Somatische Hypermutation: Die speziell gereiften B-Zellen in den Keimzentren der Lymphknoten (die Zentroblasten und Zentrozyten) können die rekombinierten Immunglobulin-Genabschnitte noch weiter verändern, wodurch die potenzielle Vielfalt von Immunglobulinen nochmals gesteigert wird (Immunglobulin-Switch und somatische Hypermutation). Die B-Zellen gewährleisten hierdurch, dass gegen nahezu jedes erdenkliche in den Organismus eindringende Antigen ein „passendes" Immunglobulin produziert und ein spezifischer Abwehrmechanismus in Gang gesetzt werden kann.

Besondere Populationen von B-Lymphozyten: Eine besondere B-Zell-Population sind die B-1-Zellen ($CD\,20^+$, $CD\,5^+$, IgM^+, IgD^-). Sie sind nicht in der Lage, Keimzentren zu bilden. Sie besitzen entsprechend nur ein eingeschränktes Repertoire zur Antigenerkennung und stellen eine einfachere Form der spezifischen Immunreaktion dar. Sie finden sich beim Erwachsenen v. a. in serösen Flüssigkeiten. Bei Neugeborenen stellen diese Zellen allerdings den größten Teil der B-Zellen. Einige maligne Lymphome werden auf diese Zellen zurückgeführt.

Entstehung und Reifung der T-Lymphozyten

T-Zellen (T-Lymphozyten) werden ebenso wie B-Zellen im Knochenmark gebildet. Ebenso wie die B-Zellen durchlaufen auch die T-Zellen eine besondere Rekombination bestimmter Genabschnitte. Die Ausreifung der T-Zellen findet aber im Gegensatz zu den B-Zellen nicht im Knochenmark statt, sondern im Thymus. Eine wichtige Rolle spielen dabei die Thymusepithelien (vgl. S. 152).

Für ihre Funktion im Rahmen der spezifischen Immunantwort müssen T-Zellen

- eigene Antigene des Körpers ignorieren **(Selbsttoleranz)** sowie
- gemeinsam mit MHC-Molekülen präsentierte Antigene erkennen **(MHC-Restriktion)**.

Während der Reifung im Thymus entsteht durch **positive** Selektion die Selbsttoleranz, durch **negative** Selektion die MHC-Restriktion.

Reifung der T-Zellen im Thymus: Der Thymuskortex besteht aus einem Netzwerk kortikaler epithelialer Zellen (ektodermaler Herkunft) sowie einem subkapsulären Epithel (vgl. S. 152). Im Bereich des Thymusmarkes befinden sich medulläre epitheliale Zellen, die entodermaler Herkunft sind, sowie dendritische Zellen, die aus dem Knochenmark stammen. Die Funktion der Hassall-Körperchen im Thymusmark ist nicht vollständig bekannt, wahrscheinlich findet hier auch eine negative Selektion von T-Zellen statt.

Die in den Thymus eingewanderten T-Zellen besiedeln zunächst den Kortex und bewegen sich von dort aus sukzessiv in Richtung Thymusmark vor. Im äußeren Kortex findet eine starke Proliferation von T-Zellen statt, während zum Mark hin die Selektionsprozesse stattfinden. Über die Gefäße im Mark gelangen die T-Zellen anschließend ins Blut. 98 % der Thymozyten werden im Thymus ausselektiert. Die Entwicklung der T-Zellen innerhalb des Thymus ist an der Expression von Oberflächenantigenen erkennbar.

Auf jeder T-Zelle ist ein einzigartiger T-Zell-Rezeptor (TZR) exprimiert, der allerdings erst während der Thymuspassage auf den T-Zellen erscheint. Ähnlich wie die Immunglobuline enthält auch der T-Zell-Rezeptor konstante Anteile, die in der Plasmamembran verankert sind, und variable Anteile (Regionen), die für die Antigenerkennung wichtig sind. Das Rearrangement des T-Zell-Rezeptor-Gens erfolgt in Analogie zur somatischen Rekombination des Immunglobulingens. Wie auch dort werden variable (V-)Regionen, Verbindungsregionen (D- und J-Regionen) und konstante Regionen unterschieden. Diese müssen ebenfalls durch Rekombinase- und Transferase-Aktivität zu einem verkürzten Genom zusammengefügt werden.

Subtypen von T-Zellen: Man unterscheidet verschiedene T-Zell-Populationen, die sich durch ihre Oberflächenrezeptoren unterscheiden: **α/β-T-Zellen** sind die typischerweise im Blut zirkulierenden T-Zellen sowie solche, die Lymphknoten und Milz besiedeln. Die **γ/δ-T-Zellen** machen 5 % aller T-Zellen im Körper aus und befinden sich vor allem in der Schleimhaut des oberen Gastrointestinaltraktes, in der Haut und in der Lunge. Sie stellen eine besondere T-Zell-Population dar mit bislang nicht vollständig bekannten Funktionsabläufen.

Der T-Zell-Rezeptor wird aktiviert, sobald ein T-Lymphozyt mit „seinem" Antigen Kontakt aufnimmt; die Antigen-Identifikation gelingt im Allgemeinen nur mithilfe des MHC-Systems (vgl. S. 43). T-Zellen differenzieren sich nach Antigenkontakt zu zytotoxische T-Zellen und regulatorische T-Zellen. **Zytotoxische T-Zellen** sind **CD 8-positiv ($CD\,8^+$)** und haben v. a. die Aufgabe, immunogene Viruspeptide auf der Oberfläche befallener Zellen zu erkennen und die infizierten Zellen abzutöten. Zu den **regulatorischen T-Zellen** gehören die **CD 4-positiven T-Helfer-Zellen ($CD\,4^+$-TH-Zellen)**. Diese werden je nach Funktion im Rahmen der zellvermittelten Immunität weiter in TH1- und TH2-Zellen untergliedert. Ihre Aufgabe besteht vor allem in der Steuerung der humoralen Immunantwort (B-Zell-Antwort), der Zytokinsynthese und der Erkennung von nichtviralen Peptiden.

Besondere Populationen von T-Zellen: NK-Zellen (Natürliche-Killer-Zellen) sind eine besondere Subpopulation von Lymphozyten, die mit den T-Zellen verwandt sind. Sie entstehen im Knochenmark aus einer lymphatischen Vorläuferzelle und bedürfen keiner Thymusreifung. Im Gegensatz zu den T-Lymphozyten können sie ohne Antigenpräsentation durch HLA-Moleküle aktiviert werden. Sie stellen eine Art unreife und frühe Form der T-Zell-Immunität dar und spielen am Beginn viraler Infektionen eine wichtige Rolle. Sie sezernieren Zytokine und töten virusinfizierte Zellen sowie Tumorzellen ab. Sie sind an der Expression charakteristischer Oberflächenantigene erkennbar (CD 56, CD 57).

2.1.3 Physiologische Immunreaktion

Humorale Immunantwort oder B-Zell-Antwort

Zirkulierende reife B-Zellen werden durch „ihr" spezifisches Antigen aktiviert. In der Regel ist eine weitere Aktivierung und Reifung der B-Zellen erst nach zusätzlichem Kontakt mit einer spezifischen T-Helferzelle ($CD\,4^+$-T-Zelle = TH2-Zelle) möglich. Hierdurch wird die Proliferation der aktivierten B-Zellen gefördert. Die Nachfahren dieser B-Zellen differenzieren sich entweder zu antikörpersezernierenden Plasmazellen (Effektorzellen) oder zu Gedächtniszellen (Memory-Zellen).

Die bei der B-Zell-Antwort erforderliche Mithilfe von $CD\,4^+$-T-Zellen (TH2-Zellen) stellt einen Schutz vor autoimmunologischen Vorgängen dar: Eine Prolife-

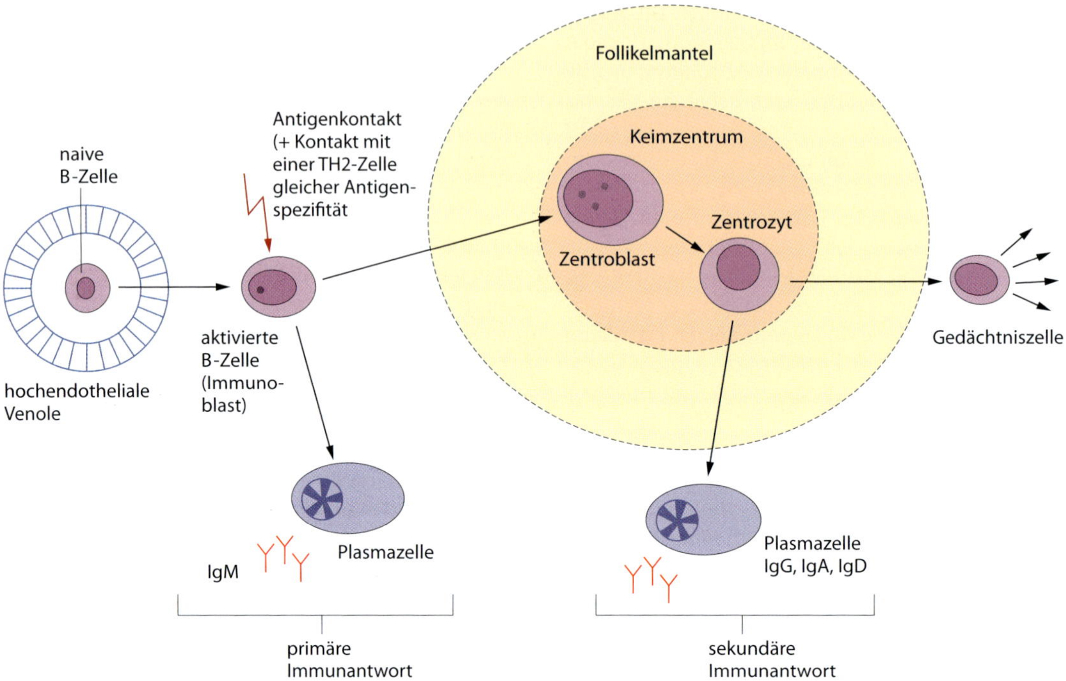

Abb. 2.2 B-Zell-Antwort. Näheres s. Text.

ration autoaggressiver B-Zellen wird dadurch erschwert, dass T-Zellen mit gleichartiger Antigenspezifität vorhanden sein müssen. Normalerweise können daher autoaggressive B-Zellen nicht proliferieren und werden inaktiviert.

Bei der **primären Immunantwort** (= Erstkontakt mit einem Antigen) werden die reifen B-Zellen erstmalig durch ein Antigen aktiviert. Die entstehenden Plasmazellen sezernieren IgM. Bei der **sekundären Immunantwort** trifft eine Gedächtniszelle auf ein wiederholt in den Organismus eingedrungenes Antigen. Da die Gedächtniszelle eine erhöhte Affinität zum Antigen besitzt, ist die sekundäre Immunantwort schneller; aufgrund der höheren Anzahl von spezifischen und reaktionsfähigen Lymphozyten ist sie darüber hinaus stärker ausgeprägt (stärkere Produktion von Plasmazellen). Bei der sekundären Immunantwort werden wie bei der primären IgM-Immunglobuline gebildet, darüber hinaus aber auch IgG, IgA und IgE; in den Lymphknoten bilden sich Keimzentren aus.

Die einzelnen Schritte der B-Zell-Antwort sind in der **Abb. 2.2** zusammengefasst.

Zelluläre Immunantwort oder T-Zell-Antwort

Antigene werden von den T-Lymphozyten nur in Kombination mit MHC-komplexen (s. S. 43) erkannt. MHC-I-Komplexe können auf den meisten Körperzellen exprimiert werden und dienen der Präsentation viraler Peptide. Nichtvirale Peptide werden auf der Oberfläche spezialisierter antigenpräsentierender Zellen gemeinsam mit MHC-II-Komplexen präsentiert.

MERKE

Antigenpräsentierende Zellen (APZ) sind die verschiedenen Abkömmlinge der Monozyten (Gewebemakrophagen, s. S. 44), die Langerhans-Zellen der Haut, interdigitierende dendritische Retikulumzellen (IDC) in den T-Zell-Arealen der Lymphknoten sowie follikuläre dendritische Retikulumzellen (FDC) in den Keimzentren (Sekundärfollikeln) der Lymphknoten.

Bei der T-Zell-Immunantwort unterscheidet man die zelluläre zytotoxische Immunreaktion und die zellvermittelte verzögerte Immunreaktion (**Abb. 2.3**).

Zellvermittelte zytotoxische Immunreaktion: Sie wird durch die zytotoxischen **CD 8$^+$-T-Zellen** ausgelöst und ist v. a. für die Bekämpfung virusinfizierter Zellen typisch; auch andere Infektionen mit intrazellulärer Vermehrung pathogener Mikroorganismen werden mittels der zellulären zytotoxischen Reaktion bekämpft, darüber hinaus auch neoplastische Zellen, die sich durch eine Expression aberranter Antigene auf der Zelloberfläche auszeichnen. Im Falle einer Virusinfektion wird endogenes (also in der Wirtszelle selbst produziertes) Virusprotein gemeinsam mit MHC-Klasse-I-Molekülen auf der Zelloberfläche exprimiert. Die Bindung der zytotoxischen T-

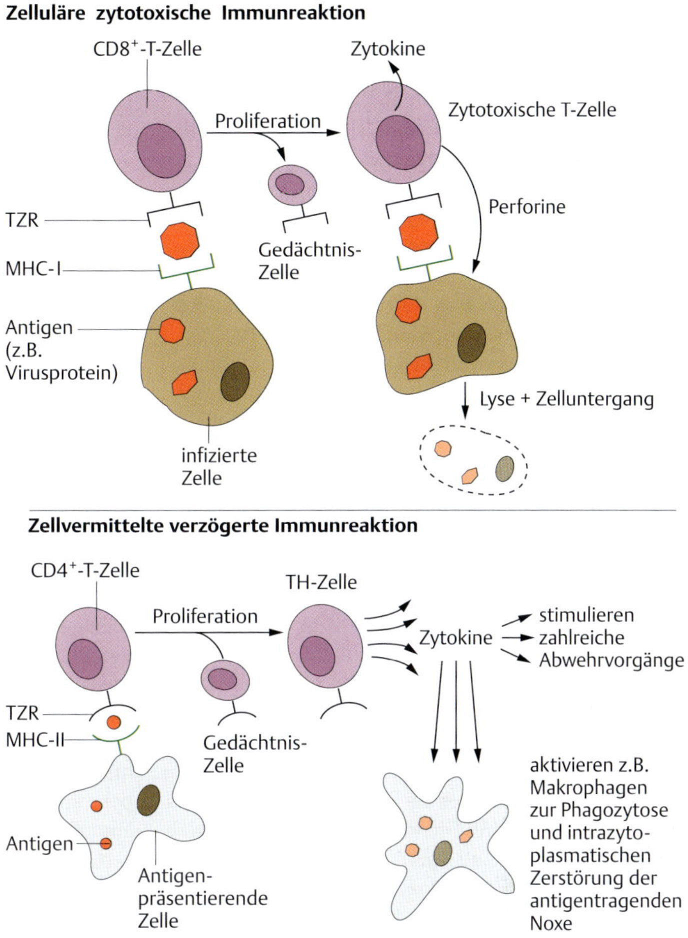

Abb. 2.3 T-Zell-Antwort. Näheres s. Text.

Zelle an diese Zelloberflächenantigene hat eine Freisetzung spezifischer Zytokine zur Folge, u. a. kommt es zu einer „Durchlöcherung" der Zellmembran durch die Einwirkung zytotoxischer Enzyme (u. a. Perforin und Granzym-B). Hierdurch werden intrazellulär kaskadenartig Caspasen aktiviert, die letzten Endes den Zelluntergang (Apoptose) induzieren – die infizierte Zelle und damit auch der Virus werden eliminiert.

Zellvermittelte verzögerte Immunreaktion: Hier erkennen **CD 4⁺-TH1-Zellen** exogene – d. h. phagozytierte und anschließend an die Zelloberfläche verbrachte – mikrobielle Antigene (man spricht in diesem Zusammenhang von **Antigenprozessierung**); die prozessierten Antigene werden auf der Oberfläche von Makrophagen oder anderen professionellen antigenpräsentierenden Zellen gemeinsam mit MHC-Klasse-II-Molekülen exprimiert. Wichtig ist diese Reaktion z. B. bei der Bekämpfung von Mykobakterien, Leishmanien und Pneumocystis carinii. Makrophagen werden dabei durch Interferone (γ-Interferon) und Interleukine (IL-2 und IL-12) aktiviert, was ihre Fähigkeit zur intrazytoplasmatischen Zerstörung/Prozessierung der Erreger erhöht.

MERKE

TH1-Zellen sind wesentlich für die Bekämpfung intrazellulärer Mikroorganismen.

2.1.4 Pathogene Immunreaktion

MERKE

Das spezifische Immunsystem der B- und T-Lymphozyten kann in besonderen Situationen überreagieren. Diese Vorgänge werden als Hypersensitivitätsreaktionen oder Hypersensibilität (nach Gell und Coombs) bezeichnet. Im Zuge der gesteigerten immunologischen Reaktion können Entzündungsreaktionen (s. S. 66) mit Gewebeschädigungen auftreten, die ihrerseits Krankheitswert besitzen. Zahlreiche Erkrankungen beruhen auf Hypersensitivitätsreaktionen.

Einteilung der Hypersensitivitätsreaktionen nach Gell und Coombs: Es werden 3 durch humorale Vorgänge vermittelte Hypersensitivitätsreaktionen (Typ I–III) und eine zellvermittelte Hypersensitivitätsreaktion (Typ IV) unterschieden. Die Typ-II- und die Typ-III-Hypersensitivitätsreaktion werden durch IgG-Antikörper ausgelöst; bei beiden Reaktionen kommt es zu einer Komplementanlagerung an gebundene Antigen-Antikörper-Komplexe.

Hypersensitivitätsreaktion Typ I (Anaphylaxie): Sie wird durch Antigene ausgelöst, die von IgE-Immunglobulinen erkannt werden (z. B. Pollen, Fremdeiweiße, Medikamente). IgE-Antikörper bewirken bei Antigenkontakt eine Degranulation von Mastzellen. Die Mastzellen sind v. a. im Bindegewebe sowie in der Nähe von Schleimhäuten und der Haut lokalisiert. Sie produzieren vasoaktive Mediatoren, v. a. Histamin; dieses besitzt eine bronchospastische und vasodilatatorische Wirkung mit Erhöhung der Kapillarpermeabilität. Bei der Mastzelldegranulation resultieren entsprechend eine Rötung, ein Ödem/eine Quaddelbildung und Juckreiz im betroffenen Areal; häufig sind die Atemwege, der Magen-Darm-Trakt und die Haut (Urtikaria, s. S. 422) betroffen (lokale Typ-I-Reaktion). Im Falle einer systemischen Reaktion kann ein anaphylaktischer Schock (s. S. 86) resultieren.
Neben dem Histamin verfügen die Mastzellen auch über weitere primäre Entzündungsmediatoren wie Tryptase, Chymase und chemotaktische Wirkstoffe, die v. a. eosinophile Granulozyten anlocken. Typische sekundäre Entzündungsmediatoren sind Prostaglandine, verschiedene Zytokine und der Plättchen-Aktivierungsfaktor.

MERKE

Üblicherweise wird die Hypersensitivitätsreaktion Typ I als Allergie bezeichnet. Die Typ-I-Reaktion spielt eine wichtige Rolle bei der Genese des allergischen Asthma bronchiale, bei der allergischen Rhinitis, bei der Nahrungsmittelallergie sowie bei der systemischen Anaphylaxie (anaphylaktischer Schock). Bei wiederholter Allergenexposition ist die Typ-I-Reaktion stärker ausgeprägt als beim ersten Allergenkontakt

Hypersensitivitätsreaktion Typ II (antikörperabhängige Hypersensitivität): Bei dieser überschießenden Immunreaktion werden **Immunkomplexe aus zellwandständigen Antigenen und zirkulierenden Immunglobulinen** gebildet. Durch Komplementaktivierung oder Aktivierung zytotoxischer T-Zellen kommt es (überwiegend) zur Zerstörung der antigentragenden Zellen und Gewebe.
Beispiele für Hypersensitivitätsreaktionen des Typs II sind Transfusionszwischenfälle bei AB0-Inkompatibilität, die immunthrombozytopenische Purpura (ITP) sowie das Goodpasture-Syndrom (Antikörperbildung gegen glomeruläre und alveoläre Antigene; klinisch Kombination aus rapid-progressiver Glomerulonephritis und Lungenblutungen, s. S. 327). Auch bei verschiedenen Autoimmunerkrankungen (s. S. 56) spielt die Hypersensitivitätsreaktion vom Typ II eine Rolle.
Autoantikörper gegen zellwandständige Antigene führen nicht zwangsläufig zur Zerstörung der Zielzellen. So kommt es beim Morbus Basedow beispielsweise zur Ankurbelung der Schilddrüsenproduktion, da die Autoantikörper eine stimulierende Funktion am TSH-Rezeptor entfalten. Bei der Myasthenia gravis (Autoantikörper gegen den Acetylcholin-Rezeptor der motorischen Endplatte, s. S. 479) wird lediglich die Reizübertragung blockiert, das Muskelgewebe an sich bleibt unbeeinträchtigt.

Hypersensitivitätsreaktion Typ III (immunkomplexabhängige Hypersensitivität): Hierbei werden **Immunkomplexe aus zirkulierenden/löslichen Antigenen und Immunglobulinen** gebildet; die Antigen-Antikörper-Komplexe lagern sich im Organismus ab und aktivieren das Komplementsystem; in der Folge resultieren Gewebeschädigungen. Am Ort der Immunkomplexbildung/-ablagerung kumulieren darüber hinaus neutrophile Granulozyten, die Immunkomplexe phagozytieren und dabei Enzyme freisetzen, die eine Schädigung von Basalmembranen und Kollagen bedingen. Häufig sind Blutgefäße, Gelenke, Haut, Niere und seröse Häute betroffen.
Man unterscheidet 2 Formen der Hypersensitivitätsreaktion des Typs III:

- **Systemische Form (Serum-Krankheit):** Bei der i. v.-Injektion größerer Mengen Antigen – wie z. B. bei der passiven Immunisierung durch in Tieren gewonnene Seren – kommt es 10 Tage nach Antigenexposition zu Immunkomplexablagerungen in Niere, Herz, Gelenken u. a.
- **Lokale Form (Arthus-Reaktion):** Die Krankheitserscheinungen treten eine Woche nach Antigenkontakt auf. Immunkomplexe lagern sich in Gefäßwänden ab. Beispiele: nekrotisierende Vaskulitiden, exogen-allergische Alveolitis (Farmerlunge).

Der Typ III der Hypersensitivitätsreaktion spielt ferner bei der Genese der Immunkomplex-Glomerulonephritis (s. S. 322) sowie beim Lupus erythematodes (s. S. 57) eine Rolle.

Hypersensitivitätsreaktion Typ IV (zellvermittelte Hypersensitivität, Spätreaktion): Sie wird entsprechend den beiden Formen der T-Zell-Immunantwort (s. S. 47) durch $CD4^+$-TH1-Zellen oder durch $CD8^+$-T-Zellen vermittelt.

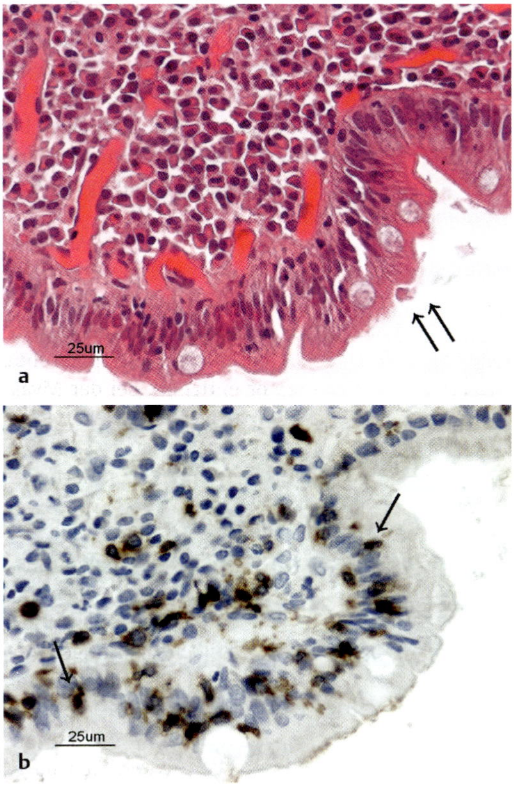

Abb. 2.4 Hypersensitivitätsreaktion Typ IV bei Zöliakie. Zahlreiche Antikörper gegen Gliadine und körpereigene Antigene (z. B. IgA-Endomysium-Antikörper und IgA-Anti-Transglutaminase-Antikörper) sind im Blut nachweisbar. Im Dünndarm führen die Autoantikörper zu der typischen Zottenatrophie (a, Doppelpfeil) und einer starken Vermehrung intraepithelialer T-Lymphozyten (b, Pfeile).

Bei der durch **CD 4⁺-TH1-vermittelten Reaktion** (vgl. oben) werden Zytokine freigesetzt, u. a. γ-Interferon, TNF-α und Interleukine. Diese bewirken vielfältige Reaktionen der kapillären Gefäße, v. a. eine Permeabilitätssteigerung. Darüber hinaus werden weitere Leukozyten an den Ort des Antigenkontakts angelockt. Die CD 4⁺-TH1-Zellen persistieren über Jahre. Klassisches Beispiel für diese Form der Hypersensitivitätsreaktion vom Typ IV ist die **Tuberkulinreaktion:** Nach subkutaner Injektion von Mycobacterium tuberculosis kommt es innerhalb von 24–72 Stunden zu einer T-Zell-vermittelten Hypersensitivitätsreaktion mit Entzündung; klinisch ist eine knötchenförmige Verhärtung der Haut typisch. Auch chemische Substanzen (z. B. Nickel und Chrom) führen bei Hautkontakt zu vergleichbaren immunologischen Reaktionen (sog. Kontaktallergie oder Kontaktdermatitis, s. S. 414). Bei der glutensensitiven Enteropathie (Zöliakie, s. S. 261) sind Nahrungsbestandteile (Gliadine) die Auslöser einer Typ-IV-Reaktion in der Dünndarmschleimhaut (**Abb. 2.4**).

Bei der durch zytotoxische **CD 8⁺-T-Lymphozyten vermittelten Reaktion** wird durch eine Sekretion von Perforinen oder durch eine Induktion der Apoptose (Bindung von Fas-Liganden an Fas-Rezeptoren der Zielzelle) die Zytolyse der antigentragenden Zellen ausgelöst. Diese Vorgänge spielen bei der körpereigenen Abwehr von Tumorgewebe eine Rolle, ferner bei der Genese des insulinabhängigen Diabetes mellitus (autoimmunologische Zerstörung der B-Zellen im Pankreas) sowie bei der akuten Abstoßungsreaktion nach einer Transplantation (s. S. 60).

2.2 Immundefektsyndrome

Key Point
Erworbene Immundefekte sind wesentlich häufiger als angeborene Immundefekte. Die wichtigsten erworbenen Immundefekte sind die HIV-Infektion (AIDS) und die Veränderungen des Immunsystems infolge maligner Erkrankungen.

2.2.1 Allgemeine Charakteristika der Immundefektsyndrome

Die den Immundefekten zugrundeliegenden Mechanismen (genetische oder erworbene) bedingen in der Regel charakteristische Kombinationen *mehrerer* klinischer Symptome, sodass man auch von **Immundefektsyndromen** spricht. Immundefekte können auch Teilsymptom genetischer Erkrankungen mit komplexem klinischem Bild sein (z. B. Immundefekt bei der Ataxia teleangiektasia, s. S. 53).

Allgemeine Einteilung | Die Einteilung der Immundefektsyndrome erfolgt nach ätiologischen und vor allem auch nach klinischen Gesichtspunkten. Eindeutig klinisch abgrenzbare Entitäten werden als eigenständige Krankheitsbilder betrachtet.

Bei den **angeborenen Immundefekten** hat sich klinisch die von der WHO vorgeschlagene Klassifikation durchgesetzt, die auch der nachfolgenden Präsentation zugrunde liegt. Die angeborenen Immundefekte sind häufig durch eine kombinierte Störung sowohl der B- als auch der T-Zell-Funktion gekennzeichnet, alternativ kann das klinische Bild aber auch nur von einem Antikörpermangel (B-Zell-Defekt) oder einer Beeinträchtigung der zellulären Immunität (T-Zell-Defekt) dominiert sein.

Bei den **erworbenen Immundefekten** dominieren gleichfalls kombinierte Störungen, v. a. bei Defekten der T-Zell-Immunität: Die T-Zellen haben maßgeblichen Anteil an der Steuerung und Regulation der B-Zell-Antwort, so dass sich T-Zell-Defekte auch auf die B-Zell-Funktion auswirken. Prototyp dieser gegenseitigen Beeinflussung ist die HIV-Infektion: Der Verlust von CD 4⁺-T-Helfer-Zellen führt im Lymphknoten zu histologisch sichtbaren Veränderungen der Binnenarchitektur, v. a. der B-Zell-Areale (vgl. S. 146).

Allgemeine morphologische Aspekte | Angeborene und erworbene Immundefekte gehen in der Regel mit histologischen Veränderungen in den lymphatischen Organen einher, v. a. Immundefekte mit einem Antikörpermangel bzw. einer B-Zell-Reifungsstörung: Hier ist bei der histologischen Untersuchung eine Verminderung der Keimzentren in den Lymphknoten diagnostisch wegweisend. T-Zell-Reifungsstörungen sind im Lymphknoten hingegen nur schwer zu identifizieren, da die T-Zell-Areale eine größere Variabilität hinsichtlich ihrer zellulären Zusammensetzung aufweisen als die typischen B-Zell-Areale (Keimzentren). Hinweise auf angeborene T-Zell-Immundefekte sind durch Untersuchungen des Thymus möglich. Das Fehlen eines Thymus oder das Fehlen von Teilen des Thymus (Hassall-Körperchen) findet sich bei einem Teil der Immundefekte mit T-Zell-Reifungsstörung.

Allgemeine klinische Aspekte | Klinisch machen sich Immundefekte – sofern sie nicht in komplexe Missbildungssyndrome integriert sind – v. a. durch rezidivierende Infekte bemerkbar. Immundefektwarnzeichen sind z. B.: 2 oder mehr Pneumonien innerhalb eines Jahres, 8 oder mehr eitrige Otitiden pro Jahr oder eine antibiotische Therapie, die über 2 Monate hinweg ohne Effekt bleibt. Die angeborenen Immundefekte haben v. a. in der Pädiatrie Bedeutung. Erworbene Immundefekte finden sich in der Regel eher bei Erwachsenen.

2.2.2 Angeborene Immundefekte

MERKE

Angeborene Störungen der Immunreaktion werden in der Regel im Kindesalter manifest. Kongenitale Erkrankungen des blutbildenden Systems führen ebenfalls zu einer erhöhten Infektanfälligkeit und müssen gleichfalls als Immundefekte oder Immundefektsyndrome angesehen werden.

Die **WHO-Klassifikation** teilt die angeborenen Immundefekte unter ätiologischen und klinischen Gesichtspunkten ein:

- kombinierte Immundefekte;
- Immundefekte, bei denen ein Antikörpermangel im Vordergrund steht;
- Immundefekte, bei denen ein T-Zell-Defekt im Vordergrund steht;
- andere gut definierte Immundefektsyndrome;
- Immundefekte bei lymphoproliferativen Erkrankungen;
- Immundefekte, die mit einer anderen Grunderkrankung assoziiert sind;
- Defekte des Komplementsystems;
- Defekte der Granulozyten und der Makrophagen.

Kombinierte Immundefekte

MERKE

Die kombinierten Immundefekte betreffen sowohl T- als auch B-Zellen und manifestieren sich sehr früh im Säuglingsalter durch opportunistische Infektionen. Die Prognose ist infaust. Kurativ kommt nur die Stammzelltransplantation in Betracht. Häufigste und schwerste Erkrankungen dieser Gruppe ist das SCID („severe combined immunodeficiency“: schwerer kombinierter Immundefekt). Weitere Erkrankungen sind der CD 8-Mangel (Mutationen im CD 8α-Gen), der MHC-Klasse-II-Defekt und das X-chromosomale Hyper-IgM-Syndrom (Mutation im CD 40-Ligand).

SCID (schwerer kombinierter Immundefekt) umfasst eine Gruppe von Erkrankungen, bei denen die Differenzierung der T-Lymphozyten beeinträchtigt ist; im unterschiedlichen Ausmaß ist auch die Differenzierung von B-Lymphozyten sowie myelomonozytären Zellen verändert (Stammzelldefekt). Häufigste Form der SCID ist der **X-chromosomale SCID:** Eine Mutation der Interleukinrezeptoren bedingt die Funktionsunfähigkeit *aller* T- und B-Zellen. Bei diesen Patienten ist der Thymus stark hypoplastisch, typischerweise fehlen die Hassall-Körperchen (s. S. 46). Im Alter von nur einigen Monaten resultieren in der Regel unbeeinflussbare Pneumonien, Ulzerationen und Mykosen. Unbehandelt versterben die Kinder bereits im 1. Lebensjahr.

Immundefekte, bei denen ein Antikörpermangel im Vordergrund steht

MERKE

Diese Immundefekte treten erst dann klinisch in Erscheinung, wenn die diaplazentar übertragenen IgG-Antikörper der Mutter aus dem kindlichen Blut eliminiert sind, dies ist etwa im Alter von 6 Monaten der Fall. Pathogenetisch liegt eine Störung der B-Zell-Differenzierung vor, alternativ kann auch ein T-Zell-Defekt mit sekundärer Beeinträchtigung der T-Zell-abhängigen Stimulation der B-Zell-Reifung ursächlich sein. Wichtige Erkrankungen sind die x-chromosomale Agammaglobulinämie und der selektive IgA-Mangel.

Die **X-chromosomale Agammaglobulinämie** ist durch eine Synthesestörung aller Immunglobuline charakterisiert mit einer anhaltenden Hypogammaglobulinämie. Rezidivierende bakterielle Infektionen im Säuglings- und Kleinkindalter (Sinusitis, Bronchitis, Pneumonie) und chronische Gastroenteritiden mit septischen Komplikationen stehen im Vordergrund des klinischen Bildes. Viruskrankheiten und die Tuberkulose werden hingegen weitgehend normal abgewehrt, da diese Erkrankungen primär durch die T-Zell-vermittelte Immunität bekämpft werden. Ursache ist ein Tyrosinkinasedefekt (btk = Bruton tyrosine kinase) in den B-Lymphozyten, die dadurch die Fähigkeit zur Rekombination ihrer Immunglobulinrezeptoren (Leichtketten-Rearrangement) verlieren. Typischer histologischer Befund sind fehlende Keimzentren in Lymphknoten sowie fehlende Plasmazellen (keine B-Zell-Transformation). Die Histiozyten können vermehrt sein, darüber hinaus können Epitheloidzellaggregate vorkommen. Das periphere Differenzialblutbild ist unauffällig.

Der **selektive IgA-Mangel** ist ein besonderes Antikörpermangelsyndrom, bei dem IgA-produzierende Plasmazellen in der Bronchial- und in der Darmschleimhaut fehlen. Der IgA-Mangel führt zu rezidivierenden Entzündungen der oberen Atemwege und zu Durchfallerkrankungen, Autoaggressionskrankheiten treten gehäuft auf. Pathogenetisch liegt ein Defekt der Differenzierung von IgA-positiven B-Zellen vor.

Andere gut definierte Immundefektsyndrome

MERKE

Bei diesen Syndromen steht der Immundefekt ganz im Vordergrund der Erkrankung und ist das klinisch führende Symptom. Aufgrund der genetischen Verursachung können sich jedoch weitere komplexe klinische Symptome/Syndrome hinzugesellen, v. a. Missbildungen, Hypoplasien und andere Anomalien. Zu den gut definierten Immundefektsyndromen gehören:

- das DiGeorge-Syndrom (DiGeorge-Anomalie);
- das Wiskott-Aldrich Syndrom;
- die Ataxia teleangiektasia (Louis-Bar-Syndrom).

DiGeorge-Syndrom: Das DiGeorge-Syndrom (kongenitale Thymusaplasie) ist ein komplexes Syndrom, das auf einem Gendefekt auf Chromosom 22 (del 22q11) beruht. Die Erkrankung manifestiert sich unmittelbar nach der Geburt. Der Thymus ist hypoplastisch oder aplastisch, sodass die T-Zell-Ausreifung nicht oder nur im geringen Maße möglich ist. Klinische Folge ist eine große Anfälligkeit für Virusinfekte und Pilzerkrankungen. Charakteristisch für das DiGeorge-Syndrom sind darüber hinaus:

- ein Hypertelorismus;
- ein fischförmiger Mund und ein niedriger Ohransatz;
- eine Mikrognathie;
- ein Hypoparathyreoidismus sowie
- Fehlbildungen am Herzen.

Histologisch finden sich in den Lymphknoten regelrecht ausgebildete Keimzentren (Sekundärfollikel), jedoch keine parakortikalen T-Zell-Areale. Allerdings weist nur 1 % der Patienten einen kompletten Verlust von T-Zellen auf (komplettes DiGeorge-Syndrom), in der Regel finden sich also unterschiedliche klinische Abstufungen des DiGeorge-Syndroms.

Die durch eine Deletion von 22q verursachten Syndrome werden unter dem Akronym **CATCH 22** zusammengefasst: **c**ardiac-abnormality, **a**bnormal facies, **T**-cell deficiency, **c**left palate, **h**ypoparathyreoidism resulting from 22q11-Deletion.

Wiskott-Aldrich-Syndrom: Das Wiskott-Aldrich-Syndrom ist eine X-chromosomale Erkrankung, bei der bereits unmittelbar nach der Geburt eine Thrombozytopenie auffällt. Ab dem 6. Monat treten dann bakterielle Infektionen hinzu (Sinusitiden, Meningitiden, Pneumonien, Sepsis), ab dem 1. Lebensjahr auch ekzematöse Hauterkrankungen. Ursächlich ist eine Mutation im WASP-Gen (Wiskott-Aldrich-Syndrom-Protein); hieraus resultiert ein Defekt des Zytoskeletts aller hämatopoetischen Zellen. Der Thymus ist unauffällig. Histologisch zeigt sich mit dem Älterwerden der Kinder eine zunehmende Entvölkerung der T-Zell-Areale (v. a. der parakortikalen Zonen) im Lymphknoten.

Ataxia teleangiektasia: Die Ataxia teleangiektasia wird auch Louis-Bar-Syndrom oder Friedreich-Ataxie genannt und gehört der Krankheitsgruppe der spinozerebellären Ataxien an (vgl. auch S. 470). Es handelt sich um eine autosomal rezessive Erkrankung, die durch eine Mutation auf Chromosom 9 (AT-Gen) verursacht wird. Hierdurch kommt es zu einer Störung des Zellzyklus mit einer progressiven chromosomalen Instabilität. Zwischen dem 10. und 20. Lebensjahr zeigen die Patienten eine progressive spinale Ataxie, Teleangiektasien, eine hypertrophe Kardiomyopathie und ein erhöhtes Risiko, an malignen Lymphomen zu erkranken. Durch den Defekt der T- und B-Zell-Proliferation kommt es zu rezidivierenden bakteriellen Infekten. Der Thymus ist hypoplastisch, lymphatisches Gewebe kann nicht nachgewiesen werden. In den Lymphknoten finden sich atypische Lymphfollikel und eine verminderte Anzahl von Plasmazellen.

Defekte der Granulozyten und Makrophagen

MERKE

Angeborene Defekte der Differenzierung, Enzymausstattung, Adhäsion und Beweglichkeit der Leukozyten (in diesem Fall v. a. der Makrophagen und Granulozyten) führen zu einer erhöhten Anfälligkeit für bakterielle Infektionen, Pilzinfektionen und Mykobakteriosen, darüber hinaus sind verzögerte Wundheilungsvorgänge als auch chronische Ulzera typisch.

Wichtige Erkrankungen dieser Gruppe sind:
- die schwere angeborene Neutropenie;
- die zyklische Neutropenie;
- Myeloperoxidasedefekte;
- lysosomale Defekte sowie
- der Leukozyten-Adhäsionsdefekt.

Histologisch lässt sich eine Bildungsstörung der Granulozyten im Knochenmark erkennen (verminderte Granulopoese). Lysosomale Erkrankungen können durch vergrößerte Lysosomen auffallen (z. B. Chediak-Higashi-Erkrankung).

Seltenere angeborene Immundefekte

Seltenere angeborene Immundefekte sind:
- **Immundefekte bei angeborenen lymphoproliferativen Erkrankungen:** Es handelt sich um seltene Erkrankungen, die auf einen Defekt bei der Induktion von Apoptosen (programmierter Zelltod) beruhen. Häufig finden sich Mutationen im Fas-Gen (CD 95).
- **Immundefekte im Rahmen einer anderen genetisch bedingten Grunderkrankung:** Hier ist der Immundefekt nicht Leit-, sondern Teilsymptom der Erkrankung. Immundefekte treten u. a. auf beim Down-Syndrom, bei der chronischen mukokutanen Candidiasis und bei der Fanconi-Anämie.
- **Immundefekte bei einer angeborenen Störung des Komplementsystems:** Am häufigsten ist das hereditäre Angioödem, das auf einem genetisch bedingten Defekt eines C 1-Inhibitors beruht. Typisch sind plötzlich auftretende Schwellungen im Gesicht, im Bereich des Larynx sowie im Bereich der Extremitäten, verbunden mit Übelkeit und Kopfschmerzen. Der Defekt ist autosomal dominant erblich. Defekte der für die Komplementfaktoren C 1, C 2 und C 4 kodierenden Gene können klinisch das Bild eines Lupus erythematodes (s. S. 57) imitieren.
- **Immundefekte, bei denen ein T-Zell-Defekt im Vordergrund steht:** Diese Erkrankungen sind selten und wegen der Verzahnung von T-Zell-vermittelter und B-Zell-vermittelter Immunität oft mit Störungen der Immunglobulinproduktion verbunden (kombinierte Immundefekte).

2.2.3 Erworbene Immundefekte

MERKE

Sekundäre Immundefekte (bzw. sekundäre mangelhafte Immunantworten) sind wesentlich häufiger als primäre Immundefekte. Sie finden sich vor allem
- bei einer HIV-Infektion;
- beim Diabetes mellitus;
- bei chemotherapeutisch behandelten Tumorpatienten;
- bei malignen Lymphomen;
- bei immunsuppressiv behandelten Patienten, z. B. bei Z. n. Organtransplantation;
- bei älteren Menschen und Neugeborenen.

Die sekundären Immundefektsyndrome können je nach vorherrschender Ausreifungsstörung in humorale (B-Zell-Störung) und zelluläre Immundefekte (T-Zell-Störung) untergliedert werden. Humorale Immundefekte basieren entweder auf einer verminderten Bildung von Immunglobulinen (v. a. bei Unterernährung, Anorexia nervosa), auf einem Verlust von Immunglobulinen (z. B. bei Glomerulonephritiden) oder auf einer Bildung funktionsuntüchtiger Immunglobuline (z. B. beim Morbus Waldenström).
Zelluläre Immundefekte sind heute am häufigsten auf eine HIV-Infektion oder auf ein malignes Lymphom zurückzuführen (z. B. auf einen Morbus Hodgkin, s. S. 156).

AIDS

MERKE

Das erworbene Immundefektsyndrom des Erwachsenen (AIDS = acquired immunodeficiency syndrome) ist eine sekundäre Immundefekterkrankung, die durch den HIV-Virus (human immunodeficiency virus) hervorgerufen wird. Die klinischen Symptome sind Folge einer zellulären Immunschwäche mit Verlust der CD 4^+-T-Helferzellen: Typisch sind v. a. opportunistische Infektionen sowie besondere Neoplasien (z. B. das Kaposi-Sarkom, s. S. 433, und das Burkitt-Lymphom, s. S. 164).

Epidemiologie I Weltweit sind ca. 40 Mio. Menschen mit dem HIV-Virus infiziert, von denen 25 Mio. in Afrika leben. Jährlich sterben 3,1 Mio. Menschen an AIDS.
Ätiologie I Die **HIV-Viren** sind RNA-Viren, die reverse Transkriptase beherbergen und daher in der Lage sind, sich in die DNA des Wirtsorganismus einzubauen **(Retroviren)**. Retroviren besitzen eine lipidhaltige äußere Hülle, die ihnen das Eindringen in die Zielzellen erleichtert. Generell lassen sich die Retroviren anhand unterschiedlicher Kernstrukturen und unterschiedlicher Vermehrungszyklen in verschiedene Stämme einteilen. Die Oncoviridae (z. B. HTLV-I und

HTLV-II) können z. B. T-Zell-Leukämien hervorrufen. Das HIV-Virus gehört zu den Lentiviridae (HTLV-III) und ist lymphotrop und neurotrop, d. h. es besitzt eine besonders hohe Affinität zu CD 4^+-T-Helferzellen, Monozyten, Makrophagen sowie dendritischen antigenpräsentierenden Zellen (v. a. zu Langerhans-Zellen, interdigitierenden dendritischen Retikulumzellen, follikulären dendritischen Retikulumzellen, Megakaryozyten, Neuroglia u. a.). Es sind mindestens 2 Serotypen des HIV-Virus bekannt (HIV-1 und HIV-2). Das Virus hat eine außergewöhnlich hohe Mutationsrate, was die Entwicklung von Impfstoffen erschwert.

Pathogenese | Wesentlich für die Pathogenese der HIV-Infektion ist die außergewöhnlich hohe Affinität des viralen gp120-Oberflächenglykoproteins für den CD 4-Rezeptor auf den T-Helferlymphozyten. Durch die **Interaktion zwischen CD 4-Rezeptor und gp120** wird die Aufnahme der Virus-RNA in die Zielzelle ermöglicht. Chemokinrezeptoren wirken als Korezeptoren (CCR5). Nach reverser Transkription der viralen RNA und Integration der entstandenen DNA in das Genom der Zielzelle kommt es zu einer raschen Vermehrung der HIV-Viren in den infizierten Zellen. Über 90 % der CD 4^+-T-Lymphozyten werden im Rahmen der Virusvermehrung zerstört. Folgen für das Immunsystem sind:

- eine verminderte Aktivität von Makrophagen und NK-Zellen aufgrund einer fehlenden Stimulation durch T-Helferzellen;
- eine verminderte Synthese von Interleukinen und γ-Interferon, was die Aktivität zytotoxischer CD 8^+-T-Zellen reduziert;
- eine Beeinträchtigung der B-Zell-Reifung und damit der Immunglobulinproduktion;
- eine erhöhte Anfälligkeit gegenüber mikrobiellen Infekten, da Makrophagen und antigenpräsentierende Zellen gleichfalls befallen sind; darüber hinaus werden auch Gefäßendothelien infiziert, die dadurch anfälliger werden für eine Infektion durch HHV-8; dies erklärt die hohe Inzidenz von Kaposi-Sarkomen bei AIDS-Patienten (**Abb. 2.5**);
- eine Hemmung der Lymphozytenproliferation durch virale Hüllproteine (gp41 = Glykoprotein mit 41 kDa).

Einteilung und Morphologie | Die Diagnose und Stadieneinteilung der HIV-Infektion erfolgt anhand des klinischen und serologischen Bildes nach der **CDC-Klassifikation** (**Tab. 2.2**). Grundlagen für die Klassifikation sind:

- Nachweis von HIV-Antikörpern;
- direkte Identifikation des Virus;
- Nachweis einer Lymphknotenvergrößerung;
- Auftreten definierter, HIV-assoziierter Erkrankungen;
- Anzahl der CD 4^+-T-Lymphozyten im Blut (in Zellen pro µl).

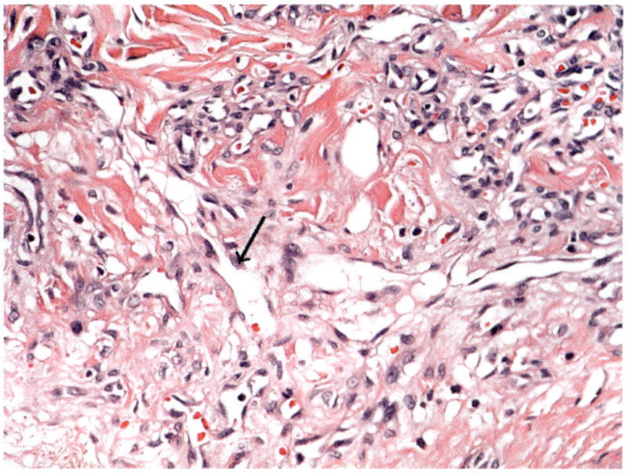

Abb. 2.5 Kaposi-Sarkom. Das Kaposi-Sarkom gehört zu den Indikatorerkrankungen von AIDS. Histologisch sind spindelförmige Tumorzellen (Endothelien) typisch, die unregelmäßige, gefäßartige Spalten begrenzen. In allen Kaposi-Sarkomen lässt sich HHV-8 nachweisen.

Tab. 2.2

Klinisch-serologische (CDC-)Klassifikation der HIV-Infektion*; Definition für Jugendliche > 13 Jahre und Erwachsene

CD 4^+-T-Zellen	Klinische Kategorien		
	akute HIV-Infektion oder PGL	symptomatische HIV-Infektion	AIDS-Indikatorkrankheiten
> 500/µl	A1	B1	C 1
200–499/µl	A2	B2	C 2
< 200/µl	A3	B3	C 3

** Die Klassifikation basiert auf der Anzahl der CD 4^+-T-Zellen im peripheren Blut und klinischen Differenzierungskriterien. Letztere umfassen v. a. das Ausmaß der Lymphadenopathie und das Auftreten von Indikatorerkrankungen.*
Erläuterungen: PGL = persistierende generalisierte Lymphadenopathie; Kategorie A beinhaltet akute primäre HIV-Infektionen; Beispiele für Erkrankungen der Gruppe B: oropharyngeale Candidiasis, Haarleukoplakie der Zunge, Herpes zoster u. a.; Indikatorerkrankungen der Gruppe C sind: Candidiasis in Trachea, Bronchien oder Lunge, Kaposi-Sarkom, Histoplasmose, Pneumocystis-carinii-Pneumonie, Gehirntoxoplasmose u. a.

Die HIV-Infektion ruft insbesondere im Lymphknoten charakteristische und gut erkennbare histologische Veränderungen hervor, wenngleich diese Veränderungen nicht vollständig mit der klinischen Stadieneinteilung nach der CDC-Klassifikation korrelieren. Generell sind folgende morphologische Auffälligkeiten bei einer HIV-Infektion möglich:

- **unspezifische Veränderungen der T-Zell-Areale** als Ausdruck einer viralen Infektion;
- eine **follikuläre Hyperplasie** (vgl. S. 146) bei der persistierenden generalisierten Lymphadenopathie (sog. explosive follikuläre Hyperplasie = EFH);
- eine **follikuläre Involution** (FI) infolge einer zunehmenden Zerstörung der antigenpräsentierenden Zellen in den Sekundärfollikeln;
- eine **Lymphozytendepletion** (LD): Sekundärfollikel sind verschwunden, eine B-Zell-Ausreifung findet kaum noch statt.

Klinische Aspekte | Die Erkrankung verläuft ohne Therapie in 4 Phasen:

Akutphase: In der Akutphase (akute HIV-Infektion) kommt es innerhalb von einigen Tagen zu einer Lymphknotenschwellung und innerhalb von einigen Wochen zu einer Generalisierung der Infektion mit Virämie. Klinisch äußert sich diese Phase durch ein Mononukleose-ähnliches Krankheitsbild mit Fieber, Gelenkschmerzen, Kopfschmerzen, leichten Lymphknotenschwellungen und anderen Allgemeinsymptomen.

Latenzphase: In der 2. Phase kommt es zu einer langsamen Vermehrung der HIV-Viren in den $CD4^+$-T-Zellen. Die Anzahl $CD4^+$-T-Zellen im Blut ist leicht vermindert, ohne dass klinisch nachweisbare Krankheitssymptome erkennbar sind. Diese Phase kann bis zu 10 Jahre dauern.

Lymphadenopathiesyndrom: In der 3. Phase folgt die persistierende generalisierte Lymphadenopathie. Diese Phase ist Ausdruck des zunehmenden Verlustes an $CD4^+$-T-Zellen.

AIDS-Stadium: In der 4. Phase tritt das klinische Vollbild der HIV-Infektion in Erscheinung, erst ab diesem Stadium spricht man von AIDS. Man unterscheidet:

- AIDS-related Complex mit Gewichtsabnahme, Diarrhö, Fieber und Nachtschweiß;
- AIDS (acquired immunodeficiency syndrome) mit opportunistischen Infektionen (z. B. Zytomegalie-Infektion, **Abb. 2.6**) und Tumoren.

Über 60 % der Patienten mit follikulärer Involution entwickeln ohne Therapie eine opportunistische Infektion, bei der Lymphozytendepletion sind es fast 90 %. Ohne Therapie versterben 90 % der Patienten mit dem histologischen Befund einer Lymphozytendepletion.

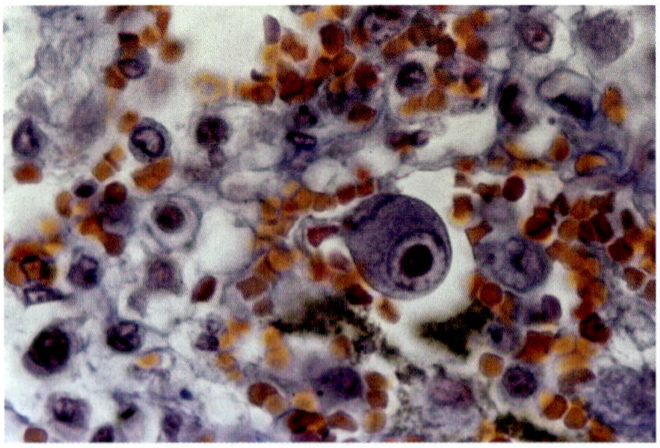

Abb. 2.6 Zytomegalievirus-Infektion bei AIDS. In Deutschland sind bis zu 80 % der Bevölkerung mit Zytomegalievirus (CMV) infiziert. Die Viren persistieren nach der klinisch zumeist inapparenten Infektion im Organismus. Durch CMV-spezifische Antikörper und T-Lymphozyten wird eine endogene Reaktivierung der Infektion zumeist verhindert. Im Falle einer HIV-Infektion ist CMV jedoch die häufigste Ursache einer schweren Pneumonie durch Reinfektion oder endogene Reaktivierung. Histologisches Korrelat sind Riesenzellen mit nukleären Einschlüssen (sog. Eulenaugenzellen).

Durch die HAART (highly active antiretroviral therapy = hochaktive antiretrovirale Therapie) ist eine Reduktion der Viruszahl (virusload) unter die Nachweisgrenze möglich. Die HAART senkt die Häufigkeit opportunistischer Infektionen, v. a. der Lunge (pulmonale Aspergillose).

2.3 Autoimmunkrankheiten

Key Point

Autoimmunerkrankungen (oder Autoaggressionskrankheiten) sind Folge einer pathologischen Tätigkeit des Immunsystems: Sie werden durch autoreaktive T-Zellen oder autoreaktive Immunglobuline ausgelöst, die bleibende Gewebeschäden induzieren, entweder im gesamten Körper (systemisch) oder organspezifisch (lokal). Neben Veranlagung und Vererbung spielen bei der Genese der Erkrankungen auch Umwelteinflüsse, medikamentöse Faktoren und virale Infekte eine Rolle. Mittlerweile sind über 60 Autoimmunerkrankungen bekannt.

Es gibt seltene Erkrankungen (wie z. B. die idiopathische pulmonale Fibrose, IPF) und relativ häufige Erkrankungen (wie z. B. den Diabetes mellitus Typ 1, s. S. 494, die Colitis ulcerosa, s. S. 273, und das rheumatische Fieber, s. S. 532).

2.3.1 Allgemeine Charakteristika der Autoimmunerkrankungen

Allgemeine Pathogenese | Auslösende Mechanismen bei der Entstehung von Autoimmunkrankheiten sind:

- Kreuzreaktionen zwischen körpereigenen und körperfremden Antigenen (z. B. beim rheumatischen Fieber),
- eine fehlende Immuntoleranz gegenüber körpereigenen Geweben,
- eine Strukturveränderung körpereigener Antigene,
- ein Kontakt zwischen Immunsystem und normalerweise nicht dem Immunsystem zugänglichen Antigenen.

MERKE

Häufigster Mechanismus sind Vorgänge analog zur Hypersensitivitätsreaktion Typ II: IgG- oder IgM-Antikörper gegen Antigene auf der Zelloberfläche oder in der extrazellulären Matrix bedingen eine komplementvermittelte Zell-/Gewebeschädigung.

Beispiele für Typ-II-vermittelte Erkrankungen sind:

- die autoimmunhämolytischen Anämien (autoimmunologische Reaktion gegen Oberflächenantigene auf Erythrozyten),

- der systemische Lupus erythematodes (autoimmunologische Reaktion gegen körpereigene DNS und Nukleoproteine) und
- das Goodpasture-Syndrom (autoimmunologische Reaktion gegen Bestandteile der glomerulären Basalmembran, s. S. 319).

Eine geringere Rolle bei der Genese von Autoimmunerkrankungen spielen Vorgänge analog zur Hypersensitivitätsreaktion III (IgG-Antikörper gegen lösliche Antigene) und Typ IV (zytotoxische T-Zell-Reaktion gegen zellgebundene Antigene). Die Typ-IV-Reaktion ist beispielsweise für die Entstehung des insulinabhängige Diabetes mellitus (IDDM) ausschlaggebend: Hier werden autoaggressive CD 8^+-T-Zellen gegen die β-Zellen der Pankreasinseln gebildet.

Die Hypersensitivitätsreaktion Typ I (IgE-vermittelt) ist wahrscheinlich nur bei der die Churg-Strauss-Vaskulitis von Bedeutung. Bei allen anderen Erkrankungen ist die Beteiligung von IgE-Autoantikörpern bislang nicht bewiesen.

Generell spielen **T-Lymphozyten** bei der Pathogenese von Autoimmunerkrankungen eine dominierende Rolle:

- Sie sind ganz wesentlich an der Reifung autoimmunologisch geprägter B-Lymphozyten beteiligt, die nachfolgend Autoantikörper produzieren.
- Sie halten den Entzündungsprozess als solchen aufrecht.
- Sie können direkt in die (zytotoxische) Zerstörung von Zellen involviert sein (Typ-IV-Reaktion).

Allgemeine Morphologie und Lokalisation | Histologisch finden sich in den befallenen Geweben **Zeichen einer chronischen lymphozytären Entzündung** (s. S. 70), darüber hinaus ist die Architektur bestimmter Gewebe und/oder Organe in unterschiedlichem Ausmaß zerstört.

Die histologische Untersuchung dient dem unmittelbaren Nachweis der Erkrankung (z. B. Lupusband in der Haut) oder zur Einschätzung der Prognose (z. B. Nierenstanze bei Lupusnephritis).

Allgemeine klinische Aspekte | Nahezu alle Organe und Organsysteme können autoimmunologisch angegriffen werden, hauptsächlich sind aber die Gelenke, Sehnen und Muskeln, das Nervensystem, die endokrinen Drüsen, die Haut, die Gefäße, die Nieren, die Augen und die Hämatopoese betroffen. Prognostisch wichtig sind insbesondere renale, kardiale und neurologische Komplikationen.

MERKE

Sofern die eine Autoaggressionsreaktion auslösenden Antigene im gesamten Organismus vorkommen, entsteht eine systemische Autoimmunerkrankung (z. B. ein Lupus erythematodes oder eine andere Kollagenose). Sind die Antigene gewebe- oder organspezifisch, spricht man von einer lokalen Autoimmunerkrankung (Beispiele sind die Hashimoto-Thyreoiditis, s. S. 501, die primäre biliäre Zirrhose oder der Morbus Basedow, s. S. 298).

Grundlegendes Prinzip der Behandlung von Autoimmunerkrankungen ist die medikamentöse Unterdrückung des Immunsystems. Hierzu dienen Kortikosteroide, Immunsuppressiva (z. B. Methotrexat, Chloroquin) und Zytostatika (z. B. Cyclophosphamid). Neuere Therapieansätze beinhalten den Einsatz von Matrix-Metalloproteinase (z. B. bei multipler Sklerose), die Apherese-Therapie und auch den Einsatz von Stammzelltransplantationen.

Nachfolgend werden exemplarisch der Lupus erythematodes und die Sklerodermie näher besprochen. Weitere Autoimmunerkrankungen sind in den jeweiligen Organkapiteln abgehandelt.

2.3.2 Systemischer Lupus erythematodes

MERKE

Der systemische Lupus erythematodes (Syn.: Lupus erythematodes disseminatus) ist eine systemische Autoimmunerkrankung. Typisch sind Autoantikörper gegen intrazelluläre Nukleoproteine und DNA. Die zirkulierenden Immunkomplexe (Antigen-Antikörper-Komplexe) lagern sich in kleinen Gefäßen, an der Basalmembran der Haut sowie im perivaskulären Bindegewebe zahlreicher Organe ab. Über eine Aktivierung des Komplementsystems resultiert eine Entzündungsreaktion, die dem Typ III der Hypersensitivitätsreaktion entspricht (s. S. 49). Diese provoziert gemeinsam mit einer direkten zytotoxischen Reaktion (Typ IV der Hypersensitivitätsreaktion) die krankheitstypischen Gewebeschädigungen.

Epidemiologie | Mit einer Inzidenz von 5/100 000 in Europa und bis zu 1/500 bei afroamerikanischen Frauen in den USA gehört der Lupus erythematodes zu den häufigsten systemischen Autoimmunerkrankungen. Es ist bevorzugt das weibliche Geschlecht betroffen (w:m = 1:10; v. a. allem Frauen zwischen der Menarche und der Menopause).

Ätiologie | Die Ursache der Erkrankung ist unbekannt. Bekannt ist lediglich eine Assoziation mit HLA-DR2 und DR3, unbekannten genetischen Faktoren (familiäre Häufung; Häufung bei Afroamerikanern in den USA) und dem weiblichen Geschlecht.

Pathogenese | Möglicherweise werden durch Virusinfekte intrazelluläre Nukleoproteine und doppelsträngige DNA freigesetzt. Nachfolgend werden Autoantikörper gegen die nunmehr offen liegenden Antigene gebildet. Entsprechend lassen sich beim systemischen Lupus erythematodes zahlreiche Autoantikörper nachweisen:

- antinukleäre Antikörper (ANA = ANF antinukleäre Faktoren) (90 %);
- Autoantikörper gegen doppelsträngige DNA (Anti-dsDNS-AK) (70 %);
- Anti-Sm und Anti-Ro (25 %; benannt nach den ersten beiden Buchstaben von 2 Patienten, bei denen diese Autoantikörper zuerst entdeckt wurden);
- Antiphospholipid-Antikörper (APA) (Antikardiolipin-Antikörper, Lupus-Antikoagulans) (35 %).

Für den gewebezerstörenden Effekt sind v. a. die zirkulierenden Immunkomplexe wichtig. Physiologischerweise entstehen Immunkomplexe bei jeder Antikörperreaktion gegen lösliche Antigene. Sie werden durch Komplementfaktoren markiert und dann von Phagozyten aufgenommen oder an Erythrozyten gebunden, die Komplementrezeptoren besitzen. Wenn aber – wie beim systemischen Lupus erythematodes – sehr große Mengen an Antigenen verfügbar sind, übersteigt die Anzahl der entstehenden Immunkomplexe die Phagozytosefähigkeit des unspezifischen Immunsystems. Darüber hinaus führt die Aktivierung der Phagozyten und die hierdurch eingeleitete Gewebeschädigung durch lysosomale Enzyme zur weiteren Freisetzung intrazellulärer Nukleoproteine. Hierdurch wird die Immunkomplexbildung perpetuiert mit einer weiteren Verstärkung des Entzündungsprozesses.

Morphologische Aspekte | Die histologischen Veränderungen beim Lupus erythematodes sind charakteristisch: In den befallenen Organen finden sich **seröse oder fibrinöse Entzündungen**, z. T. mit lymphozytären, z. T. mit granulozytären Infiltraten. In der Haut lassen sich durch Immunfluoreszenzmikroskopie Ablagerungen von Immunglobulinen und Komplementfaktoren (C3) an der Basalmembran des Epithels nachweisen (sog. **Lupusband**). Auch in der Niere sind Immunglobuline und Komplementablagerungen in den Glomeruli immunhistochemisch nachweisbar **(Lupusnephritis)**.

Klinische Aspekte | Der Krankheitsverlauf beim systemischen Lupus erythematodes ist sehr variabel.

> **MERKE**
> Aufgrund renaler, zerebraler und kardialer Komplikationen ist die Gesamtletalität mit bis zu 10 % sehr hoch.

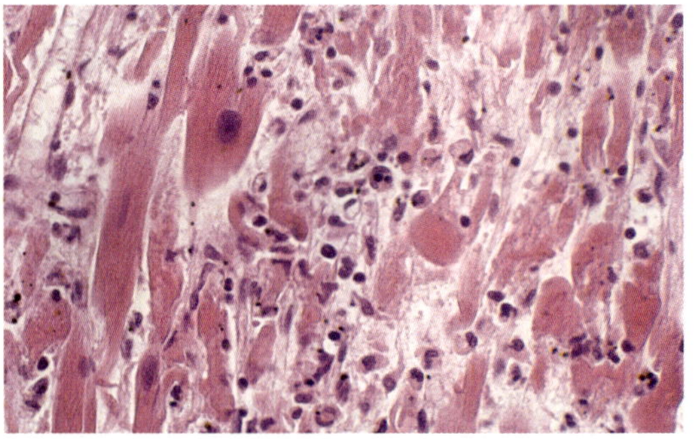

Abb. 2.7 Myokarditis bei Lupus erythematodes. Durch autoimmunologische Vorgänge kommt es zur Myozytennekrose mit einem begleitenden entzündlichen lymphozytären Infiltrat. Ähnliche Veränderungen finden sich auch bei anderen Erkrankungen aus dem rheumatischen Formenkreis.

Häufige Komplikationen sind:

- Polyarthritis (80 %);
- Hautläsionen (Schmetterlingserythem, Lichtempfindlichkeit, oronasale Ulzerationen, Alopezie, diskoider Lupus erythematodes) (70 %);
- Nierenbeteiligung/Lupusnephritis (70 %);
- neurologische Symptome (60 %);
- kardiale Veränderungen (Libmann-Sacks-Endokarditis, Myokarditis, Abb. 2.7, Perikarditis) (60 %).

Die wichtigste und für die Gesamtprognose entscheidende Organmanifestation ist die Lupusnephritis. Es handelt sich um eine zumeist schnell fortschreitende Immunkomplex-Glomerulonephritis mit Hämaturie, Proteinverlust, nephrotischem Syndrom und terminaler Niereninsuffizienz (vgl. S. 323).

> **MERKE**
> Vom systemischen Lupus erythematodes sind der chronische diskoide Lupus erythematodes und der subakute kutane Lupus erythematodes abzugrenzen. Bei diesen beiden Verlaufsformen bleiben die Krankheitserscheinungen auf die Haut beschränkt.

2.3.3 Systemische Sklerodermie

> **MERKE**
> Die systemische Sklerodermie (Syn.: systemische Sklerose, progressive systemische Sklerose) ist eine Erkrankung des kollagenen Bindegewebes, bei der es durch eine ungebremste Kollagensynthese zu einer Fibrose der Haut und zahlreicher innerer Organe kommt. Zumeist beginnt die Erkrankung mit einem Befall der Finger (Sklerodaktylie) und schreitet dann zentripetal zu den inneren Organen hin fort.

Frauen zwischen dem 20. und 50. Lebensjahr werden bevorzugt betroffen (w:m = 4:1). Bis zu 30 % aller Patienten versterben innerhalb von 10 Jahren.

Ätiopathogenese | Die Ursache der Sklerodermie ist unbekannt, es ist lediglich eine Assoziation mit HLA-DR5 gesichert. Der Erkrankung scheint eine Störung der Kollagenbildung zugrunde zu liegen: Fibroblasten produzieren v. a. in den perivaskulären Räumen Kollagenfasern im Übermaß und bewirken so eine sukzessive Stenosierung von Arteriolen. Man nimmt an, dass pathologische TH1-Zellen existieren, die über ihre Interaktion mit Makrophagen Fibroblasten aktivieren. Auch autoreaktive B-Zellen scheinen involviert zu sein, da sich im Serum antinukleäre Antikörper (ANA), antizentromere Antikörper (ACA) und andere Autoantikörper nachweisen lassen.

Morphologische Aspekte | Die histologische Untersuchung vor Therapiebeginn gehört neben Klinik, Serologie und Intravitalmikroskopie der Nagelkapillaren zum diagnostischen Standard. Der histologische Befund in der Haut ist charakteristisch:

- vermehrte und verplumpte Kollagenfasern;
- Atrophie der Hautdrüsen;
- Atrophie der Epidermis;
- Nekrosen und Ulzera.

Klinische Aspekte | Klinisch wichtige Symptome sind akrale Durchblutungsstörungen mit Nekrosen (Raynaud-Phänomen), Niereninfarkte und eine renale Hypertonie.

Abweichend von der systemischen (diffusen) Verlaufsform gibt es noch die akral-limitierte Variante der Sklerodermie, das sog. **CREST-Syndrom** mit **C**alcinosis cutis, **R**aynaud-Syndrom, **Ö**sophagusbeteiligung, **S**klerodaktylie und **T**eleangiektasie. Beim CREST-Syndrom lassen sich Antizentromer-Antikörper (ACA) nachweisen. Weitergehende Hautveränderungen wie bei der diffusen Verlaufsform kommen nicht vor.

MERKE

Die Morphaea (zirkumskripte Sklerodermie, **Abb. 2.8**) ist eine auf die Haut beschränkte Sonderform der Sklerodermie ohne Beteiligung innerer Organe. Typisch ist eine bandförmige Ausbreitung der Hautveränderungen an Extremitäten und Stamm (daher auch lineare zirkumskripte Sklerodermie).

2.3.4 Vaskulitiden

Bei den primären Vaskulitiden lassen sich häufig Autoantikörper nachweisen: So finden sich z. B. bei der Wegener-Granulomatose, dem Churg-Strauss-Syndrom und der mikroskopischen Panarteriitis in 40–95 % der Fälle Anti-Neutrophilen-Zytoplasma-Antikörper (ANCA). Pathogenetisch ist für fast alle Erkrankungen eine Hypersensitivitätsreaktion vom Typ III nachgewiesen oder wahrscheinlich.
Die primären Vaskulitiden sind ausführlicher im Gefäßkapitel auf S. 93 beschrieben,

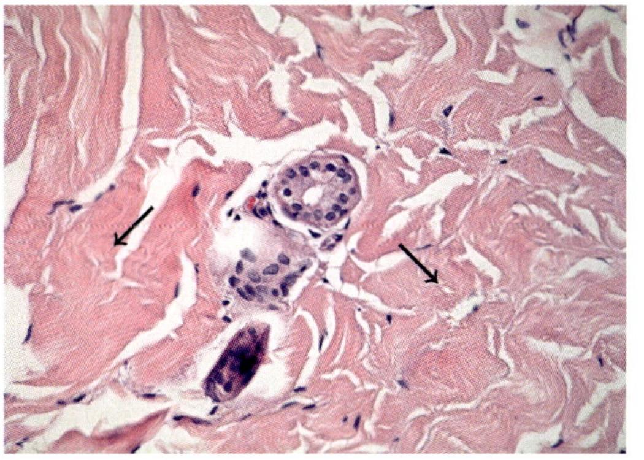

Abb. 2.8 Morphaea. Histologische Kennzeichen sind eine Atrophie von Hautdrüsen sowie eine Vermehrung von Kollagenfasern (Pfeile).

2.4 Transplantatpathologie

2.4.1 Allgemeine Grundlagen der Transplantatpathologie

MERKE

Unter einer Transplantation versteht man die Übertragung bzw. Verpflanzung von lebenden Zellen, Geweben oder Organen von einem Spender (Donor) in einen Empfänger (Host).

In Deutschland wurden im Jahr 2000 ca. 3500 Transplantationen durchgeführt. Die häufigsten transplantierten Organe sind die Niere, die Leber und das Herz. Die Transplantation von Organen stellt bei einer Vielzahl von Erkrankungen die wichtigste und häufig einzige kurative Therapie dar.

Allgemeine Einteilung | Man teilt die Transplantationen ein nach

- Herkunft der Spenderorgane/-gewebe;
- der Beziehung zwischen Spender und Empfänger;
- der Beziehung von Explantationsort und Transplantationsort;
- der Funktion des Transplantates.

Herkunft der Spenderorgane/-gewebe: Bei der **postmortalen Transplantation** werden Organe eines hirntoten Patienten verpflanzt. Bei der **Lebendspende** werden Teile eines unpaarigen Organs, ein paarig angelegtes Organ oder bestimmte Gewebe (wie z. B. Knochenmark) von einem lebenden Organspender an einen Empfänger übertragen.

Spender-Empfänger-Beziehung: Bei der **autogenen Transplantation** (autologe Transplantation, Autotransplantation) sind Spender und Empfänger identisch (z. B. Transfusion von konserviertem Stammzellblut oder Eigenblut). Bei der **syngenen Transplantation** (isogene oder isologe Transplantation) werden

Zellen oder Gewebe zwischen genetisch identischen Individuen (Zwillinge, Inzeststamm im Tierreich) verpflanzt. Eine Transplantatabstoßung tritt weder bei der autogenen noch bei der syngenen Transplantation auf. Die **allogene Transplantation** (homologe oder homogene Transplantation) findet zwischen verschiedenen Individuen derselben Spezies statt. Bei der **xenogenen Transplantation** (Xenotransplantation, heterologe Transplantation) werden Zellen oder Gewebe zwischen Individuen verschiedener Spezies transplantiert.

Beziehung zwischen Explantations- und Transplantationsort: Bei der **orthotopen Transplantation** stimmt die anatomische Lage des Transplantates (Implantates) mit der des ersetzten Organs überein. Bei der **isotopen Transplantation** stimmt zusätzlich die Gewebezusammensetzung mit der des ersetzten Organs überein (Herztransplantation). Bei der **heterotopen Transplantation** werden Zellen oder Gewebe nicht am Ort des ersetzten Organs eingebracht (z. B. heterotope Nieren-, Pankreas- oder Nebenschilddrüsentransplantation).

Funktion des Transplantats: Bei der **substitutiven Transplantation** sollen die transplantierten Zellen oder Gewebe das beschädigte Organ vollständig in seiner Funktion ersetzen (z. B. Herztransplantation, Knochenmarktransplantation). Bei der **auxiliären Transplantation** soll das Empfängergewebe durch gleichartiges Spendergewebe unterstützt werden, wie z. B. bei der Inselzelltransplantation.

2.4.2 Transplantatabstoßung

Immunologische Mechanismen der Abstoßungsreaktion

MERKE

An der Abstoßungsreaktion sind unterschiedliche Bestandteile und Reaktionsmechanismen des Immunsystems – v. a. T-Zellen – beteiligt. Die wichtigsten „Akteure“ sind:

- zytotoxische CD 8-T-Zellen
- CD 4^+-TH-Zellen
- Antikörper gegen Transplantatantigene.

Die Abstoßungsreaktion wird unterteilt in die Erkennungsphase, die Aktivierungs- und Proliferationsphase und die Effektorphase.

In der **Erkennungsphase** werden Antigene des Transplantates den T-Zellen präsentiert; dies geschieht unter Vermittlung von antigenpräsentierenden Zellen, die vom Spender (direkte Allogenerkennung) oder vom Empfänger (indirekte Allogenerkennung) stammen können. Durch den Kontakt des Antigens mit dem T-Zell-Rezeptor und einem weiteren kostimulierenden Protein (CD 28) kommt es zur Aktivierung der T-Zellen **(Aktivierungsphase)**, die anschließend in der **Proliferationsphase** klonal proliferieren und dabei T-Zell-abhängige Effektorzellen (Makrophagen, NK-Zellen) stimulieren. In der Effektorphase kommt es über die Aktivität der zytotoxischen CD 8^+-T-Zellen direkt zum Zelltod oder über die Makrophagenaktivierung zur Freisetzung verschiedener Zytokine. Diese Vorgänge entsprechen der Hypersensitivitätsreaktion Typ IV (verzögerte Hypersensitivitätsreaktion, s. S. 49). Histopathologisch kann sich die Abstoßungsreaktion unter dem Bild der akuten oder der chronischen Abstoßungsreaktion präsentieren, s. u. Gelegentlich werden Abstoßungsreaktionen auch durch vorbestehende Antikörper gegen die transplantierten Antigene getriggert. Histopathologisch entspricht dies der hyperakuten Abstoßung, s. u.

Einteilung der Abstoßungsreaktion

MERKE

Die Einteilung der Transplantatabstoßung erfolgt anhand von histopathologischen Kriterien. Man unterscheidet die hyperakute, die akute und die chronische Abstoßung. Diese Begriffe beziehen sich weder auf das Zeitintervall zwischen Transplantation und Abstoßungsreaktion noch auf den immunologischen Mechanismus, sondern einzig auf den histologischen Befund. Nur für die hyperakute Abstoßung trifft zu, dass sie sich unmittelbar im Anschluss der Transplantation ereignet. Die akute und die chronische Abstoßung finden zu einem beliebigen Zeitpunkt nach der Transplantation statt.

Hyperakute Abstoßung: Vorbestehende Antikörper im Empfängerorganismus binden an die Endothelzellen des Transplantates und aktivieren das Komplementsystem (Hypersensitivitätsreaktion Typ II). Die vorbestehenden Antikörper entstehen physiologisch im Empfängerorganismus, z. B. gegen Kohlenhydratantigene intestinaler (physiologischer) Mikroorganismen. Histologisch ist die hyperakute Abstoßung durch Nekrosen und thrombotische Verschlüsse arterieller Gefäße im Transplantat gekennzeichnet (Arteriolitis und Arteriitis). In den Gefäßwänden finden sich Infiltrate aus Lymphozyten und Granulozyten sowie Ablagerungen von Immunglobulinen (IgG, IgM).

MERKE

Bei der hyperakuten Abstoßung kommt es innerhalb von Minuten bis Stunden zu ischämischen Nekrosen des transplantierten Organs.

Akute Abstoßung: Man unterscheidet die akute vaskuläre von der akuten zellulären Abstoßung. Bei der

akuten vaskulären Abstoßung werden IgG-Antikörper gegen Endothelien gebildet, die an das Endothel binden und das Komplementsystem aktivieren. Analog zur hyperakuten Transplantatabstoßung resultiert eine Arteriolitis bzw. Arteriitis mit konsekutiver Nekrose der Gefäßwände und Thrombosen: Typische Folgen sind ischämische Nekrosen im Transplantat. Bei der **akuten zellulären Abstoßung** spielen zytotoxische T-Lymphozyten die Hauptrolle. Sie aktivieren Makrophagen oder NK-Zellen und bewirken Zytolysen im Transplantat. Morphologisches Korrelat sind intramurale oder perivaskuläre Entzündungszellinfiltrate, je nach Organ in gewebetypischer Anordnung. Typisch sind auch entzündliche Infiltrate der Intima mit Endothelnekrosen (sog. Endothelitis).

Chronische Abstoßung: Die chronische Abstoßung (Syn.: chronische Transplantatvaskulopathie) ist durch eine subendotheliale Gefäßwandfibrose der Arteriolen sowie der kleineren Arterien charakterisiert: Es kommt zu einem progredienten fibrotischen Umbau von Intima und Media mit einer Volumeneinengung **(obliterative Vaskulopathie)**. Darüber hinaus können auch Makrophagen in der Intima kumulieren **(sog. Schaumzellarteriopathie)**. Folgen sind Ischämien und organspezifische Veränderungen wie Gallengangsverluste (nach Lebertransplantation), eine Bronchiolitis obliterans (nach Lungentransplantation) und eine tubuläre Atrophie (nach Nierentransplantation).
In **Tab. 2.3** sind die hier vorgestellten Abstoßungsreaktionen in einer Übersicht zusammengestellt.

Tab. 2.3

Einteilung der Abstoßungsreaktionen, Übersicht

Abstoßungstyp	Zeitraum	Ursache
hyperakut	Minuten–Stunden	vorbestehende Antikörper des Empfängers binden an Endothelien des Transplantates; thrombotische Gefäßverschlüsse im Transplantat
akut vaskulär	Tage–Wochen	IgG binden an Endothelien und aktivieren das Komplementsystem; Folge: Endothelnekrosen
akut zellulär	Tage–Wochen	zytotoxische T-Lymphozyten, Makrophagen und NK-Zellen binden an Parenchymzellen des Transplantates
chronisch	Wochen–Jahre	bindegewebiger Ersatz normaler Organgewebe im Transplantat durch Sekretionsprodukte von Makrophagen (Fibrosierung) oder durch Proliferation glatter Muskelfasern in Transplantatgefäßen (Transplantatarteriosklerose)

Praxistipp
Die histologische Untersuchung von Transplantaten dient der Erkennung von Abstoßungsreaktionen. Durch Entnahme kleiner Biopsien (Endomyokardbiopsie, Leberstanzzylinder, Nierenstanzzylinder) lassen sich für die verschiedenen Abstoßungsreaktionen eindeutige histologische Veränderungen nachweisen und für jedes Organ nach standardisierten Klassifikationssystemen einteilen. Bei den akuten Abstoßungen ist das Ausmaß der Entzündungsinfiltrate maßgeblich. Bei den chronischen Abstoßungen spielen interstitielle Fibrosen, arteriosklerotisch bedingte Gefäßverschlüsse und die Zerstörung organspezifischer Strukturen (z. B. Tubulusatrophie der Niere) eine wichtige Rolle. Die histologische Untersuchung mit Graduierung der Abstoßungsreaktion hat klar definierte klinisch-therapeutische Konsequenzen.

2.4.3 Nierentransplantation

Im Jahre 2000 wurden in Deutschland 1987 Nierentransplantationen durchgeführt, von denen 1641 postmortalen Transplantationen entsprachen und 346 Lebendspenden. Damit ist die Niere das häufigste Transplantationsorgan. In Deutschland werden knapp 50 % der terminal niereninsuffizienten Patienten mit einer Transplantation versorgt. Die Mortalität der Nierentransplantation ist geringer als die langfristige Mortalität der Dialysebehandlung (15 % innerhalb von 5 Jahren). Die häufigsten Ursachen einer terminalen Niereninsuffizienz und damit einer Nierentransplantation sind Glomerulonephritiden (30 %), der Diabetes mellitus (11 %), angeborene Nierenerkrankungen (11 %) und interstitielle Nephritiden (9 %). Mittlerweile beträgt die Transplantatfunktionsrate nach 10 Jahren bis zu 60 %.

MERKE
Nach einer Nierentransplantation treten alle Formen der Abstoßungsreaktion (hyperakut, akut und chronisch) auf.

Morphologische Aspekte der Abstoßungsreaktion Bei der **akuten Abstoßung** ist vor allem der Nachweis der Tubulitis (= Infiltration der Tubuli durch Entzündungszellen) und der intimalen Arteriitis (Syn.: Endothelitis) entscheidend (**Abb. 2.9**). Ausgehend vom Ausmaß der Tubulusbeteiligung und vom Ausmaß der interstitiellen Infiltration werden 6 Abstufungen der akuten Abstoßung unterschieden, vom Borderline-Schaden bis hin zur schweren akuten Abstoßung mit transmuraler Arteriitis (sog. Banff-Klassifikation; Banff = Stadt in Alberta, Kanada). Die histologische Beurteilung erfolgt an Stanzzylindern aus der Niere.

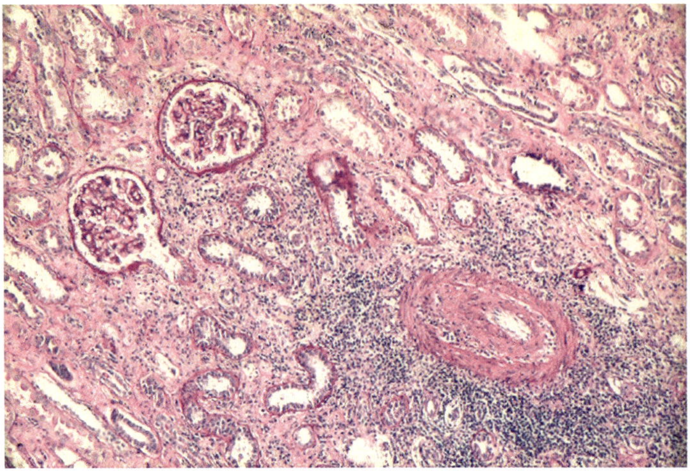

Abb. 2.9 Akute Abstoßungsreaktion in der Niere. Bei der akuten Abstoßung sieht man Entzündungsinfiltrate, zunehmend finden sich dann auch Mikrothromben.

Bei der **hyperakuten Abstoßung** sind Endothelschäden mit Thrombosen und Nekrosen zu sehen.

Bei der **chronischen Abstoßung** (Syn.: Transplantatglomerulopathie) zeigen sich im unterschiedlichen Maße Tubulusatrophien, eine Arterio-/Arteriolosklerose und eine interstitielle Fibrose. Je nach Ausprägung unterscheidet man 3 Schweregrade (Grad I–Grad III).

2.4.4 Herztransplantation

Die Herztransplantation wird orthotop durchgeführt. Indikation für eine Herztransplantation ist eine schwere, medikamentös oder chirurgisch nicht anders behandelbare Herzinsuffizienz mit infauster Prognose (geringe Lebenserwartung). Häufige Grunderkrankungen sind:

- in 46 % der Fälle eine ischämische Schädigung des Herzens (koronare Herzkrankheit, Herzinfarkt),
- in 44 % der Fälle verschiedene Formen der Kardiomyopathie,
- in 4 % der Fälle Klappenfehler,
- in 1 % der Fälle angeborene Herzfehler.

Die 5-Jahres-Überlebensrate beträgt 70 %, die perioperative Letalität liegt bei 5 %.

Morphologische Aspekte der Abstoßungsreaktion 80 % der Patienten entwickeln in den ersten 3 Monaten eine akute Abstoßungsreaktion! Die Diagnostik der **akuten Abstoßung** erfolgt durch die perkutane transvenöse Endomyokardbiopsie, bei der 5–8 Biopsate aus Septum, Herzspitze und Ausstrombahn des rechten Ventrikels entnommen werden. Die Einteilung der Abstoßung erfolgt nach der „International Sociaty for Heart and Lung Transplantation" (ISHLT; Billingham-Klassifikation, Tab. 2.4). Hierbei werden beurteilt: das Ausmaß der entzündlichen Infiltration des Myokards, die Zusammensetzung des entzündlichen Infiltrats (Lymphozyten oder Granulozyten), das Vorhandensein von aggressiven Entzündungszeichen (z. B. Blutungen) und das Ausmaß der Myokardnekrosen. Auf der Basis dieser Befunde werden die akuten Abstoßungsreaktionen so eingeteilt, dass klinisch eindeutige therapeutische Konsequenzen gezogen werden können.

Tab. 2.4

Histologische Klassifikation der akuten zellulären Abstoßungsreaktion nach ISHLT 2005 (im Vergleich zu ISHLT 1990)*

ISHLT 2005 (Grad/Bewertung)	Histologische Definition	ISHLT 1990 (Grad/Bewertung)
0R keine Abstoßung	Keine Entzündungszellen und Nekrosen	0
1R mild	Interstitielles oder perivakuläres Infiltrat mit **max. 1 Herd** mit Myozytenschaden/-nekrose	1A 1B 2
2R moderat (Abb. 2.10)	Interstitielles oder perivakuläres Infiltrat mit **≥ 2 Herden** mit Myozytenschaden/-nekrose	3A 3B
3R schwer	Diffuses Infiltrat mit multifokalem Myozytenschaden, ± Ödem, ± Vaskulitis, ± Einblutungen	4

ISHLT = International Society for Heart and Lung Transplantation
** Zur Erkennung einer akuten zellulären Abstoßung werden in regelmäßigen Abständen – anfangs alle zwei Wochen, später vierteljährlich – Myokardbiopsien aus dem rechten Ventrikel entnommen. Histologisch wird das Ausmaß der Entzündungsinfiltrate und das Vorhandensein von Myozytennekrosen bewertet.*

Bei der **chronischen Abstoßung** stehen eine Fibrosierung der Intima mit zunehmender Stenosierung der Gefäßlumina und Nekrosen im Vordergrund.

Graft-versus-Host-Disease (GvHD): Bei der GvHD handelt es sich um eine immunlogische Reaktion des transplantierten Gewebes gegen den immunologisch geschwächten Wirtsorganismus. Ursächlich ist eine zellvermittelte/zytotoxische Reaktion sensibilisierter

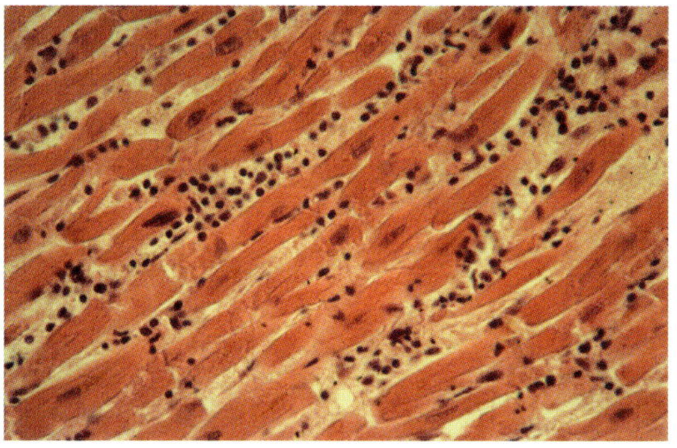

Abb. 2.10 2 R moderat oder herdförmig mäßiggradige Abstoßung des Myokards nach Herztransplantation.

Immunzellen des Spendergewebes. In der Folge kommt es zu Zelluntergängen (Apoptosen) im Wirtsorgansimus.

2.5 Entzündungen

Key Point

Die Entzündung stellt eine Reaktion des Organismus auf einen Gewebeschaden dar, der durch Mikroorganismen oder andere Noxen (chemische/physikalische Einwirkungen, Fremdkörper, Trauma) verursacht sein kann. Ziel aller entzündlichen Vorgänge ist die Heilung des Gewebeschadens sowie die Elimination eingedrungener Mikroorganismen bzw. Noxen/Fremdkörper. Durch Entzündungsmediatoren unterschiedlichster Art wird eine komplexe und vorhersagbare Reaktion des betroffenen Gewebes hervorgerufen, an der v. a. kapilläre Gefäße und Leukozyten beteiligt sind. Sofern keine vollständige Heilung (Restitutio ad integrum) möglich ist, resultiert eine Defektheilung (Reparatio).

2.5.1 Allgemeine Charakteristika entzündlicher Vorgänge

Entzündungen gehören zu den grundlegenden Reaktionen des Organismus auf umweltbedingte oder endogene Beschädigungen. Sie treten häufig im Rahmen von Infektionserkrankungen auf, Mikroorganismen sind allerdings nur *eine* mögliche Ursache akuter und chronischer Entzündungsreaktionen (vgl. oben).

Allgemeine Einteilungsprinzipien | Entzündungen werden eingeteilt und bezeichnet

- nach ihrer **klinischen Dauer** (fulminant, perakut, akut, subakut, protrahiert, rezidivierend, primär-chronisch, sekundär-chronisch u. a.);
- nach ihren **histologischen Charakteristika** (exsudativ, nekrotisierend, granulierend, lymphozytär, granulomatös);
- nach ihrer **Ätiologie** (infektiös, immunologisch, physikalisch, chemisch, traumatisch etc.).

MERKE

Die lokalen Zeichen einer Entzündung treten je nach betroffenem Organ und Gewebe in unterschiedlicher Deutlichkeit hervor. Die klinischen Kardinalsymptome der akuten Entzündung (nach Celsus und Galen) sind:

- Rubor (Rötung),
- Calor (Wärme),
- Tumor (Schwellung),
- Dolor (Schmerz),
- Functio laesa (eingeschränkte Funktion).

Allgemeine Ausbreitungswege entzündlicher Reaktionen | Entzündliche Prozesse können **lokal oder systemisch** auftreten. Bei infektions-/erregerbedingten Entzündungen spricht man entsprechend von Lokal- oder Allgemeininfekten.

- Bei der **Lokalinfektion** bleibt der Erreger auf die Eintrittspforte beschränkt (Staphylokokkenabszess, Gonorrhö, Tetanus). Eine Beteiligung des übrigen Organismus erfolgt nur, wenn der Erreger Toxine abgibt (z. B. Tetanustoxin, Exotoxine bei Diphtherie). Die kontinuierliche Ausbreitung der Erreger führt ggf. zu einer Phlegmone (s. S. 67) oder zu einer entzündlichen Reaktion der Lymphgefäße (Lymphangitis) und/oder der Lymphknoten (Lymphadenitis).
- Bei der **Allgemeininfektion** gelangen Erreger in lokale Lymphknoten, wo sie sich vermehren. Nach einer für den jeweiligen Erreger typischen Inkubationszeit dringen die Erreger dann in das Blut ein (Generalisation, **Bakteriämie**) und wandern in verschiedene Organe ein **(Organmanifestation)**. Der Organbefall erfolgt allerdings nicht wie bei der Sepsis disseminiert (s. u.), sondern erregerspezifisch: So ist bei einer Tuberkulose beispielsweise bevorzugt die Lunge betroffen, seltener sind auch andere Organe/Gewebe wie z. B. die Niere oder die weichen Hirnhäute befallen.
- Die **Sepsis** stellt die schwerste Komplikation einer Infektion durch Mikroorganismen dar. Ausgangspunkt einer Sepsis sind zu über 50 % die ableitenden Harnwege (Urosepsis), gefolgt von infizierten Wunden und infizierten Venenkathetern. Neben bakteriellen Erregern können auch Pilze eine schwere Sepsis auslösen (**Abb. 2.11**). Bei der Sepsis hat der Erreger die lokalen Abwehrmechanismen durchbrochen und gelangt vom Sepsisherd aus kontinuierlich oder schubweise in die Blutbahn. Von der Blutbahn aus werden „wahllos" zahlreiche Organe befallen, morphologisches Korrelat sind disseminierte Eiterherde in den betroffenen Geweben (**Septikopyämie**). Klinisch kommt es zu

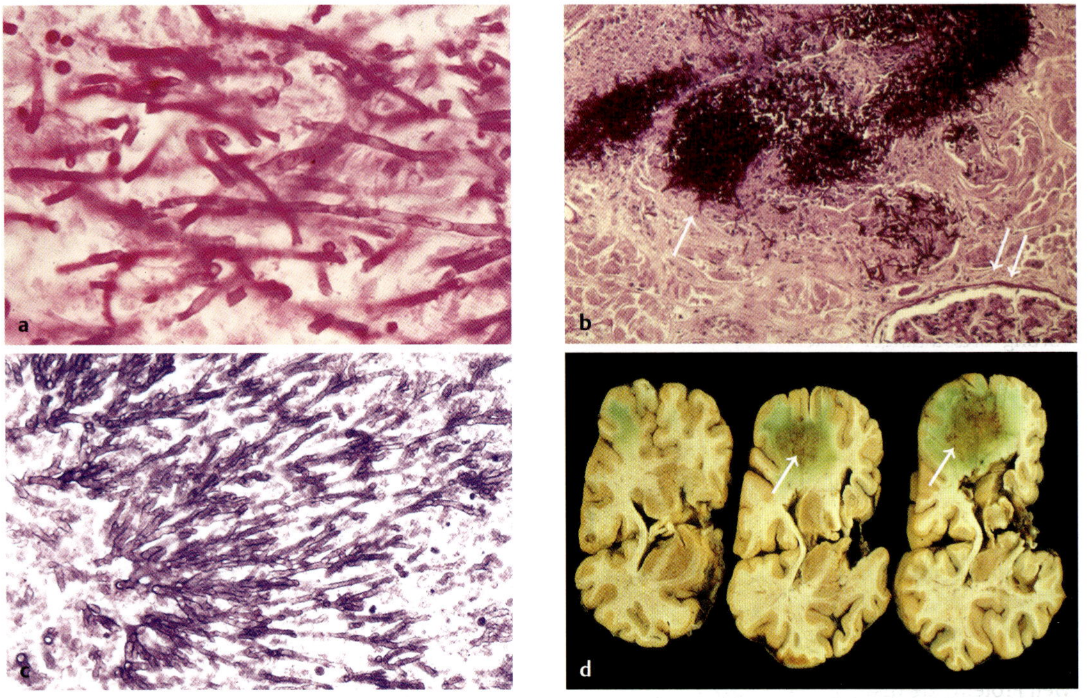

Abb. 2.11 Sepsis bei Candidose und Aspergillose. Eine Sepsis ist eine gefürchtet Komplikation bei schwerer Candidose und Aspergillose. **a** Candida-Myzel: Candida-Hefen können den Dünndarm besiedeln und von dort in die Blutbahn eindringen. **b** Bei einer Sepsis ist in 75 % der Fälle die Niere befallen (Pfeil: Myzel; Doppelpfeil: Glomerulum). **c** Aspergillus ssp. sind Schimmelpilze, die inhaliert werden und bei Immunschwäche zur akuten invasiven pulmonalen Aspergillose führen können. **d** In 30–50 % der Fälle kommt es zu einer septischen Ausbreitung mit Befall v. a. des Gehirns. In den kleinen Gefäßen bilden sich Pilzthromben, die Ausgangspunkt der Organbesiedelung sind und zu fortschreitenden Nekrosen führen (Pfeile).

einem remittierenden Fieber (anhaltendes Fieber mit einer Tagestemperaturdifferenz von 1,5–2 °C). Typische morphologische Veränderungen im Rahmen einer Sepsis sind eine Schwellung der Milz (septische Milzschwellung), Eiterherde in multiplen Organen und allgemeine Lymphknotenvergrößerungen. Charakteristisch sind darüber hinaus eine Hyperplasie der Granulopoese im Knochenmark, eine Leukozytose und später Mikroembolisationen durch eine disseminierte intravasale Koagulation (DIC, s. S. 86).

Zelluläre Steuerungselemente der Entzündungsreaktion

Leukozyten sind die zellulären Steuerungselemente der Entzündung: Die **neutrophilen Granulozyten** („Mikrophagen") werden durch humorale und zelluläre Entzündungsmediatoren aktiviert und wandern aus den Gefäßen in das entzündete Gewebe ein, wo sie v. a. eine Abräumfunktion (Phagozytose, Sekretion proteolytischer Enzyme) ausüben. Neutrophile Granulozyten bilden insbesondere bei bakteriellen Infekten die erste (unspezifische) Abwehrlinie. **Eosinophile Granulozyten** sind bei parasitären Infektionen oder allergischen Reaktionen vermehrt anzutreffen. **Monozyten** gelangen gleichfalls aus der Blutbahn in das Gewebe und wandeln sich dort in **Makrophagen** bzw. spezielle Gewebe-/Organmakrophagen (Histiozyten, Alveolarmakrophagen, Kupffer-Sternzellen, Osteoklasten, Mikroglia, vgl. S. 441) um. Die Makrophagen werden durch zelluläre Entzündungsmediatoren, direkten Kontakt mit T-Lymphozyten und Bestandteile von Mikroorganismen aktiviert. Spezielle aktivierte Formen der Makrophagen sind die **Epitheloidzellen**. Makrophagen und Epitheloidzellen können wiederum zu mehrkernigen Riesenzellen, den **Langhans-Zellen** (s. S. 72) oder den **Fremdkörperriesenzellen** (s. S. 73) fusionieren; Riesenzellen treten insbesondere bei granulomatösen Entzündungsreaktionen (s. S. 72) in Erscheinung. Die Sekretionsprodukte der Makrophagen bzw. ihrer Abkömmlinge sind für den weiteren Ablauf der Entzündungsreaktion wichtig. **Mastzellen** spielen vor allem im Rahmen von kutanen Infektionen eine Rolle. Die **B- und T-Lymphozyten** sind für die spezifische Immunantwort (s. S. 47) zuständig; sie sorgen für die dauerhafte Eingrenzung einer Entzündungsreaktion und den Schutz vor einer Reinfektion (im Falle einer infektiös bedingten Entzündungsreaktion).

Humorale Steuerungselemente der Entzündungsreaktion

Die **Entzündungsmediatoren** werden entweder von den am Entzündungsprozess beteiligten Zellen produziert und sezerniert **(zelluläre Entzündungsmediatoren)** oder liegen im Blutserum als inaktive Vorstufen vor, die auf bestimmte Reize hin aktiviert werden **(humorale Entzündungsmediatoren)**. Die Freisetzung der zellulären Entzündungsmediatoren erfolgt entweder aktiv nach Antigenkontakt der sezernierenden Zelle (z. B. bei Mastzellen) oder passiv nach Zerstörung ortsständiger Zellen (z. B. Freisetzung von Arachidonsäure aus den Zellmembranen zugrunde gegangener Zellen). Entzündungsmediatoren steuern zentrale Prozesse des Entzündungsvorgangs, v. a. die Vasodilatation, die Steigerung der Kapillarpermeabilität, die Leukozytenimigration, die Phagozytose und die Entwicklung von Allgemeinsymptomen. Typische Allgemeinsymptome einer Entzündung sind: Fieber (Vermittlung durch Interleukine, Interferone und TNF-α), Tachykardie, eine Leukozytose und eine Veränderung der Plasmaproteine (v. a. Erhöhung der sog. Akute-Phase-Proteine, insbesondere des C-reaktiven Proteins, der α-Globuline und des Fibrinogens). Chronische Entzündungen führen darüber hinaus häufig zu einer Anämie (sog. Infektanämie) sowie zu einem Gewichtsverlust.
Aufgrund ihrer großen Bedeutung werden die wichtigsten Entzündungsmediatoren nachfolgend kurz vorgestellt.

Humorale Entzündungsmediatoren

Wichtige humorale (serogene) Entzündungsmediatoren entstehen durch die Wirkung des Gerinnungssystems und des Komplementsystems.

Die **Gerinnungskaskade** wird durch die Aktivierung des Gerinnungsfaktors XII (Hagemann-Faktor) in Gang gesetzt; diese Aktivierung erfolgt an Bakterienoberflächen, an frei liegendem Kollagen, an frei liegenden Basalmembranen sowie durch bakterielle Endotoxine. Am Ort der Gewebeschädigung kommt es nachfolgend zu Fibrinablagerungen, die den Gewebedefekt abdichten und dadurch beispielsweise auch die weitere Erregeraussaat eindämmen. Da mit der vermehrten Fibrinbildung gleichzeitig die Fibrinolyse aktiviert wird, reichern sich **Fibrinspaltprodukte** im Entzündungsgebiet an, die eine starke chemotaktische (anlockende) Wirkung auf Leukozyten besitzen. Der aktivierte Gerinnungsfaktor XII **(XIIa)** bewirkt darüber hinaus eine Aktivierung des Kallikrein-Kinin-Systems; die Anreicherung von **Kininen** führt zur arteriellen Dilatation und zu einer Permeabilitätssteigerung im Bereich der kapillären Endstrombahn.

Das **Komplementsystem** ist ein System von Plasmaproteinen, das in jedem durchbluteten Gewebe (also im gesamten Organismus) verfügbar ist. Die Komplementfaktoren werden auf spezielle Reize/Auslösemechanismen hin kaskadenartig aktiviert und können dabei eine Reihe von Abwehrmechanismen verstärken. Proteinasen, lysosomale Bestandteile und bakterielle Enzyme setzen durch eine Proteinolyse des Komplementfaktors C 3 den angeborenen (alternativen) Aktivierungsweg in Gang. Hierdurch werden die biologisch aktiven Komplement-Spaltprodukte **C 3a, C 3b, C 5a** und der **Lysekomplex C 5b–C 9** freigesetzt. Im Entzündungsgebiet kommt es dadurch zu einer Vasodilatation, einer Permeabilitätssteigerung der Kapillarwände, einer Einwanderung von Leukozyten durch Chemotaxis und einer Verstärkung der phagozytotischen Aktivität von Makrophagen. Neben dem alternativen Aktivierungsweg können die biologisch aktiven Spaltprodukte auch über den klassischen Aktivierungsweg freigesetzt werden. In diesem Fall sind Antigen-Antikörper-Komplexe auslösend.

Zelluläre Entzündungsmediatoren

Zelluläre Entzündungsmediatoren werden auf vielfältige Weise freigesetzt:

- durch Zerstörung von Parenchymzellen,
- als Sekretionsprodukte von Fibroblasten,
- durch Degranulation von Mastzellen,
- durch die funktionelle Aktivität von Granulozyten und Monozyten.

Am wichtigsten unter den zellulären Entzündungsmediatoren sind:

- die Arachidonsäurederivate,
- Histamin,
- Serotonin,
- Interferone und
- der plättchenaktivierende Faktor.

Arachidonsäurederivate entstehen unter dem Einfluss der Phospholipase aus Phospholipiden freigesetzter Zellmembranen im Entzündungsgebiet. Durch Aktivität der Enzyme Cyclooxygenase und Lipoxygenase entstehen

- Prostaglandine (Haupteffekt: Vasodilatation);
- Prostazykline (Haupteffekt: Vasodilatation);
- Thromboxane (Haupteffekt: Thrombozytenaggregation);
- und die Leukotriene (Haupteffekte: Permeabilitätssteigerung von Kapillaren, Bronchokonstriktion).

Darüber hinaus wirken einige Leukotriene stark chemotaktisch auf Leukozyten. Prostaglandine sind für die systemischen Folgen einer lokalen Entzündungsreaktion verantwortlich.

Die **übrigen zellulären Zytokine** werden von Leukozyten und Endothelien im Entzündungsgebiet direkt sezerniert (u. a. die verschiedenen Interleukine und TNF-α). Auch B- und T-Lymphozyten geben Zytokine ab, die den Ablauf der Entzündung beeinflussen. Sie haben einerseits den Arachidonsäurederivaten vergleichbare Effekte, andererseits sind sie aber auch für die regenerativen Prozesse in den späteren Entzündungsphasen von Bedeutung (Fibroblastenaktivierung, Kollagensynthese; diese Prozesse werden v. a. durch Interleukine, Interferone und TNF-α vermittelt).

2.5.2 Akute Entzündungsreaktion

MERKE

Prototyp einer akuten Entzündungsreaktion ist die lokale Infektion durch bakterielle Mikroorganismen.

Eine typische akute Entzündung durchläuft folgende **Phasen:**

- Bildung vasoaktiver Entzündungsmediatoren;
- Erhöhung der Gewebedurchblutung;
- Steigerung der Kapillarpermeabilität;
- Einwanderung von Leukozyten in das betroffene Gewebe;
- Beseitigung der entzündungsauslösenden Gewebeschädigung und/oder der verursachenden Mikroorganismen;
- Regeneration des Gewebes durch Ersatz- oder Defektheilung.

Bildung vasoaktiver Entzündungsmediatoren: Humorale und zelluläre Entzündungsmediatoren (s. o.) geben das Signal für die Einleitung der entzündlichen Vorgänge.

Erhöhung der Gewebedurchblutung: Vasoaktive Entzündungsmediatoren wirken im Entzündungsgebiet auf die Arteriolen und bewirken eine Dilatation der zuführenden Gefäße. Die wichtigsten vasodilatativ wirkenden Entzündungsmediatoren sind die **Arachidonsäurederivate** (Prostaglandine und Prostazykline), die **Kinine** (u. a. Bradykinin), bestimmte **Komplementfaktoren** (C 3a, C 5a) sowie **Stickstoffmonoxid** (von Endothelien und Makrophagen gebildet). Infolge der vermehrten Blutzufuhr erhöht sich der intravasale Druck im Entzündungsgebiet und damit der auf die Kapillarwände wirkende hydrostatische Druck – es kommt zu einem vermehrten Übertritt von Flüssigkeit in das interstitielle Gewebe (biologischer Sinn: „Verdünnung" der schadensauslösenden Noxe). Da anfänglich noch keine gesteigerte endotheliale Durchlässigkeit besteht, handelt es sich zunächst um ein eiweiß*armes* Transsudat (vgl. S. 210). Klinische Folgen sind ein Ödem und eine Schwellung, ggf. auch eine Rötung und Schmerzen. Infolge der arteriolären Dilatation wird der Blutstrom im Entzündungsgebiet verlangsamt, was die Einwanderung von Leukozyten begünstigt (s. u.). Dies ist in histologischen Präparaten gut zu erkennen.

Steigerung der Kapillarpermeabilität: 30–90 min nach Beginn der Entzündungsreaktion steigt die Kapillarpermeabilität im Entzündungsgebiet an; ursächlich sind direkte Beschädigungen oder Kontraktionen von Endothelzellen. Direkte Endothelschäden entstehen z. B. bei physikalisch oder chemisch bedingten Gewebeschädigungen, histologisches Korrelat sind endotheliale Nekrosen. Kontraktionen von Endothelzellen werden von verschiedenen Entzündungsmediatoren verursacht, histologische Kennzeichen sind Lücken in der endothelialen Auskleidung kapillärer Gefäße. Das kapilläre Endothel lässt nunmehr nicht nur H_2O und niedermolekulare Substanzen passieren, sondern auch höhermolekulare Proteine (normalerweise verhindert das Endothel den Austritt von Molekülen mit einem Molekulargewicht von mehr als 8–10 kDa; IgG1 besitzt beispielsweise eine Molekulargewicht von 146 kDa). Es kommt zur Bildung eines eiweiß*reichen* Exsudates (vgl. S. 210).

Einwanderung von Leukozyten: Wesentliche Voraussetzungen für die Einwanderung von Leukozyten sind die bislang beschriebenen ersten beiden Phasen der Entzündungsreaktion, insbesondere die Verlangsamung des Blutstroms (Stase) sowie das Auftreten von Endotheldefekten. Im Einzelnen wird der Zustrom von Leukozyten durch folgende Mechanismen bewerkstelligt:

- Margination der Leukozyten
- Adhäsion
- Diapedese

Die **Margination der Leukozyten** ist ein rein physikalisches Phänomen, das aus der Verlangsamung des Blutstroms resultiert: Hierdurch kommt es zu einer vermehrten Ansammlung von Blutzellen im Randbereich der Gefäße, also endothelnah. Das entscheidende Signal für die unter diesen Umständen begünstigte **Adhäsion der Leukozyten** an den Kapillarwänden ist die Expression von Adhäsionsmolekülen auf den Endothelzellen und beschädigten Gewebezellen im Entzündungsgebiet. Wichtige endotheliale Adhäsionsmoleküle für Granulozyten sind das endothelial-leukozytäre Adhäsionsmolekül (ELAM-1 = E-Selektin = CD 62E), das interzelluläre Adhäsionsmolekül (ICAM-1/2) und das vaskuläre Adhäsionsmolekül (VCAM-1). Auf den Leukozyten sind komplementäre Bindungsstellen – die sog. Integrine – vorhanden, die mit den endothelialen Adhäsionsmolekülen interagieren und eine feste Abfolge von Adhäsionsschritten einleiten, wodurch letzten Endes eine feste Bindung der im Blutstrom zirkulierenden Leukozyten an die Endothelzellen bewirkt wird. Hierdurch wird die **aktive Diapedese** der Leukozyten durch die Endothelspalten eingeleitet.

Beseitigung des beschädigten Gewebes oder der Noxe: Die durch die Kapillarwand ausgetretenen Leukozyten finden in dem durch Transsudat und/oder Exsudat ödematös aufgelockerten Gewebe ideale Voraussetzungen, um sich aktiv amöboid weiterzubewegen, zu diesem Zweck besitzen sie im Zytoplasma aktive kontraktionsfähige Proteinfäden. Bei ihrer Wanderung werden die Leukozyten von sog. Chemotaxinen angelockt. Zahlreiche im Entzündungsgebiet vorhandene Moleküle können einen solchen „Lockstoff" darstellen: bakterielle Membranbestandteile, zytoplasmatische Membranen, zerstörte Gewebezellen, frei liegende DNA und RNA, Komplementfaktoren und Fibrinspaltprodukte. Spezielle molekulare Bestandteile der genannten Substanzen werden an besondere Oberflächenrezeptoren der Leukozyten gebunden und geben die Infiltrations- und Bewegungsrichtung der Leukozyten vor. Neutrophile Granulozyten sind in der Regel die erste Zellpopulation im Entzündungsgebiet, insbesondere bei bakteriellen Infektionen. Monozyten und Lymphozyten folgen zeitlich versetzt. Durch die Aktivität der Leukozyten werden die Bakterien eliminiert und zerstörtes Gewebe abgebaut.

Regeneration des Gewebes: Sofern die Bekämpfung der eingedrungenen Mikroorganismen bzw. die Beseitigung eines beschädigten Gewebeareals durch den entzündlichen Prozess erfolgreich war, wird das Exsudat aufgelöst; hierbei werden Flüssigkeit, Moleküle und zelluläre Bestandteile über die Lymphgefäße abtransportiert. Sofern im Rahmen des Entzündungsvorgangs Gewebedefekte entstanden sind (z. B. durch eitrige Abszessbildung) bzw. Gewebedefekte ursächlich für die Entzündungsreaktion waren, müssen die Defekte durch Regenerations- und Reparationsvorgänge beseitigt werden. Für die Ersatz- oder Defektheilung spielen jetzt Faktoren wie Angiogenese, Fibroblastenproliferation und Aktivierung des gewebespezifischen proliferativen Kompartiments (z. B. der Basalzellen des Plattenepithels) eine wesentliche Rolle. Im Vordergrund der Ersatz-/Defektheilung steht die Granulationsgewebebildung mit anschließender Narbenbildung. Aufgrund ihrer hohen Bedeutung werden die Prozesse der Ersatz- und Defektheilung in einem separaten Kapitel behandelt (s. S. 75).

Grundformen der akuten Entzündung

MERKE

Bei den meisten Entzündungsformen kommt es zum Austritt von Flüssigkeit und Leukozyten aus den kapillären Gefäßen. In Abhängigkeit von der Zusammensetzung des entzündlichen Exsudates/Transsudates unterscheidet man seröse, fibrinöse, eitrige, hämorrhagische und lymphozytäre Entzündungen. Die nekrotisierende Entzündung im engeren Sinne ist eine durch exotoxinbildende Mikroorganismen hervorgerufene Entzündung, die zu einem toxinbedingten Gewebeuntergang führt. Der Begriff wird allerdings auch in einer weiter gefassten Bedeutung verwendet und dient dann als Bezeichnung für alle Entzündungen, bei denen es zu Nekrosen kommt.

Seröse Entzündung: Bei der serösen Entzündung findet sich ein eiweißreiches und fibrinfreies Exsudat im interstitiellen Gewebe bzw. in präformierten Körperhöhlen, klinisch macht sich dies als Ödembildung oder als seröser Erguss bemerkbar, im Bereich der Haut als Quaddel- oder Blasenbildung. Nahezu alle Entzündungen haben eine seröse Komponente, die mehr oder weniger stark im Vordergrund steht. Typische **Beispiele** für (rein) seröse Entzündungen sind:

- seröse Perikarditis (s. S. 214) und Pleuritis (s. S. 214), Synovialitis etc.;
- Urtikaria (Nesselsucht, s. S. 422);
- blasenbildende Dermatosen wie Herpes labialis (s. S. 423) und Pemphigus vulgaris (s. S. 418);
- akute interstitielle (= seröse) Nephritis;
- exsudative (= seröse) Alveolitis der Lunge.

MERKE

Rein seröse Entzündungen sind meistens abakteriell. Häufige Auslöser sind Viren, Allergene oder physikalische/chemische/traumatische Einwirkungen.

Bei der **katarrhalischen (= serös-schleimigen) Entzündung** sind dem Exsudat Epithelien beigemischt. Die serös-schleimige Entzündung findet sich ausschließlich auf Schleimhautoberflächen. Wichtige **Beispiele** sind die Rhinitis catarrhalis (s. S. 173) sowie bakterielle Enteritiden wie die Cholera (exzessiver Wasser- und Elektrolytverlust; Schleimhautödem).

Fibrinöse Entzündung: Die Kapillarpermeabilität ist bei dieser Entzündungsform – anders als bei der serösen Entzündung – erhöht. Höhermolekulare Proteine – insbesondere Fibrinogen – können ins Exsudat austreten und auf die Oberfläche von Schleimhäuten gelangen. Außerhalb des Gefäßes wird die Gerinnungskaskade aktiv, entsprechend bilden sich Auflagerungen von Fibrinpräzipitaten, so genannte Pseudomembranen; diese fungieren als mechanische

Barriere gegen eine weitere Ausbreitung der auslösenden Noxe.

MERKE

Zwecks Abgrenzung von biologischen (natürlichen) Membranen werden die Fibrinbeläge Pseudomembranen genannt. Die fibrinöse Entzündung findet sich v. a. an serösen Häuten (Pleura, Perikard, Peritoneum) und an Schleimhäuten. Pseudomembranen bestehen aus Fibrin, nekrotischen Epithelien und Bakterien.

Typische **Beispiele** für fibrinöse Entzündungen sind

- die pseudomembranöse Enterokolitis nach Antibiotikatherapie (durch Überwuchern von Clostridium difficile, s. S. 271);
- die Diphtherie (Entzündung von Trachea und Larynx, Laryngotracheitis diphtherica);
- die fibrinöse Perikarditis bei Urämie (**Abb. 2.12**) und Herzinfarkt (Pericarditis epistenocardica, s. S. 213).

Bei den **diphtherischen oder tiefen Pseudomembranen** ist das Oberflächenepithel vollständig nekrotisch, sodass sich die Fibrinfäden im subepithelialen Kollagen anheften **(= pseudomembranös-nekrotisierende Entzündung)**. Diese Belege sind nur schwer oder gar nicht abstreifbar. Bei der Diphtherie werden die Epithelnekrosen durch Exotoxine von Corynebacterium diphtheriae hervorgerufen.

Bei den **diphtheroiden oder kruppösen Pseudomembranen** (z. B. bei der Influenza) ist die Basalmembran des Epithels noch erhalten, sodass die Fibrinmembranen abstreifbar sind **(pseudomembranös-nicht-nekrotisierende Entzündung)**.

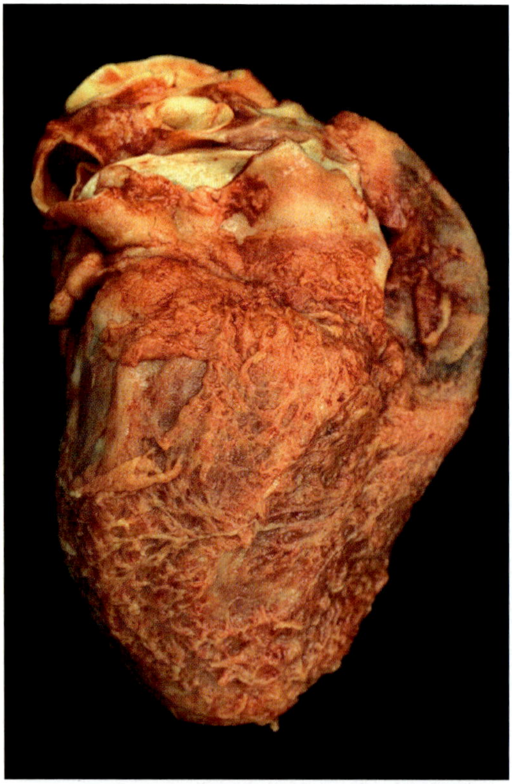

Abb. 2.12 Fibrinöse Perikarditis bei Urämie, makroskopischer Aspekt. (Mit freundlicher Genehmigung von Prof. Dr. Klöppel, München)

Lymphozytäre Entzündung: Zahlreiche Virusinfektionen, Autoimmunerkrankungen und die Transplantatabstoßung sind durch eine Lymphozyten-dominante Entzündungsreaktion gekennzeichnet. **Beispiele** sind die primäre biliäre Zirrhose (s. S. 299), die akute Abstoßung der Leber nach Transplantation (Endothelitis, s. S. 60) und die akute Virusmyokarditis (**Abb. 2.13**; S. 109). Neben der akuten lymphozytären Entzündung gibt es auch eine chronische Variante; hier finden sich im Infiltrat zusätzlich Plasmazellen und Makrophagen (s. S. 64).

Eitrige Entzündung: Bei der eitrigen Entzündung dominieren im Exsudat neutrophile Granulozyten (**Abb. 2.14**), darüber hinaus sind Fibrin, Zelldetritus und Mikroorganismen enthalten. Eitrige Entzündungen sind in der Regel eine Reaktion auf Infektionen mit Staphylokokken, Streptokokken, Gonokokken, Meningokokken, Chlamydien und einigen exogenen Fremdkörpern.

MERKE

Besondere Formen der eitrigen Entzündung sind die Phlegmone, der Abszess und das Empyem.

Die **Phlegmone** ist charakterisiert durch eine diffuse Ausbreitung des granulozytär betonten Entzündungsinfiltrates im Gewebe (v. a. im lockeren Bindegewebe) ohne lokale Einschmelzung (keine nennenswerte Eiter-

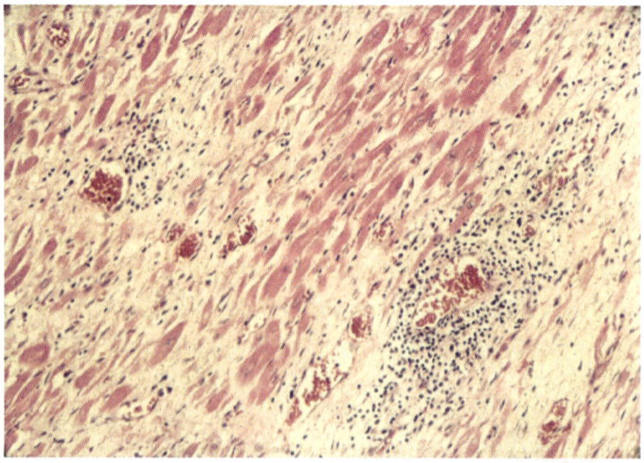

Abb. 2.13 Akute lymphozytäre Entzündung bei viraler Myokarditis. Typisches morphologisches Korrelat sind Myozytennekrosen und lymphozytäre Entzündungszellen. Schwere Verlaufsformen führen zur Herzinsuffizienz. Die virale Myokarditis ist wahrscheinlich Ursache von 10–20 % der Fälle von plötzlichem Herztod im Kinder- und Jugendalter. In Abhängigkeit vom Erreger haben virale Myokarditiden eine Letalität von bis zu 50 % (v. a. Myokarditiden durch Coxsackie-Viren).

bildung!). Wichtige Beispiele sind das Erysipel (Wundrose) und die phlegmonöse Appendizitis. Sie wird meist durch Streptokokken hervorgerufen.

Ein **Abszess** ist Folge einer Gewebeeinschmelzung im Entzündungsbereich durch die Aktivität proteolytischer granulozytärer Enzyme. In der so entstandenen Gewebehöhle sammelt sich lokal Eiter an. Die abführenden Lymphgefäße und evtl. auch Lymphknoten sind mit betroffen (eitrige Lymphangiitis, Lymphadenopathie). Abszesse werden bevorzugt durch Staphylokokken verursacht. Beispiele sind Retrotonsillarabszesse, Abszessbildungen im Rahmen einer akuten eitrigen Appendizitis (s. S. 264) und das Furunkel (s. S. 424).

Unter einem **Empyem** versteht man eine Eiteransammlung in einer präformierten Körperhöhle. Am häufigsten ist das Pleuraempyem.

Hämorrhagische Entzündung: Sofern das Exsudat in größeren Mengen Erythrozyten enthält, spricht man von einer hämorrhagischen Entzündung. Die Schädigung der kapillären Gefäße im Entzündungsgebiet ist in diesem Fall so groß, dass auch Erythrozyten die Endothellücken (passiv) passieren können. Häufig sind bakterielle Endo- oder Exotoxine sowie viral bedingte Endothelbeschädigungen ursächlich. **Beispiele** für hämorrhagische Entzündungen sind:

- die schwere Grippepneumonie (alveoläres hämorrhagisches Infiltrat),
- das Gelbfieber (Schleimhautblutungen in Mund, Nase und Gastrointestinaltrakt),
- das hämorrhagische Fieber durch Marburg-Virus und Ebola-Virus,
- die Lungenpest (hämorrhagisch-nekrotisierende Pneumonie),
- der Milzbrand,
- die hämorrhagische Pankreatitis und
- die Lungenblutung beim Goodpasture-Syndrom.

Die hämorrhagische Infarzierung bei einem Verschluss venöser Gefäße (z. B. hämorrhagischer Hirninfarkt bei Sinusvenenthrombose) führt gleichfalls zu starken Erythrozytenexvasaten; aufgrund des besonderen Entstehungsmechanismus spricht man in diesem Fall jedoch nicht von einer hämorrhagischen Entzündung, zumal klinisch meist die Folgen des Gewebeuntergangs (Nekrosen) im Vordergrund stehen.

Nekrotisierende Entzündungen: Kommt es durch Exotoxineinwirkung von Bakterien zu Gewebenekrosen und stehen diese Gewebenekrosen im Vordergrund des Krankheitsgeschehens, so wird die Entzündung als nekrotisierend bezeichnet. So bildet beispielsweise Clostridium perfringens eine Phospholipase (das sog. α-Toxin), die das Lezithin in Zellmembranen hydrolysiert und so zu ausgedehnten Gewebenekrosen führt (**Gasbrand**, Abb. 2.15). Gasbrand kann (exogen) nach Schussverletzungen und postoperativ (endogen) nach großen Bauchoperationen auftreten.

In einem weiter gefassten Sinne liegt auch immer dann eine nekrotisierende Entzündung vor, wenn es im Zuge des Entzündungsprozesses zu Gewebeuntergängen kommt, wie z. B. bei der Abszessbildung im Rahmen eitriger Entzündungen durch Staphylokokken oder bei der Verkäsung im Zentrum von Tuberkulosegranulomen; auch ulzerierende Erkrankungen beinhalten per definitionem eine relevante Nekrosenbildung. Bei den aufgeführten Erkrankungen sind die Nekrosen häufig Folge lysosomaler Enzymaktivität der an dem Entzündungsprozess beteiligten Zellen, v. a. der unspezifischen Immunantwort (z. B. Abszess, Tuberkulom) oder des betroffenen Gewebes selbst (hämorrhagische Nekrosen bei der akuten Pankreatitis).

Gangräneszierende Entzündung: Als Gangrän wird eine Kombination von Koagulationsnekrose und starkem Flüssigkeitsverlust bezeichnet (**Gangraena**

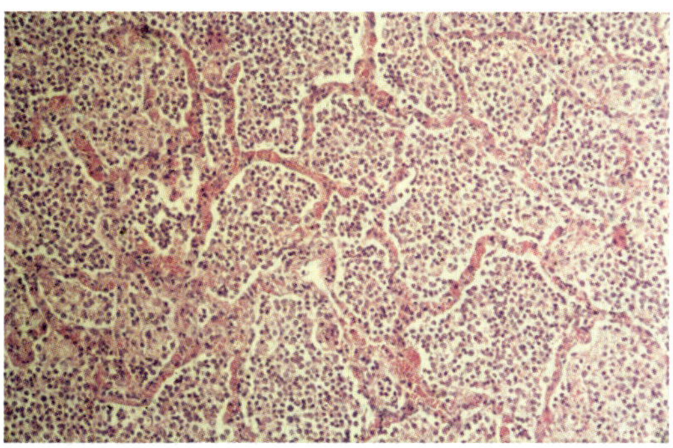

Abb. 2.14 Eitrige Entzündung im Rahmen einer Lobärpneumonie (vgl. S. 193). Granulozyten sind die typische Zellpopulation der eitrigen Entzündung. Die Granulozyten zerfallen und setzen Enzyme frei, die zu einer Zerstörung der Alveolarsepten und zu systemischen Erscheinungen wie Blutdruckabfall und Tachykardie führen können.

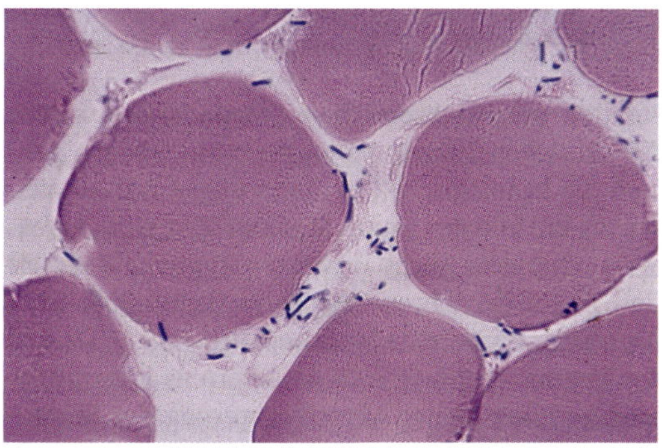

Abb. 2.15 Infektion der Oberschenkelmuskulatur mit Clostridium perfringens. Das α-Toxin von Clostridium perfringens führt unter anaeroben Bedingungen zu Nekrosen mit Gasbildung im infizierten Gewebe („Knistern"); typischerweise ist histologisch initial keinerlei Entzündungsreaktion nachweisbar. Clostridien sind als kleine Stäbchen erkennbar. Später erfolgt dann der Abbau des nekrotischen Muskelgewebes durch Makrophagen.

MERKE

Die Diagnose von Granulomen im histologischen Präparat hat eine große Bedeutung, da nur wenige Erkrankungen durch eine Granulombildung gekennzeichnet sind und daher eine Eingrenzung der Ursachen möglich ist.

Kleinherdige Epitheloidzellreaktionen

MERKE

Bei der kleinherdigen Epitheloidzellreaktion sind wenige Epitheloidzellen zusammengelagert, ohne dass sie von Lymphozyten umgeben sind. Es handelt sich um den Ausdruck einer gesteigerten immunologischen Reaktionsbereitschaft des Organismus.

Epitheloidzellen besitzen die charakteristische Eigenschaft, sich in geordneten „epithelähnlichen" Zellverbänden wallartig (palisadenförmig) zu gruppieren, hieraus resultiert auch ihr Name. Von den „normalen" Makrophagen unterscheiden sie sich durch eine gesteigerte Produktion lysosomaler Enzyme und bakterizider Substanzen. Die Fähigkeit zur Phagozytose haben sie verloren.
Im Lymphknoten weist eine kleinherdige Epitheloidzellreaktion (**Abb. 2.17**) u. a. auf eine Toxoplasmose (sog. Piringer-Kuchinka-Lymphadenitis), eine Sarkoidose oder eine Miliartuberkulose hin. Im Abstromgebiet von malignen Tumoren können ebenfalls kleinherdige Epitheloidzellreaktionen auftreten (sog. Sarkoid-like-Lesions). Im Knochenmark kann eine kleinherdige Epitheloidreaktion auf ein Non-Hodgkin-Lymphom hinweisen (v. a. auf ein T-Zell-Lymphom, s. S. 166).

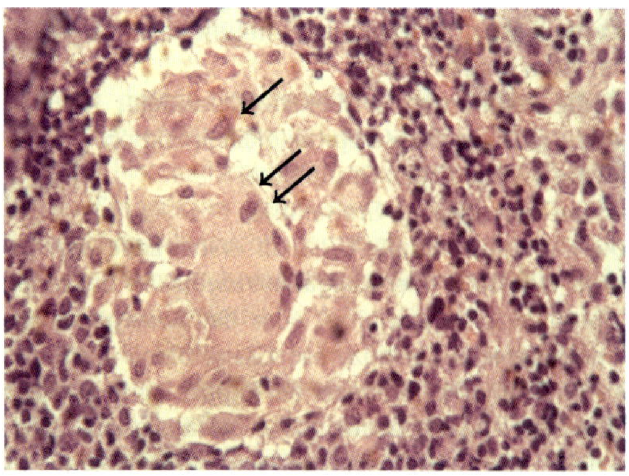

Abb. 2.17 Kleinherdige Epitheloidzellreaktion. Sie tritt v. a. im Lymphknoten auf: Epitheloidzellen (Pfeil) und mehrkernige Riesenzellen (Doppelpfeil) bilden kleine Aggregate, die inmitten des ortsständigen lymphatischen Gewebes liegen.

Granulomatöse Epitheloidzellreaktionen

MERKE

Bei den granulomatösen Epitheloidzellreaktionen zeigen sich histologisch voll ausgebildete Granulome. Diese bestehen aus Epitheloidzellen, an die sich nach außen ein Lymphozytensaum/-wall anschließt; das Granulom kann darüber hinaus im unterschiedlichen Ausmaß mehrkernige Riesenzellen enthalten. Im Zentrum kann eine Nekrose vorhanden sein, die aufgrund ihrer besonderen (makroskopischen) Konsistenz als Verkäsung bezeichnet wird.

Histologisch lassen sich **2 Grundtypen von Epitheloidzellgranulomen** unterscheiden:
- Sarkoidosegranulome (nichtverkäsend),
- Tuberkulosegranulome (verkäsend).

Sowohl die Sarkoidose- als auch die Tuberkulosegranulome weisen Riesenzellen auf.

MERKE

Riesenzellen sind mehrkernige Zellen, die aus einem Zusammenschluss von Einzelzellen entstehen (Synzytium), alternativ können sie auch aus einer gestörten Zellteilung (Endomitose) hervorgehen. Langhans-Riesenzellen (typisch für die Sarkoidose und die Tuberkulosegranulome) und Fremdkörperriesenzellen (typisch für die Fremdkörpergranulome, s. S. 73) entstehen aus einem Zusammenschluss von Makrophagen.

Granulome vom Sarkoidose-Typ enthalten **Epitheloidzellen**, **Lymphozyten** und **Langhans-Riesenzellen** (s. u.). Die Riesenzellen können bei der Sarkoidose sog. Asteroid-Körperchen beherbergen; hierbei handelt es sich um sequestrierte Zytoplasma-Bestandteile. Ein weiterer möglicher Bestandteil sind Schaumann-Körperchen (Kalkeinschlüsse). Sarkoidosegranulome finden sich nicht nur bei der Sarkoidose, sondern auch beim Morbus Crohn (s. S. 274), bei den Pneumokoniosen (Berylliose, Aluminiuminhalation) und bei der Tuberkulose (im Falle einer normergischen Immunität, s. S. 44).
Granulome vom Tuberkulosetyp (**Abb. 2.18**) ähneln den Sarkoidosegranulomen, weisen aber eine zentrale Nekrose auf. Das Tuberkulosegranulom besteht von innen nach außen aus:
- einer **Nekrose** (Verkäsung) im Zentrum,
- einer inneren Schicht aus **Epitheloidzellen und Langhans-Riesenzellen**; die Langhans-Riesenzellen besitzen typischerweise kranzförmig angeordnete Zellkerne (hiervon abzugrenzen sind die Riesenzellen vom Fremdkörpertyp, die ungeordnete Zellkerne aufweisen und für das histiozytäre Granulom typisch sind, s. S. 73),
- einem äußeren **Lymphozytenmantel**.

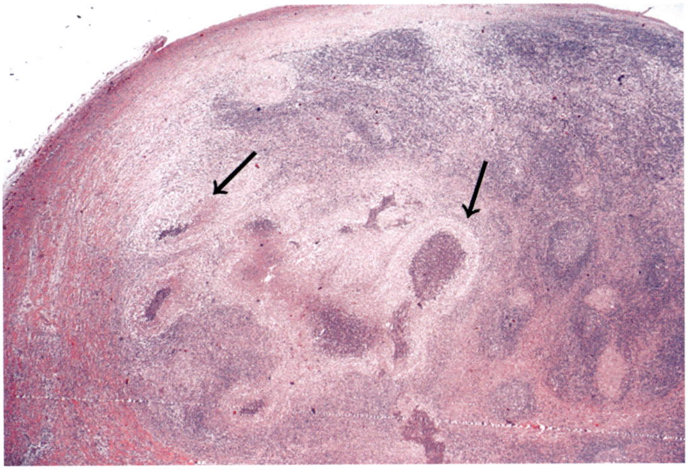

Abb. 2.18 Verkäsende Nekrosen bei Lungentuberkulose mit Lymphknotenbeteiligung. In diesem Lymphknoten finden sich zahlreiche käsige Nekroseherde (Pfeile) inmitten des unauffälligen lymphatischen Gewebes. Die Lymphknotenkapsel ist intakt. Bei der Lungentuberkulose sind in erster Linie hiläre Lymphknoten betroffen.

Tuberkulosegranulome treten bei hyperergischer Reaktionsbereitschaft des Organismus im Rahmen einer Infektion durch Mycobacterium tuberculosis auf: Mycobacterium tuberculosis ist ein besonders virulentes Bakterium, dessen Zellwand bis zu 60 % Lipide und Wachse (sog. Tuberkulo-Lipide) enthält; dies garantiert die Säurefestigkeit des Bakteriums sowie seinen besonderen Schutz gegen Phagozytose. Als fakultativ intrazelluläres Bakterium ist es für die unspezifische Immunabwehr normalerweise unerreichbar; aus diesem Grund müssen die Erreger durch besondere Schutzmaßnahmen – eben die Granulombildung – an der weiteren Ausbreitung gehindert werden. Der hohe Lipidanteil der Mykobakterien erklärt die besondere Konsistenz des nekrotischen Gewebes (Verkäsung) im Zentrum des tuberkulösen Granuloms. Die Verkäsung entsteht durch Sekretion lysosomaler Enzyme aus abgestorbenen Makrophagen. Die Verkäsungen können über Jahre bestehen bleiben und verkalken (sog. Primärkomplexe); nach Aufbrechen der tuberkulösen Kavernen kann es zu einer Reinfektion des Organismus kommen, da im Zentrum der Granulome im Allgemeinen virulente Erreger erhalten bleiben (Näheres s. S. 73).

Granulome vom Tuberkulosetyp können auch bei anderen Infektionserkrankungen wie z. B. der Lepra (Mycobacterium leprae, s. S. 424) und der Lues (Treponema pallidum, s. S. 359) auftreten. Sie finden sich darüber hinaus als Reaktion auf eine lang anhaltende Exposition gegenüber Stäuben, die inhaliert oder anderweitig aufgenommen werden (z. B. Polyvinylpyrrolidon), bei Eindringen von Stärke in den Organismus (verunreinigtes Heroin, Handschuhpuder), bei Übertritt körpereigener Sekrete in das Gewebe (granulomatöse Prostatitis, s. S. 353) und bei zerfallenden Tumoren.

Mischzellige Granulome

MERKE

Histologisch sind die mischzelligen Granulome durch das gleichzeitige Auftreten von Epitheloidzellen, Histiozyten und Granulozyten in unterschiedlicher Zusammensetzung gekennzeichnet.

Der Begriff mischzelliges Granulom wird häufig mit dem Begriff **„Granulom vom Pseudotuberkulosetyp"** synonym verwendet. Mischzellige Granulome unterscheiden sich von den Tuberkulosegranulomen dadurch, dass die zentrale Nekrose aufgrund des geringen Lipidgehaltes der auslösenden Mikroorganismen keinen verkäsenden Charakter hat. Auch kommen aufgrund der Andersartigkeit der auslösenden Erreger häufiger neutrophile Granulozyten im Nekrosebereich vor. **Typische Krankheitsbilder** mit mischzelligen Granulomen sind:

- Mesenteriale Lymphadenitis (Erreger: Yersinia pseudotuberculosis, s. S. 147),
- Lymphogranuloma venerum (Erreger: Clamydia trachomatis, s. S. 360),
- Bilharziose (Schistosomiasis),
- Katzenkratzkrankheit (Bartonella henselae).

Histiozytäre Granulome

MERKE

Für diesen Granulomtyp ist ein zentral gelagerter Fremdkörper typisch, alternativ kann es sich auch um alteriertes körpereigenes Gewebe/endogen produzierte Substanzen handeln (z. B. nekrotisches Kollagen, Uratkristalle). Um die zentrale Ablagerung herum finden sich in mehr oder minder regelmäßiger Anordnung mehrkernige Riesenzellen, Makrophagen, Lymphozyten und neutrophile Granulozyten.

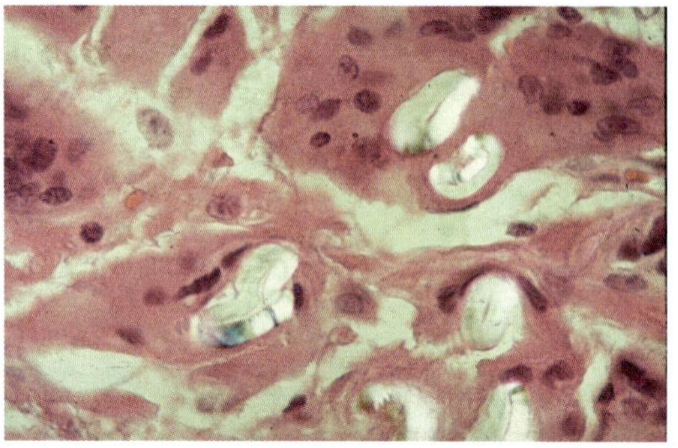

Abb. 2.19 Fremdkörperriesenzellen, die Nahtmaterial umschließen. Die Fremdkörperriesenzelle gehört mit den unregelmäßig im Zytoplasma verteilten Zellkernen zu den ungeordneten Riesenzellen. Hier umschließen die Riesenzellen Nahtmaterial, klinisch besteht eine chronische Narbenreizung.

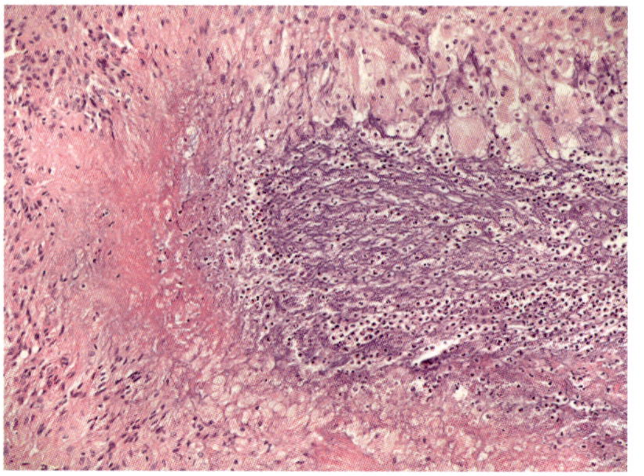

Abb. 2.20 Fibrinoide Nekrosen bei rheumatischem Fieber. Histologisch sieht man nekrotische Kollagenfasern (fibrinoide Nekrosen), die von Makrophagen und z. T. Epitheloidzellen abgegrenzt werden.

Typische Beispiele histiozytärer Granulome sind:

- das Fremdkörpergranulom,
- Granulome beim rheumatischen Fieber,
- rheumatoide Granulome.

Fremdkörpergranulome werden durch körpereigene oder körperfremde Substanzen im Gewebe ausgelöst. Histologisch finden sich um die zentrale Ablagerung herum Makrophagen, mehrkernige Fremdkörperriesenzellen, Lymphozyten und Granulozyten in mehr oder minder deutlicher granulomartiger zirkulärer Anordnung. Häufig haben die Riesenzellen bereits Fremdkörpermaterial (z.B. Nahtmaterial, Stärke u.a.) in das Zytoplasma aufgenommen (**Abb. 2.19**). Sofern die Fremdkörper nicht abbaubar sind, persistieren die Fremdkörperriesenzellen jahrelang. Sie sind histologisch durch eine ungeordnete Konfiguration der Zellkerne charakterisiert (im Unterschied zu den kranzförmig angeordneten Zellkernen der Langhans-Riesenzellen, vgl. oben) und stellen einen chronischen Entzündungsreiz im Gewebe dar.

Die **Granulome beim rheumatischem Fieber (rheumatische Granulome)** weisen zentral nekrotisches Kollagen (sog. fibrinoide Nekrosen) auf (**Abb. 2.20**). Diese Nekrosen entstehen im Rahmen einer Infektion mit β-hämolysierenden Streptokokken der Gruppe A – in der Regel nach einer Tonsillitis –, bei der es innerhalb von 2 Wochen zu einer Entzündung und Degeneration von Kollagenfasern in Herz, Gelenken, Haut und ZNS kommt (exsudative Phase). Ursächlich sind kreuzreagierende Antikörper gegen Streptokokken, die mit gewebeeigenen Antigenen interferieren (autoimmunologische Reaktion). Nach 4–6 Wochen sind die fibrinoiden Nekrosen wallartig von Lymphozyten, Plasmazellen, besonderen Makrophagen (Anitschkow-Zellen = „Eulenaugenzellen") und mehrkernigen Riesenzellen (Aschoff-Zellen) umgeben (granulomatöse oder proliferative Phase). Das voll ausgebildete rheumatische Granulom – an den Herzklappen wird es Aschoff-Geipel-Knötchen und im Myokard Aschoff-Knötchen genannt – persistiert mehrere Monate lang und wird schließlich nach Abbau des nekrotischen Kollagens durch Narbengewebe ersetzt (Vernarbungsphase). Die klinisch tastbaren Knoten in der Haut verschwinden im Laufe einiger Monate oder Jahre.

Das **rheumatoide Granulom (Rheumatismus nodosus)** tritt bei rheumatoider Arthritis (primär chronischer Polyarthritis, PCP, s. S. 532) auf. 20 % der Patienten mit einer PCP zeigen Rheumaknoten im Bereich der Gelenkhäute (Synovia) sowie im subkutanen Gewebe, bevorzugt streckseitig an den unteren Extremitäten. Das Zentrum des rheumatoiden Granuloms wird wie beim rheumatischen Granulom von einer fibrinoiden Nekrose (nekrotischem Kollagen) gebildet, diese ist von einem palisadenartigen Wall aus Makrophagen und Epitheloidzellen umgeben. Bei der Entstehung spielen Immunkomplex-Ablagerungen an Kollagenfasern eine wichtige Rolle (Rheumafaktoren = IgM-Antikörper gegen das Fc-Fragment von IgG).

MERKE

Wichtiges Kriterium für die Unterscheidung des rheumatoiden Granuloms vom rheumatischen Granulom ist das fast vollständige Fehlen von mehrkernigen Riesenzellen beim rheumatoiden Granulom. Es kann mehrere Zentimeter groß werden.

2.6 Wundheilung und Defektheilung

Key Point

Die Wundheilung verläuft in verschiedenen Stadien – die exsudative Phase entspricht im Wesentlichen der akuten fibrinösen Entzündungsreaktion, die resorptive und die reparative Phase zeigen starke Analogien zur chronisch-granulierenden Entzündung. Allerdings wird im Zusammenhang mit einer unkomplizierten Wundheilung klinisch nicht von einer Entzündung gesprochen.

Gut adaptierte Wunden heilen mit geringer Granulationsgewebebildung **(sanatio per primam intentionem)**, wohingegen ausgedehnte Defekte über das Stadium einer massiven Granulationsgewebebildung zu einer starken Vernarbung führen **(sanatio per secundam intentionem)**. Wenn ein Ersatz des zerstörten Gewebes durch ortsständige Zellen mit spezifischer Funktion möglich ist, wird der Gewebedefekt durch Proliferation dieser Zellen gedeckt und es kommt zur **Restitutio ad integrum**, also zu einer Heilung ohne strukturelle/funktionelle Residuen und ohne Narbenbildung. Größere Nekrosen mit einem starken Verlust ortsständiger spezifischer Zellen werden durch Narbenbildung kompensiert **(Defektheilung, Reparatio)**. Das Gewebe wird dadurch auch funktionell beeinträchtigt.

Stadien der Wundheilung: In der **exsudativen Phase** wird die Wunde mit dem Wundsekret (Exsudat = Plasma, Fibrin, Erythrozyten) gefüllt, je nach Ausmaß der Gewebeschädigung resultiert eine unterschiedlich starke Einblutung (und später entsprechend eine unterschiedlich starke Bildung von Granulationsgewebe, s. u.). Im Wundsekret wird die Gerinnungskaskade aktiviert, sodass sich Fibrinpräzipitate bilden, die die Erythrozyten umschließen **(= Wundschorf)**. Frei liegendes Kollagen und Entzündungsmediatoren lösen eine akute Entzündungsreaktion aus, in der Summe entsteht das histologische Bild einer fibrinösen Entzündung (s. o.).

In der **resorptiven Phase** beginnen eingewanderte Makrophagen und Granulozyten das defekte Gewebe abzuräumen.

In der **reparativen Phase** findet die Granulationsgewebebildung statt: Es kommt zur Angiogenese und zur Einwanderung von Stammzellen aus dem Blutstrom, die sich zu Fibroblasten differenzieren. Histologisch ist die Granulationsgewebebildung besonders eindrucksvoll am Grund eines Ulkus sowie in chronischen Fisteln zu beobachten. Die Fibroblasten bilden im Laufe einiger Wochen zunehmend stabilere Kollagenfasern (Narbengewebe). Nach Auflockerung der dem Wundbereich benachbart liegenden Zellverbände kommt unter dem Einfluss zahlreicher Wachstumsfaktoren zur aktiven Einwanderung epidermaler Stammzellen und damit zur Epithelialisierung des Wundbereichs.

Komplikationen der Wundheilung sind
- Wundinfektionen;
- ein Serom (ein blutgefüllter Hohlraum im Wundbereich, der nicht durch Granulationsgewebe organisiert wird);
- eine Nahtdehiszenz und Nahtruptur einer chirurgisch versorgten Wunde;
- eine Fremdkörperreaktion bzw. ein Fremdkörpergranulom;
- eine überschießende Bildung von Granulationsgewebe mit Ausbildung von Granulationsgewebepolypen;
- eine überschießende/hypertrophe Narbenbildung, sog. Keloid.

B

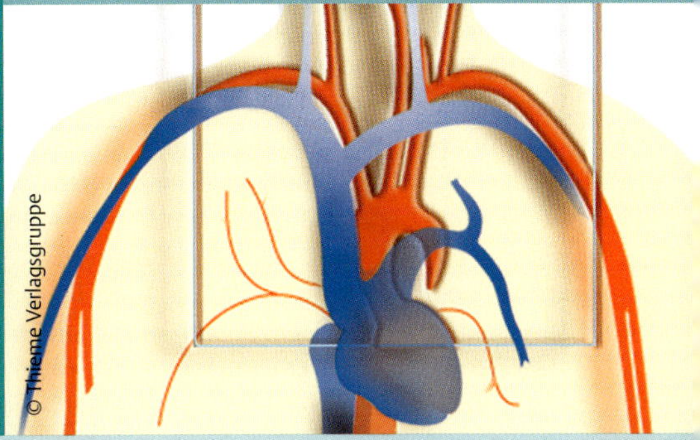

Kardiovaskuläres System

Sektionskonferenz, direkt nach der Obduktion

Pathologe: Wir haben heute den vor zwei Tagen verstorbenen Herrn P. obduziert. Herr Kollege Barnard, was können Sie zum klinischen Verlauf sagen?

Kardiologe: Herr P. wurde als 64-jähriger Patient wegen schwerer pektanginöser Beschwerden vor 11 Tagen bei uns im Hafenkrankenhaus aufgenommen. Der Patient berichtete über frühmorgendliche Übelkeit, Kaltschweißigkeit und Abgeschlagenheit am Tag der Aufnahme.

Er war ein Seemann, der wegen eines zuletzt insulinpflichtigen Diabetes mellitus Typ 2 mit 60 Jahren frühpensioniert wurde. Herr P. wurde vor Jahren appendektomiert und vor 5 Jahren thyreoidektomiert. Aus den Unterlagen geht hervor, dass die Thyreoidektomie wegen einer Schilddrüsenüberfunktion durchgeführt wurde, das von Ihnen beschriebene morphologische Korrelat war eine Struma colloides nodosa et adenomatosa.

In der Klinik haben wir eine ST-Streckenerhöhung im EKG und ein erhöhtes CK-MB gefunden. Die EKG-Ableitung legte einen kleinen Hinterwandinfarkt nahe. In der Echokardiografie konnte nur eine milde Immobilität der Hinterwand gesehen werden, kein Aneurysma der Hinterwand, keine Herzklappenstörungen, allerdings eine grenzwertige Stenose der Aortenklappe.

Wir haben Herr P. zunächst eine Woche in der Intensivstation beobachtet, dabei kam im Verlauf ein Reibegeräusch hinzu, aber keine weiteren Komplikationen. Auch die konsekutive Herzinsuffizienz konnte gut eingestellt werden. Auf der Normalstation wurde Herr P. vorgestern Morgen tot aufgefunden. Bei dem guten klinischen Verlauf und nach weitgehend unkomplizierter Überwachung auf der Intensivstation ist für uns nicht klar was vorgefallen ist, zumal sich die üblichen Komplikationen eines Myokardinfarktes innerhalb der ersten 7 Tage ereignen.

Pathologe: Wir sehen hier die Organe des verstorbenen Herrn P. Zunächst die Gefäße mit einer schweren allgemeinen Arteriosklerose – sehen Sie die starken Atherome mit Verkalkungen hier unterhalb der Nierenarterienabgänge (infrarenal)? *Klopft mit dem Messer an ein kräftiges Atherombeet, und das Messer klingt wie gegen Stein geklopft.* Dann die Koranargefäße hier mit einer 50 %igen Einengung des RIVA (Ramus interventrikularis anterior) ca. 1 cm nach dem Abgang aus der Aorta. Und hier, der nach links führende Ast ist 3 cm nach der ersten Stenose bis auf 70 % stenosiert. Da wir es hier mit einem Linksversorgungstyp zu tun haben, liegt hier die Ursache für den von Ihnen bereits beschriebenen Hinterwandinfarkt. *Klappt die Schnittfläche der Myokardhinterwand auf.* Hier der Myokardinfarkt, typisch für das Alter des Infarktes lehmgelb. Es handelt sich um einen im Durchmesser 2 cm großen, transmuralen, also alle Wandschichten betreffenden, Infarkt mit einer flachen thrombotischen Auflagerung auf dem Endothel und *(zeigt jetzt die Außenfläche)* feinen samtigen Fibrinauflagerungen im Sinne einer Perikarditis epistenocardica, es ist das morphologische Korrelat für die von Ihnen beschriebenen Reibegeräusche. War der Patient Raucher?

Kardiologe: Ja, es sind 20 Zigaretten pro Tag angegeben.

Pathologe: *Zeigt wieder auf das Perikard.* Außerdem sehen Sie hier auch Hämorrhagien, die allerdings der fibrinösen Perikarditis aufgelagert sind.

Der Myokardinfarkt ist jedoch nicht die Todesursache! *Zeigt im Vergleich zum Herzen den Herzbeutel.* Der Herzbeutel ist dilatiert und enthielt 700 ml Blut. Jetzt zeige ich Ihnen die Aorta ascendens. *Hält die Aorta abdominalis, die er noch nicht gezeigt hatte, hoch.* Sehen Sie hier eine Dissektion in der Aorta ascendens, sie reicht bis in den Ansatz des Herzbeutels und ist dort zum Herzbeutel rupturiert! Die Todesursache ist also – vom Myokardinfarkt unabhängig – eine Herzbeuteltamponade durch eine Aortendissektion. Diese erklärt den plötzlichen Tod, für den klinisch keine Vorboten gefunden wurden. Interessant ist allerdings die Frage nach der Ursache. Zwar liegt auch in der Aorta abdominalis eine mäßig schwere Arteriosklerose mit Kalzifikationen vor, am geringsten allerdings im Bereich der Aorta ascendens. Auch ist die Arteriosklerose an dieser Stelle nur selten Ursache für eine Dissektion. Ist klinisch eine Lues dokumentiert?

Kardiologe: *Blättert in den Akten.* Hier in diesem Anamnese-Bogen ist vermerkt, dass Herr P. vor 30 Jahren eine Lues hatte.

Pathologe: Das passt, noch immer ist die Lues die häufigste Ursache einer Medianekrose des Aortenbogens, die häufig zu einer Dissektion führt. Wir werden dies histologisch mittels einer Elastikadarstellung (EVG) untersuchen.

Der Pathologe bespricht daraufhin die weiteren Befunde, u. a. eine Aortenklappensklerose, Folgen des Myokardinfarktes mit einer chronischen, allerdings auch akut überlagerten Stauung der Lunge und Nebenbefunde, mit seinem klinischen Kollegen. Die Lues-bedingte Medianekrose konnte eine Woche nach der Obduktion histologisch bestätigt werden, mittels einer Versilberung nach Wartin-Starry konnten Treponemen allerdings nicht mehr nachgewiesen werden – ein typischer Befund für diese inzwischen in der westlichen Welt selten gewordenen Erkrankung.

3 Kreislauf und Gefäßsystem

3.1 Relevante anatomische und funktionelle Aspekte

Das Herz-Kreislauf-System dient der kontinuierlichen Belieferung des gesamten Organismus mit Sauerstoff und Nährstoffen. Dabei fungieren die Gefäße als Transportwege, das Herz als zentrales Pumporgan, das entsprechend seiner Doppelfunktion (Versorgung des Körper- und des Lungenkreislaufs) zweigeteilt ist (vgl. S. 79).

Aus der linken Herzkammer gelangt das Blut in die Aorta, durch fortgesetzte Verzweigungen fließt es entlang immer kleinerer Arterien in die Arteriolen und von dort aus in die Kapillaren, wo der eigentliche Stoff- und Gasaustausch stattfindet. Von den Kapillaren aus gelangt das Blut über Venolen und immer größerkalibrige Venen in die Hohlvenen, die ihrerseits in den rechten Vorhof einmünden **(Körperkreislauf oder großer Kreislauf)**.

Von der rechten Herzkammer aus wird das Blut über den Truncus pulmonalis in die Lungenstrombahn gepumpt. Dort wird es im Bereich der Lungenalveolen mit Sauerstoff aufgesättigt, verliert gleichzeitig CO_2 (in Form von Kohlensäure) und gelangt schließlich über die Lungenvenen in den linken Vorhof und damit in das linke Herz zurück **(Lungenkreislauf oder kleiner Kreislauf)**.

Arteriolen, Kapillaren und Venolen bilden gemeinsam die **Endstrombahn** oder **Mikrozirkulation**. Sie nehmen den größten Anteil am Gesamtquerschnitt des Gefäßsystems ein.

Relevanz für die Pathologie | Erkrankungen des Kreislaufsystems manifestieren sich generalisiert/systemisch oder lokal. Darüber hinaus unterscheidet man primäre Erkrankungen der Gefäße.

Systemische Störungen sind v. a. durch unphysiologische Druckverhältnisse im Körper- oder Lungenkreislauf gekennzeichnet. Bei einer Druckerhöhung spricht man von einer arteriellen bzw. pulmonalen **Hypertonie**, bei einem Druckabfall von einer **Hypotonie**. Die extremste Form des Druckabfalls – der Kreislaufzusammenbruch – wird durch die verschiedenen Formen des **Schocks** repräsentiert; hier kommt es infolge eines kritischen Blutverlustes, eines kardialen Pumpversagens oder einer Fehlregulation im Bereich der Mikrozirkulation zu einer kritischen Mangeldurchblutung lebenswichtiger Organe.

Lokale Störungen des Kreislaufsystems sind in der Regel mit lokalen stenosierenden/okkludierenden Gefäßprozessen oder Blutungen gleichzusetzen. Ursächlich für die stenosierenden Prozesse sind häufig **Thrombosen** oder **Embolien**, die sich sowohl im arteriellen als auch venösen Gefäßsystem ereignen können. Poststenotisch resultiert häufig eine Mangeldurchblutung mit Gewebehypoxie **(Ischämie)**, prästenotisch kommt es in der Regel zu einem Blutstau (insb. bei venösen Thrombosen und Embolien) und damit zu einer Erhöhung des hydrostatischen intravasalen Druckes – Blutflüssigkeit tritt vermehrt aus der Blutbahn in das umliegende Gewebe aus (sog. Stauungsödem). Die Prinzipien der **Ödementwicklung** entsprechen im Wesentlichen denjenigen der Ergussbildung und sind im Kapitel 9 (Seröse Häute) eingehender beschrieben (s. S. 210).

Von den Kreislauferkrankungen sind die **Gefäßerkrankungen** abzugrenzen, die lokal oder generalisiert die Arterien, die Venen oder die Lymphgefäße betreffen können. Häufige Erkrankungen arterieller Gefäße sind die **Arteriosklerose**, die **Aneurysmen** sowie **vaskulitische Erkrankungen**, im venösen Gefäßsystem sind Krampfaderbildungen **(Varikosis)** mit den daraus resultierenden Komplikationen führend **(Phlebosklerose und -thrombose)**. Gefäßerkrankungen beruhen häufig auf einer generalisierten Kreislaufstörung (z. B. Begünstigung einer Arteriosklerose durch eine arterielle Hypertonie) und haben ihrerseits häufig lokale Kreislaufstörungen wie Thrombose, Embolie oder Blutungen zur Folge. Thrombose, Embolie und Blutung bedingen wiederum häufig eine Ischämie. Zirkulatorische und vaskuläre Erkrankungen sind also eng miteinander verzahnt.

3.2 Lokale Kreislaufstörungen

Key Point

Arterielle Thromben bzw. arterielle Thromboembolien gehören zu den häufigsten Ursachen akuter arterieller Gefäßverschlüsse. Klinisch resultiert in der Regel eine akute Ischämie/ein Infarkt. Thromben im venösen System werden häufig in die Lungen verschleppt (Lungenembolie).

3.2.1 Ischämie

MERKE

Der Begriff „Ischämie" bezeichnet eine verminderte/aufgehobene Durchblutung mit hieraus resultierender Gewebehypoxie. Der Sauerstoffmangel kann den gesamten Organismus betreffen (z. B. den Säugling unter der Geburt, in diesem Fall spricht man von einer Asphyxie), oder nur ein Organsystem bzw. einzelne Organabschnitte bis hin zu mikroskopisch kleinen Organarealen.

Generell ist zwischen **absoluten** und **relativen Ischämien** sowie **arteriell** und **venös** bedingten Durchblutungsstörungen zu unterscheiden.

Bei der **absoluten Ischämie** ist die Durchblutung so weit eingeschränkt, dass im zugehörigen Versorgungsgebiet ein absoluter Sauerstoffmangel mit der Gefahr der Gewebenekrose (Infarkt) entsteht, wobei die Ischämietoleranz verschiedener Gewebetypen sehr stark variiert. Sofern eine rasche Wiederherstellung normaler Durchblutungsverhältnisse gelingt, können die resultierenden Gewebeschäden minimal sein. Bei der **relativen Ischämie** ist die Durchblutung im Ruhezustand meist noch ausreichend, hypoxische Mangelzustände treten erst unter körperlichen oder anderweitigen Belastungen in Erscheinung. Ursächlich ist häufig eine kritische Stenose arterieller Gefäße (z. B. der hirnversorgenden Gefäße, s. **Abb. 3.1**, oder der Koronararterien). Hier können körperliche Anstrengung, ein plötzlicher Blutdruckabfall, eine verminderte Sauerstoffaufsättigung des Blutes oder pharmakogen/toxisch ausgelöste Gefäßverengungen eine akute Sauerstoffnot provozieren, die bei Beendigung der Belastung vollständig reversibel ist **(akute relative** oder **temporäre Ischämie).** Eine Sonderform der temporären Ischämie ist die durch einen Vasospasmus verursachte. Dieser kann medikamentös, z. B. durch Alkaloide, ausgelöst werden oder auch in Folge lokaler Ereignisse wie einer Gefäßdissektion oder Subarachnoidalblutung auftreten. Bei der nach ihrem Erstbeschreiber benannten Prinzmetal-Angina ist die Ursache des Vasospasmus, der eine oder mehrere Koronargefäße betrifft und meist in den frühen Morgenstunden auftritt, unklar. Die Krankheit manifestiert sich meist im 3.–4. Lebensjahrzent. Bei der **chronischen relativen Ischämie** besteht ein andauernder Durchblutungsmangel, der z. B. im Bereich der Niere zur Bildung multipler kleiner Infarkte führt; morphologisches Korrelat ist die sog. rote Granularatrophie (s. S. 332), ein feine Granulierung der Nierenoberfläche.

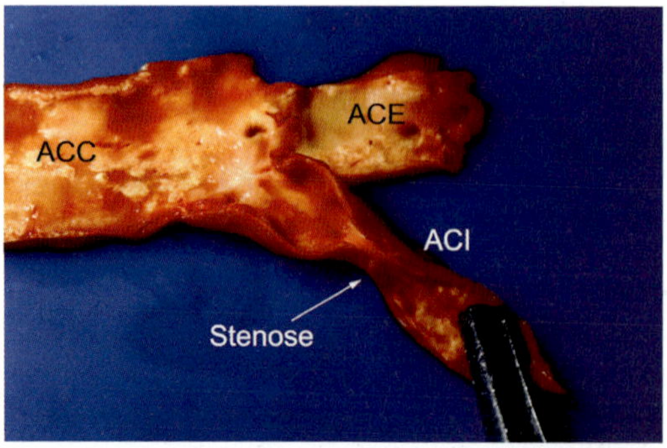

Abb. 3.1 Kritische angeborene Stenose der A. carotis interna (ACI). Über die Verbindungskreisläufe der Hirnbasisarterien kann die verminderte Perfusion der betroffenen Seite ausgeglichen werden. Kritisch wird es erst bei einer zusätzlichen Minderperfusion der kontralateralen A. carotis interna, z. B. infolge einer arteriosklerotischen/thrombotischen Gefäßstenose. ACE: A. carotis externa. ACC: A. carotis communis.

Arterielle Durchblutungsstörungen führen häufig zu einer Anämie und Abblassung des minderdurchbluteten Gewebeareals **(anämischer Infarkt).** Bei einer venösen Abflussstörung findet sich dagegen üblicherweise eine hämorrhagische Durchtränkung des infarzierten Gewebes, welches dann eine tief rotblaue Verfärbung zeigt **(hämorrhagischer Infarkt).** Dies ist Folge des Blutaufstaus und in der Regel begleitet von einem erhöhten hydrostatischen Druck im prästenotischen Gefäßgebiet mit Ödem (vgl. hierzu die Ausführungen zur Ergussbildung auf S. 210). Eine hämorrhagische Infarzierung findet sich auch bei unvollständigen arteriellen Verschlüssen, einer kollateralen Blutzufuhr ins Infarktgebiet (häufig bei Darminfarkten) oder im Falle einer „doppelten" Gefäßversorgung über Vasa privata und publica, wie z. B. in der Leber oder der Lunge.

Ätiopathogenese | Die Ursachen einer Ischämie sind ausnehmend vielfältig. Beispiele sind:

- Kreislaufstillstand (Asphyxie);
- Zentralisation des Kreislaufs beim Schock (s. S. 86);
- Mikrothrombosen, z. B. im Rahmen eines Schocks (DIC – disseminierte intravasale Koagulopathie);
- kritischer Blutdruckabfall, z. B. durch eine akute Linksherzinsuffizienz;
- Strangulation von Gefäßen, z. B. beim Bridenileus mit nachfolgender Darmischämie (vgl. S. 256), oder Gefäßkompression von außen durch Tumoren;
- Verstopfung von Gefäßen durch Emboli (s. S. 83) oder Thromben (s. S. 81);
- Okklusion von Gefäßen durch arteriosklerotische (s. S. 87) oder vaskulitische Prozesse (s. S. 93), meist in Kombination mit einem aufgelagerten (parietalen) Thrombus;
- spastische Kontraktionen von Gefäßen (Vasospasmus); diese können auch medikamentös bedingt sein;
- ungenügende Aufsättigung des Blutes mit Sauerstoff, z. B. bei Anämien, in großer Höhe oder akut bei der Lungenembolie oder Hämolyse.
- Speziell die venös bedingten Durchblutungsstörungen können darüber hinaus durch Krampfaderbildung mit Thrombosierung (s. S. 97) oder durch eine Rechtsherzinsuffizienz mit chronisch venöser Stauung in verschiedenen Organen bedingt sein.

Pathogenese und Morphologie | Die Folgen einer Ischämie hängen von verschiedenen Faktoren ab:

- Dauer der Ischämie,
- Vorhandensein von Kollateralzuflüssen oder doppelten Kreisläufen (Vasa privata und publica),
- Art des betroffenen Gewebes
- Aktivität des betroffenen Gewebes und
- Umgebungstemperatur.

Das äußerst empfindliche Hirngewebe reagiert z. B. innerhalb von 1 min nach Unterbrechung der Durchblutung mit einem Funktionsausfall, nach 3–5 min ist das Gewebe irreversibel (strukturell) geschädigt (bei einer deutlichen Unterkühlung können allerdings Ausfallzeiten bis zu 30 min schadlos toleriert werden). Im Gegensatz hierzu können die Extremitäten, die überwiegend aus bradytrophem Gewebe bestehen, eine Unterbrechung der Blutzufuhr über mehrere Stunden schadlos überstehen. Organe wie die Leber mit 2-facher Blutversorgung über die Pfortader und die A. hepatica sind generell weniger anfällig für Infarkte. Auch kollaterale Blutzuflüsse sind wichtig: So sind die Auswirkungen eines akuten Koronarverschlusses bei Patienten, die bereits langjährig unter koronarsklerotischen Veränderungen mit entsprechenden klinischen Symptomen (Angina pectoris) leiden, deutlich geringer als bei jüngeren Patienten, da die chronische Ischämie des Myokards die Ausbildung eines weit verzweigten Kollateralnetzwerkes gefördert hat.

Typische **morphologische Folge** einer Ischämie ist der Zell- bzw. Gewebeuntergang (Infarkt), häufig in Form der **Koagulationsnekrose** (s. S. 30). Die Zellen zeigen dabei unabhängig vom jeweils betroffenen Gewebetyp relativ einheitliche morphologische Veränderungen: Ödem, Verfall zellulärer Strukturen: Aufquellen der Mitochondrien (Eosinophilie), Verlust der Querstreifung bei Muskelfasern (Herz, Skelettmuskulatur), Verschwinden des Zellkerns. Dieser zelluläre Verfall wird, wenn es noch möglich ist, durch zelluläre Prozesse „organisiert“: Sehr fettreiche Gewebe wie das Hirn und das Fettgewebe reagieren mit einer Kolliquation – also einer Verflüssigung – des Gewebes (**Kolliquationsnekrose**, vgl. S. 30), sog. Ölzysten entstehen. Hierbei spielen Makrophagen (in diesem Fall Lipophagen genannt) eine bedeutende Rolle. Bei den weniger fetthaltigen Organen dominiert eine granulozytäre Reaktion, gefolgt von einer erhöhten fibroblastischen Aktivität mit dem Resultat der Vernarbung. Nachfolgend kann es zu Verkalkungen oder sogar Verknöcherungen kommen.

3.2.2 Thrombose

MERKE

Bei einer Thrombose kommt es zur lokalen Blutgerinnung intravasal und intravital. Hiervon sind die Blutgerinnsel abzugrenzen, die per definitionem extravasal oder postmortal (sog. Cruor) entstehen. Thromben können sich sowohl in arteriellen oder venösen Gefäßen sowie im Herzen entwickeln.

Ätiopathogenese | Eine „Blutstillung am falschen Ort und zur falschen Zeit“ entsteht dann, wenn sog. thrombogene Faktoren wirksam werden, die entsprechend der sog. Virchow-Trias 3 Gruppen zugeordnet werden: Gefäßläsion, veränderte Hämodynamik oder veränderte Gerinnungseigenschaft des Blutes (Hyperkoagulabilität).

- **Gefäßläsion:** Endotheliale Läsionen (z. B. durch Traumata oder im Rahmen der Arteriosklerose) begünstigen die Thrombusbildung.
- **Veränderte Hämodynamik:** Sowohl Strömungsverlangsamungen (z. B. im Bereich von Varizen oder im Bereich von Gefäß- bzw. Herzwandaneurysmen) als auch Strömungsbeschleunigungen des Blutes mit Wirbelbildungen erhöhen die Gerinnungsbereitschaft des Blutes.
- **Hyperkoagulabilität des Blutes:** Hier kommen ursächlich zahlreiche Erkrankungen in Frage, die mit einer veränderten zellulären oder plasmatischen Zusammensetzung des Blutes einhergehen; insbesondere ein starker Verlust von Blutplasma, eine Thrombozytose oder eine Polyglobulie/Polyzythämie (s. S. 143) sind wichtige Ursachen einer Hyperkoagulabilität. Darüber hinaus ist die Gerinnungsbereitschaft häufig bei der Einnahme von Antikonzeptiva, bei einer Schwangerschaft, bei einer Hyperlipidämie sowie beim Antiphospholipid-Antikörper-Syndrom erhöht.

Morphologie | Morphologisch werden **4 verschiedene Typen** von Thromben unterschieden:

Abscheidungsthrombus: Der Abscheidungsthrombus entsteht auf dem Boden einer Endothelläsion im Bereich arterieller Gefäße oder im Herzen, häufig liegt eine Arteriosklerose, eine entzündliche Läsion (Vaskulitits, Endokarditis) oder eine mechanische Gefäßbeschädigung vor. Die endotheliale Läsion bewirkt eine Thrombozytenaggregation, morphologisches Korrelat ist der sog. **weiße Plättchenthrombus**. Der Plättchenthrombus wiederum aktiviert die plasmatische Gerinnung, wodurch sich ein Fibrinnetz über den Plättchenthrombus legt. In dem Fibrinnetz verfangen sich die über die Blutzirkulation herantransportierten Erythrozyten. Der Prozess beginnt anschließend wieder von vorne: Thrombozytenaggregation, Niederschlag von Fibrin, Einschluss von Blutzellen. Durch das appositionelle Wachstum weist der Abscheidungsthrombus eine geriffelte Oberfläche sowie einen lamellären Aufbau aus weißen und roten Schichten auf, wobei die weißen Schichten Thrombozyten und Fibrin enthalten, die roten zusätzlich zahlreiche Erythrozyten. Der Thrombus ist normalerweise von fester Konsistenz und haftet stabil an der Gefäßwand.

Gerinnungsthrombus: Dieser Thrombus wird auch **„Stagnationsthrombus“** genannt und entwickelt sich v. a. bei einer Verlangsamung oder bei einer kompletten Unterbrechung des Blutflusses. Häufige Ursache ist eine venöse Stase, v. a. im Bereich von Varizen.

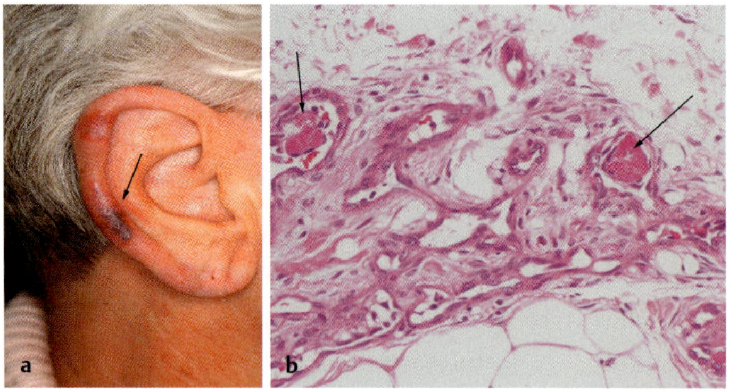

Abb. 3.2 Lokale Mikrothromben im Rahmen einer benignen reaktiven Angioendotheliomatose; diese ist bedingt durch Kryoprotein oder Paraproteineinlagerungen **a** lokale Blutstauung/Hyperämie (Pfeil) durch **b** Mikrothromben mit reaktiver Endothelproliferation als Folge luminaler Fibrinthromben. (Mit freundlicher Genehmigung von Dr. Völker, Hannover)

Der verlangsamte Blutfluss führt zur lokalen Hypoxie, hierdurch werden gerinnungsaktivierende Mediatoren aus den Thrombozyten freigesetzt. In das entstehende Fibrinnetz werden alle Blutbestandteile eingeschlossen (roter Thrombus), der letzte Schritt der Gerinnungskaskade wird durch eine Retraktion des entstandenen Fibrinnetzes markiert. Hierdurch verkleinert sich der entstandene Thrombus und beginnt u. U. frei im Gefäß zu flottieren; er kann dadurch sehr leicht verschleppt werden (Folge: Thromboembolie, s. u.).

Gemischter Thrombus: Er besteht aus einem Abscheidungsthrombus, an den ein Gerinnungsthrombus „angedockt" ist. Ein gemischter Thrombus entsteht häufig dann, wenn ein Abscheidungsthrombus zu einer kritischen Einengung des arteriellen Gefäßlumens führt, wodurch es prästenotisch zur Strömungsverlangsamung und damit zur Bildung eines Gerinnungsthrombus kommt.

Hyaliner Thrombus: Hyaline Thromben enthalten Fibrin und Thrombozyten in homogener Mischung. Sie entstehen v. a. im Bereich der Endstrombahn (Mikrothromben, Abb. 3.2) im Rahmen einer disseminierten intravasalen Gerinnung mit Verbrauchskoagulopathie (DIC).

Thrombusorganisation | Unabhängig vom jeweiligen Thrombustyp ist das weitere „Schicksal" des Thrombus durch folgende morphologische Veränderungen charakterisiert: Zunächst wird der Thrombus mit einer Endothelschicht überzogen, anschließend dringt ein kapillar- und fibroblastenreiches Gewebe in den Thrombus ein (analog zur Granulationsgewebebildung bei der granulierenden Entzündung, s. S. 71, oder bei der Wundheilung, s. S. 75). Der Thrombus wird nachfolgend **bindegewebig organisiert** und durch das Einsprossen von Kapillaren u. U. **rekanalisiert** (Abb. 3.3); ggf. wird Thrombusmaterial auch von einwandernden Makrophagen abgeräumt. Gelegentlich verbleiben als Restzustand nur Narbenstränge, die sich zwischen den Gefäßwänden ausspannen (sog. **Strickleiterphänomen**). Seltener kommt es zur körpereigenen Lyse des Thrombus

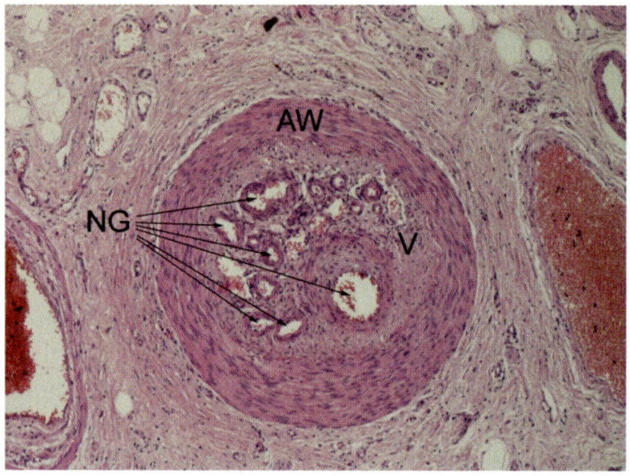

Abb. 3.3 Rekanalisierte Beinarterie. Histologisches Präparat einer mittelgroßen, bereits länger thrombotisch verschlossenen Beinarterie (auf dem Boden einer Arteriosklerose). **NG:** Neue Gefäße, die das alte Gefäß rekanalisieren. **V:** Verschluss. **AW:** Arterienwand.

oder zu einer bakteriellen Besiedelung mit nachfolgender Infiltration durch Granulozyten und eitriger Einschmelzung **(puriformer Thrombus)**. Im Gefäß verbliebenes Thrombusmaterial kann auch verkalken oder verknöchern (Ausbildung von sog. **Phlebolithen**). Im sehr frühen Stadium kleiner Thromben (z. B. Koronarthromben) kann es über die Aktivierung von Plasmin zu einer körpereigenen Thrombolyse kommen. Bei einer Sektion ist in diesem Falle das nekrotisierte Gewebe zu sehen, nicht aber der ursächliche Gefäßverschluss. Therapeutisch wird die Thrombolyse bei akutem Hirn- oder Herzinfarkt durch intravenöse Gabe von Plasminogenaktivatoren unterstützt.

Klinische Aspekte | Thromben können sich in allen Kompartimenten des Herz-Kreislauf-Systems entwickeln:

Arterielle Thrombose: Parietale (an der Wand haftende) Thromben in Arterien entstehen am häufigsten über arteriosklerotischen Plaques (vgl. S. 87) sowie im Bereich von arteriellen Aneurysmen (s. S. 91).

Venöse Thrombose: Sie entsteht am häufigsten in varikösen Abschnitten der tiefen Beinvenen (Phlebothrombose, s. S. 96), kann aber auch Folge einer

Rechtsherzinsuffizienz mit generalisiertem Blutrückstau im venösen System sein. Venöse Thrombosen entstehen darüber hinaus häufig im Gehirn (Sinus- oder Hirnvenenthrombose, s. S. 448).

Kardiale Thrombose: Hier sind Alterationen des Endokards (Endokarditis) oder der normalen Herzstruktur ursächlich (Herzwandaneurysma, z. B. nach Herzinfarkt, Dilatation des linken Vorhofs, z. B. bei Mitralstenose). Die veränderte Binnenarchitektur des Herzens bedingt einen irregulären Blutfluss mit Wirbelbildungen oder Blutstromverlangsamungen, was gemäß der Virchow-Trias die Thrombogenität erhöht.

Wichtige **klinische Komplikationen** der Thrombusbildung sind **direkte arterielle Gefäßverschlüsse** mit hieraus resultierender Ischämie (Infarkt), eine Verschleppung thrombotischen Materials **(Thromboembolie)**, abermals mit der möglichen Folge von arteriellen Gefäßverschlüssen (embolischer Infarkt), oder das **postthrombotische Syndrom der tiefen Beinvenen** (s. S. 96).

3.2.3 Embolie

MERKE

Bei einer Embolie werden Gefäße/mehre Gefäßäste durch Material verstopft, das über die Blutbahn herbeigetragen wurde. Bei diesem Material kann es sich um körpereigene „Produkte" (mobilisierte Thromben, Fett, Fruchtwasser, Tumorzellen) oder von außen eingedrungenes Fremdmaterial handeln (Luft, Bakterien/Parasiten, Fremdkörper wie z. B. Katheterspitzen). Häufig resultiert eine Ischämie des nachgeschalteten Versorgungsgebietes (Infarkt). Die Embolisierung von Tumorzellen ist mit dem Prozess der Metastasierung (s. S. 39) gleichzusetzen.

Thromboembolie: Von besonders hoher klinischer Relevanz ist die Thromboembolie. Bei der **venösen Thromboembolie** kommt es zur Verschleppung von Thromben aus der venösen Strombahn, zumeist aus den tiefen Beinvenen, mit der Folge einer Lungenembolie (s. S. 189). Seltener resultiert ein Lungeninfarkt, da die Lunge über eine doppelte Blutversorgung (Vasa privata und publica) „abgesichert" ist. Eher selten ist auch eine embolische Pfortaderthrombose (Verschleppung thrombotischen Materials aus den Venen des Gastrointestinaltraktes in die V. portae, vgl. S. 301). Bei der **arteriellen Thromboembolie** wird thrombotisches Material aus dem linken Herzen oder aus den großen Arterien in weiter distal gelegene arterielle Gefäßabschnitte gespült. Besonders häufig entstammen die verschleppten Thromben dem linken Vorhof (z. B. bei Vorhofflimmern oder bei einer Herzohrdilatation), dem linken Ventrikel (z. B. bei Herzwandaneurysmen oder einer Endokarditis) oder der Aorta/dem Aortenbogen (rupturierter arteriosklerotischer Plaque). Im seltenen Fall eines offenen Foramen ovale (s. u.) können die Thromben auch aus dem venösen Kreislaufschenkel stammen. Häufige klinische Folge ist ein Hirninfarkt.

Fettembolie: Fettembolien können traumatisch (Knochenfraktur mit Eröffnung des fettreichen Knochenmarks, massive Fettgewebequetschung, Verbrennung) oder im Rahmen einer massiven Lipolyse (z. B. im Schockzustand als Folge der starken Katecholaminausschüttung) entstehen. Bei den traumatisch bedingten Fettembolien resultiert meist eine Lungenembolie, bei der lipolytisch bedingten Form kann (auch) das Gehirn betroffen sein (morphologisches Korrelat: Purpura cerebri).

Luft-/Gasembolie: Bei einem Schädel-Hirn-Trauma kann Luft über eröffnete Hirnsinus in den Körperkreislauf gelangen. Darüber hinaus gibt es iatrogen verursachte Luftembolien (zentraler Venenkatheter, Infusions-/Injektionsfehler). Eine kritische Menge ist ab ca. 10–30 ml injizierter Luft erreicht, klinisch resultiert abermals eine Lungenembolie. Eine Sonderform der Gasembolie ist die bei Tauchern auftretende „Caissonkrankheit" – ein zu rasches Auftauchen aus großer Tiefe führt dazu, dass die in der Tiefe vermehrt im Blut gelösten Gase abrupt freigesetzt werden, allen voran der Stickstoff. Es kommt zu disseminierten Embolien mehrerer Organe.

Fruchtwasserembolie: Im Rahmen eines Kaiserschnitts oder auch bei sehr starken Wehen kann es über Plazentaeinrisse zu einem Übertritt von Fruchtwasser und/oder Mekonium in uterine Gefäße und damit in den mütterlichen Kreislauf kommen.

MERKE

Normalerweise werden die genannten Materialien orthograd (in Richtung des Blutstroms) verschleppt. Eine Sonderform ist die paradoxe Embolie, bei der es z. B. aufgrund eines Ventrikelseptumdefektes oder eines persistierenden Foramen ovale zu einem Übertritt von Thrombusmaterial aus dem rechten Herzen in das linke kommt. Statt der „zu erwartenden Lungenembolie" resultiert dann z. B. eine Hirnembolie.

3.2.4 Blutung

MERKE

Ist die Kontinuität eines Gefäßes unterbrochen, kommt es zum Blutaustritt in die unmittelbare Umgebung, wobei alle Bestandteile des Blutes (zellulär, plasmatisch) gemeinsam austreten. Die Blutung kann sowohl nach außen als auch ins Körperinnere gerichtet sein. Bei größeren und länger andauernden Blutungen kann das Blut auch in weiter entfernte Regionen vordringen (Wühlblutung).

Ätiopathogenese | Blutungen entstehen infolge eines Missverhältnisses zwischen Gefäßwandstabilität und einer akuten oder chronischen Druck- bzw. Zugbelastung des Gefäßes. Folge ist die sog. Zerreißblutung **(Rhexisblutung)**.

Eine **verminderte Gefäßwandstabilität** ist v. a. durch folgende Faktoren bedingt:

- vaskulitische Erkrankungen,
- arteriosklerotischer/phlebosklerotischer oder aneurysmatischer Gefäßwandumbau,
- Gefäßtumoren mit irregulärem Wandaufbau,
- angeborene/erworbene Gefäßwandschwächen, z. B. bei der zystischen Medianekrose Erdheim-Gsell, s. S. 91,
- Nekrosen von Gefäßwänden infolge einer Ischämie/Hypoxie.

Eine **erhöhte mechanische Beanspruchung von Gefäßen** entsteht:

- bei einem Trauma mit Zugbelastung, direkter Zerreißung oder Quetschung von Gefäßen,
- durch die arterielle Hypertonie.

MERKE

Besonders „fatal" ist das Zusammenwirken von Gefäßwandschwäche und akuter/chronischer Belastung. So rupturiert z. B. ein arteriosklerotisch vorgeschädigtes Gefäß besonders leicht, wenn es zu einer akuten Blutdruckerhöhung kommt (häufige Ursache der intrazerebralen Massenblutung).

Neben der Rhexisblutung gibt es auch die **Diapedeseblutung**, bei der es zu einem Blutdurchtritt durch ein histologisch unauffälliges Endothel kommt. Dieser Blutungstyp weist auf eine pathologische Blutungsneigung des Organismus hin (s. u.).

Morphologie | Blutungen im Gewebe können **diffus** oder wie beim **Hämatom** in einem definierten Areal lokalisiert sein. Blutungen können aber auch Anschluss an präformierte Hohlräume (Pleuraspalt, Bauchhöhle, Perikardhöhle, Darmlumen, Magenlumen, Gelenkhöhle, Ventrikelsystem des Gehirns u. a.) finden. Sofern ein starker Blutaustritt erfolgt, spricht man auch von einer **Massenblutung**. Darüber hinaus gibt es verschiedene Varianten **oberflächlicher Haut- und Schleimhautblutungen**, die in der Regel diapedetisch bedingt sind:

- **Petechien:** punktförmige/flohstichartige Blutungen (**Abb. 3.4**);
- **Purpura:** generalisierte punktförmige Blutungen;
- **Ekchymosen:** kleinflächige Blutungen;
- **Sugillationen:** großflächige Blutungen.

Klinische Aspekte | Klinische Folgen einer Blutung können sein:

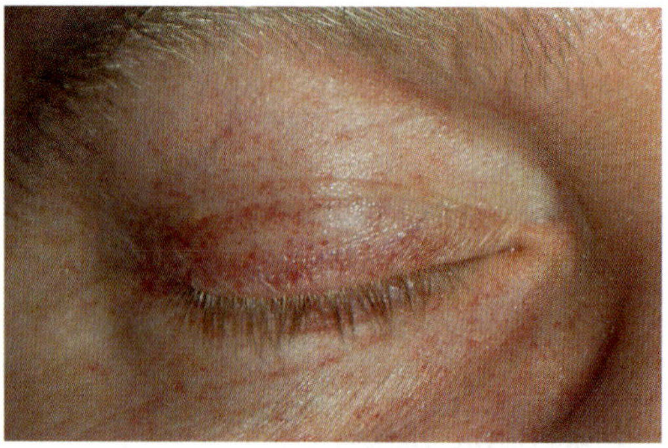

Abb. 3.4 Petechien. Hier flohstichartige Einblutungen der Haut.

- Volumenmangelschock bis hin zum Verbluten (äußeres oder inneres Verbluten);
- Nekrosen des umgebenden Gewebes (druckbedingt/ischämisch);
- sekundäre Infektionen durch bakterielle Besiedelung (v. a. beim Hämatom);
- Blutungsanämie (bei akuter Blutung);
- Eisenmangelanämie (bei chronischer Blutung).

Blutungen bei hämorrhagischer Diathese | Die hämorrhagische Diathese (pathologische Blutungsneigung) ist durch **ungewöhnlich lange/ergiebige Blutungen** oder **Blutungen ohne adäquate Ursache** gekennzeichnet. Klinisch kennzeichnend sind spontane, diapedetische Haut- und Schleimhautblutungen die den bereits oben beschriebenen morphologischen Varianten entsprechen. Bevorzugte Lokalisationen dieser Blutungen sind: Haut, Gingiva, Magen-, Darm- und Bronchialschleimhaut, seröse Häute wie die viszerale Pleura, das Peritoneum oder die Synovialis der Gelenke; Retina und Hirnhäute können gleichfalls betroffen sein.

Zu den einer hämorrhagischen Diathese **zugrunde liegenden Erkrankungen,** die angeboren oder erworben sein können, gehören die Thrombozytopenien (verminderte Thrombozyten-Anzahl, vgl. S. 135) und die Thrombozytopathien (Erkrankungen der Blutplättchen, z. B. durch Membrandefekte, Zytoplasmadefekte, medikamentöse/toxische oder autoimmune Beschädigungen). Außerdem Störungen der Blutgerinnung (Koagulopathien) wie z. B.:

- Hämophilien (Mangel an Blutgerinnungsfaktoren – genetisch bedingt oder erworben);
- Blutgerinnungsstörungen infolge medikamentöser/toxischer Einwirkungen (z. B. Zytostatika, Rattengift);
- disseminierte intravasale Gerinnung (DIC) mit Aufbrauchen der Gerinnungsfaktoren (sog. Verbrauchskoagulopathie). Die DIC ist häufig mit einem Schock assoziiert (s. S. 86).

Eine hämorrhagische Diathese kann auch Folge generalisierter Störungen der Gefäßwandpermeabilität sein, z. B. bei der Purpura Schönlein Henoch (Schädigung der Gefäßwände durch Immunkomplexe), beim Morbus Osler (Defekt der für die subendotheliale Bindegewebsstabilität zuständigen Gene – Endoglin oder Aktivin-Rezeptor-ähnliche-Kinase–ALK1), bei der thrombotisch-thrombozytopenischen Purpura (s. S. 334), beim Skorbut oder beim hämolytisch-urämischen Syndrom (s. S. 334).

3.3 Systemische Kreislauferkrankungen

Key Point

Eine Druckerhöhung kann isoliert den Körperkreislauf (arterielle Hypertonie), den Lungenkreislauf (pulmonale Hypertonie) oder das Stromgebiet der V. portae (portale Hypertonie, s. S. 302) betreffen. Beim Schock kommt es hingegen zu einem kritischen Blutdruckabfall mit der möglichen Folge eines kompletten Kreislaufzusammenbruchs.

3.3.1 Arterielle Hypertonie

MERKE

Nach der WHO ist eine arterielle Hypertonie durch einen systolischen Blutdruck über 140 mmHg oder einen diastolischen Blutdruck über 90 mmHg definiert. Ein Druck zwischen 120 und 140 mmHg systolisch und/oder 80 und 90 mmHg diastolisch gilt als grenzwertig.

Epidemiologie | Die arterielle Hypertonie ist, wie im Rahmen der HYDRA-Studie in deutschen Allgemeinarztpraxen ermittelt wurde, mit einem Anteil von 40,2 % aller ambulant behandelten Erkrankungen ein sehr häufiges Krankheitsbild, man spricht daher auch von einer Volkskrankheit. Der Altersgipfel liegt bei 60 Jahren, Männer sind mit 42,7 % gegenüber Frauen mit 38,4 % häufiger betroffen. Geringe regionale Unterschiede konnten ermittelt werden. Auch volkswirtschaftlich ist die arterielle Hypertonie von Bedeutung: Die Hypertonie zählt zu den 5 chronischen Krankheiten, die die Hälfte der Kosten im Gesundheitswesen verursachen (die 4 weiteren Erkrankungen/Erkrankungsgruppen sind: psychische Erkrankungen, Diabetes, Herzerkrankungen, Asthma). Dabei entfällt ein Viertel der aufzubringenden Gesamtkosten auf die Behandlung des Bluthochdrucks selbst, der Rest wird für die Folgeerkrankungen ausgegeben. In den USA werden die direkten und indirekten jährlichen Kosten auf 108,8 Milliarden US-Dollar geschätzt. 5,8 % aller Todesfälle werden unmittelbar und mittelbar auf die arterielle Hypertonie zurückgeführt.

Ätiopathogenese | Ursächlich für die arterielle Hypertonie sind entweder ein erhöhtes zirkulierendes Blutvolumen oder eine Erhöhung des peripheren Gefäßwiderstandes. In 90 % der Fälle lassen sich keine konkreten Ursachen für die veränderte Hämodynamik fassen **(sog. primäre oder essenzielle Hypertonie)**, diese Form der arteriellen Hypertonie manifestiert sich ab dem 30. Lebensjahr. Krankheitsbegünstigend können sich Übergewicht, Stress, Nikotin- und Alkoholabusus sowie genetische und hormonelle Faktoren (z. B. Wechseljahre der Frau) auswirken. Defekte des Angiotensin-Aldosteron-Systems sollen sich gleichfalls förderlich auswirken.

Bei der **sekundären Hypertonie** liegt im Gegensatz zur primären eine konkret fassbare und häufig auch kausal behandelbare organische Grunderkrankung vor. Im Einzelnen können dies sein:

- Nierenerkrankungen (v. a. Nierenschrumpfung/renoparenchymatöse Hypertonie oder Nierenarterienstenosen/renovaskuläre Hypertonie);
- endokrine Erkrankungen (z. B. ein Morbus Cushing, s. S. 508, oder ein Hyperaldosteronismus, s. S. 508);
- hormonaktive Hypophysentumoren (vgl. S. 499);
- Hyperthyreose (s. S. 500);
- reninbildende Tumoren;
- Aortenisthmusstenosen (brachiozephale Hypertonie bei Hypotonie der Beine, vgl. S. 106);
- Vaskulitiden (s. S. 93);
- Kollagenosen (Elastizitätsverlust der großen Gefäße);
- Medikamente und Nahrungsmittel, z. B. Diclofenac, Appetitzügler, Steroidhormone und Lakritz, chronischer Alkoholabusus.

Die Behandlung der sekundären Hypertonie richtet sich primär nach der verursachenden Grunderkrankung, die Behandlung der essenziellen Hypertonie erfolgt rein symptomatisch. Eine genaue Ursachenklärung ist aufgrund der divergierenden therapeutischen Ansätze dringend erforderlich.

Klinische Aspekte und Komplikationen | Meist verläuft die Hypertonie symptomlos. Häufig fallen erst die Folgeerkrankungen auf (s. u.), die schließlich zur Diagnose einer arteriellen Hypertonie führen. Unspezifische Symptome der arteriellen Hypertonie sind Kopfschmerzen, Schwindel, Nasenbluten, Brustschmerzen, Kurzatmigkeit und Sehbehinderung.

MERKE

Die wichtigste Folgeerkrankung der arteriellen Hypertonie ist die Arteriosklerose (s. S. 87). Die arteriosklerotischen Gefäßstenosen sowie Versteifungen der Gefäßwände verstärken wiederum im Sinne eines Circulus vitiosus die Blutdruckerhöhung im großen Kreislauf.

Tab. 3.1

Morphologische Veränderungen bei hypertoner Retinopathie, nach Stadien gelistet

Zeichen/ Veränderung	Stadium	Morphologie
	I	verengte Arterien bei gleichzeitig verbreiterter Gefäßwand, hyperämische Venen
Salus-Zeichen	II	an arteriovenösen Kreuzungsstellen verlieren sich die Venen im stumpfen Winkel oder tauchen an der Kreuzungsstelle in das Netzhautgewebe ab
Gunn-Zeichen	II	kleine Netzhautvenen werden von überkreuzenden Arterien komprimiert
Kupferdraht-arterien	II	Arteriolen mit breiten und hellen Reflexstreifen
streifige Blutungen	III	strichartige Blutaustritte in die Retina
Cotton-Wool-Herde	III	durch Verschlüsse kleiner Netzhautgefäße entstehen kleine helle, watteartige Flecken
Silberdraht-arterien	IV	hochgradig eng gestellte, hyalin degenerierte Netzhautgefäße mit verdickter Wand und drahtfeinen schmalen Reflexstreifen

Alle anderen relevanten Folgeerkrankungen der arteriellen Hypertonie sind auf die arteriosklerotischen Veränderungen zurückzuführen, hierzu gehören: der Herzinfarkt (s. S. 114), der Schlaganfall (entweder durch Hirninfarkt oder eine subarachnoidale Blutung, s. S. 451), die Herzhypertrophie (s. S. 101), ggf. mit nachfolgender Herzinsuffizienz (s. S. 101), die hypertone Nephropathie (s. S. 331), die periphere arterielle Verschlusskrankheit (pAVK), Aneurysmen sowie die hypertone Retinopathie (**Tab. 3.1**).

MERKE

Unter dem Begriff Blutdruckkrise wird eine plötzlich auftretende und meist symptomlose Fehlregulation des Kreislaufs mit Blutdruckwerten über 230/130 mmHg verstanden. Kommen lebensbedrohliche kardiale (akute Herzinsuffizienz, akutes Koronarsyndrom) und/oder neurologische Symptome (Hirnödem) hinzu, wird von einem hypertensiven Notfall gesprochen.

3.3.2 Pulmonale und portale Hypertonie

MERKE

Neben dem Körperkreislauf können auch der Lungenkreislauf und das Zuflussgebiet der V. portae von einer selektiven Druckerhöhung betroffen sein.

Pulmonale Hypertonie: Die pulmonale Hypertonie ist ab einer Erhöhung des Pulmonalarteriendrucks über 30 mmHg systolisch bzw. 15 mmHg diastolisch gegeben. Ursächlich können **pulmonale oder extrapulmonale Erkrankungen** mit Behinderung der Blutzirkulation sein.

So tritt eine pulmonale Hypertonie z. B. häufig im Rahmen chronisch-obstruktiver Lungenerkrankungen auf, die im Langzeitverlauf zu einer Lungenfibrose (s. S. 187) führen können. Eine Lungenembolie (s. S. 189) oder ein Lungenödem (s. S. 187) gehen häufig mit einer ***akuten*** Druckerhöhung im Lungenkreislauf einher (im Falle der Lungenembolie sind nur die prästenotischen Gefäßgebiete betroffen).

Häufige extrapulmonale Ursache einer Druckerhöhung im Lungenkreislauf ist ein kardial bedingter Blutrückstau, z. B. im Rahmen einer Linksherzinsuffizienz (s. S. 101) oder einer Mitralstenose (s. S. 106). Auch eine erhöhte Volumenbelastung des Lungenkreislaufs (z. B. beim persistierenden Ductus arteriosus Botalli, s. S. 106) bedingt eine pulmonale Hypertonie.

Der erhöhte pulmonale Druck führt analog den Prozessen im großen Kreislauf zu einer **Arteriosklerose der Pulmonalarterie**. Reaktiv hypertrophiert das rechtsventrikuläre Myokard (s. S. 106). Eine Rechtsherzhypertrophie infolge einer primären Lungenerkrankung wird **Cor pulmonale** genannt.

Die **portale Hypertonie** ist hinsichtlich ihrer Ursachen und Folgeerkrankungen ausführlich auf S. 301 beschrieben.

3.3.3 Schock

MERKE

Der Schock (Kreislaufschock) ist eine schwerwiegende, nicht selten tödlich endende Kreislaufreaktion mit Zentralisation des Kreislaufs und Hypoxie in der Endstrombahn lebenswichtiger Organe. Ursächlich ist entweder ein Volumenmangel, eine kritisch-geringe Herzleistung oder eine reaktive Fehlregulation des Kreislaufs mit Mikrozirkulationsstörungen und einem vermehrten Übertritt von Blutplasma in das interstitielle Gewebe (relativer intravasaler Volumenmangel).

Ätiopathogenese | Je nach auslösender Ursache werden folgende Schockformen unterschieden:

- **Volumenmangelschock:** Er wird in der Regel durch einen gravierenden akuten Blutverlust ausgelöst.
- **Kardiogener Schock:** Er entsteht infolge einer kritisch eingeschränkten Herzleistung, z. B. akut im Rahmen eines Herzinfarkts (s. S. 114), einer Herzbeuteltamponade (s. S. 210) oder maligner Herzrhythmusstörungen (z. B. Kammerflattern, Kammerflimmern).

- **Septisch-toxischer Schock:** Im Rahmen einer Sepsis (s. S. 63) oder Belastung des Organismus durch Toxine (z. B. exogen durch Bakterientoxine, endogen durch Tumorzerfall) resultieren Mikrozirkulationsstörungen sowie Störungen der Gefäßpermeabilität; hierdurch tritt vermehrt Blutflüssigkeit aus der Endstrombahn in das interstitielle Gewebe aus mit der Folge eines relativen intravasalen Volumenmangels.
- **Anaphylaktischer Schock:** Im Rahmen der anaphylaktischen Reaktion werden massiv vasoaktive Botenstoffe freigesetzt (z. B. Bradykinin und Histamin), die eine arterioläre Vasodilatation und damit abermals ein „Versickern" von Blut in die Endstrombahn mit relativem Volumenmangel bedingen.
- **Sonstige:** Auch endokriner (z. B. hypoglykämischer) und neurogener Schock (z. B. durch Rückenmarks- und ZNS-Verletzungen, häufig im Rahmen einer Spinal-/oder Epiduralanästhesie) sowie der Fieberschock sind durch den Zusammenbruch des neuronal gesteuerten peripheren Gefäßtonus gekennzeichnet.

Pathophysiologisch kommt es infolge des absoluten oder relativen Volumenmangels bzw. infolge der eingeschränkten kardialen Pumpleistung zu einer Verminderung des Herzminutenvolumens. Um die lebenswichtigen Organe noch mit ausreichend Sauerstoff zu versorgen, schütten die Nebennieren vermehrt Katecholamine aus. Hierdurch wird die Herzfrequenz gesteigert und eine periphere Vasokonstriktion bewirkt (zumindest beim Volumenmangel- und beim kardiogenen Schock, eine Zentralisation des Kreislaufs ist z. B. beim anaphylaktischen, septischen, toxischen oder neurogenen Schock nicht mehr möglich). Aufgrund der Hypoxie in der Peripherie kommt es zur Gewebeazidose sowie zu endothelialen Beschädigungen, Blutplasma tritt vermehrt in das interstitielle Gewebe über (Erhöhung der Blutviskosität); in der Summe resultiert eine gesteigerte Gerinnungsaktivität des Blutes mit Bildung von Mikrothromben (sog. disseminierte intravasale Koagulopathie – engl. DIC) und konsekutiver Verbrauchskoagulopathie. Typische Folge ist eine erhöhte Blutungsgefahr mit petechialen (flohstichartigen) Einblutungen in die Schleimhäute (z. B. in die Magenschleimhaut) sowie in die äußere Haut.

Klinische Aspekte | Klinische Zeichen des Schocks sind ein Blutdruckabfall unter 90 mmHg, eine Beschleunigung des Pulses auf über 100/min (Schockindex: Puls/RR syst. > 1), eine Blässe der Haut und zunehmende Bewusstseinseintrübung. Hinzu kommen veränderte Laborparameter in der Blutgasanalyse (BGA). Hämatokrit und Laktat steigen an.

Morphologische Aspekte | Je nach Ursache des Schocks sind die inneren Organe blass (beim Volumenmangel- oder kardiogenen Schock) oder zyanotisch (alle anderen Schockformen). Histologisch kann man im Rahmen der DIC in verschiedenen Organabschnitten hyaline, aus Fibrin bestehende Mikrothromben finden.

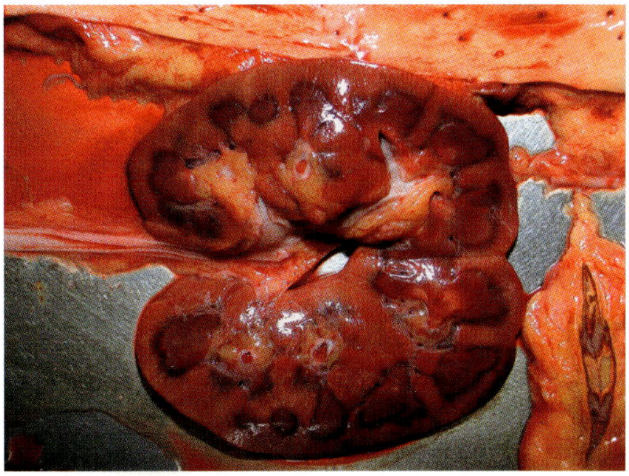

Abb. 3.5 Schockniere mit betonter Mark-Rinden-Grenze und schockbedingt entspeichertes Nebennierenmark (rechts unten am Bildrand).

Spezielle Veränderungen einzelner Organe sind in den entsprechenden Organkapiteln beschrieben: Schockniere s. S. 333 und Abb. 3.5, Schocklunge, s. S. 188, und Schockleber, s. S. 303. Die Milz ist im Allgemeinen blutleer und entspeichert, die Nebennieren im Mark verschmälert und gleichfalls entspeichert (Abb. 3.5). Im Pankreas bilden sich infolge der Hypoxie multiple Nekrosen mit kleinen peripankreatischen Fettgewebenekrosen.

3.4 Erkrankungen der Arterien

Key Point

Die häufigste arterielle Gefäßerkrankung ist die Arteriosklerose, die u. U. auch Ursache eines arteriellen Aneurysmas sein kann. Primär-entzündliche Gefäßerkrankungen (Vaskulitiden) manifestieren sich häufig schwerpunktmäßig im arteriellen System und sind daher in diesem Unterkapitel behandelt. Einige Unterformen gehen allerdings auch mit einer Beteiligung der Endstrombahn einschließlich der Venolen und kleiner Venen einher.

3.4.1 Arteriosklerose (AS)

MERKE

Die Arteriosklerose ist – wie der Name besagt – durch eine Verhärtung/Verkalkung arterieller Gefäße mit konsekutivem Elastizitätsverlust gekennzeichnet. Histologisches Korrelat sind Kollagenfaseranhäufungen und Lipideinlagerungen in der Intima (sog. Atherome, daher auch Atherosklerose) mit Übergriff auf die Media; begleitend findet sich häufig eine unspezifische Entzündungsreaktion. Häufigste klinische Komplikation ist der akute Gefäßverschluss durch einen aufgelagerten Thrombus mit nachfolgender Ischämie/Nekrose.

3

WHO-Definition | Laut WHO handelt es sich bei der Arteriosklerose um eine variable Kombination von Intimaveränderungen, bestehend aus herdförmigen Ansammlungen von Fettsubstanzen, komplexen Kohlenhydraten, Blut und Blutbestandteilen, Bindegewebe und Kalziumablagerungen, verbunden mit Veränderungen der Arterienmedia.

MERKE

Die Arteriosklerose ist Ausgangspunkt für zahlreiche, u. U. zum Tode führende Erkrankungen: Myokardinfarkt (s. S. 114), Schlaganfall (s. S. 448), andernorts lokalisierte akute Gefäßverschlüsse (z. B. akute Verschlüsse von Organ- oder Extremitätenarterien), Gefäßrupturen und Aneurysmen (s. S. 91).

Epidemiologie | Die Arteriosklerose ist die mit Abstand **häufigste Arterienerkrankung**. Da im fortgeschrittenen Alter praktisch jeder Mensch mehr oder weniger stark ausgeprägte arteriosklerotische Veränderungen aufweist, könnte man auch von einem degenerativen Alterungsprozess sprechen.

Ätiologie | Die Ursache(n) der Arteriosklerose werden trotz intensiver Forschungsarbeiten auf diesem Gebiet immer noch kontrovers diskutiert. Es ist anzunehmen, dass zahlreiche Faktoren zur Entstehung einer Arteriosklerose beitragen. Unbestreitbar gibt es etliche Faktoren, die das statistische Erkrankungsrisiko erhöhen (sog. **essenzielle** oder **Klasse-I-Faktoren**, **Tab. 3.2**). Daneben gibt es weitere Risikofaktoren (**fakultative** oder **Klasse-II-Faktoren**, **Tab. 3.2**), die jedoch weniger stark mit einer erhöhten Erkrankungswahrscheinlichkeit korrelieren.

Pathogenese und Morphologie | Die in **Tab. 3.2** genannten Risikofaktoren wirken zunächst schädigend auf die Gefäßintima ein. Beschädigungen der Intima können allerdings auch spontan bzw. im Bereich einer starken strömungsbedingten oder mechanischen Belastung entstehen. Typische Folge ist gleichermaßen eine **Endothelläsion**, die eine Thrombozytenaggregation induziert. Dabei werden Zytokine wie der PDGF (platelet derived growth factor) und andere Wachstumsfaktoren freigesetzt, die einen proliferationsfördernden Effekt auf glatte Muskelzellen und Fibroblasten besitzen. In das proliferierende fibromuskuläre Gewebe können Lipide und Zucker, die Proteine glykieren, eingelagert werden; begünstigt wird dieser Prozess durch eine Hyperlipid- und Hyperglykämie, z. B. bei einer Adipositas oder beim Diabetes mellitus. Makrophagen aus dem Blut (Mo-

Tab. 3.2

Risikofaktoren für die Entwicklung einer Arteriosklerose

Klasse-I-Faktoren (essenzielle Faktoren)	Klasse-II-Faktoren (fakultative Faktoren)
– Tabakkonsum: toxische Schädigung des Endothels – arterielle Hypertonie: mechanische Schädigung des Endothels – Hyperlipidämie: v. a. Erhöhung von LDL bei gleichzeitiger Reduktion von HDL, häufig im Rahmen einer familiären Hyperlipoproteinämie Typ II – Diabetes mellitus – Lebensalter – Geschlecht: Männer sind früher und häufiger von einer Arteriosklerose und deren Folgeerkrankungen betroffen als Frauen; ob dies am geschlechtsspezifischen Verhalten liegt oder ein unbeeinflussbarer Faktor eine Rolle spielt, ist unbekannt – erhöhte Thrombozytenaggregation, dadurch vermehrte Ausschüttung von Wachstumsfaktoren wie PDGF (s. Response-to-Injury-Hypothese) – Homocystein (vgl. Anmerkungen zur Homozysteinurie in **Tab. 3.4**)	– genetische Prädisposition – Übergewicht (s. a. Anmerkungen zur Hyperlipidämie) – Bewegungsmangel – chronischer Stress (verstärkte Kreislaufbelastung)

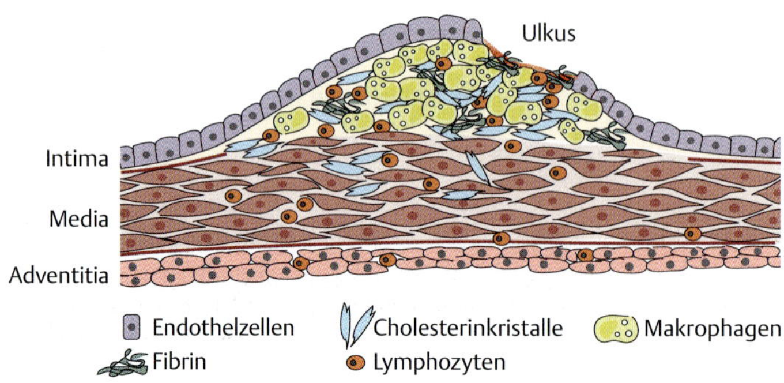

Abb. 3.6 Atheromatöse Plaque. Hier bereits mit Cholesterineinlagerungen.

nozyten) reichern sich an und versuchen die Lipide zu resorbieren, wobei sie sich zu Schaumzellen transformieren – morphologisches Korrelat sind die sog. **„Fatty Streaks“**, gelbliche, erhabene Fettstreifen in der Intima. Blutplasma kann in die jetzt schon als **Plaque** zu bezeichnende Läsion gelangen, wodurch es zu Fibrinausfällungen kommt (**Abb. 3.6**). Durch rezidivierende Intimaschädigungen verstärkt sich der Prozess, sodass sich schlussendlich **Atherome** bilden, die neben Lipiden, Cholesterinkristallen, Plasma/Fibrin auch Kalziumausfällungen (Kalk) und vermehrt Kollagen enthalten. Im Bereich der Atherome verbreitert sich die Gefäßwand, die Media wird bei fortgeschrittenen Prozessen mitbeschädigt, ebenso die Elastika, die schließlich nur noch fragmentiert vorhanden ist. Die Elastika-Reste sind histologisch am besten in einer EVG-Färbung (Elastika van Gieson) nachzuweisen. Die Atherome können schlussendlich ulzerieren/rupturieren, mögliche Folgen sind Mikroembolisierungen atheromatösen Materials oder die Auflagerung adhärenter Thromben.

Der beschriebene Ablauf der Atheromentstehung entspricht der sog. **„Response-to-Injury“-Hypothese**, bei der Endothelläsionen bzw. endotheliale Dysfunktionen als zentraler Ausgangspunkt arteriosklerotischer Gefäßveränderungen angesehen werden. Daneben werden allerdings noch weitere pathogenetische Mechanismen diskutiert, die in der **Tab. 3.3** in Form einer kurzen Übersicht präsentiert sind.

Klinische Aspekte und Komplikationen | Atherome können sekundäre Komplikationen mit typischen klinischen Auswirkungen nach sich ziehen:

- **Thrombotische Verschlüsse:** Im Bereich der Atherome können sich parietale Thromben bilden; bereits kleine Atherome können thrombogene Wirkung entfalten und einen Gefäßverschluss bedingen. Klinisch resultiert ein akuter Sauerstoffmangel im nachgeschalteten Versorgungsgebiet, z. B. ein akuter Myokardinfarkt, eine akute zerebrale Ischämie, ein Organinfarkt oder ein akuter Verschluss der Extremitätenarterien (sog. periphere arterielle Verschlusskrankheit, pAVK), ggf. mit nachfolgender bakterieller Besiedelung (klinische Konsequenz: feuchte Gangrän).
- **Embolien:** Bestandteile des Atheroms – insb. Cholesterinkristalle – können in die Blutzirkulation gelangen und verschleppt werden, z. B. in Form einer Cholesterinkristallembolie in die Nieren.
- **Dissektionen:** Arteriosklerotisch beschädigte Gefäße können disseziieren, insbesondere im Bereich der Aorta.
- **Aneurysmen:** Die Mitbeschädigung der Media begünstigt aneurysmatische Gefäßaussackungen (z. B. infrarenales Bauchaortenaneurysma, s. S. 91). Aneurysmen der infrarenalen Aorta inklusive der Aufzweigungen in die Aa. iliacae können durch Gore-Tex®-Prothesen versorgt werden (**Abb. 3.7**).
- **Gefäßrupturen:** Aufgrund der verminderten Gefäßwandstabilität rupturieren arteriosklerotisch beschädigte Gefäße leichter; so kann es insbesondere im Zusammenspiel mit einer arteriellen Hypertonie z. B. zu intrazerebralen Massenblutungen kommen (Ruptur der A. lenticulostriatae).

Tab. 3.3

Hypothesen zur Entstehung der Arteriosklerose

Hypothese	**angenommene Ursache**
Thrombogene Hypothese oder Response-to-Injury-Hypothese	Laut dieser Hypothese sind intimaverletzungsbedingte Thromben Auslöser für fibröse Plaques; ein Argument für diese Hypothese ist, dass eine Hemmung der Plättchenaggregation – z. B. im Tierexperiment oder mittels ASS – die AS reduziert.
Perfusionshypothese	Ein Entgleisen des physiologischen Verhältnisses von Perfusionsdruck und Gefäßwandelastizität soll Auslöser der AS sein; hiermit korreliert, dass die arterielle Hypertonie ein Kausalfaktor der AS ist.
Seneszenzhypothese	Diese Hypothese geht davon aus, dass lediglich das Alter bei der Genese einer Arteriosklerose eine Rolle spielt. Im Rahmen des Alterns sollen Veränderungen regenerativer Zellteilungsprozesse in der Gefäßwand zu einer Verschiebung des zellulären Gleichgewichts mit einem relativen Zuwachs fibrotischer und zellarmer Areale und zu Störungen des lokalen Fettstoffwechsels führen, was als Ausgangspunkte für eine AS angesehen wird. Diese Hypothese wird dadurch gestützt, dass Erkrankungen mit einer vorzeitigen Alterung (z. B. Morbus Werner, Progerie) regelhaft mit einer AS einhergehen.
Infektionshypothese	Diese Hypothese stützt sich darauf, dass immerhin 50 % der Erwachsenen einen erhöhten Antikörpertiter gegen *Chlamydia pneumoniae* aufweisen und die Höhe des Titers mit der Rate kardiovaskulärer Komplikationen korreliert; Chlamydien konnten darüber hinaus in Atherombeeten nachgewiesen werden; ein Kausalzusammenhang zwischen Besiedelung und Erkrankung konnte allerdings bislang nicht hergestellt werden.
Immunologische Hypothese	Da sich in der Umgebung von Atheromen in wechselndem Ausmaß Lymphozytenansammlungen finden, kann ein immunologischer (Teil-)Mechanismus als Ursache der AS angenommen werden. Bewiesen sind z. B. Antikörperreaktionen gegen Lipoproteine in AS-Plaques mit Immunkomplexablagerungen.
Konsens aller Hypothesen ist die primäre Entstehung der AS in der Intima.	

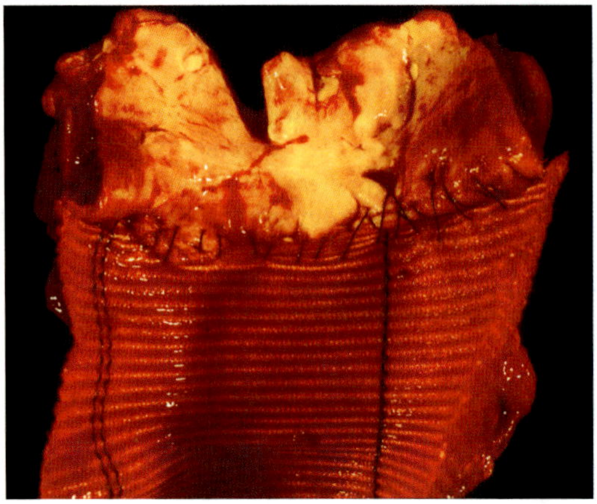

Abb. 3.7 Gore-Tex®-Prothese der infrarenalen Aorta, bei starker Arteriosklerose.

- **Organatrophien:** Aufgrund der atherombedingten Stenosierung des Gefäßlumens kann die Durchblutung einzelner Organe beeinträchtig werden mit der Konsequenz einer sekundären Organatrophie (z. B. von Niere und Gehirn).
- **Leriche-Syndrom:** Das Leriche-Syndrom beschreibt die klinischen Auswirkungen eines Verschlusses der Beckenarterien auf Höhe der Aortengabel. Der Verschluss kann arteriosklerotisch oder alternativ auch angiitisch (s. S. 87) bedingt sein.

Die aufgelisteten Komplikationen verstärken den arteriosklerotischen Gefäßumbau, da sie erhebliche Rückwirkungen auf örtliche Faktoren wie Strömungsverhältnisse und Gefäßinnendruck haben. Mit zunehmendem arteriosklerotischem Umbau nimmt dann auch die Elastizität der Gefäße ab, wohingegen der Blutdruck steigt – auch dies verstärkt den arteriosklerotischen Prozess im Sinne eines Circulus vitiosus.

Die verschiedenen Hypothesen zur Ursache der primären Arteriosklerose sind in **Tab. 3.3** zusammengefasst.

Arteriolosklerose: Sie kann als eine Variante der Arteriosklerose angesehen werden, manifestiert sich jedoch ihrer Bezeichnung entsprechend ausschließlich im Bereich kleinerer Gefäße (Arteriolen).

MERKE

Die Arteriolosklerose ist durch eine hyaline Verdickung der Intima und schließlich der gesamten arteriolären Gefäßwand gekennzeichnet; die Verdickung kann bis zum kompletten Gefäßverschluss fortschreiten. Pathogenetisch wird wiederum eine endotheliale Läsion/Dysfunktion angenommen, die zu einer erhöhten Permeabilität für Plasmabestandteile führt.

Ursächlich sind insbesondere die arterielle Hypertonie und der Diabetes mellitus. Unbeeinflussbarer Risikofaktor ist wie bei der AS das Lebensalter.

Morphologische Aspekte | Die zunehmende Lumeneinengung und schließlich Obstruktion der arteriolären Gefäße führt in den betroffenen Organen /Geweben zu **multiplen fleckförmigen Ischämien**. Besonders charakteristisch sind die Folgeerscheinungen im Bereich der Nieren: Die Nieren atrophieren, die Oberfläche ist höckrig-feingranulär, sog. rote Granularatrophie im Sinne einer Arteriosklerose (s. a. S. 332).

3.4.2 Kalzinosen

MERKE

Bei der Arteriosklerose verkalken die intimalen Läsionen sekundär; abzugrenzen hiervon sind primäre Verkalkungen der Intima/Gefäßwände, die unter dem Begriff der Kalzinosen zusammengefasst werden.

Metastatische Verkalkung: Diese bereits seit langem bekannte Kalzinose tritt infolge einer Hyperkalzämie auf. Ursachen der Hyperkalzämie können ein Hyperparathyreoidismus (s. S. 506), D-Hypervitaminosen, paraneoplastische PTHRP-Bildungen (Pararthormon related Peptide) oder osteolytische Prozesse – z. B. Metastasen – sein. Betroffen sind vor allen Dingen die kleinen Organarterien.

Arteriosklerose Mönckeberg: Im Gegensatz zur klassischen AS spielt sich der sklerosierende Prozess nicht primär in der Intima, sondern in der Media ab. Hier kommt es zu einer progredienten Hyalinose mit spangenartigen Verkalkungen. Selten können diese Verkalkungen sogar verknöchern. Betroffen sind vor allen Dingen die Arterien vom muskulären Typ der inneren Organe sowie der Extremitäten. Die Ursache der Erkrankung ist unklar, da z. B. nur ein Teil der Erkrankungen an eine Hyperkalzämie gekoppelt ist. Die Mediaverkalkung reduziert die Gefäßelastizität, besitzt darüber hinaus jedoch keine nennenswerte klinische Relevanz.

Idiopathische intrazerebrale Gefäßverkalkung Fahr: Morphologisch sind kugelförmige Verkalkungen – infolge der Einlagerung eiweißreicher Flüssigkeit – in der Media intrazerebraler Arteriolen und Kapillaren typisch. Die Ursache ist unbekannt, es liegt weder eine AS noch eine Hyperkalzämie vor.

Infantile Arteriosklerose: Es handelt sich um eine sehr seltene Erkrankung des Kindesalters ohne Atherome. Ausgangsort ist auch hier die Media, ursächlich soll eine fehlgebildete Elastika sein.

3.4.3 Metabolisch bedingte Vaskulopathien

MERKE

Im Rahmen zahlreicher Stoffwechselerkrankungen kommt es zur Einlagerung von (abnormen) Stoffwechselprodukten und damit zu Veränderungen der Gefäßwände.

Der Einfachheit halber sind diese z.T. sehr seltenen Erkrankungen in **Tab. 3.4** zusammengefasst. Die aufgeführten Erkrankungen können auch Grundlage für arteriosklerotische Gefäßveränderungen und Aneurysmen sein.

3.4.4 Aneurysmen

MERKE

Ein Aneurysma ist eine lokale Ausweitung arterieller Gefäße infolge einer Gefäßwandschwäche. Die Einteilung kann nach der Form, nach der Ursache und nach der Art der Wandbeteiligung erfolgen.

Einteilung nach der Form und der Wandbeteiligung Aneurysmen können spindel-, sack- oder beerenförmig sein. Von größerer klinischer Relevanz ist jedoch die Art der Wandbeteiligung:

- Das **Aneurysma verum (wahres Aneurysma)** ist durch eine Aussackung aller Wandanteile charakterisiert. Es resultieren spindel- oder sack-/beerenförmige Aneurysmen (**Abb. 3.8**a und b). Wahre Aneurysmen können disseziieren.
- Das **Aneurysma dissecans (disseziierendes Aneurysma)** ist durch Defekte in der Intima und/oder der Media bedingt; am Läsionsort strömt Blut in die Gefäßwand ein (Intramuralhämatom) und arbeitet sich im Sinne einer „Wühlblutung" weiter innerhalb der Gefäßwand vor (Gefäßwanddissektion unter Ausbildung eines sog. Pseudolumens).

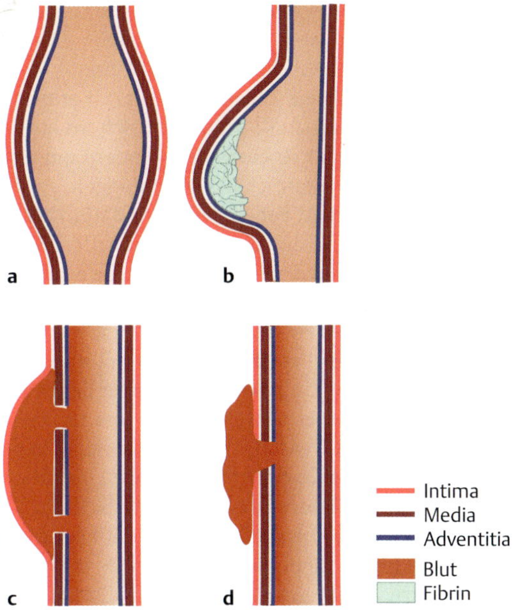

Abb. 3.8 Aneurysmen. **a** Aneurysma verum, spindelförmig. **b** Aneurysma verum, sackförmig mit (häufig auftretendem) Parietalthrombus. **c** Aneurysma dissecans. **d** Aneurysma spurium.

Tab. 3.4

Stoffwechselerkrankungen mit Auswirkungen auf die arteriellen Gefäße, Übersicht

Erkrankung	Charakteristika
Hyperlipoproteinämie	vergleichsweise häufige angeborene Stoffwechselerkrankung, die auch bei einer Fehlernährung erworben sein kann; durch die vermehrte Einlagerung von Fettsäuren und Cholesterin in Atherome wird eine Arteriosklerose verstärkt
Lipidosen: Morbus Fabry	X-chromosomale Erbkrankheit mit α-Galaktosidase-Mangel; Einlagerung von Zeramidtrihexid in Endothelzellen (histologisch Sudan-positiv)
Homozysteinurie	angeborene Störung des Aminosäurestoffwechsels mit Anhäufung von Homozystein und Methionin; Folge: Störung der Kollagenogenese; arterioskleroseähnliches Bild mit Intimafibrose und Vermehrung von Kollagen in der Media
Mukopolysaccharidosen	autosomal rezessiv erbliche lysosomale Erkrankungen mit Anhäufung von Mukopolysacchariden; betroffen sind mittelgroße und kleine Arterien; die Mukopolysaccharide werden bevorzugt in der Intima eingelagert
Marfan-Syndrom	autosomal dominant erbliche Erkrankung mit Defekt der Kollagen-I-α-Kette (s. Kap 28); hieraus resultiert eine abnorme Elastizität der Media; häufige Folge (> 50 % der Fälle): dünnwandige Aorta ascendens und dünnwandiger Aortenbogen; die Organarterien sind seltener betroffen
Ehlers-Danlos-Syndrom	genetisch bedingte Störung der Vernetzung von Kollagenfasern, dadurch resultiert ähnlich wie beim Marfan-Sydnrom eine Hyperelastizität (s. a. S. 91); morphologisch ist der Kollagenfasergehalt großer Arterien vermindert, wodurch es zur zystischen Medianekrose kommt; die kleineren Arterien weisen Kaliberschwankungen auf
Menkes-Syndrom	angeborene Kupferresorptionsstörung mit Beeinträchtigung der Kollagen- und Elastinsynthese; alle Arterien können betroffen sein: sie sind gewunden und verlängert, dilatiert und stenosiert
Pseudoxanthoma elasticum Darier	sehr seltene angeborene Erkrankung; die elastischen Fasern der Intima sowie der Media sind verbreitert und kalzifiziert; betroffen sind v. a. die Aorta und größere Organarterien; in der Folge können sich Aneurysmen bilden

Das Pseudolumen kann an einem anderen Ort wieder Anschluss an das normale Gefäßlumen gewinnen (Abb. 3.8c).

- Das **Aneurysma spurium (falsches Aneurysma)** (Abb. 3.8d) entsteht durch eine Gefäßverletzung mit Ausbildung eines Hämatoms neben oder in der Gefäßwand. Dieses kann bindegewebig organisiert und anschließend endothelialisiert werden, wobei es Anschluss an das reguläre Gefäßlumen gewinnen kann. Hierdurch entsteht „fälschlicherweise" der Aspekt eines Aneurysmas.
- **Arteriovenöse Aneurysmen** werden auch arteriovenöse Fisteln genannt; es handelt sich im engeren Sinne nicht um Aneurysmen, sondern um unphysiologische Kurzschlussverbindungen zwischen Arterien und Venen, wie sie z. B. für therapeutische Zwecke am Unterarm geschaffen werden (Nierenersatzdialyse). Arteriovenöse Aneurysmen sind meist angeboren, können aber auch traumatisch oder entzündlich entstehen.

Einteilung nach der Ursache | Angeborene Aneurysmen gehen auf genetisch bedingte Defekte der muskulären Gefäßwandbestandteile zurück und manifestieren sich v. a. im Bereich des Circulus arteriosus Willisii als sog. Hirnbasisaneurysmen. Im Falle einer Ruptur resultiert eine Subarachnoidalblutung (s. S. 451).

Erworbene Aneurysmen gehen immer auf eine Dysbalance zwischen dem Gefäßinnendruck und der Gefäßwandstabilität zurück. Ursächlich können also eine arterielle Hypertonie oder verschiedene Grunderkrankungen mit einer Verminderung der Gefäßwandstabilität sein. Am häufigsten ist eine Kombination beider Faktoren.

Mögliche Ursachen einer verminderten Gefäßwandstabilität einschließlich typischer Folgen sind nachfolgend stichpunktartig aufgelistet:

- **Arteriosklerose:** Am häufigsten resultiert ein Aneurysma verum der infrarenalen Bauchaorta bzw. der Aortenbifurkation (80 % aller Aneurysmen); die Ruptur eines Bauchaortenaneurysmas endet aufgrund des dramatischen Blutverlustes innerhalb kürzester Zeit tödlich, Ultima Ratio ist häufig eine Gore-Tex®-Interponation (s. Abb. 3.7);
- **entzündliche** (Vaskulitis!), **infektiöse** (Lues!), **metabolische** (z. B. angeborene Stoffwechselerkrankungen) oder **traumatische Läsionen der Gefäßwand** mit der Folge einer zystischen Medianekrose; die zystische Medianekrose kann auch **idiopathisch** bedingt sein (Erdheim-Gsell-Medianekrose); besonders häufig betroffen ist der Aortenbogen mit der häufigen Konsequenz eines disseziierenden Aortenaneurysmas; je nach Ausdehnung der Dissektion unterscheidet man 3 verschiedene Typen;
- **genetische Prädisposition** (z. B. Hirnbasisaneurysmen);
- **nichtklassifizierbare Gefäßwandläsionen.**

MERKE

Infrarenale Bauchaortenaneurysmen sind überwiegend arteriosklerotisch bedingt. Weiter proximal lokalisierte Aneurysmen (Aortenbogenaneurysmen, Aneurysmen der thorakalen Aorta) sind besonders charakteristisch für die Lues, können aber auch arteriosklerotisch oder durch andere entzündliche, metabolische, traumatische oder idiopathische Gefäßwanderkrankungen entstehen (z. B. durch die relativ häufige idiopathische Medianekrose). Aneurysmen kleinerer Organarterien bzw. peripherer Gefäße sind eher vaskulitisch bedingt (häufig im Rahmen einer Panarteriitis nodosa). Hirnbasisaneurysmen sind häufig angeboren.

Morphologie | Der makroskopische Aspekt eines Aneurysmas variiert nach Größe und Form (s. o.). Histologisch ist das Aneurysma durch Gefäßwandveränderungen entsprechend der verursachenden Grunderkrankung gekennzeichnet. Im Falle einer Dissektion sind im Bereich des Intramuralhämatoms/Pseudolumens Fibrin-/Thrombusanlagerungen sowie in der Gefäßwand entzündliche Infiltrate zu sehen. Generell werden bei allen Aneurysmentypen häufig Entzündungszellinfiltrate in der Adventitia sowie im angrenzenden Weichgewebe beobachtet. Man spricht in diesem Zusammenhang auch von einem entzündlichen Aneurysma; teilweise handelt es sich dabei jedoch „nur" um eine unspezifische entzündliche Begleitreaktion.

Klinische Aspekte und Komplikationen | Aneurysmen werden häufig zufällig bei einer Ultraschalluntersuchung (in der Urologie) oder im CT gefunden. Symptomatisch werden Aneurysmen meist erst im Falle einer Dissektion oder Ruptur, viele werden entsprechend zu spät entdeckt. Bei den Aortenaneurysmen sollte die Interponierung einer Gefäßprothese erwogen werden, um möglichen Komplikationen vorzubeugen. Hirnbasisaneurysmen werden durch das angiografische Coiling (Einbringen von Bimetallstäbchen, die sich im Aneuraysmasack aufknäueln) mit sekundärer Thrombosierung verschlossen (Abb. 3.9).

Die **Hauptkomplikation** eines Aneurysmas ist die **Ruptur**, die im Falle eines stabilen Umgebungsgewebes gedeckt bleiben und ausheilen kann, sehr viel häufiger aber zum Tode führt (z. B. durch **Verbluten** in das Abdomen oder den Thoraxraum oder durch **akuten Hirndruck** bei Einblutung in den Subarachnoidalraum). Im Falle einer **Dissektion** kann es alternativ zu einer Okklusion des betroffenen Gefäßabschnitts und entsprechend zu einem **Infarkt** im nachgeschalteten Versorgungsgebiet kommen (z. B. Hirninfarkt bei einem disseziierenden Aneurysma der A. carotis communis oder interna, häufig traumatisch bedingt). Findet das Pseudolumen über eine tiefer gelegene zweite Dissektion wieder Anschluss an das ursprüngliche Gefäß, bleiben die klinischen

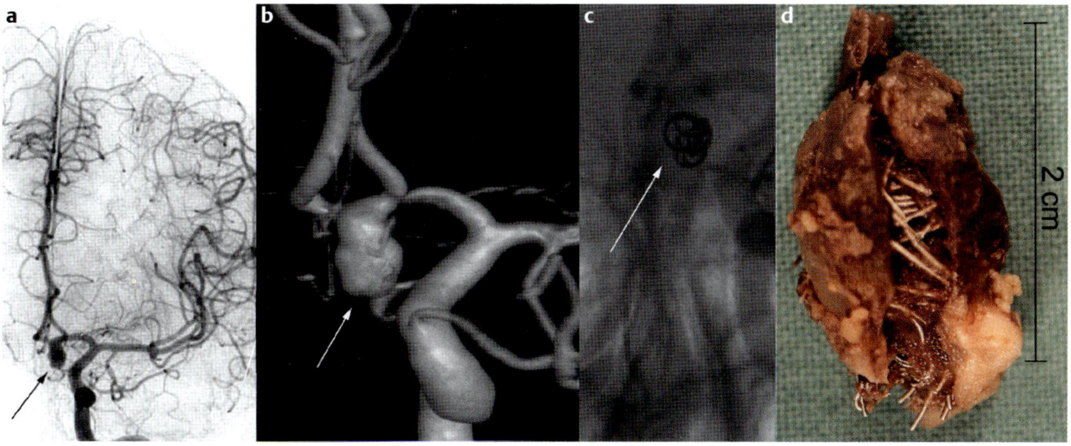

Abb. 3.9 Sackförmiges Aneurysma der A. cerebri anterior mit Coiling im Rahmen einer sog. interventionellen Angiografie. **a** Angiografische Darstellung des Aneurysmas. **b** Computergestützte 3-dimensionale Rekonstruktion des Aneurysmas. **c** Coiling des Aneurysmas unter angiografischer Kontrolle. **d** Makroskopie des Aneurysmasacks mit Bimetall-Coil und konsekutiver Thrombose. (Abb. a–c mit freundlicher Genehmigung von Prof. Dr. Reinbold, Minden)

Folgen im Allgemeinen gering. Eine fatale Komplikation ist das Einströmen von Blut in den Herzbeutel bei Ruptur/Dissektion eines Aneurysmas der Aorta ascendens. Folge ist die **Herzbeuteltamponade** mit raschem Funktionsverlust des Herzens durch Kompression von außen (vgl. S. 210). Werden in ein Aneurysma z. B. abdominelle oder thorakale Gefäßabgänge eingeschlossen, kann es zu funktionellen Verschlüssen der betroffenen Arterien und **Organnekrosen** kommen. Weiterhin können sich im Bereich der Aneurysmenwand Thromben bilden, was einerseits günstig ist, da sich hierdurch die Wandstabilität erhöht. Andererseits können die Thromben aber auch Ausgangspunkt einer **Embolie** sein.

3.4.5 Vaskulitis (Angiitis)

MERKE

Vaskulitiden (oder auch Angiitiden) sind entzündliche Erkrankungen der Arterien-, Venen- und/oder Kapillarwände, wobei „nur" bestimmte Gefäßtypen, „nur" Teile der Gefäßwand oder auch „nur" bestimmte Gefäßabschnitte betroffen sein können. Sofern es sich um eine Entzündung von arteriellen Gefäßen handelt, spricht man von einer Arteriitis, bei einem Befall der Venen von einer Phlebitis. Je nach hauptsächlich betroffenem Gefäßwandabschnitt unterscheidet man weiterhin:

- Befall der Intima: Endangiitis, Endophlebitis;
- Befall der Media: Mesangiitis (Mesaortitis bei speziellem Befall der Aorta);
- Befall der Adventitia: Periangiitis, Periarteriitis, Periphlebitis;
- Befall aller Gefäßwandschichten: Panangiitis, Panarteriitis, Panphlebitis.

Ätiopathogenese | Der größte Teil der Arteriitiden ist **autoimmuner Genese**. Die entsprechenden Erkrankungen sind nach Chapel Hill klassifiziert worden und in **Tab. 3.5** in Form einer Übersicht zusammengefasst.

Seltener gehen Vaskulitiden auf **infektiöse Mechanismen** zurück:

- **Viren** können das Endothel direkt schädigen, z. B. Grippe-, Masern- und Rubellaviren. Viren können aber auch andere Gefäßwandanteile beeinträchtigen und auf diese Weise einen Autoimmunprozess induzieren. So kann z. B. das Hepatitis-B-Virus eine Panarteriitis nodosa auslösen.
- **Bakterien:** Bei einer Bakteriämie/Septikopyämie kann es zu Intimaschädigungen kommen, insbesondere im Bereich vorbestehender Läsionen (Arteriosklerose, Aneurysmen). Die bakterielle Besiedlung kann **Abszesse** zur Folge haben. Spezifische Infektionen der Gefäße werden durch Mycobacterium tuberculosis oder durch Treponema pallidum ausgelöst. Bei der **Tuberkulose** ist zunächst die Adventitia betroffen, sekundär erfolgt dann auch der Befall der Intima (Endangiitis). Durch Gefäßwanddestruktionen können Aneurysmen entstehen mit der Folge eventueller Massenblutungen. Bei der **Lues** werden vorwiegend mittelgroße und kleine Gefäße sowie Kapillaren befallen, histologisch sind lymphoplasmazelluläre Infiltrate zu erkennen. Typischerweise resultieren Intimaläsionen mit nachfolgender Fibrosierung (Intimafibrosen). Hierdurch kann das Lumen der Gefäße kritisch eingeengt werden (Endangiitis obliterans), wodurch es zu Minderperfusionen/Ischämien kommen kann (z. B. im Bereich des Gehirns). Auch mittelgroße Arterien (insb. Hirnba-

sisarterien) und die Aorta können betroffen sein, letztere v. a. auch durch die typische Endangiits der versorgenden Vasa vasorum, woraus v. a. Nekrosen im Bereich der Media resultieren **(Mesaortitis luica)**, früher eine häufige Ursache für ein Aneurysma des Aortenbogens. **Chlamydien** wurden vor einigen Jahren gehäuft in Atherombeeten gefunden und als Ursache der Arteriosklerose angeschuldigt (s. o.)

- **Parasiten:** Parasitär bedingte Vaskulitiden sind hierzulande selten. Bei der Schistosomiasis finden sich **Schistosomen** als auch deren Eier in den Harnblasenvenen, der Pfortader und den Lungenarteriolen. In den befallenen Gefäßen entwickelt sich eine Endangiitis mit Obliteration und Blutungen, über die Eier in das Interstitium gelangen können, wo sich Fremdkörpergranulome bilden. Auch **Filaria** (Fadenwürmer) siedeln in Blutgefäßen. Die Larven entwickeln sich jedoch in Lymphknoten und Lymphgefäßen, aus denen sie nach Monaten der Reifung austreten. Die Lymphgefäße werden hierbei geschädigt, typische histopathologische Korrelate sind Intimaproliferationen, lymphozytäre Entzündungszellinfiltrate, Ödeme sowie eine Eosinophilie. Im Extremfall resultiert ein Lymphödem mit Elephantiasis.

Fallbeispiel

Prof. Horton schickt Prof. Azan ein akral trockenes und schwarzes Fingerendglied eines 45-jährigen männlichen Patienten mit der Fragestellung: Vaskulitis? DD Arteriosklerotisch bedingte Nekrose bei Nikotinabusus und Diabetes mellitus Typ I (seit dem 14. Lebensjahr, gut eingestellt)?

Der Resektionsrand ist makroskopisch nur leicht rötlich koloriert. Für die histologische Untersuchung werden die Weichteile des Fingerendglieds, der Resektionsrand sowie die knöchernen Anteile aufgearbeitet und neben der routinemäßigen HE-Färbung auch nach von Gieson gefärbt (Darstellung der Elastika). Bei der Beurteilung der Weichteile fällt Prof. Azan zunächst eine fast komplette Abblassung der Epidermis mit nur noch schattenhaft erkennbaren Zellen auf. Das darunter gelegene Bindegewebe lässt die zellulären Strukturen hingegen noch recht gut erkennen. Darüber hinaus zeigen sich ein Ödem und sehr vereinzelt auch wenige neutrophile Granulozyten. Das Weichgewebe des Resektionsrands ist histologisch weitgehend unauffällig, ebenso wie die knöchernen Anteile, hier finden sich insbesondere keine vermehrten Plasmazellen oder Granulozyten, die auf eine Osteomyelitis hindeuten könnten. Auffällig sind generell die Gefäße, sowohl im Resektionsrand, stärker allerdings noch in den nekrotischen akralen Gewebeanteilen: Die kleinen Arterien und Kapillaren zeigen Endotheldefekte und beinhalten Fibrinthromben, die Gefäßwände weisen gemischte Rundzellinfiltrate auf (Lymphozyten, Plasmazellen und Granulozyten). Bei einzelnen kleinen und mittelgroßen Arterien sieht Prof. Azan polsterförmige Intimaverbreiterungen, jedoch noch ohne eine Gefäßwandverkalkung, wie man sie eher in den größeren Gefäßwänden bei einer Arteriosklerose finden würde.

Tab. 3.5

Systematik und Klassifikation der autoimmnunen Vaskulitiden nach Chapel Hill

Entität	morphologische Aspekte	betroffene Gefäßabschnitte	epidemiologische und klinische Aspekte
Vaskulitis der größeren Gefäße (chronische granulomatöse Arteriitis)			
Riesenzellarteriitis; Synonym: Arteriitis temporalis	häufigste primär systemische Arteriitis mit Ausbildung riesenzellhaltiger Granulome; histologisch zeigen sich Intimaproliferationen, entzündliche Reaktionen der Media sowie mehrkernige Riesenzellen im Bereich der zerstörten Elastica interna; immunhistochemisch können Immunkomplexe nachgewiesen werden	bevorzugt sind extrakranielle Anteile der A. carotis externa betroffen – v. a. die A. temporalis superficialis; es können auch die Aorta und deren Gefäßabgänge befallen sein	in der Regel erkranken Pat. über 50 Jahre; typisch ist die verdickte, stark schmerzhafte pulslose Temporalarterie; da der Entzündungsprozess auf die A. ophthalmica übergreifen kann, droht eine Erblindung; Therapie der Wahl: Kortikosteroide
Takayasu-Arteriitis	granulomatöse Entzündung mit Riesenzellen, die im späteren Verlauf zu einer Fibrose führt	Aorta und deren große Äste, seltener auch die Pulmonalarterie	es sind v. a. Frauen betroffen, die jünger als 50 Jahre sind; klinische Folgen: Durchblutungsstörungen der Extremitäten, ggf. mit Blutdruckdifferenzen von > 10 mmHg zwischen rechter und linker Körperhälfte; auskultierbare Gefäßgeräusche über der A. subclavia (ein- oder beidseits); Therapie: Kortikosteroide

Entität	morphologische Aspekte	betroffene Gefäßabschnitte	epidemiologische und klinische Aspekte
Vaskulitis der kleineren Gefäße (nekrotisierende Arteriitis)			
Polyarteriitis nodosa Synonym: Panarteriitis nodosa (PAN)	nekrotisierende granulozytäre Entzündung mit Gefäßnekrosen und Verschlüssen, ohne Granulome und ohne Beteiligung der Nierenglomeruli; histologisch sind segmentale fibrinoide Nekrosen der gesamten Gefäßzirkumferenz mit segmentkernigen Granulozyten und Lymphozyten typisch; die Gefäße können sekundär thrombotisch verschlossen sein	Arteriolen, Kapillaren und Venolen	seltene Erkrankung (Inzidenz 5/100 000 Einwohner); Männer sind bevorzugt betroffen (m:w = 3:1); 30 % der Fälle sind mit einer Hepatitis B oder C assoziiert; Symptome: Fieber (> 38,5 °C), Muskel- und Gelenkschmerzen, Gewichtsverlust und Nachtschweiß; Therapie: Kortikosteroide und Cyclophosphamid
Kawasaki-Vaskulitis	nekrotisierende Gefäßentzündung unter Ausbildung von Aneurysmen, die sich nach ½ Jahr zurückbilden können; häufig auch Befall der Koronararterien	große, mittelgroße und kleine Arterien	betroffen sind überwiegend Kinder unter 5 Jahren (m:w = 3:2); Inzidenz in Europa 5/100 000, in Japan bis zu 122/100 000; AECA (antiendotheliale Antikörper) erhöht; phasenhafter Verlauf: die akute oder fieberhafte Periode dauert bis zu 10 Tage; die subakute Phase dauert 2–4 Wochen mit Schuppung von Händen und Füßen; die Phase der Rekonvaleszenz kann Monate dauern; Symptome: Müdigkeit und Leistungsschwäche; Therapie: ASS und Immunglobuline
Vaskulitis der kleinen Gefäße (nekrotisierende Polyangiitis)			
Wegener-Granulomatose (s. a. S. 200**)**	nekrotisierende und granulomatöse Gefäßentzündung, meist unter Beteiligung des Respirationstraktes; häufige Ursache einer nekrotisierenden Glomerulonephritis; häufig involvierte anatomische Regionen: HNO-Trakt 90 %, Lunge 85 %, Nieren < 80 %, Gelenke 65 % (u. a.)	kleine bis mittelgroße Gefäße, Kapillaren, Venolen und Arteriolen	Inzidenz 5–7/100 000; Erkrankungsgipfel um das 50. Lebensjahr; Männer erkranken häufiger als Frauen; c-ANCA im Serum erhöht; Ursache: als Initiatoren werden Inhalationsgene diskutiert
Churg-Strauss-Syndrom (CCS)	eosinophilenreiche, granulomatöse Entzündung in Gastrointestinaltrakt und Lunge; Diagnosesicherung durch bioptische Untersuchung der betroffenen Organe	kleine bis mittelgroße arterielle und venöse Gefäße	Erkrankung verläuft in 3 Phasen: 1. allergische Rhinitis und/oder Asthma bronchiale; 2. Eosinophilie in Lunge und Gastrointestinaltrakt; 3. systemische Vaskulitis; laborchemisch teils ANCA positiv, IgE erhöht
Mikroskopische Polyangiitis (MPA)	nekrotisierende Entzündung, z. T. mit kleinen Immundepots, häufig mit nekrotisierender Glomerulonephritis; häufig Befall der Lungenkapillaren sowie der Nieren- und Hautgefäße	kleine Gefäße, Kapillaren, Venolen und Arteriolen	Autoimmunerkrankung, die zuvor als Unterform der Polyarteriitis nodosa (PAN) angesehen wurde, daher auch mPAN; im Gegensatz zur PAN keine Assoziation mit einer Hepatitis; sehr seltene Erkrankung (ca. 4/1 000 000 pro Jahr)
Purpura Schönlein-Henoch	Vaskulitis mit IgA-dominanten Immunkomplexablagerungen und Wandnekrosen, gefolgt von Lymphozyteninfiltraten und Eisenablagerungen; häufige Ursache einer Glomerulonephritis (s. S. 322); häufig involvierte anatomische Regionen: Haut (100 %), Gelenke (bis zu 85 %), Gastrointestinaltrakt (bis zu 75 %), Nieren (bis zu 60 %), selten andere Organe inkl. ZNS	kleine Gefäße, Kapillaren, Venolen und Arteriolen	betroffen sind meist Kinder um die 6 Jahre, Jungen öfter als Mädchen (Inzidenz bei Kindern ca. 20/100 000; pathologische Immunreaktion auf der Basis einer genetischen Prädisposition; typische punktförmige Hautveränderungen (Purpura), s. a. S. 326
Essenzielle Kryoglobulinämie	Vaskulitis mit Ablagerung von Kryoglobulin-Immunkomplexen (IgG/IgM); häufig Befall der Glomeruli sowie der Hautgefäße, insbesondere im Bereich der Akren (Kälteeinwirkung!)	kleine Gefäße, Kapillaren, Venolen und Arteriolen	Symptome: Purpura der akralen Haut, Arthralgien, Neuropathien, Glomerulonephritis; häufig assoziiert mit einer Hepatitis C
Leukozytoklastische Vaskulitis	Ablagerung von Immunkomplexen (IgG und IgM) an den Gefäßwänden der Haut mit lymphozytären Infiltraten innerhalb der Gefäßwände sowie perivaskulär; Diagnose durch Hautbiopsie	Kapillaren und Venolen	meist sind Infektionen oder Medikamente auslösend; typisch sind kleine bräunliche Hautnekrosen, die Entzündungsparameter sind unspezifisch erhöht

Für eine genaue Diagnosestellung benötigt Prof. Azan weitere klinische Informationen. Er erkundigt sich bei Prof. Horton, wie die anderen Finger- und Zehenendglieder aussehen und ob die Symptomatik kälteabhängig auftritt (es ist gerade Winter). Prof. Horton berichtet von livide verfärbten Akren, vornehmlich der Fingerendspitzen, darüber hinaus bestünden auch klinische Symptome intermittierender Durchblutungsstörungen der Beine (im Sinne einer Claudicatio intermittens, sog. „Schaufensterkrankheit"). Eine Kälteabhängigkeit sei nicht zu beobachten. Damit kann eine durch Kälteagglutinine bedingte Verschlusserkrankung ausgeschlossen werden.
Prof. Azan gelangt deswegen zur Diagnose einer Thrombangiitis obliterans von Winiwarter-Buerger (Synonym: Endangiitis obliterans, eine ätiologisch unklare segmentale Entzündung kleiner Arterien und Venen mit sekundärer Thrombosierung), zusätzlich beschreibt er mäßiggradige arteriolosklerotische Veränderungen der Fingergefäße. Im Kommentar verweist Prof. Azan auf den Zusammenhang beider Erkrankungen mit dem Rauchen; der Diabetes mellitus ist darüber hinaus als weiterer Kausalfaktor der arteriolosklerotischen Veränderungen anzusehen.

3.5 Erkrankungen der Venen

Key Point
Ähnlich wie bei der Arteriosklerose sind Druck- und Strömungsbelastungen der Gefäßwand Auslöser für eine Phlebosklerose und Varikose („Krampfadern").

3.5.1 Varizen und Phlebosklerose

MERKE
Die Phlebosklerose ist durch eine fibrotische/sklerotische Verdickung der Venenwand gekennzeichnet. Aufgrund der verminderten Wandstabilität kommt es im Verlauf zu knoten-/sackförmigen Aussackungen und Schlängelungen der Venen (Phlebektasie, Varikose).

Ätiopathogenese | Ursächlich für die Phlebosklerose und Varikose ist v. a. ein **erhöhter Veneninnendruck**, wie er v. a. in den großen Venen der unteren Extremität vorkommt. Der erhöhte Veneninnendruck bedingt einen sklerotischen/fibrotischen Umbau der Venenwand mit den oben erwähnten Folgeerscheinungen. Die Vermehrung der Fasersynthese betrifft vor allen Dingen das Kollagen I. Die Myozyten werden durch das proliferierende Bindegewebe verdrängt und gehen teilweise zugrunde, in der Summe resultiert ein Elastizitätsverlust der Gefäße.

Ursachen für den erhöhten Veneninnendruck sind eine erbliche oder im Rahmen einer Schwangerschaft erworbene **Bindegewebsschwäche**, **mangelnde Bewegung** mit reduzierter Muskelpumpe (z. B. bei überwiegend sitzender Tätigkeit) oder ein erhöhter hydrostatischer Druck in den Beingefäßen aufgrund einer **Adipositas**. Eine Varikose kann aber auch Folgeerkrankung einer anderen primären Venenerkrankung sein; so können z. B. Insuffizienzen der Venenklappen, Phlebothrombosen (s. u.) oder Gefäßkompressionen von außen (z. B. durch einen Tumor) eine venöse Stase bedingen; über Phlebosklerose und Phlebektasie resultiert wiederum eine Varikose. Die **altersbedingte** Varikose und Phlebosklerose wird zu den Stoffwechselstörungen gezählt, obwohl Ätiologie und Genese noch nicht abschließend geklärt sind.
Varizen können aber nicht nur im Bereich der Beinvenen, sondern auch andernorts auftreten: So kommt es z. B. im Rahmen einer portalen Hypertonie (z. B. bei der Leberzirrhose) zu Krampfaderbildungen im Bereich des Ösophagus (Ösophagusvarizen, s. S. 301), im Bereich der Bauchwand (rekanalisierte ektatische Nabelvenen: Caput medusae, s. S. 301) und im Bereich des Rektums (sog. innere Hämorrhoiden). Ebenso kann es bei einem Abflusshindernis im Bereich der V. testicularis zu einer Ektasie des Plexus pampiniformis kommen (Varikozele, s. S. 352).

Morphologie | Infolge des erhöhten Venendrucks kommt es zu einer diffusen und/oder herdförmigen Verbreiterung der Intima. Die elastischen Fasern sind dort aufgesplittert und hyalinisiert. Im weiteren Verlauf degenerieren dann u. U. auch Media und Adventitia. Sofern schwerpunktmäßig die Intima betroffen ist, spricht man von einer Phlebosklerose. Die Degeneration weiterer Wandschichten mündet in eine Phlebektasie.

Klinische Aspekte und Komplikationen | Krampfadern im Bereich der unteren Extremität stellen zunächst ein kosmetisches Problem dar, können im Verlauf aber auch sehr schmerzhaft sein. Aufgrund der vermehrten Blutfülle und venösen Stase können interstitielle **Ödeme** resultieren. Darüber hinaus kann es infolge der verlangsamten Blutströmung zur Thrombenbildung kommen (**Phlebothrombose**, Abb. 3.10), was den venösen Blutstrom abermals verlangsamt und damit die Ausbildung weiterer Varizen perpetuiert. Darüber hinaus besteht die Gefahr, dass thrombotisches Material mobilisiert und über das rechte Herz in die Lunge verschleppt wird (**Lungenarterienembolie**, s. S. 189).

MERKE
Tiefe Bein- und Beckenvenenthrombosen (Phlebothrombosen) sind die häufigste Quelle für Lungearterienembolien.

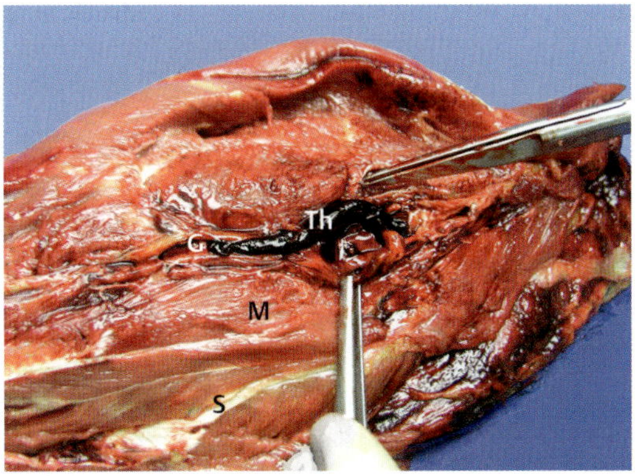

Abb. 3.10 Akut thrombosierte intramuskuläre Wadenvene. **Th:** Thrombus. **G:** Gefäß. **S:** Sehne. **M:** Muskel.

Nach Organisation und Rekanalisation eines Thrombus in den tiefen Beinvenen kann ein **postthrombotisches Syndrom** auftreten; dieses ist durch einen permanenten venösen Blutstau in der betroffenen Extremität, meist infolge einer Zerstörung der Venenklappen, gekennzeichnet **(chronische venöse Insuffizienz)**. Klinische Folgen sind eine verdickte und gerötete, im Verlauf auch bräunlich verfärbte Haut sowie Schmerzen. Bei kritischer Mangelversorgung des Gewebes kann sich ein **Ulcus cruris venosum** („offenes Bein") entwickeln.

3.5.2 Phlebitis und Thrombophlebitis

Entzündungen der Venen (Phlebitiden) werden je nach vornehmlich betroffener Wandschicht in Periphlebitiden und Endophlebitiden (s. o.) eingeteilt. Bei der **Endophlebitis** werden die Erreger in der Regel über die Blutbahn eingeschwemmt (z. B. im Rahmen einer Sepsis oder über eine infizierte Venenverweilkanüle), bei der **Periphlebitis** greift ein in der Umgebung der Vene lokalisierter Entzündungsprozess auf die Venenwand über. Eine Sonderform ist die venentypische **Thrombophlebitis**. Es handelt sich um eine akute Entzündung oberflächlich gelegener Venen der unteren Extremität mit Thrombusbildung. Typischerweise sind die entzündeten Gefäße sehr schmerzhaft, insbesondere bei körperlicher Belastung. Interessanterweise tritt die Kombination aus Entzündung und Thrombose praktisch nicht in den tiefen Venen auf. Ursächlich sind vermutlich Thrombose-begünstigende Mediatoren, entzündliche und systemische Erkrankungen, Gerinnungsstörungen, Nikotinkonsum und das Alter; also allesamt Faktoren, die generell das Thromboserisiko erhöhen.

3.6 Erkrankungen der Lymphgefäße

Lymphgefäße können wie die Blutgefäße entzündlich erkranken oder Ausgangspunkt verschiedener Gefäßtumoren sein (s. S. 97). Von besonderer klinischer Relevanz ist darüber hinaus eine unphysiologische Erweiterung von Lymphgefäßen, die **Lymphangiektasie**, die einen Aufstau von Lymphflüssigkeit zur Folge hat. Man unterscheidet angeborene/primäre und erworbene/sekundäre Formen der Lymphangiektasie. Sowohl die primären als auch die erworbenen Lymphangiektasien machen generell selten klinische Symptome, da zwischen den verschiedenen Lymphabstromgebieten weit verzweigte Kollateralwege existieren. Sofern der gestörte Lymphabfluss jedoch nicht mehr kompensierbar ist, kommt es zum stauungsbedingten Lymphödem im betroffenen Stromgebiet, was sich klinisch z. B. in Form einer ausgeprägten Schwellung eines Extremitätenabschnitts (sog. **Elephantiasis**) manifestieren kann. Die häufigsten Ursachen sind Lymphknotendissektionen, Lymphangiitiden (z. B. durch Filaria oder Schistosomen), eine Kompression von Lymphgefäßen durch Tumoren oder Strahlenschäden.

3.7 Gefäßtumoren

Key Point
Unter dem Begriff „Gefäßtumoren" fasst man 2 verschiedene Tumortypen zusammen: Tumoren, die aus Zellen der Gefäßwand hervorgehen, und Tumoren, die aus Gefäßen bestehen. Diese schließen sich gegenseitig nicht aus.

3.7.1 Benigne Gefäßtumoren

Hämangiom: Hämangiome stellen Wucherungen aus Blutgefäßen dar und enthalten entsprechend Blutzellen/Erythrozyten, was die makroskopisch rote Farbe erklärt. Hämangiome sind häufig und kommen in verschiedenen morphologischen Varianten vor. Im Einzelnen werden die in **Tab. 3.6** genannten Subtypen unterschieden. Hämangiome werden (u. a. in der Leber) nicht selten mit Metastasen verwechselt.

Lymphangiom: Lymphangiome bestehen aus multiplen kapillären und kavernösen Lymphgefäßen ohne Erythrozyten; im Interstitium finden sich häufig Lymphozytenaggregate. Im Pankreas kann dieser Tumor mit einem serösen mikrozystischen Adenom verwechselt werden. Im Gegensatz zu Angiomen sind die Endothelien D 2-40-positiv.

Lymphangiomyom: Es handelt sich um einen seltenen Tumor, der aus Lymphgefäßen (s. Lymphangiom) und glatten Muskelfasern besteht. Das Lymphangiomyom kommt im Rahmen der tuberösen Sklerose (s. S. 460) und ausschließlich bei Frauen vor.

Glomustumor: Das Glomangiom ist ein häufiger, nur bis zu wenigen Zentimetern großer, glatt begrenzter Tumor, der sehr schmerzhaft ist. Er besteht aus Glomuszellen, endothelialisierten Gefäßlichtungen und glatter Muskulatur. Aufgrund der Schmerzhaftigkeit und der bevorzugten Lokalisation dieses Tumors im

Tab. 3.6

Morphologische Subtypen des Hämangioms	
Subtyp	**Charakteristika**
kapilläres Hämangiom	besteht aus englumigen, dicht gelagerten Kapillaren; das kapilläre Hämangiom wird fast ausschließlich bei Kindern beobachtet
kavernöses Hämangiom	besteht aus ektatischen, dünnwandigen Blutgefäßen und ist häufig; eine Sonderform ist der konnatale Naevus flammeus
venöses Hämangiom	es handelt sich um venenähnliche Blutgefäßproliferate, dieser Subtyp ist selten
razemöses Hämangiom	man sieht konfluierende, teils venöse, teils arterielle Blutgefäßproliferate (arteriovenöses Hämangiom); der Gesamtaspekt erinnert an eine Fehlbildung; das razemöse Hämangiom ist selten
intramuskuläres Hämangiom	unscharf und infiltrierend in der Muskulatur gelegene kapilläre und kavernöse Blutgefäße; das intramuskuläre Hämangiom kann stark proliferieren und wird nicht selten für bösartig gehalten
Hämangiomatose	multiple kapilläre und/oder dünnwandige Hämangiome in diffuser Verteilung oder mit regionalem Schwerpunkt; häufig mit komplexen Fehlbildungssyndromen kombiniert
Angiokeratom	kapillokavernöse Blutgefäße, die bis in die Hornschicht der Epidermis reichen – Variante des Hämangioms

Unterarm-/Handbereich wird häufig bereits klinisch die richtige Diagnose gestellt.

Benignes Hämangioendotheliom: Es handelt sich um einen soliden Tumor, der aus breiten Lagen von Endothelzellen besteht und Kapillaren mit mehrschichtigen Endothelien ausbilden kann. Der Tumor kommt bevorzugt im Kindes- und Jugendalter vor.

Angiomyom: Ein scharf begrenzter Tumor aus glatten Muskelfasern, der Gefäßlumina enthält. Er kommt häufiger in der Haut vor.

Angiomyolipom: Das Angiomyolipom ist ein hamartöser Mischtumor, der aus Fettgewebe, Muskulatur und ungeordneten Blutgefäßen besteht. Er kommt bevorzugt in der Niere (s. S. 334) und in der Haut vor.

Juveniles Angiofibrom: Es handelt sich um einen Tumor des Nasenrachenraums bei jüngeren männlichen Erwachsenen. Er besteht aus ektatischen Blutgefäßen in einem lockeren Bindegewebe und wächst infiltrierend (vgl. S. 34).

Hämangioperizytom: Das Hämangioperizytom besteht aus rund-ovalen und spindeligen Zellen, sog. Perizyten. Typisch ist ein die Zellen umspinnendes Retikulinfasernetzwerk, das sich mittels der Gomori-Färbung darstellen lässt. Der Tumor ist sehr selten und manifestiert sich v. a. im Gehirn. Die Dignität ist ungewiss.

3.7.2 Maligne Gefäßtumoren

Angiosarkom: Das Angiosarkom wird auch malignes Hämangioendotheliom genannt und ist ein seltener, aggressiver und hochmaligner metastasierender Tumor, der aus ungleichen konfluierenden Gefäßen besteht. Die Gefäße/Endothelien können sich sowohl von Blut- als auch von Lymphgefäßen ableiten. Die malignen Endothelzellen zeigen eine starke Pleomorphie und sind positiv für die Endothelmarker CD 31, CD 34 und Faktor VIII. Der Tumor kommt in allen Altersphasen vor, in allen Organen (z. B. der Leber, **Abb. 3.11**) und

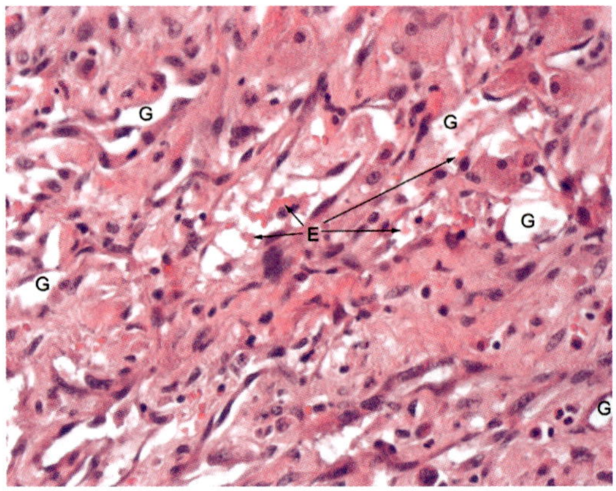

Abb. 3.11 Angiosarkom der Leber, HE-Färbung. **E:** Intravasale Erythrozyten. **G:** Abortive Gefäßlumina. Die Tumorzellen ähneln Gefäßendothelien, weisen jedoch starke Atypien auf.

Weichgeweben einschließlich der Haut (s. S. 433), häufiger nach Bestrahlung (z. B. im Bestrahlungsfeld nach einer Mammakarzinom-Therapie). Insbesondere das Grading ist prognostisch relevant (Grad I: hoch differenziert, bis Grad III: niedrig differenziert). Auch unter optimalen Therapiebedingungen sterben 50 % der Patienten. Rezidive sind häufig. Das früher als eigener Subtyp geführte Lymphangiosarkom wird heute mit dem Angiosarkom gleichgesetzt.

Kaposi-Sarkom: Das Kaposi-Sarkom tritt häufig im Rahmen einer HIV-Infektion auf und ist ein potenziell maligner, häufig multipel auftretender Tumor aus irregulären Blutgefäßen und spindeligen Zellen. Assoziiert ist er mit einer Infektion durch den humanen Herpesvirus Typ 8. Der Tumor kommt in der Haut (s. S. 433), den Schleimhäuten, den parenchymatösen Organen, den Lymphknoten und den Knochen vor. Er wächst langsam, ist Zytostatika-sensibel, führt aber dennoch meistens zum Tode. Eine Koinzidenz mit Leukämien und Lymphomen ist häufig.

3.7.3 Tumoren der Gefäßwand

Ein Großteil der aus den Gefäßwänden hervorgehenden Tumoren sind Weichgewebetumoren, die ausführlich im Kapitel 29 (s. ab S. 537) besprochen werden. Bei zahlreichen Weichgewebetumoren ist keine Aussage darüber zu treffen, ob sie der Gefäßwand entsprungen sind oder nicht, da die Tumoren meist sehr viel größer werden als das eventuelle Ursprungsgefäß. Aussagen zur Häufigkeit dieser Tumoren sind daher praktisch nicht möglich. **Tab. 3.7** listet die wichtigsten Subtypen auf.

Tab. 3.7

Tumoren der Gefäßwände

benigne	maligne
Fibrom	Fibrosarkom
Myxom	malignes Fibromyxom
Leiomyom	Leiomyosarkom
	Rhabdomyosarkom

4 Herz

4.1 Relevante anatomische und funktionelle Aspekte

Ontogenetisch entwickelt sich das Herz aus pulsatierenden Anteilen der zentralen Schlagader. Es fungiert als **zentrales Pumporgan** für 2 in Serie geschaltete Kreisläufe, den großen Kreislauf, der alle Organe – auch die Lunge – mit arteriellem Blut versorgt, und den kleinen (oder Lungen-)Kreislauf, der für die Oxygenierung des Blutes und den Abtransport von Kohlendioxid (CO_2) zuständig ist. Entsprechend dieser Doppelfunktion ist das Herz zweigeteilt in eine rechte und eine linke Herzhälfte. Jede Hälfte besteht aus einem **Vorhof (Atrium)** und einer **Kammer (Ventriculus)**. Vorhof und Kammer kommunizieren über die Segel- oder Atrioventrikularklappen (auch **AV-Klappen** genannt; links: Biskuspidal- oder Mitralklappe, rechts: Trikuspidalklappe) miteinander. Die Kammern wiederum drücken das Blut über die **Taschenklappen** in die jeweiligen Kreisläufe: Aus der rechten Kammer gelangt das Blut über die Pulmonalklappe in den Lungenkreislauf, aus der linken über die Aortenklappe in den Körperkreislauf. Dies geschieht in der Austreibungsphase/**Systole** der Herzaktion; in dieser Phase sind die Taschenklappen geöffnet und die Segelklappen geschlossen. In der Füllungsphase des Herzens – der **Diastole** – hingegen, sind die Taschenklappen geschlossen und die Segelklappen geöffnet. Die Herzklappen garantieren damit im Sinne eines Ventilmechanismus den gerichteten Transport des Blutes durch das Herz-Kreislauf-System.

Relevanz für die Pathologie | Um die beschriebenen Pump- und Ventilfunktionen adäquat wahrzunehmen, müssen Herzmuskel und Herzklappen bestimmte anatomische Maße aufweisen, die in **Tab. 4.1** in Form einer Übersicht gelistet sind. Abweichungen von diesen Maßen haben im Allgemeinen relevante Auswirkungen auf die Hämodynamik. Ursächlich können primär kardiale Erkrankungen vorliegen (z. B. angeborene/erworbene **Stenosen oder Insuffizienzen von Herzklappen**), Veränderungen von Herzstruktur und -gewicht können aber auch durch systemische Erkrankungen bedingt sein, die zu einer **Überbelastung des Herzens mit konsekutiver Herzhypertrophie** führen (z. B. kardiale Dauerdruckbelastung durch eine arterielle oder pulmonale Hypertonie). Eine Überbelastung des Herzens kann auf Dauer die Herzleistung beeinträchtigen **(Herzinsuffizienz)**. Auch **Erkrankungen des Myokards** (ischämisch: Myokardinfarkt; entzündlich: Myokarditis; idiopathisch: Kardiomyopathie) sowie **Endokarderkrankungen** (mögliche Folge: erworbene Herzklappenfehler) können die Herzleistung erheblich beeinträchtigen und in eine Herzinsuffizienz münden.

Nachfolgend sollen zunächst allgemeine Reaktionsmuster des Herzens vorgestellt werden, bevor auf spezifische Erkrankungen des Herzens (angeborene Fehlbildungen, Erkrankungen des Myo-, Endo- und Perikards) eingegangen wird.

EXKURS

Dem Herzen und dem damit verbunden Kreislauf kommen in allen bekannten Kulturen eine zentrale Bedeutung für die Funktion des menschlichen Körpers und Geistes zu. So wurde lange geglaubt, dass das Herz der Sitz der Seele sei. Der damit verbundene Respekt gegenüber dem Herzen sei anhand eines Beispiels dargestellt: Obwohl im späten 19. Jahrhundert fast alle Regionen des menschlichen Körpers chirurgisch angegangen wurden, stand das Herz unter einem abschreckenden Tabu, es galt, schon die Berührung des Herzens würde bei dem Betroffenen zu einem Herzstillstand führen. Erst im September 1896 änderte sich diese Auffassung. In Frankfurt ereignete sich eine Messerstecherei am Main, einer der Beteiligten wurde dabei am Herzen verletzt. Der Verletzte lag 2 Tage lang bewusstlos im Städtischen Klinikum Frankfurt. Als der Chefarzt Prof. Rehn nach einer Dienstreise wiederkehrte, war der Verletzte bereits vom Tode gezeichnet. Prof. Rehn entschied sich in dieser Situation zu einer chirurgischen Intervention mit Übernähung der Herzeinstichstelle sowie einer Entleerung des Blutergusses in den Herzbeutel (Herzbeuteltamponade, s. S. 210). Der Patient überlebte und wurde wieder vollkommen gesund. Damit endete zum ersten Mal eine erfolgreiche Intervention am Herzen. Und dies, nachdem kurz zuvor der berühmte Wiener Chirurg Prof. Billroth geäußert hatte: *„Der Chirurg, der jemals versuchen würde, eine Wunde des Herzens zu nähen, kann sich sicher sein, dass er die Achtung seiner Kollegen für immer verlöre."*

Tab. 4.1

Normalmaße des Herzens

Wanddicke	Klappenumfang	Gewicht
– Vorhof: 2–2,5 mm – rechter Ventrikel: 3,5–4 mm – linker Ventrikel: 12–15 mm	– Trikuspidalklappe: 10–12 cm – Pulmonalklappe: 5,7–7,5 cm – Mitralklappe: 8,2–9,9 cm – Aortenklappe: 5,7–8,5 cm	– Normgewichtige: 1/175 des Körpergewichts – Untergewichtige: 1/150 des Körpergewichts – Übergewichtige: 1/200 des Körpergewichts – "kritisches Herzgewicht": ≥ 500 g bzw. ≥ 7 g/kg KG

4.2 Adaptive/regressive Erkrankungen des Herzens

4.2.1 Erhöhte Druck-/Volumenbelastung des Herzens – Herzhypertrophie

MERKE

Unter eine Herzhypertrophie versteht man eine Vermehrung der Myokardmasse als Reaktion auf eine Dauerbelastung des Herzens. Zu unterscheiden ist dabei zwischen den Auswirkungen einer erhöhten kardialen Druckbelastung sowie einer erhöhten kardialen Volumenbelastung.

Die **erhöhte kardiale Druckbelastung** kann ihrerseits kardial bedingt sein. So gehen insbesondere erworbene oder angeborene Klappenstenosen (s. S. 118) mit einer erhöhten Druckbelastung des Herzens einher. Aber auch eine arterielle/pulmonale Hypertonie, eine Lungenembolie oder eine relative Überlastung des Herzens nach Verlust von funktionstüchtigem Herzgewebe (z. B. infolge eines Herzinfarktes oder einer Myokarditis) kann eine erhöhte Druckbelastung provozieren.
Die **erhöhte Volumenbelastung** ist in der Regel durch angeborene/erworbene Klappeninsuffizienzen oder durch angeborene Shunt-Vitien bedingt. Akut kann sie aber auch im Rahmen einer akuten Niereninsuffizienz mit Überwässerung des Körpers oder im Rahmen von metabolischen Störungen (Elektrolytstörungen) oder einer aggressiven Volumenersatztherapie entstehen.

Morphologisches Korrelat der kardialen Überlastung Die Dauerbelastung führt zu einer Hypertrophie der Herzmuskelzellen und damit zu einer Verbreiterung der Herzmuskelwand. Bei der chronischen Druckbelastung hypertrophiert die Herzmuskelwand ohne Vergrößerung des Kammervolumens (sog. **konzentrische Herzhypertrophie**). Dadurch steigt die systolische Wandspannung (Kraft pro Einheitsfläche Myokard) an. Bei der chronischen Volumenbelastung wird die Ventrikelwand parallel mit der Vergrößerung der Herzkammer dicker **(exzentrische Herzhypertrophie)**, die systolische Wandspannung bleibt dadurch unverändert. Durch die veränderten Hebelkräfte (Gesetz nach Laplace) wird die Kraftübertragung des Muskels mit zunehmendem Volumen allerdings auch zunehmend ungünstiger.

Charakteristische mikroskopische Zeichen der kardialen Überlastung sind vergrößerte sowie unterschiedlich große Zellkerne, darüber hinaus auch Vergrößerungen der Muskelfasern mit Neubildung von Myofibrillen (Hypertrophie der Myozyten). Ob tatsächlich auch eine Hyperplasie – also eine zahlenmäßige Vermehrung von Herzmuskelzellen – stattfindet, ist weiterhin ungeklärt. In späteren Stadien kommt es dann zu relativen Hypoxien, da die Herzkapillarmenge konstant bleibt und die Diffusionsstrecken somit länger werden. Das **kritische Herzgewicht** liegt dabei bei ca. 500 g bzw. 7 g/kg Körpergewicht. Jenseits dieser Grenze droht eine Mangelversorgung des hypertrophierten Myokards. Gewöhnlich entwickelt sich die Herzmuskelhypertrophie langsam, kann in Ausnahmesituationen aber auch innerhalb von wenigen Wochen entstehen. Im Falle einer Herzhypertrophie aufgrund eines physiologischen Herz-Kreislauf-Trainings (Sport) wird von einem **Sportlerherzen** gesprochen.

MERKE

Bei einer grenzwertigen Herzmuskelhypertrophie kommt es zu einer diffusionsbedingten relativen Myokardischämie, da die Kapillaren sich nicht vermehren.

4.2.2 Herzinsuffizienz

Key Point

Das Unvermögen des Herzens, die vom Körper benötigte Blutmenge trotz ausreichendem venösem Blutangebot zu befördern, wird als Herzinsuffizienz bezeichnet.

Unterschieden wird zwischen der **kompensierten** Herzinsuffizienz, die erst unter Belastung in Erscheinung tritt, und der **dekompensierten** Herzinsuffizienz, bei der die typischen Symptome bereits in Ruhe vorhanden sind. Die Herzinsuffizienz kann zu Beginn isoliert den rechten **(Rechtsherzinsuffizienz)** oder den linken Ventrikel **(Linksherzinsuffizienz)** betreffen. Später liegt dann meist eine **globale** Herzinsuffizienz vor, dabei sind beide Seiten simultan betroffen. Schließlich kann die Herzinsuffizienz **akut** oder **chronisch** in Erscheinung treten.

Allgemeine Epidemiologie | Die Herzinsuffizienz ist eine der häufigsten internistischen Erkrankungen, wobei Prävalenz und Inzidenz stark altersabhängig sind. So leidet in der Altersgruppe der 45–55-Jährigen weniger als 1 % an einer Herzinsuffizienz, während bei den Über-80-Jährigen um die 10 % erkrankt sind.

Allgemeine Ätiopathogenese | Die Herzinsuffizienz ist unspezifischer Endzustand zahlreicher verschiedener Erkrankungen. Ursächlich können die bereits im vorangehenden Kapitelabschnitt erwähnten mechanischen Überbelastungen des Herzens sein (erhöhte Druckbelastung durch Klappenstenosen oder eine arterielle/pulmonale Hypertonie; erhöhte Volumenbelastung durch Klappeninsuffizienzen oder Shunt-Vitien). Darüber hinaus kann die Herzfunktion durch Beschädigungen des Myokards (Ischämie/Herzinfarkt, Myokarditis, Myopathie) oder durch eine eingeschränkte Beweglichkeit des Herzens (konstriktive Perikarditis, Herzbeutelerguss) behindert werden. Schließlich können sich auch Herzrhythmusstörungen (z. B. eine kritische Brady- oder Tachykardie) sowie metabolische/pharmakogene Faktoren störend auf die Herzfunktion auswirken, z. B. eine Azidose, eine Hypoxie oder Elektrolytstörungen. Die speziellen Mechanismen werden in den gesonderten Kapiteln besprochen.

MERKE

Fast alle schwereren Erkrankungen des Herzens enden in einer kompensierten oder nicht mehr kompensierbaren Herzinsuffizienz.

Allgemeine morphologische Aspekte der Herzinsuffizienz | Typische morphologische Veränderungen gibt es bei der Herzinsuffizienz weder makroskopisch noch mikroskopisch. Je nach der auslösenden Ursache können beispielsweise Infarkte (je nach Alter gelb bis weiß, s. S. 114), Insuffizienzschwielen oder, bei einer Volumenbelastung, eine massive Dilatation (mit Gefügedilatation des Myokards: Auseinanderweichen der Myozyten) gesehen werden. In Einzelfällen können auch spezielle Texturstörungen des Myokards gefunden werden, diese jedoch als Ursache und nicht als Folge.
Klinische und morphologische Konsequenzen der Herzinsuffizienz in anderen Organen/Organsystemen sind in **Tab. 4.2** zusammengestellt.

4.2.3 Störungen des Reizleitungssystems

Das Herz verfügt über spezielle Muskelfasern, die in der Lage sind, spontan Erregungen zu bilden und/oder Erregungen fortzuleiten **(kardiales Erregungsbildungs- und Erregungsleitungssystem)**. Dieses System gewährleistet eine dem Bedarf angepasste, rhythmisch koordinierte Herzmuskelkontraktion. Hauptursprung der Impulse ist der 3 mm große **Sinusknoten**, ein im Epikard des rechten Vorhofs gelegenes Muskelfasergeflecht, das sich ventrolateral der dort einmündenden V. cava superior befindet. Ein weiterer, dem Sinusknoten unter physiologischen Bedingungen untergeordneter Taktgeber ist der **AV-Knoten**, der bei Fehlen eines Sinusrhythmus als Ersatz einspringen kann. Der AV-Knoten liegt im Vorhofseptum. Dem AV-Knoten folgt das **His-Bündel**, das sich nach Durchbrechen des bindegewebigen Herzskeletts in den rechten und linken **Kammerschenkel (Tawara-Schenkel)** aufteilt. Die Kammerschenkel wiederum erreichen über die **Purkinje-Fasern** die verschiedenen Versorgungsbereiche des linken und rechten Ventrikels. Übergeordnet findet über das vegetative Nervensystem sowie hormonell (Katecholamine) eine bedarfsorientierte Regulierung der Herzfrequenz statt.
Zahlreiche kardiale Erkrankungen – im Prinzip alle mit einer relevanten Schädigung des Myo-/Endokards jedweder Ätiologie – können eine Störung des Reizleitungssystems verursachen: So führt z. B. eine verminderte Perfusion eines Seitenastes der rechten Koronararterie, der direkt durch den Sinusknoten führt, zu Störungen der Sinusknotenfunktion. Weitere Fehlfunktionen des kardialen Reizleitungssystems einschließlich möglicher Ursachen sind in **Tab. 4.3** dargestellt.

Tab. 4.3

Störungen der kardialen Reizleitung

Lokalisation	Ursache
Sinusknoten	Arteriosklerose oder Thrombose der versorgenden arteriellen Blutgefäße (Nodalarterien)
AV-Knoten	Myokarditis, AV-Mesotheliom
His-Bündel	Myokarditis, Septumdefekt oder Vernarbung
periphere Reizleitung	Mitralklappenringverkalkungen, Aortenklappenverkalkungen, arteriosklerotische Veränderungen, Thrombosen und Infarkte der myokardialen Gefäße

Tab. 4.2

Klinische und morphologische Konsequenzen der Herzinsuffizienz

Form der Herzinsuffizienz	Auswirkungen
Akute Linksherzinsuffizienz	akutes Lungenödem, vgl. S. 187
Chronische Linksherz insuffizienz	**Lunge:** reaktive Fibrosierung der Alveolarsepten (Lungenfibrose), ggf. Blut in den Lungenalveolaren durch Kapillareinrisse; Abbauprodukte des Blutes lassen sich in Alveolarmakrophagen mithilfe der Berliner-Blau-Reaktion nachweisen (sog. „Herzfehlerzellen“) **Bronchien:** Schleimhautschwellung durch Blutrückstau in den Bronchialgefäßen, dadurch Hustenreiz und Dyspnoe, v. a. im Liegen („Asthma cardiale“) **Pleura:** Stauungserguss (s. S. 210) **Niere:** Aktivierung des Renin-Angiotensin-Aldosteron-Systems mit Erhöhung des zirkulierenden Blutvolumens; es resultieren Ödeme v. a. der unteren Extremitäten **Gehirn:** Mangeldurchblutung kann zu Konzentrationsstörungen, Unruhe, Reizbarkeit und schließlich Bewusstseinsstörungen führen
Rechtsherzinsuffizienz	**Blutrückstau v. a. in Leber, Milz und Niere**; die betroffenen Organe sind blutreich und geschwollen; im Verlauf resultieren fibrotische Umbauprozesse (Stauungsleber, vgl. S. 302, Stauungsmilz, vgl. S. 151) **Aszites:** Stauungserguss im Bauchraum, s. S. 210

Für ausführlichere Darstellungen sei auf die Lehrbücher der Pathophysiologie verwiesen.

4.3 Angeborene Fehlbildungen des Herzens

Key Point

Fehlbildungen des Herzens (Vitien) sind angeborene, makroskopisch sichtbare Abweichungen von der normalen Herzstruktur, die im Allgemeinen relevante Auswirkungen auf Herzfunktion und Hämodynamik besitzen; infolge adaptiver Prozesse des Herzens an die veränderten Belastungsbedingungen können die Vitien weitere (sekundäre) Veränderungen der Herzstruktur nach sich ziehen.

Für kein anderes Organsystem sind die anatomischen Fehlbildungen und die daraus resultierenden funktionellen (in diesem Fall v. a. hämodynamischen und pathomorphologischen) Auswirkungen derart komplex und detailliert klassifiziert worden. Die große „Bandbreite" kongenitaler Herzfehler erklärt sich einerseits aus der komplexen Struktur und Entwicklung des Herzens, darüber hinaus aber auch aus der Tatsache, dass die intrauterine „Organisation" des Herz-Kreislauf-Systems sehr von der Situation post partum abweicht. So findet die präpartale Oxygenierung des Blutes über die Plazenta statt, die dem großen Kreislauf zugeordnet ist; der Lungenkreislauf ist über verschiedene physiologische „Kurzschlussverbindungen" (Foramen ovale und Ductus arteriosus Botalli) überwiegend von der Durchblutung abgeschnitten. Dies erklärt, dass extrauterin letale Fehlbildungen intrauterin toleriert werden können und nicht wie bei anderen Organsystemen bereits frühzeitig zum intrauterinen Fruchttod führen.

Allgemeine Ätiopathogenese angeborener Herzfehler | Kongenitale Fehlbildungen entstehen bis zur 7. Schwangerschaftswoche; in dieser Zeit wird die embryogenetische Herzanlage entwickelt. Auf 1000 Lebendgeborene kommen 8–10 angeborene Herzfehler unterschiedlicher Ausprägung, die z. T. erst im Erwachsenenalter klinisch manifest und erkannt werden.

MERKE

Auf 1000 Lebendgeburten kommen 8–10 angeborene Herzfehlbildungen, entsprechend einer Quote von 1 %!

45 % der Herzfehlbildungen sind mit Fehlbildungen weiterer Organsysteme assoziiert (komplexe Fehlbildungssyndrome). Mögliche Ursachen sind: chromosomale Aberrationen (Trisomie 13, 18, 21 u. a.), andersartige genetisch bedingte Fehlbildungssyndrome, exogene Noxen (Alkohol!), Pharmaka (z. B. Phenytoin, Thalidomid u. a.) sowie Infektionen (z. B. Röteln). Im konkreten Einzelfall ist die auslösende Ursache häufig nicht zu belegen.

MERKE

Ein Großteil der Fehlbildungen kann mittlerweile kardiochirurgisch korrigiert werden. Infolge der verbesserten Pränataldiagnostik können in seltenen Fällen Korrekturen bereits während der Schwangerschaft (intrauterin) durchgeführt werden.

Allgemeine Einteilung angeborener Herzfehler | Herzfehlbildungen werden in Abhängigkeit von ihrer anatomischen Lokalisation sowie der resultierenden funktionellen (hämodynamischen) Konsequenzen eingeteilt:

- **Vitien mit Links-Rechts-Shunt:** Bei diesen Vitien kommt es zu einem Übertritt von Blut aus dem Körper- in den Lungenkreislauf (auch arteriovenöser Shunt genannt). Diese Vitien präsentieren sich primär azyanotisch; infolge der Volumenbelastung des Lungenkreislaufs mit hieraus resultierender Widerstandserhöhung der Lungengefäße (pulmonale Hypertonie) kann allerdings auf Dauer der Druck in der rechten Herzkammer denjenigen in der linken übersteigen. In diesem Fall resultiert eine Shuntumkehr (sog. **Eisenmenger-Reaktion**) mit sekundärer Entwicklung einer Zyanose. Morphologisch sind die Links-Rechts-Vitien gleichermaßen durch Zeichen der Volumenbelastung des linken Herzens (exzentrische Linksherzhypertrophie) in Verbindung mit Zeichen der Druckbelastung des rechten Herzens (konzentrische Rechtsherzhypertrophie) charakterisiert.
- **Vitien mit Rechts-Links-Shunt:** Bei diesen Vitien tritt Blut aus dem Lungen- in den Körperkreislauf über (auch venoarterieller Shunt genannt): Daraus resultiert eine ungenügende O_2-Aufsättigung des Blutes im Lungenkreislauf; Leitsymptom ist entsprechend die zentrale Zyanose, die sich klinisch unter einer Blaufärbung der Haut- und Schleimhäute präsentiert; reaktiv kommt es zur Polyglobulie.
- **Obstruktive Vitien:** Hier bestehen keine regelwidrigen Verbindungen zwischen Körper- und Lungenkreislauf. Klinisch sind v. a. die aus der veränderten Hämodynamik resultierenden Symptome führend.

4.3.1 Links-Rechts-Shunt-Vitien

Vorhof-Septum-Defekt (ASD) (Abb. 4.2b): Der Vorhof-Septum-Defekt ist durch eine regelwidrige Verbindung zwischen linkem und rechtem Vorhof gekennzeichnet und macht 10 % der angeborenen Herzvitien aus. Er wird in 2 Subtypen untergliedert: Der

ASD I (auch **Ostium-primum-Defekt** genannt) ist selten; hier fehlt ein Teil des Vorhofseptums unmittelbar oberhalb der AV-Klappenebene, woraus häufig eine Schlussunfähigkeit des Mitralsegels resultiert. Der ASD I ist aus diesem Grund im Allgemeinen hämodynamisch relevant. Der **ASD II** (auch **Ostium-secundum-Defekt** genannt) macht 70–90 % aller Vorhof-Septum-Defekte aus und ist damit wesentlich häufiger als der ASD I. Er ist durch eine Eröffnung des Vorhofseptums im Bereich der Fossa-ovalis-Region gekennzeichnet. Da nur ein geringer Druckgradient zwischen dem linken (10 mmHg) und dem rechten Vorhof (5 mmHg) besteht, ist die Volumenbelastung des Lungenkreislaufs beim ASD II häufig gering, sodass der ASD II lange symptomlos bleiben kann. Bei einem Shunt-Volumen von mehr als 30 % des Herzzeitvolumens sollte jedoch noch im Vorschulalter eine operative Korrektur erfolgen.

Ventrikel-Septum-Defekt (VSD) (Abb. 4.2c):

MERKE

Der Ventrikel-Septum-Defekt ist der häufigste angeborene Herzfehler (30 % aller kongenitalen Herzvitien).

In 80 % der Fälle ist der Defekt im Bereich des Septum membranaceum lokalisiert, nur selten besteht ein muskulärer Wanddefekt. Die muskulären Wanddefekte können subaortal, infundibulär oder an jeder anderen Stelle des Ventrikelseptums lokalisiert sein. Die zuletzt erwähnten Defekte sind meist kleiner und ggf. multipel; sie können sich spontan verschließen. Kleinere Ventrikel-Septum-Defekte bleiben häufig unerkannt, während mittlere aufgrund der bereits beschriebenen pulmonalen Veränderungen zu einer Belastungsdyspnoe und schließlich zur Eisenmenger-Reaktion (Zyanose) führen. Patienten mit größeren Defekten (wie z. B. in Abb. 4.1) entwickeln bereits in sehr jungen Jahren eine Herzinsuffizienz. Nach dem 6. Lebensmonat kann je nach Ausprägung des Defektes eine operative Korrektur mit einem Kunststoffpatch erfolgen.

Endokard-Kissen-Defekte: Endokard-Kissen-Defekte sind mit 3,2 % aller angeborenen Herzvitien selten; hier besteht ein kombinierter Defekt von Vorhof- und Ventrikelseptum im Bereich der Atrioventrikularebene (sog. **AV-Kanal**). Die Segelklappen können mitbetroffen sein und schlitzförmige Defekte aufweisen. Endokard-Kissen-Defekte sind hämodynamisch hoch relevant, es kommt frühzeitig zu einer schweren Herzinsuffizienz. Bei pulmonaler Hypertonie im 1. Lebensjahr überleben nur 15 % der Kinder das 2. Lebensjahr ohne operative Korrektur. Trotz seiner Seltenheit ist der Endokard-Kissen-Defekt der häufigste angeborene Herzfehler, der mit einer Trisomie 21 assoziiert ist: 50–60 % aller Betroffenen weisen eine mehr oder weniger stark ausgeprägten AV-Kanal aus.

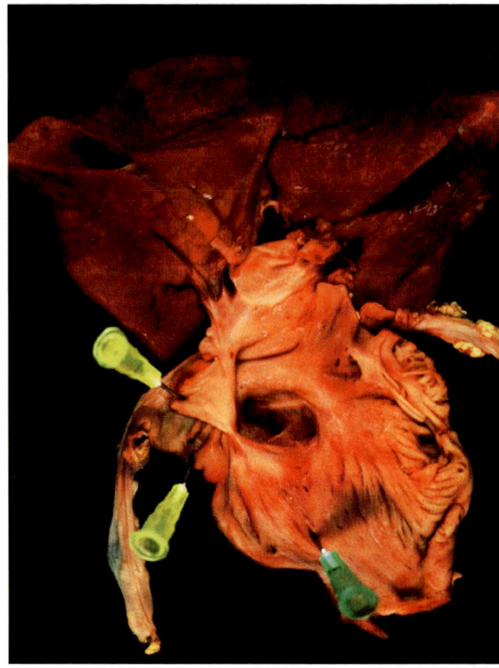

Abb. 4.1 VSD ohne Septumreste im Sinne eines Cor triloculare (quasi nur mit einem Ventrikel).

Offener Ductus arteriosus Botalli (DAP : Ductus arteriosus persistens) (Abb. 4.2d): Der Ductus arteriosus Botalli stellt eine physiologische Kurzschlussverbindung zwischen Truncus pulmonalis und Aorta dar, über den in der intrauterinen Phase das fetale Blut an der Lunge vorbeigeleitet wird (Oxygenierung findet in der Plazenta statt, vgl. oben). Der Ductus arteriosus Botalli schließt sich physiologischerweise 15–20 Stunden nach der Geburt, bei Frühgeburten gilt auch eine längere Latenz als physiologisch. Persistiert der Ductus über 2 Wochen nach der Geburt hinaus, muss dies als pathologisch klassifiziert werden. DAPs machen 8,6 % aller angeborenen „Herzfehler" aus. Sofern der Ductus nur wenige Millimeter im Durchmesser misst, sind die hämodynamischen Auswirkungen gering. Bei einem größeren Durchmesser bis zu 1 cm entsteht jedoch ein hämodynamisch relevanter Links-Rechts-Shunt mit hoher Blutdruckamplitude und charakteristischem Shunt-Geräusch (sog. „Maschinengeräusch" mit Punctum maximum im 2. ICR links).

MERKE

Bis zu 75 % des linksventrikulären Blutes können über einen Dap abströmen, was zu einer erheblichen Volumenbelastung des linken Ventrikels sowie der Lungenstrombahn führt (initial häufig Linksherzhypertrophiezeichen!).

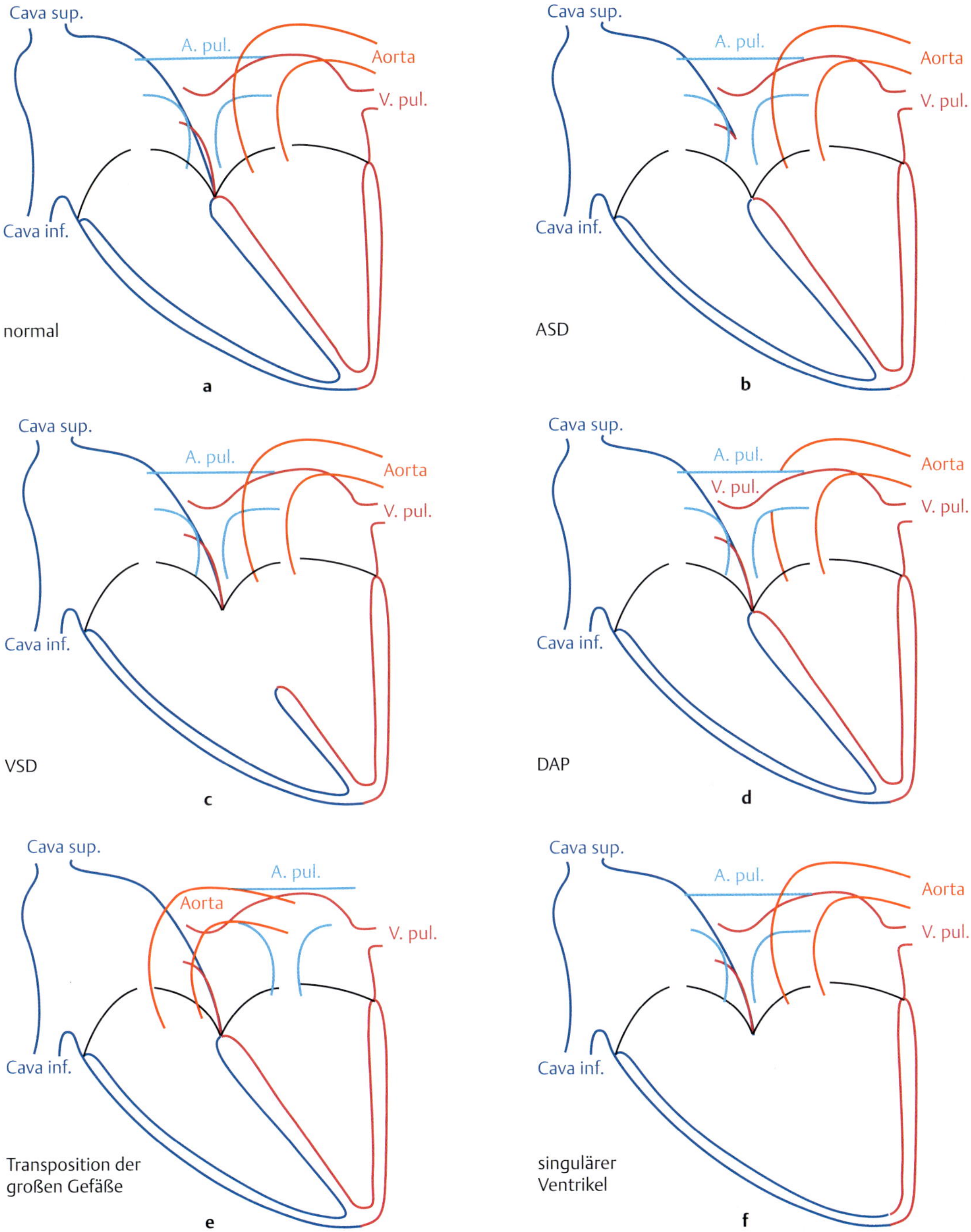

Abb. 4.2 Angeborene Herzvitien. ASD = Vorhof-Septum-Defekt, VSD = Ventrikel-Septum-Defekt, DAP = Ductus arteriosus persistens

4.3.2 Rechts-Links-Shunt-Vitien

Fallot-Tetralogie:

> **MERKE**
> Mit 5,1 % aller angeborenen Herzfehler stellt die Fallot-Tetralogie den häufigsten Herzfehler mit einem Rechts-Links-Shunt dar. Klinisches Leitsymptom ist die Zyanose.

4

Die Fallot-Tetralogie setzt sich aus **4 verschiedenen strukturellen Anomalien** zusammen:

- einem hoch sitzenden Ventrikel-Septum-Defekt;
- einer Stenose der kardiopulmonalen Ausflussbahn (häufig Pulmonalstenose);
- einer nach rechts verlagerten Aorta (Dextroposition), die zumeist auf dem Ventrikel-Septum-Defekt „reitet";
- einer Rechtsherzhypertrophie.

Sofern die Pulmonalstenose nur gering ausgebildet ist und ein großer Ventrikel-Septum-Defekt besteht, kann sich anstelle des üblichen Rechts-Links-Shunts auch ein Links-Rechts-Shunt ohne Zyanose ausbilden.

Trotz operativer Korrektur bleibt die pulmonale Durchblutung häufig eingeschränkt, da der Truncus pulmonals zumeist schmal angelegt ist oder eine Stenose aufweist. Die Lebenserwartung ohne operative Korrektur ist gering, nur 10 % der Patienten erreichen das 25. Lebensjahr. Führende Todesursache ist zumeist die Rechtsherzinsuffizienz.

Trikuspidalklappenatresie: Bei diesem Vitium ist die Trikuspidalklappe nicht regelrecht angelegt, zumeist findet sich anstelle der Klappe eine undurchlässige Membran. Der rechte Ventrikel ist stark hypoplastisch, rechter und linker Vorhof sind in der Regel über einen Vorhof-Septum-Defekt oder ein persistierendes Foramen ovale miteinander verbunden. Truncus pulmonalis und Aorta werden gleichermaßen aus dem linken Ventrikel gespeist. Die Trikuspidalatresie kann in Kombination mit einer Transposition der großen Gefäße (s. u.) vorkommen. Die Prognose ist auch hier von der Ausprägung des Vitiums abhängig, in schweren Fällen sterben die Kinder bereits im 1. Lebensjahr.

Transposition der großen Gefäße (**Abb. 4.2e**): Bei diesem angeborenen Herzvitium (4,7 % aller Herzvitien) sind die Aorta und der Truncus pulmonalis „vertauscht" und Lungen- und Körperkreislauf komplett parallel geschaltet. Männliche Neugeborene sind 4-mal häufiger betroffen als weibliche. Die Transposition kann mit einer gleichseitigen Transposition der Kammern einhergehen, in diesem Fall spricht man von einer korrigierten Transposition, die Blutzirkulation ist in diesem Fall prinzipiell normal. Die unkorrigierte Transposition kann nur überlebt werden, wenn zusätzlich ein Septumdefekt, eine offener Ductus arteriosus Botalli oder andere Shuntverbindungen zwischen Körper- und Lungenkreislauf bestehen. Da die Koronararterien bei der unkorrigierten Transposition venöses Blut enthalten, kommt es zu einer hypoxischen Myokardschädigung.

4.3.3 Obstruktive Vitien der großen Gefäße und Kammern ohne Shunt

> **MERKE**
> Bei den obstruktiven Vitien hat das Herz eine vermehrte Pumparbeit gegen den erhöhten Widerstand zu leisten; je nach Lokalisation der Obstruktion zeichnen sich diese Vitien entsprechend durch eine konzentrische Rechtsherzhypertrophie oder eine konzentrische Linksherzhypertrophie aus.

Pulmonalstenose: Bei der Pulmonalstenose ist die rechtsventrikuläre Ausstrombahn eingeengt, entweder subvalvulär, supravalvulär (sehr selten!) oder – am häufigsten – im Bereich der Pulmonalklappe selbst. Die isolierte Pulmonalstenose macht 7,4 % aller Herzfehler aus. Funktionell kann die resultierende konzentrische Rechtsherzhypertrophie im Verlauf in eine Rechtsherzinsuffizienz ausmünden. Aufgrund der verminderten Durchblutung der Lunge kann bei Belastung eine Zyanose entstehen.

Aortenstenose: In diesem Fall ist die linksventrikuläre Ausflussbahn (subvalvulär, valvulär oder supravalvulär) oder der Aortenisthmus nach Abgang der linken A. subclavia eingeengt (Aortenisthmusstenose). Am häufigsten sind die valvuläre Stenose sowie die Aortenisthmusstenose. Reaktiv hypertrophiert der linke Ventrikel und baut einen erhöhten systolischen Druck auf; im Falle der **Aortenisthmusstenose** kann sich diese vermehrte Druckarbeit in einer hypertensiv bedingten Beschädigung der prästenotisch gelegenen Gefäße widerspiegeln (brachiozephale Hypertonie/Arteriosklerose). Die poststenotischen Gefäße weisen demgegenüber eher einen Unterdruck auf (abdomino-femorale Hypotonie), sie werden überwiegend über Kollateralkreisläufe aus der oberen Körperhälfte mit Blut versorgt (z. B. über retrograd durchflossene Interkostalarterien, die z. B. aus der A. thoracica interna gespeist werden; klinische Folge: „Rippenusuren").

> **MERKE**
> Klinisch führende Symptome der Aortenisthmusstenose sind also eine Blutdruckdifferenz zwischen oberer (Arme) und unterer Körperhälfte (Beine) sowie ggf. tastbare Kollateralkreisläufe.

Sämtliche Bemerkungen gelten v. a. für die sog. adulte Form der Aortenisthmusstenose, die nach Abgang des Ductus arteriosus Botalli lokalisiert ist **(postduktale Form)**. Daneben gibt es noch eine **präduktale Form** der Aortenisthmusstenose, die wesentlich früher Symptome macht und einen gravierenden Verlauf nimmt; die betroffenen Kinder versterben in der Regel innerhalb des 1. Lebensjahres!
Alle bisher aufgeführten angeborenen Herzvitien sowie einige weitere sind in **Tab. 4.4** in Form einer Übersicht zusammengestellt. In **Abb. 4.2** sind außerdem einige angeborene Herzvitien dargestellt.

MERKE

Ein Großteil der Herzvitien kann mittlerweile mit guter Prognose operativ korrigiert werden.

Tab. 4.4

Übersicht angeborener Herzvitien

Vitium	Häufigkeit	Charakteristika
Links-Rechts-Shunt-Vitien (azyanotische Vitien)		
Ventrikel-Septum-Defekt (VSD) (**Abb. 4.2c**)	30,3 %	vom spontanen Verschluss bei kleinen Defekten bis hin zur Eisenmenger-Reaktion bei großen Defekten sind alle Abstufungen möglich
Vorhof-Septum-Defekt (ASD) (**Abb. 4.2b**)	9,6 %	ASD II von geringerer Relevanz gegenüber ASD I, analog dem VSD alle Abstufungen vom spontanen Verschluss bis hin zur Eisenmenger-Reaktion möglich
offener Ductus arteriosus Botalli (**Abb. 4.2d**)	8,6 %	je nach Ausprägung klinisch bedeutungslos oder hämodynamisch relevant: initial v. a. Volumenbelastung des linken Herzens!
Endokard-Kissen-Defekte	3,2 %	hämodynamisch hoch relevant, bereits frühzeitig schwere Herzinsuffizienz und pulmonale Hypertonie
Rechts-Links-Shunt-Vitien (zyanotische Vitien)		
Fallot-Tetralogie (FT)	5,1 %	verminderte Lungendurchblutung, zentrale Zyanose; unbehandelt resultiert frühzeitig eine Herzinsuffizienz
Transposition der großen Gefäße (**Abb. 4.2e**)	2,1 %	vermehrte Lungendurchblutung, aufgrund der Parallelschaltung des Lungen- und des Körperkreislaufs dennoch ausgeprägte Zyanose; die unkorrigierte Transposition kann nur bei zusätzlichem Septumdefekt oder Dap überlebt werden!
Obstruktive Vitien der großen Gefäße und Kammern ohne Shunt		
Pulmonalstenose	7,4 %	konzentrische Rechtsherzhypertrophie, in schweren Fällen bis hin zur Rechtsherzinsuffizienz; klinisch Zyanose und Synkopen
Aortenstenose	5,2 %	konzentrische Linksherzhypertrophie, in schweren Fällen bis hin zur Linksherzinsuffizienz; bei schweren Stenosen schlechte Prognose
Aortenisthmusstenose	5,7 %	konzentrische Linksherzhypertrophie, Hypertonie der oberen Körperhälfte, Hypotonie der Beine; ggf. tastbare Kollateralkreisläufe
Sonstige Vitien		
Mitralstenose Mitralatresie	4 % 2,4 %	Stenosen der Mitralklappe unterschiedlicher Ausprägung bis hin zur Mitralklappenatresie; massive Dilatation des linken Vorhofs, konsekutiver Blutrückstau in die Lunge mit Rechtsherzbelastung
Ebstein-Anomalie	< 0,5 %	der Ansatz eines oder mehrerer Trikuspidalsegel ist nach kaudal verlagert, die rechte Kammer teilweise in den rechten Vorhof mit einbezogen („atrialisiert"); Volumen und Kontraktilität des rechten Ventrikels sind eingeschränkt, das Auswurfvolumen entsprechend reduziert (klinische Folgen: Belastungsdyspnoe, Zyanose); die Trikuspidalklappe ist i. d. R. funktionell eingeschränkt (insuffizient oder stenosiert)
hypoplastisches Linksherzsyndrom	5,8 %	Trias aus Aortenklappenstenose/-atresie, Hypoplasie der linken Kammer und weit offenem Ductus arteriosus Botalli; typisch ist darüber hinaus eine linksventrikuläre Endokardfibroelastose; klinisch sind v. a. die venöse Kongestion der Lunge sowie die ungenügende Koronardurchblutung prognostisch relevant; die Kinder versterben in der Regel wenige Tage – längstens wenige Monate – nach der Geburt
Ventrikel mit doppeltem Auslass (singulärer Ventrikel) (**Abb. 4.2f**)	0,2–0,6 %	Truncus pulmonalis und Aorta entspringen gemeinsam aus einer Herzkammer; typische klinische Folgen: Zyanose, pulmonale Hypertonie
Ventrikel mit doppeltem Einlass	0,3-0,6 %	beide Vorhöfe münden in eine Kammer, die andere ist rudimentär angelegt
kongenitale Lageanomalien des Herzens	0,015 %	das Herz kann in die rechte Thoraxhälfte verlagert sein (Dextrokardie); dies kommt bei 0,016 % der Geburten vor; beim Situs inversus completus nimmt das Herz wie alle anderen Organe eine spiegelbildliche (in diesem Fall also auch rechtsseitige) Lagerung ein
kongenitaler Herzblock	0,05 %	infolge von Septumanomalien oder Entwicklungsstörungen des AV-Knotens kann es bereits pränatal zu Blockierungen der Reizleitung kommen

4

4.4 Erkrankungen des Myokards: Kardiomyopathie

Key Point

Laut WHO ist eine Kardiomyopathie eine Erkrankung der Herzmuskulatur, die *nicht* durch Koronargefäßerkrankungen und *nicht* durch mechanische Überbelastung des Herzens infolge von Fehlbildungen/Vitien und/oder einer Hypertonie des großen oder kleinen Kreislaufs hervorgerufen wurde.

Der Begriff „Kardiomyopathie" ist allerdings bis zum heutigen Tage nicht einheitlich definiert. So gibt es Autoren, die lediglich idiopathische Herzmuskelerkrankungen unter diesem Begriff subsummieren, während andere alle Herzmuskelerkrankungen mit einbeziehen, die sekundäre Folgeerscheinung anderweitiger systemischer Grunderkrankungen sind (ischämisch/zirkulatorische, hypertensive, metabolisch-toxische – insb. alkoholtoxische – sowie entzündliche Kardiomyopathien/sog. sekundäre oder symptomatische Kardiomyopathien). In diesem Buch soll die im einleitenden Key Point aufgeführte, immer noch allgemein akzeptierte WHO-Definition aus dem Jahr 1980 gültig sein: Auch gemäß dieser WHO-Definition unterscheidet man zwischen idiopathischen und sekundären/erworbenen Kardiomyopathien. Bei den idiopathischen Erkrankungen steht der Herzmuskelbefall ganz im Vordergrund der Erkrankung und ist häufig genetisch (mit)bedingt. Man unterscheidet verschiedene Subtypen: die dilatative (kongestive), die hypertrophe und die obliterative (restriktive) Kardiomyopathie sowie einige seltene Sonderformen (z. B. die kongenitale histiozytäre Kardiomyopathie). In der Gruppe der erworbenen Kardiomyopathien ist insbesondere die Myokarditis hervorzuheben.

4.4.1 Dilatative Kardiomyopathie (DCM)

Epidemiologie | Die DCM ist eine Erkrankung des mittleren Lebensalters (Gipfel zwischen dem 30. und 50. Lebensjahr) und kommt überwiegend bei Männern vor (w:m = 3:7). Es ist eine seltene Erkrankung mit einer Inzidenz von 5 Neuerkrankungen auf 100 000 Individuen pro Jahr.

Ätiopathogenese | Die Ursache der DCM ist unbekannt. Als mögliche (Mit-)Auslöser werden diskutiert: genetische Defekte, die teils autosomal dominant, teils autosomal rezessiv, teils mitochondrial (über die Mutter) vererbt werden; weiterhin ist die DCM als mögliche Folgeerkrankung einer vorangegangenen Virusmyokarditis im Gespräch. Auch die Duchenne-Muskeldystrophie (s. S. 475) kann eine DCM verursachen.

Morphologie | Morphologisch zeigt sich eine **ausgeprägte Dilatation aller Herzhöhlen mit begleitender Muskelhypertrophie**. Das rechte Herz ist typischerweise besonders stark hypertrophiert, das Herzgewicht übersteigt dabei die kritische Grenze und erreicht Werte zwischen 500 g und 700 g. Das Myokard ist weich, in den Gefäßen können sich parietale Thromben zeigen; das Endokard kann leichtgradig fibrosiert sein. **Mikroskopisch** finden sich wie bei einer gewöhnlichen Herzmuskelhypertrophie bizarr geformte Zellkerne und ausgeprägte Muskelfaserkaliberschwankungen, das Interstitium kann fibrosiert sein; vereinzelt finden sich mononukleäre Entzündungszellen und auch Myolysen.

Klinische Aspekte | Die klinische Symptomatik beinhaltet die Zeichen einer Herzinsuffizienz (s. o.) mit Dyspnoe, Herzklopfen, peripheren Ödemen, Beklemmungsgefühl und Schmerzen in der Brust sowie Arrhythmien. Diagnostisch wegweisend sind ein typisches EKG-Bild sowie ein erhöhter enddiastolischer Druck (Bestimmung durch Linksherzkatheter): Die Auswurffraktion des linken Ventrikels erreicht nur 10–40 % des Normwertes. Bis zu 50 % der Patienten sterben an den Folgen der Herzinsuffizienz, zumeist innerhalb von 5 Jahren nach Erstmanifestation. Es gibt allerdings auch längere Krankheitsverläufe mit zwischenzeitlichen Remissionsphasen. Die DCM kann eine Indikation zur Herztransplantation sein.

4.4.2 Hypertrophe Kardiomyopathie (HCM)

MERKE

Die HCM betrifft überwiegend den linken, selten auch den rechten Herzventrikel. Das Myokard hypertrophiert bevorzugt im Bereich des Ventrikelseptums sowie der linksventrikulären Ausflussbahn (sog. subvalvuläre muskuläre Aortenstenose/Subaortenstenose). Je nach Einengung der Ausflussbahn unterscheidet man eine obstruktive (HOCM) und eine nichtobstruktive (HNCM) Form der HCM.

Epidemiologie | Männer und Frauen erkranken etwa gleich häufig und in jedem Lebensalter, wobei 10 % aller Erkrankungen bereits im 1. Lebensjahr manifest werden. Die Häufigkeit der HCM wird mit 1:4000 Geburten angegeben.

Ätiopathogenese | Ein Großteil der Patienten zeigt eine genetische Disposition. Auf Chromosom 14q konnte eine Mutation des Gens für die schweren Ketten des β-Herzmyosins nachgewiesen werden.

Morphologie | Morphologisch kennzeichnend ist eine schwere, vorwiegend linksventrikuläre Myokard- und Septumhypertrophie (**Abb. 4.3**). Das Myokard versteift, was eine reduzierte Ventrikelfüllung zur Folge hat. Wie bei der DCM finden sich typische histologische Zeichen der Muskelhypertrophie, im Gegensatz zur DCM sind jedoch irreguläre, bizarre

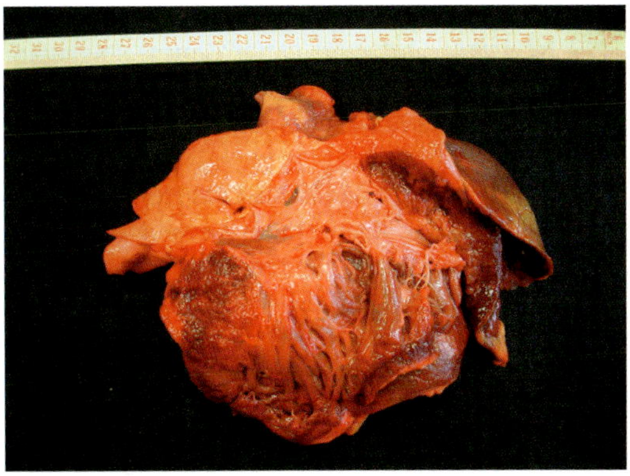

Abb. 4.3 Hypertrophe Kardiomyopathie (HCM) mit Myokardverbreiterung auf bis zu 3,5 cm und konsekutiver Verringerung des Kammervolumens links.

Muskelfaseranordnungen und Wirbelbildungen kennzeichnend. Diese sollten 50% der Septumschnittfläche ausmachen, damit die Diagnose sicher gestellt werden kann.

Klinische Aspekte | Klinisch fallen die Patienten durch Dyspnoe, allgemeine Schwäche, pektanginöse Beschwerden und Synkopen auf. Die Prognose ist deutlich besser als diejenige der DCM, da der Erkrankungsverlauf häufig stagniert oder nur langsam progredient ist. Er kann darüber hinaus mit dem β-Blocker Propanolol günstig beeinflusst werden.

4.4.3 Primär-obliterative/Restriktive Kardiomyopathie (OCM)

Hinter der OCM verbergen sich die tropischen Endomyokardfibrosen sowie die Endocarditis parietalis fibroplastica Löffler.

MERKE

Gemeinsames Kennzeichen der OCM sind kritische Einengungen des Ventrikelvolumens, entweder durch eine ausgeprägte Fibrose von Myo- und Endokard oder durch eine Auflagerung von Thromben mit sekundärer bindegewebiger Organisation.

Die **tropischen Endomyokardfibrosen** kommen überwiegend in Äquatorialafrika vor, selten in Brasilien, Indien und Nordamerika. Ursächlich werden sehr unterschiedliche Faktoren wie Unterernährung, vermehrter Bananenverzehr, Filaria u.a. diskutiert. Histologisch imponiert die oben beschriebene endomyokardiale Fibrose, klinisch resultieren eine Herzinsuffizienz sowie eine Mitral- und Trikuspidalklappeninsuffizienz. Die Prognose ist schlecht: Die Erkrankung führt in der Regel innerhalb kurzer Zeit zum Tode.

Die **Endocarditis parietalis fibroplastica Löffler** ist eine seltene Erkrankung; seit der Erstbeschreibung (1936) wurden erst ca. 150 Fälle mitgeteilt. Männer sind bevorzugt betroffen mit einem Erkrankungsgipfel um das 3. Lebensjahrzehnt. Da die Betroffenen häufig eine Bluteosinophilie aufweisen, werden ätiopathogenetisch hyperergisch-allergische Reaktionen, paraneoplastische Reaktionen sowie eine Eosinophilenleukämie diskutiert. **Morphologisch** können 3 Stadien unterteilt werden:

- das **Nekrosestadium** mit interstitiellen, eosinophilenreichen Infiltraten des parietalen Endokards sowie des endokardnahen Myokards (das valvuläre Endokard ist typischerweise ausgespart!);
- das **Thrombosestadium**, in dem sich schichtförmig mächtige thrombotische Ablagerungen auf dem Endokard bilden; der Gehalt an Eosinophilen geht im gleichen Zeitraum zurück;
- das **Fibrosestadium**, das einer tropischen Endomyokardfibrose ähnelt.

Auch bei dieser Erkrankung ist die Prognose ungünstig.

4.4.4 Seltene primäre Kardiomyopathien

Kongenitale histiozytäre Kardiomyopathie: Diese Kardiomyopathie des Kindesalters ist extrem selten und befällt Myokard sowie Herzklappen; dort sind Zellen mit schaumig-wabigem Zytoplasma anzutreffen, die ursprünglich als histiozytäre Zellen gedeutet wurden. Es soll sich jedoch um onkozytär transformierte Myozyten handeln (Onkozyten s.S. 501). Auch bei dieser Kardiomyopathie ist die Prognose schlecht, der Tod tritt in erster Linie infolge therapierefraktärer Arrhythmien und Kammerflimmern auf.

Arrhythmogene rechtsventrikuläre Kardiomyopathie: Es handelt sich um eine seltene Erkrankung des rechtsventrikulären Myokards unbekannter Genese. Sie kommt vor allen Dingen bei Männern zwischen dem 20. und 40. Lebensjahr vor. Kennzeichnend ist die Transformation des rechtsventrikulären Myokards in Fettgewebe, hierbei sackt die rechte Herzwand aus; es resultieren Störungen der Erregungsausbreitung mit Extrasystolen. Ein plötzlicher Herztod im mittleren Lebensalter kann nicht selten auf diese Erkrankung zurückgeführt werden.

4.4.5 Erworbene/Entzündliche Kardiomyopathien: Myokarditis

Bei Myokarditiden (entzündliche Erkrankungen des Herzmuskels) ist hauptsächlich die Herzmuskulatur betroffen, daher können sie ebenfalls der Gruppe der Kardiomyopathien zugeordnet werden. Myokarditiden haben unterschiedliche Ätiologien und sind nach wie vor sehr schwer zu diagnostizieren.

Diagnostik | Einheitliche diagnostische Kriterien sind nicht definiert. Anfang der 1980er Jahre wurde für die pathohistologische Diagnostik die sog. **Dallas-Klassifikation** eingeführt. Diese unterscheidet die akute Myokarditis mit Leukozyteninfiltraten sowie Muskel-

fasernekrosen sowie die Borderline-Myokarditis, bei der die Nekrosen fehlen können. Diese Einteilung ist für den klinischen Alltag jedoch zu undifferenziert.
Eine Nachfolge-Klassifikation fehlt bisher, klinisch weitgehend etabliert ist jedoch die Unterscheidung zwischen der **fulminanten**, der **chronisch-aktiven**, der **Eosinophilen-** und der **Riesenzellmyokarditis**. Wegen der therapeutischen Konsequenzen ist für die Eosinophilen- sowie für die Riesenzellmyokarditis eine histologische Sicherung angezeigt, auch bei der fulminanten Myokarditis kann diese sinnvoll sein. Eine bioptische Untersuchung verfügt jedoch nur über eine geringe Sensitivität von < 50 % – trotz gewöhnlich 5 untersuchter Biopsate. Dies liegt u. a. am häufig nur lokalen Myokardbefall und an den unterschiedlichen Erfahrungen und Fähigkeiten verschiedener Untersucher. Auch kann eine Myokardreaktion völlig fehlen, trotz des Vorliegens einer klinisch manifesten Myokarditis. Bei einer Herzinsuffizienz mit markantem Beginn findet sich ein positiver histologischer Befund z. B. in nur 10–19 % der Fälle. Eine PCR-Untersuchung auf das Virusgenom kann die Sensitivität erhöhen. So finden sich virusreplizierende Zellen auch ohne Auftreten entzündlicher Reaktionen oder Nekrosen.

Epidemiologie | Die Festlegung der Inzidenz ist angesichts der diagnostischen Problematik schwierig, geschätzt wird eine Inzidenz von 10:100 000 pro Jahr (USA).

Ätiopathogenese | in über 50 % der Fälle und damit am häufigsten wird eine virale Genese angenommen. Aber auch toxische oder immunologische Ursachen kommen als Auslöser einer Myokarditis in Frage (s. Tab. 4.5)

Morphologie | **Makroskopisch** ist das Herz meist vergrößert und schlaff dilatiert, das Gewebe weich und brüchig, häufig ist eine Begleitperikarditis nachzuweisen. Die Myokardschnittfläche zeigt häufig fleckförmige Einblutungen, in späteren Stadien können auch fibrotische Areale gesehen werden. **Mikroskopisch** sind je nach Ätiologie lymphozytäre oder granulozy-

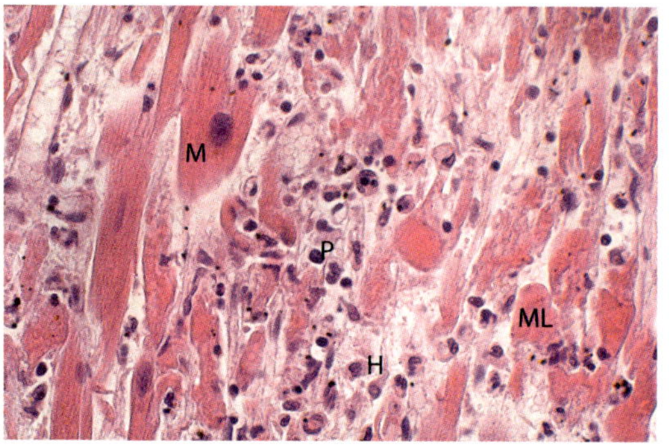

Abb. 4.4 Starke entzündliche Reaktion bei Myokarditis – hier lupusassoziiert. Neben einzelnen noch erhaltenen Myozyten (M) finden sich ausgedehnte Myolysen (ML). Zusätzlich Gewebemakrophagen bzw. Histiozyten (H) und Plasmazellen (P) als entzündliche Komponente.

Tab. 4.5

Ätiologie und Morphologie verschiedener Myokarditis-Formen

Myokarditis-Form	Morphologisches Korrelat
Virale Myokarditis typische Erreger: Enteroviren (Coxsackie-Viren B1–B5), seltener Coxsackie-A-Viren, ECHO-Viren, Parvovirus B19, Adenoviren, Mumpsviren und Influenzaviren	lymphozytäre Infiltrate, Einzelzellnekrosen
Bakterielle Myokarditis typische Erreger: Borrelia burgdorferi, Leptospira und Rickettsien	granulozytäre Infiltrate, Nekrosen, Bakteriennachweis (Gram-Färbung)
Mykotische Myokarditis typische Erreger: Aspergillus und Candida (sehr selten)	ganulozytendemarkierte Pilzansammlungen (sog. Myzetome), gut in der PAS-Färbung zu sehen
Protozoenbedingte Myokarditis typische Erreger: Toxoplasma gondii (Toxoplasmose), Trypanosoma cruzi (Chagas-Krankheit)	direkter Nachweis der Erreger oder von deren Vorstufen; meist granulozytäre Reaktion, evtl. begleitende Vernarbung
Granulomatöse Myokarditis wichtiger Vertreter: Sarkoidose	nichtverkäsende Epitheloidzellgranulome, evtl. mit Schaumann-Bodies
Rheumatische Myokarditis Beteiligung des Myokards beim rheumatischen Fieber	Granulome in der Nachbarschaft von Gefäßen (Aschoff-Knötchen), fibrinoide Nekrosen mit gemischtzelligen Infiltraten
Allergisch-hyperergische Myokarditis (Hypersensitivitätsmyokarditis) wichtige Auslöser: verschiedene Medikamente wie z. B. Sulfonamide, Penicillin und Tetrazykline	Eosinophileninfiltrate
Idiopathische Myokarditis/Riesenzellmyokarditis	histiozytäre Riesenzellen
Toxisch wichtige Auslöser: Alkohol, Schwermetalle, Medikamente (Barbiturate, Antipsychotika, Anthrazykline, Cyclophosphamid, Fluorouracil)	Fibrose, Einzelzellnekrosen bis konfluierende Nekrosen mit begleitender zellulärer Reaktion (Granulozyten, Lymphozyten u. a.)
Autoimmun Beispiele: Sklerodermie, Vaskulitis, Lupus erythematodes (Abb. 4.4)	je nach Ursache Fibrose, entzündliche Veränderungen der Gefäße u. a.

täre Infiltrate nachzuweisen (vgl. Tab. 4.5), darüber hinaus auch ein Gewebeödem und Herzmuskelnekrosen. Bei einer septischen bakteriellen Myokarditis sind fleckförmige Granulozyteninfiltrate typisch.

Klinische Aspekte | Der klinische Verlauf dieser Erkrankungsgruppe ist sehr vielfältig. In > 60 % der Fälle ist die Herzinsuffizienz, in bis zu 30 % der akute Thoraxschmerz und in 5–10 % der fulminante kardiogene Schock als Leitsymptom zu finden. Aber auch völlig blande Verläufe werden registriert. Symptomatisch wird eine Myokarditis erst im Falle einer herabgesetzten Kontraktilität der Herzmuskulatur sowie bei Störungen der Erregungsleitung. Die Myokarditis heilt in bis zu 65 % der Fälle spontan ohne Residuen aus, kann aber innerhalb von Wochen auch tödlich enden. Chronische Verläufe (maximal über 2 Jahre) sind selten. Im Verlauf können außerdem Arrhythmien auftreten, auch der Übergang in eine dilatative Kardiomyopathie ist möglich.

4.5 Koronare Herzerkrankung und Herzinfarkt

Key Point

Erkrankungen der Koronargefäße (v. a. die Koronarsklerose) sowie Kreislaufstörungen des Herzens sind häufig und betreffen fast immer den arteriellen Schenkel. So sterben in Deutschland jährlich ca. 65 000 Menschen an den Folgen eines Herzinfarktes.

Relevante anatomische und funktionelle Aspekte

Arterielle Blutversorgung des Herzens: Die Blutversorgung des Herzens erfolgt mit Ausnahme des Endokards über 2 direkt aus der subvalvulären Aorta entspringende Koronararterien, der rechten und der linken Koronararterie **(A. coronaria dextra et sinistra: RCA und LCA)**. Die linke Koronararterie zweigt sich nach nur relativ kurzem Verlauf in den Ramus circumflexus **(RCX)** und den Ramus interventricularis anterior **(RIVA)** auf. Die Größen der anatomischen Versorgungsgebiete der linken und rechten Herzkranzarterie können variieren:

- Beim sog. **Normaltyp** (60–80 %) versorgt die linke Koronararterie die Vorderwand des linken Ventrikels und den Hauptteil des Kammerseptums. Die rechte Koronararterie versorgt den rechten Ventrikel und die Hinterwand des linken Ventrikels.
- Beim sog. **Linkstyp** ist das Versorgungsgebiet der linken Koronararterie „auf Kosten" der rechten vergrößert; hier versorgt die rechte Koronararterie überwiegend nur die rechte Herzkammer.
- Beim sog. **Rechtstyp** ist umgekehrt das Versorgungsgebiet der rechten Koronararterie „auf Kosten" der linken vergrößert, hier versorgt die linke Koronararterie nur die Vorderwand des linken Ventrikels sowie das Kammerseptum.

Die Koronararterien verfügen über mehr oder weniger gute Kollateralverbindungen; diese können bei langsam progredienten Koronarstenosen über einen anderen perfundierten Seitenast (auch einer anderen Arterie) eine retrograde Versorgung der poststenotischen Myokardareale gewährleisten.

Die **Physiologie** der Koronarzirkulation ist insofern besonders, da die Hauptzirkulation überwiegend in der Diastole erfolgt; in der Systole werden die Koronargefäße durch die myokardiale Kontraktion eingeengt/komprimiert. Entsprechend ist die Herzdurchblutung nicht nur vom arteriellen Perfusionsdruck, sondern auch von der Höhe des Ventrikeldrucks abhängig. So muss bei einer Aortenstenose z. B. systolisch ein besonders hoher intraventrikulärer Druck aufgebaut werden, um den erhöhten Ausflusswiderstand zu überwinden; entsprechend stark reduziert ist auch die Koronardurchblutung in der Systole. Bei einer Aortenklappeninsuffizienz hingegen kommt es durch das zurückströmende Pendelblut zu einem besonders starken Blutdruckabfall während der Diastole, sodass der Perfusionsdruck in den Koronargefäßen abfällt und eine besonders schlechte Koronardurchblutung in der Diastole resultiert.

Prinzipiell ist die **Koronarreserve** erheblich, eine 50 %ige Stenose reicht immer noch für eine suffiziente Koronardurchblutung aus. Erst ab einer 70 %igen Stenose entwickelt sich eine relevante Ischämie.

Relevanz für die Pathologie | Verschiedene Mechanismen können dazu führen, dass die Koronararterien die für die regelrechte Versorgung des Myokards erforderliche Blut- bzw. Sauerstoff menge nicht mehr zur Verfügung stellen können (Missverhältnis zwischen myokardialem O_2-Bedarf und -Angebot, sog. **Koronarinsuffizienz**); in diesem Zusammenhang sind v. a. pathologische Veränderungen der Koronargefäße selbst als auch anderweitige kardiale/systemische Erkrankungen mit sekundärer Behinderung der Koronarzirkulation von Bedeutung:

- **Erkrankungen der Koronargefäße:** Hier spielen v. a. die Arteriosklerose extramuraler Gefäßabschnitte bzw. die intramurale Arteriosklerose kleinerer Gefäßäste eine Rolle (sog. Koronarsklerose). Besonders häufig entwickelt sich die Arteriosklerose im Bereich der Koronarhauptstämme kurz nach ihrer Aufteilung (Koronare Herzerkrankung/KHK im engeren Sinne). Seltener sind embolische, entzündliche (Arteriitis) oder spastisch bedingte Einengungen der Koronargefäße. Selten sind auch angeborene Anomalien, z. B. mit Obliterationen der Koronararterien (Abb. 4.5).
- **Kardiale/systemische Erkrankungen:** Hier sind v. a. alle kardialen/systemischen Erkrankungen von Bedeutung, die zu einer erhöhten Druck- und/oder

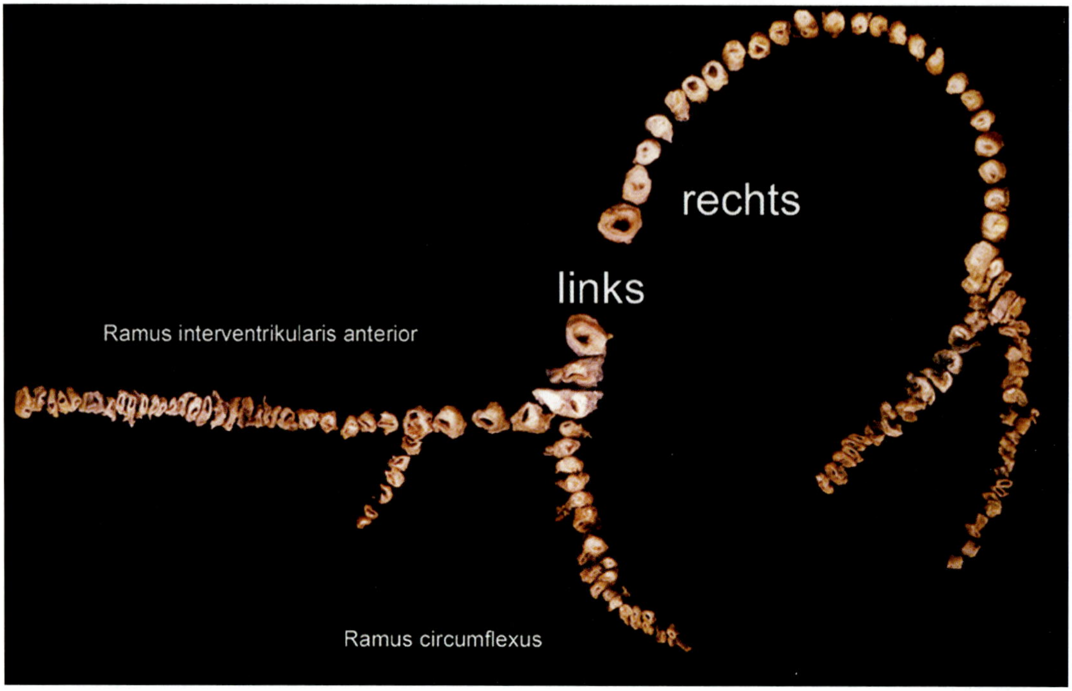

Abb. 4.5 Koronararterien mit deutlichen Kaliberschwankungen und z. T. Obliterationen.

Volumenarbeit des Herzens führen, also v. a. Klappenvitien sowie eine systemische oder pulmonale Hypertonie. Neben der veränderten Hämodynamik der Koronargefäße wirkt sich bei der Genese der Koronarinsuffizienz auch der reaktiv gesteigerte O_2-Bedarf des hypertrophierten Myokards aus. Darüber hinaus können auch kritische Blutdruckabfälle (z. B. im Rahmen eines Schocks oder einer Herzinsuffizienz) sowie ein verminderter O_2-Gehalt des Blutes (z. B. im Rahmen einer Anämie) zu einer Koronarinsuffizienz führen.

Klinisch äußert sich die Koronarinsuffizienz häufig durch retrosternale Schmerzen, die in der Regel in den linken Arm, in das Epigastrium und/oder in den Hals ausstrahlen und häufig von einem Beklemmungsgefühl begleitet sind **(Angina pectoris)**. In der Regel treten die Beschwerden nur bei Belastung (körperlich/psychisch) in Erscheinung und entwickeln sich anschließend wieder zurück (stabile Angina pectoris), sofern sie auch in Ruhe oder mit zunehmender Frequenz in vormals unüblichen Belastungssituationen auftreten, ist das Stadium der instabilen Angina pectoris erreicht. Das extremste Stadium der Koronarinsuffizienz ist ein absolutes Missverhältnis zwischen Sauerstoffbedarf und -angebot des Herzens mit nachfolgender Myokardischämie, der **Myokardinfarkt** (absolute/akute Koronarinsuffizienz). Häufigste Ursache ist die Koronarsklerose mit akutem Verschluss des Koronargefäßes durch einen aufgelagerten Thrombus (Koronarthrombose). Je nach Lokalisation des Gefäßverschlusses resultieren verschiedene Infarkttypen (**Tab. 4.6**).

Tab. 4.6

Unterschiedliche Infarkttypen und deren Häufigkeitsverteilung

Lokalisation	betroffenes Gefäßgebiet	Häufigkeit
anteroseptal	Ramus interventricularis anterior (RIVA)	48 %
posteroseptal	rechte Herzkranzarterie bei Linksversorgungstyp; alternativ Ramus circumflexus (RCX) der linken Herzkranzarterie	33 %
lateral	Ramus circumflexus (RCX) oder Ramus marginalis der linken Herzkranzarterie	9 %
septal	Ast des Ramus interventricularis anterior (RIVA)	1 %
antero- und posteroseptal	gleichzeitig Äste der linken sowie der rechten Herzkranzarterie (Mehrgefäßverschluss)	1,6 %
linksventrikulär und Teile des rechten Ventrikels	Beide Koronararterien können die Lokalisation betreffen: anterior die linke, posterior die rechte HKA	60 %
rein rechtsventrikulär	proximaler Verschluss der rechten Herzkranzarterie	sehr selten (< 1 %)

Die verschiedenen Pathologien der Koronargefäße samt typischen morphologischen Veränderungen der Gefäße/des Myokards sind nachfolgend näher beschrieben.

Angeborene Anomalien der Koronargefäße

MERKE

Angeborene Koronaranomalien sind insbesondere für die Koronarchirurgie von Bedeutung.

Häufig handelt es sich lediglich um klinisch belanglose Normvarianten. Einzelne Fälle des plötzlichen Herztodes lassen sich jedoch auf angeborene Fehlbildungen zurückführen, einige Varianten seien daher an dieser Stelle kurz erwähnt:

- Es können additive Koronarostien ausgebildet sein.
- Es gibt Beschreibungen eines sehr seltenen Abgangs der rechten Koronararterie aus der A. pulmonalis. Die Häufigkeit liegt bei 1:3000 Geburten.
- Ebenso sind atypische Ursprünge der Koronararterien aus der Aorta beschrieben.
- Bei einem untypischen intramuralen Verlauf der großen Koronargefäßstämme kann es zu kontraktionsbedingten Gefäßstenosen kommen, die jedoch nur dann hämodynamische Relevanz erlangen, wenn es sich um langstreckige intramurale Verläufe mit entsprechend ausgeprägter Stenosierung handelt.
- Selten kommen arteriovenöse Fisteln oder kongenitale Aneurysmen der Koronargefäße vor.

Koronarsklerose/Koronarthrombose

MERKE

Die überwiegende Anzahl der Herzischämien (95 %) ist koronarsklerotisch bedingt.

Die Koronarsklerose unterscheidet sich nach ihren grundlegenden Mechanismen nicht von anderen Formen der Arteriosklerose, diese ist im Kapitel 3 auf S. 87 ausführlicher besprochen. Die Arteriosklerose entwickelt sich in der Regel über Jahre, das resultierende Missverhältnis zwischen Sauerstoffbedarf und -angebot kann im Falle langsam progredienter Gefäßstenosen durch die Ausbildung von Kollateralen kompensiert werden. So ist die allgemeine Beobachtung bei Obduktionen, dass alte Menschen mit einer langsam progredienten hochgradigen Koronararteriensklerose häufig nicht an einem Myokardinfarkt sterben, während geringere koronararteriosklerotische Veränderungen nicht selten schon in früheren Jahren zu einem Infarkt führen können. Ursächlich sind in diesem Fall Koronarthrombosen, die sich auf ulzerierten oder aufgebrochenen Atheromen entwickeln (**Abb. 4.6**). Thromboembolien sind vergleichsweise selten.

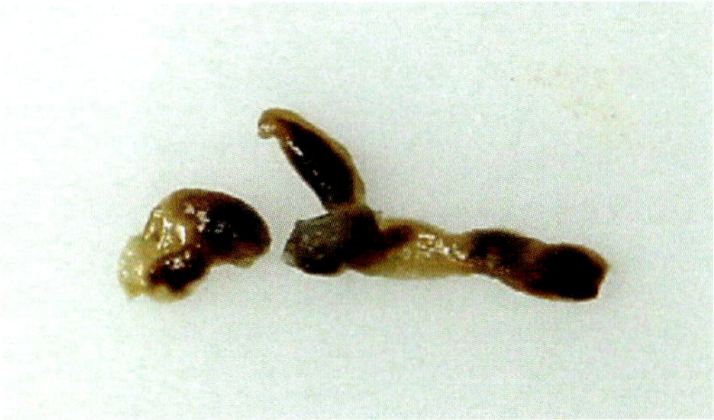

Abb. 4.6 Koronarthrombus.

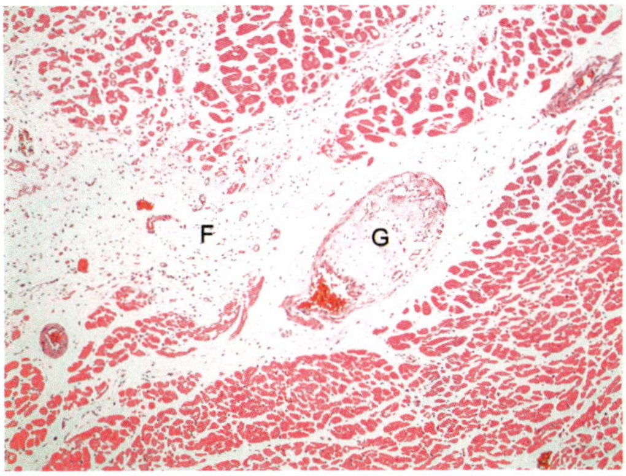

Abb. 4.7 Insuffizienzschwiele, mikroskopischer Befund: Obliteriertes intrakardiales Gefäß (G) mit umgebender Myokardfibrose (F).

MERKE

Frische Thromben auf nur gering stenosierenden Atheromen sind die häufigste Ursache für Myokardinfarkte, insbesondere bei jüngeren Patienten der 5.–6. Dekade, da diese Patienten noch nicht über ausreichende Kollateralgefäße verfügen.

Bei einer Obduktion wird nur in selteneren Fällen der ursächliche Thrombus nachgewiesen, da dieser entweder durch eine therapeutische Lyse oder im Falle eines längeren Überlebens auch durch die körpereigene Fibrinolyse wieder aufgelöst wird.

Morphologische Aspekte der Koronarsklerose/Koronarthrombose | Infolge der rezidivierenden Mangelversorgung kommt es im Myokard makroskopisch zunächst zu streifenförmigen, gelblichen Verfettungen (sog. **„Tigerherz„**), mikroskopisches Korrelat sind intrazelluläre Lipidanreicherungen. Später oder bei stärkerer Koronarinsuffizienz bilden sich perivaskulär betonte kleine Herzgewebenekrosen, die anschließend vernarben; makroskopisch präsentieren sie sich als weiße **Insuffizienzschwielen** (**Abb. 4.7**). Da die Blutversorgung des Myokards subendothelial am kritischsten ist („Prinzip der letzten Wiese"), bilden sich die Schwielen bevorzugt in der Innenschicht des Myokards aus **(Innenschichtinfarkte)**.

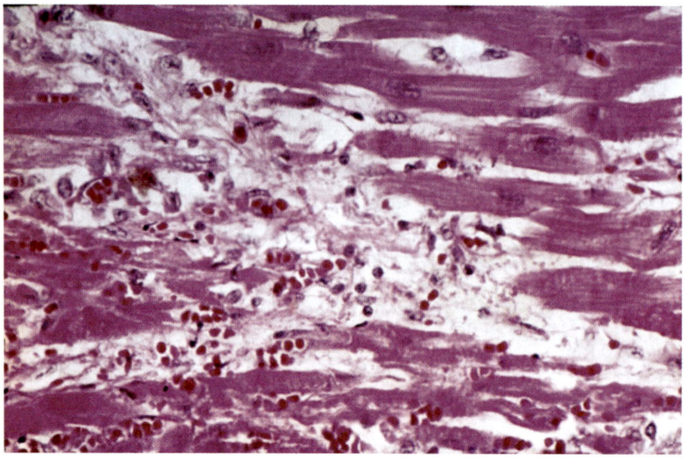

Abb. 4.8 Frischer Myokardinfarkt, ca. 6 h alt, lichtmikroskopischer Befund: hydropische Schwellung der Zellkerne, frische Blutungen (gesteigerte Kapillarpermeabilität) und vereinzelt Granulozyten.

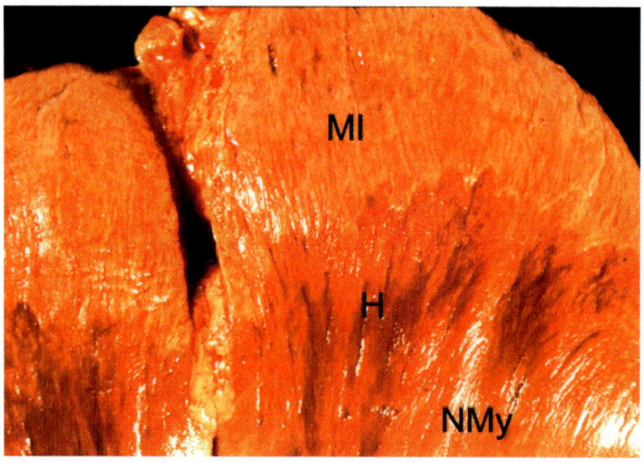

Abb. 4.9 Myokardinfarkt nach 48 h, makroskopischer Befund. MI = Myokardinfarkt; H = hämorrhagischer Randsaum; NMy = nichtinfarziertes Myokard.

Tab. 4.7

Morphologische Veränderungen beim Myokardinfarkt im Zeitverlauf

Morphologie	Zeitpunkt des frühesten Auftretens	Sichtbarkeit
zellulärer Hydrops, Lyse der Mitochondrien	½ h	Elektronenmikroskopie
Färbedefekte mit Terazoliumsalz (Infarktareale sind schwächer gefärbt)	2–3 h	Lichtmikroskopie
Myozytenödem, Auflösung der Querstreifung, Lyse der Zellkerne	3 h	Lichtmikroskopie
Abblassung des Infarktareals /Anämie	12–24 h	Makroskopie
Einwanderung von Granulozyten und anderen Entzündungszellen („lehmgelbes Infarktareal"), hämorrhagischer Randsaum	1–2 d	Makro- u. Mikroskopie
Proliferation von Fibroblasten mit Kollagenbildung	3 d	Makro- u. Mikroskopie
Myokardschwiele/Narbe	4–7 Wochen	Makro- u. Mikroskopie

Myokardinfarkt

MERKE

Bei über 90 %iger Stenose eines Gefäßes kommt es im Versorgungsgebiet zu Myolysen einzelner oder aller Muskelfasern (akuter Myokardinfarkt). Die morphologischen Veränderungen sind zeitabhängig (**Tab. 4.7**).

- Initiale, ausschließlich **elektronenmikroskopisch erkennbare Veränderungen** sind ein Zellhydrops mit nachweisbarer Lyse der Mitochondrien. Diese Veränderungen können ab der 30. Minute nach Einsetzen der Ischämie nachgewiesen werden.
- **Lichtmikroskopische Veränderungen** zeigen sich erst nach ca. 6 h (**Abb. 4.8**) mit einer beginnenden Auflösung der Querstreifung und später auch einer Lyse der Zellkerne.
- **Makroskopisch** kann ein Myokardinfarkt erst nach ca. 12 Stunden gesehen werden mit einer initialen (anämischen) Abblassung des Infarktareals. Nachfolgend färbt es sich zunehmend lehmgelb; in diesem Stadium wandern Entzündungszellen – v. a. Granulozyten – vom hyperämischen Randsaum aus in das Infarktareal ein (**Abb. 4.9**).
- Parallel zur entzündlichen Abräumreaktion bildet sich am Rand der Nekrose ein Granulationsgewebe (s. S. 521) aus, von dem aus Kapillaren in das Infarktareal einsprießen. Ab Ende der 2. Woche synthetisieren Fibroblasten zunehmend Kollagen, wodurch es zur Ausbildung einer Myokardnarbe kommt, makroskopisch als weißes Areal erkennbar (sog. Myokardschwiele).

Kardiale Komplikationen des Myokardinfarktes

Die Mehrzahl der Infarkte heilt über die beschriebenen Stadien narbig aus, dieser Prozess ist nach ca. 50 Tagen abgeschlossen. Innerhalb dieser Zeitspanne können sich allerdings noch verschiedene – u. U. lebensbedrohliche – Komplikationen entwickeln, die je nach Zeitpunkt ihrer Manifestation in **Früh-** und **Spätkomplikationen** eingeteilt werden:

Frühkomplikationen: Zu den Frühkomplikationen gehören **Herzrhythmusstörungen**, die aus der infarktbedingten Störung der Erregungsausbreitung resultieren. Herzrhythmusstörungen treten häufig auf und können v. a. bei ausgedehnteren Infarkten eine lebensbedrohliche Komplikation darstellen.

MERKE

Das Kammerflimmern ist die häufigste Todesursache beim Myokardinfarkt; 20–25 % der Patienten mit einem Kammerflimmern versterben vor Erreichen des Krankenhauses!

Etwas später kann ein **Papillarmuskelabriss** entstehen. Diese Komplikation ist mit weniger als 1 % der Infarkte selten, meist resultiert eine akute Mitralklappeninsuffizienz. Neben der Ruptur kann sich auch bereits eine Papillarmuskelinsuffizienz (also eine Infarzierung des Papillarmuskels *ohne* Ruptur) fatal auswirken – über 20 % aller tödlichen Infarkte sind durch diesen Mechanismus bedingt.
Ebenfalls frühzeitig kommt es zu **Motilitätsstörungen des Myokards**, die je nach Ausdehnung des Infarktareals eine akute Herzinsuffizienz (vgl. S. 101) auslösen können. Bei gestörter Kontraktilität eines umschriebenen Herzareals spricht man von einer Dyskinesie; im Falle eines totalen Kontraktilitätsverlustes handelt es sich um eine Akinesie.

Komplikationen in der 1. Woche: Bei transmuralen Infarkten kann es zu einer **Herzruptur** kommen (etwa 10 % aller herzinfarktbedingten Todesfälle). In der Folge tritt Blut in den Herzbeutel aus (Herzbeuteltamponade, s. S. 210); hierdurch wird die regelrechte Entfaltung des Herzens in der Diastole zunehmend behindert, was die Herzfunktion rasch zusammenbrechen lässt, sofern nicht eine rasche Entlastung erfolgt.
Die **Pericarditis epistenocardica** ist eine lokale, aseptisch-fibrinöse, teils auch hämorrhagische Entzündungsreaktion des Epikards über dem Infarktareal (s. S. 71). Begleitend kann es zu Blutungen kommen, die ebenfalls ein Hämatoperikard/eine Herzbeuteltamponade hervorrufen können.
Auf infarzierten Endokardanteilen können sich **parietale Thromben** anlagern **(Endokardthrombose)**, die mobilisiert und z. B. eine akute Lungenembolie (s. S. 189) auslösen können.
Das **Dressler-Syndrom** tritt ab dem 7. Tag nach einem Myokardinfarkt auf und ist durch folgende Symptome gekennzeichnet:

- Pleuritis,
- Fieber,
- Pneumonie und
- Perikarditis.

Vermutlich handelt es sich um eine Autoimmunreaktion, die durch das nekrotische Herzmuskelgewebe ausgelöst wird. 4 % aller Patienten mit einem Myokardinfarkt sind betroffen.
Spätfolgen des Myokardinfarktes: Im Falle eines großen Infarktareals kann es zu einer Aussackung des infarzierten Gewebes kommen, man spricht in diesem Fall von einem **Herzwandaneurysma**. Dieses vermindert zusätzlich die Kontraktilität des Herzens, da sich das Füllvolumen vergrößert (gemäß dem Laplace-Gesetz, s. Lehrbücher der Physiologie). Mögliche Folge ist abermals die Herzinsuffizienz.

Stummer Myokardinfarkt

20–25 % der bei Obduktionen gefundenen Myokardinfarkte bzw. Narben sind prämortal nicht diagnostiziert worden. Man spricht in diesen Fällen von einem stummen Myokardinfarkt. Prädisponierend ist der Diabetes mellitus, da er einerseits zu einer verstärkten Arteriosklerose und damit einer erhöhten Infarktgefahr führt, andererseits aber aufgrund der häufig begleitenden diabetischen Neuropathie mit einer verminderten Wahrnehmung der infarktbedingten Schmerzen einhergeht: In der Regel fehlen die typischen stechenden Schmerzen, die in den linken Arm ausstrahlen.

Fallbeispiel

Ein 56-jähriger Mann, „Genussmensch" (u. a. Raucher), beruflich erfolgreich und ohne körperliche Einschränkungen, verspürt während der Morgenzeit einen stechenden und anhaltenden Schmerz im Bereich der linken Schulter, der in den linken Arm ausstrahlt. Kurz darauf wird ihm übel, und er wird kaltschweißig. Besorgt lässt er sich von seiner Ehefrau ins nahe gelegene Krankenhaus fahren. In der Klinik zeigt sich im EKG eine ST-Streckenhebung; laborchemisch ist 4 Stunden nach Beginn der Symptomatik eine Erhöhung der CK-MB (Herzmuskelkreatinkinase) auf einen Wert von 52 U/l nachweisbar, wobei der CK-MB-Anteil deutlich mehr als 6 % der Gesamt-Kreatinkinase ausmacht. Im weiteren Verlauf entwickelt der Patient eine Lungenstauung (Rasselgeräusche bei der Auskultation) sowie ein diastolisches Herzgeräusch. Echokardiografisch wird ein dilatierter linker Vorhof gesehen. Nach 2 Tagen verändert sich der Auskultationsbefund erneut: Jetzt ist ein diastolisches und systolisches Herzgeräusch zu hören, Letzteres als schabendes, ohrnahes Reibegeräusch. Im Ultraschall fällt eine starke Volumenbelastung sowohl des linken Vorhofs als auch der linken Kammer auf, die Auswurffraktion des linken Ventrikels ist stark erniedrigt. Darüber hinaus wird sichtbar, dass ein Mitralsegel angerissen ist, in der Folge hat sich eine akute Mitralklappeninsuffizienz entwickelt. Ein kardiochirurgischer Ersatz der Mitralklappe ist unumgänglich, das resezierte Klappengewebe wird nach der erfolgreich durchgeführten Operation an Prof. Azan geschickt. Makroskopisch sieht Prof. Azan Reste eines gelblich erscheinenden Papillarmuskels, den er gemeinsam mit der inspektorisch unauffälligen Mitralklappe histologisch untersucht. Mikroskopisch weist das Papillarmuskelgewebe zahlreiche untergegangene Myozyten auf, die teilweise zerfallen, teilweise eosinophil aufgequollen sind. Eine Querstreifung ist nicht mehr erkennbar. Zwischen den Myozyten befinden sich reichlich neutrophile Granulozyten und beginnend auch Fibroblasten. Im Basisbereich sieht er kräftige Hämorrhagien und Nekrosen. Dieser Befund ist mit einer ischämisch bedingten Papillarmuskelnekrose vereinbar.

Nach intensivmedizinischer Betreuung kann der Patient 4 Wochen später mit der Diagnose eines ausgedehnten transmuralen Vorderwand-/Septuminfarktes unter Einbezug eines Mitralsegelpapillarmuskels (klinische Konsequenz: akute Mitralklappeninsuffizienz) entlassen werden. Das schabende ohrnahe Herzgeräusch war Ausdruck einer fibrinösen Begleitperikarditis gewesen (Pericarditis epistenocardica).

Da der Patient auch 5 Monate nach der OP noch eine Herzinsuffizienz Grad III (nach NYHA, vgl. Lehrbücher der Inneren Medizin) aufweist, wird der Patient ambulant echokardiografisch kontrolliert. Dabei stellt sich ein 5 cm großes Aneurysma der Herzvorderwand dar. Zwecks Entlastung des vitalen linken Restmyokards entscheidet man sich für eine zweite operative Intervention. Im Rahmen dieser Operation wird der aneurysmatische Bereich der Vorderwand reseziert, darüber hinaus wird ein Bypass bei nachgewiesener Arteriosklerose der Koronararterien angelegt (Einengung der rechten Koronararterie sowie des Ramus interventricularis anterior über jeweils 60 %). Die histologische Untersuchung des resezierten Herzgewebes zeigt eine Narbenplatte mit nur vereinzelten Resten von vitalen Myozyten. Da gemäß dem Laplace-Gesetz die Pumpfunktion des Herzens durch die Operation verbessert werden konnte, reduziert sich die Herzinsuffizienz nachfolgend auf den Grad II (nach NYHA).

4.6 Erkrankungen des Endokards

Key Point

Erkrankungen des Endokards sind überwiegend entzündlich bedingt (Endokarditis), der Entzündungsprozess kann infektiöser oder nichtinfektiöser Natur sein. Da die Herzklappen gleichfalls von Endokard überzogen sind, werden sie bei zahlreichen Endokarditiden mitbetroffen; hieraus können u. U. gravierende Fehlfunktionen der Herzklappen resultieren (erworbene Herzklappenfehler im Unterschied zu den angeborenen, s. S. 118).

4.6.1 Nichtinfektiöse Endokarditis

Nichtinfektiöse Endokarditiden gehören überwiegend zum rheumatischen Formenkreis.

So wird die **Endocarditis verrucosa rheumatica** begleitend beim rheumatischen Fieber (s. S. 532) beobachtet. Hier kommt es im Anschluss an eine Infektion mit β-hämolysierenden Streptokokken zu einer pathologischen Immunreaktion mit kreuzreagierenden Antikörpern gegen endokardiale Antigene. Besonders problematisch ist der Befall der Herzklappen (v. a. der Mitral- und Aortenklappe), der in eine Stenose oder Insuffizienz der betroffenen Klappe ausmünden kann, insbesondere im Falle einer sekundären, zumeist bakteriellen Besiedelung (akute oder subakute infektiöse Endokarditis, vgl. S. 117). Makroskopisch sind ähnlich wie bei einer beginnenden bakteriellen Endokarditis filiforme Wucherungen am Klappenrand zu sehen. Mikroskopisch bestehen die Wucherungen im Gegensatz zu den bakteriellen Endokarditiden nur aus Fibrin, Granulozyten fehlen. Die Endocarditis verrucosa rheumatica ist seit Beginn der antibiotischen Ära selten geworden.

Die **Endocarditis thrombotica Libman-Sachs** ist fakultatives Begleitphänomen eines systemischen Lupus erythematodes oder anderer Kollagenosen. Es bilden sich thrombotische verruköse Auflagerungen am Ansatz der Mitral- und Trikuspidalklappe sowie am parietalen Endokard, insbesondere im Bereich des linken Ventrikels. Diese Erkrankung kann zu schweren Klappendestruktionen mit entsprechenden Komplikationen führen (ausgeprägte Mitral- und Aortenklappeninsuffizienz mit Auswirkungen auf Hämodynamik und Herzfunktion, vgl. S. 118 und 118.

Die **Endocarditis parietalis fibroplastica Löffler** wird zu den Kardiomyopathien gezählt und wurde bereits auf S. 109 näher beschrieben.

Die **Endokarditis im Rahmen eines Karzinoidsyndroms** entwickelt sich v. a. bei neuroendokrinen Tumoren des Dünndarms (s. S. 263) mit Lebermetastasen. Wahrscheinlich handelt es sich um ein paraneoplastisches Phänomen, das z. T. auch durch Serotonin und Bradykinin vermittelt wird. Morphologisch finden sich knorpelartige Verdickungen des Endokards, vornehmlich an den Klappen des rechten Herzens. Hieraus können eine Pulmonal- und seltener auch eine Trikuspidalklappeninsuffizienz entstehen.

Die **Endocarditis thrombotica** (**Abb. 4.10**) wird bei der Obduktion Erwachsener relativ häufig gesehen (ca. 2 %) und gilt als Folgezustand auszehrender Erkrankungen (wie z. B. einer malignen Tumorerkrankung). Morphologisch ist die Erkrankung durch kleine (etwa 1 mm große) warzenförmige Auflagerungen auf dem parietalen Endokard gekennzeichnet, hier kann sich nachfolgend weiteres thrombotisches Material

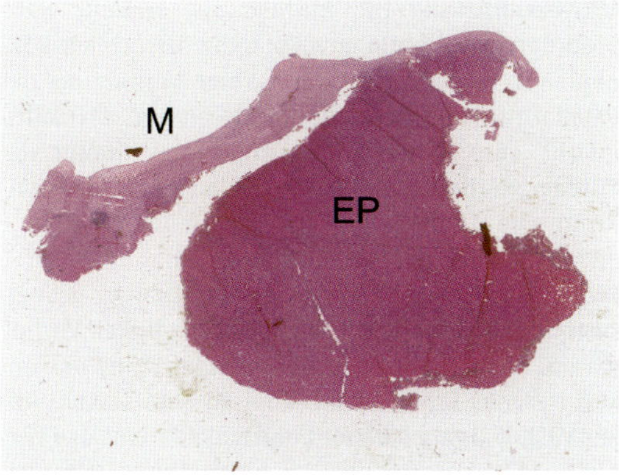

Abb. 4.10 Endocarditis thrombotica (auch Endocarditis parietalis (EP) genannt) mit Übergreifen auf die Mitralklappe (M) (H.-E.-Histologie 1:1).

niederschlagen. Entzündungszellen sind nicht im nennenswerten Ausmaß anzutreffen.

4.6.2 Infektiöse Endokarditis

MERKE

Man unterscheidet eine akute und eine subakute Verlaufsform der infektiösen Endokarditis. Die morphologischen Veränderungen am Herzen sind bei beiden Verlaufsformen prinzipiell ähnlich, allerdings ist das Ausmaß resultierender Schädigungen (insb. im Bereich der Herzklappen) bei der subakuten Form wesentlich geringer. Das Erregerspektrum unterscheidet sich in typischer Weise.

Akute infektiöse Endokarditis: Sie führt innerhalb kurzer Zeit (d. h. innerhalb von Tagen) zu entzündlichen Klappendestruktionen, die nicht selten einen chirurgischen Klappenersatz erforderlich machen. Es gbit auch chronische Verlaufsformen einer infektiösen Endokarditis. Es wird dann von einer subakuten Endokarditis (s. u.) gesprochen. Das Erregerspektrum ist hier mehr zu den gram-negativen Erregern verschoben. Ursächlich ist eine Bakteriämie, immer in Koinzidenz mit einer vorbestehenden Endokardschädigung! So konnte in Tierversuchen gezeigt werden, dass selbst ausgeprägte Bakteriämien bei intaktem Endokard niemals eine Endokarditis zur Folge haben. Häufige Erreger sind Streptokokken, Staphylococcus aureus, Pseudomonas, Klebsiellen, Serratia, selten auch Pilze und andere Erreger (Tab. 4.8). Das Erregerspektrum ist abhängig vom Alter und dem Immunstatus sowie vom Ort, an dem die Infektion erworben wurde (nosokomial oder nicht im Krankenhaus erworben).

Tab. 4.8

Erreger der akuten infektiösen Endokarditis mit relativer Häufigkeit

Erregertyp	relative Häufigkeit
Staphylokokken	ca. 35 %
Streptokokken	ca. 30 %
Pseudomonas	14 %
Klebsiella	5 %
Serratia	5 %
Pilze	1 %
Andere	ca. 7 %

MERKE

Eine Bakteriämie führt bei einem gesunden Herzen so gut wie nie zu einer Endokarditis!

Prädisponierend für eine infektiöse Endokarditis sind v. a. abgelaufene rheumatische Endokarditiden, kongenitale Herzfehler (s. S. 103) sowie das Mitralklappen-Prolaps-Syndrom (s. S. 118).

Morphologische Aspekte | Morphologisch sind insbesondere im Bereich der Herzklappen (und hier wiederum bevorzugt im Bereich der Aorten- und Mitralklappe) kleine gelblich-braune Vegetationen zu sehen, die nachfolgend einschmelzen können und sich dann als kraterförmige, rötliche Endokardulzerationen mit randlichen Fibrinauflagerungen präsentieren **(Endocarditis ulcerosa)**. Histologisch sieht man ein Nebeneinander von neutrophilen Granulozyten, Fibrin und Bakteriennestern/-rasen.

Subakute infektiöse Endokarditis: Sie wird aufgrund ihres schleichenden Verlaufes auch **Endocarditis lenta** genannt. Sie wird überwiegend durch vergrünende Streptokokken (Streptococcus viridans) verursacht, seltener durch Enterokokken, Escherichia coli und andere Bakterien. Wie bei der akuten Verlaufsform sind vorbestehende Endokardbeschädigungen prädisponierend.
Morphologie | Auch hier bilden sich Vegetationen im Bereich der vorgeschädigten Endokardareale, die jedoch seltener als bei der akuten Endokarditis ulzerieren, sondern frühzeitig bindegewebig organisiert werden. Komplizierend kann es zu thrombotischen Auflagerungen **(Endocarditis polyposa)** kommen.

4.6.3 Sekundäre Endokarditiden

Im Rahmen von Herzmuskelerkrankungen – z. B. einem Myokardinfarkt – kann es ebenfalls zu entzündlichen Reaktionen des Endokards kommen. Da bevorzugt der linke Ventrikel infarziert wird, dominieren Veränderungen des linksventrikulären Endo-

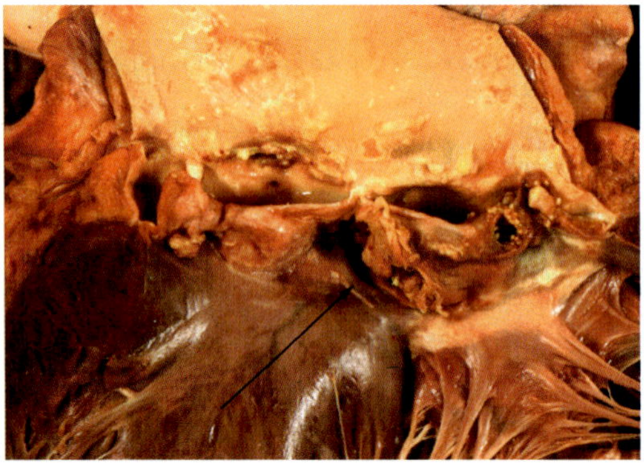

Abb. 4.11 Aortenklappe mit Endokarditis (Pfeil).

kards. Morphologisch werden Fibrinauflagerungen und Granulozyteninfiltrate gesehen, die auch auf die Herzklappen übergreifen können (Abb. 4.11).

4.6.4 Nichtentzündliche Endokarderkrankungen: Endokardfibrosen

Man unterscheidet zwischen primären und sekundären Endokardfibrosen.

Die **primäre konnatale Fibroelastose des Endokards** ist eine seltene Erkrankung unbekannter Ätiologie (Inzidenz fallend), die sich in den ersten Lebenswochen manifestiert. Morphologisch dominieren fibroelastische Verbreiterungen des parietalen Endokards einer oder mehrerer Herzhöhlen, die ein kongestives Herzversagen – u. U. bereits im 1. Lebensjahr – zur Folge haben können. Die Betroffenen erreichen nur selten das Erwachsenenalter.

Sekundäre (reaktive) Endokardfibrosen können sich durch ein verändertes Strömungsverhalten des Blutes mit Wirbelbildungen und lokalem Pressstrahl ausbilden. Auch Reibungsschäden (z. B. durch Sehnenfäden der Mitralklappe) oder Endokardbeschädigungen infolge eines erhöhten Herzbinnendrucks können eine sekundäre Endokardfibrose hervorrufen.

4.6.5 Erworbene Herzklappenerkrankungen

MERKE

Die Klappen des linken Herzens werden aufgrund der größeren mechanischen Beanspruchung deutlich häufiger beschädigt als die Klappen des rechten Herzens.

Erworbene Mitralklappenfehler

MERKE

Der mittlere Mitralklappenumfang beträgt 8–10 cm, Werte über 12 cm deuten auf eine Mitralklappeninsuffizienz und Werte unter 6 cm auf eine Mitralklappenstenose hin.

Mitralinsuffizienz: Die Mitralklappe schließt während der Systole nur unvollständig. Ursächlich können sein: eine Ruptur oder narbige Verkürzung des Papillarmuskels, z. B. bei/nach einem Myokardinfarkt, eine eitrige Endokarditis, eine Ruptur der Cordae tendineae beim Mitralklappenprolaps-Syndrom, die Lockerung einer prothetischen Klappe oder eine ausgeprägten Linksherzdilatation (relative Klappeninsuffizienz). Durch die Insuffizienz gelangt systolisch vermehrt Blut zurück in den linken Vorhof, was zu einer verstärkten Volumenbelastung des linken Herzens führt. Makroskopisch sind sowohl linker Vorhof als auch linker Ventrikel dilatiert, das Vorhof- und Kammermyokard hypertrophiert (exzentrische Linksherzhypertrophie). Eine rechtsventrikuläre Hypertrophie tritt erst dann in Erscheinung, wenn die erhöhte Volumenbelastung durch das linke Herz nicht mehr kompensiert werden kann und ein Blutrückstau im Lungenkreislauf entsteht.

Die **Mitralklappenstenose** ist auch heute noch am häufigsten Folge einer Endokarditis im Rahmen des rheumatischen Fiebers (s. S. 532). Die Stenose beruht auf einer Verdickung der Klappen (u. a. durch Verkalkungen) und einer Verschmelzung der Kommissuren. Aufgrund der Stenose steigt der Druck im linken Vorhof und im Lungenkreislauf (Blutstau) mit der Folge der Rechtsherzbelastung. Morphologisch ist der linke Vorhof massiv dilatiert, das rechtsventrikuläre Myokard hypertrophiert; der linke Ventrikel hingegen ist verkleinert.

Das **Mitralklappenprolaps-Syndrom (MPS)** ist durch das Prolabieren eines oder beider Mitralsegel in den linken Vorhof während der Systole gekennzeichnet. Auskultatorisch kann ein hochfrequenter Klick wahrgenommen werden. Das MPS tritt idiopathisch (myxomatöse Degeneration von Mitralklappe, Mitralklappenring und/oder Cordae tendineae) oder sekundär/symptomatisch im Rahmen verschiedener Herzerkrankungen in Erscheinung. Häufig sind die Cordae tendineae zu lang. Eine genetische Komponente ist beschrieben. Das MPS ist relativ häufig (über 5 % der über 50-Jährigen in Europa) und häufig asymptomatisch. Die Prognose ist insgesamt gut, sporadische Fälle eines plötzlichen Herztodes sind beschrieben. Ein Mitralklappenprolaps-Syndrom ohne Mitralinsuffizienz braucht nicht prothetisch therapiert zu werden.

Erworbene Aortenklappenfehler

Die **Aortenklappenstenose** ist häufigster Grund einer Aortenklappenoperation (65 %). Morphologisches Korrelat der Stenose sind Klappenverkalkungen und -fibrosierungen (Abb. 4.12), ursächlich können infektiöse und nichtinfektiöse Endokarditiden zugrunde liegen. Infolge der erhöhten Druckarbeit des linken Ventrikels kommt es zur konzentrischen Linksherz-

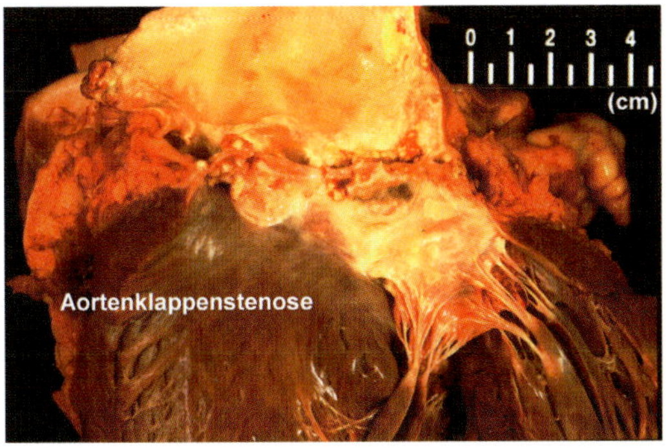

Abb. 4.12 Aortenklappensklerose mit Stenose.

hypertrophie, im Falle einer Dekompensation mit Blutrückstau in die Lunge hypertrophiert auch das rechte Herz.
Die **Aortenklappeninsuffizienz** ist seltener als die Aortenstenose (25 % der Aortenklappen-Operationen mit Klappenersatz). Ab einem Klappenumfang von 11,5 cm wird von einer Insuffizienz gesprochen. Ursächlich kann eine Dilatation des Klappenrings (relative Insuffizienz) oder eine Aortenwurzel-Dilatation sein (z. B. bei der Lues oder beim Ehlers-Danlos-Syndrom). Akute Klappeninsuffizienzen werden bei infektiösen (einschmelzenden) Endokarditiden bakterieller Genese gesehen. Die Aorteninsuffizienz führt zu einer verstärkten Volumenbelastung des linken Herzens (Pendelblutstrom): Linke Herzkammer und linker Vorhof sind dilatiert, das Myokard hypertrophiert (exzentrische Linksherzhypertrophie).

4.6.6 Erworbene Klappenfehler des rechten Herzens

Die Hauptursache einer **Trikuspidalklappeninsuffizienz** ist die Dilatation des Klappenringes > 13 cm (relative Insuffizienz). Die **Trikuspidalklappenstenose** ist sehr selten und zumeist wie die Mitralklappenstenose Folge einer rheumatoiden Endokarditis. Singuläre Trikuspidalklappenstenosen kommen praktisch nicht vor. **Pulmonalklappeninsuffizienzen** sind wie die Trikuspidalinsuffizienzen am häufigsten relativ bedingt. **Pulmonalstenosen** sind nur selten erworben, eher angeboren (vgl. S. 106)

4.7 Tumoren des Herzens

Key Point

Primäre Herztumoren sind eine ausgesprochene Rarität. Vergleichsweise häufiger ist das Herz von metastatischen Absiedlungen betroffen, absolut betrachtet sind allerdings auch Metastasen selten. Am ehesten ist noch die direkte Invasion eines Bronchialkarzinoms in das Perikard anzutreffen.

Tab. 4.9

Primäre Herztumoren, Übersicht

Tumor	Dignität	Häufigkeit in % (ca.)
Vorhofmyxom	gutartig	20–40 %
Fibroelastom	gutartig	10 %
Lipom	gutartig	10 %
Rhabdomyom	gutartig	8 %
Angiosarkom	maligne	9 %
Rhabdomyosarkom	maligne	6 %
Mesotheliom	maligne	4 %
Fibrosarkom	maligne	3,5 %

Primäre Herztumoren werden prinzipiell in allen Altersklassen beobachtet; drei Viertel der Tumoren sind gutartig, das restliche Viertel bösartig (s. Tab. 4.9).

4.7.1 Primäre benigne Tumoren des Herzen

Vorhofmyxom: Vorhofmyxome sind die häufigsten gutartigen Herztumoren (20–40 % der Herztumoren) und treten zwischen der 3. und 6. Lebensdekade auf. Morphologisch sind Vorhofmyxome schwer von organisierten Thromben zu unterscheiden (Abb. 4.13a), zellbiologische Untersuchungen beweisen jedoch, dass es sich um echte Neoplasien handelt. Entsprechend seiner Bezeichnung wächst der Tumor am häufigsten in den Vorhöfen (links häufiger als rechts), kann aber auch in den Herzkammern lokalisiert sein. Morphologisch handelt es sich um polypöse Geschwülste, die eine kugelige Oberfläche aufweisen. Histologisch sind spindelige Tumorzellen (Fibrozyten) in einem myxoiden Stroma zu erkennen (Abb. 4.13b).
Papilläres Fibroelastom: Dieser herztypische Tumor sieht im Wasserbad wie eine Seeanemone aus und kann Ursache kardialer Thromboembolien sein. Er findet sich in 37 % der Fälle auf der Aortenklappe, seltener auf der Trikuspidal-, Mitral- oder Pulmonalklappe und sehr selten in der Herzkammer. Dieser Tumor kann bereits echokardiografisch gut diagnostiziert werden.
Rhabdomyom: Rhabdomyome sind seltene Tumoren, die überwiegend im Kindesalter vorkommen und aus reifen Skelettmuskelfasern aufgebaut sind. Dieser Tumor kann singulär oder multipel und prinzipiell überall im Herzen auftreten; er kann auch zeitgleich in der Skelettmuskulatur oder an anderen Lokalisationen entstehen.

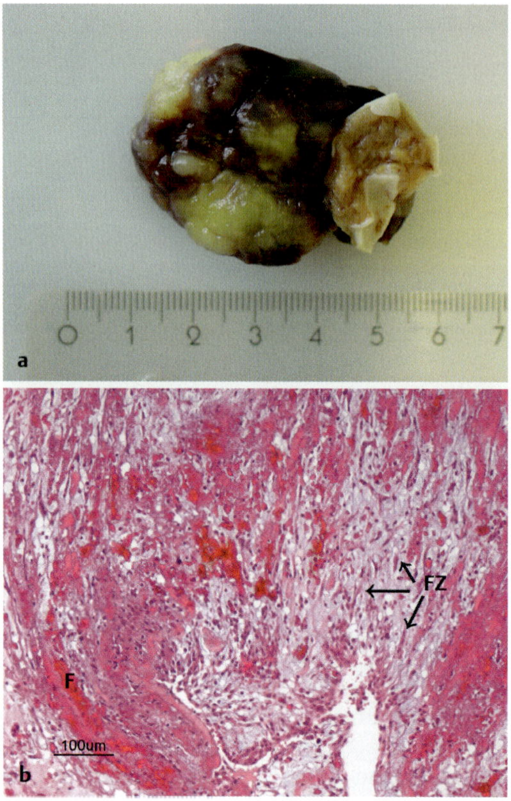

Abb. 4.13 Vorhofmyxom. **a** Makroskopisch ähnelt das Vorhofmyxom wandadhärenten Thromben (im vorliegendem Fall des linken Vorhofs). **b** Auch histologisch ähnelt der Aspekt organisierten Thromben, diese werden auch biologisch imitiert. Histologisch setzt sich der Tumor aus Fibrozyten (Pfeile FZ), Fibrin (F, rot) und einem myxoiden Stroma zusammen.

4.7.2 Primäre maligne Tumoren des Herzens

Im Herzen kommen primäre **Angiosarkome** (s. S. 433), **Rhabdomyosarkome** (s. S. 539), **Mesotheliome** (s. S. 214) und andere **maligne Weichteiltumoren** (s. S. 537) vor. Diese Tumoren entsprechen den gleichnamigen Tumoren anderer Lokalisationen, die prinzipiell überall im menschlichen Körper entstehen können. Das Mesotheliom des Herzens ist vergleichbar mit dem Mesotheliom der Pleura und der Bauchhöhle (s. S. 214), die kardiale Manifestation ist aber vergleichsweise selten.

4.7.3 Metastasen in den Herzmuskel

Metastasen im Herzen sind selten, aber dennoch häufiger als primäre Herztumoren selbst. Metastasen können das Perikard und das Parenchym betreffen. Am häufigsten metastasiert das **maligne Melanom** in das Herz, gefolgt vom **Bronchialkarzinom**, **Mammakarzinom** und von den **malignen Lymphomen**. Das Bronchialkarzinom kann auch per continuitatem in das Herz vorwachsen.

C

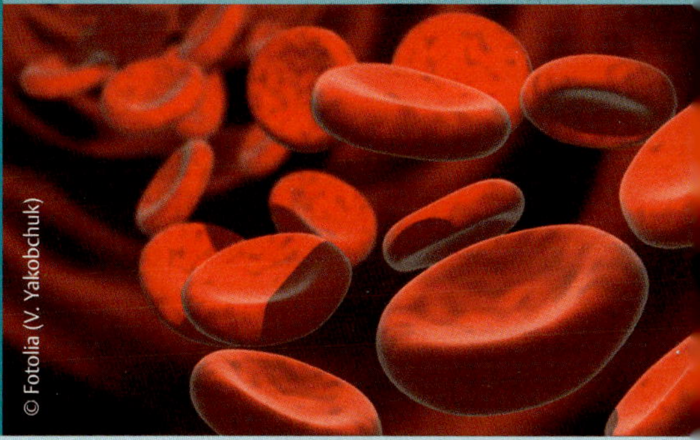

Blut und lymphatische Organe

Fallbesprechung im Internistisch-Pathologischen Kolloquium

Pathologe: Ich begrüße alle Anwesenden zur heutigen Konferenz. Wir haben für heute nur eine Anmeldung. Ein Fall aus der Inneren Medizin, eine 68-jährige Patientin. Erstmalig haben wir heute auch einen Kollegen aus dem neuen MVZ dabei, wir freuen uns.

Einweisender Internist aus dem MVZ: Frau M. ist mir schon seit Jahren aus meiner alten Praxis bekannt. Ich betreue sie jetzt wieder ambulant seit 6 Monaten im MVZ und habe sie vorige Woche stationär eingewiesen. Frau M. hat seit ihrem 53. Lebensjahr eine Parkinson-Krankheit mit ausgeprägter Akinese und Rigor, seit 8 Jahren zunehmenden Ruhetremor und gering ausgeprägte Depressionen. Vor 1 Jahr traten erstmalig länger anhaltende Diarrhöen auf, die anfangs neurologischerseits als atypische vegetative Symptomatik des Parkinson gedeutet wurden. Auswärts wurde seinerzeit nach stationärer Abklärung eine Zöliakie diagnostiziert mit serologischem Nachweis von Gliadin-Antikörpern und subtotaler Zottenatrophie. Glutenfreie Ernährung führte anfangs zu einer leichten, aber inkonstanten Besserung der Diarrhöen, seit 8 Monaten besteht klinisch das Bild einer therapierefraktären Zöliakie. In den letzten 4 Monaten kam es zu einer rapiden Verschlechterung des Allgemeinzustandes mit Inappetenz und Gewichtsabnahme von 8 kg. Im letzten Monat dann subfebrile Temperaturen, Nachtschweiß, Bauchschmerzen und eine Zunahme der Abdomenspannung. Die klinischen Befunde erweckten den Verdacht auf eine maligne Erkrankung, möglicherweise mit gasteroenterologischer Beteiligung.

Internist aus dem Krankenhaus: Bei der Aufnahme sahen wir eine kachektische Patientin mit einem Gewicht von 38 kg Gewicht bei 156 cm Körpergröße. Temperatur rektal 38,2 °C. Reduzierter Allgemeinzustand, keine tastbaren Lymphknoten. Gespanntes Abdomen. Das Blutbild zeigte eine Panzytopenie mit Hb 10,7 g/dl, Leukozyten 3,2/nl, Thrombozyten 110/nl. Serologisch fiel nur ein erhöhtes Ferritin auf. Endomysiale Antikörper oder Gliadinantikörper konnten wir nicht nachweisen. Die Abdomensonografie zeigte multiple Lymphome im Mesenterium bis 4 cm. Unter der Verdachtsdiagnose Malignes Lymphom wurden weitergehende Untersuchungen eingeleitet, u. a. CT, Endoskopie, erneute Histologie.

Radiologe: Wir erhielten die Patientin zum CT und zum Röntgen-Thorax. Im CT fanden wir neben den mesenterialen Lymphomen – die im CT linksseitig betont waren – eine auffallende Wandverdickung des Jejunum und Ileum. Im Röntgenthorax keine Auffälligkeiten. Radiologisch stellten wir den Verdacht auf ein Malignes Lymphom mit Beteiligung der Dünndarmwand.

Gastroenterologe: In der Gastroskopie konnten wir eine chronisch entzündliche Veränderung der Magenschleimhaut erkennen. Im Duodenum fanden wir eine fortgeschrittene Zottenatrophie. Auf die Koloskopie zur Darstellung des Ileum mussten wir wegen des schlechten AZ verzichten. Wir haben für die Histologie Biopsate in Magen und Duodenum entnommen. Rein endoskopisch ist der Befund mit Zöliakie vereinbar.

Pathologe: Uns wurden vor Jahren von auswärts Biopsate aus dem Magen, Dünndarm und dem Knochenmark zugesandt. Seinerzeit fiel im Knochenmark eine leichte Plasmazellvermehrung auf, ansonsten eine Hyperplasie aller drei Blutzellreihen. Im Duodenum fanden wir eine subtotale Atrophie der Mukosa, eine Krytenhyperplasie und Vermehrung intraepithelialer Lymphozyten auf 50 IEL/100 Enterozyten. Somit ein Befund passend zu einer Zöliakie entsprechend MARSH IIIb. In den jetzt entnommenen Biopsaten aus dem Duodenum war eine totale Zottenatrophie erkennbar und eine Vermehrung der IEL auf 70/100 Enterozyten. Die Lymphozyten waren klein und monomorph. Die IEL hatten den Immunphänotyp CD 3^{+}/CD 4^{-}/CD $8^{(+)}$/CD $30^{(+)}$, also eine neoplastische T-Zellpopulation. Wir konnten auch molekulargenetisch in der PCR nachweisen, dass die T-Lymphozyten ein monoklonales Rearrangement des T-Zell-Rezeptors aufweisen. Für uns steht somit ein T-Zell-Lymphom vom Enteropathietyp fest. Diese Lymphome treten bevorzugt im Jejunum und Ileum auf.

Internist: Das passt ja auch gut zum klinischen Verlauf. Dann wird die Zöliakie wohl von Anbeginn als refraktäre Zöliakie zu interpretieren gewesen sein, in deren Verlauf dann eine neoplastische Transformation der T-Lymphozyten zur Entstehung eines Lymphoms geführt hat. Wir werden eine Vorstellung in der Onkologie veranlassen um die Möglichkeiten einer Chemotherapie zu prüfen, wenngleich unserer Erfahrung nach die Prognose infaust ist.

Pathologe: Ich danke Ihnen für Ihr Kommen. Für die nächste Konferenz haben wir bereits vier Anmeldungen.

5 Blut und hämatopoetisches System

5.1 Grundlagen

Key Point

Knochenmark und Blut gehören eng zusammen – die im Blut zirkulierenden Zellen (Erythrozyten, Leukozyten, Thrombozyten) werden überwiegend im Knochenmark gebildet. Hier finden sich hämatopoetische Stammzellen sowie die verschiedenen Reifungs- und Differenzierungsstadien der einzelnen Blutzellreihen (Erythro-, Granulo-, Thrombo- und Monozytopoese). Die Lymphozyten entstammen zwar auch dem Knochenmark, differenzieren und vermehren sich aber hauptsächlich in den lymphatischen Organen. Normalerweise ist die Anzahl der zirkulierenden Blutzellen für jeden Zelltyp innerhalb bestimmter Grenzen konstant (sog. Referenzbereich, der altersabhängig variiert). Hämatologische Erkrankungen äußern sich durch quantitative und/oder qualitative/morphologische Auffälligkeiten der betroffenen Blutzellfraktion(en) bzw. der betroffenen hämatopoetischen Zellen im Knochenmark.

Quantitative Abweichungen werden durch Auszählung der einzelnen Blutzelltypen (Erythrozyten, Leukozyten, Thrombozyten) pro Volumeneinheit Blut bestimmt **(Standardblutbild)**. Im **Differenzialblutbild** (s. u.) wird darüber hinaus der prozentuale Anteil der verschiedenen weißen Blutzellen (neutrophile, eosinophile und basophile Granulozyten, Lymphozyten und Monozyten) an der Gesamtleukozytenzahl bestimmt. **Qualitative/morphologische Abweichungen** der Blutzellen sind im Blutausstrich erkennbar. Zellzählung und Blutausstrich sind Standarduntersuchungen der hämatologischen Diagnostik. Bei bestimmten Fragestellungen kann darüber hinaus Knochenmark gewonnen und untersucht werden.
Quantitative und qualitative/morphologische Veränderungen der Blutzellen bzw. der hämatopoetischen Zellen im Knochenmark können nichtneoplastisch oder neoplastisch bedingt sein.

Nichtneoplastisch bedingte Blutzellstörungen sind häufig reaktiv bedingt – also Folgeerscheinung einer anderen Grunderkrankung, häufig einer Infektion oder Entzündung. Es können aber auch Bildungsstörungen einzelner Blutzellreihen vorliegen (z. B. durch Mangel an Substrat wie bei der Eisenmangelanämie) oder ein vermehrter Abbau (z. B. vermehrter Zerfall von Erythrozyten bei den hämolytischen Anämien, vermehrter Verbrauch von Granulozyten bei bestimmten Infektionserkrankungen). Eine Erkrankung der Milz kann gleichfalls gravierende Blutbildveränderungen nach sich ziehen; so kommt es bei der Splenomegalie zu einer vermehrten Speicherung und zu einem vermehrten Abbau von Blutzellen.
Neoplastisch bedingte Blutzellstörungen sind in der Regel maligne und auf eine Erkrankung des blutbildenden Gewebes im Knochenmark zurückzuführen; hier kommt es zur malignen Transformation einer oder mehrerer Blutzellreihen (häufig auf der Ebene der pluripotenten oder der determinierten myeloischen Stammzelle, s. u.) mit anschließender monoklonaler Proliferation.

Typische klinische Korrelate bei Störungen der verschiedenen Blutzellreihen sind unabhängig von der jeweiligen Ursache:
- Eine fehlerhafte Erythropoese führt entweder zur **Anämie** mit entsprechenden Symptomen (s. S. 128) oder zur **Polyglobulie** (s. S. 143).
- Eine fehlerhafte Granulopoese (inkl. Monozytopoese) geht mit einer **Insuffizienz der Infektabwehr** einher.
- Eine fehlerhafte Thrombopoese bedingt entweder eine **erhöhte Blutungsneigung** (mangelnde Anzahl oder Defekt der Thrombozyten) oder eine **erhöhte Gerinnungsneigung** (klinische Folgen: Thrombosen, Embolien).

5.2 Relevante anatomische und funktionelle Aspekte

Mikroskopische Anatomie des Knochenmarks: Das normale Knochenmark (Medulla ossium rubra) ist ein weiches und gefäßreiches Gewebe, das bei der Geburt in allen Knochen vorkommt. Es besteht vor allem aus Zellen der Granulopoese, Erythropoese, Megakaryozyten (Thrombozytopoese) und Monozytopoese. Andere Zellreihen – wie Lymphozyten, Plasmazellen, Stammzellen, Fibroblasten, Endothelien u. a. – bilden in der Regel einen kleineren Anteil. Beim Erwachsenen ist das blutbildende Mark auf Wirbelkörper, Darmbeinschaufel (Crista iliaca), Sternum, Rippen, die Diaphysen der Röhrenknochen und die platten Schädelknochen konzentriert. In den übrigen Knochen wird es im Laufe des Lebens zunehmend durch Fettmark (Medulla ossium flava) ersetzt. Das Knochenmark des Erwachsenen wiegt etwa 2500 g (4,5 % des Körpergewichts) und besteht je zur Hälfte aus Fettmark und blutbildendem Mark.
Relevanz für die Pathologie | Das normale Zellbild im Knochenmark kann aus zahlreichen Gründen verändert sein; so können einzelne Zellreihen vermehrt oder vermindert proliferieren, ebenso können Morphologie und Ausreifung der hämatopoetischen Zellen verschiedensten Variationen unterliegen. Das blutbildende Gewebe kann als Ganzes expandieren oder regredieren (z. B. infolge einer Fibrosierung der

Knochenmarkräume). Im Knochenmark spiegeln sich in diesem Sinne alle Erkrankungen mit Beteiligung des Blutes wider (vgl. **Abb. 5.1**), zahlreiche dieser Erkrankungen haben dort ihren unmittelbaren Ursprung. Eine Untersuchung des Knochenmarks ist v. a. bei therapieresistenten Erkrankungen sowie bei einem Verdacht auf Malignität indiziert.

Praxistipp

Die Entnahme von Knochenmark erfolgt im Beckenkamm (Beckenkammtrepanate, Jamshidi-Trepanate) oder im Sternum.

5

Entwicklung der verschiedenen Blutzellreihen: Aus einer multipotenten hämatopoetischen Stammzelle differenzieren sich unter dem Einfluss von Zytokinen (v. a. bestimmten Interleukinen) und Wachstumsfaktoren die **Myeloische Stammzelle** (common myeloid progenitor = CMP) und die **Lymphoide Stammzelle** (common lymphoid progenitor = CLP). Durch weitere Differenzierungsschritte entstehen die multipotenten und schließlich die determinierten Stammzellen der myeloischen Reihe; sie werden aufgrund ihrer Eigenart, in der Gewebekultur Zellhaufen zu bilden, auch als Colony Forming Units (CFU) bezeichnet. Man unterscheidet die **CFU-G/M** als gemeinsame Vorstufe der Granulozytopoese (s. S. 126) und Monozytopoese (s . S. 127) und die **CFU-Meg/E** als gemeinsame Vorstufe der Megakaryozyten (s. S. 135) und der Erythropoese (s. S. 128). Aus der CLP entsteht unter Zytokineinfluss die determinierte lymphoide Stammzelle, die sich weiter zu den B-, T- oder NK-Zellen (s. S. 46) differenziert.

Viele Regulatorsubstanzen der Hämatopoese werden in den Makrophagen und Stromazellen (Fibroblasten, Endothelien) des Knochenmarks gebildet. Erythropoetin (EPO) und Thrombopoetin (TPO) werden in den interstitiellen Stromazellen der Niere und in der fetalen Leber gebildet.

Relevanz für die Pathologie | Fehldifferenzierungen/ Entwicklungsstörungen der hämatopoetischen Stammzellen sind für eine Vielzahl maligner hämatologischer Erkrankungen ursächlich. In der Mehrzahl der Fälle ist der auslösende Stammzelldefekt allerdings unbekannt. Gesichert ist lediglich, dass der Defekt zu einer ungehemmten oder verminderten und gestörten Proliferation einzelner oder mehrerer Blutzellreihen führt. Entsprechend zeigen sich quantitative, aber auch qualitative Auffälligkeiten der betroffenen Blutzellreihen. Häufig reifen die betroffenen Zellreihen nur unvollständig aus.

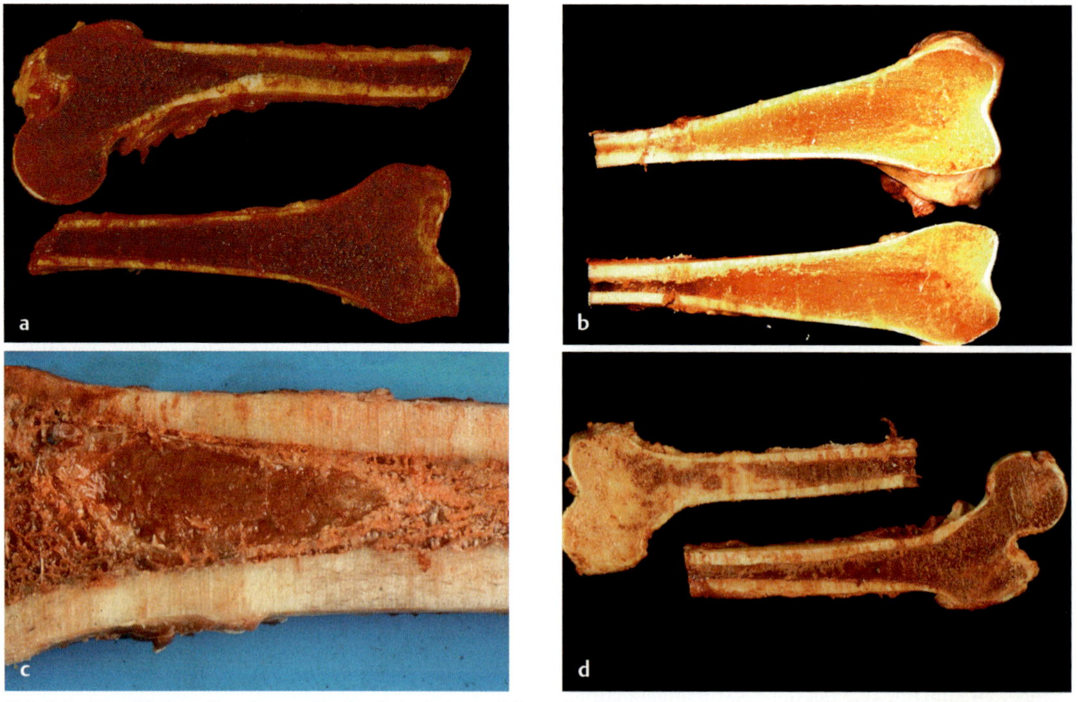

Abb. 5.1 Verschiedene Knochenmarkbefunde im Rahmen hämatologischer Erkrankungen. Autoptische Untersuchung des Femurs: auf der Schnittfläche sind Veränderungen in der Zusammensetzung des Knochenmarkes besonders einfach zu erkennen. **a Knochenmark bei hämolytischer Anämie** (s. S. 132): Die Erythropoese ist auf das gesamte Femur ausgebreitet, erkennbar an der roten Verfärbung. **b Knochenmark bei einer Tumorerkrankung**: Es kann zur Gallert-Atrophie kommen, bei der das knochenmarktypische Fett- und hämatopoetische Gewebe gegen ein fibröses Gewebe ausgetauscht wird. **c Knochenmark bei AML** (s. S. 139): In den Spätphasen der AML ist das Knochenmark oft vollständig infiltriert, makroskopisch an einer Aufhellung des Knochenmarks erkennbar. **d Knochenmark bei B-CLL** (s. S. 159): Hier ist das Knochenmark unregelmäßig infiltriert, erkennbar an den hellen Stellen.

Blutbildung: Bei der Blutbildung unterscheidet man:

- extraembryonale Hämatopoese ab der 2. SSW in der Wand des Dottersacks;
- hepatosplenische Phase (Blutbildung in Milz und Leber) ab der 6. SSW bis zur Geburt;
- myeloische Phase: Ab dem 4. Lebensmonat wird das Blut ausschließlich im Knochenmark gebildet.

Ganz zu Beginn der Blutbildung sind nur erythropoetische Zellen nachweisbar, typisch ist die Bildung kernhaltiger Erythrozyten mit fetalem Hämoglobin (HbF). Die Lymphopoese beginnt ab der 9. SSW. Ab der 16. SSW folgt die übrige Myelopoese.

Relevanz für die Pathologie | Eine Reaktivierung der **extramedullären Blutbildung** kann bei Verdrängung der normalen Blutbildung im Knochenmark eintreten; dies ist bei chronischen myeloproliferativen Erkrankungen, bei der akuten myeloischen Leukämie sowie bei ausgedehnten Knochenmarkmetastasen und malignen Lymphomen der Fall. Bei der extramedullären Blutbildung werden differenzierte Vorläuferzellen (Proerythrozyten, Proerythroblasten und Megakaryozyten) in der Milz und in den Sinusoiden der Leber (**Abb. 5.2**) ansässig. Da in Leber und Milz kein Schutz gegen das Ausschwemmen unreifer Blutzellen vorhanden ist, finden sich im peripheren Blut granulopoetische und erythropoetische Zellen aller Reifungsstufen **(pathologische Linksverschiebung)**.

MERKE

Eine Linksverschiebung im peripheren Blut kann auf eine extramedulläre Blutbildung und damit indirekt auf eine gravierende Erkrankung des Knochenmarks hinweisen; eine Knochenmarkuntersuchung ist in diesen Fällen erforderlich!

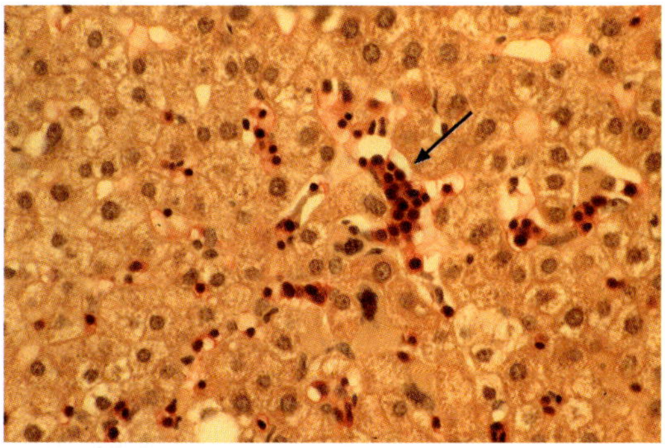

Abb. 5.2 Extramedulläre Blutbildung in der Leber. In den Lebersinusoiden sind hier immunhistochemisch mit Anti-Glycophorin A angefärbte Erythroblasten (Pfeil) erkennbar als Ausdruck einer extramedullären Blutbildung. Dieser Patient hatte eine primäre Myelofibrose (PMF, s. S. 144) mit nahezu vollständiger Fibrosierung des Knochenmarks.

5.3 Nichtneoplastische Erkrankungen der Blutzellen

5.3.1 Quantitative Störungen der Leukozyten

Absolute oder relative Veränderungen der Leukozytenzahlen im peripheren Blut sind Hinweis auf eine zugrunde liegende Erkrankung oder Störung. Basis der Beurteilung ist die **Gesamtleukozytenzahl:** Eine Vermehrung über 10 000/µl im peripheren Blut wird **Leukozytose** genannt. Bei Kindern liegt dieser Wert höher: Kleinkinder bis zum 3. Lebensjahr können bis zu 17 000 Leukozyten/µl aufweisen, ohne dass dies als Krankheitssymptom gewertet werden muss. Eine Verringerung der Leukozytenzahl unter 4000/µl kennzeichnet die **Leukopenie**.

Aufbauend auf der Gesamtleukozytenzahl (bzw. die absoluten Werte der einzelnen weißen Blutzellen) kann das **Differenzialblutbild** weitere orientierende Informationen über die zugrunde liegende Störung vermitteln: Im normalen Differenzialblutbild finden sich 30–80 % neutrophile Granulozyten, 15–50 % Lymphozyten, 1–10 % Monozyten, 0–5 % eosinophile Granulozyten und 0–2 % basophile Granulozyten (die Referenzbereiche können von Labor zu Labor schwanken). Je nach Grunderkrankung kommt es zu charakteristischen Veränderungen.

Für die weitere Abklärung eines auffälligen Differenzialblutbildes ist aber zumeist eine Umrechnung der Prozentzahlen in Absolutwerte erforderlich. So ist eine Granulozytopenie eindeutiger durch ein Absinken der Neutrophilenzahl unter 1800/µl definiert als durch eine Verringerung des Neutrophilenanteils unter 30 % im Differenzialblutbild. So würde bei einem Erwachsenen ein Blutbild mit einer Gesamtleukozytenzahl von 30 000/µl und einem Anteil von 20 % Granulozyten (= 6000/µl) sowie 70 % Lymphozyten (= 21 000/µl) nicht einer Granulozytopenie, sondern einer Lymphozytose entsprechen (und damit sehr wahrscheinlich einer neoplastischen Erkrankung/CLL, s. S. 159).

Praxistipp

Eine Knochenmarkuntersuchung ist bei erhöhter Leukozytenzahl immer dann indiziert, wenn eine entzündliche oder infektiöse Ursache der Leukozytose ausgeschlossen ist. Wegen der beschriebenen Abhängigkeit von Blut und Knochenmark muss gleichzeitig das periphere Blut in Ausstrichpräparaten qualitativ und quantitativ beurteilt werden.

Quantitative Störungen der Granulozyten

Granulopoese: Aus der Stammzelle CFU-G/M entstehen im Knochenmark Myeloblast, Promyelozyt und Myelozyt. Diese Zellen gehören zum **Proliferationspool** und können sich mitotisch teilen. Die daran anschließenden Entwicklungsstufen Metamyelozyt sowie stabkerniger und segmentkerniger Granulozyt sind nicht mehr teilungsfähig und werden zum **Reifungspool** bzw. **Reserve- und Funktionspool** gezählt. Die gesamte Entwicklung von der Stammzelle bis hin zum reifen Granulozyten benötigt 1 Woche. Über 90 % der Granulozyten befinden sich im Knochenmark und können dort bei Bedarf durch Interleukine „abgerufen" werden (sog. Knochenmarkreserve). Im Blut zirkulieren nur 5 % aller im Körper vorhandenen Granulozyten. Aus diesem Grund tritt bei einer Zytostatikagabe eine Granulozytopenie erst mit einigen Tagen Verzögerung ein.

Granulozytose

MERKE

Unter Granulozytose (Synonyme: granulozytäre Reaktion, Neutrophilie) versteht man eine Vermehrung der neutrophilen Granulozyten über 7500/µl bzw. über 90 % im Differenzialblutbild (im Falle einer abweichenden Gesamtleukozytenzahl).

Ätiologie | Eine Granulozytose tritt vor allem bei **bakteriellen Infektionen** auf. Weitere mögliche Ursachen einer Granulozytose sind: metabolische Störungen (Coma diabeticum, Urämie, Gicht), Organnekrosen (Myokardinfarkt, Verbrennungen), medikamentöse Auswirkungen (vor allem Kortikosteroide), chronisch-entzündliche Erkrankungen, körperliche Belastungen und das Rauchen (sog. Raucherleukozytose).

Praxistipp

Bei erhöhten Leukozytenzahlen muss ein Differenzialblutbild angefertigt werden. Die absoluten Granulozytenzahlen werden aus der Gesamtleukozytenzahl und den Werten des Differenzialblutbildes oder aus einer direkten (maschinellen) Zellzählung bestimmt.

Morphologie | Im Differenzialblutbild fällt nicht nur die Vermehrung neutrophiler Granulozyten auf, sondern auch deren verstärkte und vergröberte Granulation **(toxische Granulation)** Bei schweren Entzündungen bzw. Infektionen kommt es zu einer **Linksverschiebung** mit einem vermehrten Auftreten von stabkernigen neutrophilen Granulozyten (normal 0–5 %) und Metamyelozyten (normal 0–1 %) im Blut. Im Knochenmark findet sich eine Hyperplasie der Granulopoese.

MERKE

Eine besonders ausgeprägte reaktive Granulozytose wird als leukämoide Reaktion bezeichnet. Hierbei findet sich eine starke Leukozytose (> 40 000/µl) mit Überwiegen neutrophiler Granulozyten. Schwere Infektionen und die Sepsis sind die häufigsten Ursachen.

Bei bakteriellen Infekten folgt im Anschluss an die Granulozytose in der Regel eine Monozytose (monozytäre Überwindungsphase), die wiederum von einer leichten Lymphozytose und/oder Eosinophilie abgelöst wird (lymphozytär-eosinophile Heilphase). Bei einer starken Linksverschiebung und einem zusätzlichen Auftreten unreifer Vorstufen der Erythropoese im Blut (sog. leukoerythroblastisches Blutbild) muss eine myeloproliferative Erkrankung (insb. eine primäre Myelofibrose (PMF), s. S. 144, oder eine chronische myeloische Leukämie (CML), s. S. 142) ausgeschlossen werden.

Granulozytopenie

MERKE

Unter einer Granulozytopenie (Neutropenie) versteht man eine Verminderung der neutrophilen Granulozyten im peripheren Blut auf weniger als 1750/µl.

Die Granulozytopenie kann selbst weitere Krankheitssymptome verursachen. Schwere Granulozytopenien führen beispielsweise zu Infektionen, Mykosen und Ulzerationen der Schleimhäute in Mund und Oropharynx. Die Prognose wird von der Dauer der Granulozytopenie bestimmt.

MERKE

Bei Granulozytenzahlen von < 500/µl besteht die Gefahr lebensgefährlicher bakterieller Infektionen mit septischen Verläufen.

Ätiologie | Granulozytopenien entstehen durch eine verminderte Granulopoese im Knochenmark (sog. **Bildungsstörung**) oder durch einen **gesteigerten peripheren Abbau** von Granulozyten. Typische Ursachen der Bildungsstörung sowie des gesteigerten peripheren Abbaus sind in **Tab. 5.1** zusammengefasst.

Morphologie | Die Knochenmarkuntersuchung zeigt entweder eine **Verminderung oder eine Vermehrung**

Tab. 5.1

Ätiologie der Granulozytopenie

verminderte Granulopoese im Knochenmark (Bildungsstörung)	gesteigerter peripherer Abbau von Granulozyten
– Verdrängung der Granulopoese durch myeloproliferative Erkrankungen oder Karzinommetastasen – Autoantikörper – Vitamin-B_{12}- und Folsäuremangel (megaloblastäre Anämie, s. S. 131) – kongenitale Reifungsstörung der Myelopoese (Kostmann-Syndrom) – Myelodysplasien	– Hypersplenismus (s. S. 151): Speicherung neutrophiler Granulozyten in der vergrößerten Milz – starker Verbrauch von Granulozyten bei Infektionen und Entzündungen (v. a. bei Typhus, Endokarditis und Tuberkulose) – Felty-Syndrom (s. S. 532) – Autoantikörper

der neutrophilen Granulopoese; Letzteres ist der typische Befund bei einem gesteigerten peripheren Abbau von Granulozyten. So präsentiert sich beispielsweise der Hypersplenismus (s. S. 151) unter dem Bild einer Hyperplasie aller myeloischen Blutzellreihen.

MERKE

Die Knochenmarkbiopsie hat vor allem die Aufgabe, maligne Ursachen der Granulozytopenie auszuschließen.

Agranulozytose

MERKE

Unter einer Agranulozytose versteht man eine Verringerung der neutrophilen Granulozyten im peripheren Blut unter 500/µl.

Klinisch finden sich Fieber, Gliederschmerzen, Ulzerationen der Mundhöhle und der Tonsillen. Die Agranulozytose kann sich akut innerhalb weniger Stunden oder schleichend entwickeln. Erythrozyten und Thrombozyten sind bei der Agranulozytose zumeist normal.

Ätiopathogenese | Agranulozytosen werden durch Medikamente ausgelöst, vor allem durch Metamizol, Sulfonamide, einige Thyreostatika und einige Neuroleptika. Bei der Pathogenese spielen v. a. Haptenmechanismen eine Rolle: Wirkstoffe lagern sich der granulozytären Zelloberfläche an und führen über eine Komplementaktivierung zur Lyse der Granulozyten.

Morphologie | Im Knochenmark findet sich eine starke Linksverschiebung der Granulopoese (Überwiegen von Promyelozyten und Myelozyten) als Ausdruck eines starken Granulozytenabbaus im peripheren Blut. Im Blutausstrich sind kaum Granulozyten erkennbar; ein Auftauchen von myeloischen Vorstufen (Linksverschiebung) ist in diesem Fall meist Ausdruck einer wiedereinsetzenden Granulopoese. Eine „Erholung" der Granulozytenzahl nach Absetzen des auslösenden Medikamentes entspricht der normalen Reifungsdauer der granulopoetischen Zellreihe: ca. 1 Woche.

Eosinophilie und Basophilie

Eosinophile und basophile Granulozyten leiten sich von der myeloischen Stammzelle ab. Klinisch relevant ist das vermehrte Auftreten eosinophiler/basophiler Granulozyten im Blut. Eosinopenien und Basopenien haben demgegenüber keine nennenswerte Bedeutung. Sie können als unspezifischer Nebeneffekt einer länger dauernden Glukokortikoidtherapie auftreten.

MERKE

Unter einer Eosinophilie versteht man eine Vermehrung der eosinophilen Granulozyten im peripheren Blut auf > 450/µl.

Ätiopathogenese | Häufigste Ursachen sind allergische (Asthma bronchiale) und parasitäre Erkrankungen (z. B. Trichinose, Bandwürmer, Scabies). Selten können Eosinophilien auch bei der rheumatoiden Arthritis, bei Vaskulitiden (z. B. Churg-Strauss-Syndrom, s. S. 93), bei malignen Lymphomen (vor allem beim Morbus Hodgkin, s. S. 156) und bei myeloproliferativen Erkrankungen (s. S. 141) auftreten.

Morphologie | Der Knochenmarkbefund ist häufig unauffällig und spiegelt die Vermehrung der eosinophilen Granulozyten nicht im gleichen Ausmaß wider. Dennoch ist die Knochenmarkuntersuchung bei lang anhaltenden oder ungewöhnlichen Eosinophilien wichtig zwecks Ausschluss maligner hämatologischer Erkrankungen.

MERKE

Unter einer Basophilie versteht man eine Vermehrung der basophilen Granulozyten im peripheren Blut auf > 100/µl.

Ätiopathogenese | Eine Basophilie kann reaktiv bei bestimmten Erkrankungen sowie dauerhaft bei erhöhten Blutfettwerten (z. B. im Rahmen eines Diabetes mellitus und beim Myxödem) auftreten; sie kann auch Hinweis auf eine chronische myeloproliferative Erkrankung sein.

Morphologie | Im Knochenmark finden sich wie bei der Eosinophilie in der Regel keine spezifischen Veränderungen. Allerdings lässt sich u. U. die der Basophilie zugrunde liegende Erkrankung – v. a. eine chronische myeloproliferative Erkrankung – erkennen bzw. ausschließen.

Quantitative Störungen der Monozyten

Monozytopoese: Die Vorstufen der Monozyten (Monoblast und Promonozyt) sind im normalen Knochenmarkausstrich morphologisch nicht sicher zu identifizieren.

Monozytose und Monozytopenie

MERKE

Die Vermehrung der Monozyten im Blut auf mehr als 600/µl wird als Monozytose bezeichnet.

Ätiopathogenese | Bei bakteriellen Infekten kommt es im Anschluss an die durch eine starke Granulozytose gekennzeichnete akute Krankheitsphase zu einer Monozytose; man spricht in diesem Zusammenhang von der **monozytären Überwindungsphase**, vgl. S. 126. Eine Monozytose kann im Übrigen insbesondere bei der Tuberkulose, einer Endokarditis und der Syphilis auftreten. Sie ist auch für einige Tropenerkrankungen (Malaria, Trypanosomiasis und Leishmaniose (Kala-Azar) charakteristisch.

Generell sind Monozyten selten über 1000/µl vermehrt. Eine Vermehrung der Monozyten über diesen Wert hinaus ist beim Erwachsenen verdächtig auf eine Myelodysplasie oder eine myeloproliferative Erkrankung.

Morphologie | Eine Knochenmarkuntersuchung ist daher erst im Falle einer länger bestehenden oder hochgradigen Monozytose erforderlich. In Abhängigkeit von der Grunderkrankung zeigen sich typische Knochenmarkveränderungen.

5

Monozytopenien treten bei der Aplasitschen Anämie auf.

Quantitative Störungen der Lymphozyten

Lymphopoese: Sämtliche Lymphozyten leiten sich von der lymphoiden Stammzelle im Knochenmark ab. Die unreifen Vorstadien der Lymphozyten müssen in den primären lymphatischen Organen (Knochenmark und Thymus) einen Reifungsprozess durchlaufen, ehe sie ihre Immunkompetenz erlangen. Die immunkompetenten Zellen besiedeln dann die sekundären lymphatischen Organe, wo sie ihre Abwehrfunktionen ausüben (Näheres s. S. 173).

Lymphozytose

MERKE

Unter einer Lymphozytose versteht man die Vermehrung der absoluten Lymphozytenzahl auf > 4500/µl im peripheren Blut (Referenzbereich: 1500–4500/µl).

Auch hier ist wie bei den anderen Blutzellen der Absolutwert aussagekräftiger als der relative Wert im Differenzialblutbild: So erlaubt eine Erhöhung des prozentualen Lymphozytenanteils im Differenzialblutbild nicht ohne Weiteres die Diagnose einer Lymphozytose, insbesondere wenn die Gesamtleukozytenzahl erniedrigt ist; in diesem Fall liegt eher eine Granulozytopenie vor. Bei Säuglingen ist die Anzahl der Lymphozyten sowohl im Differenzialblutbild (50–70% im 1. Lebensjahr) als auch absolut (bis 10 000/µl) erhöht.

Ätiopathogenese | Eine Lymphozytose ist typisch für **virale Infekte** und hier insbesondere für Mononukleose, Röteln und Hepatitis. Auch einige bakterielle Infektionen wie Pertussis, Tuberkulose und Syphilis können mit einer Lymphozytose einhergehen. Die chronische lymphatische Leukämie (CLL) fällt typischerweise durch eine starke Lymphozytose auf (10 000/µl und mehr).

Lymphozytopenie

Eine Lymphozytopenie tritt in erster Linie bei Immunsupprimierten auf – im Rahmen einer AIDS-Infektion oder iatrogen bedingt bei einer Therapie mit Kortikosteroiden, Immunsuppressiva oder Zytostatika. Bei einer starken Vermehrung der neutrophilen Granulozyten oder auch bei einer starken Monozytose kann es zur relativen Lymphopenie kommen (< 15% Lymphozyten im Differenzialblutbild), diese hat per se keinen Krankheitswert, kann aber ggf. diagnostisch hilfreich sein: Eine absolute oder relative Lymphopenie findet sich u. U. bei der Zöliakie, der Urämie, einem Lupus erythematodes, einer multiplen Sklerose, einer Proteinmangelernährung sowie beim Gelbfieber und bei Masern.

Sonstige nichtneoplastische Störungen der Leukozyten

Über die bislang beschriebenen vornehmlich quantitativen Störungen der weißen Blutzellen hinaus gibt es auch einige wenige nichtneoplastische Erkrankungen, die sich überwiegend durch funktionelle und/oder morphologische Störungen der Granulozyten bemerkbar machen **(Granulozytenfunktionsstörungen)**, z. B.:

- progressiv-septische Granulomatose (X-chromosomaler Oxidasedefekt),
- Hyper-IgE-Syndrom (sog. Hiob-Syndrom),
- Leukozytenadhäsionsdefekt (LAD; Syn. Adhäsionsprotcinmangel).

Qualitative Störungen der Lymphozyten werden bei den angeborenen und erworbenen Immundefekten besprochen (s. S. 51).

5.3.2 Quantitative (und qualitative) Störungen der Erythrozyten: Anämien

Allgemeine Charakteristika der Anämien

Erythropoese: Die Erythropoese findet beim Erwachsenen im Knochenmark statt. Ontogenetisch beginnt die Hämatopoese extraembryonal in der 2. Schwangerschaftswoche in der Wand des Dottersacks. Zu diesem Zeitpunkt werden nur Erythrozyten gebildet, noch keine Leukozyten. Ab dem 4. Schwangerschaftsmonat nimmt der Anteil des erythropoetischen Gewebes im Knochenmark zu. Wichtigster Wachstumsfaktor für die Hämatopoese ist Erythropoetin (EPO), welches beim Erwachsenen zu über 90% in interstitiellen und peritubulären Zellen der Niere gebildet wird. EPO wird an Membranrezeptoren der Erythroblasten und Normoblasten gebunden und bewirkt deren Differenzierung zu reifen Erythrozyten.

Die verschiedenen **Reifestufen der Erythropoese** lassen sich in Knochenmarkaustrichen identifizieren; in der Reihenfolge ihrer Entstehung unterscheidet man 5 kernhaltige (E1–E5) Entwicklungsstadien:

Proerythroblast (E1), basophiler Erythroblast (E2), polychromatischer Erythroblast (E3), polychromatischer Normoblast (E4) und oxyphiler Erythroblast (E5). Der oxyphile Erythroblast stößt seinen Kern aus und wird dadurch zum Retikulozyten (**Abb. 5.3**); dieser reift noch ca. 3 Tage im Knochenmark, bevor er als Erythrozyt ins Blut entlassen wird.

Die **Gesamtdauer der Erythropoese** ab Stadium E1 dauert ungefähr 5–7 Tage, sie kann bedarfsweise verkürzt werden; so erscheinen bei einem akuten Blutverlust beispielsweise vermehrt Retikulozyten im peripheren Blut. Die Lebensdauer eines Erythrozyten im Blut beträgt 120 Tage. Erythrozyten werden in der Milz und in den Lebersinusoiden durch Makrophagen abgebaut, wobei Bilirubin, Eisen und der Proteinanteil des Hämoglobins (Globin) freigesetzt werden.

Ein großer Teil der Anämien wird durch eine **Verminderung der Erythropoese** im Knochenmark hervorgerufen (Anämien durch Bildungsstörung: **hyporegenerative Anämien**) – so kann die Produktion funktionstüchtiger Erythrozyten durch einen Mangel erforderlicher „Bausteine" (v. a. Eisen, Vitamin B_{12} und Folsäure) behindert werden. Alternativ kann ein Mangel an Erythropoetin zu einer unzureichenden Stimulation der Erythropoese führen (z. B. bei einer Niereninsuffizienz). Seltener liegt ein Stammzelldefekt (Aplastische Anämie) oder eine Verwertungsstörung von Eisen (Sideroachrestische Anämie) zugrunde.

Eine Anämie kann aber auch mit einer **überschießenden Erythropoese** vergesellschaftet sein – in diesen Fällen ist die Anämie durch einen vermehrten Abbau oder Verlust von Erythrozyten in der Peripherie verursacht. Die Blutbildung im Knochenmark ist kompensatorisch erhöht **(hyperregnerative Anämie)** und erfolgt überstürzt, sodass vermehrt unreifzellige Vorstadien der Erythropoese ins zirkulierende Blut abgegeben werden.

Allgemeine laborchemische Zeichen der Anämien I
Bestimmt werden Hämoglobinkonzentration (Hb), Erythrozytenzahl, Hämatokrit und die daraus abgeleiteten Erythrozytenindizes (MCV, MCH, MCHC und RDW; vgl. Lehrbücher der Physiologie und der Inneren Medizin).

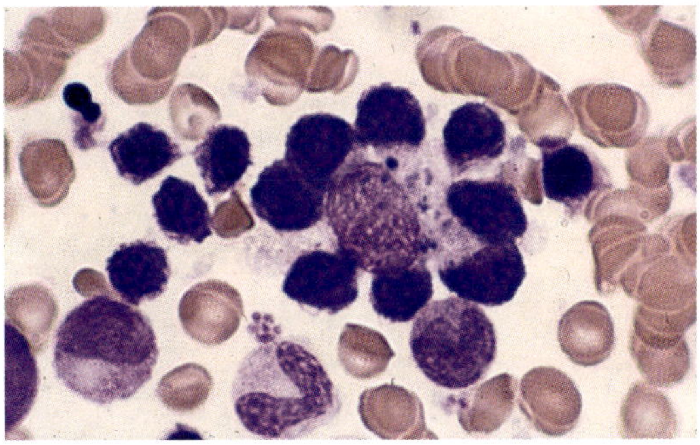

Abb. 5.3 Erythropoese im Knochenmark: Erythroblasten lagern sich in Erythronen zusammen, in deren Zentrum sich typischerweise ein Makrophage befindet. Die oxyphilen Erythroblasten (E5) stoßen ihren Kern aus und werden zu Retikulozyten. Die Kerne werden von den Makrophagen aufgenommen und abgebaut. (Mit freundlicher Genehmigung von Dr. Schulte, Hamburg)

MERKE
Bei einer Anämie sind Hämoglobin, Hämatokrit und/oder Erythrozytenzahl unter die altersentsprechende Norm gesunken.

Die Normwerte für alle Erythrozytenparameter sind altersabhängig. So liegt der Normwert für Hämoglobin bei der Geburt zwischen 14,9 und 23,7 g/dl (9,3–14,7 mmol/l). Der Normwert sinkt dann innerhalb des 1. Lebensjahres auf etwa 9–13 g/dl, um dann langsam bis zum Erwachsenenwert von 13–17 g/dl für Männer und 12–16 g/dl für Frauen anzusteigen. Gleichsinnige Veränderungen gelten auch für die Erythrozyten, den Hämatokrit und den MCV. Jenseits des 65. Lebensjahres gelten wiederum niedrigere Grenzwerte.

Allgemeine morphologische Zeichen der Anämien I
Anämien können mit verschiedenartigen morphologischen Auffälligkeiten der im Blut zirkulierenden Erythrozyten sowie des Knochenmarks einhergehen; Letztere können in Knochenmarkausstrichen oder in histologisch aufgearbeiteten Beckenkammtrepanaten nachgewiesen werden. Diese Untersuchungen erfordern besondere Färbungen, wie die Berliner-Blau-Reaktion.

Mögliche **Veränderungen der zirkulierenden Blutzellen** sind:

- **Veränderungen des Erythrozytendurchmessers** (zu kleine/mikrozytäre oder zu große/makrozytäre Erythrozyten); bei einer Mischung unterschiedlich großer Erythrozyten spricht man von einer Anisozytose
- **Veränderungen der Erythrozytenform:** Die Erythrozyten können z. B. ringförmig (Anulozyten), kugelförmig (Sphärozyten) oder sichelartig (Depranozyten) geformt sein; bei einer Mischung unregelmäßig geformter Erythrozyten spricht man von einer Poikilozytose
- **Veränderungen der Hämoglobinbeladung der einzelnen Erythrozyten** bzw. des Färbekoeffizienten (MCH): Die Erythrozyten können zu blass (hypochrom) oder alternativ stärker als normal anfärbbar sein (hyperchrom).
- Auftreten von **nichtausgereiften Vorstufen der Erythropoese im Blut**, insb. von Retikulozyten

Typische **Veränderungen des Knochenmarks** sind:

- **Veränderungen der Relation Erythropoese : Granulopoese** (normal 1:3) mit Vermehrung oder Verminderung der Erythropoese

- **morphologische Auffälligkeiten der erythropoetischen Zellen**, z. B. megaloblastäre Reifungsstörung bei Vitamin-B_{12}-Mangel
- **Veränderungen des Eisengehaltes** in den Knochenmarkmakrophagen (nachweisbar durch die Berliner-Blau-Reaktion): Die Knochenmarkmakrophagen beherbergen ein Abbauprodukt des Ferritins, das Hämosiderin. Bei Eisenmangel ist weniger Hämosiderin erkennbar als bei hämolytischen Anämien.

MERKE

Die Knochenmarkdiagnostik bei Anämien ist nach Ausschluss offenkundiger/häufiger Anämieformen indiziert. Sie kommt v. a. zur Abklärung folgender Befunde zum Einsatz:
- Anämie mit Panzytopenie – also einer Verminderung aller Zellen im zirkulierenden Blut; hier ist eine maligne Erkrankung auszuschließen;
- Verdacht auf eine neoplastische Erkrankung des Knochenmarks oder Knochenmetastasen.

Allgemeine klinische Zeichen der Anämien | Klinisch wird die Anämie durch Allgemeinsymptome wie Schwäche, Müdigkeit, Atemnot, Blässe von Haut und Schleimhäuten sowie gastrointestinale Symptome (z. B. Durchfälle) auffällig. Ursächlich ist die verminderte O_2-Transportkapazität des Blutes. Ggf. kommen weitere Symptome hinzu, die jeweils spezifisch für eine bestimmte Anämieform/bestimmte Anämieformen sind, z. B. Gangunsicherheit und Parästhesien bei Vitamin-B_{12}-Mangel, Splenomegalie bei hämolytischen Anämien sowie Thrombosen und Infarkte bei der Sichelzellanämie.

Allgemeine Einteilung der Anämien

Anämien können nach pathogenetischen Gesichtspunkten (Tab. 5.2) sowie anhand der Erythrozytenindizes (Tab. 5.3) klassifiziert werden. Hier wird insbesondere nach dem MCV (mittleres korpuskuläres Volumen) und dem MCH (mittlerer korpuskulärer Hb-Gehalt) unterschieden. Die zuletzt genannte Einteilung ist für die klinische Differenzialdiagnostik besonders wichtig. Die weitere Besprechung der Anämien erfolgt anhand wichtiger klinischer und in der Knochenmarkuntersuchung charakteristischer Entitäten.

Eisenmangelanämie

Epidemiologie |

MERKE

80 % aller Anämien sind Eisenmangelanämien. Es handelt sich um die weltweit häufigste Anämieform (Prävalenz in Westeuropa 10 %, in der Dritten Welt 50 %).

Ätiopathogenese | Ursachen der Eisenmangelanämie sind:
- **erhöhter Eisenverlust** durch **chronische Blutungen** (80 % aller Eisenmangelanämien):
  - v. a. aus dem Magen-/Darm-Trakt (s. S. 134),
  - Blutverlust während Menstruation und Schwangerschaft,
  - andere Ursachen für einen chronischen Blutverlust (Dialyse u. a.);

Tab. 5.2

Pathogenetisch orientierte Einteilung der Anämien

Prinzip	Anämieform/Ätiopathogenese
Anämie durch **gestörte Bildung von Erythrozyten**	– Stammzelldefekte (z. B. aplastische Anämie) – Hämoglobinsynthesestörungen (v. a. Eisenmangel) – Erythropoetinmangel (z. B. bei Nierenerkrankungen) – megaloblastäre Anämien (Vitamin-B_{12}- und Folsäuremangel)
Anämie durch **gesteigerten Abbau von Erythrozyten**	– korpuskuläre hämolytische Anämien: Hämolysen aufgrund von Defekten funktionell relevanter Erythrozytenbestandteile (Hämoglobin-, Enzym- oder Membrandefekte) – extrakorpuskuläre hämolytische Anämien: Hämolyse durch Einwirken externer Faktoren (Hämolyse durch (Auto-)Antikörper, mechanische, toxische oder stoffwechselbedingte Hämolyse) – Hypersplenismus: vermehrte Speicherung und vermehrter Abbau von Blutzellen in einer vergrößerten Milz, s. S. 151
Anämie durch **erhöhten Verlust von Erythrozyten**	– akute Blutungen (Blutungsanämie); hier liegt primär *kein* Eisenmangel vor

Tab. 5.3

Einteilung der Anämien nach Erythrozytenindizes

hypochrome mikrozytäre Anämien	normochrome normozytäre Anämien	hyperchrome makrozytäre Anämien
(MCH und MCV erniedrigt) – Eisenmangelanämie – Thalassämie	(MCH und MCV normal) – hämolytische Anämien – aplastische Anämien – renale Anämie	(MCH und MCV erhöht) – megaloblastäre Anämie bei Folsäure- und Vitamin-B_{12}-Mangel – Anämie bei Alkoholismus und Hepatopathien – Anämien bei Leukämien und myeloproliferativen Erkrankungen

– **ungenügende Verfügbarkeit von Eisen:**
  - absolut bei verminderter Eisenzufuhr/Mangelernährung und Eisenresorptionsstörungen (z. B. Zustand nach Gastrektomie, Malabsorption, Diarrhö),
  - relativ bei erhöhtem Eisenbedarf (Gravidität, Wachstum, Laktation).

Typische Befunde/Morphologie | Der charakteristische Laborbefund ist die mikrozytäre, hypochrome Blutbildveränderung (MCV und MCH erniedrigt); die Erythrozytenzahl kann anfangs noch normal sein. Der Blutausstrich ist in typischer Weise verändert.

MERKE

Die Kombination aus Anisozytose, Poikilozytose und Anulozytose (Ringform) der Erythrozyten bei Hypochromasie ist besonders charakteristisch für die Eisenmangelanämie.

In der Knochenmarkbiopsie sieht man eine *hyperplastische* Erythropoese (**Abb. 5.4**), die allerdings ineffektiv verläuft, sodass Erythrozytenzahl und Hämoglobin im peripheren Blut dennoch verringert sind. Das Speichereisen des Knochenmarks ist zumeist vollständig aufgebraucht (Berliner-Blau-Reaktion abgeschwächt bzw. negativ).

MERKE

Die Kombination aus leichter Hyperplasie der Erythropoese und vollständigem Fehlen des Speichereisens im Knochenmark ist hochgradig charakteristisch für eine Eisenmangelanämie.

Klinische Aspekte | Klinisch wichtige Symptome der Eisenmangelanämie sind neben den allgemeinen Anämiezeichen Mundwinkelrhagaden, chronische Aphthen, trockene Haut und brüchige Nägel, selten eine Dysphagie und Glossitis. Therapeutisch muss die Blutungsquelle beseitigt werden und eine Substitution mit zweiwertigem Eisen erfolgen.

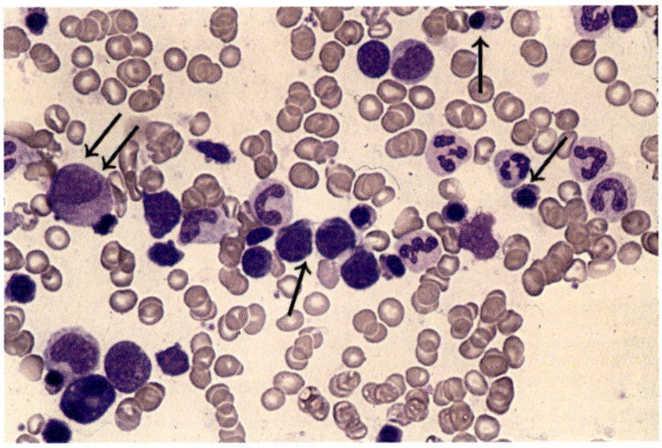

Abb. 5.4 Knochenmarkbefund bei schwerer chronischer Eisenmangelanämie einer 37-jährigen Frau. Im Sternalpunktat sind zytologische Details besonders gut zu erkennen, v. a. Erythroblasten in den unterschiedlichen Reifestufen (Pfeile). Die Granulopoese ist unauffällig (Doppelpfeil). (Mit freundlicher Genehmigung von Dr. Schulte, Hamburg)

MERKE

Bei chronischen Blutungen entwickeln sich Eisenmangelanämien. Bei akuten, schweren Blutungen resultieren anfangs normochrome und normozytäre Anämien, bei denen klinisch schwere Herz- und Kreislaufstörungen im Vordergrund stehen, da das zirkulierende Blutvolumen akut vermindert ist (Atemnot, Durst, Schocksymptomatik).

5

Megaloblastäre Anämien

MERKE

Megaloblastäre Anämien sind Folge eines Vitamin-B_{12}- oder Folsäuremangels, typischerweise resultieren megaloblastäre Veränderungen *aller* Blutzellreihen in Blut und Knochenmark. Megaloblastäre Anämien sind im Vergleich zur Eisenmangelanämie selten.

Beim Vitamin-B_{12}-Mangel treten neben hämatologischen auch gastrointestinale und neurologische Symptome (funikuläre Myelose, s. S. 445) auf. Der Folsäuremangel geht nur mit hämatologischen Veränderungen einher.

Ätiopathogenese | Allen megaloblastären Anämien liegt eine **Störung der DNA-Synthese** zugrunde, die eine Reifungsstörung der erythropoetischen, granulopoetischen sowie thrombopoetischen Zellreihen sowie verschiedener anderer Gewebe mit hohem Zellumsatz (z. B. der Schleimhäute) bedingt. Mögliche Ursachen eines Vitamin-B_{12}- bzw. Folsäuremangels sind in **Tab. 5.4** aufgelistet.

Tab. 5.4

Ursachen der megaloblastären Anämien

	Ursachen
Vitamin-B_{12}-Mangel	– Malabsorption von Vitamin B_{12} bei Verdauungsinsuffizienz oder Erkrankungen des terminalen Ileums, wo Vitamin B_{12} hauptsächlich resorbiert wird (Morbus Crohn, Ileumresektion, Zöliakie und Pankreasinsuffizienz) – chronische atrophische Gastritis und Magenresektion; hier kommt es zu einem Mangel an Intrinsic-Faktor, der für die Resorption von Vitamin B_{12} erforderlich ist (perniziöse Anämie) – Fischbandwurmbesiedelung – Syndrom der blinden Schlinge mit pathologischer Darmbesiedelung
Folsäuremangel	– Alkoholismus – Fehl- und Unterernährung – Dünndarmerkrankungen mit Malabsorption – verschiedene Medikamente, insb. Therapie mit Folsäureantagonisten wie Methotrexat und Trimethoprim

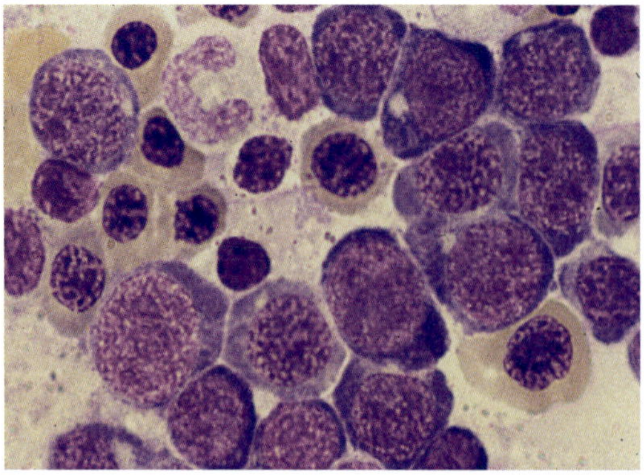

Abb. 5.5 Knochenmarkbefund bei megaloblastärer Anämie. 56-jähriger Mann, Z. n. totaler Gastrektomie wegen Magenkarzinom vor 3 Jahren; Hb 2,3 g/dl. Megaloblasten im Knochenmark.

Typische Befunde/Morphologie

MERKE

Die megaloblastären Anämien sind makrozytär und hyperchrom (MCH > 31 pg, MCV > 98 fl).

Im **Blutausstrich** finden sich vergrößerte Erythrozyten mit Makrozytose, Poikilozytose und basophiler Tüpfelung (Punktierung). Die neutrophilen Granulozyten zeigen eine Hypersegmentierung der Kerne. Im **Knochenmarkausstrich** ist eine massive Steigerung (Hyperplasie) der Erythropoese der hervorstechendste Befund. Der Fettzellgehalt des Knochenmarks ist entsprechend vermindert, die Zellularität der Knochenmarkprobe erhöht. Die Reifung der erythropoetischen Zellen sowie der anderen Zellreihen verläuft aber ineffektiv, sodass nur wenige Blutzellen das Knochenmark verlassen: es resultiert eine Anämie, zum Teil auch eine Granulopenie und/oder Thrombozytopenie. Die erythropoetischen Vorstufen sind sichtbar verändert: Auftreten von Megaloblasten (**Abb. 5.5**) und Riesenstabkernigen.

Praxistipp

Durch eine Gastroskopie wird die typische chronische atrophische Gastritis nachgewiesen. Bei unklaren Befunden sollte durch eine Knochenmarkuntersuchung eine Myelodysplasie ausgeschlossen werden. Patienten mit einer chronisch atrophischen Gastritis besitzen ein stark erhöhtes Magenkrebsrisiko und sollten regelmäßig gastroskopiert werden.

Hämolytische Anämien

Bei den hämolytischen Anämien gehen die Erythrozyten vorzeitig durch eine intravaskuläre oder extravaskuläre Hämolyse zugrunde. Diagnostische Hinweise auf eine Verkürzung der Erythrozytenlebenszeit sind:

- eine Erhöhung des Hämoglobin-Abbauproduktes (unkonjugiertes Bilirubin) im Blut; klinische Folgen: prähepatischer Ikterus, vgl. S. 291, ggf. auch Bilirubin-Gallensteine,
- eine Verminderung der Erythrozytenzahl im Blut,
- Anstieg von LDH im Blut aufgrund des vermehrten Erythrozytenzerfalls,
- eine Vermehrung der Retikulozyten im Blut und
- eine Hyperplasie der Erythropoese im Knochenmark (**Abb. 5.6**).

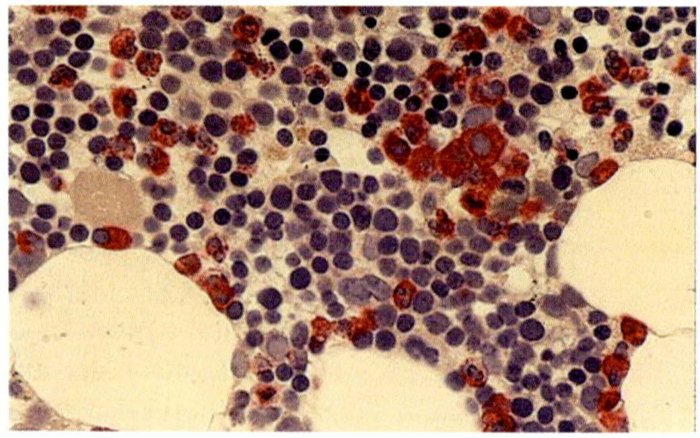

Abb. 5.6 Knochenmarkbefund bei (Coombs-positiver) hämolytischer Anämie. Typisch ist die reaktiv verstärkte Erythropoese. Das Verhältnis zwischen Granulopoese und Erythropoese (normal 3:1) verändert sich, wie in diesem Fall bis zu 1:6. Rote Zellen = Granulopoese, blaue Zellen = Erythroblasten.

Der vorzeitige Abbau resultiert entweder aus Defekten der Erythrozyten selbst **(korpuskuläre hämolytische Anämien)** oder aus diversen äußeren Einwirkungen (v. a. Antikörper, mechanische Faktoren: **extrakorpuskuläre hämolytische Anämien**, s. S. 134). Korpuskuläre hämolytische Anämien sind überwiegend angeboren, die extrakorpuskulären überwiegend erworben.

Korpuskuläre hämolytische Anämien

Bei den korpuskulären hämolytischen Anämien handelt es sich ganz überwiegend um angeborene Erkrankungen, bei denen entweder ein Membran-, ein Enzym- oder ein Hämoglobindefekt vorliegt. Die Prävalenz dieser genetischen Störungen ist regional unterschiedlich und beträgt bis zu 40 % (Sichelzellanämie in Afrika).

Korpuskuläre hämolytische Anämien sind häufig durch abnorme Erythrozytenformen und einen verstärkten Abbau von Erythrozyten in der Milz gekennzeichnet. Klinisch fallen die Patienten durch **allgemeine Anämiesymptome**, einen rezidivierenden **Ikterus** und eine **Splenomegalie** auf.

MERKE

Eine Knochenmarkuntersuchung ist bei den korpuskulären hämolytischen Anämien zumeist nicht notwendig.

Im Knochenmark sieht man eine starke Hyperplasie des erythropoetischen Gewebes mit einer Linksverschiebung der erythropoetischen Zellen.

Membrandefekte der Erythrozyten:

Sphärozytose: Die Sphärozytose (Kugelzellanämie) wird autosomal dominant (Ankyrin-Defekt) oder rezessiv (Spektrin-Defekt) vererbt und ist mit einer Prävalenz von 1:4000 der häufigste angeborene Membrandefekt in Europa. Pathogenetisch liegt ein Defekt der Spektrin- oder Ankyrinsynthese mit einer Verringerung des Spektrin- bzw. Ankyrinanteils in der Erythrozytenmembran vor (normalerweise stellt das Spektrin dort eines der Hauptstrukturproteine). Hieraus resultiert eine erhöhte Membranpermeabilität, diese wiederum bedingt einen vermehrten Natrium- und damit auch Flüssigkeitseinstrom in die Zelle: Die Zelle nimmt Kugelform an (Sphärozyten = Kugelzellen). Die Sphärozyten werden vorzeitig in der Milz abgebaut.
Die Sphärozytose ist eine **normochrome Anämie**. Anamnese, Blutausstrich und Laborparameter (typische Hämolysezeichen: Anstieg von LDH und Bilirubin) sichern die Diagnose zumeist ausreichend; eine Knochenmarkuntersuchung ist in der Regel entbehrlich. Bei häufig rezidivierenden hämolytischen Krisen ist eine Splenektomie indiziert; durch den Wegfall der Milz kommt es zu einer Verlängerung der Erythrozytenüberlebenszeit und damit zur Remission der Anämie.
Morphologie | Im Blutausstrich sieht man vermehrt zirkulierende Retikulozyten, ferner sind eine Aniso- und Sphärozytose typisch. Im Knochenmark findet sich die für hämolytische Anämien charakteristische Hyperplasie der Erythropoese.
Paroxysmale nächtliche Hämoglobinurie (PNH, Marchiafava-Anämie): Die PNH ist die einzige hämolytische Anämie mit einem *erworbenen* Membrandefekt der Erythrozyten. Die betroffenen Blutzellen weisen eine erhöhte Empfindlichkeit gegen die komplementvermittelte Lyse auf (z. B. im Rahmen einer viralen oder bakteriellen Infektion).
Ursächlich ist ein Defekt in der Bildung des Glykosylphosphatidylinositol (GPI)-Anker, der für die Bindung bestimmter Membranproteine auf den Erythrozyten nötig ist. Diese Proteine schützen die Zellen normalerweise vor der Lyse durch das Komplementsystem. Granulozyten, Erythrozyten und Thrombozyten sind gleichermaßen betroffen. Klinisch äußert sich dieser Defekt in zyklischer Hämolyse (vor allem nachts, da im länger andauernden Nüchternzustand der pH-Wert des Blutes sinkt, was eine Hämolyse generell begünstigt), Hämoglobinurie, Hepatosplenomegalie und Thromboseneigung. Allerdings zeigt nur ein Teil der Patienten schwere Krankheitssymptome. Therapeutisch kommen monoklonale Antikörper gegen Komplementfaktoren (Eculizumab) und die Stammzelltransplantation zum Einsatz.
Morphologie | Im Knochenmark finden sich eine Hyperplasie der Erythropoese und zumeist ein verminderter Hämosideringehalt aufgrund des Eisenverlustes in den hämolytischen Krisen. Im Blutausstrich können die Erythrozyten hypochrom und mikrozytär sein.

Enzymdefekte der Erythrozyten:

Glukose-6-Phosphatdehydrogenase-Mangel: Der häufigste Enzymdefekt ist der Glukose-6-Phosphatdehydrogenase-Mangel (G-6-PD-Mangel). Die Erkrankung wird X-chromosomal rezessiv vererbt; Männer mit dem entsprechenden Gendefekt erkranken immer, Frauen können je nach Dominanz des einen oder des anderen Allels in unterschiedlichen Abstufungen gesund oder krank sein.

MERKE
Der G-6-PD-Mangel ist nach dem Diabetes mellitus die zweithäufigste Stoffwechselkrankheit weltweit.

Der Gendefekt bedingt eine verminderte Aktivität der G-6-PD; diese reduziert normalerweise NADP zu NADPH, welches die Erythrozyten vor Oxidationsschäden schützt. Klinische Folge des G-6-PD-Mangels sind hämolytische Krisen bei Medikamentengabe (v. a. Sulfonamide, Chinin u. a.), bei Infektionen sowie bei der Zufuhr bestimmter Nahrungsmittel, z. B. Fava-Bohnen.
Heterozygote Individuen sind resistenter gegen Malaria. Der G-6-PD-Mangel kommt deswegen im Mittelmeerraum, in Afrika und in Asien gehäuft vor (positive Selektion heterozygoter Genträger).
Morphologie | Im Blutausstrich sieht man **Dakryozyten** (tropfenförmige Erythrozyten) und **Heinz-Innenkörper** (Hämoglobinpräzipitate in den Erythrozyten), eine Knochenmarkuntersuchung ist nicht erforderlich. Eine kausale Therapie ist nicht möglich. Hämolyse auslösende Faktoren müssen vermieden werden.
Weiter angeborene Enzymdefekte betreffen die Glykolyse (z. B. **Pyruvatkinase-Mangel**), den Pentose-Phosphat-Stoffwechsel und den Glutathion-Metabolismus.

Hämoglobinopathien:

Man unterscheidet qualitative und quantitative Hämoglobinopathien; bei den **qualitativen Hämoglobinopathien** sind einzelne Aminsäuren der Hämoglobinketten durch „falsche“ Aminosäuren ersetzt (wichtigster Vertreter: Sichelzellanämie). Bei den

quantitativen Hämoglobinopathien ist die Länge einzelner Hämoglobinketten verändert (wichtigster Vertreter: Thalassämien).

Sichelzellanämie: Die Sichelzellanämie ist der wichtigste **qualitative Hämoglobindefekt**, bei dem eine Punktmutation auf Chromosom 11 zur Bildung von Hämoglobin-S (**Hb-S**) führt: In der β-Kette des Hämoglobins ist Glutamin in Position 6 gegen Valin ausgetauscht. Insb. bei Hypoxämie bildet Hb-S unlösliche Polymerisate, wodurch es zu einer Deformierung der Erythrozyten mit einer Behinderung der Mikrozirkulation und Infarkten, v. a. in Gehirn, Nieren und Knochen, kommt.

Krankheitssymptome sind in der Regel nur bei homozygoten Genträgern vorhanden: Die Betroffenen werden bereits im Säuglingsalter auffällig und versterben in der Regel im Kindesalter. Heterozygote Genträger sind überwiegend beschwerdefrei und weisen eine erhöhte Resistenz gegen Malaria auf. Die Sichelzellkrise ist durch disseminierte Organinfarkte (vor allem in Milz, Gehirn, Lunge und Knochen), eine Hepatosplenomegalie und eine massive hämolytische Anämie charakterisiert.

Morphologie | Im Blutausstrich finden sich eine Aniso- und Poikilozytose. Sichelzellen sind oft erst im Rahmen eines Sichelzelltests nachweisbar: Hierbei wird Blut mit Na-Metabisulfat versetzt, was die Sichelzellbildung induziert.

Thalassämie: Die Thalassämie ist eine autosomal dominant vererbte Hämoglobinsynthesestörung, bei der die Synthese der β-Ketten (β-Thalassämie) oder α-Ketten (α-Thalassämie) des Hämoglobins quantitativ vermindert ist.

Die **β-Thalassämie** macht sich bei heterozygoten Anlageträgern klinisch als Minorform bemerkbar, bei homozygoten Anlageträgern als Majorform. Die **Thalassaemia minor** ist lediglich durch leichte Hämolyse- und Anämiezeichen gekennzeichnet, die Prognose ist günstig. Die **Thalassaemia maior** manifestiert sich bereits innerhalb der ersten Lebensmonate mit einer Hepatosplenomegalie und einer schweren hämolytischen Anämie. Das bei der Hämolyse frei werdende Eisen bedingt eine Hämosiderose innerer Organe. Die Majorform ist kurativ nur durch eine Knochenmarktransplantation heilbar. Ohne Knochenmarktransplantation versterben homozygote Patienten zumeist im Kindesalter.

Morphologie | Im Knochenmark ist eine extreme Hyperplasie der Erythropoese erkennbar, ferner eine Vermehrung des Hämosiderins (Speichereisen). Die Markräume erweitern sich, wodurch es zu Knochenveränderungen kommen kann: sog. Bürstenschädel, Vergrößerungen von Oberkiefer, Wirbelsäule und Röhrenknochen. Im Blutausstrich ist die Erythrozytenfraktion durch Aniso- und Poikilozytose sowie eine Polychromasie gekennzeichnet.

Extrakorpuskuläre hämolytische Anämien

Die extrakorpuskulären hämolytischen Anämien sind wie die korpuskulären Formen durch **allgemeine Anämie- und Hämolysezeichen** (erhöhtes Bilirubin und LDH) gekennzeichnet. Die häufigsten Auslöser extrakorpuskulärer hämolytischer Anämien sind Antikörper, mechanische Faktoren (z. B. künstliche Herzklappen), Toxine (z. B. verschiedene bakterielle Toxine, Schlangengifte) sowie stoffwechselbedingte Störungen (z. B. Morbus Wilson). In der Gruppe der antikörperbedingten Hämolysen ist zu unterscheiden, ob die Hämolyse durch Alloantikörper (Antikörper verschiedener Individuen der gleichen Art) oder Autoantikörper hervorgerufen wird. Alloantikörper spielen v. a. beim Transfusionszwischenfall sowie beim Morbus haemolyticus neonatorum eine Rolle, Autoantikörper bei den verschiedenen Formen der autoimmunhämolytischen Anämien (AIHA).

Allgemeine Morphologie | Der Befund im Knochenmark gleicht demjenigen der korpuskulären hämolytischen Anämien: Das erythropoetische Gewebe ist stark hyperplastisch.

Autoimmunhämolytische Anämien (AIHA) können idiopathisch (40 % der Fälle) und/oder sekundär (60 % der Fälle) entstehen; im letzteren Fall sind häufig Medikamente, Infekte oder bestimmte Allgemeinerkrankungen (v. a. Lymphome und Autoimmunerkrankungen, v. a. SLE) ausschlaggebend. Die sekundären Formen werden in ⅔ aller Fälle durch IgG-Antikörper (sog. Wärmeagglutinine) ausgelöst; diese binden sich bei Körpertemperatur an die Erythrozytenmembran und werden dadurch in der Milz sowie in der Leber vermehrt phagozytiert. Eine Anämie tritt erst dann klinisch in Erscheinung, wenn die reaktive Steigerung der Erythropoese den Erythrozytenverlust nicht mehr ausgleichen kann.

Beim **Morbus haemolyticus neonatorum** kommt es zur Bildung von IgG-Antikörpern gegen den Rhesus-Faktor auf den fetalen Erythrozyten (Anti-D). Dies führt beim Fetus zu einer hämolytischen Anämie und zum Kernikterus (Hydrops congenitus, vgl. S. 396).

Aplastische Anämien

MERKE

Gemeinsames Merkmal der aplastischen Anämie (AA) ist eine Panzytopenie sowie eine Hypoplasie oder Aplasie des Knochenmarks mit einer Verminderung aller Blutzellreihen (Panmyelophthise: Verminderung von Myelo-, Thrombo- und Erythropoese, **Abb. 5.7**).

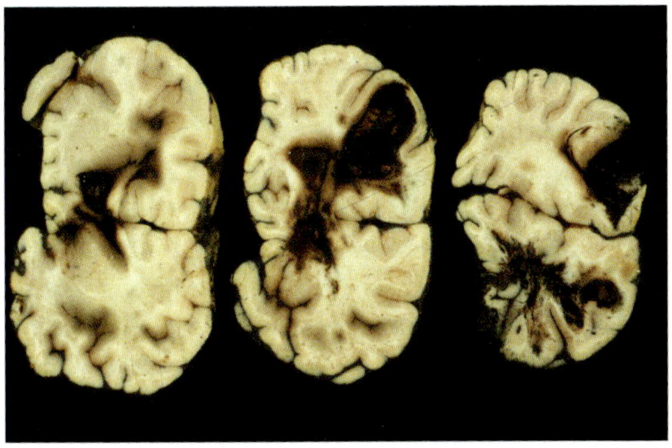

Abb. 5.7 Hämorrhagische Diathese bei schwerer aplastischer Anämie (SAA) mit Panmyelophthise. Klinische Folge: hämorrhagische Diathese, in diesem Fall diffuse Einblutungen in das Marklager des Gehirns, die zum Tode führten; Autopsiebefund.

Aplastische Anämien sind erworben oder idiopathisch bedingt; die idiopathischen Formen sind in 80 % der Fälle mit einer bestimmten HLA-Konstellation (u. a. DPw3) assoziiert. Die sehr seltene Fanconi-Anämie ist eine angeborene Form der aplastischen Anämie.

Erworbene aplastische Anämien entstehen meist durch Medikamente (Sulfonamide, Penicillamin, Chloramphenicol u. a.), durch toxische Stoffe (v. a. Benzol), durch Strahlenschäden und selten im Rahmen von Virusinfektionen (vor allem Parvorvirus B19).

Idiopathische aplastische Anämien stellen 80 % der Fälle, eine konkrete Ursache ist hier nicht nachweisbar.

Anhand der Granulozyten-, Thrombozyten- und Retikulozytenzahlen unterscheidet man eine nichtschwere **(sSAA)**, eine schwere **(SAA)** und eine sehr schwere **(vSAA)** aplastische Anämie. Prognostisch wichtig ist v. a. die Granulozytenzahl. Die Therapie umfasst die Substitution von Blutzellen, die allogene Stammzell- oder Knochenmarktransplantation und immunsuppressive Maßnahmen. Mithilfe der Knochenmarkuntersuchung werden maligne Erkrankungen wie Lymphome, Leukämien oder das myelodysplastische Syndrom ausgeschlossen.

Allgemeine Anämien

Chronische Erkrankungen können von einer Anämie begleitet sein, insbesondere Tumorerkrankungen oder chronisch-entzündliche Erkrankungen **(Entzündungs- und Tumoranämie)**. In der Knochenmarkbiopsie zeigt sich typischerweise eine Hypoplasie der Erythropoese.

Die **renale Anämie** ist durch eine verminderte Erythropoetinproduktion (EPO) in der Niere bedingt, ursächlich ist in der Regel eine Niereninsuffizienz (z. B. infolge einer Glomerulonephritis, vgl. S. 322). Das erythropoetische Gewebe im Knochenmark ist aufgrund des EPO-Mangels vermindert, dies lässt sich auch in der Knochenmarkbiopsie nachweisen. Erythrozyten- und Retikulozytenzahl sind niedrig, im Übrigen sind die Erythrozyten unauffällig (normozytär und normochrom). Die renale Anämie zählt wie auch die Entzündungs- und Tumoranämie zu den sog. hyporegenerativen Anämien.

Anämien als unmittelbarer Ausdruck (also *obligates* Teilsymptom) maligner hämatologischer Erkrankungen sind charakteristisch für die myelodysplastischen Syndrome und für die akuten myeloischen Leukämien – bei den chronischen myeloproliferativen Erkrankungen sind hingegen eher polyzythämische Krankheitsverläufe (Polyglobulie) typisch.

5

5.3.3 Quantitative Störungen der Thrombozyten

MERKE

Eine Verminderung der Thrombozyten unter 140 000/µl wird Thrombozytopenie genannt, eine Vermehrung über 400 000/µl Thrombozytose.

Thrombozytopenie

Thrombozytopenien sind häufige Ursache einer pathologischen Blutungsneigung (hämorrhagische Diathese, vgl. S. 83). Klinisch sind Blutungen ohne erkennbaren Anlass und verstärkte Blutungen nach Traumata zu beobachten, typisch sind **punktförmige (petechiale) Blutungen**. Thrombozytopenien entstehen durch eine Bildungsstörung von Thrombozyten im Knochenmark, durch einen gesteigerten Abbau von Thrombozyten außerhalb des Knochenmarks oder aus einer Kombination beider Mechanismen.

Bildungsstörungen von Thrombozyten: Störungen der Megakaryozytopoese treten bei Schädigungen des Knochenmarks auf; häufig liegen Strahlenschäden, eine Zytostatikatherapie, verdrängend wachsende Knochenmarktumoren oder Bildungs-/Reifungsstörungen bei Vitamin-B_{12}- und Folsäuremangel (s. S. 131) vor. Die Anzahl der Megakaryozyten im Knochenmark ist hierbei vermindert.

Gesteigerter Abbau von Thrombozyten: Die Megakaryozyten im Knochenmark sind hier kompensatorisch vermehrt. Ein gesteigerter Abbau von Thrombozyten findet sich bei folgenden Erkrankungen/Zuständen:

- Die **Splenomegalie** führt zu einem sog. Pooling der Thrombozyten und damit zu einer Abnahme der Thrombozytenwerte im peripheren Blut.
- Bei den **Immunthrombozytopenien** ist die Halbwertszeit der Thrombozyten vermindert. Man unterscheidet:

- Die **idiopathische thrombozytopenische Purpura (ITP)** tritt bei Kindern nach Virusinfekten auf (**akute ITP**), bei Erwachsenen als **chronische ITP** (Morbus Werlhof). Autoantikörper gegen Bestandteile der Thromobzytenmembran (z. B. Gp IIB) führen zu einem vermehrten Abbau der antikörperbeladenen Blutplättchen in der Peripherie.
- Bei der **Posttransfusionsthrombopenie** kommt es nach einer Bluttransfusion oder im Rahmen einer Schwangerschaft (fetomaternale Transfusion) zu plötzlich einsetzenden Thrombozytopenien.

5

– Bei den **thrombotischen Mikroangiopathien** kommt es durch verstärkte Plättchenaggregation zu thrombotischen Gefäßverschlüssen in kleinen Gefäßen, die mit einem Verbrauch von Thrombozyten und zusätzlich auch einer hämolytischen Anämie einhergehen. Wichtige Unterformen der thrombotischen Mikroangiopathien sind das **Hämolytisch-urämische-Syndrom** (**HUS**, s. S. 334) und die **Thrombotisch-thrombozytopenische Purpura** (**TTP**, s. S. 334).

Kombination aus Bildungsstörung und vermehrtem Abbau: Wichtigste Ursache einer solch kombinierten Störung ist die Thrombozytopenie bei alkoholischer Leberzirrhose.

Thrombozytose

Primäre Thrombozytosen finden sich bei den chronischen myeloproliferativen Erkrankungen (s. S. 141), v. a. bei der essenziellen Thrombozythämie (s. S. 143). Sie sind Ausdruck einer neoplastischen Störung hämatopoetischer Stammzellen. **Sekundäre Thrombozytosen** treten reaktiv im Rahmen einer anderen Grunderkrankung auf und sind meist Ausdruck einer überschießenden Neubildung von Thrombozyten. Im Knochenmark ist eine Vermehrung von Megakaryozyten zu beobachten. Man findet Thrombozytosen bei

– chronischen Entzündungen, insb. rheumatischen Erkrankungen,
– Tumoren,
– postoperativ,
– im Rahmen eines Postsplenektomie-Syndroms,
– bei Blutverlust.

Komplikationen einer Thrombozytose jedweder Ursache sind: Thromboembolien, Blutungen (primäre Thrombozytosen, die mit einer Funktionsstörung der Thrombozyten assoziiert sind) und eine Hyperurikämie (vermehrter Zellzerfall, s. S. 331).

5.4 Maligne Erkrankungen von Knochenmark und Blut

Key Point

Gegenstand des nachfolgenden Kapitelabschnitts sind maligne Erkrankungen der hämatopoetischen Gewebe – also der Granulopoese, der Erythropoese, der Thrombopoese sowie der Monozytopoese (vgl. S. 127). Die erwähnten Zellreihen können isoliert oder in unterschiedlicher Kombination betroffen sein. Diese Erkrankungen gehen auf einen Defekt der pluripotenten oder der determinierten myeloischen Stammzelle(n) zurück.

Maligne Erkrankungen der lymphoiden Stammzelle bzw. der lymphatischen Zellreihen (also der verschiedenen Entwicklungs- und Aktivierungsstufen der B- und T-Lymphozyten sowie der NK-Lymphozyten) bilden demgegenüber die große Erkrankungsgruppe der **malignen Lymphome** (s. S. 155), die im Kapitel „Lymphatisches System“ näher beschrieben werden. Von einer **Leukämie** spricht man dann, wenn regelmäßig und diagnostisch relevant neoplastische Zellen im Blut nachweisbar sind – ungeachtet der Tatsache, ob es sich um myeloische oder lymphatische Zellen handelt.

5.4.1 Überblick

Allen nachfolgend besprochenen Erkrankungen gemeinsam sind die neoplastische monoklonale Proliferation hämatopoetischer Zellen im Knochenmark und die unterschiedlich starke Ausschwemmung dieser Zellen in das periphere Blut. Die Beschreibung dieser Erkrankungen folgt der aktuellen WHO-Klassifikation.

Einteilung der myeloischen Erkrankungen: Grundsätzlich kann zwischen myelodysplastischen und myeloproliferativen Erkrankungen unterschieden werden:

Bei den **myelodysplastischen Erkrankungen** herrschen neben quantitativen v. a. **qualitative** – also morphologische – Abnormitäten der neoplastischen Zellen vor. Die Erythropoese ist immer betroffen, fakultativ treten aber auch dysplastische Veränderungen anderer Blutzellreihen hinzu. Bei den **myeloproliferativen Erkrankungen** ist v. a. die **quantitative** Vermehrung einzelner (oder mehrerer) Blutzellreihen eindrücklich, in der Regel sind aber auch morphologische (qualitative) Auffälligkeiten der neoplastischen Zellen vorhanden. Die myeloproliferativen Erkrankungen können akut oder chronisch verlaufen.

Bei der Untergliederung der verschiedenen Krankheitsgruppen in einzelne Krankheitsentitäten spielen zunehmend **chromosomale Besonderheiten** (v. a. bestimmte Translokationen) der neoplastischen Zellen eine Rolle. Diese lassen sich in einigen Fällen mit bestimmten Krankheitsverläufen korrelieren und sind damit prognostisch relevant. Nahezu alle malignen hämatopoetischen Erkrankungen sind darüber hinaus durch weitere unspezifische chromosomale Auffälligkeiten charakterisiert.

Weitere maligne Erkrankungen mit Knochenmarkbeteiligung: Maligne Neoplasien der hämatopoetischen Zellen sind nicht die einzigen Erkrankungen, die das Knochenmark befallen: So können z. B. Metastasen oder knocheneigene Tumoren (s. S. 527) bis ins Knochenmark vordringen, darüber hinaus können im Knochenmark ansässige, aber nicht der Hämatopoese zugehörige Zellen proliferieren (z. B. Histiozyten und Mastzellen); die entsprechenden Krankheitsbilder werden in der Gruppe der Mastozytosen (Abb. 5.8, s. S. 435) und histiozytischen Neoplasien (s. S. 435) zusammengefasst. Des Weiteren gibt es einige maligne Lymphome, die vornehmlich Knochenmark und Blut befallen (v. a. das multiple Myelom, s. S. 162, sowie die CLL, s. S. 159). Der Großteil der erwähnten Erkrankungen wird an anderen Stellen des Buches näher besprochen.

Leukämien: Obwohl zahlreiche maligne Erkrankungen der myeloischen und lymphatischen Zellen einen leukämischen Verlauf nehmen können (d. h. mit einer relevanten Ausschwemmung von Tumorzellen ins Blut einhergehen), fasst man unter dem Begriff „Leukämie" im engeren Sinne nur 4 Erkrankungen zusammen: die akute lymphatische Leukämie **(ALL)** mit ihren Unterformen (B-ALL, s. S. 164 und T-ALL, s. S. 168), die akute myeloische Leukämie **(AML)** mit ihren Unterformen (s. S. 139), die chronische lymphatische Leukämie (**CLL**, s. S. 159) und die chronische myeloische Leukämie (**CML**, s. S. 142). Unter einem krankheitssystematischen Gesichtspunkt sind die AML sowie die CML zu den myeloproliferativen Erkrankungen zu zählen, die ALL sowie die CLL zu den malignen Lymphomen; folgerichtig werden die einzelnen Krankheitsbilder in diesem Buch in den entsprechenden Unterkapiteln beschrieben. Aufgrund der klinischen, therapeutischen und prognostischen Besonderheiten ist die gemeinsame Gruppierung der 4 genannten Erkrankungen unter dem gemeinsamen Oberbegriff „Leukämie" jedoch sinnvoll und in der Praxis gang und gäbe.

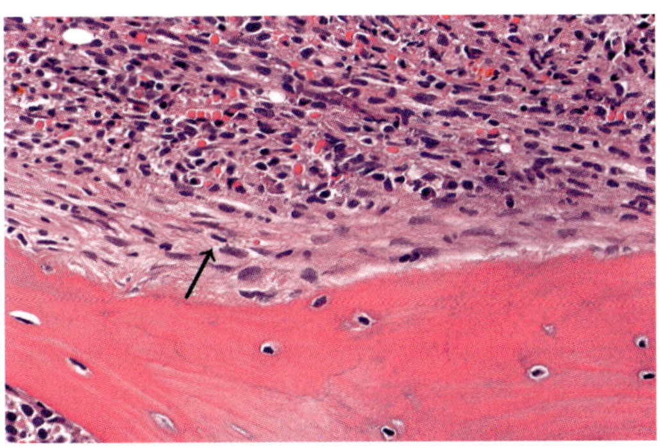

Abb. 5.8 Knochenmarkmastozytose. Typisch ist die peritrabekuläre Fibrose (Pfeil), in der sich spindelförmige Mastzellen befinden. Diese sind z. T. degranuliert, sodass sie morphologisch oft nicht zu erkennen sind. Immunhistochemische Färbungen (z. B. Mastzelltryptase) können hier weiterhelfen.

MERKE

Für die akuten Leukämien sind Anämie (Müdigkeit und Blässe), Blutungsneigung (Petechien und Purpura), häufige bakterielle Infekte und Candidiasis typisch, bei der ALL finden sich darüber hinaus häufig Knochenschmerzen. Lymphknotenvergrößerungen und eine Splenomegalie sind seltener anzutreffen.
Für eine CML hingegen spricht: Splenomegalie, Leukozytose > 100 000/µl, keine Lymphknotenvergrößerungen; für eine CLL spricht: Leukozytose > 10 000/µl, Lymphknotenvergrößerungen sowie unklare Hautveränderungen (Knoten, Mykosen u. a.).

5.4.2 Myelodysplasien

MERKE

Die WHO definiert das myelodysplastische Syndrom (MDS) als eine „Gruppe von Erkrankungen, die durch eine dysplastische und ineffektive Hämatopoese zumindest einer Blutzellreihe" definiert sind. Klinisch steht eine zunehmende Knochenmarkinsuffizienz im Vordergrund mit einer Anämie (10 g/dl), einer Neutropenie (< 1500/µl), einer Thrombozytopenie (< 100 000/µl) oder einer Panzytopenie.

Typisch sind darüber hinaus eine Diskrepanz zwischen zellulärer Hyperplasie des Knochenmarks und der erwähnten Anämie bzw. Panzytopenie.

Epidemiologie | Die Erkrankungswahrscheinlichkeit nimmt mit dem Lebensalter zu und erreicht eine Inzidenz bis zu 20/100 000 ab dem 70. Lebensjahr.

Ätiopathogenese | Das MDS tritt in der Regel **primär** ohne erkennbare Ursache auf (ca. 85 % der Fälle). **Sekundäre** MDS entwickeln sich infolge einer vorangegangenen Strahlentherapie, Chemotherapie oder Benzoleinwirkung.

WHO-Einteilung des MDS | Je nach Blastenanteil im Knochenmark sowie bestimmter morphologischer und/oder zytogenetischer Besonderheiten der dysplastischen Blutzellen unterscheidet man verschiedene Formen der MDS:

- Refraktäre Anämie (RA),
- RA mit Ringsideroblasten (RARS),
- RA mit Blastenexzess (RAEB),

- Refraktäre Zytopenie (RCMD),
- 5q-Syndrom.

Morphologie | Im Knochenmark ist allen MDS eine **Dysplasie der Erythropoese** eigen. Typische Auffälligkeiten der Erythropoese sind beispielsweise: Ringsideroblasten, megaloblastäre Zellen, erythropoetische Zellen mit fragmentierten, entrundeten und/oder mehreren Kernen. Die Erythroblasten können PAS-positiv sein. Auffälligkeiten der anderen Blutzellreihen kommen je nach Subtyp des MDS hinzu (z. B. Mikromegakaryozyten). Der Anteil an Myeloblasten im Blut oder Knochenmark überschreitet nicht 20 % (> 20 % = AML). Die **histologische Untersuchung des Beckenkammtrepanates** dient der Beurteilung von Zellularität und Fasergehalt des Knochenmarks (Ausschluss Knochenmarkfibrose, s. S. 137).

5

Beschränkt sich die Dysplasie auf die Erythropoese und liegen weniger als 5 % Blasten im Knochenmark vor, so spricht man von einer refraktären Anämie **(RA)**. Bei einer Störung des Eisenstoffwechsels mit Auftreten von Ringsideroblasten (eisenbeladenen Erythroblasten) spricht man von einer RA mit Ringsideroblasten **(RARS)**. Der steigende Blastenanteil führt dann zur RA mit Exzess an Blasten **(RAEB)**. Dysplastische Veränderungen mehrerer Blutzellreihen findet man bei der refraktären Zytopenie mit multilinearer Dysplasie **(RCMD)**. Die isolierte Deletion 5q führt zu einem MDS mit charakteristischen Knochenmarkveränderungen, dem 5q-Syndrom. Die Prognose dieser besonderen Entität ist besser als die der anderen MDS.

Im **peripheren Blutausstrich** sind Zeichen der Dyserythropoese sowie ggf. auch Störungen der Granulo-, Thrombo- und Monozytopoese erkennbar. Mögliche Veränderungen sind: Poikilozytose, Anisozytose, Auftreten megaloblastärer Zellen und/oder auch vereinzelter Blasten, hypogranulierte und/oder hypersegmentierte Granulozyten sowie sog. Pseudo-Pelgerzellen (hyposegmentierte neutrophile Granulozyten).

Klinische Aspekte | Über 75 % der MDS fallen durch eine **unerklärte lang anhaltende Anämie** auf, die mit einer **erhöhten Blutungsneigung** (Defekt der Thrombopoese) und einer **gehäuften Rate an Infekten** (Defekt der Granulopoese) assoziiert sein kann. Im Spätstadium können **disseminierte Organbeteiligungen** auftreten, v. a. eine Infiltration der Haut (**Abb. 5.9**). Die Diagnostik umfasst neben den „üblichen" Laboruntersuchungen (Blutbild, Bestimmung von Anämieparametern inkl. Ferritin und LDH) in jedem Fall auch eine Knochenmarkpunktion; Ziel ist die Gewinnung von Knochenmarkblut für die zytologische Untersuchung (Ausstrichpräparat), eine zytogenetische Untersuchung sowie die histologische Beurteilung einer Knochenmarkstanze. Therapeutische Optionen sind die Substitution zellulärer Blutbestandteile, eine Stammzelltransplantation oder die Gabe von Wachstumsfaktoren, daneben gibt es auch neue Therapieansätze wie epigenetische Therapien (z. B. durch demethylierende Medikamente). Die Prognose des MDS hängt vom Blastengehalt im Knochenmark, vom Umfang der zytogenetischen Abweichungen und vom Ausmaß der peripheren Blutbildveränderungen (Anämie, Neutropenie, Thrombopenie) ab. Komplexe (umfangreichere) zytogenetische Abweichungen sind ein ungünstiges prognostisches Zeichen, ebenso wie ein steigender Blastengehalt. Die mittlere Überlebenszeit beträgt je nach Subtyp 6–60 Monate. Bei mehr als 20 % Blasten im Knochenmark liegt ein Übergang in eine AML vor.

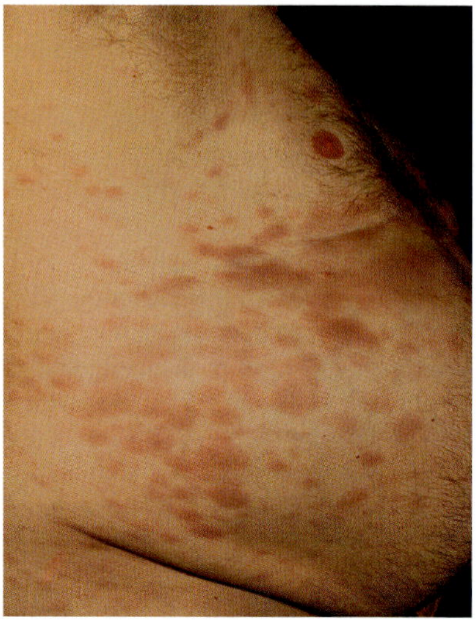

Abb. 5.9 Hautinfiltration bei refraktärer Anämie mit Blastenexzess (RAEB). Disseminierte Infiltrate bei einem 68-jährigen Mann, die histologisch atypische myelomonozytäre Zellen aufwiesen. Eine Knochenmarkuntersuchung führte zur Diagnose einer RAEB. (Mit freundlicher Genehmigung von Prof. Dr. Dr. Proksch, Kiel)

MERKE

5–30 % der Patienten mit MDS entwickeln eine AML!

Fallbeispiel

Prof. Gomori, Leiter eines spezialisierten hämatopathologischen Labors, erhält einen Beckenkammstanze sowie Blut- und Knochenmarkausstriche zur histologischen Untersuchung. Auf dem Einsendeschein sind folgende Informationen vermerkt:

Blut und Knochenmark einer 65-jährigen Frau mit therapierefraktärer hyperchromer Anämie; klinisch außer einem generalisierten Schwächegefühl keine Auffälligkeiten; kein Ansprechen auf parenterale Gabe von Hydroxycobalamin 100 µg i. m. täglich über 3 Wochen, Schilling-Test ohne Befund. Blutbild: Hb 8,5 g/dl, Ery 2,4 Mill/µl, HBE (MCH) 35,4 pg, Leukos 4000/µl, Thrombos 13 000/µl. Koloskopie vor 6 Monaten ohne Befund, Z. n. Hepatitis A mit Leberstanze vor 8 Monaten (damals

unklare Vermehrung von Eisen im Lebergewebe), Z. n. Hysterektomie vor 5 Jahren.
Prof. Gomori sieht ein hyperzelluläres Knochenmark mit einer starken Hyperplasie der Erythropoese. In der Berliner-Blau-Färbung sind stark eisenbeladene Makrophagen zu erkennen; 40 % der Erythroblasten zeigen ringförmige Eisenablagerungen (Hämosiderin), die Prof. Gomori als Ringsideroblasten identifiziert. Eine Knochenmarkfibrose ist in der Retikulinfärbung nicht zu erkennen.
In den Blutausstrichen sieht Prof. Gomori makrozytäre Erythrozyten mit Anisozytose, die Granulozyten stellen sich unauffällig dar; es finden sich keinerlei Blasten.
Damit ergibt sich für Prof. Gomori die Diagnose eines myelodysplastischen Syndroms, genauer: einer refraktären Anämie mit Ringsideroblasten (RARS). Die Ringsideroblasten sind dabei das morphologische Korrelat der Dyserythropoese. Laut IPSS (International Prognostic Scoring System) gehört die Patientin damit zur Niedrig-Risiko-Gruppe.

5.4.3 Akute myeloische Leukämie

MERKE

Die akute myeloische Leukämie (AML) ist eine klonale Proliferation atypischer myeloischer, meist sehr unreifer Zellen, der Myeloblasten. Diese sind morphologisch in Blut- oder Knochenmarkausstrichen als lymphozyten- oder monozytengroße Zellen mit schmalem, meist basophilem Zytoplasma erkennbar. Diagnostik und Prognoseabschätzung der AML basieren im Wesentlichen auf zyto- und molekulargenetischen Untersuchungen. Histologische Untersuchungen kommen bei extramedullären Infiltraten und bei fehlender Ausschwemmung der Blasten in Betracht.

Epidemiologie | Der Altersgipfel der AML liegt um das 60. Lebensjahr, sie kann aber auch im Kindesalter auftreten. Männer und Frauen sind gleich häufig betroffen.
Ätiopathogenese | Ätiologisch bedeutende Ursachen sind: Benzolexposition, radioaktive Strahlung oder Chemotherapie; ein erhöhtes Krankheitsrisiko besteht bei Trisomie 21, vorangehender Myelodysplasie oder chronischer myeloproliferativer Erkrankung.

Bei > 95 % aller AML-Fälle lässt sich keine eindeutige exogene Ursache finden. Es ist jedoch eine Vielzahl zytogenetischer Veränderungen und molekulargenetisch nachweisbarer Mutationen bekannt, welche eine große Bedeutung für Klassifikation und Prognose der jeweiligen AML-Subtypen besitzen. Meist handelt es sich dabei um balancierte oder unbalancierte Translokationen.
Morphologie | Für die Diagnostik ausschlaggebend ist der Nachweis von **Blasten** im Knochenmark und/oder im Blut (Abb. 5.10). Auch bei peripherer Panzytopenie kann im Knochenmark eine AML vorliegen.

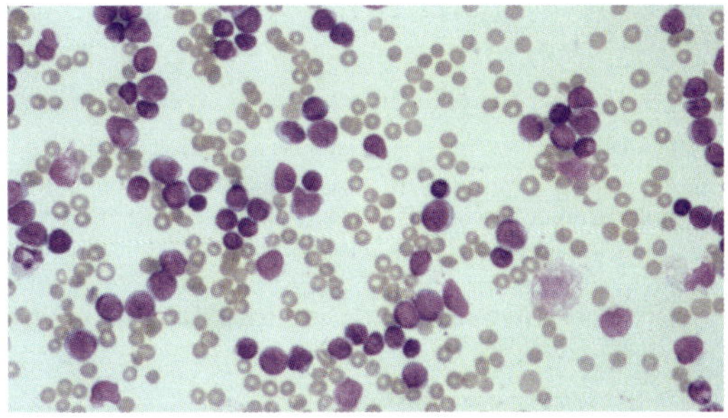

Abb. 5.10 Blutausstrich bei AML mit Blasten: Große, mononukleäre Zellen mit schmalem Zytoplasma. Hier: 67-jähriger Mann mit Monozytenleukämie (AML). Klinisch fielen u. a. gastrointestinale Blutungen und Zahnfleischschwellungen auf.

MERKE

Bei der AML finden sich im Differenzialblutbild oder im Knochenmark meist > 20 % Blasten.

WHO-Klassifikation der AML | Die AML werden aufgrund zyto- und molekulargenetischer Befunde in verschiedene Subtypen eingeteilt. Meist zeigen diese ein typisches morphologisches Bild, z. B. eine monozytäre Differenzierung (AML mit mutiertem NPM1-Gen) oder das Vorkommen atypischer eosinophiler Granulozyten (AML inv(16)). Die Subtypen, bei denen keine der definierten genetischen Veränderungen nachweisbar sind, werden anhand morphologischer Kriterien subtypisiert (NOS = not otherwise specified, Tab. 5.5).
AML mit balancierten Translokationen: Obwohl sich in fast allen AML zytogenetische Veränderungen nachweisen lassen, sind nur einige hiervon mit typischen Verläufen verbunden:

- **AML mit t(8;21)(q22;q22)**: Ausreifung der Myeloblasten und gutes Ansprechen auf Chemotherapie („**Myeloblastenleukämie mit Ausreifung**"). Dieser Subtyp bildet auch tumorartige Infiltrate außerhalb des Knochenmarks (myeloische Sarkome). In solchen Fällen kann der Blastenanteil im Knochenmark gering sein und < 20 % betragen.
- **AML mit t(15;17)(q22;q12)**: typischer Knochenmarkbefund mit zahlreichen atypischen Promyelozyten („**Promyelozytenleukämie**", Abb. 5.11). Die t(15;17)-Translokation bewirkt eine Fusion des Retinsäurerezeptors (RAR-alpha) mit dem PML-Gen. Das entstandene Genprodukt ist für die Proliferation und das typische Erscheinungsbild der atypischen Leukämiezellen verantwortlich. Durch die Gabe von All-Trans-Retinoin-Säure (ATRA) kann die Ausreifung der atypischen Promyelozyten in nicht mehr teilungsaktive Granulozyten erreicht werden.

Tab. 5.5

AML-Subtypen ohne definierte genetische Veränderungen und ohne spezifische klinische Form (NOS)

AML-Subtyp	gekennzeichnet durch	Besonderheiten
Akute, gering differenzierte Myeloblastenleukämie	**sehr unreife** Blasteninfiltrate, die myeloische Natur lässt sich nur mithilfe der Enzymzytochemie oder Immunzytochemie zeigen	Das Knochenmark ist häufig vollständig durch Blasten infiltriert. Der Verlauf ist sehr aggressiv.
Akute Myeloblastenleukämie ohne Ausreifung	**Auer-Stäbchen** in den Blasten, enzymzytochemischer Nachweis von **Myeloperoxidase**	Myeloblasten machen hier über 90 % aller Zellen im Knochenmark aus (**Abb. 5.12**). Bei Diagnosestellung liegt zumeist eine Panzytopenie vor. Der Verlauf ist sehr aggressiv.
Akute Myeloblastenleukämie mit Ausreifung	**Auer-Stäbchen**, 10 % Promyelozyten, Myelozyten und Neutrophile	Tritt in allen Altersstufen auf und spricht auf sehr aggressive Therapie an.
Akute myelomonozytäre Leukämie	Im Knochenmark finden sich neben Myeloblasten und ausreifenden Vorstufen ein hoher Anteil von **Monozyten** und **monotytären Vorstufen.**	20 % aller AML gehören dieser Gruppe an. Nach einer Chemotherapie sind Remissionen und längere Überlebenszeiten möglich.
Monoblastenleukämie/ Monozytenleukämie	Das Knochenmark wird von **monozytären Blasten** infiltriert. Typisch sind auch tumorartige Proliferationen monoblastärer Zellen in den **Schleimhäuten** (vor allem der Mundschleimhaut) und in der **Haut**.	Dieser Subtyp befällt überwiegend Männer; der Häufigkeitsgipfel liegt zwischen dem 45. und dem 55. Lebensjahr.
Akute Erythroleukämie	Das neoplastische Knochenmarkinfiltrat besteht überwiegend aus **atypischen Erythroblasten**.	Dieser Subtyp verläuft sehr aggressiv.
Akute Megakaryoblastenleukämie	> 50 % der Blasten sind **Megakaryoblasten**	

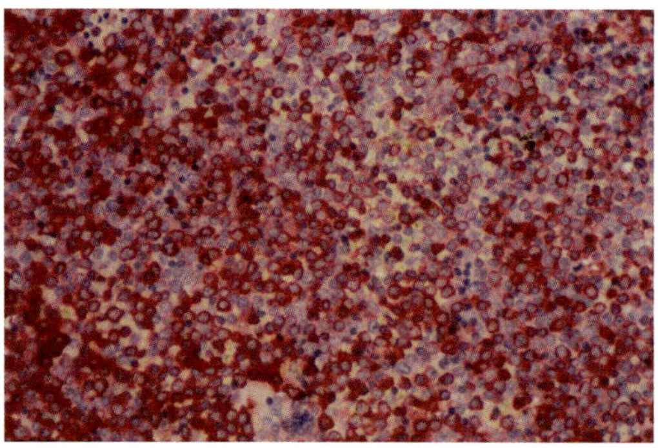

Abb. 5.11 Knochenmarkbefund bei Promyelozytenleukämie. Dieses Knochenmark eines 32 Jahre alten Mannes ist vollständig durch Promyelozyten infiltriert, erkennbar an der roten Farbe der Promyelozyten in der Chloracetatesterase-Färbung.

AML mit spezifischen Mutationen: Eine Vielzahl von Mutationen sind mit besonderen Verlaufsformen (NPM1) oder verändertem Ansprechen auf Standardtherapien (CEBPA, WT 1) verbunden.

- AML mit **mutiertem NPM1** haben häufig eine monozytäre Differenzierung. Extramedulläre Infiltrate in Zahnfleisch oder Haut sind häufig und können auch ein erstes klinisches Symptom sein. Die NPM-Mutationen führen zu einem verbesserten Ansprechen auf die Therapie und zu einer besseren Prognose als andere AML. Bis zu 50 % der adulten AML haben NPM1-Mutationen.
- Mutationen im **WT 1-Gen** können auf eine schlechtere, **CEBPA**-Mutationen dagegen auf eine bessere Prognose hinweisen.

Therapieassoziierte AML (t-AML): AML können als Folgeerscheinungen zytotoxischer Chemotherapien oder durch Bestrahlungen – z. B. bei Morbus Hodgkin, bei DLBCL (diffus großzelliges B-Zell-Lymphom) oder bei Sarkomen – entstehen. Die t-AML werden oft klinisch mit den therapieassoziierten MDS/MPE zusammengefasst. Oft finden sich Atypien in allen Blutzellreihen. Zytogenetische Veränderungen sind häufig und können für die Therapieplanung von Bedeutung sein. Die Prognose ist schlecht mit einer 5-Jahres-Überlebensrate von < 10 %.

AML mit Myelodysplasie-assoziierten Veränderungen: Bei diesen Patienten finden sich morphologisch, zytogenetisch oder anamnestisch Hinweise auf eine Myelodysplasie (S. 137). Betroffen sind ältere Patienten, klinisch steht eine Panzytopenie im Vordergrund. Diese AML sprechen schlecht auf Chemotherapie an, die Prognose ist schlecht.

Andere Formen der AML: In seltenen Fällen zeigen die Blasten zusätzlich immunphänotypische oder genetische Marker einer **lymphatischen Differenzierung**. Wenn sich bei einer AML keine der definierten genetischen Veränderungen und keine spezifische klinische Form erkennen lässt, werden diese AML als **NOS = not otherweise specified** bezeichnet und mithilfe zytologischer und morphologischer Kriterien klassifiziert (**Tab. 5.5**).

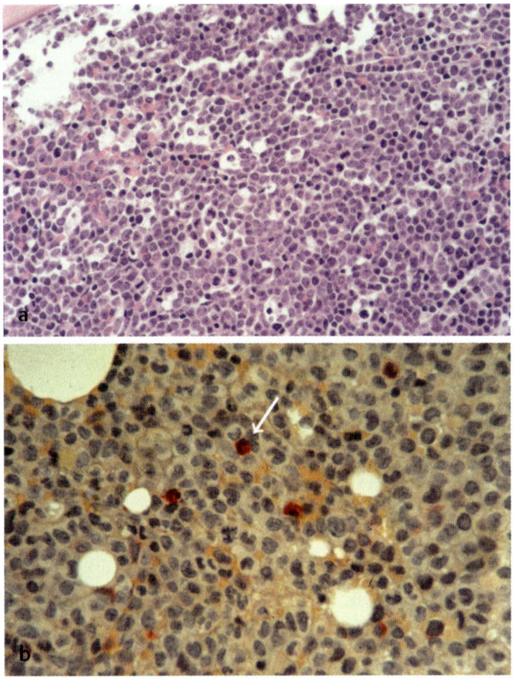

Abb. 5.12 Knochenmarkbefund bei AML. a Das Knochenmark ist vollständig durch Blasten infiltriert, die keine Ausreifung zeigen (H.-E.-Färbung). **b** Nur wenige Zellen reifen aus und sind als myeloische Zellen – hier: Promyelozyten und Myelozyten – erkennbar (Pfeil).

EXKURS

FAB-Klassifikation der AML

Bevor die AML über zyto- und molekulargenetische Marker besser eingeteilt werden konnten, spielte vor allem die Morphologie der Blasten eine wichtige Rolle. Man unterschied:

AML M0: AML mit minimaler Differenzierung
AML M1: unreife Myeloblasten-Leukämie
AML M2: Myeloblasten-Leukämie mit Ausreifung
AML M3: Promyelozyten-Leukämie
AML M3v: mikrogranuläre Promyelozyten-Leukämie
AML M4: myelomonozytäre Leukämie
AML M4eo: myelomonozytäre Leukämie mit Eosinophilie
AML M5a: unreife Monoblasten-Leukämie
AML M5b: Monoblasten-Leukämie mit Ausreifung (Monozytenleukämie)
AML M6: Erythroleukämie
AML M7: Megakaryoblasten-Leukämie

Klinische Aspekte | Klinisch führend sind die Symptome infolge der Verdrängung der normalen Blutbildung (Anämie, Infekte, Blutungen). Hinzu kommen unspezifische Allgemeinsymptome (v. a. Müdigkeit, Fieber und Nachtschweiß) sowie seltener eine Splenomegalie. Im weiteren Verlauf können auch Infiltrate außerhalb des Knochenmarks auftreten, v. a. in der Mundschleimhaut, in der Haut und im Ovar. Das extramedulläre Infiltrat kann der systemischen Manifestation der Erkrankung vorausgehen.

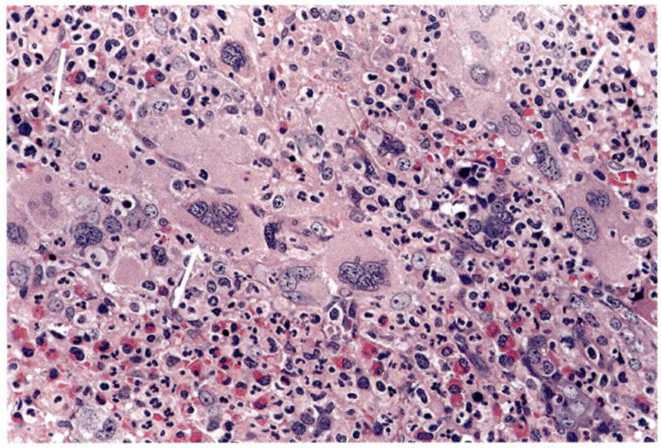

Abb. 5.13 Vermehrte Proliferation von Megakaryozyten (Pfeile) im Rahmen einer chronischen myeloproliferativen Erkrankung. Die Megakaryozyten liegen in diesem Knochenmarkbiopsat atypisch nahe beieinander. 74-jähriger Patient mit einer Thrombozytose von 1,2 Mio./µl.

Die Prognose der AML ist im Allgemeinen schlecht. Therapeutisch werden Chemotherapie und Stammzelltransplantation eingesetzt. Ungünstige Prognosefaktoren sind: fortgeschrittenes Lebensalter (> 60 Jahre), ausgeprägte Leukozytose (> 100 000/µl) sowie der Nachweis „ungünstiger" genetischer Merkmale der Tumorzellen.

5.4.4 Chronische myeloproliferative Erkrankungen

MERKE

Unter dem Begriff **chronische myeloproliferative Erkrankungen** (= myeloproliferative Syndrome nach Dameshek 1951) fasst man zusammen:

- chronische myeloproliferative Leukämie (CML)
- Polycythaemia vera rubra (PVR)
- primäre Myelofibrose (PMF)
- essenzielle Thrombozythämie (ET)
- chronische Neutrophilenleukämie
- chronische Eosinophilenleukämie

Diese Erkrankungen weisen hinsichtlich ihrer klinischen Symptomatik, den hämatologischen und histologischen Befunden sowie den therapeutischen Möglichkeiten zahlreiche Gemeinsamkeiten auf. Übergänge zwischen den einzelnen Erkrankungen sind möglich.

Gemeinsame Charakteristika der myeloproliferativen Erkrankungen sind:

- Vermehrung aller Blutzellreihen in unterschiedlichem Maße (**Abb. 5.13**),
- extramedulläre Blutbildung (häufig),
- möglicher Übergang in einen Blastenschub (akute Leukämie),
- therapeutischer Effekt von α-Interferon,

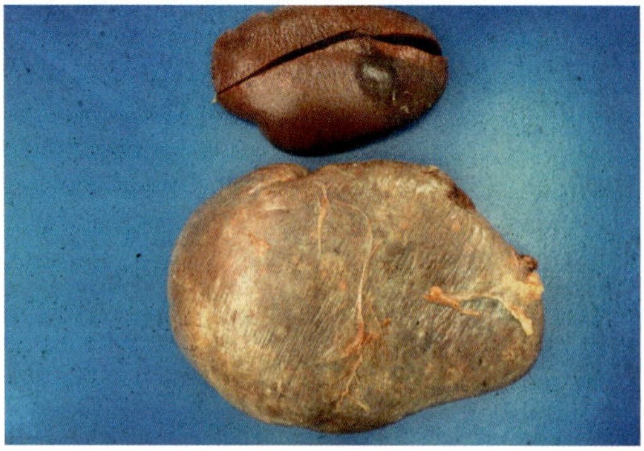

Abb. 5.14 Splenomegalie bei Polycythaemia vera rubra als Ausdruck einer extramedullären Blutbildung, 64 Jahre alte Frau. Die Splenomegalie ist ein charakteristisches klinisches Zeichen der chronischen myeloproliferativen Erkrankungen. Zum Vergleich eine normale Milz (oben).

- häufig Splenomegalie (**Abb. 5.14**),
- Neigung zur Fibrosierung des Knochenmarks.

Erkrankungen, bei denen sowohl proliferative als auch dysplastische Merkmale auftreten, werden als myelodysplastische-myeloproliferative Erkrankungen bezeichnet. Hierzu gehören die chronische myelomonozytäre Leukämie, die atypische CML und die juvenile myelomonozytäre Leukämie.

Chronische myeloische Leukämie (CML)

MERKE

Die CML ist eine maligne Erkrankung der pluripotenten myeloischen Stammzelle mit exzessiver Produktion von Granuloyzten bzw. von granulopoetischen Zellen (alle Reifungsstadien bis hin zum Myeloblasten).

Die im Übermaß gebildeten Granulozyten bedingen eine massive Leukozytose (> 100 000/µl; Blasten sind initial nur wenig vorhanden (chronische Phase), mit Einsetzen der Akzelerationsphase (ca. 4–6 Jahre nach Krankheitsbeginn) geht die CML dann in eine Blastenkrise über, die wie eine AML oder ALL verläuft. Im Krankheitsverlauf kann es zur extramedullären Blutbildung kommen.

Epidemiologie | Die CML macht 20 % aller Leukämien aus und ist die häufigste myeloproliferative Erkrankung. Der Altersgipfel liegt zwischen dem 50. und 60. Lebensjahr.

Ätiopathogenese |

MERKE

95 % der Patienten weisen das sog. Philadelphia-Chromosom t(9;22) auf (klassische CML).

Die Translokation t(9;22) (q34;q11) (= Philadelphia-Chromosom) führt zur Bildung eines Fusionsgens (= BCR/ABL), das für unterschiedliche Proteine kodiert, die wahrscheinlich die neoplastische Proliferation der granulopoetischen Zellen auslösen. Das Philadelphia-Chromosom ist in allen Blutzellen (Granulopoese, Erythropoese und Megakaryozyten) sowie in B-Lymphozyten nachzuweisen. Zusätzliche chromosomale Aberrationen (z. B. Trisomien, p53-Mutationen) treten im weiteren Krankheitsverlauf auf und führen zu einem steigenden Anteil unreifer myeloischer Zellen in Blut und Knochenmark (Akzeleration, Blastenkrise).

Klinische und morphologische Aspekte | Bei Diagnosestellung steht zumeist eine ausgeprägte Splenomegalie im Vordergrund, ferner Zeichen der hämorrhagischen Diathese (Funktionsstörung der ggf. sogar im Übermaß gebildeten Thrombozyten). Bei 30 % der Patienten gibt es initial bis auf die Leukozytose kein klinisch fassbares Symptom für eine CML.

MERKE

Eine ausgeprägte Splenomegalie und/oder massive Leukozytose mit Linksverschiebung (Auftreten von Vorstufen der Granulopoese im zirkulierenden Blut) sind Leitsymptome der CML. Die CML geht unbehandelt zumeist in einen Blastenschub über.

Im Knochenmark sieht man eine starke Hyperplasie der Granulopoese, wobei alle Reifungsstadien bis hin zum funktionstüchtigen Granulozyten erhalten sind. Der Gehalt an Megakaryozyten (ggf. in Form von Mikromegakaryozyten) ist häufig erhöht.

In Abhängigkeit von morphologischen und klinischen Befunden unterscheidet man 3 verschiedene Phasen der CML:

In der **chronischen Phase** ist eine starke Leukozytose (> 100 000/µl) in Kombination mit einer meist nur gering ausgeprägten Anämie typisch, die Thrombozytenzahl ist noch normal oder nur leicht erhöht. Diagnostisch wegweisend sind die pathologische Linksverschiebung im peripheren Blut, eine Basophilie (> 100/µl) sowie ein hyperzelluläres Knochenmark. Blasten sind eher selten anzutreffen (ihr Anteil beträgt initial < 5 %).

In der **Akzelerationsphase** entstehen weitere chromosomale Veränderungen; Konsequenzen sind eine Erhöhung des Blastenanteils im Knochenmark auf 10–20 %, eine ausgeprägte Basophilie (> 20 % im Differenzialblutbild), eine persistierende Thrombozytose oder alternativ auch Thrombozytopenie sowie steigende Leukozytenzahlen (bis > 300 000/ µl).

Der **Blastenschub** ist das Endstadium der Erkrankung; er führt unbehandelt innerhalb von Monaten zum Tode. Der Blastenschub (Synonyme: Blastenkrise, blast phase = CML-BP) entspricht klinisch und zytologisch weitgehend einer akuten Leukämie: Der Blastenanteil im Knochenmark (ggf. auch im Blut) ist auf über 30 % erhöht, ferner finden sich eine Anämie, eine Thrombozytopenie, Fieber und eine Splenomegalie.

Prognose | Durch den Tyrosinkinasehemmstoff Imatinib sind langanhaltende Remissionen möglich. Bei Resistenzen bleibt die Stammzelltransplantation.

Praxistipp

Der Krankheitsbeginn der CML verläuft häufig schleichend und bleibt unbemerkt. Erstes Anzeichen ist eine Leukozytenerhöhung. Anamnestische Hinweise sind: Abgeschlagenheit, Müdigkeit, Fieber, häufige Infekte und Nachtschweiß. Bei unklarer Leukozytenerhöhung ist ein Differenzialblutbild erforderlich.

Polycythaemia vera rubra

MERKE

Die Polycythaemia vera rubra (PVR) ist eine maligne myeloproliferative Erkrankung, bei der ein Stammzelldefekt der pluripotenten hämatopoetischen Stammzelle zu einer ungehemmten Erythropoese führt.

Klinisch resultiert eine **Polyglobulie** (Anstieg von Erythrozytenzahl, Hb und Hämatokrit); in der Regel sind Granulopoese und Thrombopoese gleichfalls gesteigert, wenn auch nicht im gleichen Maße. Es besteht immer eine Knochenmark- und Blutbeteiligung, Infiltrate sind aber auch in Leber und Milz nachweisbar.

Epidemiologie | Die PVR ist eine Erkrankung des höheren Lebensalters mit einem Gipfel von 60 Jahren. Männer sind häufiger betroffen als Frauen (2:1). Die Erkrankung tritt nicht vor dem 20. Lebensjahr auf.

Ätiopathogenese | Eine somatische Mutation des JAK2-Gens führt zu ungehemmter Erythropoese, Granulopoese sowie Megakaryopoese. Es gibt familiäre Häufungen.

Morphologische Aspekte |

- In der **präpolyzythämischen Phase** besteht nur eine grenzwertige Hb-Erhöhung; der Knochenmarkbefund ist normal.
- In der **polyzythämischen Phase** ist die Proliferation aller Blutzellreihen gesteigert mit einem Überwiegen der Erythropoese (morphologisches Korrelat: hyperzelluläres, makroskopisch braun-rotes Knochenmark).
- In der **postpolyzythämische Phase** kommt es zu einer Fibrosierung des Knochenmarks und einer Verlagerung hämatopoetischer Zellen in Milz und Leber. Auch können in dieser Phase Myeloblasten im Blut und Knochenmark auftreten, als Ausdruck einer beginnenden Transformation in ein MDS oder eine AML.

Klinische Aspekte | Typische klinische Symptome der PVR sind: Kopfschmerzen und Ohrensausen, Plethora (Gesichtsrötung), Hypertonie, Nasenbluten und die sog. Erythromeralgie (unerträgliches Hautbrennen und Rötung durch Histaminfreisetzung). Diagnostisch wegweisend sind Erythrozytenanstieg (> 6,5 Mio./µl), Hämoglobinanstieg (> 18,5 g/dl) und Hämatokritanstieg > 25 %, ferner eine Leukozytose (> 12 000/µl) sowie eine Thrombozytose (> 450 000/µl).

MERKE

Im Gegensatz zu den meisten Formen der sekundären Polyglobulie ist der Erythropoetinspiegel meist vermindert!

In der polyzythämischen Phase treten gehäuft **thromboembolische Komplikationen** auf (z. B. Lungenembolie, Herzinfarkt); infolge einer Funktionsstörung der Blutplättchen sind jedoch auch **Blutungen** möglich, selbst im Falle einer Thrombozytose (z. B. Hirnblutung). In der postpolyzythämischen Phase kommt es dann zu einer Abnahme der Erythrozytenzahl und der Gesamtblutmenge bis hin zur Panzytopenie. Diese Phase kann in eine Myelodysplasie oder in eine AML (5–20 %) übergehen.

Viele Patienten sterben an den Folgen einer Thrombose oder Blutung. Die Überlebenszeit beträgt bei rechtzeitiger und adäquater Therapie über 10 Jahre.

MERKE

Diagnostische Kriterien der PVR sind: Hb > 18,5 g/dl (bei Frauen > 16,5 g/dl), Nachweis der JAK2-Mutation, niedriges Erythropoetin, hyperzelluläres Knochenmark mit Vermehrung aller drei Zellreihen.

Essenzielle Thrombozythämie

MERKE

Die essenzielle Thrombozythämie (ET) ist eine maligne myeloproliferative Erkrankung mit einem Stammzelldefekt, der zur nahezu ausschließlichen Proliferation der Megakaryozyten führt; es resultieren anhaltend hohe Thrombozytenwerte im peripheren Blut (> 600 000/µl).

Epidemiologie | Die ET kann prinzipiell in jedem Lebensalter auftreten, ist aber am häufigsten zwischen dem 50. und 70. Lebensjahr.

Morphologie/Labor | Diagnostisch wegweisend ist der Nachweis konstant erhöhter Thrombozytenzahlen im Blut; im Knochenmark ist eine Vermehrung vergrößerter Megakaryozyten auffallend. Blutbild und sonstige Zellreihen des Knochenmarks sind im Übrigen unauffällig. Spezifische chromosomale Aberrationen wie bei der CML gibt es nicht. Bei einem Teil der Patienten sind unterschiedliche Translokationen und Deletionen nachzuweisen (z. B. Deletion del 5q).

Klinische Aspekte | Man unterscheidet klinisch asymptomatische Patienten (50 %: keine embolischen Komplikationen, keine Blutungen) von symptomatischen Patienten. Bei Letzteren kommt es zu thromboembolischen Komplikationen (Gangrän, Hirninfarkte) oder alternativ zu Blutungen (z. B. im Gastrointestinaltrakt infolge einer gestörten Thrombozytenfunktion), darüber hinaus zur Hyperurikämie (erhöhter Zellumsatz) und im späteren Stadium zur Splenomegalie. Die Patienten überleben unter Therapie (α-Interferon u. a.) im Mittel 10 Jahre. Weniger als 5 % der Fälle gehen in eine AML über. Die Entwicklung einer Knochenmarkfibrose gehört nicht zum typischen Krankheitsbild.

5

Primäre Myelofibrose (PMF)

Die primäre Myelofibrose (PMF) ist eine maligne myeloproliferative Erkrankung, bei der eine zunehmende Fibrose der Knochenmarkräume auftritt; hieraus resultiert eine Verödung der normalen Blutbildung mit einer Reaktivierung extramedullärer Blutbildungsstätten in Milz und Leber (klinische Folge: Hepatosplenomegalie).

MERKE

Die PMF ist durch die Trias Knochenmarkfibrose, extramedulläre Blutbildung sowie Splenomegalie gekennzeichnet.

Epidemiologie | Die PMF manifestiert sich bevorzugt um das 70. Lebensjahr. Man rechnet mit 1 Erkrankung auf 100 000 Einwohner jährlich.

Morphologie | Man unterscheidet 2 Stadien der PMF:

- Im **präfibrotischen Stadium** (auch polyzythämisches Stadium oder hyperproliferative Frühphase genannt) (30 %) findet sich ein hyperzelluläres Knochenmark mit einer Vermehrung atypischer Megakaryozyten sowie einer gesteigerten Granulopoese; typische Veränderungen des peripheren Blutes sind eine leichte Leukozytose sowie eine Thrombozytose; der Erythrozytengehalt ist entweder normal oder bereits in diesem Stadium vermindert.
- Im **fibrotischen Stadium** ist das Knochenmark fibrosiert; es finden sich atypische Megakaryozyten, die Nester (Cluster) bilden; Erythropoese und Granulopoese sind vermindert. Zusätzlich zur Fibrose der Knochenmarkräume tritt dann auch die für diese Erkrankung sehr typische Knochenneubildung (Osteosklerose) hinzu. Das histologische Bild ist sehr typisch, eine zytologische Sternalmarkuntersuchung zumeist nicht mehr möglich (Punctio sicca). Reaktiv kommt es zur extramedullären Blutbildung in Leber und Milz mit Hepatosplenomegalie und atypischen Blutzellen (**Abb. 5.15**).

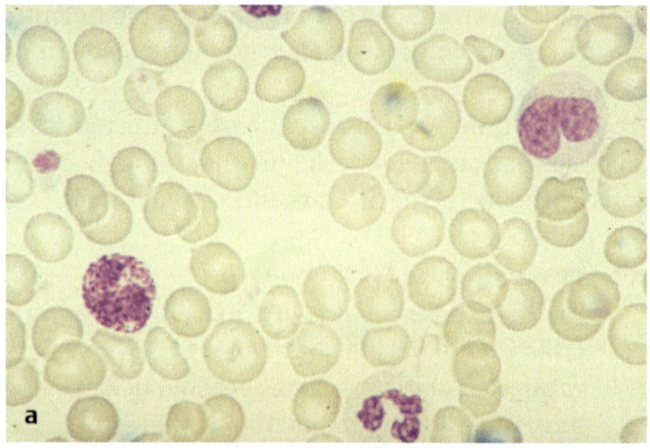

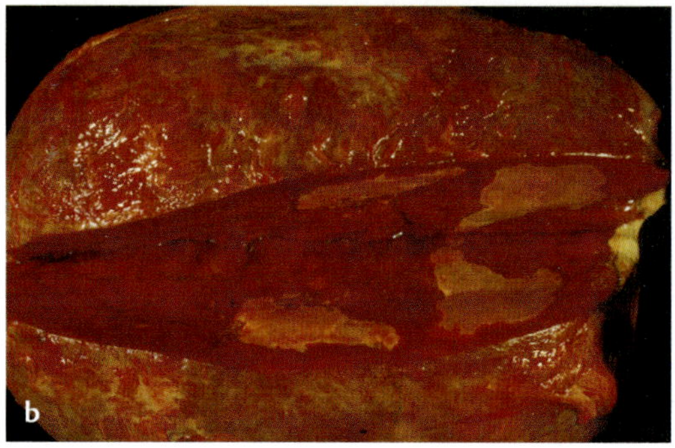

Abb. 5.15 Primäre Myelofibrose (PMF). a Blutausstrich: atypische (degranulierte) basophile Granulozyten und atypische Erythrozyten, Riesenthrombozyten. **b** Ausgeprägte Splenomegalie (21 x 14 x 8 cm, Gewicht 1610 g) nach 4-jährigem Krankheitsverlauf; klinisch terminaler Blastenschub unter dem Bild einer AML.

Klinische Aspekte | Die Prognose der Erkrankung ist im Einzelfall schwer vorherzusagen. Die mittlere Überlebensdauer beträgt 5 Jahre. Die meisten Patienten (bis zu 90 %) versterben infolge der zunehmenden Knochenmarkinsuffizienz durch Infektionen oder hämorrhagische Diathesen. Ein Teil der Patienten entwickelt terminal einen Blastenschub, der als akute Leukämie (zumeist AML) in Erscheinung tritt. In der Endphase der Erkrankung ist oft nicht zu entscheiden, ob es sich um eine PMF oder um eine sekundäre Markfibrose bei CML, PVR oder ET handelt.

MERKE

Die PMF geht ebenso wie die CML, PVR und ET auf einen Stammzelldefekt zurück. Eine schwere Thrombozytopenie, eine schwere Anämie, ein hohes Lebensalter bei Erkrankungsbeginn sowie der Nachweis chromosomaler Aberrationen sind prognostisch ungünstige Zeichen.

5.4.5 Knochenmetastasen

Zahlreiche maligne Tumoren metastasieren über die Blutbahn in das Skelettsystem. Tumorzellen sind i. d. R. selbst nicht in der Lage, die Knochensubstanz zu verändern; ihre Stoffwechselaktivität beeinflusst allerdings Osteoblasten und Osteoklasten, die unter-

schiedlich reagieren können. Es resultieren entsprechend **osteoblastische** (knochenbildende) oder **osteoklastische** (knochenzerstörende/osteolytische) **Knochenmetastasen**. Befallen sind vor allem die Röhrenknochen der Extremitäten, die Rippen und die Wirbelkörper.
Die diagnostische Abklärung des Skelettsystems erfolgt durch MRT und Szintigrafie.

Praxistipp
Die bioptische Untersuchung einer Knochenmetastase ist v. a. dann indiziert, wenn der Primärtumor unbekannt ist.

Knochenmetastasen sind ein Beweis dafür, dass sich die zugrunde liegende Neoplasie im Stadium der Generalisation befindet. Die therapeutischen Maßnahmen sind vornehmlich palliativ und haben Funktionserhalt oder Schmerztherapie zum Ziel. Die Prognose der Tumorerkrankung hängt wesentlich von der Art des Primärtumors ab.

5.4.6 Maligne Lymphome im Knochenmark

Ein Teil der malignen Lymphome tritt primär oder sekundär in Knochenmark und Blut auf. Hierzu gehören:
- multiples Myelom (s. S. 162): Knochenmark
- chronisch lymphatische Leukämie, CLL (s. S. 159): Knochenmark und Blut
- akute lymphatische Leukämie, B-ALL und T-ALL (s. S. 164 und S. 168): Knochenmark und Blut
- Haarzell-Leukämie (s. S. 159): Knochenmark und Blut

All diesen Erkrankungen ist gemeinsam, dass sie sich durch Blutbildveränderungen, Zeichen der Knochenmarkinsuffizienz sowie durch neoplastische Zellen im Blut und/oder Knochenmark bemerkbar machen. Da es sich um Neoplasien lymphatischer Zellen handelt, werden diese Erkrankungen im Kapitel „Lymphatisches Gewebe“ behandelt, s. S. 146.

6 Lymphatische Organe

6.1 Einleitung

Key Point

Das lymphatische System spielt eine zentrale Rolle für die Immunabwehr. Es beinhaltet Organe und Zellen, die in ihrer Gesamtheit die Integrität des Organismus (Fremdabwehr und Selbsttoleranz) wahren.

Wichtige zelluläre Bestandteile des lymphatischen Systems sind die Lymphozyten. Sie müssen in den primären lymphatischen Organen einen Reifungsprozess durchlaufen, ehe sie ihre volle Immunkompetenz erlangen, die **B-Lymphozyten** im Knochenmark (**Bo**ne-Marrow), die **T-Lymphozyten** im **T**hymus. Erst dann besiedeln sie die sekundären lymphatischen Organe, wo sie sich in jeweils charakteristischen B- und T-Zell-Arealen niederlassen und ihre komplexen Aufgaben im Rahmen der spezifischen Immunabwehr übernehmen. Zu den sekundären lymphatischen Organen zählt man die **Lymphknoten**, die **Milz** sowie das **schleimhautassoziierte lymphatische Gewebe** (nach dem Englischen **MALT-System** genannt: **M**ucosa-**A**ssociated-**L**ymphatic-**T**issue); hierzu zählen v.a. die Tonsillen des Waldeyer-Rachenrings sowie das lymphatische Gewebe der Darmschleimhaut, z.T. mit tonsillenartiger Verdichtung in den sog. Peyer-Plaques des Ileums.

Nachfolgend sind die wichtigsten Erkrankungen der lymphatischen Organe einschließlich der malignen Lymphome (neoplastische Erkrankungen der lymphatischen Zellen) beschrieben; die Erkrankungen des Waldeyer-Rachenrings sind aufgrund ihrer anatomischen Lokalisation im Kapitel 7 (s.S. 177) abgehandelt; die Erkrankungen des lymphatischen Gewebes im Verdauungstrakt sowie der Haut finden sich in den Kapiteln 13 und 22.

6.2 Erkrankungen der lymphatischen Organe

6.2.1 Erkrankungen der Lymphknoten

Key Point

Die Lymphknoten kommen in ihrer Rolle als „biologische Filterstationen" mit zahlreichen Noxen (endogen und exogen) in Kontakt; häufige Folge ist die Lymphknotenentzündung (Lymphadenitis), die je nach auslösender Noxe mit charakteristischen morphologischen Veränderungen des Lymphknotens einhergeht. Der typische makroskopische Befund ist der vergrößerte Lymphknoten/die vergrößerte Lymphknotengruppe. Differenzialdiagnostisch ist hier stets an eine maligne Erkrankung zu denken – am häufigsten an eine lymphogene Metastase oder ein malignes Lymphom.

Je nach klinischem Bild, Alter des Betroffenen, Ausmaß der Lymphknotenvergrößerung und Anamnese ist daher eine bioptische Untersuchung die wichtigste diagnostische Maßnahme.

MERKE

Vor allem einseitige Lymphknotenvergrößerungen *ohne* adäquate Entzündungsreaktionen im Zuflussgebiet oder *ohne* nachweisbaren Allgemeininfekt sollten eine bioptische Abklärung nach sich ziehen.

In Abhängigkeit von der Erreichbarkeit des Lymphknotens kommt eine offene Biopsie, eine Stanzbiopsie oder eine Feinnadelpunktion in Frage.

Relevante anatomische und funktionelle Aspekte

Der normale Lymphknoten ist etwa bohnengroß und als Filterstation in das Lymphgefäßsystem eingebaut. Lymphknoten finden sich entlang der größeren venösen Gefäße sowie – oberflächlich tastbar – an wichtigen Sammelpunkten: zervikal, axillär, inguinal und popliteal.

Lymphzirkulation: Die aus dem Blut „abgepresste" Interzellularflüssigkeit gelangt als Lymphe über blind endende Lymphkapillaren in das Lymphgefäßsystem (etwa 2 l pro Tag); die Lymphe passiert dann mehrere hintereinander geschaltete Lymphknoten und gelangt über ein Hauptlymphgefäß (Ductus thoracicus) wieder zurück in die Blutbahn.

Den einzelnen Lymphknoten erreicht die Lymphe über Vasa afferentia, die in den unmittelbar subkapsulär gelegenen Randsinus der Lymphknoten münden; von dort aus fließt die Lymphe über die Intermediärsinus in die Marksinus, wo sie den Lymphknoten über die Vasa efferentia wieder verlässt. Regionäre Lymphknoten sind erste „Anlaufstation" der Lymphe eines Organs/einer definierten anatomischen Region. Sammellymphknoten filtern hingegen die von den regionären Lymphknoten vorgereinigte Lymphe.

Relevanz für die Pathologie | Die Kenntnis der Lymphabflusswege bzw. der Zuordnung bestimmter Lymphknotengruppen zu bestimmten Organen/anatomischen Regionen ist von unmittelbarer klinischer Bedeutung, da Tumorzellen häufig über die Lymphbahnen verschleppt werden. Man kann daher anhand einer **Lymphknotenmetastase** u.U. auf den verursachenden Primärtumor rückschließen. Darüber hinaus ist die Kenntnis der Lymphabflusswege für die Planung einer Tumoroperation wichtig; die „kritischen“ Lymphknotenstationen müssen in jedem Fall überprüft und ggf. entfernt werden.

Lymphknotenmetastasen können darüber hinaus *eine* Ursache einer gestörten Lymphzirkulation sein. Störungen der Lymphzirkulation bewirken einen Rückstau von Interzellularflüssigkeit und damit ein sog. **Lymphödem** (s. S. 149).

Anatomie des Lymphknotens: Der Lymphknoten besitzt eine komplexe dreidimensionale Struktur, die Ausdruck der immunologischen Vorgänge ist. Von innen nach außen betrachtet unterscheidet man 3 Zonen:

- **Marksinus/Markstränge:** Im Zentrum des Lymphknotens befinden sich die weitlumigen, von der Lymphe durchflossenen Marksinus sowie als parenchymatöser Anteil die Markstränge. Hier sind vor allem Plasmazellen und Lymphozyten anzutreffen, die während der primären Immunantwort entstanden sind, ferner Makrophagen. Die Markstränge durchsetzen die Marksinus netzförmig.
- **Paracortex:** Angrenzend an den Marksinus folgt zwiebelschalenartig die **T-Zone** (parakortikale Zone). T-Lymphozyten treffen hier auf B-Lymphozyten. Hier findet man hochendotheliale (epitheloide) Venolen, durch die im Blut zirkulierende Lymphozyten in den Lymphknoten gelangen können. Immunakzessorische Zellen (interdigitierende dendritische Zellen = IDC) sind in den T-Zonen für die Antigenpräsentation zuständig. Die T-Zone ist vor allem der Ort der primären Immunantwort (s. S. 48).
- **Kortex:** Nach außen hin – unmittelbar subkapsulär gelegen – schließt sich dann die **B-Zone** (Kortex) an, in der sich Lymphfollikel befinden. Die Lymphfollikel bestehen aus einem Keimzentrum und dem Follikelmantel. In den Lymphfollikeln findet die Selektion und weitere Reifung der bereits mit einem Antigen in Kontakt gekommenen B-Lymphozyten statt. Auch hier helfen antigenpräsentierende Zellen bei den Immunreaktionen (follikuläre dendritische Retikulumzellen = FDC).

MERKE

Der Lymphknoten besteht von innen nach außen aus: Marksinus mit Marksträngen, T-Zone/Parakortikalzone und B-Zone/Kortex.

Relevanz für die Pathologie | Die Kenntnis der normalen Lymphknotenstruktur ist für das Verständnis der Veränderungen bei entzündlichen Lymphknotenveränderungen und Lymphomen (s. S. 155) erforderlich. Bei chronischen Lymphknotenentzündungen können die Immunzellen der einzelnen Zonen unterschiedlich stark aktiviert werden, was eine Vergrößerung der entsprechenden Kompartimente, u. U. auf Kosten anderer bewirkt:

- Hyperplasie der B-Zone: **follikuläre Hyperplasie**;
- Hyperplasie der T-Zone: **Parakortikalhyperplasie**;
- Hyperplasie der Markstränge/Marksinus: **Pulpahyperplasie**;
- Hyperplasie der Lymphknotensinus (Randsinus, Intermediärsinus und Marksinus, s. u.): **Sinuskatarrh**.

Prinzipiell kann jede Zone (B-Zone, T-Zone, Marksinus/Markstränge) einzeln reagieren, es sind jedoch auch verschiedenartigste Kombinationen möglich. Die Sinushistiozyose (auch „Sinuskatarrh“ genannt) ist eine unspezifische Begleitreaktion zahlreicher chronischer Lymphadenitiden. Die aufgeführten morphologischen Veränderungen können Hinweise auf die verursachende Grunderkrankung vermitteln. Eine Auswahl der zu erwägenden Erkrankungen ist weiter unten im Textabschnitt zu den chronischen Lymphadenitiden aufgeführt (s. S. 148).

Entzündungen der Lymphknoten

Allgemeine Charakteristika | Entzündungen des Lymphknotens zeigen eine breite Palette an Manifestations- und Verlaufsformen. Die zugrunde liegenden Ursachen sind gleichermaßen vielfältig.

Die **akuten Lymphadenitiden** sind in der Regel **bakteriell** bedingt. Zumeist resultiert eine eitrige Entzündungsreaktion, ggf. mit fortschreitender Einschmelzung des Lymphknotenparenchyms (eitrig-nekrotisierende Entzündung).

Das Erregerspektrum der **chronischen Lymphadenitiden** ist weiter gesteckt; neben zahlreichen Bakterien sind häufiger auch Viren (EBV, Zytomegalie-Virus, Masern-Virus), Protozoen (Toxoplasma gondii, Leishmanien, Pneumocystis carinii) oder Pilze (Aspergillus- und Candida-Arten) ursächlich. Verschiedene Autoimmunerkrankungen sowie maligne Erkrankungen können gleichfalls entzündliche Veränderungen der Lymphknoten hervorrufen. Häufig bleibt die auslösende Ursache auch ungeklärt (chronisch unspezifische Lymphadenitis). Morphologisch ist die unterschiedliche Aktivierung der Immunzellen innerhalb des Lymphknotens mit entsprechenden Veränderungen der „Innenarchitektur“ typisch (vgl. S. 45 und S. 146). Darüber hinaus findet sich häufig ein entzündliches Infiltrat, das je Ätiologie/Erreger variiert. Chronische Lymphadenitiden können sich darüber hinaus unter dem Bild der granulomatösen Entzündung präsentieren (dies gilt v. a. für die Tuberkulose und Sarkoidose), ggf. auch „nur“ unter dem Bild der kleinherdigen Epitheloidzellreaktion (s. S. 72).

Akute Lymphadenitis

Ätiopathogenese | Die akute eitrige Lymphadenitis wird durch eiterbildende Bakterien ausgelöst, v. a. durch Staphylokokken und Streptokokken. Meist liegen die befallenen Lymphknoten im Abflussgebiet einer eitrigen Entzündung z. B. der Haut. Akute nekrotisierende Lymphadenitiden sind insb. für akute Krankheitsstadien der Tuberkulose und der Syphilis sowie für das Lymphogranuloma venereum (s. S. 360) und den Milzbrand typisch. Es gibt allerdings auch nekrotisierende Lymphadenitiden unbekannter Ursache (z. B. Kikuchi-Lymphadenitis). Die seltenere akute nichteitrige Lymphadenitis findet sich häufiger bei abdominellen Infekten durch Yersinien oder Salmonellen.

Morphologie | Die Granulozyten befinden sich in weniger schweren Fällen zunächst nur in den Sinus, schließlich aber auch im Lymphknotenparenchym; in der Folge kann es zu Gewebeeinschmelzungen kommen (eitrig-nekrotisierende Lymphadenitis). Schlimmstenfalls können sich ausgedehnte Abszesse bilden, die eine völlige Zerstörung des Lymphknotens nach sich ziehen.

Nach Abklingen der Entzündung kann es zur Defektheilung mit Vernarbung des Lymphknotens und Verdrängung des lymphatischen Gewebes kommen.
Die mikrobiellen Erreger sind häufig durch Spezialfärbungen (z. B. Gram-Färbung) nachweisbar.

MERKE

Granulozyten sind für die akute eitrige Lymphadenitis typisch.

Chronische Lymphadenitis

Ätiopathogenese | Am häufigsten ist die **chronische unspezifische Lymphadenitis**; hier kann der auslösende Reiz nur vermutet, aber nicht bewiesen werden. Andere Formen der chronischen Lymphadenitis lassen sich dagegen spezifischen Krankheitsentitäten (v. a. bestimmten erregerbedingten, aber auch autoimmunen oder neoplastischen Erkrankungen) zuordnen. Eine Korrelierung von Morphologie und auslösender Ursache ist insb. bei den granulomatösen Lymphadenitiden möglich.

Morphologie | Leichtere Formen der chronischen Lymphadenitis gehen mit einer Vermehrung von Makrophagen in den Milzsinus, einer Vermehrung von Plasmazellen in den Marksträngen und z. T. auch einer Kapselverdickung einher. Differenzialdiagnostisch hilfreich ist der Nachweis eosinophiler Granulozyten (diese finden sich z. B. bei der Mastozytose und beim Morbus Hodgkin) sowie der Nachweis von Epitheloidzellen und epitheloidzelligen Granulomen (diese legen je nach Aussehen eine Tuberkulose, die Katzenkratzkrankheit oder eine Sarkoidose nahe, s. u.). Weitere Hinweise auf die verursachende Grunderkrankung lassen sich aus den unterschiedlichen Mustern der immunologischen Begleitreaktionen ableiten:

Bei der **follikulären Hyperplasie** sind die Sekundärfollikel (bestehend aus Keimzentrum und Follikelmantel) in der B-Zone vermehrt. Die follikuläre Hyperplasie ist Ausdruck einer länger dauernden Stimulation des Immunsystems durch krankheitsverursachende Antigene. Sie tritt vor allem bei länger anhaltenden lokalen bakteriellen Infekten auf, ferner bei der Toxoplasmose, beim systemischem Lupus erythematodes und bei der HIV-Infektion.
Die **Aktivierung der T-Zone (Parakortikalhyperplasie)** ist Ausdruck einer starken primären Immunantwort im Rahmen von Infektionen und Entzündungen. Die Aktivierung der T-Zonen kann in Kombination mit einer follikulären Hyperplasie auftreten, z. B. bei der Toxoplasmose (sog. Piringer-Lymphadenitis). Bei chronischen Hauterkrankungen kann es zur dermatopathischen Lymphadenitis kommen, bei der v. a. die immunakzessorischen Zellen der T-Zonen auffallend vermehrt sind (z. B. bei Psoriasis, Mycosis fungoides).
Die sog. **Pulpahyperplasie** im Zentrum des Lymphknotens resultiert aus einer Vermehrung von Lymphozyten, lymphatischen Blasten und vor allem von Plasmazellen infolge zahlreicher viraler (z. B. infektiöse Mononukleose) und protozoenbedingter Infekte (z. B. Toxoplasmose).
Bei den **Sinushistiozytosen** kommt es zu einer Dilatation der Lymphknoten-Sinus; ursächlich ist eine Vermehrung von Makrophagen, Lymphozyten und Sinuswandzellen. Wie bereits eingangs erwähnt, handelt es sich um eine häufige entzündlich bedingte, aber unspezifische Begleitreaktion des Lymphknotens.

MERKE

Bei der chronischen Lymphadenitis stehen immunologische Vorgänge im Vordergrund.

Granulomatöse Entzündungen treten im Lymphknoten genauso auf wie in anderen Geweben (vgl. Immunpathologie):

- **Kleinherdige Epitheloidzellreaktionen** finden sich bei der Toxoplasmose, beim Lymphogranuloma venerum (Erreger: Chlamydia lymphogranulomatosis) und der infektiösen Mononukleose. Bei allen genannten Erkrankungen entwickeln sich die Epitheloidzellherde bevorzugt im Paracortex. Eine kleinzellige Epitheloidzellreaktion kann darüber hinaus bei verschiedenen neoplastischen (nicht-

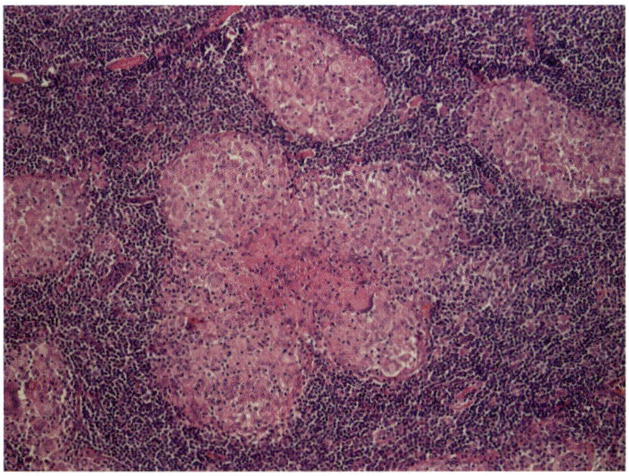

Abb. 6.1 Granulome vom Sarkoidose-Typ.

entzündlichen) Erkrankungen nachweisbar sein, so z. B. im Lymphabflussgebiet eines malignen Tumors, beim Morbus Hodgkin, bei peripheren T-Zell-Lymphomen und einigen B-Zell-Lymphomen.

- **Granulomatöse Lymphadenitis:** Bei mykobakteriellen Infektionen können auch in den Lymphknoten Granulome mit Epitheloidzellen, mehrkernigen Riesenzellen und Nekrosen auftreten (Granulome vom Tuberkulose-Typ, s. S. 200). Bei der Sarkoidose finden sich in den Granulomen keine Nekrosen (Granulome vom Sarkoidose-Typ, s. Abb. 6.1 und S. 202).

MERKE

Der fehlende Nachweis säurefester Stäbchen in histologischen Präparaten schließt eine Tuberkulose nicht aus!

Zirkulationsstörungen der Lymphe

Die Lymphwege können durch Lymphknotenmetastasen, die Filariose (Wurmerkrankung mit Invasion des Lymphgefäßsystems) oder andere Ursachen mechanisch verlegt werden. Die Zirkulation der Lymphe ist entsprechend gestört, wodurch ein Ödem im zuführenden Gewebe durch Rückstau von Interzellularflüssigkeit resultiert **(Lymphödem)**. Neben diesen sekundären Lymphödemen gibt es auch primäre (angeborene) Lymphödeme, v. a. an den unteren Extremitäten, die sich häufig erst ab dem 2. Lebensjahrzehnt manifestieren. Ursache sind Hypoplasien der Lymphgefäße oder Lymphangiektasien. Frauen sind häufiger betroffen als Männer.

Neoplasien der Lymphknoten

Der Lymphknoten enthält mesenchymale Zellelemente und lymphatisches Gewebe. In besonderen Situationen können über die Lymph- oder Blutzirkulation auch „ortsfremde" Zellen in den Lymphknoten gelangen, v. a. Tumorzellen. Tumoren des Lymphknotens können also aus verschiedenen Quellen stammen:

- sie können von den mesenchymalen Zellelementen ausgehen (z. B. Hämangiome);
- sie können vom lymphatischen Gewebe ausgehen (maligne Lymphome);
- die Tumorzellen können lymphogen in den Lymphknoten gelangen (z. B. Metastasen eines Mammakarzinoms);
- die Tumorzellen können hämatogen in den Lymphknoten gelangen (z. B. Blasteninfiltrate bei der AML).

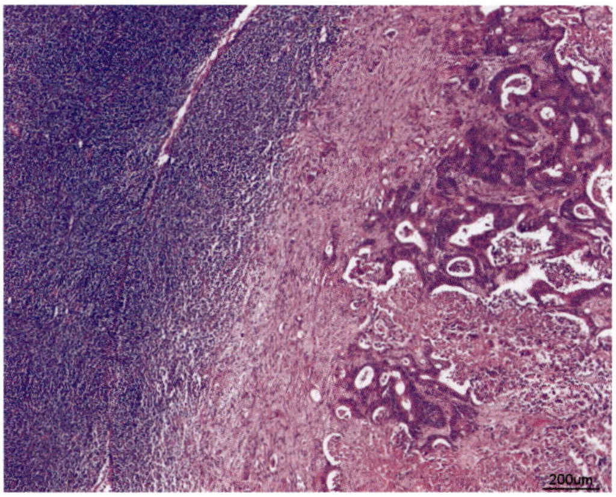

Abb. 6.2 Metastase eines invasiven duktalen Mammakarzinoms (rechte Hälfte) in einem axillären Lymphknoten und – als Zufallsbefund – eine chronische lymphatische Leukämie (linke Bildhälfte). Eine genetische Assoziation beider Erkrankungen besteht nicht.

Mesenchymale Tumoren wie Hämangiome und Lymphangiome sind selten. Noch seltener sind maligne Tumoren dieser Zellelemente.

Maligne Lymphome sind die häufigsten Neoplasien des Lymphknotens. Sie werden ausführlich ab S. 155 beschrieben. Bei vielen Lymphomen wird die Anzahl der befallenen Lymphknoten, deren Verteilung sowie das Ausmaß extranodaler Infiltrate zur Prognoseabschätzung herangezogen (vgl. Ann-Arbor-Stadieneinteilung des Morbus Hodgkin, s. S. 156).

Hämatogene und lymphogene Metastasen mit Befall der Lymphknoten sind für eine Vielzahl maligner epithelialer und mesenchymaler Tumoren typisch (Abb. 6.2). Bei den meisten epithelialen malignen Tumoren wird im TNM-System das Ausmaß der Lymphknoteninfiltration als Nodalstatus („N") beschrieben (vgl. S. 38).

MERKE

Eine neoplastische Erkrankung des Lymphknotens lässt sich nur durch eine histologische Untersuchung beweisen oder ausschließen!

6.2.2 Erkrankungen der Milz

Key Point
Erkrankungen der Milz manifestieren sich häufig durch eine Gewichtszunahme und u. U. auch tastbare Vergrößerung des Organs (Splenomegalie). Häufig liegen infektiöse oder maligne Erkrankungen zugrunde, seltener Stoffwechselerkrankungen.

Relevante anatomische und funktionelle Aspekte

Anatomischer Aufbau der Milz: Die Milz (lat.: Lien, gr.: Splen) ist ein primär intraperitoneales Organ und liegt in der Regio epigastrica sinistra, etwa auf Höhe der 10. Rippe. Sie wiegt beim Erwachsenen 150–200 g. Die Milz entsteht als primär intraperitoneal gelegenes Organ im Mesogastrium dorsale, das beim Erwachsenen als Ligamentum gastrolienale erhalten bleibt. Die Milz wird von einer bindegewebigen und dehnbaren Kapsel überzogen, von der aus Bindegewebszüge (Trabekel) in die Milzpulpa einstrahlen und diese locker in Segmente unterteilen. Ab der 15. SSW lässt sich die weiße Milzpulpa (Pulpa alba) von der roten Milzpulpa unterscheiden (Pulpa rubra). Die Lymphozyten wandern vom 2. Trimenon an in die Milz ein.

Die **weiße Milzpulpa** besteht aus lymphatischem Gewebe; hier lösen im Blut transportierte Antigene Immunreaktionen aus. Die T-Lymphozyten sammeln sich entlang den Zentralarterien **(PALS = periarterioläre lymphatische Scheiden)**. Die B-Lymphozyten siedeln entlang der kleineren und mehr peripher gelegenen Follikelarterien, sie sind dort in Form von primären oder sekundären Lymphfollikeln organisiert **(Folliculi lymphatici = Malpighi-Körperchen)**. Um die Follikel herum (perifollikuläre Zone) bildet sich die **Marginalzone**; hier finden sich überwiegend B-, aber auch T-Lymphozyten.

Die **rote Pulpa** umfasst 80 % des Milzgewebes; sie besteht aus einem retikulären Fasergerüst, das von weitlumigen venösen Blutsinus durchzogen wird, ferner finden sich hier die offenen und geschlossenen Kapillaren des Milzkreislaufs sowie Makrophagen. In der roten Pulpa findet v. a. der Abbau überalterter Erythrozyten statt.

Relevanz für die Pathologie | Die Immunzellen der weißen Pulpa reagieren analog denjenigen des Lymphknotens bei verschiedenen entzündlichen Erkrankungen mit (morphologisches Korrelat: **Hyperplasie der weißen Pulpa**). Die Immunzellen können auch Ausgangspunkt eines **malignen Lymphoms** sein – so geht von der Marginalzone der Milz das splenische Marginalzonenlymphom aus. Häufiger wird die Milz sekundär von einem andernorts entstandenen Lymphom besiedelt.

Die Blutzirkulation in der roten Pulpa kann aus verschiedenen Gründen behindert sein (s. S. 150), was zu einer erheblichen Dilatation der Milzsinus und des retikulären Grundgerüstes sowie im weiteren Verlauf auch zu einer reaktiven Fibrose der roten Pulpa führt (**Stauungsmilz**, s. S. 151). In der roten Pulpa stauen sich dann massenhaft Erythrozyten und andere Blutzellen (s. u.).

Relevante funktionelle Aspekte und deren Störungen | Die Milz fungiert als Filterstation für die im Blut transportierten Antigene sowie für die Blutzellen selbst (Abbau überalterter Erythrozyten). Schließlich wird in der Milz das antihämophile Globulin A synthetisiert, Gerinnungs- und Fibrinolyseprodukte werden abgebaut. In der Fetalzeit ist die Milz darüber hinaus eine wichtige Blutbildungsstätte. Bei Erkrankungen des Knochenmarks mit Beeinträchtigung der Erythropoese kann die extramedulläre Blutbildung in der Milz reaktiviert werden.

Die Milz ist in all diesen Funktionen nicht lebensnotwendig – insb. die Aufgaben im Rahmen der spezifischen Immunantwort können von anderen lymphatischen Organen übernommen werden. Dennoch kann es nach einer Splenektomie zu einer erhöhten Infektanfälligkeit kommen:

MERKE
Vor allem bei Kindern besteht nach einer Milzentfernung die Gefahr schwerer septischer Krankheitsverläufe (OPSI-Syndrom, engl. overwhelming postsplenectomy infection syndrome, s. S. 152).

Dies ist darauf zurückzuführen, dass in der Marginalzone der Milz spezielle B-Lymphozyten siedeln, die bestimmte Polysaccharide in der Kapsel potenziell sepsisauslösender Bakterien (Pneumokokken, Meningokokken) sehr rasch erkennen und durch eine umgehende Produktion von IgM binden können.

Störungen der Blutzellmauserung sind v. a. im Rahmen eines Blutstaus in der Milz (s. o.) zu beobachten: Die längere Verweildauer des Blutes in der roten Pulpa bedingt einen übermäßigen Abbau von Blutzellen mit entsprechenden klinischen Folgeerscheinungen (Syndrom des Hypersplenismus, s. S. 151).

Fehlbildungen der Milz

Die **Milzagenesie (Asplenie)** tritt zumeist im Rahmen komplexer, klinischer Syndrome auf. Beim Milzagenesie-Syndrom (Ivemark-Syndrom, Asplenie-Syndrom) sind neben der fehlenden Milz Herzfehler, eine pulmonale Stenose, eine Malrotation des Dünndarms und eine mentale Retardierung typisch.

Beim **Polysplenie-Syndrom** ist die Milz in kleinere Einzelmilzen „versprengt". Dieses Syndrom gehört zu den Rotationsanomalien der Verdauungsorgane und wird gehäuft bei Heteroataxie (also bei Lateralisationsdefekten) beobachtet. Die einzelnen Organteile sind vulnerabler als die normale Milz. Sie können bei einer CT- oder MRT-Untersuchung diagnostische Probleme hervorrufen. Die posttraumatische Polysplenie entsteht nach einer Milzruptur; typischerweise findet man hier Milzgewebe, das am Peritoneum angewachsen ist.
Unter einer **Nebenmilz** (Lien accessorius) versteht man ein gestieltes Anhängsel an der „eigentlichen" Milz (Lien caudatus) oder eine zusätzliche Milz im Ligamentum gastrolienale oder multipel in der Umgebung. Die **Doppelmilz** (Lien bipartitus) tritt gelegentlich in Kombination mit einer gestörten Nierenlappung als Fehlbildungssyndrom auf. Nebenmilz und Doppelmilz besitzen keinen eigenständigen Krankheitswert.

In der Milz kommen **Zysten** vor, die z. T. angeboren und in diesem Fall von Mesothel ausgekleidet sind. Hiervon abzugrenzen sind die erworbenen Pseudozysten: Sie sind Residualzustand eines Infarktes oder einer abszedierenden Infektion (persistierender Gewebedefekt) und besitzen keine Epithelauskleidung. Eine Operationsindikation besteht bei großen Zysten in der Nachbarschaft zum Milzhilus, da in diesem Fall Perforationsgefahr besteht.

Zirkulationsstörungen der Milz

Milzinfarkt

Ischämische Milzinfarkte entstehen vor allem durch embolischen Verschluss der A. lienalis bzw. eines Milzarterienastes, meist im Rahmen einer bakteriellen Endokarditis oder einer hochgradigen Arteriosklerose. Der Embolus entstammt im letzteren Fall meist einem ulzerösen Plaque der Aorta. Seltener liegen Thrombosen der A. lienalis zugrunde, z. B. im Rahmen einer tumorbedingten Gefäßkompression. Die Infarktareale sind gelblich und keilförmig, die Spitze zeigt zum Milzhilus, die Basis reicht bis zur Milzkapsel. Typisch sind Schmerzen im linken Oberbauch. **Hämorrhagische Milzinfarkte** treten bei einer Milzvenenthrombose und selten bei der Splenomegalie (s. S. 151) auf.

MERKE

Milzinfarkt und Milzabszess sind die wichtigsten Differenzialdiagnosen eines akuten Abdomens mit Schmerzen im linken Oberbauch.

Stauungsmilz

Unter Stauungsmilz („*congested spleen*") versteht man eine Milzvergrößerung durch chronischen Blutrückstau. Eine akute Stauung (z. B. im Rahmen eines Herzinfarktes) hat im Allgemeinen keine Auswirkungen auf die Milzgröße, da die bindegewebige Kapsel sowie das Trabekelwerk dem plötzlich ansteigenden Innendruck einen Widerstand entgegensetzen. Erst im Rahmen einer länger andauernden Stauung gibt die Milz der erhöhten Druckbelastung nach, was insgesamt zu einer teils erheblichen Vergrößerung des Organs führt. Darüber hinaus resultieren charakteristische (aktive) Umbauprozesse (v. a. eine reaktive Fibrose).

Ätiopathogenese | Der **kardialen Stauungsmilz** liegt eine Rechtsherzinsuffizienz zugrunde. Die **portale Stauungsmilz** (Abb. 6.3) ist ganz überwiegend durch eine Leberzirrhose bedingt, sehr viel seltener durch eine Pfortader- oder Milzvenenthrombose.

Morphologie | Die Stauungsmilz ist histologisch durch eine Ausweitung der Sinus in der roten Pulpa, zahlreiche dicht gelagerte Erythrozyten und eine Fibrose von Kapsel und Stroma gekennzeichnet. Bei der kardialen Stauungsmilz ist die Splenomegalie geringer ausgeprägt (< 500 g) als bei der portalen Stauungsmilz (> 500 g). Ältere knotenförmige Narben innerhalb der Milz werden als Gamna-Gandy-Knötchen bezeichnet.

Splenomegalie

Der Begriff Splenomegalie beschreibt eine **Vergrößerung/Gewichtszunahme der Milz**. Die zugrunde liegenden Ursachen sind vielfältig: Infektionskrankheiten, maligne Erkrankungen, verschiedene erworbene Stoffwechselstörungen und angeborene Stoffwechselerkrankungen (z. B. Hyperlipoproteinämien, Sphingolipoidosen, Mukopolysaccharidosen), Amyloidose, hämolytische Anämien, bestimmte Formen der chronischen Polyarthritis (Felty-Syndrom) u. a.

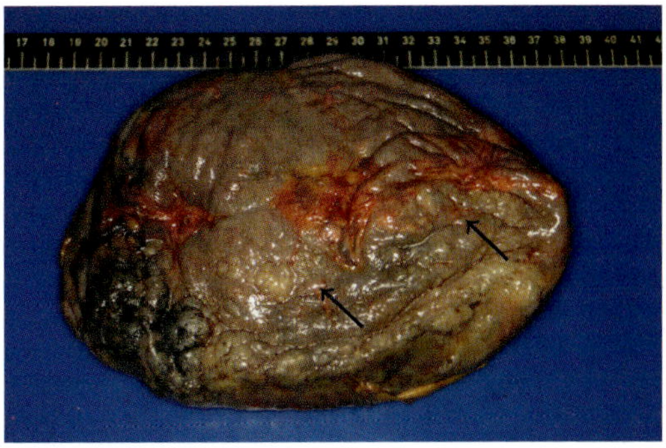

Abb. 6.3 Portale Stauungsmilz bei langfristig vorbestehender Pfortaderthrombose. 48 Jahre alter Mann mit Alkoholabusus, Milzgewicht 870 g. Beachte insbesondere die zahlreichen Narbenknötchen (Pfeile) und Einblutungen sowie die Kapselhyalinose (erkennbar an der weißlichen Verfärbung der Milzkapsel).

Die Stauungsmilz präsentiert sich gleichfalls unter dem Bild der Splenomegalie.
Je nach Ausprägung der Splenomegalie/Milzgewicht ergeben sich differenzialdiagnostische Hinweise auf die Ätiologie:

- < 500 g: Herzinsuffizienz, Mononukleose, Infektion;
- 500–800 g: hämolytische Anämien, Stauungsmilz, Speicherkrankheiten;
- > 1000 g: CML, B-CLL, Malaria.

Hypersplenismus: Die morphologische Syndrom der Splenomegalie kann zum funktionellen Syndrom des Hypersplenismus führen. Dieses ist durch eine Panzytopenie des zirkulierenden Blutes mit gleichzeitiger Hyperplasie der Hämatopoese im Knochenmark gekennzeichnet. Ursache ist die längere Verweildauer des Blutes in der vergrößerten Milz mit erhöhter Sequestration von Blutzellen; hieraus resultieren eine Anämie, eine Granulozytopenie mit erhöhter Infektneigung sowie eine Thrombozytopenie mit erhöhter Blutungsneigung. Die Blutbildung im Knochenmark ist reaktiv gesteigert. Morphologisches Korrelat des Hypersplenismus ist die ausgeprägte Hyperplasie der roten Pulpa.

6

Asplenismus

Nach einer Splenektomie kann es durch das Fehlen des milztypischen lymphatischen Gewebes zu einer erhöhten Infektanfälligkeit kommen, insbesondere gegenüber Streptokokken. Das **Postsplenektomie-Syndrom** (**OPSI** (overwhelming postsplenectomy infection)-**Syndrom** ist durch einen erworbenen (splenektomiebedingten) Phagozytosedefekt der Makrophagen gekennzeichnet, woraus eine fulminante Infektion und Sepsis durch Streptococcus pneumoniae, Haemophilus influenzae oder andere Bakterien, die durch Kapselpolysaccharide geschützt sind, kommen kann.

MERKE

Das OPSI tritt bei ca. 1 % aller Splenektomierten auf.

Entzündungen der Milz

Die Splenitis (Lienitis) kann akut oder chronisch verlaufen. In beiden Fällen handelt es sich um hämatogen ausgelöste Entzündungen der roten Milzpulpa, die häufig mit immunologischen Begleitreaktionen der weißen Pulpa assoziiert sind (follikuläre lymphatische Hyperplasie).
Die **akute eitrige Splenitis** ist durch eine starke Vermehrung neutrophiler Granulozyten, vornehmlich in der roten Pulpa, gekennzeichnet. Folge ist eine Splenomegalie, je nach Erreger können sich auch Abszesse ausbilden.
Die **akute virale Splenitis**, v. a. durch Ebstein-Barr-Virus (EBV-Mononukleose), Hepatitis-B- und Zytomegalie-Virus (CMV), geht mit einer Akkumulation von Lymphozyten in der roten Pulpa einher, die über die Blutbahn in die Milz einwandern. Auch in diesem Fall resultiert eine Splenomegalie.
Eine **chronische Splenitis** entsteht zumeist als chronisch-granulomatöse Entzündung bei der Tuberkulose, der Syphilis oder im Rahmen anderer granulomatöser Erkrankungen (z. B. Sarkoidose).

Neoplasien der Milz

Milzeigene Tumoren : Sie gehen ganz überwiegend von den milzeigenen Gefäßstrukturen aus. Zumeist handelt es sich um **Hämangiome** oder **Lymphangiome**; maligne Varianten sind selten, am ehesten sind dann **Hämangiosarkome** anzutreffen.
Maligne Lymphome: Maligne Lymphome können primär in der Milz entstehen (selten) oder sekundär die Milz mit einbeziehen (häufiger); in beiden Fällen resultiert eine Milzvergrößerung. Von besonderen milztypischen B-Lymphozyten geht beispielsweise das splenische Marginalzonenlymphom (s. S. 159) aus.
Chronische myeloproliferative Erkrankungen (s. S. 141): Bei diesen Erkrankungen ist der Milztumor oft diagnostisch wegweisend!
Metastasen: Eine Metastasierung in die Milz tritt bei 5 % aller malignen Tumoren/insb. Karzinomerkrankungen auf, v. a. bei malignen Melanomen, Bronchialkarzinomen und Mammakarzinomen.

6.2.3 Erkrankungen des Thymus

Key Point
Der Thymus ist das zentrale lymphatische Organ für die primäre Reifung der T-Lymphozyten in Kindheit und Jugend. Aplasie, Dysplasie oder Thymektomie in jungen Jahren führen zu einer gestörten Funktion der T-Lymphozyten und damit zu schweren Immundefekten.

Relevante anatomische und funktionelle Aspekte

Anatomie und Funktion des Thymus | Der Thymus liegt im oberen Mediastinum vor dem Herzbeutel. Makroskopisch besteht der Thymus aus 2 Lappen. Mikroskopisch ist das Parenchym in Rinde und Mark gegliedert. Anders als andere lymphatische Organe besitzt der Thymus ein **epitheliales Grundgerüst**, das sich in der 6. SSW aus dem Epithel der 3. Schlundtasche/Schlundfurche entwickelt und sich vom Ort seiner Entstehung aus ins obere Mediastinum absenkt. In das epitheliale Grundgerüst wachsen mesenchymale Septen ein, die im weiteren Verlauf u. a. die Blut-Thymus-Schranke bilden. Von der 9. SSW an wird das Epithelgewebe von Vorläuferzellen der T-Lymphozyten aus den fetalen Blutbildungsstätten besiedelt (dann als Thymozyten bezeichnet). Von der 17. SSW an sind die Thymozyten in der Rinde dichter gelagert als im Mark; der Thymus ist in diesem Stadium bereits voll funktionsfähig. Er wächst bis ins Kindesalter weiter und bildet sich nach Abschluss der Pubertät bis auf kleine Reste zurück (Involution).

Der Thymus gehört zu den primären lymphatischen Organen und ist für die **Bildung reifer T-Zellen** verantwortlich: Die lymphoiden Stammzellen wandern – „angelockt“ von thymuseigenen Chemokinen – in den Kortex ein und durchlaufen dort einen Reifungsprozess, der vornehmlich von den Thymusepithelzellen gesteuert wird. Im Zuge dieser Reifung erlangen die T-Zellen ihre Immunkompetenz (Erwerb entsprechender T-Zell-Rezeptoren), gleichzeitig aber auch ihre Toleranz gegenüber körpereigenen Antigenen. Hiefür müssen sie körpereigene MHC-Moleküle zuverlässig erkennen. Nur T-Lymphozyten, die diese Kriterien erfüllen, überleben **(positive Selektion)**. Die anderen Zellen – der weitaus größere Teil – gehen zugrunde und werden von Makrophagen eliminiert **(negative Selektion)**. Parallel zu den verschiedenen Reifungsschritten verlagern die Thymozyten ihren Standort und gelangen in mehreren Etappen von der Rinde ins Mark. Die reifen T-Lymphozyten wandern schließlich über die Blutgefäße der Medulla zu den sekundären lymphatischen Organen (Lymphknoten, MALT-System) und erfüllen dort ihre Aufgaben im Rahmen der spezifischen Immunabwehr.

Relevanz für die Pathologie | Aufgrund seiner prägenden Rolle in der Entwicklung der T-Zell-gebundenen Immunität sind Erkrankungen oder Entwicklungsstörungen des Thymus häufig von immunologischen Auffälligkeiten begleitet. Eine Aplasie oder ausgeprägte Hypoplasie des Thymus geht mit einem schweren Defekt der Immunabwehr einher. Entzündungen des Thymus können das empfindliche System der Selbsttoleranz stören, was möglicherweise bei der Genese einiger Autoimmunerkrankungen eine Rolle spielt (bewiesen ist das bislang allerdings nur für die Myasthenie). Selbiges gilt für neoplastische Thymuserkrankungen, insbesondere für Neoplasien des thymuseigenen Epithels (sog. Thymome). So gibt es neben der thymitisassoziierten Myasthenie beispielsweise auch eine paraneoplastische (thymomassoziierte) Myasthenia gravis.

Fehlbildungen des Thymus

Thymusaplasie: Eine Aplasie des Thymus findet sich bei angeborenen Immundefektsyndromen, denen eine Deletion (Mikrodeletion) von Chromosom 22 zugrunde liegt (Di-George-Syndrom oder Catch-22-Syndrom, s. S. 53). Diese genetischen Störungen treten zumeist sporadisch auf und können komplexe Missbildungssyndrome zur Folge haben (vgl. Immunpathologie). Die für die T-Zellreifung notwendige Thymuspassage (z. B. positive und negative Selektion der T-Zellen) ist bei der Aplasie nicht möglich. Das spezifische Immunsystem ist durch das Fehlen reifer T-Zellen in seiner Funktion stark eingeschränkt, wodurch es bereits kurz nach der Geburt zu schweren Infekten kommt. Für die Diagnose ist eine zytogenetische Untersuchung (FISH = Fluoreszenz-in-situ-Hybridisierung) maßgeblich.

Thymushypoplasie: Bei der Thymushypoplasie ist zwar Thymusgewebe vorhanden, jedoch dem Alter entsprechend in zu geringer Menge. Meist ist es ektop gelegen im oberen Mediastinum oder im Hals. Die Thymushypoplasie findet sich im Rahmen des klinisch sehr variabel ausgeprägten Di-George-Syndroms/Catch-22-Syndroms sowie bei anderen Immundefektsyndromen (z. B. SCID – severe combined immunodeficiency).

Ektopes Thymusgewebe entsteht im Rahmen einer unvollständigen Absenkung der Thymusanlage in das Mediastinum. Ektopes Thymusgewebe kann ein Grund für den mangelnden therapeutischen Effekt einer Thymektomie bei der Myasthenia gravis (s. u.) sein.

Angeborene Thymuszysten bestehen aus einer dünnen Wand mit Epithelauskleidung, das Lumen ist mit einer serösen Flüssigkeit gefüllt. Die Zysten liegen im vorderen Mediastinum und verhalten sich stets gutartig. Sie haben klinisch nur insofern Bedeutung, als sie von anderen, möglicherweise gravierenden Erkrankungen des Thymus mit zystischen Veränderungen abgegrenzt werden müssen.

Entzündungen des Thymus

Die **lymphofollikuläre Thymitis** kommt bei zahlreichen Autoimmunerkrankungen vor (z. B. Myasthenia gravis, rheumatoide Arthritis, Lupus erythematodes u. a.), ein pathogenetischer Zusammenhang zwischen Thymitis und Autoimmunerkrankung ist allerdings nur für die Myasthenia gravis gesichert.

Morphologie | Der Thymus ist insgesamt vergrößert, histologisch finden sich zahlreiche **Lymphfollikel (Sekundärfollikel) im Thymusmark**. Die Lymphfollikel sind Ausdruck einer starken Produktion von Immunglobulinen; im Falle der Myasthenia gravis entstehen hier Autoantikörper gegen den Acetylcholinrezeptor (s. u.).

Bei allen Entzündungsprozessen mit Beteiligung des Thymus können **Thymuszysten** entstehen, die durch Einblutungen häufig Blutreste und nekrotisches Material sowie im weiteren Verlauf auch Verkalkungen in sich bergen können. Dies unterscheidet sie von den angeborenen/primären Thymuszysten (s. o.), deren Inhalt i. d. R. serös ist. Erworbene Zysten kommen zudem häufiger multilokulär vor, die Zystenwand ist dicker als bei den angeborenen. Differenzialdiagnostisch kann die Abgrenzung der Thymuszysten von Tumoren schwierig sein.

6

Myasthenia gravis

Die Myasthenia gravis ist durch eine progressive lokalisierte (10 %) oder generalisierte belastungsabhängige Muskelschwäche (90 %) charakterisiert, wobei der Krankheitsverlauf ausgeprägten individuellen Schwankungen unterliegt. Ursächlich ist eine Störung der neuromuskulären Übertragung durch eine **autoantikörperbedingte Blockade von Acetylcholinrezeptoren** im Bereich der motorischen Endplatte. Ein Großteil der Patienten (60–70 %) hat zeitgleich eine lymphofollikuläre Thymitis. Die pathogenetische Bedeutung dieser Koinzidenz ist heute weitestgehend geklärt: Der Acetylcholinrezeptor kommt in myoiden Zellen des Thymusmarks vor und kann im Rahmen einer Thymitis antigene Wirkung erlangen. Er wird von ortsständigen dendritischen Zellen prozessiert und den T-Zellen präsentiert, die nachfolgend die B-Zellen in den Lymphfollikeln zur Produktion von Acetylcholinrezeptor-Antikörpern anregen. Aus diesem Grund kann sich eine Thymektomie auf den Verlauf der Myasthenie günstig auswirken, da die Proliferation der krankheitsverursachenden Antikörper verhindert wird. Bei den übrigen Autoimmunerkrankungen ist die pathogenetische Relevanz der lymphofollikulären Thymitis unklar.

6

Neoplasien des Thymus

Tumoren des Thymus sind insgesamt selten; sie stellen weniger als 1 % aller Tumorerkrankungen. Relativ betrachtet sind Thymome am häufigsten.

Thymome: Thymome sind **Neoplasien des Thymusepithels** und treten bevorzugt zwischen dem 40. und 60. Lebensjahr in Erscheinung. Sie fallen klinisch durch Brustkorbschmerzen, Luftnot, Schluckbeschwerden und andere Symptome auf, die mit durch die Kompression benachbarter anatomischer Strukturen provoziert werden, z. T. auch durch das direkte Einwachsen des Thymoms. Thymome sind in 45 % der Fälle mit einer Myasthenia gravis assoziiert, seltener mit anderen Autoimmunerkrankungen wie z. B. einer Polymyositis.

MERKE

Eine Raumforderung im vorderen Mediastinum ist in 50 % der Fälle durch ein Thymom bedingt.

Anhand des histologischen Befundes unterscheidet man zwischen Thymomen mit überwiegend gutartigem Verlauf (Typ A und AB) und solchen mit aggressiverem klinischem Verlauf (Typ B). Die histologische Klassifikation bezieht sich auf den Wachstumstyp der Tumorzellen: medullär (spindelzellig = A, **Abb. 6.4**), kortikal (B) oder gemischt (AB).

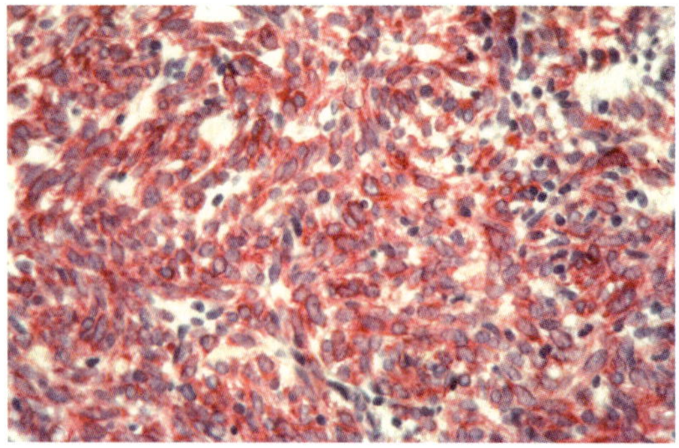

Abb. 6.4 Immunhistochemische Darstellung eines Thymoms. Bei der Diagnostik und Klassifizierung von Thymomen werden immunhistochemische Färbungen eingesetzt, in diesem Fall für ein besonderes Zytokeratin (CK19). In diesem Gewebeschnitt finden sich ausschließlich spindelige epitheliale Tumorzellen (Typ-A-Thymom).

- **Typ-A-Thymome** machen 20 % aller Thymome aus und gelten als benigne. Rezidive sind selten, Metastasen kommen so gut wie nicht vor. Eine nennenswerte Einschränkung der Lebenserwartung besteht nicht.
- **Typ-AB-Thymome** verhalten sich wie Typ-A-Thymome.
- **Typ-B-Thymome** verhalten sich je nach Subtyp unterschiedlich hinsichtlich Rezidivhäufigkeit, lokaler Ausbreitung und Metastasierungsrate (bis zu 20 %). Sie sind als maligne einzustufen.

Für die klinische Prognoseabschätzung v. a. der Typ-B-Thymome und Thymuskarzinome wird zusätzlich die Masaoka-Klassifikation verwendet, bei der das Ausmaß des infiltrativen Wachstums und die Metastasierung bewertet werden: I = kein Kapseldurchbruch; II = Kapseldurchbruch; III = Infiltration in benachbarte Organe; IV = Fernmetastasen. Thymome ohne Kapseldurchbruch werden nur reseziert. Bei inkompletter Resektion wird eine adjuvante Radiatio oder Radiochemotherapie durchgeführt.

Thymuskarzinome sind maligne Tumoren, die im Thymus entstehen und keine Ähnlichkeit zu Thymomen aufweisen. Sie werden aufgrund histologischer Kriterien klassifiziert und sind zumeist gering differenziert (hoher Malignitätsgrad). Am häufigsten sind **Plattenepithelkarzinome**. Das Risiko eines Tumorrezidivs ist generell sehr hoch. Zusätzlich zur Resektion erfolgt daher meist auch eine Radiochemotherapie.

Sonstige Thymustumoren: Der Thymus kann Ausgangspunkt besonderer Non-Hodgkin-Lymphome sein, deren Ursprungszellen im Thymus (z. B. das mediastinale B-Zell-Lymphom). Ferner können sich im Thymus folgende Tumoren manifestieren: ein Morbus Hodgkin, T-lymphoblastische Lymphome, Keimzelltumoren.

6.3 Maligne Lymphome

Key Point

Der Begriff „Lymphom“ bezeichnet in seiner allgemeinsten Bedeutung eine Lymphknotenvergrößerung jedweder Ätiologie. Im engeren Sinne versteht man darunter eine in der Regel maligne Neoplasie des lymphatischen Gewebes, die von den unterschiedlichen T- und B-Zell-Arealen der lymphatischen Organe ihren Ausgang nimmt.

Klassischerweise ist dieser Ausgangspunkt der Lymphknoten **(nodale Lymphome)**, maligne Lymphome können aber auch in allen anderen primären und sekundären lymphatischen Organen (Knochenmark, Milz, Thymus, schleimhautassoziiertes lymphatisches Gewebe) entstehen **(extranodale Lymphome)** sowie seltener in nichtlymphatischen Organen und Geweben, wie z. B. in der Haut, im Hoden und im Gehirn. Neben dem Entstehungsort werden die Lymphome nach ihrem Ursprung in **B-Zell-Lymphome** und **T-Zell-Lymphome** eingeteilt. Eine besondere Variante ist das **Hodgkin-Lymphom**, das durch eine besondere Histologie sowie besondere klinische Charakteristika (insb. hinsichtlich Symptomatik, Prognose und Therapie) gekennzeichnet ist. Es wird daher nach wie vor allen anderen malignen Lymphomen **(Non-Hodgkin-Lymphomen, NHL)** als eigenständiges Krankheitsbild gegenübergestellt.

WHO-Klassifikation der Lymphome | Die malignen Lymphome werden nach der WHO in zahlreiche Subtypen klassifiziert. Neben **Entstehungsort** (nodal/extranodal/extralymphatisch) und **zellulärem Ursprung** (die verschiedenen Reifungs- und Aktivierungsstadien der B- bzw. T-Zell-Reihe) spielen bei dieser Klassifizierung zahlreiche weitere Kriterien eine Rolle, so v. a. auch der **zytologische Befund** (eher kleinzellige bzw. zytische/eher blastische Lymphome), der **Immunphänotyp** (insb. das Vorhandensein bestimmter Zelloberflächenantigene), typische **genetische Anomalien** der Tumorzellen sowie das **Wachstumsmuster** der Lymphome (z. B. nodulär/follikulär/diffus).

MERKE

Die Immunhistochemie ist heutzutage bei der Typisierung der verschiedenen Lymphomarten unverzichtbar geworden.

Die Prognose eines malignen Lymphoms hängt allerdings nicht nur vom Lymphomtyp, sondern ganz maßgeblich auch von der Ausbreitung des Lymphoms (Tumorstadium/Staging) zum Zeitpunkt der Diagnose ab, darüber hinaus auch von weiteren klinischen Kriterien (vgl. unten).

Allgemeine Verlaufsformen der Lymphome | Lymphome manifestieren sich klinisch meist als lokalisierte Lymphknotenvergrößerungen oder Organinfiltrationen (z. B. MALT Lymphome, s. S. 159). Niedrig maligne NHL können primär generalisiert auftreten mit Infiltration des Knochenmarks und leukämischer Ausschwemmung (z. B. multiples Myelom, s. S. 162 oder chronische lymphatische Leukämie, s. S. 159). Vom klinischen Verlauf her unterscheidet man indolente, aggressive und sehr aggressive Lymphome sowie den Morbus Hodgkin.

MERKE

30 % aller Non-Hodgkin-Lymphome verlaufen leukämisch!

Die Lymphome breiten sich vom Ort ihrer Entstehung aus kontinuierlich, lymphogen oder hämatogen aus; jedes Lymphom bevorzugt dabei – zumindest initial – unterschiedliche Ausbreitungswege. Anfänglich besiedeln die Lymphome also jeweils recht „zuverlässig“ bestimmte Organe/Kompartimente des lymphatischen Systems (dies kann diagnostisch mit wegweisend sein), bevor sie weiträumig und im Endstadium u. U. auch wahllos verschiedenste Gewebe infiltrieren. Nicht alle Lymphome verhalten sich gleichermaßen aggressiv; sog. **indolente Lymphome** zeigen nur eine sehr geringe „Bereitschaft“ zur Expansion, da die Tumorzellen durch spezifische Homing-Rezeptoren am Ort ihrer Entstehung gehalten werden. Letzteres gilt insbesondere für die MALT-Lymphome (s. S. 159).

MERKE

Die Begriffe „aggressiv“ und „indolent“ beziehen sich auf den natürlichen Krankheitsverlauf und nicht auf die Therapierbarkeit.

Allgemeine klinische Aspekte der malignen Lymphome | Neben charakteristischen **Lokalbefunden** (geschwollene Lymphknoten, Splenomegalie, Herdbefunde in anderen Organen), fallen maligne Lymphome häufig durch **Allgemeinsymptome (sog. B-Symptome)** auf: Fieber > 38 °C, Gewichtsverlust > 10 % in 6 Monaten, Nachtschweiß, wellenförmiger Fieberverlauf. Bei einem Befall des Knochenmarks kann es zu **Blutbildveränderungen** kommen; ursächlich können eine Ausschwemmung von Lymphomzellen und/oder eine Knochenmarkinsuffizienz sein (klinische Korrelate: Anämie, Infekte, Blutungsneigung).

6.3.1 Hodgkin-Lymphom

Key Point
Das Hodgkin-Lymphom ist der Prototyp eines malignen Lymphoms, da es fast stets in einem Lymphknoten beginnt und sich zunächst kontinuierlich über Lymphgefäße von Lymphknoten zu Lymphknoten ausbreitet, bevor es in einem späteren Stadium auch in die Blutbahn einbricht und weitere Organe befällt (v. a. Milz, Leber, Lunge und Knochenmark). Man unterscheidet verschiedene Subtypen des Morbus Hodgkin, die sich hinsichtlich ihrer Histologie, ihres klinischen Verlaufs, ihrer genetischen Grundlagen, ihrer Epidemiologie und z. T. auch der Therapie unterscheiden. In vielen Fällen ist eine Heilung der betroffenen Patienten möglich. Aus diesen u. a. Gründen wird an der Abgrenzung des Hodgkin-Lymphoms von den Non-Hodgkin-Lymphomen weiter festgehalten, obwohl man heute weiß, dass auch das Hodgkin-Lymphom von B-Zellen abgeleitet werden kann.

Das Hodgkin-Lymphom (Morbus Hodgkin) tritt vornehmlich bei jungen Erwachsenen auf und ist durch ein charakteristisches histologisches Bild gekennzeichnet: Es finden sich einzeln liegende, große blastische Zellen **(Hodgkin-Zellen)** sowie mehrkernige Riesenzellen **(Sternberg-Reed-Zellen)** inmitten eines **reaktiven entzündlichen Infiltrates** aus kleinen Lymphozyten, eosinophilen Granulozyten, Makrophagen und Fibroblasten. Die Entzündungszellen dominieren gegenüber den Tumorzellen, wobei das „Mischungsverhältnis" je nach histologischem Subtyp (s. u.) variiert. Die Tumorzellen zeigen nahezu immer ein monoklonales Rearrangement der Immunglobulinschwerketten (vgl. Kap. Immunpathologie).
Anhand klinischer, morphologischer und molekulargenetischer Befunde unterscheidet man das sog. **klassische Hodgkin-Lymphom (CHL)** vom **nodulären lymphozytenprädominanten Hodgkin-Lymphom (NLPHL)**. Das diagnostische Vorgehen sowie die Stadieneinteilung (s. S. 157) sind bei allen Subtypen des Morbus Hodgkin gleich.

Klassisches Hodgkin-Lymphom (CHL)

Epidemiologie | Das CHL macht 95 % aller Hodgkin-Lymphome aus; die Inzidenz beträgt etwa 3/100 000 mit einem leichten Überwiegen männlicher Patienten. Die Altersverteilung ist typischerweise bimodal mit einem Häufigkeitsgipfel zwischen dem 15. und 30. Lebensjahr und einem zweiten nach dem 60. Lebensjahr.
Ätiopathogenese | Die Ätiologie ist unbekannt, eine Beziehung zur EBV-Infektion (Mononukleose) wird vermutet.

Lokalisation und Morphologie | 75 % der CHL manifestieren sich primär in mediastinalen (**Abb. 6.5**) und zervikalen Lymphknoten, die übrigen vor allem in Lymphknoten benachbarter anatomischer Regionen wie Axilla und Paraaorta (stammnahe Lymphknoten). Diagnostisch ist der Nachweis von mehrkernigen Sternberg-Reed-Zellen mit Nachweis von CD 30 (s. **Abb. 6.6**).

MERKE
Anders als bei den Non-Hodgkin-Lymphomen ist ein primär extranodales Auftreten des Morbus Hodgkin (Gastrointestinaltrakt, Haut, Knochen) eine Rarität.

Die **histologischen Subtypen** des CHL sind der nodulär-sklerosierende Typ (70 %), der Mischtyp (25 %), der lymphozytenreiche klassische Typ (4 %) und der lymphozytenarme Typ (1 %). Die Subtypen unterscheiden sich histologisch durch einen unterschiedlichen Fibrosegrad des Tumorgewebes, eine unterschiedliche Zusammensetzung des reaktiven Begleitinfiltrates und die Dichte der Hodgkin- und Reed-Sternberg-Zellen. Klinisch unterscheiden sich die Subtypen v. a. hinsichtlich epidemiologischer, prognostischer und z. T. auch therapeutischer Aspekte (**Tab. 6.1**).

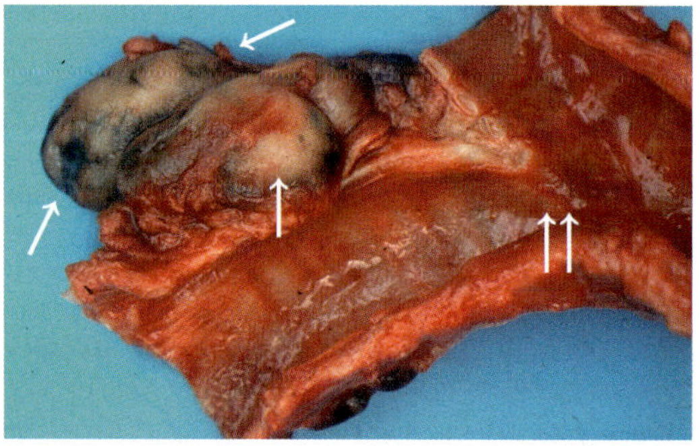

Abb. 6.5 Befall der Hiluslymphknoten bei Morbus Hodgkin, nodulär-sklerosierender Subtyp. Die befallenen Lymphknoten sind durch Pfeile markiert. Doppelpfeil: Bifurkation der Trachea mit abgesetztem Hauptbronchus.

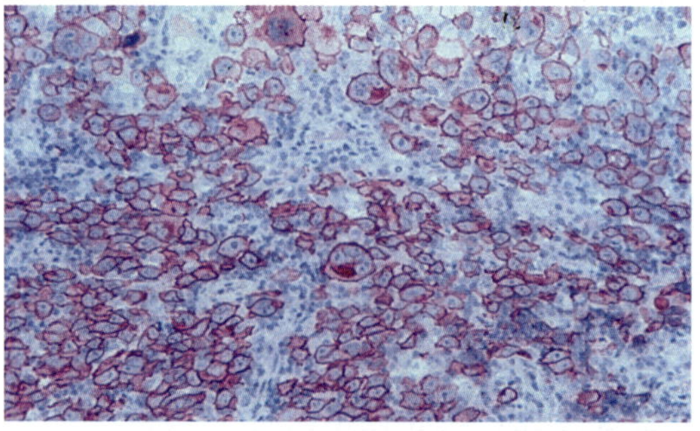

Abb. 6.6 Morbus Hodgkin, lymphozytenarmer Typ. Gut zu erkennen sind die Sternberg-Reed-Zellen inmitten einer zerstörten Lymphknotenarchitektur. (Mit freundlicher Genehmigung von Dr. Franz, Kiel)

Tab. 6.1

Besonderheiten der einzelnen histologischen Subtypen des CHL

histologischer Subtyp	mediastinale Beteiligung	Geschlechterverhältnis m:w	übliches Stadium bei Diagnose
nodulär-sklerosierender Typ	80 %	1:1	I/II
gemischtzelliger Typ	selten	2:1	III/IV
lymphozytenreicher Typ	15 %	2:1	I/II
lymphozytenarmer Typ (**Abb. 6.6**)	selten	3:1	III/IV

Klinische Aspekte und Prognose | Häufige **Symptome** des Hodgkin-Lymphoms sind schmerzlose, z. T. miteinander verbackene Lymphknotenpakete (initial insb. zervikal) sowie die sog. B-Symptome (s. o.); darüber hinaus finden sich häufig eine Splenomegalie, eine BSG-Erhöhung, eine Lymphozytopenie (< 1000/µl) und gelegentlich auch eine Eosinophilie im Differenzialblutbild. Diagnostisch ausschlaggebend ist die Biopsie eines vergrößerten Lymphknotens, der auch die Grundlage für die weitere Therapie darstellt.

MERKE

Die Diagnose eines Morbus Hodgkin muss histologisch gesichert werden!

Die **Therapie** erfolgt stets in kurativer Absicht und risikoadaptiert: Je nach Ausdehnung und Art der Erkrankung werden die Patienten in 3 Prognosegruppen eingeteilt (lokalisierte/intermediäre/fortgeschrittene Erkrankung), für die unterschiedliche Therapieempfehlungen gelten.

Die Krankheitsschwere und damit **Prognose** wird dabei nicht nur vom histologischen Subtyp des Lymphoms, sondern auch von dessen Ausbreitung (Tumorstadium) bestimmt. Die klinische Stadieneinteilung (CS) des Morbus Hodgkin basiert auf der Ann-Arbor-Klassifikation (**Tab. 6.2**). Als besonders ungünstige Risikofaktoren des Morbus Hodgkin gelten: Mediastinaltumor > ⅓ des Thoraxdurchmessers, ein extranodaler Befall und ein massiver Milzbefall. Die 5-Jahres-Überlebensrate des Morbus Hodgkin variiert je nach histologischem Subtyp und Krankheitsstadium bei Erstdiagnose zwischen 50 und 95 %. Besonders günstig ist die Prognose bei lokalisierten Lymphomen mit einer 5-Jahres-Überlebensrate von 95 %. Allerdings wird diese positive Statistik durch die generell erhöhte Gefahr von Zweitmalignomen im Langzeitverlauf getrübt (als Folge der Radio- und Chemotherapie). Spätkomplikationen können sein: Mammakarzinom, Schilddrüsenkarzinom, AML.

Tab. 6.2

Stadieneinteilung des Morbus Hodgkin (vereinfachte Ann-Arbor-Klassifikation)

Stadium	Charakteristika
I	Befall einer einzelnen Lymphknotenregion oder eines lymphatischen Organs (Milz, Thymus usw.)
II	Befall von 2 oder mehr Lymphknotenregionen auf derselben Seite des Zwerchfells
III	Befall von Lymphknotenregionen auf beiden Seiten des Zwerchfells
IV	Extranodale Infiltrate
Zusätzliche Kriterien A = keine weiteren Symptome B = Fieber, Nachtschweiß und Gewichtsverlust (sog. B-Symptomatik im klinischen Sprachgebrauch) X = Bulky Disease = Lymphknoten oder Tumorgewebe mit > 10 cm Durchmesser	

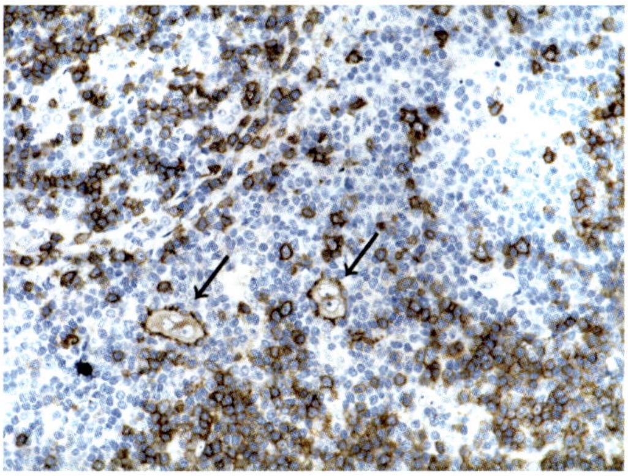

Abb. 6.7 Noduläres lymphozytenprädominantes Hodgkin-Lymphom. Anders als beim klassischen Morbus Hodgkin sind beim NLPHL die Hodgkin-Zellen negativ für CD 30 und positiv für B-Zell-Antigene, hier: CD 20-Pan-B-Zell-Marker (Pfeile).

Noduläres lymphozytenprädominantes Hodgkin-Lymphom

Epidemiologie | Das noduläre lymphozytenprädominante Hodgkin-Lymphom (NLPHL) stellt etwa 5 % aller Hodgkin-Lymphome und tritt bevorzugt im mittleren Lebensalter auf (30.–50. Lebensjahr). Männliche Patienten überwiegen.

Ätiopathogenese | Die für die CHL typische Assoziation mit einer EBV-Infektion besteht bei dieser Erkrankung nicht. Der regelmäßige Nachweis eines monoklonalen B-Zell-Rearrangements unterscheidet das NLPHL vom CHL und weist auf eine mögliche Beziehung zu den NHL der B-Zell-Reihe hin.

Morphologische Aspekte | Der Lymphknoten ist vollständig umgebaut; er enthält ein Infiltrat aus neoplastischen L- und H-Zellen (L = lymphozytär, H = histozytär) und einer reaktiven Population aus kleinen Lymphozyten. Die L- und H-Zellen werden aufgrund ihrer besonderen Kernstruktur auch „Popcornzellen" genannt. Sie weisen ein monoklonales Rearrangement der Immunglobulingene auf und exprimieren B-Zell-Antigene wie CD 20 (**Abb. 6.7**) und

CD79a, was sie von den beim CHL auftretenden Sternberg-Reed-Zellen unterscheidet.

Klinische Aspekte | wird zumeist in einem frühen Stadium mit lokalisierten Lymphknotenschwellungen diagnostiziert. Die Prognose des NLPHL ist insgesamt wesentlich besser als die des CHL mit einer 10-Jahres-Überlebensrate von 80%. Die Ursache für die bessere Prognose im Vergleich zum CHL ist nicht bekannt.

MERKE

Das Auftreten von zervikalen, nichtschmerzenden Lymphknotenschwellungen bei jungen Patienten in Verbindung mit Allgemeinsymptomen muss an einen Morbus Hodgkin denken lassen. Disseminierte Lymphknotenschwellungen hingegen sind für das Hodgkin-Lymphom ungewöhnlich und eher Hinweis auf ein Non-Hodgkin-Lymphom. Die zumeist streng lokalisierte Ausbreitung des Hodgkin-Lymphoms bevorzugt im Bereich des Achsenskelettes erklärt auch den besonderen Erfolg der Radiotherapie.

6.3.2 Non-Hodgkin-Lymphome der B-Zell-Reihe

Key Point

80% aller Non-Hodgkin-Lymphome (NHL) leiten sich von B-Lymphozyten und deren Vorläuferzellen ab.

Allgemeine Charakteristika der B-NHL

Allgemeine Epidemiologie der B-NHL | B-NHL zeigen eine geografisch unterschiedliche Inzidenz zwischen 2/100 000 und 15/100 000. In Deutschland rechnet man jährlich mit etwa 7000 Neuerkrankungen.

Allgemeine Ätiopathogenese der B-NHL | Die Ätiologie der B-Zell-Lymphome ist nur z.T. bekannt. Beim endemischen Burkitt-Lymphom und beim HIV-assoziierten Burkitt-Lymphom findet sich eine Assoziation mit dem EBV-Virus. Hepatitis-C-Infektionen sind gleichfalls mit einer erhöhten Erkrankungsrate von B-Zell-Lymphomen verbunden. Die Helicobacter-pylori-bedingte Gastritis geht mit einer Ansiedlung lymphatischen Gewebes in der Magenschleimhaut einher; dieses „ortswidrige" lymphatische Gewebe kann bei einem mehrjährigen Krankheitsverlauf zum Ausgangspunkt eines MALT-Lymphoms werden.

Allgemeine Klassifikation der B-NHL | Die B-Zell-Lymphome leiten sich von unterschiedlichen Reifungsstufen der B-Lymphozyten ab und werden entsprechend ihrem zellulären Ursprung sowie den histologischen, klinischen, immunhistochemischen und molekulargenetischen Eigenschaften in zahlreiche Subtypen untergliedert. Für Therapie und Prognose ist wie für die Hodgkin-Lymphome neben dem histologischen Subtyp v.a. auch das Krankheitsstadium wichtig. Die Stadieneinteilung (und damit auch die Einteilung in verschiedene Prognosegruppen) erfolgt analog zum Morbus Hodgkin (s. S. 156) mit der Besonderheit, dass bei den B-NHL zusätzlich zwischen primär nodaler und primär extranodaler Manifestation der Lymphome unterschieden werden muss. Für die B-CLL sowie für die Plasmazellneoplasien werden besondere klinische Prognosefaktoren verwendet (s. S. 159 und S. 162).

Allgemeine Manifestations- und Verlaufsformen der B-NHL | B-Zell-Lymphome manifestieren sich in 3 wichtigen klinischen Erscheinungsformen:

- primär nodale Lymphome (z.B. follikuläre Lymphome),
- primär extranodale Lymphome (z.B. MALT-Lymphome, mediastinale B-Zell-Lymphome),
- Leukämien und primär generalisierte Lymphome (z.B. B-CLL).

MERKE

Prototyp eines B-Zell-Lymphoms ist das follikuläre Lymphom, das typischerweise als nodales Lymphom wächst und mit disseminierten Lymphknotenschwellungen in Erscheinung tritt.

Die anderen B-Zell-Lymphome weichen mehr oder weniger stark von diesem Prototyp ab. Bei der B-CLL (s. S. 159) steht der leukämische Aspekt im Vordergrund. Die MALT-Lymphome (s. S. 159) entwickeln sich primär extralymphatisch im Gastrointestinaltrakt. So ist das klinische Erscheinungsbild der B-Zell-Lymphome wesentlich vielfältiger als das der Hodgkin-Lymphome.

Prinzipiell können darüber hinaus alle B-Zell-Lymphome im Laufe der Erkrankung ihre klinische Manifestationsform verändern. So können die üblicherweise primär nodal auftretenden diffusen großzelligen B-Zell-Lymphome in 30% der Fälle auch primär extranodal auftreten. Primär nodale Lymphome können darüber hinaus einen leukämischen Verlauf nehmen wie z.B. das Burkitt-Lymphom (Burkitt-Leukämie) oder das Mantelzell-Lymphom. Die B-Zell-Lymphome variieren auch hinsichtlich ihrer Aggressivität: Man unterscheidet indolente, aggressive und sehr aggressive B-NHL. Tab. 6.3 gibt eine Übersicht. Die Unterscheidung hinsichtlich der Aggressivität wird für B- *und* T-Zell-Lymphome (s. S. 165) verwendet. Sie ist für die Therapieentscheidung von besonderer Relevanz.

- **Indolente Lymphome** sind niedrig maligne Lymphome, die einen langjährigen Verlauf haben; aufgrund der geringen Mitoserate des Tumorgewebes zeigen Chemotherapien kaum Wirkung. Hier werden in den lokalisierten Stadien eine Strahlentherapie oder besondere auf das Lymphom abgestimmte Therapieformen (siehe z.B.

Tab. 6.3

Einteilung der B-NHL nach klinischen Verlauf, entsprechend den Vorschlägen des Kompetenznetzes Maligne Lymphome (leicht vereinfacht)

indolente Lymphome	aggressive Lymphome	sehr aggressive Lymphome
Chronische lymphatische Leukämie (B-CLL)	Prolymphozytenleukämie	Lymphoblastische Lymphome (B-Typ)
Lymphoplasmozytisches Lymphom	Plasmozytom	Burkitt-Lymphom
Haarzellenleukämie	Mantelzell-Lymphom	Plasmazellleukämie
Marginalzonenlymphom, MALT-Lymphom	Diffuses großzelliges B-Zell-Lymphom	
Follikuläre Lymphome	Mediastinales B-Zell-Lymphom	

MALT-Lymphom, S. 159 und Mycosis fungoides, S. 167) eingesetzt.

- **Aggressive Lymphome** sind hoch maligne Lymphome, die unbehandelt in kurzer Zeit tödlich verlaufen. Über zwei Drittel der Patienten befinden sich bei Diagnosestellung in fortgeschrittenen Stadien (Stadium II–III). Durch Kombinationschemotherapie (v.a. CHOP-Schema) lassen sich oft Remissionen erzielen.

Allgemeine therapeutische Aspekte | Die Therapie der Lymphome erfolgt aufgrund der zahlreichen Möglichkeiten zumeist in onkologischen Zentren. Grundlage sind etablierte Therapieprotokolle, die Lymphom- und stadienabhängig u.a. aus „Abwarten und Beobachten" („Watch an Wait"), Strahlentherapie, Kombinationschemotherapie, Hochdosistherapie, Stammzelltransplantation, Zytokintherapie und Antikörpertherapie bestehen. In der Wahl der Behandlung gehen u.a. ein: Aggressivität des Lymphoms, Alter des Patienten, Allgemeinbefinden, hämatologischer Status.

Die verschiedenen Subtypen der B-NHL

MERKE

Die chronisch lymphatische Leukämie (B-CLL), das follikuläre Lymphom und das diffuse großzellige B-Zell-Lymphom stellen den überwiegenden Teil der malignen B-Zell-Lymphome.

Indolente B-Zell-Lymphome

Chronische lymphatische Leukämie (B-CLL) (**Abb. 6.8**): Die B-CLL ist durch eine klonale Proliferation immunkompetenter B-Lymphozyten mit einer bevorzugten Akkumulation im Blut gekennzeichnet (Lymphozytose > 10 000/µl). Zusätzlich liegt immer eine Knochenmarkinfiltration vor, darüber hinaus sind auch multiple Lymphknoten (Lymphknotenschwellungen!), die Milz (Splenomegalie!) und gelegentlich extranodales Gewebe (Haut u.a.) befallen. Die Patienten sind im Mittel um die 60 Jahre alt und befinden sich bei Erstdiagnose zumeist in einem fortgeschrittenen Krankheitsstadium.

Morphologie/Immunologie | Bei der CLL herrschen kleine Lymphozyten vor, die sich in Lymphknoten, im Knochenmark und im Blut finden. Sie sind durch

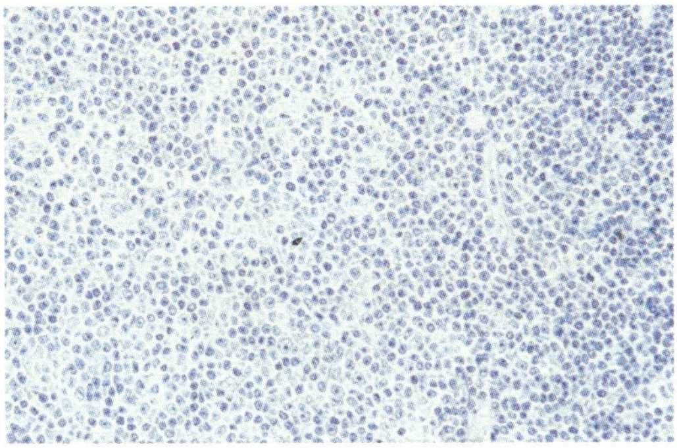

Abb. 6.8 Chronische lymphatische Leukämie. Die B-CLL ist durch Infiltrate kleiner Lymphozyten (hier: Lymphknoten) charakterisiert. (Mit freundlicher Genehmigung von Dr. Franz, Kiel)

ihren charakteristischen Immunphänotyp ($CD\,20^+$, $CD\,5^+$, $CD\,23^+$, $CD\,10^-$) und zusätzliche chromosomale Aberrationen (z.B. Trisomie 12) charakterisiert. Lymphome mit identischem Immunphänotyp, aber ohne leukämischen Verlauf werden als **kleinzellige, lymphozytische Lymphome (SLL)** bezeichnet.

Klinische Aspekte | Der Krankheitsverlauf ist indolent (s.u.) mit einer 5-Jahres-Überlebensrate von 50 %. Zur Prognoseabschätzung wird die Stadieneinteilung nach Binet und Rai angewandt, die, je nach Anzahl der befallenen Lymphknotenstationen, dem Ausmaß der Lymphozytose und der Höhe des Hämoglobin- sowie Thrombozytenwertes, Aussagen zum klinischen Verlauf ermöglicht. Für die Diagnostik wichtig sind das Differenzialblutbild sowie die Knochenmarkhistologie, die Durchflusszytometrie und der Nachweis besonderer chromosomaler Aberrationen der Tumorzellen; bestimmte Aberrationen sind mit einer ungünstigen Prognose verbunden (z.B. Deletion 17p und Deletion 11q). Die B-CLL verläuft in der Regel indolent, kann aber auch in aggressive B-Zell-Lymphome übergehen (Richter-Syndrom).

MERKE

Häufigste Todesursache bei der CLL sind Infektionen: Verdrängung der normalen Hämatopoese mit resultierendem Antikörpermangelsyndrom sowie Granulozytopenie.

Fallbeispiel

Prof. Gomori erhält Knochenmarkausstriche und eine Beckenkammstanze zur hämatopathologischen Untersuchung. In Anlage findet er ein ausführliches Begleitschreiben des behandelnden Arztes (ehemaliger Stabsarzt bei der Bundeswehr):

Material: Knochenmark/Knochenmarkblut mit der Bitte um Befundung

Anamnese: 59-jähriger Rentner, ehemals Stabsfeldwebel in einer Radarstation an der Nordseeküste (von 1970–1973), seit ca. 1 Jahr progrediente Schwäche und Krankheitsgefühl, rezidivierende Infekte mit Fieber, erstmaliger Herpes zoster vor 2 Monaten, seit ca. 4 Wochen auch generalisierter Juckreiz.

Körperlicher Untersuchungsbefund: Flächige Hautrötungen, geschwollene Lymphknoten axillär und inguinal.

Labor: Hb 9,2, Leukos 25 000, Thrombos 90 000, Diff.-Blutbild: 86 % Lymphozyten, 10 % neutrophile Granulozyten, 1 % eosinophile Granulozyten, 3 % Monozyten, Gumbrecht-Kernschatten.

Röntgen-Thorax: Beidseits hilär und paratracheal vergrößerte Lymphknoten.

Sonografie: Paraaortal vergrößerte Lymphknoten und leichte Splenomegalie. **Diagnose:** Dringender Verdacht auf CLL, insb. in Anbetracht der Klinik und der Leukozytenzahl, Bitte um Stellungsnahme! Ein kausaler Zusammenhang der vermuteten CLL mit der ehemaligen Tätigkeit in der Radarstationen ist nicht auszuschließen (Belastung durch gepulste Hochfrequenzsignale und Röntgenstrahlen)! Vergleichbare Fälle sind bekannt, wenn auch nie offiziell anerkannt worden!

Prof. Gomori sieht im aufgearbeiteten histologischen Präparat der Knochenmarkstanze peritrabekuläre Infiltrate kleiner Lymphozyten. Insgesamt ist das Knochenmark zu 70 % infiltriert. Immunhistochemisch können die für eine B-CLL typischen Oberflächenmarker nachgewiesen werden. Die zytogenetische Analyse des mit entnommenen Knochenmarkblutes ergibt eine Deletion del 11q. Damit ist die Diagnose einer B-CLL zweifelsfrei gesichert. Prof. Gmori informiert sich vor der Mitteilung des Befundes an die behandelnden Kollegen auf der Internetseite des Kompetenznetzes Maligne Lymphome über die aktuellen Therapieoptionen.

Lymphoplasmozytisches Lymphom (LPL): Das LPL **(Morbus Waldenström)** ist ein primär nodales B-Zell-Lymphom, das durch eine starke monoklonale Immunglobulinproduktion vom Typ **IgM** charakterisiert ist.

Morphologie/Immunologie | Histologisch finden sich neben kleinen Lymphozyten in größerer Menge plasmazytoide Lymphozyten (breites basophiles Zytoplasma) und Plasmazellen. Typisch sind intrazytoplasmatische PAS-positive Einschlüsse, die **Dutcher-Bodies**. Die neoplastischen B-Zellen unterscheiden sich im-

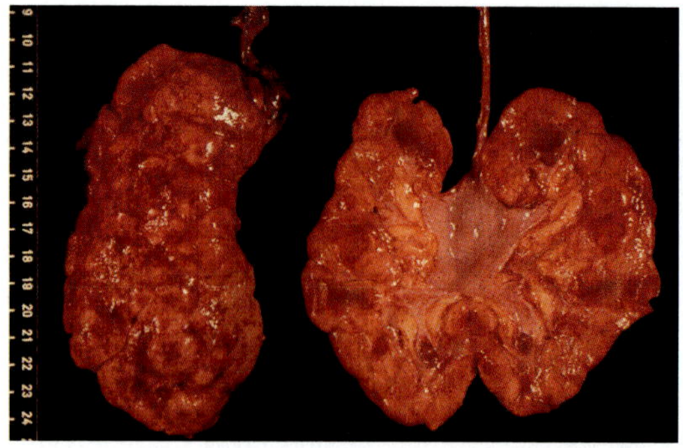

Abb. 6.9 Lymphoplasmozytisches Lymphom (Morbus Waldenström). Autopsiebefund bei einem 61-jährigen Mann nach 5-jährigem Krankheitsverlauf: **beidseitige Schrumpfnieren** mit terminaler Niereninsuffizienz, Knochenmark zu 70 % infiltriert, Leber- und Hautinfiltrate. Die monoklonalen Immunglobuline (IgM) im Serum (Paraproteine) fallen im sauren Milieu der Nierentubuli aus und führen zu Tubulusnekrosen (Papillennekrosen) und einer interstitiellen Nephritis. Die höckrige Oberfläche der Niere ist Folge zahlreicher Infarkte.

munhistochemisch von der B-CLL ($CD20^+$, $CD5^-$, $CD23^-$, $CD10^-$) und exprimieren intensiv monoklonale Immunglobuline. Chromosomale Aberrationen der Tumorzellen sind bekannt (PAX-5-Gen u. a.), aber nicht wie bei der B-CLL mit besonderen klinischen Verläufen korrelierbar.

Klinische Aspekte | Die zirkulierenden Immunglobuline führen

- zu einer hämorrhagischen Diathese (Bindung von Gerinnungsfaktoren und Thrombozyten,
- zu einer autoimmunhämolytischen Anämie (s. S. 134) und
- zu einem Hyperviskositätssyndrom (akrale und zerebrovaskuläre Durchblutungsstörungen/Thrombosen).
- Eine renale Beteiligung ist gleichfalls möglich (**Abb. 6.9**).

Das LPL kann in eine leukämische Verlaufsform oder in ein aggressives B-Zell-Lymphom übergehen.

Haarzellenleukämie (HCL): Die HCL ist eine seltene Erkrankung, die bevorzugt ältere Männer befällt. Die Tumorzellen (Haarzellen) finden sich v. a. im Knochenmark, zusätzlich auch in der Milz (Splenomegalie), wo sie einer erhöhten Sequestration unterliegen. Ein Lymphknotenbefall sowie extranodale Manifestationen sind seltener.

Morphologie/Immunologie | Die neoplastischen B-Zellen besitzen typische haarförmige Zytoplasmaausläufer („hairy cells", **Abb. 6.10**). Der Immunphänotyp der Haarzellen ist charakteristisch: $CD20^+$, $CD11^+$, $CD103^+$, $CD22^+$, bei Negativität für CD 5, CD 23 sowie CD 10.

Klinische Aspekte | Diagnostisch wegweisend ist der klinische Befund mit Panzytopenie und Splenomegalie sowie der Nachweis von Haarzellen im Blut zu-

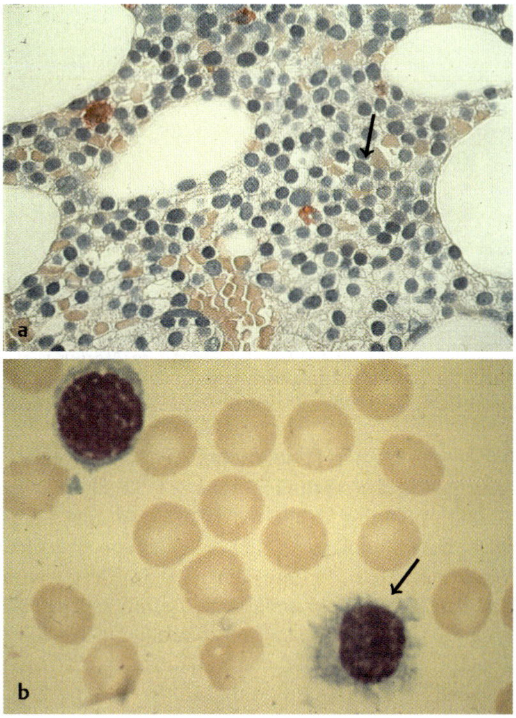

Abb. 6.10 Haarzellenleukämie: Typisch sind die sog. Haarzellen (Pfeile). Das Knochenmark ist bei diesem 78 Jahre alten Mann vollständig infiltriert.

sammen mit der stets vorhandenen Knochenmarkinfiltration durch B-Zellen mit charakteristischem Immunphänotyp. Durch Interferon-Therapie lassen sich langjährige Remissionen und 5-Jahres-Überlebensraten von über 70 % erreichen.

Marginalzonenlymphome (**Abb. 6.11**) **(MZL):** MZL sind durch besondere klinische und histologische Kriterien charakterisiert. Allen MZL ist gemeinsam, dass sie der Marginalzone der Lymphfollikel entstammen. Diese herbergen B-Zellen (Marginalzonenzellen) mit einer besonderen Affinität zu Schleimhäuten. Aus diesem Grund entstehen MZL häufiger extranodal (v. a. in Magen, Lunge) als nodal.

MERKE

Das häufigste MZL ist das extranodale Marginalzonenlymphom des mukosaassoziierten lymphatischen Gewebes (MALT-Lymphom). Nodale und splenische MZL sind demgegenüber sehr selten.

Die **MALT-Lymphome** finden sich überwiegend im Gastrointestinaltrakt und hier wiederum im Magen (s. S. 252). Sie können aber auch in Speicheldrüsen, in der Tränendrüse, in der Lunge und in der Haut auftreten. Sie sind bei Erstdiagnose zumeist auf ein Organ beschränkt und zeigen nur selten Lymphknoteninfiltrate oder eine Knochenmarkinfiltration. Interessanterweise ist anders als bei den übrigen B-Zell-Lymphomen und T-Zell-Lymphomen der Nachweis eines disseminierten Wachstums nicht mit einer schlechteren Prognose verbunden. Chromosomale Veränderungen in den Tumorzellen (z. B. Trisomie 3) sind von prognostischer Bedeutung.

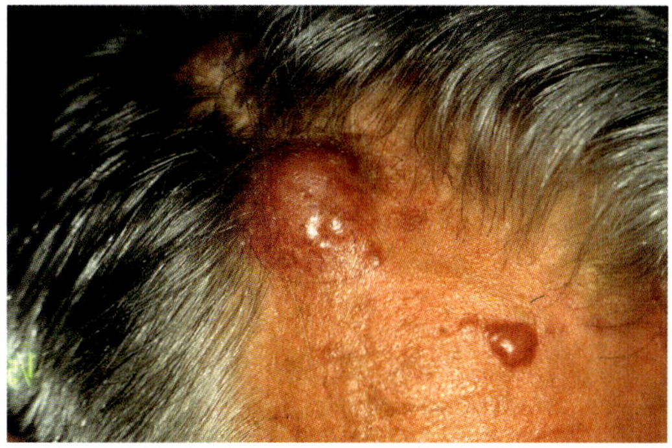

Abb. 6.11 Infiltrat eines Marginalzonenlymphoms in der Haut. Bei diesem 65-jährigen Patienten wurde das Marginalzonenlymphom zuerst in einer Biopsie vom behaarten Kopf diagnostiziert. Es ließ sich dann im Laufe einiger Monate disseminiert im Bereich der Lunge nachweisen.

Follikuläre Lymphome (FL):

MERKE

Das folikuläre Lymphom (**Abb. 6.12**) ist das häufigste Lymphom in der westlichen Welt.

Im Gegensatz zu den meisten anderen Lymphomen tritt es etwas häufiger bei Frauen auf und zeigt einen Altersgipfel um das 60. Lebensjahr. Das follikuläre Lymphom stammt von Keimzentrumszellen (Zentroblasten und Zentrozyten) ab.

Morphologie/Immunzytologie | Die Tumorzellen zeigen einen charakteristischen Immunphänotyp ($CD\,20^+$, $CD\,5^-$, $CD\,23^-$, $CD\,10^+$, $BCL\,2^+$). Durch die Translokation t(14;18) kommt es zu einem Rearrangement des BCL 2-Gens, wodurch sein Genprodukt, das BCL 2-Protein, verstärkt auf der Zelloberfläche exprimiert wird und durch Hemmung der Apoptose zum ungehinderten Wachstum der Lymphomzellen beiträgt. Mikroskopisch sieht man keimzentrumsartige Strukturen, die hauptsächlich aus Zentrozyten bestehen; den Zentrozyten sind im unterschiedlichen Ausmaß Zentroblasten beigemischt. Je nach Anteil der Zentroblasten im Infiltrat werden die follikulären Lymphome in 3 Malignitätsgrade eingeteilt.

MERKE

Die follikulären Lymphome Grad 1 und 2 gelten als indolente Lymphome, wohingegen das follikuläre Lymphom Grad 3 als aggressives Lymphom gewertet werden muss.

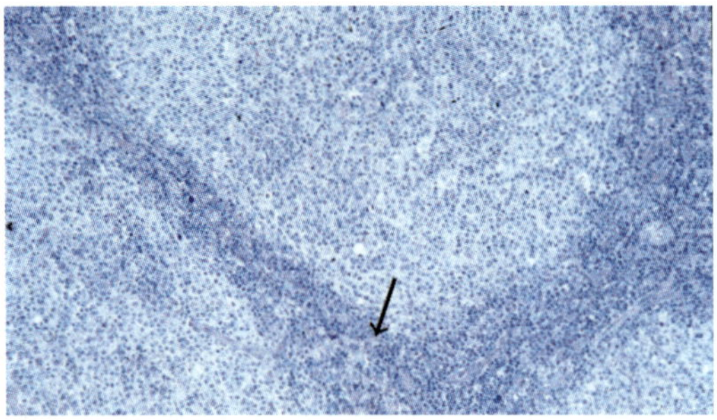

Abb. 6.12 Follikuläres Lymphom mit Imitation des follikulären Wachstums von Keimzentren. Auffallend ist, dass anders als bei normalen Keimzentren keine Follikelmäntel entwickelt sind (Pfeil). (Mit freundlicher Genehmigung von Dr. Franz, Kiel)

Klinische Aspekte | Bei Diagnosestellung finden sich typischerweise ein ausgedehnter Lymphknotenbefall, eine Splenomegalie und eine Knochenmarkinfiltration. Über 60 % der Patienten befinden sich in fortgeschrittenen Krankheitsstadien. Abgesehen von den Lymphknotenvergrößerungen sind die Patienten zumeist symptomlos.

Aggressive B-Zell-Lymphome

Prolymphozytenleukämie (B-PLL): Die B-PLL ist eine sehr seltene Erkrankung, die durch das Auftreten von Prolymphozyten im Blut (> 100 000/µl) und eine starke Splenomegalie gekennzeichnet ist; Lymphknotenschwellungen sind in der Regel nicht vorhanden. Die Prognose ist schlechter als bei der B-CLL.

Plasmazellneoplasien: Plasmazellen sind ausdifferenzierte B-Zellen, die Immunglobuline produzieren. Neoplastische Erkrankungen dieser Zellen treten in verschiedenen pathologisch-anatomischen und auch klinischen Varianten in Erscheinung.

MERKE

Der wichtigste Subtyp einer Plasmazellneoplasie ist das multiple Myelom (Plasmozytom).

Weitere Plasmazellneoplasien sind:

- das solitäre Plasmozytom des Knochens
- das extramedulläre Plasmozytom
- die primäre Amyloidose
- Erkrankungen mit Ablagerung atypischer und unvollständiger Immunglobuline

Multiples Myelom (MM):

MERKE

Das multiple Myelom ist eine Erkrankung, bei der monoklonale ausdifferenzierte Plasmazellen multifokal im Knochenmark proliferieren und monoklonale Immunglobuline vom Typ IgG, IgA oder IgD oder auch nur Leichtketten produzieren.

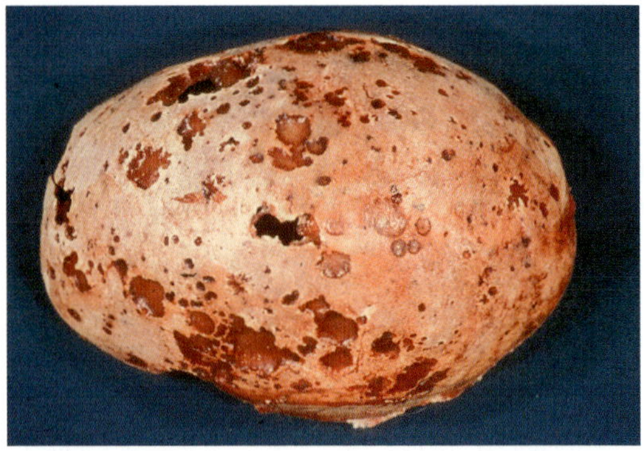

Abb. 6.13 Osteolytische Destruktionen der Schädelkalotte bei multiplem Myelom (Schrotschuss-Schädel).

Die neoplastischen Plasmazellen bedingen **osteolytische Skelettdestruktionen** (**Abb. 6.13**) (indirekt über eine Stimulierung der Osteoklasten und eine Hemmung der Osteoblasten), eine zunehmende **Knochenmarkinsuffizienz** (Anämie) und eine im Serum und Urin nachweisbare **monoklonale Gammopathie** (M-Gradient). Alle Knochen mit blutbildendem Mark (Rippen, Wirbelkörper, Röhrenknochen, Schädel) sind befallen. Nach Salmon und Durie wird das multiple Myelom in 3 klinische Stadien unterteilt, die der Prognoseabschätzung dienen. **Prognostisch wichtige Parameter** sind:

- der Hämoglobinwert (absinkender Hb bei Knochenmarkinsuffizienz);
- der Serum-Kalziumwert (erhöht bei Osteolyse);
- der direkte (radiologische) Nachweis osteolytischer Veränderungen;
- der laborchemische Nachweis des sog. M-Gradienten (monoklonales Immunglobulin in der Serumelektrophorese);
- die Immunglobulinkonzentration (steigende Konzentration kennzeichnet Krankheitsprogression);
- der Nachweis von Leichtketten im Urin (Bence-Jones-Protein).
- Zusätzlich ist die Nierenfunktion zu beachten (toxischer Effekt der Leichtketten auf die Nierentubuli).

90 % der Patienten zeigen einen progredienten Krankheitsverlauf, gelegentlich mit Ausbildung einer Plasmazell-Leukämie. Die Ätiologie der Erkrankung ist unbekannt. Strahleneinwirkung erhöht das Erkrankungsrisiko.

MGUS: Bei einem Teil der Patienten mit serologisch manifester monoklonaler Gammopathie lassen sich im Knochenmark nur wenige Plasmazellen nachweisen, darüber hinaus fehlen auch die für das MM typischen Osteolysen. Erkrankungen dieser Art werden zur Unterscheidung von multiplen Myelomen als **monoklonale Gammopathie unbestimmter Signifikanz**

(MGUS) bezeichnet. Die MGUS kann isoliert oder in Kombination mit benignen (z. B. Entzündungen, Kollagenosen) oder malignen Erkrankungen auftreten. Sie gilt als prämaligne Erkrankung, bei der sich zytogenetische Veränderungen nachweisen lassen.

Besondere Subtypen und Verlaufsformen von Plasmazellneoplasien: Selten treten die neoplastischen Zellen nur lokal auf.

- Das **solitäre Plasmozytom des Knochens** ist durch eine tumorartige Proliferation neoplastischer Plasmazellen gekennzeichnet, die auf nur *einen* Knochen beschränkt ist. Die für das MM typische disseminierte und diffuse Infiltration des gesamten Knochenmarks fehlt. Diese Patienten haben nur selten eine Gammopathie.
- **Extramedulläre (extraossäre) Plasmozytome** finden sich vor allem in den oberen Atemwegen (Nasopharynx, Oropharynx u. a.). Die Plasmazellen bilden hier extraossär lokalisierte Tumoren. Das Knochenmark wird nicht infiltriert, und es ist nur selten eine monoklonale Gammopathie nachzuweisen. Das extramedulläre Plasmozytom wird wie das solitäre Plasmozytom des Knochens typischerweise strahlentherapeutisch behandelt.
- Für die **generalisierte Amyloidose** sind extrazelluläre Proteinablagerungen (Amyloid) in zahlreichen Organen und Geweben typisch (s. S. 496); die Proteine können unterschiedlicher Herkunft sein. Eine mögliche Ursache der Amyloidose sind die benignen und die malignen Gammopathien; sofern eine monoklonale Plasmazellneoplasie zugrunde liegt, besteht das Amyloid aus den Leichtketten der atypischen Immunglobuline. Die Prognose der Leichtkettenamyloidose (AL) ist infaust.

Mantelzell-Lymphome (MCL): MCL sind sehr aggressive B-NHL mit einer diagnostisch wichtigen Chromosomenveränderung – der Translokation t(11;14).

Morphologie/Immunologie | Man sieht knotige oder diffuse Infiltrate zentrozytenähnlicher Zellen in Lymphknoten und Milz (Splenomegalie); bei Diagnosestellung ist in der Regel auch bereits das Knochenmark befallen. Im befallenen Gewebe liegt, wie auch bei der CLL, ein monomorphes Infiltrat mit charakteristischem Immunphänotyp der Lymphomzellen vor. Neben CD 20 wird das durch die t(11;14)-Translokation überexpremierte Zyklin D 1 zur Diagnostik herangezogen.

Klinische Aspekte | Neben den bevorzugten Manifestationsorten (Lymphknoten, Milz, Knochenmark) ist auch eine leukämische Verlaufsform möglich. Im Gastrointestinaltrakt können MCL durch multiple Polypen (lymphomatöse Polypose) in Erscheinung treten. Es gibt Varianten des MCL, die sehr aggressiv verlaufen (blastoide Variante).

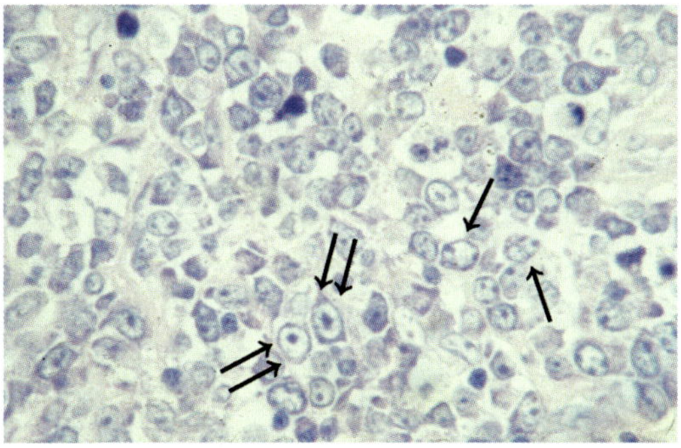

Abb. 6.14 Diffuses großzelliges B-Zell-Lymphom. Typisch sind Infiltrate aus Zentroblasten mit mehreren Nukleoli (Pfeile) und Immunoblasten mit einem zentralen Nukleolus (Doppelpfeile).

6

Diffuse großzellige B-Zell-Lymphome (DLBCL, s. Abb. 6.14): Unter diesem Begriff wird eine Gruppe morphologisch verschiedener, jedoch **stets blastischer** B-Zell-Lymphome zusammengefasst. Die DLBCL stellen 30 % aller Non-Hodgkin-Lymphome und treten bevorzugt im höheren Alter auf. Es handelt sich zumeist um primär nodale Lymphome (60–70 % der Fälle), die DLBCL können jedoch auch primär extranodal auftreten, vor allem im Gastrointestinaltrakt, in der Haut, im ZNS, im Ovar und andernorts.

Morphologie/Immunologie | Die DLBCL sind histologisch durch große B-Zell-Blasten sowie durch ihr diffuses Wachstum charakterisiert und weisen eine hohe Proliferationsaktivität auf. Alle Lymphome zeigen ein monoklonales Rearrangement der Immunglobulingene und eine Reihe chromosomaler Aberrationen, die z. T. für die Prognoseabschätzung wichtig sind.

Klinische Aspekte | Klinisch nehmen die befallenen Lymphknoten rasch an Größe zu. Bei einem Teil der Patienten ist auch das Knochenmark infiltriert. Eine Splenomegalie ist demgegenüber eher ungewöhnlich. Die DLBCL sind durch risikoadaptierte Chemotherapie gut zu beeinflussen mit 5-Jahres-Überlebensraten von über 50 %. Unbehandelt versterben die Patienten innerhalb weniger Wochen oder Monate.

Subtypen des DLBCL: Man unterscheidet verschiedene histologische Subtypen der DLBCL (zentroblastisch, immunoblastisch, T-Zell- und histiozytenreich, anablastisch, plasmablastisch); ferner werden genetische Besonderheiten (Keimzentrumstyp und aktivierter-B-Zell-Typ) sowie besondere Entstehungsorte (mediastinales DLBCL, thymisches DLBCL, intravaskuläres DLBCL) zur Untergliederung der DLBCL herangezogen. Die klinische Relevanz dieser Klassifizierungen ist umstritten – die Prognose der DLBCL wird vor allem vom sog. Internationalen Prognostischen Index (IPI) bestimmt, in den das Patientenalter, das Krankheitsstadium, das Ausmaß des extranodalen

Befalls, der Allgemeinzustand der Patienten sowie der LDH-Spiegel des Blutes eingehen. Prognostisch ungünstig sind beispielsweise ein Alter über 60 Jahre, ein fortgeschrittenes Krankheitsstadium (entsprechend dem Stadium III oder IV der Ann-Arbor-Klassifikation) sowie ein multipler (> 1) extranodaler Befall.

Sehr aggressive B-Zell-Lymphome

Burkitt-Lymphom (BL): Das BL ist ein sehr aggressives B-Zell-Lymphom, das durch stark proliferierende, kleine Blasten gekennzeichnet ist.

Morphologie/Immunologie | Die Tumorzellen entwickeln sich wahrscheinlich aus einem Vorläuferstadium der Keimzentrumszellen und weisen eine charakteristische Translokation t(8;14)(= MYC-Translokation) auf. Der histologische Befund ist typisch: man sieht dichte, kompakt gelagerte Verbände kleiner Blasten mit basophilem Zytoplasmasaum, denen diffus Makrophagen untermischt sind, vom Gesamtaspekt her einem Sternenhimmel ähnlich (**Abb. 6.15**).

Subtypen des BL: Das BL tritt in 3 klinischen Varianten auf:

- endemisches BL (äquatoriales Afrika);
- sporadisches BL (weltweit);
- HIV-assoziiertes BL.

Das endemische BL wird wahrscheinlich durch eine EBV-Infektion ausgelöst. Die anderen Subtypen sind in ca. 20–30 % der Fälle mit einer EBV-Infektion assoziiert.

- Das **endemische BL** tritt vor dem 10. Lebensjahr auf und wächst primär extranodal vor allem im Oberkiefer sowie in Gesichtsschädelknochen (50 %). Häufiger werden auch der Gastrointestinaltrakt (Ileum), die Niere und die Brustdrüse befallen. Ein nodales Wachstum ist beim endemischen BL ungewöhnlich.

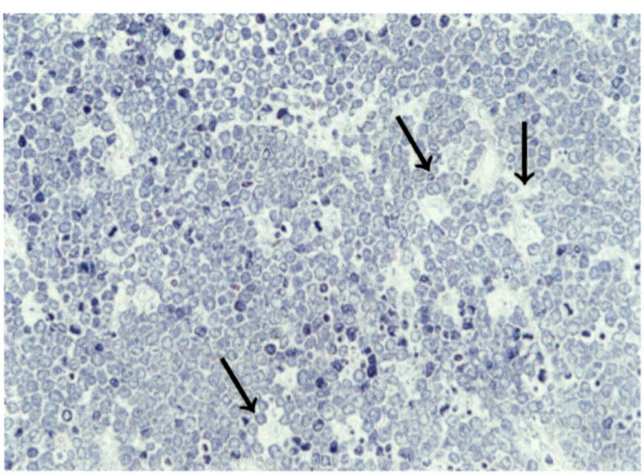

Abb. 6.15 Burkitt-Lymphom. Beim Burkitt-Lymphom findet sich ein charakteristisches Infiltrat aus basophilen, relativ kleinen Blasten mit zahlreichen Makrophagen (Pfeile) (sog. Sternenhimmelbild).

- Das **sporadische BL** entwickelt sich vor allem in Lymphknoten im Bereich distales Ileum/Zökum.
- Das **HIV-assoziierte BL** tritt bevorzugt in Lymphknoten und Knochenmark auf.

Klinische Aspekte | Alle 3 Subtypen des BL können mit einem ZNS-Befall einhergehen. Ein Teil der Patienten zeigt einen leukämischen Krankheitsverlauf, das BL kann in diesen Fällen als akute Leukämie (Burkitt-Leukämie, ALL-L3) in Erscheinung treten. Obwohl das BL unbehandelt zu den sehr aggressiven Lymphomen gerechnet wird, lässt sich durch Polychemotherapie eine 5-Jahres-Überlebensrate von 90 % erreichen.

B-lymphoblastische Lymphome: Die lmyphoblastischen Lymphome entwickeln sich aus unreifen (blastischen) Vorläuferstadien der B-Zellen. Sie werden daher auch als Vorläufer-B-Zell-Lymphome bzw. -Neoplasien bezeichnet und auf diese Art den übrigen reifzelligen B-Zell-Lymphomen gegenübergestellt.

MERKE

Dies B-lymphoblastischen Lymphome treten zumeist als akute Leukämien in Erscheinung mit Knochenmark- und Blutbeteiligung (B-ALL: akute lymphoblastische Leukämie vom B-Typ), seltener (10 %) als B-lymphoblastisches Lymphom (B-LB) mit primärem Lymphknotenbefall. B-ALL/B-LB treten überwiegend bei Kindern auf.

Beim B-LB finden sich (definitionsgemäß) weniger als 20 % Blasten im Knochenmark.

Morphologie/Immunologie | Die Blasten sind klein bis mittelgroß und bilden diffuse Infiltrate in den befallenen Organen und Geweben. Sie besitzen einen charakteristischen Immunphänotyp mit Expression von B-Zell-Markern (CD 79a) und CD 10 (Common-ALL).

Klinische Aspekte | Bei der B-ALL sind die Zeichen der Knochenmarkverdrängung vordergründig (Anämie, Blutungsneigung, Infekte), darüber hinaus sind Knochenschmerzen typisch. Die B-LB fällt eher durch Lymphknotenvergrößerungen und extranodale Infiltrate auf. Therapie und Prognoseabschätzung erfolgen anhand des Immunphänotyps der zirkulierenden Blasten, dem Nachweis typischer genetischer Aberrationen sowie weiterer Prognosefaktoren (Gesamtleukozytenzahl, Alter u. a.).

6.3.3 Non-Hodgkin-Lymphome der T-Zell-Reihe

Key Point

T-Zell-Lymphome machen 10 % aller NHL aus. Sie sind klinisch sehr heterogen und manifestieren sich als nodale (z. B. AILT), extranodale (z. B. Mycosis fungoides) und als leukämische (z. B. LGL) Lymphome. Neben wenigen indolenten Lymphomen finden sich in dieser Gruppe zahlreiche ausgesprochen aggressive Erkrankungen. Die häufigsten T-Zell-Lymphome sind die unklassifizierten peripheren T-Zell-Lymphome und die großzellig anaplastischen Lymphome.

Allgemeine Charakteristika der T-NHL

Allgemeine Ätiopathogenese der T-NHL | T-Zell-Lymphome sind in asiatischen Ländern wesentlich häufiger als in Europa. Neben endemischen Virusinfektionen (HTLV-1 in Japan: Human T-Lymphotropic Virus Typ 1) spielen wahrscheinlich unbekannte genetische Faktoren eine Rolle.

Allgemeine Klassifikation der T-NHL | Die T-Zell-Lymphome leiten sich analog den B-Zell-Lymphomen von den unterschiedlichen Reifungsstufen der T-Lymphozyten ab; entsprechend können sie von **reifen (postthymischen) T-Lymphozyten** oder von **T-Lymphoblasten (T-Vorläufer-Zellen)** ausgehen (T-lymphoblastische Lymphome).

Wie bei den B-Lymphomen werden über das Reifungsstadium der Ursprungszellen hinaus histologische, klinische, immunhistochemische und molekulargenetische Aspekte zur weiteren Typisierung der T-Zell-Lymphome herangezogen.

Praxistipp

Zum Nachweis von T-Zell-Lymphomen ist häufig eine molekulargenetische Untersuchung erforderlich, die das für T-Zell-Lymphome typische monoklonale Rearrangement des T-Zell-Rezeptors nachweist. Diese Untersuchung lässt sich an normalem Biopsiematerial durchführen.

Ein Teil der in diesem Unterkapitel besprochenen Lymphome leitet sich von NK-Zellen ab, d. h. von Lymphozyten, die weder einen T-Zell- noch eine B-Zell-Rezeptor besitzen. Da die **NK-Zell-Lymphome** häufig Überschneidungen mit den T-Zell-Lymphomen aufweisen, werden sie mit diesen gemeinsam besprochen.

Die Stadieneinteilung der T-Zell-Lymphome erfolgt wie bei den B-Lymphomen in Anlehnung an die Ann-Arbor-Klassifikation (s. S. 156).

Allgemeine Manifestations- und Verlaufsformen der T-NHL | T-Zell-Lymphome können anhand ihres natürlichen Verlaufs und damit auch ihrer Prognose in **indolente**, **aggressive** und **sehr aggressive T-Zell-Lymphome** eingeteilt werden (**Tab. 6.4**). Diese Einteilung ist für die Bestimmung der therapeutischen Optionen wichtig. Aufgrund der primären Manifestationsorte lassen sich die T-Zell-Lymphome sehr übersichtlich einteilen in: nodale, extranodale, kutane und leukämisch T-Zell-Lymphome (**Tab. 6.5**). Die kutanen T-Zell-Lymphome sind durch einen Epidermotropismus gekennzeichnet, den es bei den B-Zell-Lymphomen so nicht gibt. Auch die T-lymphoblastischen Lymphome nehmen bezüglich des Manifestationsalters und des klinischen Verlaufs eine Sonderstellung ein und werden daher gesondert besprochen (S. 168).

Tab. 6.4

Einteilung der T-NHL nach klinischem Verlauf, entsprechend den Vorschlägen des Kompetenznetzes Maligne Lymphome

indolente Lymphome	aggressive Lymphome	sehr aggressive Lymphome
LGL-Leukämie Mycosis fungoides (MF) Sézary-Syndrom	T-Prolymphozytenleukämie Angioimmunoblastisches T-Zell-Lymphom (AILT) Intestinale T-Zell-Lymphome Großzellig anaplastisches Lymphom (ALCL) Peripheres T-Zell-Lymphom, nicht klassifiziert	T-lymphoblastisches Lymphom (T-LB) Adultes T-Zell-Lymphom/Leukämie

Tab. 6.5

Einteilung der T-NHL nach primärem klinischen Manifestationsort (WHO)

primär nodal	primär extranodal	leukämisch	kutan
Großzellig anaplastisches Lymphom (ALCL) Angioimmunoblastisches T-Zell-Lymphom (AILT) Peripheres T-Zell-Lymphom, nicht-klassifiziert T-lymphoblastisches Lymphom (T-LB)	Extranodale und blastische NK/T-Zell-Lymphome Enteropathieassoziiertes T-Zell-Lymphom (ETTL) Hepatosplenisches T-Zell-Lymphom Subkutanes pannikulitisches T-Zell-Lymphom (SPTCL)	Aggressive NK/T-Zell-Leukämie LGL-Leukämie Adult-T-Cell-Leukemia (ATCL) T-Prolymphozytenleukämie Akute lymphoblastische Leukämie vom T-Typ (T-ALL)	Mycosis fungoides Sézary-Syndrom Primär kutanes ALCL

6

MERKE

Basis der Diagnostik ist die histologische Untersuchung einer Biopsie aus einem befallenen Gewebe (Lymphknoten, Blut, Knochenmark, GIT usw.).

Die Subtypen der T-NHL

Nodale T-Zell-Lymphome

Angioimmunoblastisches T-Zell-Lymphom (AILT):

MERKE

Das AILT gehört zu den häufigsten Subtypen der T-NHL und macht etwa 20 % aller T-NHL aus. Das AILT tritt im höheren Lebensalter auf und zeigt einen sehr aggressiven Krankheitsverlauf.

Morphologie/Immunologie | Beim angioimmunoblastischen Lymphom proliferieren atypische T-Lymphozyten, dem Infiltrat sind darüber hinaus Eosinophile, Plasmazellen sowie dendritische Retikulumzellen beigemischt. Schließlich finden sich auch charakteristische hochendotheliale Venolen (daher die Bezeichnung *anigo*immunoblastisch). Für die Tumorzellen ist ein monoklonales Rearrangement des T-Zell-Rezeptors typisch.

Klinische Aspekte | Das AILT ist durch ausgedehnte Lymphknotenvergrößerungen, Hepatosplenomegalie, schwere Allgemeinsymptome (z. B. Ödeme, Pruritus, Gelenkschmerzen) und eine Hypergammaglobulinämie mit Nachweis zirkulierender Immunkomplexe charakterisiert. Die neoplastischen T-Zellen führen zu einer Störung der spezifischen Immunantwort, wodurch es im Krankheitsverlauf zu schweren Infekten kommt. Die Diagnosesicherung erfolgt bioptisch durch Nachweis der typischen Histologie.

Großzellig anaplastisches Lymphom (ALCL): Dieses Lymphom ist durch große Blasten mit CD 30-Expression charakterisiert und kommt als systemisches ALCL und primär kutanes ALCL (s. S. 167) vor.

Systemisches ALCL: Das systemische ALCL ist nach dem Morbus Hodgkin und der akuten lymphatischen Leukämie das dritthäufigste Lymphom des Kindesalters. Auch im Erwachsenenalter sind vorwiegend junge Erwachsene bis zum 30. Lebensjahr betroffen, v. a. Männer.

Morphologie/Immunologie | Diagnostisch wegweisend ist der histologische Nachweis großer atypischer Zellen mit weitem Zytoplasma und die Expression von CD 30 sowie ALK-Protein, das als Folge der Translokation t(2;5) exprimiert wird. ALK-negative Fälle kommen vor und unterscheiden sich im klinischen Verlauf von den ALK-positiven Fällen.

Klinische Aspekte | Systemische ALCL sind aggressive Lymphome, die sich bei Diagnosestellung in einem sehr fortgeschrittenen Stadium zeigen. Extranodaler Befall (v. a. der Haut) und Knochenmarkinfiltration sind häufig. ALK-positive Fälle haben eine 5-Jahres-Überlebensrate von 80 %, ALK-negative von 40 %.

Periphere T-Zell-Lymphome: Viele nodale T-Zell-Lymphome lassen sich zwar mikroskopisch in weitere Subtypen einteilen, bilden aber keine klinisch unterscheidbaren Entitäten oder Verläufe. Daher werden diese Lymphome unter dem Begriff **Periphere T-Zell-Lymphome, nichtklassifiziert** zusammengefasst. Der Begriff „peripher“ bezieht sich dabei nicht auf die Lage der Infiltrate, sondern auf die vermuteten Ursprungszellen; wahrscheinlich gehen die peripheren T-Zell-Lymphome von postthymischen (= peripheren) T-Zellen aus.

Klinische Aspekte | Die peripheren T-Zell-Lymphome infiltrieren in unterschiedlicher Kombination Lymphknoten, Haut, Weichgewebe und Knochenmark; in der Regel nimmt das Ausmaß der Disseminierung im Krankheitsverlauf zu. Auch im Blut sind zirkulierende Tumorzellen nachzuweisen. Wie bei vielen aggressiven Lymphomen (z. B. DLBCL, s. S. 162) ist der internationale prognostische Index (IPI) bzw. der altersadaptierte IPI von größerer Bedeutung für die Prognoseeinschätzung als der histologische Subtyp des Lymphoms.

Extranodale T-Zell-Lymphome

NK-/T-Zell-Lymphome: Die NK-/T-Zell-Lymphome bestehen aus verschiedenen klinisch und z. T. auch immunphänotypisch abgrenzbaren Entitäten: blastisches NK-Zell-Lymphom, extranodales NK-/T-Zell-Lymphom, aggressive NK-Zell-Leukämie. Allen Varianten ist ein häufig **aggressiver Krankheitsverlauf** mit schlechter therapeutischer Beeinflussbarkeit sowie die **primär extranodale** Manifestation gemeinsam: So tritt das NK-/T-Zell-Lymphom bevorzugt in der Nasenhöhle auf, das blastische NK-Zell-Lymphom befällt die Haut (**Abb. 6.16**), wo es Tumoren und Ulzera hervorruft; die NK-Zell-Leukämie geht mit einer Knochenmarkinfiltration und einer hieraus resultierenden Knochenmarkinsuffizienz einher. Das klinische Bild der NK-/T-Zell-Lymphome variiert entsprechend stark. Diagnostisch wegweisend ist die immunhistologische Charakterisierung der Tumorzellen mit dem Nachweis der für NK-Zellen typischen CD 56-Expression. Darüber hinaus besteht eine Assoziation mit einer EBV-Infektion.

Enteropathieassoziiertes T-Zell-Lymphom (ETTL): Das sehr seltene ETTL kann mit einer Zöliakie (bzw. einer Sprue im Erwachsenenalter) assoziiert sein; die sog. refraktäre Zöliakie/Sprue (s. S. 261) geht sogar häufig in ein ETTL über. In jedem Fall zeigen die Patienten die gleiche HLA-Konstellation wie bei einer Zöliakieerkrankung. Das ETTL geht von der Dünndarmschleimhaut aus (**Abb. 6.17**) (intraepitheliale T-Lymphozyten bei Zöliakie!) und kann insbesondere im Je-

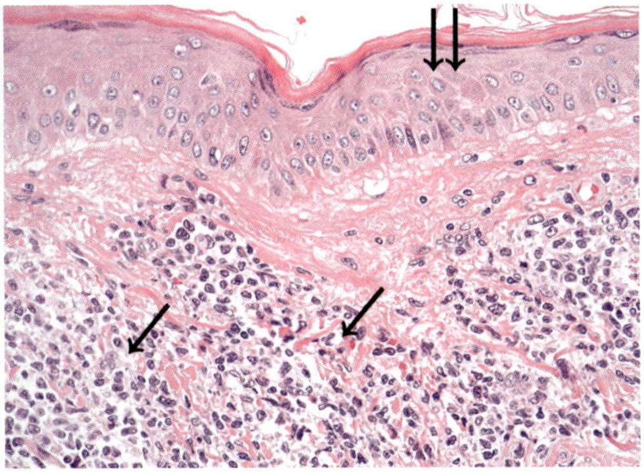

Abb. 6.16 NK-/T-Zell-Lymphom in der Haut. Im Unterschied zu den primär kutanen T-Zell-Lymphomen weist dieses NK-/T-Zell-Lymphom keinen Epidermotropismus, d. h., die neoplastischen NK-Zellen (Pfeile) zeigen keine Beziehung zum Oberflächenepithel (Doppelpfeil).

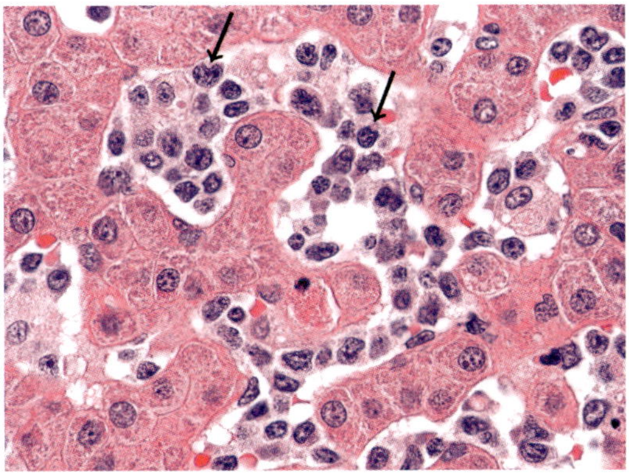

Abb. 6.18 Hepatosplenisches T-Zell-Lymphom: Inmitten der Lebersinusoide finden sich atypische lymphatische Zellen (Pfeile).

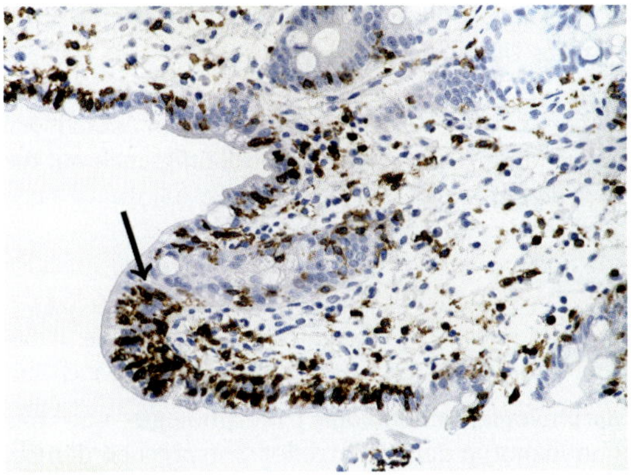

Abb. 6.17 Enteropathieassoziiertes T-Zell-Lymphom, Biopsie aus dem Duodenum. CD 3-Färbung für T-Lymphozyten (Pfeil).

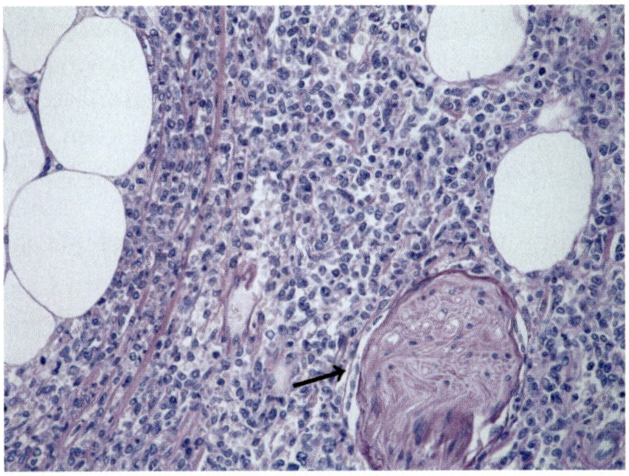

Abb. 6.19 Pannikulitisches T-Zell-Lymphom: Atypische lymphatische Zellen infiltrieren das Fettgewebe und umschließen in der Abbildung auch einen Nerv (Pfeil).

junum oder Ileum in Form ulzerierter Tumoren in Erscheinung treten (ulzerative Jejunitis). Für die Diagnosesicherung ist die immunhistochemische Untersuchung der Tumorzellen unumgänglich: nachzuweisen sind der charakteristische Immunphänotyp der Tumorzellen (CD 3$^+$, CD 8$^+$, CD 4$^-$) sowie monoklonal rearrangierte T-Zell-Rezeptorgene. Die ETTL verlaufen klinisch aggressiv und haben zum Zeitpunkt der Diagnose bereits mehrere Organe befallen.

Hepatosplenisches T-Zell-Lymphom: Dieses Lymphom befällt typischerweise Leber (**Abb. 6.18**) und Milz, ohne dass Lymphknotenvergrößerungen nachzuweisen sind. Das Knochenmark ist infiltriert, es kann darüber hinaus zu einer leukämischen Ausschwemmung von Tumorzellen kommen. Die Tumorzellen leiten sich von einer besonderen T-Zell-Population ab (γ-/δ-T-Zellen), die sich in ihrer Funktion von den üblichen (α-, β) T-Zellen unterscheidet und bevorzugt im Gastrointestinaltrakt und in der Haut zu finden ist. Die hepatosplenischen T-Zell-Lymphome verlaufen aggressiv.

Subkutanes pannikulitisches T-Zell-Lymphom (SPTCL): Dieses T-Zell-Lymphom leitet sich von zytotoxischen T-Zellen ab und macht sich klinisch durch knotige Infiltrate im subkutanen Fettgewebe bemerkbar (**Abb. 6.19**), vornehmlich im Bereich des Körperstammes sowie der Extremitäten. Lymphknotenvergrößerungen sowie eine Hepatosplenomegalie sind selten. Das SPTCL leitet sich von den γ-/δ-T-Zellen ab (s. o.). Zur Diagnosesicherung sind die Immunphänotypisierung der Tumorzellen in einer Gewebebiopsie sowie die klinische Bestätigung des typischen Infiltrationsmusters (s. o.) wichtig. Das SPTCL gilt als klinisch aggressiv.

Kutane T-Zell-Lymphome

Mycosis fungoides (MF): Die MF ist ein primär kutanes T-Zell-Lymphom, das vor allem bei älteren Männern auftritt.

MERKE

Die Mycosis fungoides ist das häufigste Lymphom der Haut.

Morphologie/Immunologie | Die Tumorzellen entsprechen atypischen kleinen T-Helfer-Zellen. Die Zellkerne sind in charakteristischer Weise eingeschnürt und gelappt (= zerebriform; sog. MF-Zellen, Abb. 6.20). Diagnostisch wegweisend sind das typische klinische Bild, der Nachweis von MF-Zellen in der Epidermis sowie die Immunphänotypisierung der Tumorzellen im Rahmen einer Biopsie (CD 3 +, D 4 +, CD 8-).

6

Klinische Aspekte | Das Lymphom bleibt in der Regel über viele Jahre auf die Haut beschränkt, im Krankheitsverlauf kann es dann aber auch zur Lymphknotenbeteiligung, Hepatosplenomegalie und ganz selten auch zur Knochenmarkinfiltration kommen. Die Haueffloreszenzen sind charakteristisch: man sieht geschuppte, scharf begrenzte erythematöse Hautbezirke (prämykoides/ekzematoides Stadium), die sich in fortgeschrittenen Stadien zu Plaques (Parapsoriasis en plaque) und halbkugeligen Tumoren verdicken und dann auch ulzerieren können; begleitend findet sich ein zumeist quälender Juckreiz. Die Hautsymptome sprechen typischerweise nicht auf Kortikosteroide an.

In Abhängigkeit von der Lymphomausbreitung unterscheidet man 4 Krankheitsstadien:

- **Stadium I:** Lymphom ist auf die Haut beschränkt (prämykoides/ekzematoides Stadium).
- **Stadium II:** Es finden sich (zunächst) unspezifische Lymphknotenvergrößerungen.
- **Stadium III:** Es finden sich Lymphknotenvergrößerungen mit histologischem Nachweis von Tumorzellen.
- **Stadium IV:** systemische Aussaat der Lymphomzellen (Leber, Milz, Lunge, Blut).

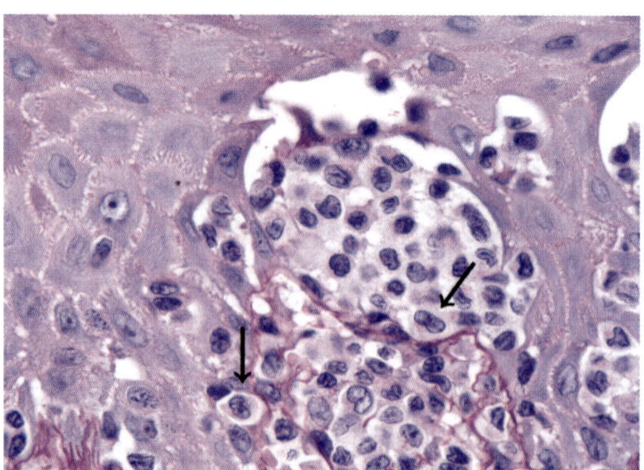

Abb. 6.20 Mycosis fungoides: intraepitheliale Infiltrate aus atypischen T-Zellen mit tiefen Kerben in den unregelmäßig geformten Kernen (Pfeile). Die rote Linie entspricht der Basalmembran (PAS-Färbung). Intraepidermale Ansammlungen von Tumorzellen werden als Pautrier-Pseudoabszesse bezeichnet.

Für die Gesamtprognose ist v. a. das Krankheitsstadium ausschlaggebend. Die Therapie der frühen Krankheitsstadien basiert auf Psoralen und UVA-Bestrahlung (PUVA-Therapie).

Sézary-Syndrom: Das Sézary-Syndrom wird als aggressive, primär disseminierte Variante der Mycosis fungoides angesehen. Es ist sehr selten und tritt generalisiert in Haut, Lymphknoten und Blut auf.

Morphologie/Immunologie | Im Blut sind Sézary-Zellen (neoplastische T-Zellen) nachzuweisen. Die Sézary-Zellen besitzen wie die MF-Zellen zerebriforme Kerne, sind jedoch kleiner als die MF-Zellen. Sézary-Zellen sind in allen befallenen Organen und Geweben zu finden.

Klinische Aspekte | Klinisch imponieren eine Erythrodermie sowie eine Lymphadenopathie. In späteren Stadien werden auch die Leber, die Milz und andere Organe befallen. Die Erkrankung verläuft im Gegensatz zur Mycosis fungoides aggressiv mit einer 5-Jahres-Überlebensrate von nur 20 %.

Primär kutane ALCL: Die primär kutanen ALCL treten zuerst in der Haut auf und sind häufig auch auf die Haut beschränkt.

MERKE

Primär kutane ALCL sind nach der Mycosis fungoides das zweithäufigste Lymphom der Haut.

Morphologie/Immunologie | Morphologie und Immunphänotyp der Tumorzellen entsprechen den bei den systemischen ALCL (s. S. 166) genannten Fakten.

Klinische Aspekte | Viele kutane ALCL verlaufen – anders als die systemischen Lymphome – klinisch indolent.

MERKE

Die 5-Jahres-Überlebensrate der primär kutanen ALCL liegt bei über 90 %!

Zur Abgrenzung der kutanen ALCL gegenüber den systemischen sind eine genaue klinische Untersuchung (Lymphknotenstatus? Hinweise auf Knochenmarkbeteiligung?) sowie die histologische und immunhistochemische Untersuchung biopsierten Materials notwendig. Die für systemische Lymphome typische NPM-ALK-Translokation t(2;5) findet sich bei den primär kutanen ALCL nicht. Primär kutane ALCL können aus einer lymphomatoiden Papulose (s. S. 434) hervorgehen.

Leukämische T-Zell-Lymphome

LGL-Leukämie: Die LGL-Leukämie (large granular lymphocyte) ist eine T-Zellneoplasie, bei der CD 8^+-T-Zellen in Blut und Knochenmark nachzuweisen sind.

Typische klinische Befunde sind eine schwere Neutropenie und eine Splenomegalie. Die meisten Fälle verlaufen chronisch ohne Progression.

Adult T-Cell Leukemia/Lymphoma (ATLL): Das ATLL ist eine retroviral ausgelöste T-Zellneoplasie, die zumeist mit Lymphknotenvergrößerungen und leukämischer Ausschwemmung der neoplastischen T-Zellen einhergeht (akute Verlaufsform). Seltener sind rein nodale Verläufe sowie chronische Verläufe mit Hautbeteiligung.

Morphologie/Immunologie | Die Tumorzellen leiten sich von CD 4^{+}-T-Zellen ab.

Klinische Aspekte | Die Prognose der Erkrankung wird weniger vom histologischen Befund als vielmehr vom Lebensalter, vom klinischem Subtyp und von verschiedenen Laborparametern (LDH, Kalzium) bestimmt. Der klinische Verlauf der leukämischen Form ist sehr aggressiv mit Überlebenszeiten von z. T. nur wenigen Monaten.

T-lymphoblastische Lymphome: Die T-lymphoblastischen Lymphome entstehen aus T-Lymphoblasten (Vorläuferzellen der T-Lymphozyten im Knochenmark) und werden daher auch Vorläufer-T-Zell-Lymphome genannt. Analog den B-lymphoblastischen Lymphomen (s. S. 158) unterscheidet man 2 Varianten der T-lymphoblastischen Lymphome, eine leukämische **(T-ALL)** und eine primär nodale Verlaufsform **(T-LB)**. Wahrscheinlich handelt es sich um 2 genetisch minimal verschiedene Erkrankungen.

- Die **akute lymphoblastische Leukämie vom T-Typ (T-ALL)** macht 10–20 % aller akuten lymphatischen Leukämien im Kindes- und Erwachsenenalter aus. Das Knochenmark ist zu mindestens 25 % durch Tumorzellen infiltriert (**Abb. 6.21**), eine leukämische Beteiligung ist definitionsgemäß vorhanden. Zusätzlich finden sich Lymphknotenschwellungen, vor allem mediastinal. Der Nachweis zytogenetischer Veränderungen wie t(1;19) und t(12;21) ist für die Prognoseeinschätzung wichtig. Die Erkrankung wird durch Immunphänotypisierung in die sog. prätymische T-ALL, die thymische T-ALL und die reife T-ALL eingeteilt.
- Das **T-lymphoblastisches Lymphom (T-LB)** manifestiert sich zumeist als mediastinale Raumforderung, darüber hinaus können weitere Lymphknoten sowie das ZNS (Meningitis leucaemica) befallen sein. Das Knochenmark ist definitionsgemäß zu weniger als 25 % infiltriert. Im Blut sind zumeist Blasten nachweisbar, das Blutbild ist jedoch nicht im gleichen Maße leukämisch wie bei der T-ALL.

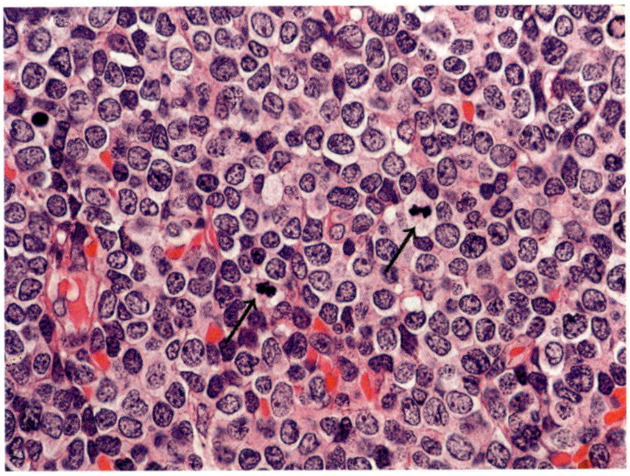

Abb. 6.21 Akute lymphoblastische Leukämie: zahlreiche mittelgroßen Blasten im Knochenmark mit hoher Proliferationsaktivität, histologisch erkennbar an den zahlreichen Mitosen (Pfeile).

Klinische Aspekte | Je nach Lebensalter der Patienten sowie zytogenetischen Veränderungen und dem Immunphänotyp der Tumorzellen werden unterschiedliche medikamentöse Therapieschemata angewandt, darüber hinaus kommen u. a. auch Stammzelltransplantationen sowie eine intrathekale Methotrexat-Injektion und eine Schädelbestrahlung zur Verminderung meningealer und zerebraler Rezidive zum Einsatz. Die 5-Jahres-Überlebensrate beträgt über 80 %. Für die Beurteilung des Krankheitsverlaufes erlangt der Nachweis der sog. minimalen residualen Tumorzellen (MRD = minimal residual disease) eine zunehmende Bedeutung.

6.4 Lymphoproliferative Erkrankungen bei Immundefektsyndromen

Key Point

Immundefektsyndrome sind Erkrankungen, bei denen die Funktion immunkompetenter Zellen gestört ist (vgl. Kap. Immunpathologie). Bei einigen Immundefektsyndromen treten komplizierend maligne Lymphome auf.

MERKE

Man findet maligne Lymphome häufiger bei
- angeborenen Immundefektsyndromen,
- sekundären Immundefekten, v. a. HIV/AIDS,
- Immunsuppression nach Transplantation,
- Immunsuppression im Rahmen von Autoimmunerkrankungen.

Bei **angeborenen Immundefektsyndromen** (z. B. SCID, Wiskott-Aldrich-Syndrom, s. S. 52 und 53) ist das Risiko, an einem malignen Lymphom zu erkranken, um das Hundertfache erhöht. Das häufigste maligne Lymphom bei angeborenen Immundefektsyndromen ist das diffuse großzellige B-Zell-Lymphom **(DLBCL)**. Daneben können Hodgkin-Lymphome, akute lymphoblastische Leukämien und EBV-assoziierte lymphoproliferative Erkrankungen auftreten (sog. fatale infektiöse Mononukleose = FIM). Die malignen Lymphome bei angeborenen Immundefekten verhalten sich klinisch zumeist sehr aggressiv.

Bei der **HIV-Infektion** ist das Risiko eines Non-Hodgkin-Lymphoms um ein Vielfaches erhöht. Typische Lymphome bei HIV-Patienten sind das **Burkitt-Lymphom** und das **DLBCL**. Primäre Lymphome des ZNS waren vor Einführung der antiretroviralen Therapie (HAART) eine typische Komplikation der fortgeschrittenen HIV-Erkrankung. Das plasmoblastische Lymphom der Mundhöhle tritt überwiegend im Zusammenhang mit der HIV-Infektion auf. HIV-assoziierte Lymphome verlaufen sehr aggressiv. Durch Chemotherapie sind Remissionsphasen möglich. Gegenüber nicht-HIV-positiven Patienten ist die 5-Jahres-Überlebensrate stark reduziert.

Im Zusammenhang mit **Transplantationen** werden immunsuppressive Verfahren eingesetzt, die ein stark erhöhtes Risiko einer transplantationsassoziierten lymphoproliferativen Störung **(post-transplant lymphoproliferative disorders = PTLPD)** in sich bergen. Die meisten dieser PTLPD sind mit einer EBV-Infektion assoziiert. Der histologische Befund bei einer PTLDP weicht häufig von dem ab, was man bei einer sonstigen Lymphomerkrankung erwarten würde; die PTLDP bilden also eine ganz eigene Krankheitsgruppe, aus diesem Grund werden sie auch terminologisch unter diesem Begriff geführt, um sie erkennbar von den übrigen Lymphomerkrankungen abzugrenzen. Man unterscheidet unterschiedliche Phasen der PTLD. Frühphasen lassen sich durch Reduktion oder Absetzen der immunsuppressiven Therapie beherrschen.

Unter **Methotrexat-Therapie** (z. B. bei Autoimmunerkrankungen) können lymphoproliferative Erkrankungen entstehen, die histologisch den „üblichen" Lymphomtypen – vor allem dem Burkitt-Lymphom sowie dem großzelligen B-Zell-Lymphom – ähneln, im Gegensatz zu diesen aber nach Absetzen der Methotrexat-Therapie regredieren. In den meisten Fällen ist zur definitiven Heilung zusätzlich eine Chemotherapie notwendig.

D

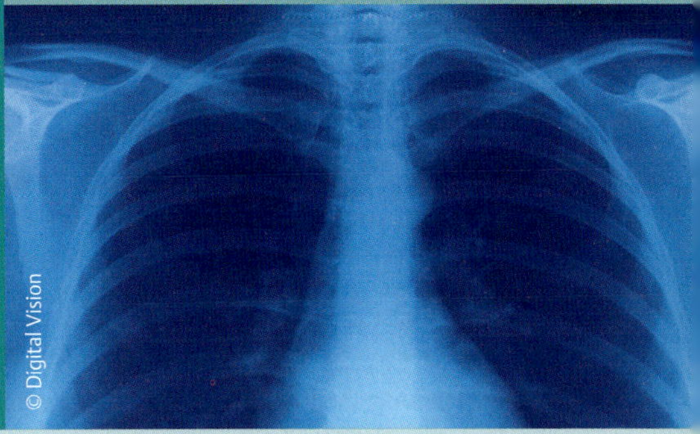

Respiratorisches System, Mediastinum und seröse Häute

Fallbesprechung im Rahmen der Lungentumorkonferenz

Pneumologe: Bei Herrn G., einem 69-jährigen Patienten, Nichtraucher, wurde vom Hausarzt zur Abklärung einer Herzinsuffizienz eine Röntgenuntersuchung des Thorax durchgeführt. Dabei fielen ein peripher gelegener Tumor des rechten Lungenunterlappens auf, ferner hiläre Stauungszeichen sowie Pleuraergüsse von ca. 100 ml links und 250 ml rechts. Mediastinale Lymphknoten konnten im konventionellen Thoraxbild nicht erkannt werden. Der Patient wurde zur Abklärung eines Bronchialkarzinoms in unsere Klinik überwiesen. Diagnostisch führten wir zunächst ein Thorax-CT sowie ein Abdomen-CT durch, darüber hinaus punktierten wir die Pleuraergüsse. Laborchemisch sind das karzinoembryonale Antigen und die neuronenspezifische Enolase nicht erhöht.

Radiologe: Im Thorax-CT bestätigt sich ein im Durchmesser ca. 4 cm großer Tumor, der in der Lunge liegt, aber auch die viszerale Pleura überschreitet und auf das parietale Blatt der Pleura übergreift. Im Mediastinum sind einzelne bis zu 1 cm große Lymphknoten zu erkennen. Auffallend sind darüber hinaus Pleuraplaques beidseits, die im Übrigen bereits im konventionellen Röntgenbild zu erkennen sind. Im Abdomen-CT finden sich keine Metastasen, insbesondere nicht in der Leber. Insgesamt passt das Bild zu einem peripheren Bronchialkarzinom.

Pathologe: In der Zytologie, die wir dankenswerterweise getrennt von beiden Seiten erhalten hatten, zeigte sich links das typische Bild eines Stauungsergusses mit wenigen, nicht gereizten Mesothelien und ohne Tumorzellen. Rechts allerdings waren Tumorzellen zu erkennen, darüber hinaus auch schwer von den Tumorzellen abzugrenzende gereizte Mesothelien und Lymphozyten. Da in Anbetracht der Pleuraplaques differenzialdiagnostisch immer auch an ein Mesotheliom zu denken ist, haben wir immunzytochemische Färbungen angefertigt. Dabei waren die Tumorzellen ebenso wie die gereizten Mesothelien Vimentin- und Calretinin-positiv, aber negativ für das epitheliale Antigen BerEp4 und auch negativ für das karzinoembryonale Antigen. Zum Beweis, dass es sich um maligne und nicht reaktiv veränderte Zellen handelt, haben wir noch das epitheliale Membranantigen (EMA) gefärbt; dieses war positiv, sodass man mit großer Sicherheit ein Karzinom ausschließen und ein malignes Pleuramesotheliom diagnostizieren kann. Wie sieht die Berufsanamnese aus?

Pneumologe *blättert in der Akte*: Herr G. wurde mit 58 Jahren frühberentet, bis zu diesem Zeitpunkt hat er in der LKW-Werkstatt einer großen Spedition gearbeitet. Wir müssen also recherchieren, ob Herr G. mit asbesthaltigen Bremsbelägen gearbeitet und damit ausreichend Astbestfaserjahre erreicht hat. Ich werde dies bei der Berufsgenossenschaft (BG) melden.

Thoraxchirurg *an den Radiologen*: Wie tief reicht der Tumor in die Thoraxwand?

Radiologe: Gerade mal so eben, eine tiefe Infiltration ist noch nicht gegeben.

Thoraxchirurg: Dem Patienten sollte eine Resektion mit potenziell kurativem Ansatz und Pleuraektomie angeboten werden. Wie steht es um die Herzinsuffizienz?

Pneumologe: Es handelt sich noch um eine milde Form entsprechend dem Stadium NYHA II, die wir medikamentös im Griff haben. Internistisch spricht nichts gegen einen Eingriff. Wir werden das vom Tumorboard empfohlene Vorgehen mit dem Patienten besprechen und ihn den Chirurgen vorstellen.

Pathologe: Am Tumorresektat können wir dann eine Feinstaubanalyse durchführen lassen, auch wenn ein gesichertes oder sehr wahrscheinliches Mesotheliom bereits als Berufserkrankung unter der Ziffer 4105 anerkannt wird.

7 Obere Atemwege

7.1 Erkrankungen der Nase und der Nasennebenhöhlen

Key Point

Nase und Nasennebenhöhlen sind aufgrund ihrer exponierten Lage zur Außenwelt besonders häufig von Entzündungen betroffen (Rhinitis, Sinusitis). Akute Entzündungen der Nasenschleimhaut (Virusschnupfen/„Common cold" und allergische Rhinitis/Heuschnupfen) gehören zu den häufigsten Erkrankungen überhaupt. Ein Übergreifen des entzündlichen Prozesses auf die Nasennebenhöhlen ist insbesondere bei langwierigen Verläufen und bei bakterieller Superinfektion häufig. Tumoröse Erkrankungen der Nase und der Nasennebenhöhlen sind wesentlich seltener.

7.1.1 Relevante anatomische und funktionelle Aspekte

Anatomie der Nase/Nasenhöhle | Die äußere Nase wird aus knöchernen Elementen (Nasenbein) und knorpeligen Elementen (Dreieckknorpel, Flügelknorpel) gebildet. Der Innenraum der Nase wird in Nasenvorhof (Vestibulum) und Nasenhaupthöhle (Cavum nasi) unterteilt. Das Cavum nasi wiederum wird durch das Septum nasi und die Nasenmuscheln (Conchae nasales) weiter untergliedert. Hier münden an unterschiedlichen Stellen die Ausführungsgänge der Nasennebenhöhlen sowie der abführenden Tränenwege. Das Vestibulum wird noch von äußerer Haut (mehrschichtiges verhorntes Plattenepithel) bedeckt, sodass hier dermatologische Erkrankungen (z. B. Furunkel) auftreten können. Die eigentliche Nasenhöhle wird von respiratorischem Epithel (mehrreihiges hochprismatisches Flimmerepithel mit Becherzellen) ausgekleidet. In der Lamina propria sowie in tieferen Wandschichten liegen seromuköse Drüsen, deren Sekrete u. a. Immunglobuline (IgA), Proteasen und Zytokine enthalten. Typisch für die Nasenschleimhaut sind darüber hinaus kavernöse Schwellkörper (Corpora cavernosa nasi), über die die Durchgängigkeit der Nasenhöhle und damit der Luftstrom reguliert werden kann. Darüber hinaus enthält die Nasenschleimhaut Abwehrzellen und z. T. auch Lymphfollikel. In der Regio olfactoria findet sich eine speziell aufgebaute Schleimhaut für die Geruchswahrnehmung.

Funktion der Nase/Nasenhöhle | Die äußerst komplexen Aufgaben der inneren Nase umfassen die Klimatisation (Anfeuchtung und Erwärmung) sowie die physikalische Reinigung der Atemluft, darüber hinaus erfüllt sie Aufgaben im Rahmen der unspezifischen (Lysozyme, Interferone und Makrophagen) sowie der spezifischen Immunabwehr (Immunglobuline, v. a. IgA und immunkompetente Zellen wie Lymphozyten und eosinophile Granulozyten).

Relevanz für die Pathologie | Die hohe immunologische „Aktivität" der Nase erklärt die Häufigkeit **akuter Rhinitiden**, die in erster Linie Ausdruck und Folge einer funktionstüchtigen Immunabwehr sind. Das Immunsystem kann dabei auf eine Vielzahl unterschiedlicher Reize (mikrobielle Infektionen, aber auch chemische und physikalische Reize) reagieren. Im Rahmen chronischer Entzündungsprozesse kann es zu inselartigen Plattenepithelmetaplasien kommen. Chronische Reizungen der Nasenschleimhaut, v. a. durch chemische Substanzen, können auch zu tumorösen Erkrankungen der Nase führen. Die häufigsten Tumoren sind **Plattenepithelkarzinome** – trotz des physiologischen Zylinderepithels. Da Tumoren in der Nase häufig zunächst symptomfrei sind und z. B. erst in einem späten Stadium die Nasenatmung beeinträchtigen, ist die Frühdiagnostik dieser Tumoren erschwert.

Die Nasennebenhöhlen sind gleichfalls von respiratorischem Epithel ausgekleidet und zeigen ein ähnliches Spektrum an Erkrankungen wie die innere Nase.

7.1.2 Angeborene Fehlbildungen der Nase

Missbildungen unter Beteiligung der Nase finden sich relativ häufig. So kommt es bei der **Lippen-Kiefer-Gaumen-Spalte** (s. S. 219) auch zu einer Fehlstellung der äußeren Nase und der Nasenscheidewand sowie zu Tubenbelüftungsstörungen. Seltener sind Meningoenzephalozelen (s. S. 442) und die Choanalatresie (membranöser oder knöcherner Verschluss der hinteren Nasenöffnung).

7.1.3 Entzündliche Erkrankungen der Nase (Rhinitis)

Entzündliche Erkrankungen der Nase können sich nicht nur in der Nasenhöhle bzw. in den Nasennebenhöhlen, sondern auch an der Nasenaußenseite (äußere Nase) manifestieren. An der äußeren Nase finden sich beispielsweise Hauterkrankungen wie Rosazea, Lupus erythematodes und das Nasenfurunkel (vgl. S. 57).

MERKE

Häufigste Entzündung der inneren Nase ist die akute Rhinitis. Diese wird in über 90 % der Fälle durch Viren verursacht, die die Schleimhaut direkt infizieren. Seltener sind sekundäre Rhinitiden im Rahmen systemischer Infektionen.

Akute Rhinitiden

Virale Rhinitis: Die virale Rhinitis (Coryza; Common Cold) ist eine der häufigsten entzündlichen Erkrankungen überhaupt. Es handelt sich um eine **exsudative seröse Entzündung** der Nasenschleimhäute, die fast ausschließlich durch Rhinoviren hervorgerufen wird. Kennzeichnend ist ein eiweißreiches Sekret, das an die Schleimhautoberfläche abgegeben wird und v. a. Albumin enthält. Bakterielle Superinfektionen durch Streptokokken oder Staphylokokken können komplizierend hinzukommen.

Morphologische Aspekte | Mikroskopisch finden sich ein Ödem der Schleimhaut, Infiltrate durch Lymphozyten, Plasmazellen und Granulozyten sowie Epithelnekrosen.

Rhinitis allergica: Die Rhinitis allergica ist eine **IgE-vermittelte Immunreaktion** (Typ I nach Gell und Coombs, s. S. 49) auf inhalierte Antigene/Allergene (Pollinose = Heuschnupfen). Innerhalb von Minuten kommt es durch Quervernetzung von IgE-Molekülen an der Oberfläche von Mastzellen zur Histaminfreisetzung, Phospholipase-Aktivierung und Zytokinfreisetzung, klinisch erkennbar als schnell einsetzende akute Rhinitis.

Morphologische Aspekte | Mikroskopisch findet sich ein Infiltrat aus Lymphozyten und Plasmazellen, als Ausdruck der allergischen Komponente sind auch Mastzellen und eosinophile Granulozyten sichtbar.

MERKE

Akute Rhinitiden im Rahmen systemischer Infektionserkrankungen (sekundäre Rhinitiden) können bei Diphtherie, Influenza sowie einigen Kinderkrankheiten (Masern, Scharlach, Windpocken, Keuchhusten) auftreten.

Chronische Rhinitiden

Rhinitis chronica simplex: Die chronische Rhinitis ist eine lang anhaltende Entzündung der Nasenschleimhaut, die sich v. a. im Bereich der Nasenmuscheln manifestiert und durch eine Vielzahl exogener (z. B. rezidivierende akute Entzündungen, Staubexposition und Rauchen) und endogener Faktoren (z. B. Schwangerschaftsrhinopathie, Antikonzeptiva) ausgelöst werden kann.

Morphologische Aspekte | Typisch sind ein Nasenschleimhautödem sowie entzündliche Infiltrate aus Lymphozyten und – im Falle einer allergischen Genese – eosinophilen Granulozyten.

Chronische hyperplastische Rhinitis (Polyposis nasi): Je nach auslösender Ursache kann es über das Ödem hinaus auch zu einer echten Volumenzunahme der Nasenschleimhaut kommen, v. a. bei lang anhaltender Exposition gegenüber allergen wirksamen Substanzen (Rhinitis chronica hyperplastica). Klinische Symptome sind eine Atmungsbehinderung mit Rhinophonie (Näseln) und Schnarchen; eine chirurgische Entfernung kann notwendig werden.

Morphologische Aspekte | Initial bilden sich ödematöse Schleimhautzotten, die sich schließlich zu gestielten oder breitbasigen Nasenpolypen weiterentwickeln können (Polyposis nasi). Ursächlich ist v. a. eine Hypertrophie der seromukösen Drüsen mit Schleimretention (**Abb. 7.1**).

Rhinitis atrophicans: Bei der chronischen atrophischen Rhinitis (= Rhinitis atrophicans) steht der **Schleimhautschwund** im Vordergrund. Die Rhinitis atrophicans tritt primär oder sekundär auf. **Primäre Atrophien** manifestieren sich oft schon in der Pubertät und betreffen überwiegend Frauen. Die Ursache ist unbekannt. Bei Besiedelung der ausgetrockneten Schleimhaut und der eingedickten Sekrete durch Fäulnisbakterien kann ein schlechter Geruch hinzutreten (= Ozäna = Rhinitis atrophicans cum foetore). Die **sekundäre atrophische Rhinits** kann sich bei chronischer Exposition gegenüber inhalativen Noxen (z. B. Holzstäuben) oder nach Traumata (Unfällen, Nasennebenhöhlenoperationen) entwickeln.

Morphologische Aspekte | Mikroskopisches Korrelat des Schleimhautschwundes sind Becherzellverluste sowie eine Atrophie der seromukösen Drüsen.

Rhinosklerom: Das Rhinosklerom ist eine chronisch-granulierende Entzündung im Bereich der oberen Atemwege, die durch Klebsiella rhinoscleromatis hervorgerufen wird. Klinisch kommt es zu einer Vergröberung der Schleimhäute und der äußeren Nase (sog. **Tapir-Nase**). Mikroskopisch sind Makrophagen mit schaumigem Zytoplasma (Mikulicz-Zellen) in der Schleimhaut charakteristisch.

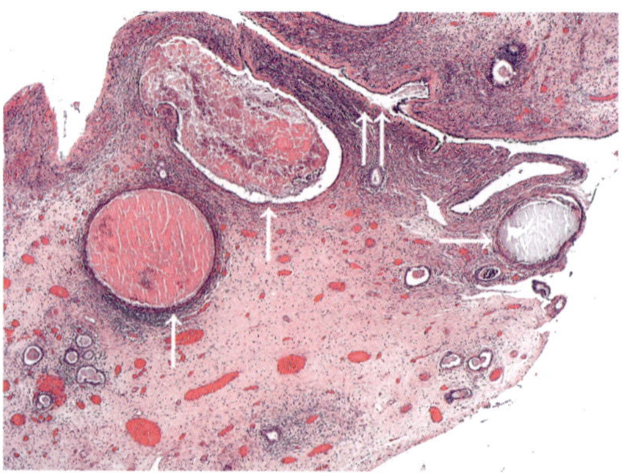

Abb. 7.1 Polyposis nasi (Nasenpolypen). Es handelt sich um entzündliche Schwellungen der Schleimhaut von Nase oder Nasennebenhöhlen. Mikroskopisch erkennt man dilatierte Gefäße, ein Schleimhautödem, entzündliche Infiltrate (Doppelpfeil) sowie Schleimretentionen in ortsständigen Drüsen (Pfeile).

Entzündungen der Nase im Rahmen systemischer Erkrankungen

Die **Sarkoidose** kann isoliert den Nasen- und Gesichtsbereich befallen (Lupus pernio, vgl. S. 421). Im Rahmen einer **Tuberkulose** können granulomatöse epitheloidzellige Entzündungen im Nasenseptum auftreten. Ulzerationen und Nekrosen der Schleimhaut sind die Folge **(Lupus exedens)**. Der **Lupus vulgaris** (Tuberkulose der Haut) kann auch die Nasenhaut befallen.

Bei der **Syphilis** kann die Nase vor allem im Tertiärstadium mitbetroffen sein (vgl. S. 359): Granulomatöse Entzündungsherde infiltrieren die knöchernen Nasenanteile und zerstören diese, klinisch resultiert die typische **Sattelnase**. Auch im Sekundärstadium der Syphilis ist eine Schleimhautbeteiligung von Mund und Nase möglich (sog. Plaques mouqueuses).

Bei der **Wegener-Granulomatose** handelt es sich um eine chronische granulomatöse Vaskulitis mit primärem Befall der oberen Atemwege einschließlich der Nase. Antikörper (ANCA) und zirkulierende Immunkomplexe führen in der Folge zu Lungenveränderungen und einer sekundären Glomerulonephritis. Klinisches Frühsymptom ist rezidivierendes Nasenbluten. Histologisch finden sich Epitheloidzellgranulome und eine Vaskulitis.

7.1.4 Entzündliche Erkrankungen der Nasennebenhöhlen

Entzündungen der Nasennebenhöhlen **(Sinusitiden)** können sich aus einer Rhinitis entwickeln, die Erreger wandern dabei über die Ostien aus der Nasenhöhle ein (fortgeleitete Infektion). 3–5 % der erwachsenen Europäer leiden regelmäßig an Sinusitiden. Am häufigsten betroffen ist die Kieferhöhle, in abnehmender Reihenfolge die Siebbeinhöhle, die Stirnhöhle und zuletzt die Keilbeinhöhle. Bei Kindern ist die Siebbeinhöhle am häufigsten betroffen. Der Entzündungsprozess kann analog der Rhinitis akut oder chronisch-rezidivierend auftreten, die pathomorphologischen Veränderungen der Schleimhaut gleichen denjenigen in der Nase, da die Nasennebenhöhlen ebenfalls von mehrreihigem Flimmerepithel ausgekleidet werden.

Ätiopathogenese | Erreger der **fortgeleiteten Sinusitiden** sind in der Regel Anaerobier. Die sehr viel selteneren **odontogenen Sinusitiden** entstehen bei ausgedehnten eitrigen Entzündungen des Parodontiums im Oberkiefer. 10 % aller Kieferhöhlenentzündungen sind durch Wurzelentzündungen des 1. Molaren und des 2. Prämolaren hervorgerufen.

Morphologie | Mikroskopisch finden sich bei chronischen Sinusitiden neben einem Schleimhautödem auch Lymphozyten und Plasmazellen. Akute Sinusitiden sind durch Infiltrate aus neutrophilen Granulozyten charakterisiert. Es kommen seröse oder eitrige Entzündungen vor. Darüber hinaus gibt es die hyperplastische (polypöse) Sinusitis, die häufig gleichzeitig mit einer chronisch-hyperplastischen Rhinitis auftritt und durch analoge morphologische Veränderungen gekennzeichnet ist (s. S. 174).

Klinische Aspekte | Eine akute Sinusitis kann in die umgebenden Weichteile durchbrechen. Relativ häufig resultieren hierbei ein Orbitaödem oder eine Orbitaphlegmone, Ausgangspunkt sind in diesem Fall zumeist die Stirnhöhle oder die Siebbeinzellen. Seltener sind endokranielle Komplikationen wie Epiduralabszesse, eine Meningitis oder eine Sinus-cavernosus-Thrombose. Bei einer polypösen Sinusitis der Kieferhöhle kann es zu einer Verlegung der hinteren Nasenöffnung kommen (Choanalpolyp).

7.1.5 Tumoren der inneren Nase und der Nasennebenhöhlen

Gutartige Tumoren

MERKE

Gutartige Tumoren der Nase sind selten.

Häufigste benigne epitheliale Tumoren sind **Papillome**. Histologisch sind sie durch exophytisch oder endophytisch wachsende, nichtverhornende Plattenepithelverbände charakterisiert (**Abb. 7.2**). Sie treten vor allem bei Männern um das 50. Lebensjahr im mittleren Nasengang und in den Nasennebenhöhlen auf. Das **invertierte Papillom** ist ein lokal destruktiv wachsendes, endophytisches Papillom mit einem nach innen gerichteten Wachstum (**Abb. 7.3**). Alle Papillome müssen vollständig entfernt werden.

Das **nasopharyngeale Angiofibrom** (Syn. juveniles Nasen-Rachen-Fibrom, vgl. S. 178) breitet sich vom lateralen Nasopharynx unter Knochendestruktion in die Nasennebenhöhlen sowie in die Nase aus.

Seltener finden sich in der Nase Osteome (s. S. 278), Hämangiome (s. S. 97) und gutartige Tumoren der Schleimhautdrüsen (Adenome).

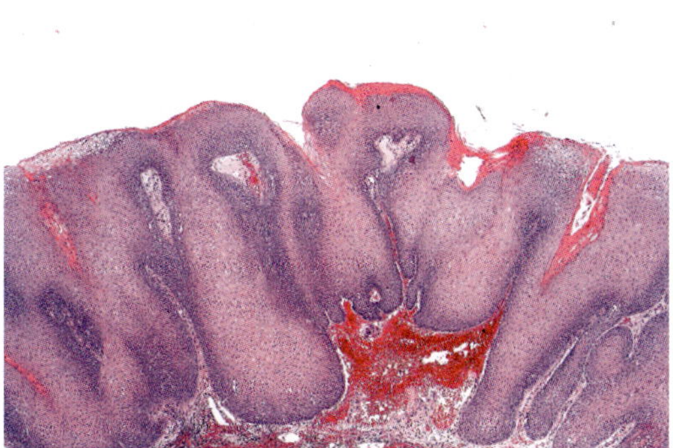

Abb. 7.2 Plattenepithelpapillom. Plattenepithelpapillome treten in der Nase, in den Nasennebenhöhlen und im Larynx auf.

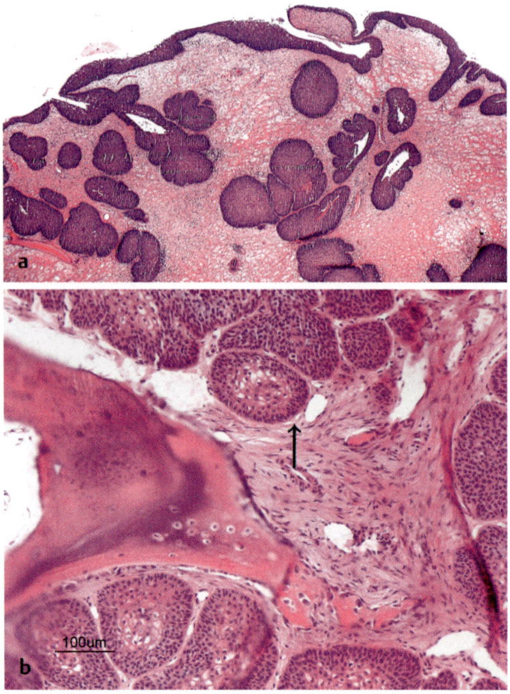

Abb. 7.3 Invertiertes Papillom. a Invertierte Papillome treten gleichfalls in Nase und Nasennebenhöhlen auf und wachsen in die Tiefe (= invertiert); dadurch weisen sie sowohl klinisch als auch histologisch einen „malignen" Aspekt auf. **b** Invertierte Papillome können ausgedehnte lokale Destruktionen hervorrufen – wie bei diesem 34-jährigen Mann. Epithelverbände dringen in den unterhalb der Nasenschleimhaut liegenden Knochen des harten Gaumens ein (Pfeil).

Maligne Tumoren

MERKE

Maligne Tumoren der inneren Nase stellen etwa 1 % aller Malignome. Es handelt sich zumeist um epitheliale Tumoren. Mesenchymale Tumoren sind selten.

Das **Plattenepithelkarzinom** ist der wichtigste maligne epitheliale Tumor der inneren Nase und der Nasennebenhöhlen. 60 % der Plattenepithelkarzinome treten in der Kieferhöhle auf, nur 20 % in der Nasenhöhle selbst. Der Häufigkeitsgipfel liegt zwischen dem 50. und 60. Lebensjahr, bei beruflicher Exposition gegenüber Metallstäuben (Nickel, Chrom) ist die Wahrscheinlichkeit eines Plattenepithelkarzinoms erhöht. Die meisten sinonasalen Plattenepithelkarzinome sind gut oder mäßig differenzierte, gering verhornende Tumoren. Histologisch finden sich Plattenepithelverbände inmitten eines entzündlich durchsetzten bindegewebigen Stromas. Klinisch sind Nasenbluten und eine Behinderung der Nasenatmung auffällig, diese Symptome zeigen sich allerdings erst relativ spät im Krankheitsverlauf. Die 5-Jahres-Überlebensrate beträgt stadienabhängig bis zu 40 %.

Adenokarzinome der Nase können von den kleinen Nasendrüsen oder von der Nasenschleimhaut selbst ausgehen. Sie sind seltener als Plattenepithelkarzinome und mit der Inhalation von Holzstäuben assoziiert. Sie sind als Berufskrankheit bei holzverarbeitenden Berufen (Eichen- oder Buchenstaub) anerkannt.

Das **NK/T-Zell-Lymphom, nasaler Typ** (Synonym: **letales Mittelliniengranulom**) beginnt typischerweise im Bereich der Schleimhäute von Nase und Pharynx. Männer sind häufiger betroffen als Frauen. Klinisch fallen die Patienten durch Nasenbluten und ausgedehnte Ulzerationen auf. Später kommen Lymphominfiltrate im Gastrointestinaltrakt, in der Haut und in anderen Organen hinzu. Die Prognose ist trotz Chemotherapie sehr schlecht.

7.2 Erkrankungen des Pharynx

Key Point

Der Pharynx ist als gemeinsamer Verbindungsweg der oberen Luft- und Speisewege zahlreichen exogenen Einflüssen ausgesetzt. Analog der Nase ist er deshalb besonders anfällig für entzündliche Reaktionen, die sich sowohl im Pharynx selbst (Pharyngitis) als auch in den dort beherbergten lymphoepithelialen Organen (Tonsillen – Tonsillitis) abspielen können. Langfristig einwirkende Noxen (insb. Alkohol und Zigarettenrauch) können eine karzinomatöse Entartung der Pharynxschleimhaut zur Folge haben.

7.2.1 Relevante anatomische und funktionelle Aspekte

Der Pharynx ist beim Erwachsenen etwa 13 cm lang und wird in **Nasopharynx**, **Oropharynx** und **Hypopharynx** unterteilt. Die Epiglottis, die Vorderfläche des weichen Gaumens, der Zungengrund und die Vallecula epiglottica werden zum Oropharynx gerechnet. Der Musculus constrictor pharyngis inferior lässt dorsal am Übergang zum Ösophagus ein kleines Dreieck frei (Killian-Dreieck), in dem sich die Zenker-Divertikel ausbilden können (Pulsionsdivertikel). Der Nasopharynx ist wie die Nasenhöhle von respiratorischem Flimmerepithel ausgekleidet. Im Oropharynx und Hypopharynx findet sich analog der Mundhöhle unverhorntes Plattenepithel. Im **Waldeyer-Rachenring** beherbergt der Pharynx sowohl disseminiertes als auch organartig formiertes lymphatisches Gewebe (sog. lymphoepitheliale Organe oder Tonsillen). Im Einzelnen unterscheidet man: die Zungengrundtonsillen, die Rachenmandeln, die Gaumenmandeln und die lymphatischen Seitenstränge.

Alle lymphoepithelialen Organe besitzen im Gegensatz zum Lymphknoten nur efferente Lymphgefäße.

Relevanz für die Pathologie | Die lymphoepithelialen Organe sind eine der primären Kontaktstellen zwischen dem Immunsystem und der Außenwelt und entsprechend wichtig für die Abwehr von Mikroorganismen. Die lymphoepithelialen Organe können im Rahmen einer gesteigerten immunologischen Aktivität hypertrophieren, physiologischerweise geschieht dies bei Kindern im Rahmen der frühkindlichen Entwicklung. Bei übermäßiger Hypertrophie kann es zu einer Verlegung von Luft- und Speisewegen kommen (sog. **„Polypen"**). Entzündungen der lymphoepithelialen Organe (**Tonsillitiden**) sind gleichfalls häufig. Die Polypen sind von „echten" **Pharynxtumoren** abzugrenzen, die zumeist epithelialer Natur sind.

MERKE

Wichtige Erkrankungen des Pharynx sind Hyperplasien der lymphoepithelialen Organe, entzündliche Erkrankungen im Waldeyer-Rachenring, Hypopharynxdivertikel und Tumoren.

Klinisch wichtig sind darüber hinaus auch Verletzungen im Rachenbereich, neurogene Störungen sowie Missbildungen. Die Entwicklung des Pharynx aus dem Kiemendarm erklärt beispielsweise, warum in der seitlichen Umgebung des Pharynx Fisteln und Zysten entstehen können. Laterale Halsfisteln (s. S. 426) finden sich am Vorderrand des M. sternocleidomastoideus.

7.2.2 Hyperplasien der lymphoepithelialen Organe im Waldeyer-Rachenring

Die Hyperplasie lymphoepithelialer Organe ist Folge einer gesteigerten immunologischen Aktivität lymphatischen Gewebes im Rahmen einer spezifischen Abwehrreaktion. Die Größenzunahme der lymphoepithelialen Organe kann zu klinisch relevanten Störungen im Bereich der Atem- und Speisewege führen, insbesondere Hyperplasien der Rachen- oder der Gaumenmandel; eine Hyperplasie der Zungenmandel macht nur selten klinische Symptome.

- Die **Hyperplasie der Rachenmandeln** wird auch als adenoide Vegetation bezeichnet. Sie führt durch eine Behinderung der Nasenatmung bei kleinen Kindern u. a. zu Essstörungen und einer besonderen Physiognomie (sog. Rachenmandelgesicht mit geöffnetem Mund und kloßiger Sprache). Mögliche Komplikationen sind chronische Entzündungen der tiefen Luftwege, Fehlbildungen im Oberkiefer, chronische Rhinitiden und Otitiden sowie eine allgemeine Infektanfälligkeit.
- Die **Hyperplasie der Gaumenmandeln** führt zu einer Verlegung des Isthmus faucium mit Atmungsbehinderung und Schluckbeschwerden.

MERKE

Hyperplasien der Gaumenmandeln und der Rachenmandel sind typischerweise symmetrisch bilateral. Eine einseitige Größenzunahme der Gaumenmandeln ist bei Erwachsenen bis zum Beweis des Gegenteils verdächtig auf maligne Tumoren oder maligne Lymphome (s. S. 155).

Morphologisches Korrelat der Hyperplasie | Die Hyperplasie entsteht entweder durch **Vermehrung und Vergrößerung von Sekundärfollikeln** (sog. follikuläre lymphatische Hyperplasie) oder aufgrund einer **Verbreiterung der interfollikulären T-Zell-Areale**. Sofern sich die genannten Prozesse vornehmlich in den Krypten abspielen, wird von einer **chronisch hyperplastischen Kryptentonsillitis** gesprochen.

7.2.3 Entzündliche Erkrankungen der Tonsillen

Akute Entzündungen der Gaumenmandeln (Tonsilla palatina) und anderer lymphoepithelialer Gewebe in der Rachenenge (Isthmus faucium) werden klinisch als **Angina tonsillaris** (Angina = lat. Enge) bezeichnet. Bei Entzündungen im Bereich der Seitenstränge (Plica salpingopharyngea) spricht man von einer **Seitenstrangangina**, klinisch vor allem erkennbar an Schluckbeschwerden und Hustenreiz.

Akute Tonsillitis: Die akute Tonsillitis ist eine Erkrankung des Kindes- und Jugendalters und vorwiegend **bakteriell** bedingt. β-hämolysierende Streptokokken (Gruppe A) sind die häufigste Ursache für die akute Tonsillitis, vor allem der Gaumenmandeln. Seltener wird die akute Tonsillitis durch Staphylokokken, Pneumokokken und Haemophilus influenzae ausgelöst. Sie kann auch im Rahmen anderer bakterieller **Allgemeinerkrankungen** (z. B. Diphtherie) oder **viral** entstehen.

Morphologie | Man unterscheidet folgende Erscheinungsformen der akuten Tonsillitis:

- **Angina catarrhalis:** einfache Entzündung ohne Bildung von Belägen
- **Angina follicularis:** gelbe Stippchen auf der Oberfläche vergrößerter Tonsillen
- **Angina lacunaris:** gelbe Flecken als Ausdruck der Entzündung in den Kryptenöffnungen
- **pseudomembranöse Tonsillitis** bei Diphtherie: Epithelnekrosen mit fest haftenden Fibrinmembranen
- **Angina herpetica:** bei Coxsackie-A-Viren, typisch ist hier die Bläschenbildung

Klinische Aspekte und Komplikationen | Es dominieren Halsschmerzen, Fieber, Schluckbeschwerden und geschwollene Tonsillen. Die akute Tonsillitis kann zu **Peritonsillarabszessen** und **Parapharyngealphlegmonen** führen. Bei β-hämolysierenden Streptokokken der Gruppe A (z. B. Streptococcus pyogenes) können sekundäre Systemerkrankungen auftreten, z. B. das akute rheumatische Fieber (s. S. 532), eine Endocarditis verrucosa rheumatica (s. S. 116) und eine akute Glomerulonephritis (Poststreptokokken-Glomerulonephritis, s. S. 322).

Tonsillitis bei Mononukleose: Die durch das EBV-Virus hervorgerufene Mononukleose (Pfeiffer-Drüsenfieber, Mononucleosis infectiosa) ist eine stark fieberhafte Allgemeinerkrankung, die durch starke Lymphknotenschwellungen am Hals sowie eine Leukozytose mit sog. Pfeiffer-Zellen (lymphomonozytoiden Zellen) im Blut gekennzeichnet ist. Es kann zu einer Verlegung der Luftwege kommen.

Morphologie | Die Tonsillen sind stark geschwollen und häufig mit Fibrinbelägen bedeckt. Histologisch sind eine starke Veränderung der normalen Tonsillenstruktur mit Vermehrung EBV-infizierter Blasten und Plasmazellen sowie Ulzerationen typisch.

Weitere Ursachen einer Tonsillitis: Eine primäre Tonsillitis bei **Tuberkulose** und **Syphilis** ist selten und an ausgedehnten Ulzerationen erkennbar (Angina specifica). Eine Infektion durch Treponema Vincentii ruft die sog. **Plaut-Vincent-Tonsillitis** hervor, eine zumeist einseitige Tonsillitis der Gaumenmandel (mit Ulzerationen und Fibrinniederschlägen: Angina ulceromembranacea), begleitet von einseitigen Lymphknotenschwellungen im Kieferwinkel.

7.2.4 Entzündliche Erkrankungen des Pharynx

Die **akute Pharyngitis** ist überwiegend viral bedingt; die enge anatomische Beziehung des Pharynx zu Nase, Mund und Trachea/Ösophagus macht den Rachen generell anfällig für entzündliche Mitreaktionen im Rahmen einer akuten Rhinitis, einer Tonsillitis oder einer Laryngitis. Eine akute Pharyngitis findet sich darüber hinaus u. a. bei Keuchhusten. Eine **chronische Pharyngitis** ist oft Ausdruck einer lang anhaltenden Reizung der Rachenschleimhaut durch inhalative Noxen (Rauch, Stäube).

Morphologie | Mikroskopisch zeichnet sich die akute Pharyngitis durch eine dichte Infiltration der Schleimhaut mit Entzündungszellen aus. Die chronische Pharyngitis kann – wie im Bereich der Nase – zu einer Hyperplasie und polypösen Vorwölbung der Schleimhaut führen **(hyperplastische Pharyngitis)**, auf analoge Weise kann bei Exposition gegenüber inhalativen Noxen eine atrophische Pharyngitis resultieren **(Pharyngitis atrophicans et sicca)**.

7.2.5 Hypopharynxdivertikel

Im Bereich des Killian-Dreiecks (s. S. 176) können sich durch erhöhten intraluminalen Druck sog. Pulsionsdivertikel bilden **(Zenker-Divertikel)**. Es tritt überwiegend bei Männern auf und wird durch ein Fremdkörper- oder Druckgefühl sowie durch Regurgitieren von Speiseresten auffällig.

7.2.6 Tumoren

> **MERKE**
> Die meisten pharyngealen Tumoren sind epithelialer Natur und bösartig. Gutartige Tumoren sind im gesamten Pharynxbereich sehr selten.

Gutartige Tumoren

Das **nasopharyngeale Angiofibrom** (Syn.: **juveniles Nasen-Rachen-Fibrom**) ist der häufigste unter den insgesamt seltenen gutartigen Rachentumoren, es tritt in der Regel im Bereich der dorsalen Wand von Nase oder Oropharynx auf. Betroffen sind männliche Patienten vor oder während der Pubertät. Klinisch finden sich eine Behinderung der Nasenatmung und auch rezidivierende Mittelohrentzündungen (durch Verlegung der Tuba auditiva). Das juvenile Nasen-Rachen-Fibrom ist nicht strahlensensibel und kann nach Entfernung rezidivieren. Vor dem 20. Lebensjahr sind spontane Regressionen möglich.

Morphologie | Der Tumor ist histologisch gutartig, wächst aber sehr stark verdrängend und kann in die Schädelbasis einwachsen. Er sitzt zumeist dem Keilbein fest und breitbasig auf und füllt schnell den gesamten Nasopharynx aus. Er bildet Ausläufer in die Nase und in die Nasennebenhöhlen. Aufgrund des Gefäßreichtums kann es bei Probeexzisionen zu massiven Blutungen kommen. Mikroskopisch finden sich inmitten eines fibrösen Gewebes zahlreiche unterschiedlich große Gefäße mit zum Teil irregulärem Wandaufbau.

Kraniopharyngeome manifestieren sich in der Regel vor dem 20. Lebensjahr und entstehen aus Resten der Rathke-Tasche (embryonaler Hypophysengang, Ductus craniopharyngicus); von der Sella turcica aus dringen diese Tumoren langsam in den Epipharynxbereich vor. **Chordome** sind selten; sie entstehen aus Resten der Chorda dorsalis, die im Bereich der Halswirbelsäule in den Epipharynx vorwachsen.

Maligne Tumoren

> **MERKE**
> Alle pharyngealen Karzinome sind bei Männern häufiger als bei Frauen und betreffen typischerweise Patienten nach dem 40. Lebensjahr. Karzinome treten am häufigsten im Oropharynx und Hypopharynx auf, seltener im Nasopharynx. Oro- und hypopharyngeale Karzinome sind überwiegend mit exogenen Noxen – vornehmlich mit Alkohol- und Tabakkonsum – assoziiert.

Tumoren im Nasopharynx: 80 % der Karzinome im Nasopharynx sind verhornte oder unverhornte Plattenepithelkarzinome. Verhornte Karzinome sind bei Diagnosestellung oft lokalisiert, wohingegen unverhornte Tumoren zu einer frühen lymphogenen Metastasierung neigen. Eine Sonderstellung nehmen die nasopharyngealen undifferenzierten Karzinome ein (Syn.: Lymphoepitheliome oder Schmincke-Tumoren; Abb. 7.4). Aufgrund ihrer hohen Strahlensensibilität haben sie anders als die verhornten (und daher kaum strahlensensiblen) Karzinome eine gute Prognose mit einer 5-Jahres-Überlebensrate von bis zu 60 %.

Tumoren im Oropharynx: 75 % der Tumoren im Oropharynx entstehen im Bereich der Tonsillen und des Zungengrundes. Es handelt sich überwiegend um Plattenepithelkarzinome, 80 % der Erkrankungen betreffen Männer. Das Prädilektionsalter liegt zwischen 50 und 70 Jahren. Die oropharyngealen Karzinome haben bei Erstdiagnose in 60 % der Fälle bereits Lymphknotenmetastasen gesetzt, davon in 15 % der Fälle beidseitig. Die 5-Jahres-Überlebensrate beträgt 40 %.

Tumoren im Hypopharynx: Im Hypopharynx entstehen fast ausschließlich hoch differenzierte Plattenepithelkarzinome. Hypopharynxkarzinome fallen in 40 % der Fälle klinisch durch zervikale Lymphknotenmetastasen auf, entsprechend dem Tumorstadium T 2–3, N1 (TNM-System vgl. S. 38).

Tumoren der lymphoepithelialen Organe: Vor allem die Gaumenmandeln können Ausgangspunkt **maligner Lymphome** sein (bis zu 5 % aller Tonsillentumoren). Am häufigsten sind hochmaligne Lymphome aus der Gruppe der diffusen großzelligen B-Zell-Lymphome (zentroblastische Lymphome). Histologisch finden sich typische Infiltrate aus lymphatischen Blasten. Pharyngeale Lymphome können auch sekundär im Rahmen einer systemischen Lymphomerkrankung entstehen.

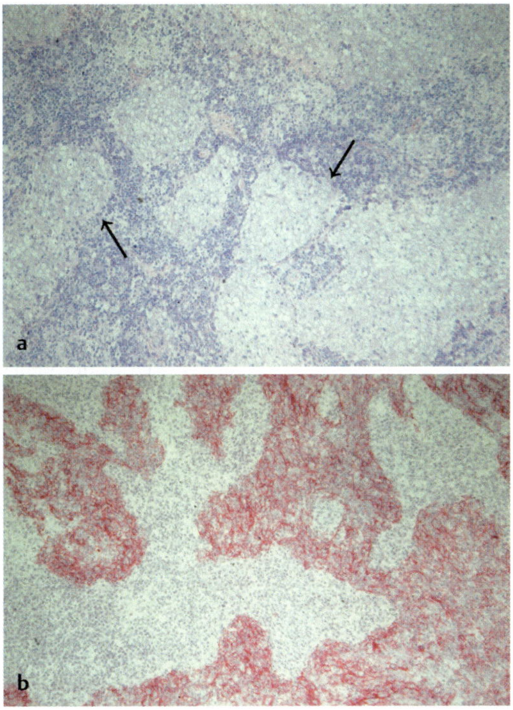

Abb. 7.4 Schmincke-Tumor (lymphoepitheliales Karzinom). Der Schmincke-Tumor ist EBV-assoziiert und sehr strahlensensibel, sodass als Primärtherapie zumeist eine alleinige Radiatio durchgeführt wird. **a** Histologisch weisen die Schmincke-Tumoren im Gegensatz zu den üblichen Plattenepithelkarzinomen keine Hornschicht auf, darüber hinaus sind undifferenzierte Epithelverbände (Pfeile) und das lymphatische Stroma auffällig. **b** Eine Zytokeratinfärbung (rot) hilft, das Ausmaß der lymphatischen Infiltration zu verdeutlichen und ein malignes Lymphom auszuschließen.

7

7.3 Erkrankungen des Larynx

Key Point

Der Larynx dient neben seiner wichtigen Funktion im Rahmen der Phonation insbesondere dem Schutz der tiefen Atemwege. Für die Pathologie sind vor allem die malignen epithelialen Tumoren (Larynxkarzinome) von Bedeutung. Entzündungen des Larynx sind gleichfalls häufig. Einige Entzündungsformen lassen sich makroskopisch nur schwer von einer Karzinomerkrankung abgrenzen; in diesen Fällen ist eine histologische Abklärung erforderlich.

7.3.1 Relevante anatomische und funktionelle Aspekte

Der Larynx sitzt der Trachea auf und besteht aus knorpeligen Anteilen (Schildknorpel, Ringknorpel und Aryknorpel), der Epiglottis, verschiedenen Bändern und Membranen, welche die Knorpel verbinden, und Muskeln. Die gesamte innere Kehlkopfmuskulatur wird über den N. recurrens innerviert. Die Schleimhaut des Larynx besteht überwiegend aus respiratorischem Zylinderepithel, lediglich im Bereich der dorsalen Epiglottisfläche, der Stimmlippen, des Vestibulum laryngis sowie der Taschenfalten findet sich mehrschichtiges Plattenepithel. Dieses kann auf den Stimmlippen selbst auch verhornt sein. Klinisch wichtig ist die Unterteilung der 3 Kehlkopfetagen: Supraglottis, Glottis (Stimmlippen bis 1 cm trachealwärts) und Subglottis.

Relevanz für die Pathologie | Alle 3 genannten Kehlkopfetagen können Ausgangspunkt eines **Larynxkarzinoms** sein. Die Prognose der Erkrankung wird entscheidend von der Lokalisation des Tumors in Bezug auf die verschiedenen Kehlkopfetagen mitbestimmt. Mögliche Vorstufe eines Kehlkopfkarzinoms und entsprechend häufiger Anlass für eine histologische Untersuchung ist die **Leukoplakie**. Man versteht hierunter klinisch weißliche und nicht abwischbare Veränderungen der Kehlkopfschleimhaut. Leukoplakien finden sich aber nicht nur im Kehlkopf, sondern z. B. auch in der Mundhöhle (s. S. 221). Für die klinische Arbeit sind neben den tumorösen und entzündlichen Kehlkopferkrankungen laryngeale Funktionsstörungen durch neurale (z. B. N.-recurrens-Lähmung) oder myogene Erkrankungen relevant, darüber hinaus auch Schädigungen des Kehlkopfes durch Stimmüberbelastung, Fremdkörper, Noxen und Traumata. Da diese Veränderungen nur unspezifische histologische Befunde zeigen bzw. nur selten histologisch abgeklärt werden, werden sie nachfolgend nicht weiter ausgeführt.

7.3.2 Fehlbildungen des Larynx

Häufigste angeborene laryngeale Anomalie ist die Laryngomalazie. Seltener sind angeborene Nervus-recurrens-Paresen, Laryngozelen und Atresien des Larynx. Kongenitale Anomalien zeigen klinisch die Kardinalsymptome: Dyspnoe, Schluckstörungen und Phonationsstörungen.

Die **Laryngomalazie** tritt innerhalb weniger Tage post partum durch inspiratorischen Stridor und Zyanose in Erscheinung. Sie wird hervorgerufen durch eine verzögerte Verknöcherung des Larynxskelettes. Im Laufe der ersten Lebensmonate bilden sich die Symptome durch zunehmende Kalzifizierung des Knorpels zumeist zurück.

7.3.3 Entzündungen (Laryngitis)

Akute Laryngitis: Die akute Laryngitis ist klinisch an Heiserkeit, Aphonie, Hustenreiz und Schmerzen erkennbar. Sie ist meist Teilsymptom ausgedehnter viraler oder bakterieller Infektionen der oberen Atemwege. Im klinischen Sprachgebrauch werden akute laryngotracheale Krankheitsbilder häufig als Krupp-Syndrome bezeichnet. Der häufige und zumeist harmlose Pseudo-Krupp muss von der bakteriell ausgelösten akuten Epiglottitis und dem heute seltenen (echten) Krupp bei Kehlkopfdiphtherie unterschieden werden.

- Der **Pseudo-Krupp** (**Laryngitis subglottica acuta**; stenosierende Laryngitis) tritt im frühen Kindesalter nach vorausgegangenem viralen Infekt auf. Dieser führt zu einer akuten Entzündung der subglottischen Schleimhaut mit Ausbildung eines subepithelialen Ödems, hierdurch wird das Lumen des Kehlkopfs eingeengt. Klinisch ist der Pseudo-Krupp durch Atemnot mit inspiratorischem und exspiratorischem Stridor sowie einem bellenden Husten charakterisiert. Therapeutisch werden vor allem Kortikosteroide eingesetzt.

MERKE

Beim Kleinkind führt eine Schleimhautschwellung im Larynx von 1 mm zu einer Verkleinerung des Lumens von über 50 %!

- Die **akute Epiglottitis** betrifft Kinder bis zum 10. Lebensjahr. Sie wird bakteriell ausgelöst (v. a. durch Haemophilus influenzae Typ b) und ist durch eine starke Entzündung der Epiglottis mit Ödem gekennzeichnet. Klinisch bestehen Schluckschmerzen, inspiratorischer Stridor und Fieber.

MERKE

Der Krankheitsverlauf bei der akuten Epiglottitis ist rasch progredient und kann innerhalb weniger Stunden eine komplette Verlegung der Atemwege zur Folge haben. Es besteht Erstickungsgefahr!

- Die **Kehlkopfdiphtherie (Krupp)** ist heutzutage in Europa selten. Klinisch ist sie durch Schluckbeschwerden und weißliche, konfluierende Beläge auf Tonsillen, Gaumenbögen und Larynx gekennzeichnet. Die Diphtherie ist zu 60 % im Bereich des Pharynx und der Tonsillen lokalisiert und zu 8 % zusätzlich im Larynx. Der Befall des Larynx ist für die Dyspnoe und den typischen Husten (Krupp) verantwortlich: Es handelt sich um einen anfallsartig auftretenden, bellenden Husten mit inspiratorischem Stridor.

Chronische Laryngitis: Die chronische Laryngitis (klinisch auch: chronische unspezifische Laryngitis) ist vor allem an Heiserkeit und Klangveränderung der Stimme über Wochen und Monate erkennbar. Ursächlich liegt eine chronische Reizung der Stimmbänder durch exogene Noxen zugrunde, wie Luftverunreinigung, Rauchen und trockene Luft. Die Stimmlippen sind verdickt und gerötet, histologisches Korrelat ist eine chronische (lymphozytäre) Entzündung mit Schleimhautödem.

Stimmlippenknötchen (Schreiknötchen oder Sängerknötchen) entstehen durch eine chronische Überbelastung der Stimmbänder bei starker Beanspruchung der Stimme (z. B. „Schreikinder“, Lehrer) oder unzureichender Gesangstechnik. In der Frühphase liegt den Knötchen histologisch „lediglich“ ein entzündliches Schleimhautödem zugrunde. Bei fehlender Entlastung der Stimmbänder werden hieraus fibroepitheliale Stimmbandpolypen (**Abb. 7.5**), die mikrolaryngoskopisch abgetragen und histologisch untersucht werden müssen.

MERKE

Stimmbandpolypen sind die häufigste Neubildung der Stimmbänder.

Besondere Formen der chronischen Laryngitis sind die **Kehlkopftuberkulose** (spezifische Laryngitis), die **Laryngitis syphilitica** und die **Larynxsarkoidose**. Ein isolierter Befall des Larynx erfolgt bei allen drei genannten Erkrankungen allerdings nicht; die laryngi-

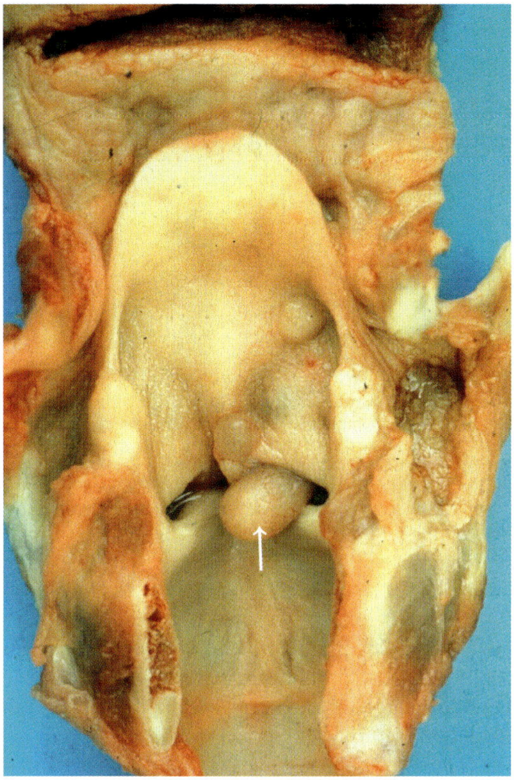

Abb. 7.5 Stimmbandpolyp (Pfeil) im Ventriculus Morgagni, Zufallsbefund bei einer Autopsie. Klinisch manifestieren sich Stimmbandpolypen durch Heiserkeit und Atembehinderung.

tischen Symptome sind stets Teilsymptom der „eigentlichen" Grunderkrankung. Sarkoidose und Tuberkulose führen zu tumorartigen Veränderungen im Bereich des Larynx, die Tuberkulose geht mit Ulzerationen einher, aus diesem Grund wird zum Ausschluss einer malignen Erkrankung in der Regel biopsiert. Histologisch zeigen sich die charakteristischen Veränderungen der jeweiligen Grunderkrankung, in der Regel eine chronische granulomatöse Entzündungsreaktion.

Auch bei der rheumatoiden Arthritis kann es zu einer Beteiligung des Larynx kommen; typisch ist ein Befall der Cricoarytaenoidgelenke, klinisch resultieren Heiserkeit und Schluckbeschwerden.

7.3.4 Gutartige Tumoren und tumorartige Läsionen

Reinke-Ödem: Das Reinke-Ödem (und auch die Sängerknötchen, vgl. oben) werden als tumorartige Läsionen bezeichnet, da sie makroskopisch Tumoren ähneln, jedoch nicht durch neoplastische Zellproliferation entstehen. Unter Reinke-Raum versteht man einen von Weichgewebe ausgefüllten Verschieberaum ohne Drüsen und Lymphgefäße. Hier kommt es bei starker Stimmbelastung zu Ödemen.

Papillome fallen klinisch durch Heiserkeit und eine Behinderung der Atmung auf. Sie können in allen Etagen des Larynx auftreten.

Ätiopathogenese | Bei Kindern und jungen Erwachsenen werden Kehlkopfpapillome durch HPV-Viren (Humane Papillomaviren Typ 6) ausgelöst. Bei Erwachsenen ist diese Assoziation nicht immer gegeben. Hier spielen wohl auch exogene Faktoren (Zigarettenrauchen) eine Rolle.

Morphologie | Papillome (lat. Papilloma = Brustwarze) sind gestielt oder breitbasig. Histologisch findet sich eine unregelmäßige Verbreiterung des wellenförmig proliferierten Plattenepithels mit Nachweis von viralen Einschlusskörperchen in den Stachelzellen und starker Verhornung. Diese nimmt im Erwachsenenalter zu. Die Kehlkopfpapillome sind analoge Veränderungen zu den Hautwarzen (s. S. 423).

7

Hämangiome können im Larynx auftreten und bergen bei spontanen Blutungen die Gefahr der Aspiration. Sie zeigen histologisch gleichartige Veränderungen wie Hämangiome an anderer Stelle (vgl. S. 97). **Chondrome** (s. S. 203) des Knorpelskelettes sind selten.

7.3.5 Bösartige Tumoren – Larynxkarzinom

Epidemiologie | Das Larynxkarzinom macht knapp 40 % aller Karzinome im Kopf- und Halsbereich aus. Es manifestiert sich in der Regel zwischen dem 50. und 70. Lebensjahr, das männliche Geschlecht überwiegt insgesamt stark (Männer:Frauen = 10:1).

Ätiopathogenese | Larynxkarzinome sind mit dem **Rauchen** assoziiert. Sie entstehen häufig auf dem Boden einer präkanzerösen Veränderung des laryngealen Epithels. Diese Veränderungen sind makroskopisch zumeist als **Leukoplakien** erkennbar (weiße, nicht wegwischbare Schleimhautflecken). Histologisch liegen den Leukoplakien Epithelhyperplasien mit oder ohne Kernatypien zugrunde (Abb. 7.6a). Sobald Kernatypien und ein Verlust der normalen Plattenepithelschichtung hinzutreten, spricht man von einer **intraepithelialen Dysplasie/Neoplasie** bzw. einem **Carcinoma in situ** (Abb. 7.6b).

Morphologie | Larynxkarzinome gehen zumeist von den Stimmbändern aus (sog. innere Kehlkopfkarzinome oder Glottis-Karzinome) (Abb. 7.7). In der Regel handelt es sich um **Plattenepithelkarzinome** mit oder ohne Verhornung und einem zumeist exophytischen Wachstum. Sonderformen sind das verruköse Karzinom und selten Adenokarzinome. Die Karzinome wachsen infiltrierend bis in das Knorpelgerüst hinein.

Klinische Aspekte und Prognose | Klinische Frühsymptome sind eine lang anhaltende Heiserkeit sowie ein Fremdkörpergefühl und Husten. Lymphknotenmetastasen treten oft klinisch in Erscheinung, bevor der Primärtumor Symptome verursacht hat.

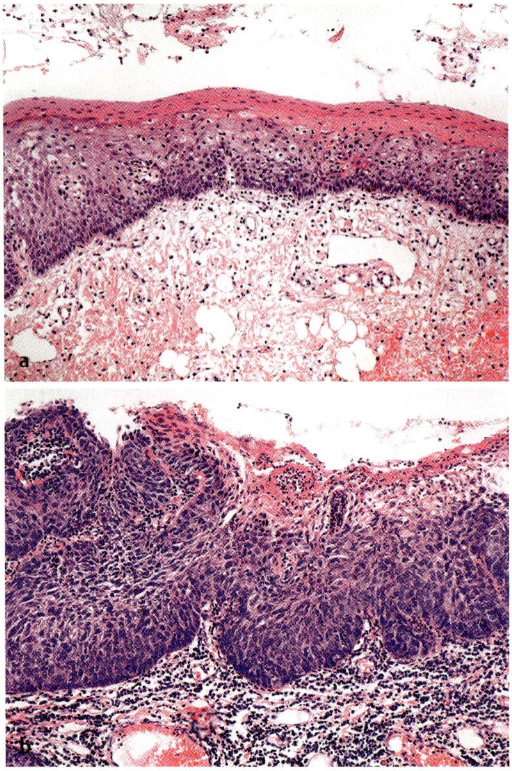

Abb. 7.6 **Leukoplakien** sind meist scharf umschriebene weißliche, nicht abwischbare Verdickungen, die in allen Teilen der oberen Atemwege auftreten können. **a** Die **einfache Leukoplakie** zeichnet sich durch eine Epithelverbreiterung und Hyper-/Parakeratose ohne Dysplasie aus. **b** Hinter einer Leukoplakie kann sich aber auch eine **Dysplasie** oder ein **Carcinoma in situ** verbergen. Die Diagnose erfolgt durch eine Probeexzision und möglichst vollständige Entfernung.

MERKE

Die Gesamtprognose hängt vom histologischen Malignitätsgrad des jeweiligen Tumorgewebes, vom Tumorstadium (also der anatomischen Ausbreitung) sowie von der Lokalisation des Tumors in Bezug auf die 3 Larynxetagen ab:

- **Supraglottische Karzinome** haben zum Zeitpunkt der Erstdiagnose in bereits 55 % der Fälle regionäre (also zervikale) Lymphknotenmetastasen gesetzt.
- Bei den **subglottischen Karzinomen** bestehen zum Zeitpunkt der Erstdiagnose in 20 % der Fälle Lymphknotenmetastasen. Diese Karzinome sind aber selten.
- 5 % aller Larynxkarzinome sind im Bereich der Stimmbänder lokalisiert **(Glottiskarzinom)**. Bei diesen Karzinomen werden im Rahmen der Erstdiagnose nur sehr selten Lymphknotenmetastasen festgestellt.

Transglottische Larynxkarzinome sind ausgedehnte Tumoren, bei denen sich der Entstehungsort nicht mehr eindeutig erkennen lässt.

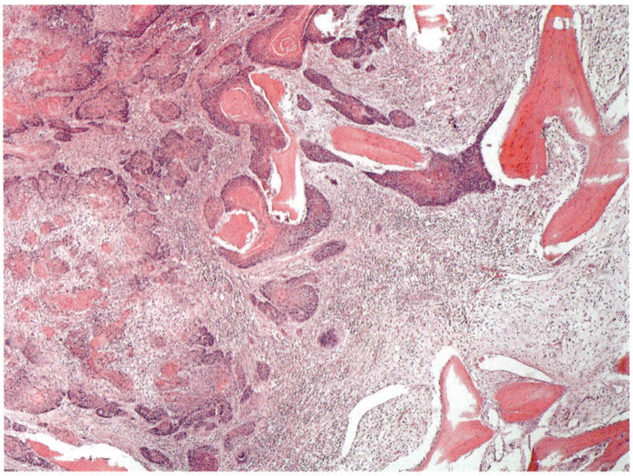

Abb. 7.7 **Larynxkarzinom.** In späteren Stadien bricht der Tumor in das Kehlkopfskelett ein und kann bis in die äußere Halsmuskulatur und die darüberliegende Haut einwachsen (entsprechend einem pTNM-Stadium T 4). Tumorzellen zerstören dabei das Knorpel-/Knochengewebe. Bei diesem 63-jährigen Mann wurde eine wochenlange Heiserkeit aufgrund einer demenziellen Erkrankung erst sehr spät abgeklärt.

Einseitige Karzinome führen zunächst zu einseitigen Lymphknotenmetastasen. Das Auftreten kontralateraler, zervikaler Lymphknotenmetastasen ist in diesen Fällen ein prognostisch ungünstiges Zeichen. Fernmetastasen (hämatogene Metastasen) sind zum Diagnosezeitpunkt selten.

Die 5-Jahres-Überlebensrate ist stadienabhängig und beträgt 90 % bei kleinen glottischen Karzinomen und 80 % bei supraglottischen Karzinomen (jeweils T 1N0). Höhere Tumorstadien und subglottische Karzinome haben eine schlechtere Prognose mit 5-Jahres-Überlebensraten von 40 %.

MERKE

Bei Erwachsenen muss eine länger als 2–3 Wochen dauernde Heiserkeit fachärztlich abgeklärt werden zum Ausschluss eines Karzinoms.

Therapeutisch kommen radiologische und/oder unterschiedlich ausgedehnte operative Maßnahmen in Betracht: Chordektomie (Stimmlippenentfernung), Larynxteilresektion oder Larynxtotalresektion (Laryngektomie; Totalexstirpation).

7.4 Erkrankungen der Trachea

7.4.1 Relevante anatomische und funktionelle Aspekte

Die Trachea ist beim Erwachsenen zwischen 10 und 13 cm lang und besteht aus bis zu 20 hufeisenförmigen Knorpelspangen, die im dorsalen Teil durch die Pars membranacea verschlossen sind. Die Trachea ist von respiratorischer Schleimhaut (Flimmerepithel) ausgekleidet, in der sich kleine Herde mit Plattenepithelmetaplasie befinden können. Die Trachea dient der Erwärmung und Anfeuchtung der Atemluft, die bei Nasenatmung eine intratracheale Temperatur von 36 °C und eine relative Luftfeuchtigkeit von über 95 % erreicht.

Relevanz für die Pathologie | Wie alle Abschnitte der oberen Atemwege ist die Trachea häufig von entzündlichen Erkrankungen betroffen **(Tracheitis)**, Tumoren spielen hingegen nur eine untergeordnete Rolle. Für die Klinik wichtig sind darüber hinaus **akute und chronische Stenosen** der Trachea mit den entsprechenden therapeutischen Konsequenzen (Tracheotomie, Koniotomie, Intubation). **Fremdkörper** in der Trachea sind vor allem im Kleinkindalter ein klinisches Problem: 80 % aller Fremdkörper werden in der Alterklasse der 0–3-Jährigen gefunden.

7.4.2 Entzündungen der Trachea

Eine akute Tracheitis tritt in der Regel zusammen mit einer Laryngitis oder Bronchitis auf **(Laryngotracheobronchitis)**. Die akute Laryngotracheobronchitis ist vor allem bei Kleinkindern häufig, oft ist sie in dieser Altersgruppe mit einer Laryngitis subglottica acuta (Pseudo-Krupp) assoziiert. Histologisch handelt es sich zunächst um eine akute seröse Entzündung. Durch das Schleimhautödem sowie die Absonderung des serösen oder auch fibrinösen Sekretes in die Trachea mit nachfolgender Bildung von Pseudomembranen kann es zu einer starken Einschränkung der Atmung kommen. Auch bei Diphtherie, Tuberkulose, Sarkoidose oder Syphilis kann es zu einer Tracheitis kommen.

7.4.3 Tumoren

Gutartige Tumoren der Trachea sind sehr selten. Vorkommen können Adenome, Hämangiome und Papillome (**Abb. 7.8**). Klinisch finden sich Hustenreiz und Dyspnoe. Eine histologische Untersuchung mit nachfolgender Entfernung des Tumors ist in der Regel notwendig.

Bösartige Tumoren: In der Trachea finden sich sehr selten Plattenepithelkarzinome oder Adenokarzinome. Häufiger sind Karzinome der ortsständigen Schleimdrüsen, vor allem adenoid-zystische Karzinome.

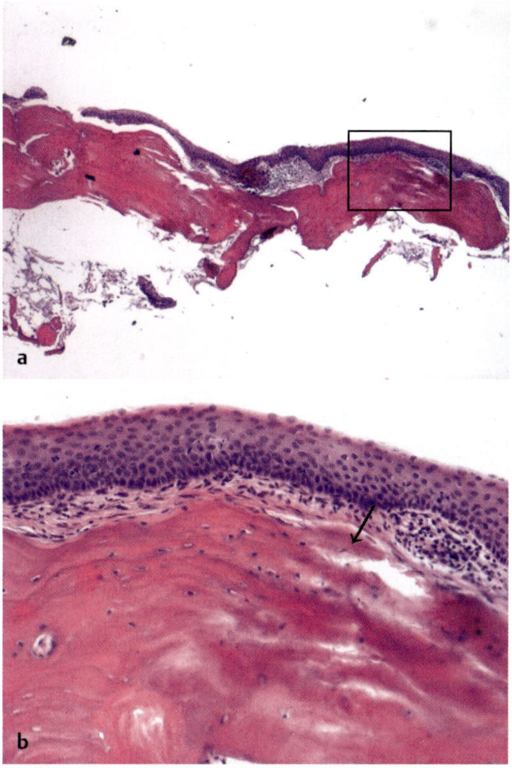

Abb. 7.8 Tracheopathia osteochondroplastica. Bei einem 58-jährigen Patienten (Bergarbeiter) kam es im Verlauf einiger Jahre zu einem lageabhängigen Husten, der v. a. beim Aufstehen und Hinlegen auftrat. Bei der Tracheoskopie zeigten sich in das Lumen vorspringende submuköse Tumoren zwischen erstem Tracheadrittel und Trachealbifurkation. Histologisch fanden sich unterhalb des Epithels ausgedehnte Ossifikationen (Pfeil); diese sind typisches morphologisches Korrelat der seltenen Tracheopathia osteochrondroplastica. Es handelt sich um eine gutartige Erkrankung unbekannter Ursache. Sie verläuft häufig auch asymptomatisch und stellt dann einen Zufallsbefund bei einer Autopsie dar. Der in **a** markierte Bereich ist in **b** vergrößert dargestellt.

8 Lunge und Mediastinum

8.1 Relevante anatomische und funktionelle Aspekte

Hauptaufgabe der Lunge ist der Gasaustausch zwischen Luft und Blut (v. a. Aufnahme von O_2, Abgabe von CO_2). Zu diesem Zweck verfügt die Lunge über ein weit verzweigtes **luftleitendes System (Bronchialbaum)** sowie einen eigenen **Blutkreislauf (Lungenkreislauf)**. Der eigentliche Gasaustausch findet in den **Alveolen** statt.

Anatomie des luftleitenden Systems | Die Bronchien werden durch Knorpelspangen offen gehalten und verzweigen sich dichotom über Hauptbronchus (ca. 10 mm), Lappenbronchus (ca. 8 mm) und Segmentbronchus (ca. 5 mm) bis zum Subsegmentbronchus (ca. 3–5 mm). Ab hier wird die Luft in den knorpelfreien Bronchioli (< 1 mm) weitergeleitet, die durch den Zug elastischer Fasern in der Wand offen gehalten werden. Zirkuläre Muskelfasern um Bronchioli lobulares (ca. 0,8–1 mm), Bronchioli terminales (0,6 mm) und Bronchioli respiratorii (0,5 mm) dienen der Steuerung der Belüftung nachgeschalteter Alveolargänge (Ductus alveolares), von denen die Alveolen direkt abgehen.

Relevanz für die Pathologie | Die Gesamtoberfläche des luftleitenden Systems erreicht die beachtliche Größe von 70–80 m^2; dies erklärt die besondere Bedeutung inhalativer Noxen bei der Genese zahlreicher Lungenerkrankungen. In diesem Zusammenhang sind v. a. die chronische Bronchitis (chronisch obstruktive Lungenerkrankung), die Pneumonie und das Bronchialkarzinom zu nennen. Diese 3 Erkrankungen bzw. Erkrankungsgruppen zählen zu den häufigsten Lungenerkrankungen und spielen sich v. a. in den oben genannten Strukturen des luftleitenden Systems inklusive der Alveolen ab:

- **Chronische Bronchitis:** Hier kommt es zur entzündlichen Schädigung der **Bronchialschleimhaut**, im fortgeschrittenen Stadium auch zum Abbau der mesenchymalen Wandstrukturen mit Elastizitätsverlust der kleinen Bronchien/Bronchiolen; auslösende Noxe: v. a. Zigarettenrauch, ggf. mit intermittierender Exazerbation durch mikrobielle Infekte.
- **Pneumonie:** Der Entzündungsprozess spielt sich entweder bevorzugt in den **Alveolen** (lobär/segmental: Lobärpneumonie, herdförmig: Bronchopneumonie) oder im **Lungeninterstitium** ab; auslösende Noxen: diverse Mikroorganismen (häufig aerogen) oder chemische/toxische Stoffe.
- **Bronchialkarzinom: Maligne Entartung des Bronchialepithels**; auslösende Noxen: v. a. Zigarettenrauch, aber auch andere toxische Stoffe („Luftverschmutzung“, beruflich bedingte Schadstoffexposition).

Anatomie des Lungenkreislaufs | Die Lunge gehört neben der Leber zu den Organen mit **doppeltem Blutzufluss:**

- Zum einen erfolgt die Blutversorgung über die **Aa. pulmonales (Vasa publica)** aus dem rechten Herzventrikel. In den Lungenarterien fließt sauerstoffarmes Blut, es gelangt in die alveolären Kapillaren, wird dort oxygeniert und fließt über die Lungenvenen (Vv. pulmonales) zurück zum Herzen in den linken Vorhof (kleiner Kreislauf oder eben Lungenkreislauf).
- Zusätzlich wird die Lunge über die **Aa. bronchiales (Vasa privata)** mit sauerstoffreichem Blut aus der Aorta versorgt. Dieses Blut dient primär der Versorgung des Bronchialsystems.

Beide Systeme stehen regelmäßig über kleine Anastomosen miteinander im Austausch; das Blut der Vasa privata aus der Lungenperipherie fließt beispielsweise hauptsächlich über die Lungenvenen (Vasa publica) in den linken Vorhof ab.

Relevanz für die Pathologie | Die Durchblutung der Lunge kann auf vielfältige Weise gestört werden, was wiederum andere Partialfunktionen der Lunge (Ventilation, Diffusion, s. u.) beeinträchtigt. Man unterscheidet Erkrankungen mit einem **gestörten Blutabfluss** (Lungenstauung, in der Regel mit der Konsequenz eines Lungenödems), einem **gestörten Blutzufluss** (Lungenembolie) sowie einem **gestörten kapillaren Durchfluss** (Schocklunge). Die Übergänge zwischen den genannten Krankheitsbildern sind fließend, z. T. werden ähnliche/identische pathogenetische Mechanismen wirksam (s. S. 188).

Funktionen der Lunge | Beim Gasaustausch zwischen der atmosphärischen Luft und dem Blut wirken 3 Partialfunktionen zusammen:

- **Ventilation:** die Belüftung der Alveolen
- **Perfusion:** die Durchblutung des Lungenparenchyms
- **Diffusion:** die Bewegung der Gasmoleküle entlang der alveolokapillaren Diffusionsstrecken

Relevanz für die Pathologie | Pulmonale Erkrankungen gehen mit mehr oder minder schweren Beeinträchtigungen dieser Grundfunktionen einher; die hieraus resultierenden klinischen Folgen besitzen ihrerseits Krankheitswert.

Ventilationsstörungen können z. B. **obstruktiv** (mechanische und/oder funktionelle Stenosen im luftleitenden System, z. B. bei der Bronchitis oder beim Asthma bronchiale) oder **restriktiv** (verminderte Dehnbarkeit des Lungengewebes, z. B. bei der Lungenfibrose) verursacht sein. Die Belüftungsstörung ihrerseits führt häufig zum Kollaps der minderbelüfteten Lungenabschnitte, zur Atelektase (s. S. 185).

Typische Ursachen und Folgen der pulmonalen **Perfusionsstörungen** wurden bereits weiter oben kurz genannt und sind auf S. 187 näher beschrieben.
Diffusionsstörungen sind insb. bei pathologischen Prozessen in den Alveolen bzw. im Bereich der pulmonalen Mikrozirkulation anzutreffen, v. a. bei Pneumonien (s. S. 192), bei der Schocklunge (s. S. 188) sowie bei verschiedenen allergischen Erkrankungen.
Häufig hat die Beeinträchtigung einer Partialfunktion auch Rückwirkung auf eine andere Partialfunktion: So kommt es in minderventilierten Lungenabschnitten beispielsweise häufig zu einer reaktiven Vasokonstriktion.
Bei einer **respiratorischen Insuffizienz** sind die Grundfunktionen der Lunge so weit beeinträchtigt, dass kein ausreichender Gasaustausch mehr stattfinden kann. Bei der **Partialinsuffizienz** ist der O_2-Spiegel des Blutes erniedrigt, der CO_2-Spiegel jedoch noch normal bzw. durch eine kompensatorische Hyperventilation sogar niedriger als normal. Bei der **Globalinsuffizienz** ist neben dem reduzierten O_2-Spiegel auch ein Anstieg des CO_2-Spiegels festzustellen. Klinisches Korrelat der respiratorischen Insuffizienz ist die **Dyspnoe** – also die subjektiv empfundene Atemnot mit einer vermehrt zu leistenden Atemarbeit. Die Dyspnoe muss allerdings nicht zwangsläufig von Veränderungen der Blutgaswerte begleitet sein. Sie kann rein psychogen sein oder in einem Stadium manifest werden, in dem noch keine Veränderungen der Blutgaswerte festzustellen sind.

Nachfolgend sind zunächst die allgemeinen Funktionsstörungen der Lunge beschrieben, bevor auf konkrete Erkrankungen des Bronchialsystems sowie des Lungenparenchyms eingegangen wird. Die bronchialen/pulmonalen Tumoren sind in einem gemeinsamen Unterkapitel beschrieben.

8.2 Allgemeine Funktionsstörungen der Lunge

8.2.1 Ventilationsstörungen

Key Point
Form- und Füllungszustand der Alveolarräume sind für die regelrechte Lungenfunktion wesentlich. Man unterscheidet Krankheitszustände mit einer Verkleinerung der Alveolarräume (Atelektasen) und Krankheitszustände mit einer Vergrößerung der Alveolarräume (Emphysem).

In den Alveolen – Durchmesser 0,2 mm, Gesamtfläche 70–80 m^2, Anzahl 200–400 Mio. – findet der Gasaustausch statt. Die Alveolarwände sind entsprechend dieser Funktion sehr zart; die Diffusionsstrecke zwischen alveolärem Luftraum und kapillarem Gefäß beträgt 0,5 µm. Ein zartes Gerüst aus Kollagenfasern und elastischen Fasern wirkt einer Überdehnung der Alveolarräume entgegen.

MERKE
Bei der Atelektase werden die Alveolarräume komprimiert, beim Emphysem kommt es zu einer dauerhaften Dilatation der Alveolarräume mit einer Zerstörung des Fasergerüstes. Vom Emphysem muss die akute Überblähung der Lunge unterschieden werden, wie z. B. beim Asthmaanfall (akutes Lungenemphysem, besser: Volumen pulmonum auctum).

Atelektasen

MERKE
Atelektasen sind definiert als krankhafte Verkleinerung von Alveolarräumen.

Infolge der Verkleinerung tritt eine reaktive Minderdurchblutung der atelektatischen Lungenabschnitte auf. Atelektasen sind anfänglich prinzipiell reversibel. Länger anhaltende Atelektasen führen zu einer chronischen interstitiellen Entzündung mit Fibrosierung und schließlich zu einem dauerhaften Umbau des Lungenparenchyms.
Man unterscheidet:
- **Kompressionsatelektasen**, werden durch Druck auf die Lunge ausgelöst (z. B. Zwerchfellhochstand, Pleuraergüsse, Mesotheliome).
- **Obstruktionsatelektasen** entstehen durch Bronchusverschlüsse, wodurch es zu Belüftungsstörungen und Resorption der noch verbliebenen Luft in den nachgeschalteten Alveolarräumen kommt (daher auch **Resorptionsatelektase**); der Bronchusverschluss kann durch ein Bronchialkarzinom, einen Fremdkörper oder eine schwere Bronchitis bedingt sein.
- **Entspannungsatelektasen** entstehen durch einen Verlust des Unterdrucks im Pleuraspalt (Pneumothorax), durch den es zu einem Kollaps von Lungengewebsabschnitten kommen kann.

Die Atelektase von Lungenabschnitten ist ein häufiges Begleitphänomen von Bronchialkarzinomen. Sie ist röntgenologisch erkennbar und kann Ausgangspunkt einer Bronchopneumonie sein.
Klinische Aspekte | Große Atelektasen bedingen eine Reduktion der Gasaustauschfläche und können daher zu einer mangelhaften O_2-Aufsättigung des Blutes führen (zentrale Zyanose). Die minderbelüfteten Lungenabschnitte können darüber hinaus Ausgangspunkt einer Pneumonie sein.

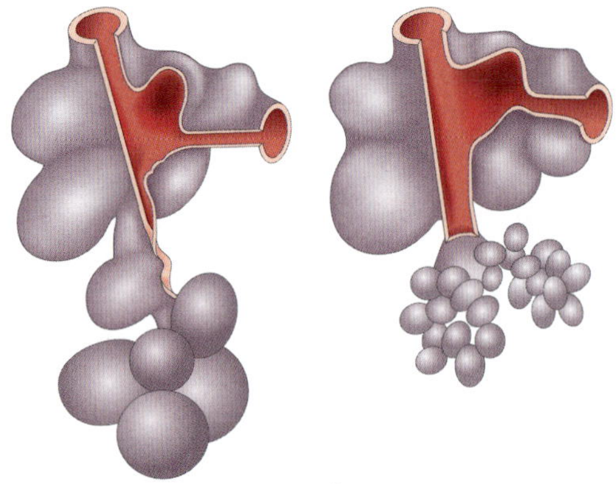

Abb. 8.1 **Panazinäres (a) und zentroazinäres (b) Lungenemphysem**, schematische Darstellung. Näheres s. Text.

Emphysem

MERKE

Das Emphysem ist definiert als irreversible Dilatation der distalen Bronchiolen (Bronchioli respiratorii) und der Alveolarräume (griech. emphysaein = aufblasen, hineinblasen).

Epidemiologie | Die Häufigkeit von Lungenemphysemen nimmt mit dem Alter zu. Klinisch wichtig ist insbesondere die Assoziation von Lungenemphysem und chronischer Bronchitis sowie Asthma bronchiale.

Ätiologie | Der **α1-Antitrypsinmangel** (s. S. 491) ist zwar sehr selten, aber für das pathogenetische Verständnis des Lungenemphysems wichtig.

Abgesehen vom α1-Antitrypsinmangel sind die Ursachen des Emphysems nicht eindeutig festzulegen. Neben einer **genetischen Disposition** spielen wahrscheinlich **verschiedene Erkrankungen** mit zumindest partieller Verengung der Bronchialwege (chronische Bronchitis, Asthma bronchiale, s. S. 192) oder toxischer Schädigung der Alveolen (Zigaretten, Stäube = Pneumokoniosen, s. S. 195) eine Rolle.

Pathogenese | Wesentlicher pathogenetischer Mechanismus bei der Entstehung scheint die **Aktivierung von Proteasen** im Stützgewebe der Lunge zu sein.

Das Emphysem ist in erster Linie durch eine **Erhöhung des Residualluftvolumens** gekennzeichnet. Die mit dem Emphysem einhergehende Querschnittsverkleinerung der Lungenstrombahn wirkt sich erst sehr spät im Krankheitsverlauf aus; es resultiert eine **pulmonale Hypertonie** (s. S. 86), die wiederum ein **Cor pulmonale** nach sich ziehen kann.

Morphologische/sonstige Klassifikationen | Die **Einteilung** der Emphyseme erfolgt in der Regel pathologisch-anatomisch. Man unterscheidet:

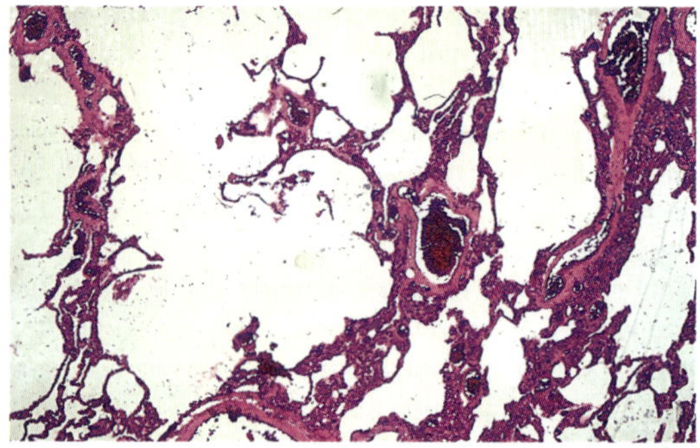

Abb. 8.2 **Panazinäres Lungenemphysem**, histologischer Aspekt.

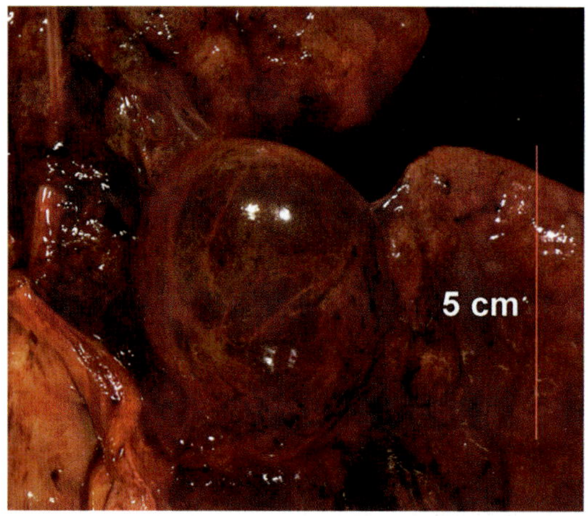

Abb. 8.3 **Chronisches bullöses Lungenemphysem** mit bis zu 5 cm großen Bullae im Unterlappen der linken Lunge bei einem 71-jährigen Mann mit Nikotinanamnese. Klinisch ein „Blue Bloater" mit Cor pulmonale und Rechtsherzinsuffizienz.

- **panazinäres Emphysem** mit gleichmäßiger Erweiterung aller Bestandteile der Lungenazini (Alveolen, Alveolargänge und Bronchioli respiratorii, Abb. 8.1 und Abb. 8.2)
- **zentroazinäres Emphysem** mit bevorzugter Erweiterung der proximalen Azinusanteile (Bronchioli respiratorii)
- das **paraseptale Emphysem**, das sich vorwiegend entlang von Pleura und Lungensepten ausbildet
- das **bullöse Lungenemphysem** (Abb. 8.3), bei dem sich makroskopisch sichtbare blasenartige Auftreibungen des Lungengewebes finden, die häufig durch Fusion mehrerer Emphysemblasen entstehen

Daneben werden Emphysemformen gelegentlich auch nach **pathogenetischen Gesichtspunkten** eingeteilt: So unterscheidet man z. B. das bronchostenotische Emphysem, das Staubemphysem, das senile Emphysem, das Überdehnungsemphysem und das Narbenemphysem, das sich durch Zugwirkung in der Umgebung von narbigen Veränderungen der Lunge bildet (alter Tuberkuloseherd!).

Klinische Aspekte | Die Diagnose ergibt sich aus typischer Anamnese (Bronchitis, Asthma), Lungenfunktionsuntersuchung (u. a. erhöhtes thorakales Gasvolumen) und hoch auflösendem CT (HRCT). Wichtigste Komplikationen des Emphysems sind eine respiratorische Insuffizienz und das Cor pulmonale aufgrund eines erhöhten Pulmonalarteriendruckes. Die Patienten werden klinisch oft in „Blue Bloater" (chronische Bronchitis, Zyanose, Cor pulmonale) und „Pink Puffer" (Dyspnoe, kaum Zyanose) eingeteilt.

8.2.2 Perfusionsstörungen

Key Point

Pulmonale Durchblutungsstörungen sind häufig Folge einer Erkrankung des Herzens oder des Gefäßsystems: Am häufigsten sind die Stauungslunge, das Lungenödem und die Lungenembolie. Das Cor pulmonale wiederum ist Folge einer pulmonalen Durchblutungsstörung: Mit diesem Begriff bezeichnet man die Folgen einer erhöhten Rechtsherzbelastung bei einer Widerstandserhöhung im Lungenkreislauf.

Zum besseren Verständnis der verschiedenen Durchblutungsstörungen wurden die Besonderheiten der pulmonalen Gefäßversorgung zu Beginn dieses Kapitels auf S. 184 kurz rekapituliert. Prinzipiell unterscheidet man Störungen des Blutzuflusses, Störungen des Blutabflusses sowie Störungen der pulmonalen Mikrozirkulation:

- Bei **gestörtem Blutabfluss** über die Vv. pulmonales resultiert eine Blutstauung im Lungengewebe **(Stauungslunge)**. Durch den erhöhten hydrostatischen Druck in den Lungengefäßen kann Flüssigkeit in das Interstitium der Alveolarsepten und sogar in die Alveolarräume übertreten. Dies bezeichnet man als **Lungenödem**.
- Handelt es sich hierbei um ein proteinreiches Exsudat in Folge einer zusätzlichen Gefäßwandstörung, kommt es zur Präzipitation und Bildung hyaliner Membranen, die die Diffusionsstrecke zwischen Blutbahn und Alveolarraum erheblich verlängern. Man spricht dann von einer **Schocklunge** (klinisches Korrelat: „adult respiratory distress syndrome" = ARDS). Halten die Veränderungen über längere Zeit an, bildet sich in den Alveolarsepten eine irreversible Fibrose.
- Ein **gestörter Blutzufluss** zur Lunge kann durch einen Embolus bedingt sein **(Lungenembolie)**. Durch die doppelte Blutversorgung der Lunge können kleinere Embolien kompensiert werden. Größere Embolien führen je nach Ausdehnung zur akuten oder chronischen Rechtsherzbelastung mit der Gefahr der Rechtsherzdekompensation (akutes oder chronisches **Cor pulmonale**).

Lungenstauung

MERKE

Die Lungenstauung entsteht bei gestörtem Abfluss des Blutes in das linke Herz (meist bei einer Herzinsuffizienz) und hat u. U. ein Lungenödem zur Folge (s. u.). Sie kann bei chronischem Verlauf eine Lungenfibrose induzieren.

Infolge des Blutrückstaus sind die Alveolarkapillaren erweitert **(angioektatische Kompression)**. Dabei übersteigt der ansonsten niedrige hydrostatische Druck der intrapulmonalen Lungenvenen den onkotischen Druck des Blutplasmas. Es kommt zum Übertritt von Flüssigkeit und Erythrozyten in das Interstitialgewebe und später auch in die Alveolarräume (**Transsudation** mit Entwicklung eines **Lungenödems**, s. u.). Die Diffusion des Sauerstoffs und damit die Oxygenierung des Blutes sind dadurch erschwert, der Patient leidet unter Atemnot. Bei einer **akuten Lungenstauung** (z. B. bei einer akuten Linksherzinsuffizienz oder bei einem kardialen Schock) sind die beschriebenen Veränderungen und die damit einhergehenden klinischen Symptome (insb. die Atemnot) voll reversibel. Bei einer **chronischen Lungenstauung** über Monate und Jahre hinweg (zumeist bei einer chronischen Linksherzinsuffizienz) bildet sich zur Verringerung der vermehrten Transsudation eine **irreversible Lungenfibrose** aus (Kompensationsreaktion). Klinische Symptome sind eine chronische Dyspnoe sowie Husten mit Auswurf („kardiales Asthma"); die Symptome verstärken sich im Liegen, da sich die Stauungssymptomatik aufgrund der verstärkten Durchblutung der Lunge im Liegen verschärft. **Morphologie:** Im Anfangsstadium sind die Lungen groß und flüssigkeitsreich. Beim Aufschneiden läuft ein Teil der gestauten Flüssigkeit schaumig ab. Histologisch zeigt sich ein Transsudat in den Alveolen. Die Kapillaren sind prall mit Erythrozyten gefüllt. Später verliert die Lunge dann durch die zunehmende Fibrosierung an Elastizität, die Lungenausdehnung wird behindert (restriktive Ventilationsstörung). Histologisch finden sich vermehrt Fasern im Interstitium. In den Alveolen können reichlich Hämosiderin speichernde Alveolarmakrophagen nachgewiesen werden, sogenannte Herzfehlerzellen (**Abb. 8.4**). Sie finden sich gelegentlich im Sputum der betroffenen Patienten.

Lungenödem

MERKE

Als Lungenödem bezeichnet man einen vermehrten Flüssigkeitsübertritt aus dem Intravasalraum in das interstitielle Gewebe der Alveolarsepten und in den Alveolarraum.

8

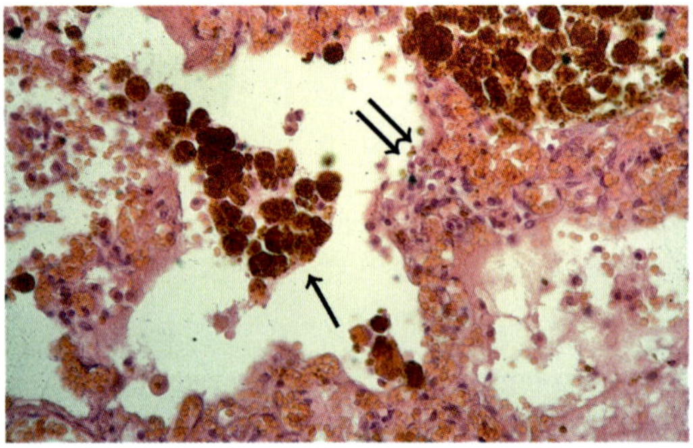

Abb. 8.4 Chronische Stauung der Lunge mit Herzfehlerzellen (Pfeil). In diesen Makrophagen ist bräunliches Hämosiderinpigment angereichert. Die Alveolarsepten sind gestaut (Doppelpfeil).

Folgende Veränderungen der Mikrozirkulation können entsprechend den Prinzipien der allgemeinen Ödem-/Ergussbildung (vgl. S. 210) zum Lungenödem führen:

- erhöhter intravasaler hydrostatischer Druck
- verminderter intravasaler onkotischer Druck
- Kapillarwandschäden
- Behinderung des Lymphabflusses

Eine **Erhöhung des hydrostatischen Druckes** findet man bei einer chronischen Linksherzinsuffizienz oder einem erworbenen Mitralklappenfehler.

Eine **Verminderung des onkotischen Druckes** kann aus einer Überwässerung resultieren, beispielsweise durch eine zu rasche, überreichliche Infusion oder eine Hypoproteinämie. Beide Störungen induzieren eine Transsudation in den Alveolarraum.

Eine **erhöhte Permeabilität der Kapillaren** ist bei einem Kapillarwandschaden (diffuser Alveolarschaden) zu erwarten, der durch verschiedene Noxen, radioaktive Bestrahlung, entzündlich-immunologische Erkrankungen oder eine Hypoxämie infolge eines Schocks („capillary leak syndrome") bedingt sein kann. Bei dieser Form des Lungenödems findet sich im Alveolarraum charakteristischerweise ein serofibrinöses Exsudat. Zu den wichtigsten Noxen zählen inhalative Gase wie Nitrogase oder Phosgen sowie hämatogen anflutende Zytostatika (Zytostatika-Pneumopathie).

Störungen des Lymphabflusses sind bei mediastinalen Lymphknotenerkrankungen (meist Tumoren) sowie bei einer chronischen Rechtsherzinsuffizienz zu erwarten. Die abgefilterte Flüssigkeit aus den Alveolarkapillaren kann nicht mehr vollständig abfließen und reichert sich im Lungengewebe an.

Morphologische und funktionelle Konsequenzen | Das akute Lungenödem ist reversibel. Bei chronischer Flüssigkeitsüberlastung der Lunge bildet sich analog den Anmerkungen bei der Lungenstauung (s. o.) eine irreversible interstitielle Fibrose aus. Der vermehrte Flüssigkeitsgehalt der Alveolen bedingt eine Verlängerung der Diffusionsstrecke für den eingeatmeten Sauerstoff und damit eine alveoläre Hypoventilation. Gemäß dem Euler-Liljestrand-Reflex resultiert hieraus eine Vasokonstriktion der betroffenen Alveolargefäße, bei zunehmendem Flüssigkeitsgehalt der Lunge verringert sich dadurch der Gesamtdurchschnitt des Lungenkreislaufs. Hieraus resultiert wiederum eine Druckerhöhung im arteriellen pulmonalen Gefäßsystem (pulmonale Hypertonie, Rechtsherzbelastung); die pulmonale Hypertonie wird bei zunehmender Fibrosierung des Lungengewebes „fixiert" und ist dann gleichfalls irreversibel.

Schocklunge

MERKE

Bei der Schocklunge kommt es zu einer Behinderung der pulmonalen Mikrozirkulation mit respiratorischer Insuffizienz und hypoxiebedingten Gewebeschäden. Die Veränderungen können reversibel sein oder in ein chronisches Stadium übergehen.

Morphologie | Ein schwerer und prolongierter Schockzustand (s. S. 86) führt in der Lunge zunächst zu einem interstitiellen Ödem; im weiteren Verlauf bilden sich Nekrosen der Gefäßendothelien und Mikrothromben aus; schließlich geht auch das Alveolarepithel zugrunde. Es resultiert eine intraalveoläre Fibrinexsudation mit Ausbildung hyaliner Membranen **(= exsudative Alveolitis)**. Makroskopisch sind die Lungen vergrößert und verfestigt.

Die beschriebenen Veränderungen entsprechen der Frühphase der Schocklunge (ca. eine Woche) und können komplett ausheilen. In der Hälfte der Fälle kommt es jedoch zu einem Reparaturprozess, der über eine Vermehrung von Typ-II-Pneumozyten zu einer Verdickung der Alveolarwand führt. Zusätzlich wird das alveoläre Exsudat durch fibröses Gewebe organisiert. Diese morphologischen Veränderungen sind irreversibel und führen zu einer andauernden respiratorischen Insuffizienz **(= sklerosierende Alveolitis)**.

Unabhängig von Ursache und Art des Schocks sind die beschriebenen Veränderungen des Lungengewebes stets gleichartig, d. h., aus der Morphologie lässt sich kein eindeutiger Schluss auf die zugrunde liegende Erkrankung ziehen.

Klinische Aspekte | Das **ARDS** („adult respiratory distress syndrome") ist das klinische Korrelat der Schocklunge und tritt je nach Ausmaß der Lungenschädigung Stunden oder Tage nach Beginn der Lungenveränderungen auf. Beim Atemnotsyndrom des Neugeborenen (**IRDS** = „infant respiratory distress syndrome") wird infolge einer ungenügenden Bildung von Surfactant in den Pneumozyten (bei Frühgeborenen) oder infolge einer intrauterinen Asphyxie die Entfaltung der Alveolen und damit der Lungen nach der Geburt verhindert. Typische Folgen sind Hypoxämie, Atemnot und respiratorische Insuffizienz.

Lungenarterienembolie

MERKE

Bei der Lungenarterienembolie wird ein Abschnitt der arteriellen Lungenstrombahn durch einen Embolus verstopft. Je weiter proximal dieser Verschluss erfolgt, desto dramatischer sind in der Regel die klinischen Symptome.

Ätiopathogenese | Die meisten Emboli sind **Thromboemboli**, d. h. vom Ort ihrer Entstehung losgerissene Blutgerinnsel, die mit dem Blutkreislauf verschleppt werden und in einem Gefäß der Lungenstrombahn stecken bleiben. 90 % aller in die Lungenstrombahn eingeschwemmten Thromboemboli stammen aus den tiefen Beinvenen (Phlebothrombose, s. S. 97), allerdings hat nur die Hälfte aller Patienten mit einer Lungenarterienembolie zuvor klinische Symptome einer Beinvenenthrombose gezeigt. Andere Thrombenquellen sind die pelvinen Venenplexus oder die rechte Herzkammer. Letztlich können aber auch andere körpereigene oder körperfremde Partikel eine Embolie auslösen, z. B. Luftblasen (Luftembolie nach Verletzungen) und Fett (Fettembolie nach Frakturen), vgl. S. 83.

Morphologie | Morphologische Veränderungen im Lungengewebe treten erst dann auf, wenn ein kompensatorischer Blutzufluss über die Bronchialarterien nicht mehr möglich ist bzw. nicht mehr ausreicht, um die Blockade im Pulmonalkreislauf auszugleichen. Folge ist dann ein **hämorrhagischer Lungeninfarkt**, der keilförmig bis zur Pleura reicht, oft findet man begleitend eine fibrinöse Pleuritis (s. S. 213). Der Infarkt heilt narbig aus. Kleinere Embolien können vollständig rekanalisiert werden.

Klinische Aspekte | Klinisch resultieren je nach Größe des Thromboembolus und Konstitution des Patienten eine asymptomatische Lungenarterienembolie, eine vorübergehende Dyspnoe und Tachypnoe ohne andere Symptome oder ein Lungeninfarkt mit Pleuraschmerz und Bluthusten (20 %). Bei großen Thromboemboli, die weit proximal oder im Bereich der Lungenarterienbifurkation hängen bleiben, kann es zu einem akuten Versagen der rechten Herzkammer mit Todesfolge kommen **(akutes Cor pulmonale)** (**Abb. 8.5**).

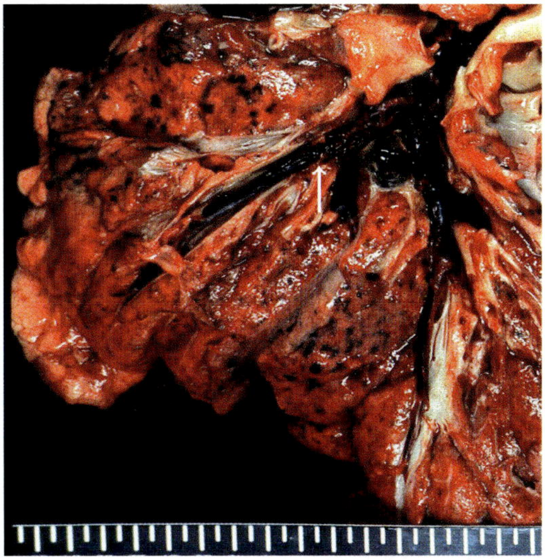

Abb. 8.5 Fulminante Lungenarterienembolie in der rechten Lunge, die innerhalb von Minuten zum Tod durch Rechtsherzversagen geführt hat. Der Thromboembolus (Pfeil) füllt die Pulmonalarterie bis weit in die Lungenperipherie in allen 3 Lungenlappen aus. Ursache war eine tiefe Beinvenenthrombose (Sektionspräparat, 63-jährige Frau).

Rezidivierende Lungenarterienembolien können in seltenen Fällen eine **pulmonale Hypertension** (s. S. 86) zur Folge haben, da der Querschnitt der Lungenstrombahn zunehmend eingeengt werden kann – Thromboemboli werden je nach Größe entweder komplett resorbiert oder in Stränge fibrösen Gewebes umgewandelt (Strickleiterphänomen, vgl. S. 81).

Bei einer **paradoxen Embolie** gelangt ein Embolus durch ein offenes Foramen ovale aus der rechten Herzkammer unter Umgehung des Lungenkreislaufs direkt in den Körperkreislauf und führt dann zu Hirninfarkten, Darminfakten oder Myokardinfarkten.

Praxistipp

Der Lungenarterienembolie kommt in der Klinik eine besondere Bedeutung zu, da sie über ein akutes Rechtsherzversagen zum plötzlichen Tode führen kann. Da viele Patienten thrombosegefährdet sind (z. B. infolge von Herzerkrankungen, erlittenen Verletzungen mit Immobilisierung, einer Hyperkoagulabilität des Blutes oder anderer hämatologischer Erkrankungen oder aufgrund von hohem Alter), muss ein entsprechender Verdacht unbedingt abgeklärt werden. Hinweise auf eine Beinvenenthrombose sind z. B. eine Umfangsvergrößerung und Schmerzen des betroffenen Beines. Therapeutisch werden Antikoagulanzien eingesetzt.

8

8.3 Erkrankungen der Bronchien

Key Point

Klinisch relevant sind v. a. tumoröse (Bronchialkarzinom, s. S. 203) und entzündliche Erkrankungen des Bronchialsystems. Letztere können sich akut, chronisch oder chronisch-rezidivierend manifestieren. Chronische Bronchitiden können im Verlauf zu Obstruktionen (Bronchostenosen) oder Dilatationen der Bronchiallichtung (Bronchiektasen) führen. Das Asthma bronchiale ist durch anfallsartig auftretende bronchiale Obstruktionen gekennzeichnet, die v. a. mit einer Behinderung der Exspiration einhergehen.

8.3.1 Bronchostenosen

MERKE

Bronchostenosen sind Einengungen oder Verschlüsse der Bronchuslichtung.

Die Ursachen solcher Einengungen sind vielfältig und umfassen:

- **Obturation durch Fremdkörper**, z. B. durch Aspiration von Speisebrei, durch eingedickten Schleim (z. B. beim Asthma bronchiale, bei der zystischen Fibrose oder bei der chronischen Bronchitis) oder durch intrabronchial wachsende Tumoren (z. B. Bronchuskarzinoid oder andere Tumoren).
- **Kompression von außen**, z. B. durch vergrößerte Lymphknoten am Lungenhilus (v. a. bei der Silikose, der Sarkoidose oder der Tuberkulose oder bei malignen Lymphomen, Lungenkarzinomen oder Metastasen); alternativ kann auch eine **starke Zugwirkung von außen** Bronchostenosen bedingen, z. B. bei einer Vernarbung des Lungengewebes/der Pleura oder bei einem Emphysem.
- Eine **bronchiale Wandinstabilität mit bronchialem Kollaps** resultiert häufig aus chronischen oder destruierenden Entzündungen der Bronchialwand.

Die Bronchostenosen behindern den geregelten Abtransport von Schleim und Sekret und gleichzeitig auch die Belüftung der dahinterliegenden Lungenabschnitte. Aus diesem Grund kommt es häufig zu Entzündungen des nachgeschalteten Lungengewebes (poststenotische Pneumonie), die dann als gelbe Retentionspneumonie bezeichnet wird. Instabile Bronchien können exspiratorisch kollabieren (sog. dynamische Stenosen); Luft wird vermehrt in den Alveolen und in den Bronchien zurückgehalten. Über diesen Mechanismus können Bronchostenosen auch zu einer Lungenüberblähung und zu einem Lungenemphysem führen.

8.3.2 Bronchiektasen

MERKE

Bronchiektasen sind irreversible Dilatationen eines Bronchus oder mehrerer Bronchien. Ursächlich sind fast immer entzündliche Destruktionen mit nachfolgendem Tonusverlust der Bronchialwand (z. B. bei einer chronischen Bronchitis), nur selten liegen angeborene Entwicklungsstörungen des Bronchialbaumes/des Lungengewebes zugrunde.

Ätiopathogenese | Bronchiektasen können grob in angeborene und in erworbene Formen untergliedert werden.

Angeborene Bronchiektasen resultieren aus einer Hemmungsfehlbildung im Zuge der embryonalen Lungenentwicklung, typisches morphologisches Korrelat sind sackartig erweiterte Bronchusenden. Darüber hinaus können auch angeborene anatomische Anomalien des bronchialen Knorpelskeletts oder der Bronchialwand allgemein Bronchiektasen zur Folge haben. Mit dem Begriff des **Kartagener-Syndroms** beschreibt man eine autosomal rezessiv erbliche Störung des Kinozilienaufbaus, klinisch typisch sind Bronchiektasen, ein kompletter oder inkompletter Situs inversus, eine Polyposis nasi und eine chronische Rhinitis. Beim **Williams-Campbell-Syndrom** liegt eine Knorpeldysplasie/-aplasie der Segment- und Subsegmentbronchien vor.

Erworbene Bronchiektasen entstehen in der Regel infolge einer entzündlichen Destruktion der Bronchialwand, wie sie verstärkt bei chronisch-rezidivierenden Bronchitiden vorkommt. Als weiterer pathogenetischer Mechanismus sind Bronchostenosen von Bedeutung: Distal der Stenose kommt es zu einem Sekretstau mit Ausweitung der Bronchien; das aufgestaute Sekret begünstigt Infektionen und Entzündungen. Dieser Mechanismus ist dafür verantwortlich, dass Bronchiektasen häufig im Rahmen einer zystischen Fibrose (s. S. 491) vorkommen.

Morphologie | Nach ihrem morphologischen Erscheinungsbild lassen sich die Bronchiektasen in 3 Gruppen aufteilen:

- **Zylindrische Bronchiektasen:** Sie sind am häufigsten und meist symmetrisch im Unter- und Mittellappen anzutreffen. Betroffen sind die peripheren Abschnitte des Bronchialsystems (6.–10. Teilungsgeneration).
- **Sackförmige Bronchiektasen:** Sie entstehen typischerweise infolge chronisch-rezidivierender Entzündungsprozesse und werden meist im höheren Lebensalter gefunden.

- **Ampulläre oder spindelförmige Bronchiektasen:** Dieser Typ entsteht auf dem Boden von vernarbenden Lungenerkrankungen, die einen Zug auf das umgebende Lungengewebe ausüben.

Klinische Aspekte | Klinisch steht Husten mit oder ohne Auswurf im Vordergrund. Komplizierend können z. B. retinierte Sekrete mikrobiell besiedelt werden, nachfolgend können sich Abszesse oder ein Pleuraempyem ausbilden, darüber hinaus kann es auch zu Blutungen mit Bluthusten (Hämoptyse) kommen. Amyloidosen (s. S. 496) sind möglich, bei frühzeitiger Therapie jedoch selten. Länger bestehende Bronchiektasen führen zu einer pulmonalen Hypertonie und einem Cor pulmonale

8.3.3 Entzündliche Erkrankungen der Bronchien

Bronchitis

MERKE

Unter dem Begriff „Bronchitis" versteht man eine Entzündung im Bereich der großen und kleinen Bronchien, die initial zumeist die Mukosa betrifft, im weiteren Verlauf aber auch auf tiefer liegende Wandschichten übergreifen kann. Es handelt sich um die häufigste Erkrankung der Lunge überhaupt. Während akute Bronchitiden häufig nach wenigen Tagen kuriert sind und meist keine Folgeschäden hinterlassen, sind chronische Bronchitiden schwerwiegende Erkrankungen, die starke morphologische und funktionelle Beeinträchtigungen der Lunge nach sich ziehen können.

Akute Bronchitis

Die akute Bronchitis entwickelt sich meist im Rahmen eines sog. grippalen Infektes und wird in etwa der Hälfte der Fälle durch Bakterien oder Viren ausgelöst. Zu den auslösenden Viren gehören v. a. das Respiratory Syncytial Virus, das Rhinovirus und verschiedene Influenzaviren, daneben kommen noch zahlreiche andere Viren in Frage. Weitere Auslöser einer akuten Bronchitis sind reizende Gase wie Zigarettenrauch oder verschmutzte Luft.

Morphologische Aspekte | Makroskopisch ist die Bronchialschleimhaut gerötet, kleinere Bronchien können durch eine übermäßige Schleimproduktion verlegt sein. **Mikroskopisch** ist die Schleimhaut von Entzündungszellen durchsetzt: Bei bakteriellen Infekten überwiegen neutrophile Granulozyten, bei viralen Infekten Lymphozyten. Da virale Infekte häufig bakteriell superinfiziert sind, ist meist ein gemischtes Entzündungsinfiltrat zu erkennen. Im fortgeschrittenen Stadium kann der Entzündungsprozess auf das umgebende Lungengewebe übergreifen (Bronchopneumonie). Therapeutisch kann im Falle einer bakteriellen Infektion ein Antibiotikum gegeben werden (z. B. Amoxicillin).

Chronische Bronchitis

MERKE

Die chronische Bronchitis ist die weltweit häufigste Lungenerkrankung, die laut WHO als „Husten und Auswurf in 2 aufeinanderfolgenden Jahren während mindestens je 3 Monaten" definiert ist. Männer erkranken 3-mal häufiger als Frauen, insgesamt nimmt die Erkrankung mit steigendem Lebensalter zu.

Ätiopathogenese | Ursächlich ist in allererster Linie das inhalative Zigarettenrauchen (wichtigster **exogener Faktor**). Die im Zigarettenrauch vorkommenden Toxine und Partikel beeinträchtigen die Kinozilienfunktion sowie die Surfactant-Produktion, darüber hinaus resultieren Veränderungen des Bronchialepithels mit einer Hyperplasie schleimbildender Becherzellen sowie einer vermehrten Schleimproduktion. Bronchitis auslösende Toxine finden sich auch in Gebieten mit starker Luftverschmutzung bzw. im Rahmen einer Arbeitsplatzbelastung. Neben den exogenen gibt es auch **endogene Faktoren**, die eine Bronchitis begünstigen, wie z. B. immunologische Defekte oder pulmonale Vorerkrankungen (z. B. Stauungslunge, Lungenfibrose, Mukoviszidose etc.).

Morphologie | Makroskopisch zeigen die Lungen ein Nebeneinander von emphysematösen (überblähten) Arealen, Dystelektasen/Atelektasen und entzündlichen Veränderungen, die Bronchuslichtung ist vermehrt mit Schleim gefüllt. Je nach vorherrschender Veränderung können verschiedene mikroskopische Bronchitisformen definiert werden:

- Bei der **chronisch-katarrhalischen Bronchitis** imponiert v. a. eine Becherzell- und Schleimdrüsenhyperplasie mit vermehrter Schleimproduktion.
- Bei der **chronisch-intramuralen Bronchitis** sieht man dichte lymphoplasmazelluläre Infiltrate in der Bronchialwand mit ödematöser Auflockerung.
- Bei der **chronisch-hypertrophischen Bronchitis** ist eine hyperplastisch-polypoide Auffaltung des Bronchialepithels typisch.
- Bei der **chronisch-destruierenden Bronchitis** ist v. a. der entzündlich bedingte Umbau der Bronchialwand mit Destruktion von Muskelfasern und elastischen Fasern eindrücklich; in der Summe resultiert eine bronchiale Wandschwäche mit nachfolgender Dilatation oder auch Kollaps.

Klinische Aspekte | Leitsymptome der chronischen Bronchitis sind Husten und Auswurf. Typische Folgeerkrankungen sind rezidivierende Bronchopneumonien sowie das Lungenemphysem, hieraus wiederum können ein Cor pulmonale und schließlich eine kardiorespiratorische Insuffizienz resultieren.

Bronchiolitis obliterans: Bei der Bronchiolitis obliterans handelt es sich um eine Variante der chronischen Bronchitis. Mikroskopisch sieht man eine destruierende Entzündung der Bronchiolen, das bronchioloalveoläre Exsudat wird dabei im Bronchioluslumen durch einsprossendes Granulationsgewebe organisiert. Folge sind pfropfartige Verschlüsse der Bronchiolen mit Obstruktion. Sofern die Entzündung auf das angrenzende Lungengewebe übergreift, spricht man von einer **Bronchiolitis obliterans mit organisierender Pneumonie (BOOP)**, wie sie z. B. im Rahmen einer rheumatischen Grunderkrankung mit Lungenbeteiligung oder auch in einer späteren Phase der Abstoßungsreaktion nach Lungentransplantation auftreten kann.

Asthma bronchiale

MERKE

Klinisch ist das Asthma bronchiale durch Anfälle von Atemnot gekennzeichnet, ursächlich ist eine chronische entzündliche Erkrankung der Atemwege, die zu einer intermittierenden, variablen Bronchialobstruktion führt, v. a. bei der Exspiration (exspiratorischer Stridor!). Die Obstruktion kann auf eine Vielzahl von Reizen hin bei hyperreagiblem Bronchialsystem entstehen und ist reversibel. Im akuten Asthmaanfall kann eine Überblähung der Lunge resultieren (Volumen pulmonum auctum). Pathogenetisch liegen ein Bronchospasmus, eine Hypersekretion von zähem Schleim sowie ein Schleimhautödem zugrunde.

Epidemiologie | Asthma ist eine sehr häufige chronische Erkrankung des Bronchialsystems, die bis zu 10 % der Kinder und 5 % der Erwachsenen betrifft. Im Erwachsenenalter tritt in der Mehrzahl der Fälle eine Besserung der Beschwerden auf.

Ätiopathogenese | Je nach auslösender Ursache können 2 Hauptgruppen des Asthma bronchiale unterschieden werden, wobei zwischen diesen Hauptgruppen allerdings Überlappungen bestehen:

Dem **exogen-allergischen Asthma** (auch extrinsisches Asthma genannt) liegt eine IgE-vermittelte Entzündung der Bronchialschleimhaut zugrunde. Als Allergene sind tierische und pflanzliche Stäube, Pollen, Chemikalien u. a. zu nennen. Treten diese Allergene am Arbeitsplatz auf, so spricht man auch von einem Berufsasthma. Im Rahmen der allergischen Reaktion werden von Mastzellen Entzündungsmediatoren freigesetzt (Histamin, Arachidonsäurederivate), die – wie oben erwähnt – zur Bronchokonstriktion, zur Hypersekretion von zähem Schleim sowie zum Schleimhautödem führen.

Beim **nichtallergisch bedingten Asthma** (auch intrinsisches Asthma genannt) werden die Anfälle durch mikrobielle Infekte (Infektasthma), durch chemische oder physikalische Reize (z. B. kalte Luft, Staub) oder Anstrengung getriggert (Anstrengungsasthma). In diese Gruppe gehört auch die pseudoallergische Reaktion auf Analgetika (z. B. Acetylsalicylsäure).

Morphologie | Makroskopisch erkennt man verengte Bronchien mit aufgefalteter Bronchialschleimhaut (morphologisches Korrelat des Bronchospasmus), darüber hinaus imponiert eine generalisierte Überblähung der Lunge. In den Bronchien findet sich schleimiges, zähes Sekret. Mikroskopisch sieht man sog. **Curschmann-Spiralen** (verdrehte Sekret- und Schleimstrukturen) sowie **Charcot-Leyden-Kristalle** (kristalloide Formationen von Abbauprodukten zugrunde gegangener eosinophiler Granulozyten). Die Bronchialschleimhaut weist eine Hyperplasie schleimbildender Becherzellen sowie eine verbreiterte Basalmembran auf (durch Einlagerung von Immunglobulinen und Mukopolysacchariden). Das Entzündungsinfiltrat enthält viele eosinophile Granulozyten.

Klinische Aspekte | Klinisch ist die anfallsartig auftretende Luftnot mit exspiratorischem Giemen typisch. Komplizierend kann ein **Status asthmaticus** auftreten, der durch eine prolongierte, über Stunden bis Tage anhaltende Ventilationsstörung mit zunehmender Überblähung der Lunge und Gefahr der akuten kardiorespiratorischen Insuffizienz gekennzeichnet ist.

8.4 Erkrankungen der Lunge

8.4.1 Pneumonien

Key Point

Entzündliche Erkrankungen der Lunge (Pneumonien) unterscheiden sich erheblich hinsichtlich Ursache, Pathomechanismus, klinischer Symptomatik und/oder Lokalisation des entzündlichen Prozesses im Lungengewebe. Entsprechend existieren zahlreiche Möglichkeiten zur Typisierung der verschiedenen Pneumonieformen. Histopathologisch ist eine Pneumonie eine Entzündung in den Alveolarräumen und/oder im Interstitium.

Allgemeine Ätiologie und Einteilung | In Abhängigkeit von der Ätiologie unterscheidet man **mikrobiell**, **chemisch**, **physikalisch** oder **immunologisch** bedingte Pneumonien. Die mikrobiellen Entzündungen können ihrerseits durch Bakterien, Viren oder Pilze verursacht sein; den autoimmunologischen Formen liegt meist eine Systemerkrankung zugrunde. Ist der Entzündungsprozess maßgeblich durch anorganische Stäube in der Atemluft bedingt, ist der Begriff **Pneumokoniose** üblich. Spielt eine immunologische Reaktion eine Rolle, spricht man häufig auch von einer **Alveolitis**. Es werden **primäre** (= spontane, beim Gesunden auftretende) von **sekundären** (bei prädisponierenden Grunderkrankungen) Pneumonien unterschieden.

Wegen des unterschiedlichen Erregerspektrums ist die Unterscheidung zwischen **nosokomialen** (im Krankenhaus erworbenen, „hospital acquired pneumonia = HAP") und **ambulanten** (außerhalb des Krankenhaus erworbenen, „community acquired pneumonia = CAP") mikrobiellen Pneumonien wichtig.

MERKE

Weltweit betrachtet gehören akute (ambulante) Pneumonien zu den häufigsten tödlich verlaufenden Infektionen.

Die **atypische Pneumonie** (ein klinisch-radiologischer Begriff) geht ohne „klassische" klinische Symptome der Lungenentzündung (wie *produktiver* Husten, hohes Fieber) und Auskultationsbefund einher, zumeist auch ohne Leukozytose; radiologisch tritt sie durch eine nicht-lappenbegrenzte milchglasartige Verschattung in Erscheinung.
Pathologisch-anatomisch werden in Abhängigkeit von der hauptsächlichen Lokalisation des Entzündungsinfiltrates **alveoläre Pneumonien** von **interstitiellen Pneumonien** unterschieden.

Alveoläre Pneumonien

MERKE

Bei den alveolären Pneumonien sind die entzündlichen Exsudate in den Alveolarräumen lokalisiert. Die alveolären Pneumonien sind zumeist bakteriell bedingt.

Epidemiologie | In Deutschland erkranken jährlich 250 000 Menschen an einer (ambulanten) Pneumonie (CAP), es sind bevorzugt Kinder und ältere Menschen betroffen.
Ätiopathogenese | Der Infektionsweg ist **aerogen** (Inhalation der Erreger, v.a von Pneumokokken und Legionellen), **deszendierend-bronchogen** (v.a. bei Streptokokken- und Staphylokokkeninfekten) oder **hämatogen** (v.a. bei einer Staphylokokkensepsis, z.B. infolge von Dekubitalulzera).

MERKE

Bei den ambulanten Pneumonien sind Pneumokokken und Haemophilus influenzae die häufigsten Erreger. Bei der Genese nosokomialer Pneumonien spielt die Besiedelung des Oropharynx mit MRSA (multiresistenten Staphylokokken), Pseudomonaden und Darmbakterien eine wichtige Rolle.

Je nach Virulenz des Erregers und den lokalen Abwehrmechanismen der Bronchialschleimhaut infizieren die Erreger die normalerweise sterilen Endabschnitte des Bronchialbaumes. Dort breiten sie sich in den Alveolen aus und führen zu einer Entzündungsreaktion mit erhöhter Kapillarpermeabilität, Exsudation und Einwanderung von Entzündungszellen.
Morphologie | **Pathologisch-anatomisch** wird in Abhängigkeit von der Ausbreitung des entzündlichen Infiltrates die **Lobärpneumonie** von der **Bronchopneumonie** unterschieden. Die genauen morphologischen Veränderungen bei diesen beiden Typen der alveolären Pneumonie sind in separaten Textabschnitten weiter unten beschrieben (s. u.).
Klinische Aspekte | Der klinische Nachweis einer Pneumonie erfolgt anhand der Anamnese, einer klinischen Untersuchung und einer Röntgen-Thorax-Aufnahme. Die mikrobiologische Sputumuntersuchung sowie die Entnahme von Blutkulturen dienen einer verbesserten Therapiesteuerung. Eine zytologische (bronchoalveoläre Lavage) oder histologische (transbronchiale Lungenbiopsie) Untersuchung sind bei immunsupprimierten Patienten, Verdacht auf seltene Erreger oder Therapieversagen (progrediente oder persistierende Pneumonie) erforderlich.

MERKE

Die Letalität der alveolären Pneumonie beträgt 1–2%, bei hospitalisierten Patienten 10–15%. In den USA stellen Pneumonien die sechsthäufigste Todesursache dar. Die Prognose ist vor allem vom Erreger und vom Lebensalter abhängig. Komplikationen einer alveolären Pneumonie sind Lungenabszesse, Pleuraempyem (s. S. 67), Sepsis (s. S. 63) und ARDS (s. S. 188).

Differenzialdiagnostisch müssen bei einer Pneumonie eine Lungenembolie (sog. Infarktpneumonie), eine Lungentuberkulose, eine Sarkoidose, eine exogen-allergische Alveolitis und ein Bronchialkarzinom ausgeschlossen werden.

Lobärpneumonie

MERKE

Die Lobärpneumonie befällt einen ganzen Lungenlappen oder ein ganzes Lungensegment und wird überwiegend (80%) durch Streptococcus pneumoniae hervorgerufen, seltener durch Klebsiella pneumoniae oder Staphylococcus aureus.

Lobärpneumonien entstehen durch aerogene Infektionen. Sie beginnen akut mit Fieber, Schüttelfrost, Thoraxschmerz und Husten und dauern 6–11 Tage.
Die typische Pneumokokkenpneumonie ist durch 5 aufeinanderfolgende Phasen mit jeweils charakteristischen morphologischen Veränderungen gekennzeichnet.

MERKE

Die phasentypischen morphologischen Veränderungen finden sich *zeitgleich* in *allen* Teilen des befallenen Lungenlappens/Lungensegments (im Gegensatz zur Bronchopneumonie, s. u.).

- **Anschoppung (1. Tag):** seröses Exsudat in den Alveolen (= alveoläres Ödem), Hyperämie der Alveolargefäße; auskultatorisch ist eine Dämpfung hörbar.
- **Rote Hepatisation (2. bis 3. Tag):** Fibrinfäden und Erythrozyten in den Alveolen; die Lunge ist makroskopisch dunkelrot und verfestigt, ihre Konsistenz ist bei der Autopsie brüchig und leberartig (= Hepatisation); klinisch können Rasselgeräusche auftreten (Crepitatio indux).
- **Graue Hepatisation (4. bis 6. Tag):** dichtes Fibrinexsudat in den Alveolen mit reichlich Granulozyten (**Abb. 8.6**) entsprechend dem histologischen Vollbild einer akuten eitrigen Entzündung; Höhepunkt der Erkrankung.
- **Gelbe Hepatisation (7. bis 8. Tag):** eitrige Auflösung des Exsudates durch Zerfall der Granulozyten; makroskopisch gelbe Färbung der Schnittfläche; auskultatorisch ist ein Knistern zu hören durch die beginnende Entfaltung und Wiederbelüftung der Alveolen (Crepitatio redux).
- **Lysis (9. bis 11. Tag):** enzymatische Auflösung des Exsudates und der Fibrinpräzipitate durch Granulozyten und Makrophagen; Abtransport des lysierten Materials über die Lymphbahnen und die Bronchien, vollständige Lysis innerhalb von 4 Wochen.

Bei der Lobärpneumonie tritt häufig eine Begleitpleuritis auf. Wichtige Komplikationen sind Lungenabszesse, ein Pleuraempyem und septische Komplikationen wie eine Meningitis (2 %), eine Endokarditis (< 1 %) und Arthritiden. Bei Immunschwäche kann die Lysis ausbleiben; in diesem Fall resultiert eine Karnifikation (also ein narbiger Umbau) der betroffenen Lungenabschnitte mit Einschränkung der Lungenfunktion (sog. **chronische karnifizierende Pneumonie**).

Bronchopneumonien

Bei der Bronchopneumonie finden sich in den befallenen Lungenabschnitten einzelne 1–4 cm große Pneumonieherde (sog. **lobuläre Herdpneumonie**), die bei längerem Krankheitsverlauf konfluieren können. Die Bronchopneumonie ist zumeist durch deszendierende Bronchitiden bedingt (**Abb. 8.7**). Das Erregerspektrum ist wesentlich breiter als dasjenige der Lobärpneumonien.

MERKE

Der histologische Befund der Bronchopneumonie ist „bunter“ als bei der Lobärpneumonie – je nach Alter der einzelnen Entzündungsherde sind jeweils unterschiedliche Phasen der alveolären Entzündungsreaktion (Anschoppung, Hepatisation, Lysis) zeitgleich nachweisbar (**Abb. 8.8**). Zusätzlich variieren die morphologischen Veränderungen in Abhängigkeit vom jeweiligen Erreger.

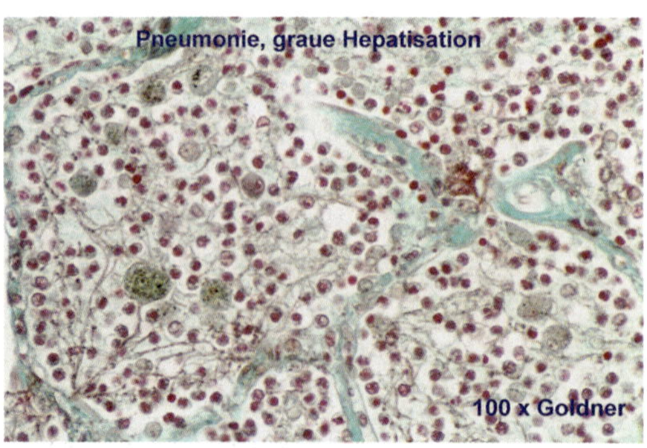

Abb. 8.6 Graue Hepatisation bei einer Lobärpneumonie durch Strepptococcus pneumoniae. Die Alveolen sind vollständig mit Granulozyten angefüllt. Klinisch schwere Dyspnoe.

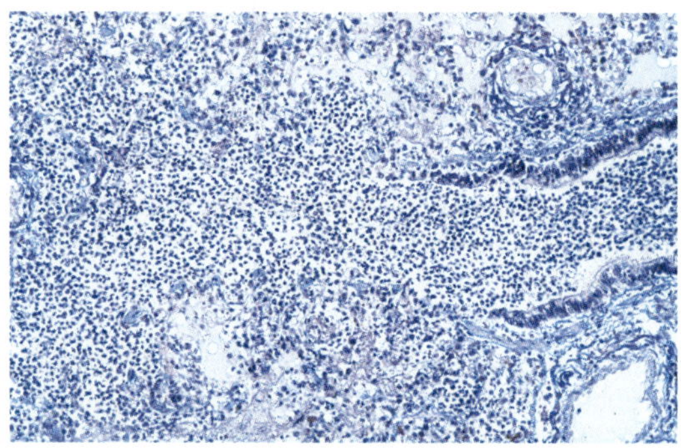

Abb. 8.7 Momentaufnahme in der Pathogenese einer Bronchopneumonie: Vom Bronchiolus greift der entzündliche Prozess auf das Lungengewebe über. Granulozyten ergießen sich aus der Bronchioluslichtung in die Alveolen.

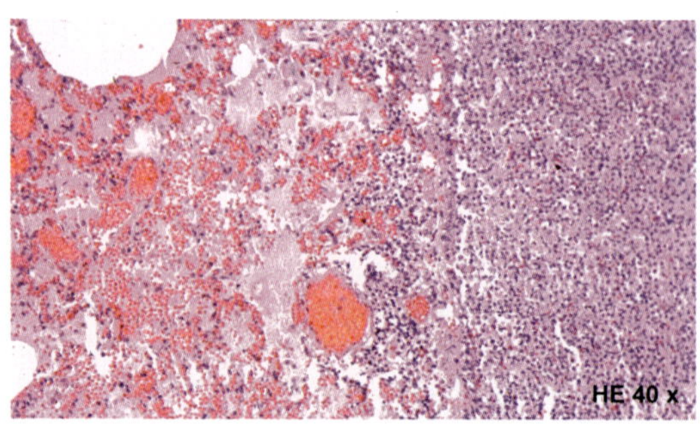

Abb. 8.8 Unterschiedliche Stadien der alveolären Entzündungsreaktion bei der Bronchopneumonie, die im Gegensatz zur Lobärpneumonie zeitgleich nebeneinander auftreten: links rote Hepatisation, rechts graue Hepatisation.

8

Staphylokokken-Pneumonie: Die Entzündungsherde sind gelblich und oft zentral eingeschmolzen (nekrotisch); durch Konfluieren mehrerer Herde entstehen sog. Abszesshöhlen. Im Exsudat finden sich dicht gelagerte Granulozyten. Staphylokokken sind – neben den Pseudomonaden – typische Erreger der sekundären und nosokomialen Pneumonien. 10 % der Bronchopneumonien sind durch Staphylokokken bedingt.

Streptokokkenpneumonie: Sie ist die typische sekundäre Pneumonie nach Virusinfekten (Influenza) und entsteht deszendierend-bronchogen. Man findet ausgedehnte konfluierende Herde mit einem starken Ödem. Das Exsudat ist serös und enthält nur wenige Granulozyten. Die Bronchien und Bronchiolen sind mitbeteiligt und zeigen ausgedehnte Epithelnekrosen. In der Folge können sich Bronchiektasen entwickeln.

Legionellose: 5 % aller nosokomialen Pneumonien werden durch Legionellen hervorgerufen. Legionellen finden sich in Klimaanlagen, Luftbefeuchtern sowie in Wasserhähnen und Duschen. Eine Übertragung von Mensch zu Mensch erfolgt nicht! Legionellosen können epidemisch auftreten. Unbehandelt sterben 80 % der Patienten.

Haemophilus-influenzae-Pneumonie: Bei Erwachsenen tritt sie üblicherweise nur als Komplikation im Rahmen schwerer Grunderkrankungen auf (z. B. bei Karzinomerkrankungen). Der Infektionsweg ist deszendierend, da Haemophilus influenzae Bestandteil der normalen bakteriellen Flora im Nasopharynx ist. Histologisch sind in der Lunge konfluierende Entzündungsherde typisch, in denen sich verfestigte eitrige Exsudate finden. Bei Kindern führt der Erreger eher zu einer Meningitis, deren Letalität auch im Falle einer Behandlung hoch ist.

Aspirationspneumonie: Aspirierter Magensaft induziert Nekrosen des Lungengewebes, das dadurch anfällig wird für Infektionen mit Anaerobiern und Enterobacter. Morphologisch finden sich ausgedehnte Nekrosen des Lungengewebes, oft mit Resten von Mageninhalt

Gemischt alveolär-interstitielle Pneumonien: Pilzpneumonien

MERKE

Pilzpneumonien (Pneumomykosen) sind Entzündungen mit einem gemischt alveolären und interstitiellen Infiltrat. Sie entstehen inhalativ aerogen (z. B. Aspergillose, Kryptokokkose) oder sekundär hämatogen (Candidiasis).

In **Europa** entstehen Pilzpneumonien am häufigsten durch **opportunistische (fakultativ pathogene, saprobiontische) Erreger:**

- **Candidiasis:** Erreger ist Candida albicans; nach lang dauernder Antibiotikatherapie oder bei immunsupprimierten Patienten entwickelt sich aus einer mukokutanen eine systemische Candidiasis (Candidasepsis) mit möglichem Befall von Lungenparenchym und/oder Bronchien, morphologisches Korrelat sind herdförmige Nekrosen und Mikroabszesse. Je nach anatomischem Schwerpunkt der Infektion unterscheidet man die Candidabronchitis und die Candidapneumonie.
- **Aspergillose:** Erreger ist Aspergillus fumigatus, ein Schimmelpilz, dessen Sporen in pflanzlichen Materialien (z. B. Blumen im Krankenhaus!) vorkommen und die eingeatmet werden. Mögliche Folgen sind eine allergische bronchopulmonale Aspergillose (Alveolitis), eine Aspergilluspneumonie oder ein Aspergillom. Histologisch finden sich Nekrosen mit Epitheloidzellsäumen, in denen PAS-positive Pilzhyphen (**Abb. 8.9**) nachweisbar sind.
- **Kryptokokkose:** Erreger ist Cryptococcus neoformans, dieser findet sich vor allem in Taubenkot. Die Kryptokokkose ist eine typische opportunistische Infektion, die bei 5 % der AIDS-Patienten auftritt. Histologisch erkennt man eine intraalveoläre Ausbreitung der Pilzhyphen, als Reaktion des Organismus bilden sich epitheloide Granulome aus. Wichtigste Komplikation ist eine Enzephalitis.

Bei den **außereuropäischen Pneumomykosen** handelt es sich um **obligat pathogene Pilze**, die aerogen aufgenommen werden und sich zu Systemmykosen entwickeln können. Die wichtigsten sind:

- **Histoplasmose:** Histoplasma capsulatum ist in Amerika verbreitet. Das histologische Bild ähnelt der Tuberkulose (s. S. 200).
- **Blastomykose:** Nach aerogener Infektion mit Blastomyces dermatitidis bilden sich tuberkuloseähnliche Granulome sowie Abszesse und Kavernen in der Lunge. Die Erkrankung generalisiert schnell.

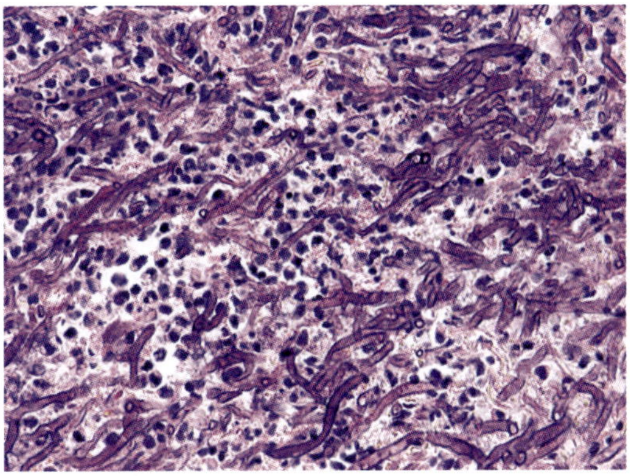

Abb. 8.9 Nachweis von Aspergillus in einem subpleuralen Aspergillom. Aspergillus ist wie viele Pilze PAS-positiv und kann daher im histologischen Schnitt rötlich dargestellt werden. In der Umgebung sind Entzündungszellen sichtbar.

Interstitielle Pneumonien

MERKE

Bei interstitiellen Pneumonien ist der Entzündungsprozess primär im interstitiellen Lungengewebe lokalisiert. Alveolarepithel und Alveolen sind oft sekundär mitbetroffen. Man unterscheidet akute – in der Regel erregerbedingte – und chronische interstitielle Pneumonien. Die chronischen Verlaufsformen können wie die akuten durch Erreger ausgelöst werden, darüber hinaus aber auch Folgezustand/Teilsymptom einer anderen Grundererkrankung oder Folge einer lang anhaltenden Exposition gegenüber inhalativen Noxen sein (Pneumokoniosen). Sofern die auslösende Ursache unbekannt ist, spricht man von einer idiopathischen interstitiellen Pneumonie (IIP).

Akute interstitielle Pneumonien (AIP)

MERKE

Akute interstitielle Pneumonien werden durch obligat intrazelluläre Mikroorganismen hervorgerufen. Klinisch stehen trockener Husten, Belastungsdyspnoe sowie uncharakteristische Allgemeinsymptome wie Myalgien und Gelenkbeschwerden im Vordergrund. Die AIP werden zu den atypischen Pneumonien gerechnet. AIP können ausheilen oder in chronische Pneumonien übergehen.

Je nach Erreger dominieren spezielle histologische Veränderungen:

- **Mykoplasmen-Pneumonie:** Sie ist die häufigste AIP und tritt überwiegend im Kindesalter auf. Es dominiert ein unilateraler lobärer Befall; histologisch finden sich lymphozytäre Infiltrate im Interstitium mit fokaler Fibrose der Alveolarwände. Mögliche Komplikationen sind eine Meningitis und eine Enzephalitis; die Letalität beträgt 1 %.
- **Ornithose und Psittakose:** Erregerhaltiger Staub aus der Umgebung von Enten, Tauben, Wellensittichen und Papageien führt nach einer 1–2-wöchigen Inkubationszeit zu unterschiedlichen Krankheitsverläufen: pneumonisch, grippal oder typhoid. Erreger ist Chlamydia ornithosis oder psittaci. Der Entzündungsprozess im Lungengewebe ist häufig unilateral und segmental bzw. lobär. Morphologisch sind lymphozytäre Infiltrate im Interstitium, ein seröses Alveolarexsudat und Nekrosen des Bronchialepithels typisch.
- **Pneumocystis-Pneumonie:** Pneumocystis carinii ruft die interstitielle plasmazelluläre Pneumonie der Säuglinge hervor; unbehandelt beträgt die Letalität bis zu 20 %. Im Erwachsenenalter treten Pneumocystis-Pneumonien nur bei Immundefizienz auf und stellen die häufigste Todesursache von AIDS-Patienten dar. Histologisch sind die Erreger mit der Grocott-Färbung (**Abb. 8.10**) und immunhistochemisch nachweisbar. Das Entzündungsinfiltrat ist interstitiell und alveolär lokalisiert und reich an Plasmazellen.
- **Grippe-Pneumonie:** Orthomyxoviren vom Serotyp A können insb. bei Kindern und älteren Menschen eine Pneumonie verursachen. Die primär hämorrhagische Grippe-Pneumonie hat eine sehr hohe Letalität und verläuft perakut. Häufiger ist die bakteriell superinfizierte Grippe-Pneumonie, die meist eine lobäre Ausbreitung zeigt: Durch Orthomyxoviren vorgeschädigte Lungenabschnitte werden durch Staphylococcus aureus und/oder Streptococcus pneumoniae superinfiziert. Wie bei Viruspneumonien generell typisch finden sich entzündliche Infiltrate aus Lymphozyten im Interstitium und je nach Schwere seröse Exsudate in den Alveolen.
- **Masern-Pneumonie:** Weltweit sterben jährlich 500 000 Menschen an einer Maserninfektion. Die Masern-Pneumonie kann wie die Grippe-Pneumonie als primäre Lungenentzündung perakut in Erscheinung treten oder auf dem Boden einer bakteriellen Superinfektion entstehen. Histolo-

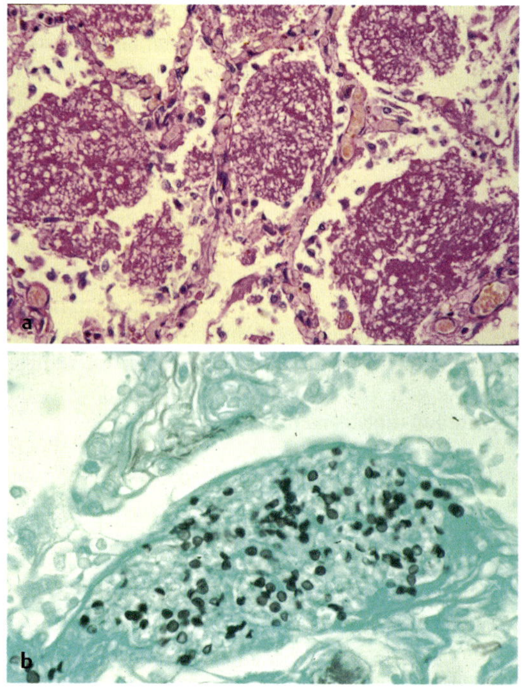

Abb. 8.10 Akute interstitielle Pneumonie bei Pneumocystis-carinii-Infektion. a Typisches schaumiges intraalveoläres Exsudat ohne nennenswerte Entzündungsreaktion in der Umgebung bei einem 9 Monate alten Jungen. Im Exsudat befinden sich zahlreiche Erreger, die in der HE-Färbung allerdings nicht sichtbar sind. **b** In der Grocott-Färbung sind die Erreger bräunlich gefärbt und inmitten des intraalveolären Exsudates zu erkennen.

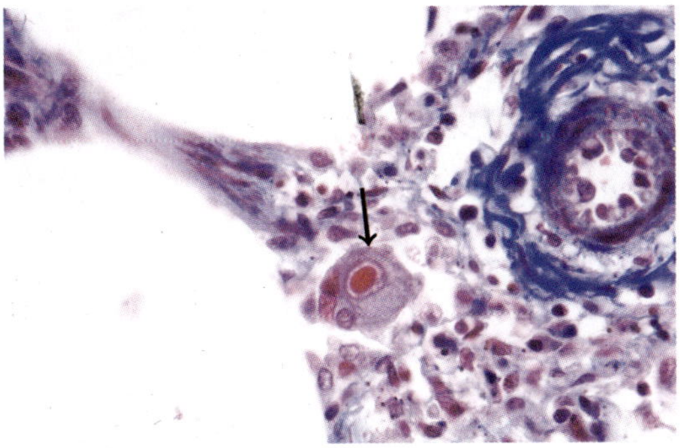

Abb. 8.11 Akute interstitielle Pneumonie bei Zytomegalie-Virus-Infektion. CMV-Einschlusskörperchen („Eulenaugen") in einem Makrophagen in der Lunge (Pfeil). Die infizierten Zellen sind stark vergrößert. 43-jähriger AIDS-Patient.

gisch sind im Entzündungsinfiltrat mehrkernige Riesenzellen mit viralen Einschlusskörpern sichtbar (Riesenzell-Pneumonie Hecht).

- **Zytomegalie-Pneumonie:** Über 80% der unbehandelten AIDS-Erkrankten weisen Infektionen durch das Zytomegalie-Virus (CMV) auf. Die Lunge ist häufig mit befallen; histologisch können virusbefallene, stark vergrößerte Alveolarepithelien mit intrazytoplasmatischen Einschlusskörperchen nachgewiesen werden (sog. Eulenaugen-Zellen, Abb. 8.11). Makrophagen und Gefäßendothelien werden gleichfalls vom Zytomegalie-Virus befallen.

Chronische interstitielle Pneumonien

MERKE

Der Begriff chronische interstitielle Pneumonie bezeichnet chronische Entzündungen im Lungenbindegewebe, die in der Regel in eine Lungenfibrose (s. S. 187) übergehen. Die chronischen interstitiellen Pneumonien werden zu den diffusen parenchymatösen Lungenerkrankungen (DPLD) gerechnet.

Klinisch beginnen die Erkrankungen oft schleichend mit geringer Dyspnoe und anfallsartigem unproduktiven Husten. Männer und Frauen sind etwa gleich häufig betroffen. Im Endstadium kommt es zu einer schweren respiratorischen Insuffizienz.

Ätiopathogenese und Einteilung | Etwa 40–50% der Erkrankungen lassen sich auf nachweisbare Ätiologien zurückführen. So finden sich chronische interstitielle Pneumonien und Lungenfibrosen typischerweise als Teilsymptome/Folgezustände folgender Erkrankungen:

- Viruspneumonien
- Pneumokoniosen (durch inhalative Noxen wie anorganische und organische Stäube, s. S. 198) und exogen-allergische Alveolitis (s. S. 49)
- Schocklunge (s. S. 188)
- chronische Niereninsuffizienz (Urämie)
- Kollagenosen (s. S. 56) und rheumatische Erkrankungen (s. S. 531)
- Sarkoidose (s. S. 202)
- Strahlenschäden (Strahlungspneumonie)

Morphologie | Makroskopisch sind die Lungen in den Terminalstadien schwer und fest. Die fibrotischen Umbauprozesse sind oft nicht homogen über die gesamte Lunge verteilt, häufig sind die Unterlappen stärker betroffen. Es können sich 0,5–1 cm große Hohlräume bilden, die in der Summe das Bild der sog. **Wabenlunge** hervorrufen (auch röntgenologisch sichtbar). Die Farbe der Lungen ändert sich mit zunehmender Fibrosierung von Dunkelrot zu Grau. Mikroskopisch findet man unterschiedliche Mischungen aus lymphoplasmazellulären Infiltraten im Lungeninterstitium, Lymphfollikeln, Makrophagen in den Alveolen, Riesenzellen und einer Fibrosierung des interstitiellen Bindegewebes (Alveolarsepten).

8

Idiopathische interstitielle Pneumonien (IIP)

MERKE

50–60% der interstitiellen Pneumonien können nicht auf eine der bislang definierten Ursachen zurückgeführt werden; man spricht in diesem Fall von den idiopathischen interstitiellen Pneumonien (IIP). Sie werden nach internationaler Übereinkunft in mehrere Entitäten eingeteilt, die sich histologisch und klinisch unterscheiden lassen. Bis auf die idiopathische AIP (s. u.) verlaufen alle Formen der IIP chronisch.

Die wichtigsten **Untergruppen der IIP** sind:

- **UIP = Usual interstitial Pneumonia** = gewöhnliche interstitielle Pneumonie (Abb. 8.12): Sie ist mit 70% die häufigste Form und hat gleichzeitig die ungünstigste Prognose (mediane Überlebenszeit 3 Jahre). Die Alveolarsepten sind verbreitert und fibrosiert, es finden sich geringe lymphoplasmazelluläre Infiltrate und eine Eosinophilie. Im Endstadium sind die Septen vollständig fibrös umgebaut und die kapillaren Gefäße vermindert. Die Letalität beträgt bis zu 50%.
- **AIP = Acute interstitial Pneumonia (Hamman-Rich-Syndrom)**: Es handelt sich um eine akut verlaufende Untergruppe der IIP mit einer Mortalität von über 70%.
- **DIP = Desquamating interstitial Pneumonia** = desquamative interstitielle Pneumonie: In den Alveolarräumen sind massenhaft Makrophagen und abgeschilferte Alveolarepithelien (= Desquamation) erkennbar. Die Alveolarsepten sind fibrosiert, aber nur gering entzündlich infiltriert. Die Prognose ist besser als bei der UIP.

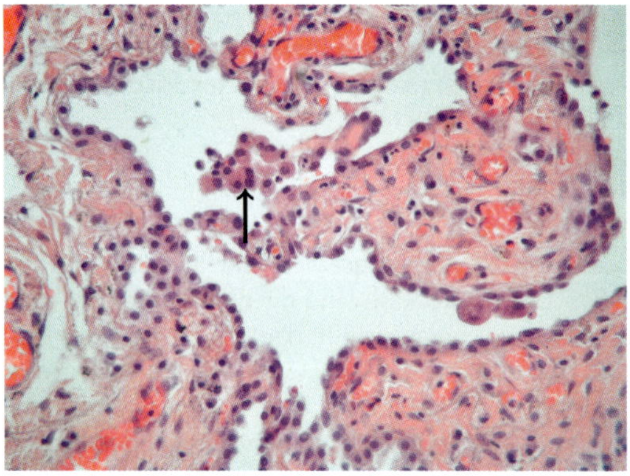

Abb. 8.12 Chronische interstitielle Pneumonie vom Typ UIP mit starker Fibrose der Alveolarsepten und nur minimalem entzündlichen Infiltrat. Im Lumen der Alveolen befinden sich einige Makrophagen (Pfeil).

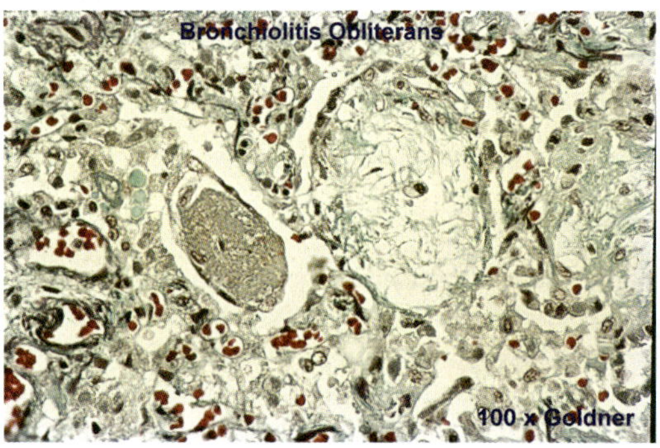

Abb. 8.13 Bronchiolitis obliterans with interstitial Pneumonia (BIP). Bronchiolitis obliterans mit fibrinhaltigem Exsudat in den Alveolen nach Chloridintoxikation bei einem Industriearbeiter. Offene Lungenbiopsie.

- **LIP = Lymphoid interstitial Pneumonia:** In den Alveolarsepten finden sich dichte Infiltrate aus Lymphozyten.
- **BIP = Bronchiolitis obliterans with interstitial Pneumonia (Abb. 8.13):** Neben der interstitiellen Fibrose finden sich wie bei der Bronchiolitis obliterans (s. S. 191) Nekrosen des Alveolarepithels sowie Granulationsgewebe in den Alveolen.

Pneumokoniosen

MERKE

Pneumokoniosen sind akute oder chronische interstitielle Pneumonien, die durch inhalierte organische oder anorganische Staubpartikel ausgelöst werden.

Pneumokoniosen gehören zu den häufigsten Berufskrankheiten. Sie werden daher in einem eigenen Unterkapitel behandelt.

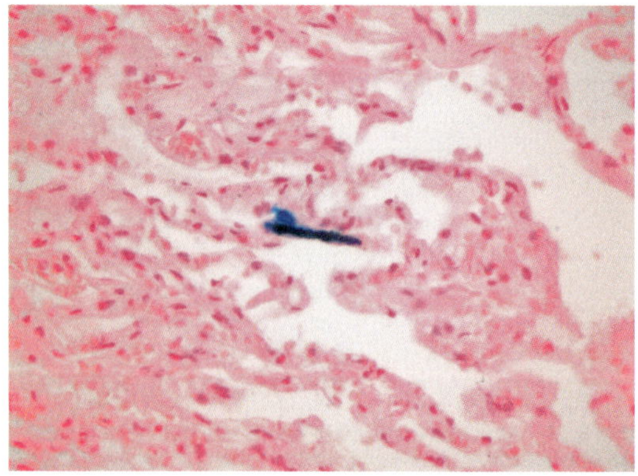

Abb. 8.14 Asbestosekörperchen in der Lunge. Die 100 µm großen Asbestfasern sind von einer eisenhaltigen Eiweißhülle umgeben und lassen sich daher mit der Berliner-Blau-Färbung (Eisennachweis im Gewebe) blau darstellen.

MERKE

Während anorganische Stäube zumeist von Makrophagen phagozytiert werden und auf diese Weise eine Fremdkörperreaktion (Granulombildung) induzieren, triggern organische Stäube allergische Reaktionen in den Alveolen (exogen-allergische Alveolitis). Endzustand beider Verlaufsformen ist gleichermaßen die Lungenfibrose.

Pneumokoniosen durch anorganische Substanzen: Anorganische Schwebestoffe in der Luft gelangen beim Einatmen in die Alveolen, wenn ihr Durchmesser 1–5 µm beträgt. Kleinere Partikel werden beim Ausatmen mit dem Luftstrom wieder ausgestoßen, größere Partikel mit einem Durchmesser über 5 µm werden bereits im oberen Respirationstrakt abgefangen. In den Alveolen werden die Staubpartikel von den Alveolarmakrophagen phagozytiert und durch die Zilienbewegungen der Bronchialschleimhaut retrograd abtransportiert. In Abhängigkeit von der physikalischen Oberflächenstruktur der Staubpartikel können allerdings die Lysosomen in den Makrophagen zerstört werden; Folge ist die Freisetzung und Akkumulation der Staubpartikel in den Alveolen. Es kommt hierdurch zu einer Fremdkörperreaktion mit diffuser oder knotiger granulomatöser Bindegewebsbildung (Fibrose, Vernarbung). In Abhängigkeit vom verursachenden Staub unterscheidet man aktive Pneumokoniosen (z. B. Asbestose und Silikose) von reaktionslosen (inerten) Pneumokoniosen (z. B. durch Eisenstäube).

Asbestose: Asbestfasern (Krokydolith, Chrysotil) gelangen über die Atemluft in die Alveolen; sie führen dort zu einer Zerstörung der Alveolarwand und rufen eine chronische Entzündung mit zunehmender Fibrosierung hervor. Sie können phagozytiert werden und gelangen dann auch in die Lymphknoten. Der histologische Nachweis der Asbestfasern erfolgt durch eine Eisenfärbung (Abb. 8.14) – Asbestfasern sind im Gewebe von Eisen umgeben! Für eine genaue Bestimmung des Asbestfasergehaltes wird das Lungengewebe eingeäschert, anschließend kann mit mineralogischen Nachweisverfahren der Asbestgehalt quantifiziert werden. Charakteristisch für die Asbestose ist das Auftreten von Pleuraplaques nach langjähriger Exposition. Asbestfasern induzieren Pleuramesotheliome (s. S. 214), Mesotheliome des Peritoneums und Plattenepithelkarzinome der Lunge (s. S. 204).

Silikose: Quarzstaub (keramische Industrie, Steinverarbeitung, Sandstrahlen) gelangt aerogen in die Alveolen, wird dort phagozytiert und zerstört anschließend die Lysosomen in den Alveolarmakrophagen. Die Quarzpartikel akkumulieren in den Alveolen; es resultieren Fibroseherde, deren Durchmesser im Mittel 2 mm beträgt. Mögliche Folgen sind eine Verlegung von Bronchien mit Ausbildung eines Lungenemphysems (s. S. 186) und eine chronisch-obstruktive Lungenerkrankung, u. U. auch eine Exazerbation einer vorbestehenden Lungentuberkulose (Silikotuberkulose). Akute Silikosen sind heute selten, die Erkrankung tritt nach 10–20-jähriger Exposition gegenüber Quarzstaub auf. Eine karzinogene Wirkung der Quarzstäube selbst ist nicht bewiesen. Allerdings können in stark narbig umgebauten Lungenabschnitten Karzinome auftreten (silikotisches Narbenkarzinom).

Sonstige anorganische Stäube: Durch Kohlenstaub kann es zur **Anthrakose** kommen, diese hat jedoch für sich allein genommen keinen Krankheitswert. Mischstäube führen hingegen zu besonderen Krankheitsbildern: **Anthrasilikose** der Kohlenbergleute, **Siderosilikose** der Beschäftigten im Erzbergbau. Seltener sind die **Berylliose** (nach Einatmen berylliumhaltiger Stäube), die **Aluminose** (nach Einatmen aluminiumhaltiger Stäube), die **Talkose** (nach Einatmen talkumhaltiger Stäube) und die **Hartmetalllunge** (nach Einatmen metallischer Stäube).

Pneumokoniosen durch organische Substanzen: Eine Exposition gegenüber organischen eiweißhaltigen Stäuben, die bis in die Alveolen gelangen, führt zumeist zu einer allergischen Reaktion (Hypersensitivitätsreaktion Typ III, s. S. 49) in den Alveolen und Bronchiolen, der **exogen-allergischen Alveolitis** oder **Bronchioalveolitis**. Schimmelpilzhaltige Stäube pflanzlicher oder tierischer Herkunft sind die häufigsten Ursachen: Farmerlunge (Thermoactinomyces in feuchtem Heu), Vogelhalterlunge (Vogelkot), Ahornrindenschälerkrankheit usw.

Das morphologische Korrelat ist eine interstitielle Pneumonie mit lymphoplasmazellulären Infiltraten sowie kleinen riesenzell- oder epitheloidzellhaltigen Granulomen. Es lassen sich keine nennenswerten Exsudate in den Alveolarräumen nachweisen.

Klinisch kommt es innerhalb weniger Stunden nach Exposition zu allergischen Reaktionen mit Luftnot und Fieber. Erst die chronische Exposition führt zur chronischen interstitiellen Pneumonie mit nachfolgender Lungenfibrose.

Entzündliche Beteiligung der Lunge bei Systemerkrankungen

Pulmonale Symptome finden sich bei entzündlichen Systemerkrankungen des rheumatischen Formenkreises, bei Kollagenosen (s. S. 85) und bei Vaskulitiden (s. S. 93). Die pulmonalen Veränderungen können zu allen Zeiten des Krankheitsverlaufs auftreten. Das morphologische Bild variiert je nach Grunderkrankung und reicht von leichten bis zu akuten interstitiellen Pneumonien:

- **Primär chronische Polyarthritis:** Bis zu 2 % aller Patienten entwickeln eine chronische interstitielle Pneumonie vom Typ UIP (s. S. 197). Histologisches Korrelat sind u. a. Rheumaknoten (**Abb. 8.15**).
- **Rheumatisches Fieber:** Die rheumatische Pneumonie tritt zumeist im Rahmen einer Polyserositis auf. In der Regel ist das pneumonische Infiltrat wenig ausgeprägt – es besteht aus Ödem und lymphoplasmazellulären Infiltraten. Bei chronischen Verläufen treten Aschoff-Geibel-Granulome (s. S. 73) auf, die typischerweise perivaskulär gelegen sind und besondere Histiozyten enthalten, die Eulenaugen- oder Raupenzellen genannt werden.
- **Lupus erythematodes disseminatus:** 30 % aller Patienten weisen eine Lungenbeteiligung mit oder ohne Pleuritis auf. Histologisch finden sich lymphozytäre Infiltrate, hämorrhagische Exsudate und eine progrediente interstitielle Fibrose.

8

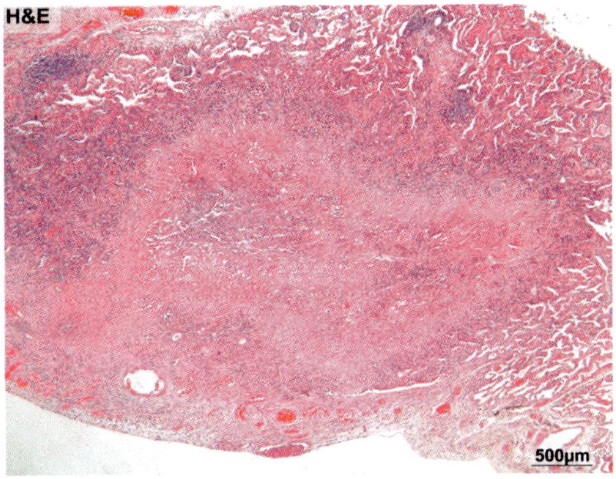

Abb. 8.15 Subpleuraler Rheumaknoten bei rheumatoider Arthritis. Im Zentrum nekrotisches Material, umgeben von einem palisadenförmigen Histiozytensaum. Am oberen Rand nichtbefallenes Lungengewebe. 56-jährige Patientin unter Methotrexat-Therapie. Wedge-Resektat aus dem oberen Lungenlappen links.

- **Polyarteriitis nodosa:** Es handelt sich um eine Immunkomplexvaskulitis mit fibrinoiden Nekrosen der Gefäßwände und nachfolgender Thrombosierung oder aneurysmatischer Erweiterung der befallenen Gefäßabschnitte. Die mikroskopische Verlaufsform der Polyarteriitis nodosa (vgl. S. 93) kann auch auf die Lungengefäße übergreifen; die Lungenbeteiligung tritt allerdings klinisch hinter den führenden Symptomen seitens der Nieren und des Herzens zurück (Beteiligung der Nieren in 80% der Fälle, Beteiligung des Herzens in 75% der Fälle).
- **Wegener-Granulomatose:** Es handelt sich um eine granulomatöse Entzündung unbekannter Ursache mit nekrotisierender Vaskulitis der mittelgroßen muskulären Arterien und Venen (vgl. auch S. 93). Die Erkrankung ist selten, sie beginnt im oberen Respirationstrakt mit Schleimhautnekrosen und greift im weiteren Verlauf auch auf das Lungengewebe über. Das Ausmaß von Lungen- und Nierenbeteiligung ist für den klinischen Verlauf ausschlaggebend. Die Diagnose erfolgt über eine histologische Untersuchung und serologisch (c-ANCA-Nachweis).

8

8.4.2 Granulomatöse Erkrankungen der Lunge

Key Point
Die wichtigsten granulomatösen Erkrankungen der Lunge sind die Lungentuberkulose sowie die Sarkoidose. Beide Erkrankungen können über die Lunge hinaus zahlreiche andere Organe/Organsysteme betreffen.

Lungentuberkulose

MERKE
Weltweit sind ca. 25% aller Menschen mit Tuberkuloseerregern durchseucht, jährlich sterben etwa 1,5 Millionen Menschen an einer manifesten Tuberkulose. Problematisch ist die zunehmende Anzahl von Patienten, die nicht auf die übliche tuberkulostatische Therapie ansprechen (SDR = Single Drug Resistance; MDR = Multi Drug Resistance); in Osteuropa beträgt dieser Patientenanteil über 20%!

Epidemiologie | In Deutschland sind 1–2% der Bevölkerung mit Mycobacterium tuberculosis infiziert. Da nur 1–5% der Infizierten an einer manifesten Tuberkulose erkranken, ergibt sich eine Prävalenz von 5000–10 000 Tuberkuloseerkrankungen.

Ätiologie | Wichtigster Erreger der Tuberkulose ist **Mycobacterium tuberculosis**, das bei uns für über 90% der Tuberkuloseerkrankungen verantwortlich ist. Erregerreservoir ist der Mensch. Mycobacterium bovis wird nur von Rindern übertragen und hatte früher eine Bedeutung bei der Entstehung der primären Darmtuberkulose. **Opportunistische Mykobakterien** sind weit verbreitet und führen zu nichttuberkulösen Mykobakteriosen (MOTT = mycobacteria other than tubercle bacilli; z. B. Mycobacterium kansasii und Mycobacterium avium), die sich klinisch vielfältiger präsentieren, u. a. in Form von Pneumonien (5% der klinischen Tuberkulosefälle), Hautinfektionen (Mycobacterium marinum) und Lymphadenitiden. Man fasst die genannten Erkrankungen auch unter dem Begriff der **„atypischen Mykobakteriosen“** zusammen.

Pathogenese | Mykobakterien sind obligat aerobe, im Schnitt 0,4 µm große Stäbchenbakterien, die beim Einatmen in 1–5 µm großen kontaminierten Tröpfchen bis in die Alveolen gelangen. Da die Mykobakterien eine spezielle Lipidhülle besitzen, sind sie gegen die Mechanismen der unspezifischen Abwehr relativ geschützt – insb. gegen die lysosomalen Enzyme der Makrophagen. Daher vermehren sich die intraalveolären Bakterien extrazellulär *und* intrazellulär in Makrophagen, die schlussendlich zerstört werden und dabei erneut Bakterien freisetzen **(Primäraffekt)**. Über den Lymphstrom werden die bakterienhaltigen Makrophagen zu den regionären Lymphknoten gebracht, es entsteht der **pulmonale Primärkomplex** (oder Ghon-Komplex), der sich aus pneumonischen Infiltraten und hilärer Lymphadenopathie zusammensetzt.

Dem ungebremsten Bakterienwachstum kann erst die innerhalb von 3 Wochen einsetzende zelluläre Immunreaktion Einhalt gebieten: Diese geht mit einer Proliferation spezifischer T-Lymphozyten (TH-Zellen), einer Aktivierung von Makrophagen (Transformation in Epitheloidzellen mit Tuberkelbildung) und einer Antikörperproduktion durch B-Lymphozyten einher, durch die das intrazelluläre Bakterienwachstum gebremst wird. Bei 95% der Infizierten überleben jedoch einige Bakterien und persistieren symptomlos (positive Tuberkulinreaktion!). Sie können Ausgangspunkt einer endogenen Tuberkulosereaktivierung **(= postprimäre Progression)** sein, die häufig von den verkalkten Ghon-Herden oder von Infiltraten der Lungenspitze (sog. Simon'scher Spitzenherd, s. u.) ausgeht.

Morphologie | Sichtbares Zeichen der erfolgreichen Immunabwehr im Primäraffekt sind die **Epitheloidzellgranulome vom Tuberkulosetyp (Tuberkel**, s. a. S. 330**)**: Es handelt sich um 0,2–1,5 mm große Herde mit zentraler Nekrose, Makrophagen und bakterienhaltigen Riesenzellen, die umrundet sind von Epitheloidzellen, T-Lymphozyten und Fibroblasten. Die Epitheloidzellen entsprechen aktivierten Makrophagen, die maßgeblich für die Wachstumshemmung und Abtötung der Mykobakterien verantwortlich sind. Der besondere makroskopische Aspekt der Nekrosen

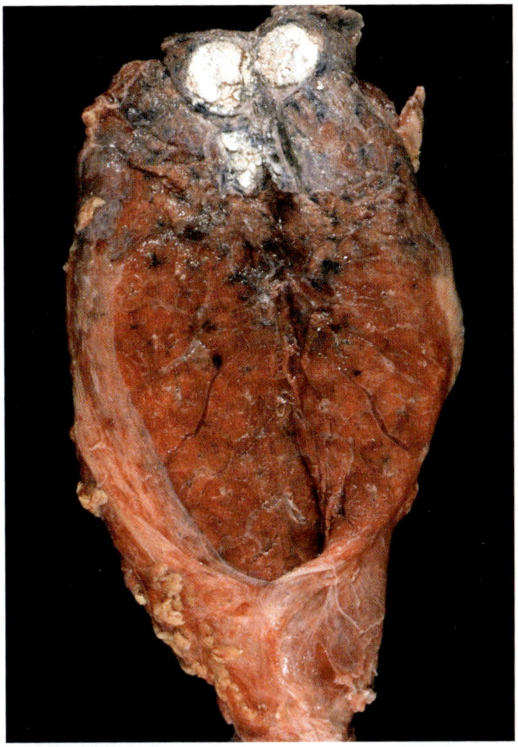

Abb. 8.16 Abgekapselte verkäste Tuberkuloseherde in der Lungenspitze des linken Lungenoberlappens, entstanden durch hämatogene Aussaat einer in der übrigen Lunge nicht mehr sichtbaren Primärtuberkulose.

wurde mit dem Begriff der „Verkäsung" charakterisiert (**Abb. 8.16**). Gleichartige Granulome können auch bei anderen Erkrankungen auftreten, sind also nicht – wie früher fälschlich angenommen – spezifisch für die Tuberkulose. Verkäsende Granulome treten auch bei der Lepra, bei der Lues und bei einigen Fremdkörperreaktionen auf.

Die Mykobakterien sind in der Ziehl-Neelsen-Färbung als rote Stäbchen vor blauem Hintergrund erkennbar. Wenn die Granulome durch Kalziumeinlagerung verkalken, kommt die Infektion zur Ruhe (Latenzphase, Dormanz). Sehr virulente Bakterien oder eine Immunschwäche können jedoch zu einer Verflüssigung der Nekrosen im Zentrum der Granulome führen.

Klinische Aspekte | Die Erstinfektion betrifft zumeist die Lunge, ist in der Regel klinisch stumm oder symptomarm und wird als **Primärtuberkulose** bezeichnet. Mögliche klinische Symptome sind Husten, subfebrile Temperaturen und ein leichtes Krankheitsgefühl.

Bronchogene Erregeraussaat: Im Falle einer Verflüssigung der zentralen Nekrosen kann es zu einer bronchogenen Aussaat der Mykobakterien kommen mit infektiösem Auswurf (offene Tuberkulose) und einer primären Lungentuberkulose (Lungenphthise).

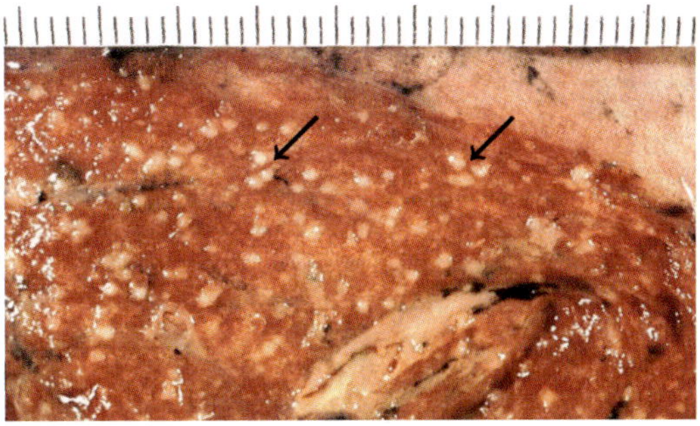

Abb. 8.17 Miliartuberkulose (Pfeile) mit Befall der gesamten Lunge, Schnittfläche des rechten Lungenmittellappens. Sektionspräparat eines 56 Jahre alten AIDS-Patienten.

Diese manifestiert sich unter einem pneumonischen Krankheitsbild (Atemnot, Fieber, Thoraxschmerz) und breitet sich rasch über die gesamte Lunge aus (sog. galoppierende Schwindsucht). Eingeschmolzene Entzündungsherde, die Anschluss an einen Bronchus finden, werden als Kavernen bezeichnet.

Hämatogene Erregeraussaat: Bei Kindern und Immunsupprimierten kann es zu einer ausgedehnten hämatogen Streuung der Erreger in die Lungenspitzen (**Spitzentuberkulose**, Simon'scher Spitzenherd), in die Meningen (Meningitis tuberculosa), in die Knochen und in die Niere kommen (sog. **Miliartuberkulose:** Ausbildung zahlreicher kleiner, hirsekornartiger Tuberkuloseherde disseminiert in einzelnen/mehreren Organen, **Abb. 8.17**).

Erregerreaktivierung: Alte abgekapselte Tuberkuloseherde können bei Störungen des Immunsystems (z. B. bei Malignomen, Hodgkin-Lymphomen, AIDS, Pneumokoniosen) noch Jahre und Jahrzehnte nach der Primärtuberkulose reaktiviert werden **(postprimäre Tuberkulose)**. In der Lunge führt die Reaktivierung eines Spitzenherdes zu einem sog Assmann-Frühinfiltrat (infraklavikulär). Hiervon ausgehend kann es wie bei der Primärtuberkulose zu einer bronchogenen oder hämatogenen (miliaren) Erregeraussaat kommen.

Die Therapie durch Antituberkulostatika dauert mindestens 6 Monate.

Besonderheiten der Tuberkulose bei AIDS und Immunsuppression: 30 % der HIV-Infizierten erkranken an einer Tuberkulose, ein Drittel aller manifest an AIDS Erkrankten stirbt an einer Tuberkulose. Das Risiko, an einer Tuberkulose zu erkranken, ist bei AIDS 50-fach erhöht, gleichzeitig sind die Erreger schwerer zu identifizieren. Der Anteil von MDR-Stämmen ist bei AIDS-Erkrankten höher.

MERKE

Die Lungentuberkulose ist die häufigste Manifestation einer Infektion mit Mycobacterium tuberculosis. Die Primärinfektion verläuft zumeist unentdeckt.

8

Sarkoidose

MERKE

Die Sarkoidose ist eine systemische entzündliche Erkrankung, bei der im gesamten Körper Epitheloidzellgranulome auftreten, die zu Störungen der Organfunktionen führen können. Lunge, Lymphknoten, Leber und Haut sind am häufigsten betroffen. Die Hautmanifestation der Sarkoidose wurde erstmals von Boeck und Besnier beschrieben (daher auch Morbus Boeck).

Epidemiologie | In Deutschland geht man von einer Prävalenz von 40–50/100 000 aus bei 5–10 Neuerkrankungen/100 000 pro Jahr. In Europa hat Schweden die höchste Inzidenz. Sarkoidosen können in jedem Lebensalter auftreten. Der Häufigkeitsgipfel liegt zwischen dem 20. und 40. Lebensjahr.

Ätiopathogenese | Durch einen bislang unbekannten Auslöser wird das Immunsystem aktiviert. Genmutationen im Gen BTNL2 (Chromosom 6) steigern das Krankheitsrisiko um mindestens 60%. In der Folge kommt es zur Bildung von Granulomen aus Epitheloidzellen und Riesenzellen. Die T-Zell-Funktion ist gestört, dies kann sich z. B. durch eine negative Tuberkulinprobe zeigen. Die B-Zellen sind aktiviert (Hypergammaglobulinämie).

Morphologie | In allen befallenen Organen finden sich Granulome aus Epitheloidzellen und Riesenzellen vom Langhans-Typ (**Granulome vom Sarkoidose-Typ**, Abb. 8.18, vgl. auch S. 72). Die Epitheloidzellen bilden Konglomerate und sind von Lymphozyten umgeben. Sie enthalten ACE (Angiotensin Converting Enzyme). In den Riesenzellen finden sich ovale **Schaumann-Körper** (= lamellenartige Aggregate aus Proteinen und Kalzium) oder seltener die größeren sternförmigen **Asteroid-Körperchen** (Abb. 8.19), die sich aus Filamenten und Membranstrukturen zusammensetzen. Die Granulome verkäsen nicht und können von der Peripherie her fibrosieren. Benachbarte Granulome können auf diese Art ausgedehnte Narbenfelder bilden und schwere Organschäden bedingen; so kann es z. B. zu schweren restriktiven Lungenfunktionsstörungen und einer pulmonalen Hypertonie kommen. In der Lunge treten die Granulome zumeist peribronchial und subpleural als 3–5 mm große Knoten auf, die gelegentlich Lymphbahnen folgen. Die bioptische Diagnostik erfolgt transbronchial oder bei singulären Rundherden in der Lunge über eine offene Lungenbiopsie.

Klinische Aspekte | Die **chronische Sarkoidose** (80% aller Erkrankungsfälle) beginnt schleichend und wird zumeist zufällig bei Röntgen-Thorax-Untersuchungen bemerkt. Selten haben die Betroffenen zu diesem Zeitpunkt bereits Krankheitssymptome. Die Lunge ist in 90% der Fälle befallen. Die **akute Sarkoidose** (Löfgren-Syndrom) findet sich bei 20% der Erkrankten, überwiegend handelt es sich dabei um junge Frauen. Typisch sind: Fieber, Arthritis (80%), eine bihiläre Lymphadenopathie, Husten, Krankheitsgefühl und Gewichtsverlust.

Der Lungenbefall wird anhand des Röntgenbefundes nachgewiesen und in 4 Typen eingeteilt (Tab. 8.1), die prognostisch relevant sind. Wesentlich für die Diagnose ist der bioptische Nachweis von Granulomen, die z. B. durch bronchoalveoläre Lavage (BAL) gewonnen werden. Typisch sind darüber hinaus ein verschobenener T4/T8-Quotient (s. S. 204) sowie Auffälligkeiten in der Lungenfunktionsdiagnostik.

Prognose | 90% der akuten Sarkoidoserkrankungen bilden sich spontan zurück. Die chronischen Verlaufsformen haben je nach Typ unterschiedliche Spontanheilungsraten (s. Tab. 8.1).

MERKE

Je jünger die Betroffenen und je akuter der Krankheitsverlauf, desto besser die Prognose. Die Letalität beträgt 1%.

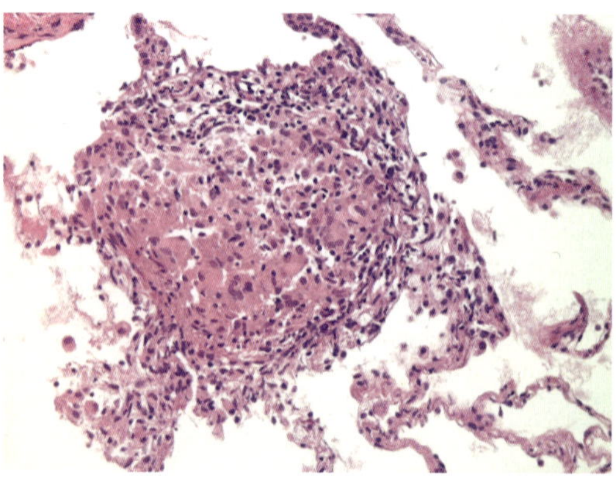

Abb. 8.18 Sarkoidosegranulom mit Riesenzellen und Epitheloidzellen, umgeben von unauffälligen Alveolen.

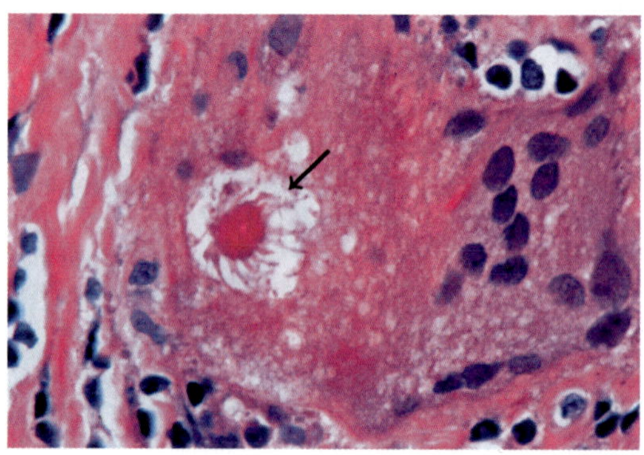

Abb. 8.19 Asteroid-Körperchen bei Sarkoidose. Asteroid-Körperchen sind sternförmige Filamenteinschlüsse im Inneren einer Riesenzelle (Pfeil), ein charakteristischer mikroskopischer Befund bei Sarkoidose.

Tab. 8.1

Röntgenologische Klassifikation des Lungenbefalls bei Sarkoidose

Typ	röntgenologischer Befund	Anteil der Spontanheilungen
0	normal, keine Auffälligkeiten, z. B. bei extrapulmonaler Sarkoidose	zumeist
I	bihiläre Lymphadenopathie (reversibel)	60–70 %
II	Herdbefunde in beiden Lungen (Knoten, Streifen), zumeist in der Peripherie + bihiläre Lymphadenopathie	50 %
III	Herdbefunde in beiden Lungen (Knoten, Streifen, netzförmig), keine bihiläre Lymphadenopathie	< 50 %
IV	Lungenfibrose	selten

8.5 Tumoren von Lunge und Bronchien

Key Point

Die meisten Lungentumoren sind maligne und epithelialer Herkunft (Karzinome). Lungenkarzinome sind weltweit bei Männern die häufigste Krebserkrankung und bei Frauen nach den Mamma- und Kolonkarzinomen die dritthäufigste. Ursprung der meisten Lungenkarzinome sind die Epithelien oder die neuroendokrinen Zellen des Bronchialbaumes, weswegen auch der Begriff Bronchialkarzinom verwendet wird. Die Prognose ist schlecht mit 5-Jahres-Überlebensraten von nur 10–15 %. Anhand von histologischen Kriterien unterscheidet man nicht-kleinzellige Karzinome (70–80 % der Karzinome: v. a. Plattenepithelkarzinome, Adenokarzinome) und kleinzellige Karzinome (15–20 %).

8.5.1 Gutartige Lungentumoren

MERKE

Gutartige Lungentumoren machen nur 1 % aller Lungentumoren aus. Histologisch lassen sich gutartige epitheliale Tumoren (Papillome und Adenome), mesenchymale Tumoren (v. a. Chondrome) und pulmonale Hamartome unterscheiden.

Pulmonale Hamartome

Epidemiologie | Der Altersgipfel liegt zwischen dem 50. und 60. Lebensjahr. Männer sind häufiger betroffen als Frauen.

Ätiopathogenese | Die Ursache ist unbekannt. Eine Beziehung zum Rauchen besteht nicht.

Morphologie | Makroskopisch handelt es sich um einen meist in der Lungenperipherie gelegenen, gut abgrenzbaren Tumor mit bis zu 4 cm Durchmesser. Pulmonale Hamartome können auch intrabronchial auftreten. Histologisch sieht man spaltförmige Hohlräume, die von respiratorischem Epithel ausgekleidet sind. Hieran angrenzend findet man Bindegewebe und Knorpel, gelegentlich auch Fett oder glatte Muskulatur.

Klinische Aspekte | Pulmonale Hamartome werden meist zufällig bei Röntgenuntersuchungen entdeckt. Selten finden sich zusätzliche klinische Symptome (Husten).

8.5.2 Bösartige Lungentumoren

Allgemeine Charakteristika bösartiger Lungentumoren

MERKE

99 % aller Lungentumoren sind maligne. Die Diagnostik eines unklaren Lungenherdes hat daher immer den Ausschluss eines bösartigen Tumors zum Ziel.

8

Allgemeine Epidemiologie | In der ersten Hälfte des 20. Jahrhunderts waren Bronchialkarzinome noch selten – heute sind sie ein gesellschaftliches Problem, da ungefähr 85 % der Bronchialkarzinome auf das Zigarettenrauchen zurückzuführen sind. Das Risiko eines Bronchialkarzinoms ist bei Rauchern im Vergleich zu Nichtrauchern 22-fach erhöht. 5 % der Bronchialkarzinome treten auch als Berufskrankheit im Zusammenhang mit einer Asbest-, Chrom- oder Nickelbelastung auf. Lungenkarzinome manifestieren sich selten vor den 40. Lebensjahr (< 5 %). Insgesamt sind Männer häufiger betroffen als Frauen (6:1).

Allgemeine Pathogenese | Bei 80–90 % aller Karzinomerkrankungen besteht eine Assoziation mit dem **Zigarettenrauchen.** Im Rauch finden sich zahlreiche Substanzen, die eine entzündungsauslösende, neurotoxische oder karzinogene Wirkung entfalten: Ammoniak, Stickoxide, Nitrosamine, Benzol, Benzpyrene (sehr kanzerogen), Blausäure. Die karzinogene Wirkung ist bei Männern und Frauen gleich. Karzinogene Substanzen führen im Laufe von Jahren und Jahrzehnten (Exposition oder Initiation) über eine Metaplasie (Promotion) zur Dysplasie des Epithels. Durch weitere Zunahme der genetischen Veränderungen entwickelt sich über ein Carcinoma in situ (Tumorprogression) ein invasives Karzinom (Mehrstufenmodell der Kanzerogenese).

Allgemeine Einteilung und Prognose | In Bezug auf Lokalisation und Operabilität unterscheidet man **zentrale Karzinome** in den Lappen- und Segmentbronchien (70 %), **periphere Karzinome** (25–30 %) in den angrenzenden Abschnitten des Bronchialbaumes sowie **intraalveoläre (bronchoalveoläre) Karzinome** (2–5 %).

Tab. 8.2

pTNM-Klassifikation des Bronchialkarzinoms

Kategorie	Kriterien
pTis	Carcinoma in situ
pT 1	Tumor ≤ 3 cm, distal der Hauptbronchien
pT 2	Tumor > 3 cm oder Tumor im Hauptbronchus oder Infiltration der viszeralen Pleura oder tumorbedingte Atelektase
pT 3	Infiltration eines Hauptbronchus karinanah (< 2 cm an Karina) oder Infiltration der mediastinalen Pleura oder des Perikards oder des Zwerchfells oder der Brustwand (eines der Kriterien muss erfüllt sein, jede Tumorgröße)
pT 4	Infiltration einer der folgenden Strukturen: Trachea, Herz, Mediastinum, Ösophagus, große Gefäße Wirbelkörper; auch bei malignem Pleuraerguss oder Metastasen im gleichen Lungenlappen (Achtung: Metastasen außerhalb des befallenen Lungenlappens, aber in derselben Lunge, gelten als Fernmetastasen!)
pN0	keine Lymphknotenmetastasen
pN1	Lymphknotenmetastasen ipsilateral peribronchial oder hilär
pN2	Lymphknotenmetastasen ipsilateral subkarinal und mediastinal
pN3	kontralaterale Lymphknotenmetastasen
pM0	keine Fernmetastasen
pM1	Fernmetastasen

Die Bronchialkarzinome werden nach der pTNM-Klassifikation eingeteilt (**Tab. 8.2**). Die einzelnen Kriterien der pTNM-Klassifikation werden in einer Stadieneinteilung zusammengefasst, die für die Therapieplanung verwendet wird (**Tab. 8.3**).

Die Prognose ist abhängig vom histologischen Subtyp und Stadium. Unabhängig von den histologischen Subtypen metastasieren Lungenkarzinome frühzeitig und häufig in die regionären – d. h. in hiläre und mediastinale – Lymphknoten. Hämatogene Metastasen finden sich in Leber (40 %), Knochen (25–5 %), Nebennieren (30 %) und Gehirn (10 %). Nichtmetastasierte (nichtkleinzellige) Tumoren (N0 und M0) haben 5-Jahres-Überlebensraten von über 50 %.

Allgemeine klinische Aspekte | Klinisch gibt es kaum Symptome, die für ein Bronchialkarzinom spezifisch wären. Unspezifische Hinweise sind: bronchitische oder pneumonische Symptome (Husten, Dyspnoe, Fieber), Gewichtsverlust und paraneoplastische Syndrome. Wichtige paraneoplastische Syndrome sind das Cushing-Syndrom (ektope ACTH-Produktion), eine Hyperkalzämie, Thrombosen und Myopathien. Das Pancoast-Syndrom entsteht durch Bronchialkarzinome in der Lungenspitze (Pancoast-Tumor = Superior Sulcus Tumor), die in die Thoraxwand infiltrieren (entsprechend einem Stadium pT 3) und zervikale/thorakale Nervenwurzeln sowie sympathische Ganglien schädigen (klinisches Korrelat: Horner-Syndrom: Miosis, Ptosis, Enophthalmus). Speziell die

8

Tab. 8.3

Stadieneinteilung der Bronchialkarzinome (ausgenommen: kleinzellige Bronchialkarzinome)

Stadium	T	N	M
0	Tis	N0	M0
I	T 1 oder T 2	N0	M0
II	T 1 oder T 2	N1	M0
oder	T 3	N0	M0
III	T 1–T 4	N1–N3	M0
IV	T 1–T 4	N1–N3	M1

zentralen Karzinome können zu Stenosen und Atelektasen ganzer Lungenlappen und -segmente führen. Komplikationen sind ein Perikardbefall, Ösophagusinfiltrate und eine Aorteninfiltration. Die peripheren Karzinome sind röntgenologisch gut als Rundherde erfassbar, bleiben aber längere Zeit symptomlos.

MERKE

40–50 % aller röntgenologischen Lungenrundherde entsprechen einem Bronchialkarzinom.

Adenokarzinom

MERKE

Adenokarzinome sind die häufigsten Karzinome bei Nichtrauchern. Darüber hinaus handelt es sich um die häufigste narbenassoziierte Karzinomerkrankung des Lungengewebes (z. B. bei Z. n. Tuberkulose). Insgesamt sind 35–40 % der Bronchialkarzinome Adenokarzinome. Anders als bei allen anderen Bronchialkarzinomen sind Frauen häufiger als Männer betroffen.

Ätiopathogenese | Adenokarzinome zeigen eine geringere Assoziation zum Rauchen als Plattenepithelkarzinome.

Morphologie und Lokalisation | Adenokarzinome (**Abb. 8.20**) entstehen bevorzugt in der Lungenperipherie. Histologisch sind sie in 80 % der Fälle dem sog. **gemischten Typ** zuzuordnen: Diese Tumoren beherbergen in der Regel mehrere Areale mit unterschiedlichen Wachstumsmustern der Tumorzellen:

- azinär oder tubulär (drüsenartig)
- papillär (papillenartiges Wachstum neoplastischer Drüsen in das Bronchiallumen)
- solide (Tumorzellen dicht an dicht gelagert)

In 20 % der Fälle kommen die genannten Wachstumsmuster in Reinform vor. Die Tumorzellen sind vergrößert und haben hyperchromatische (vermehrt anfärbbare) Zellkerne; die Zellen lassen sich auch zytologisch in der bronchioalveolären Lavage (BAL) nachweisen.

Bronchioloalveoläre Karzinome (BAC) – Adenokarzinome mit einem bronchioloalveolären Wachstumstyp – sind zwar ein seltener Subtyp des Adenokarzi-

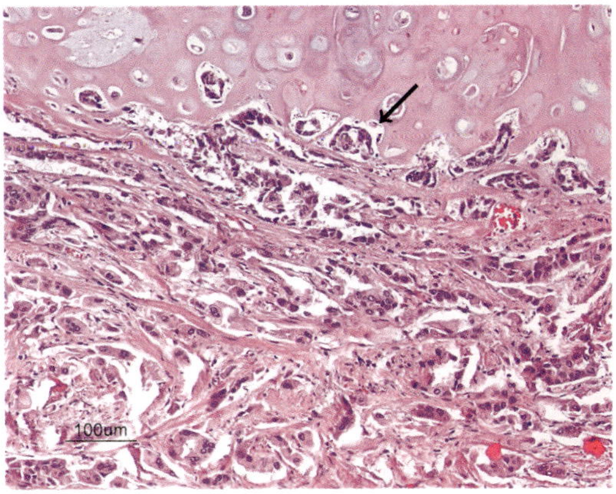

Abb. 8.20 Adenokarzinom der Lunge mit Infiltration des Bronchialknorpels (Pfeil). Die drüsigen Karzinomzellen sind von Tumorbindegewebe (desmoplastische Stromareaktion) umgeben.

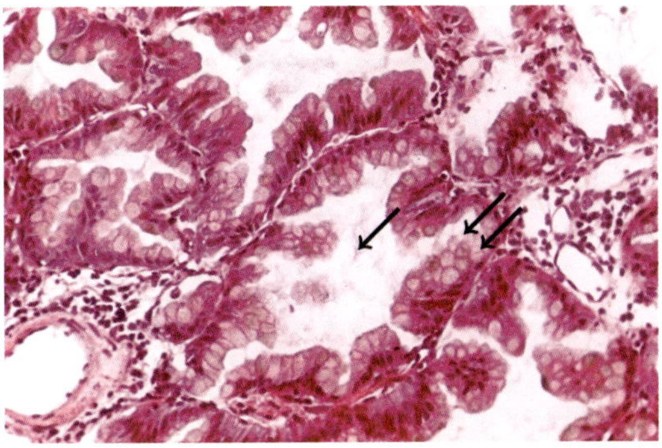

Abb. 8.21 Bronchioloalveoläres Karzinom. Bei diesem Karzinom sind die Alveolen (Pfeil) von zylindrischen Tumorzellen ausgekleidet (Doppelpfeil).

noms, nehmen aber eine Sonderstellung ein, da sie *immer* peripher entstehen und keinerlei Beziehung zum Zigarettenrauchen nachzuweisen ist. Histologisch sieht man kubische oder zylindrische Tumorzellen, die die Alveolen tapetenartig auskleiden (**Abb. 8.21**). Außerdem können gelegentlich rundliche Verkalkungen, sog. Psammomkörperchen, gefunden werden.

Klinische Aspekte | Aufgrund der peripheren Lokalisation des Adenokarzinoms sind die Patienten häufig asymptomatisch. Adenokarzinome metastasieren früh hämatogen, v. a. in Gehirn, Leber und Nebennieren. Sofern keine Metastasen vorliegen, ist die Prognose günstiger als bei den anderen malignen Lungentumoren.

MERKE

Tumoren unter 2 cm haben 5-Jahres-Überlebensraten von > 70 %. Auch BAC haben bei lokalisiertem Wachstum eine sehr gute Prognose.

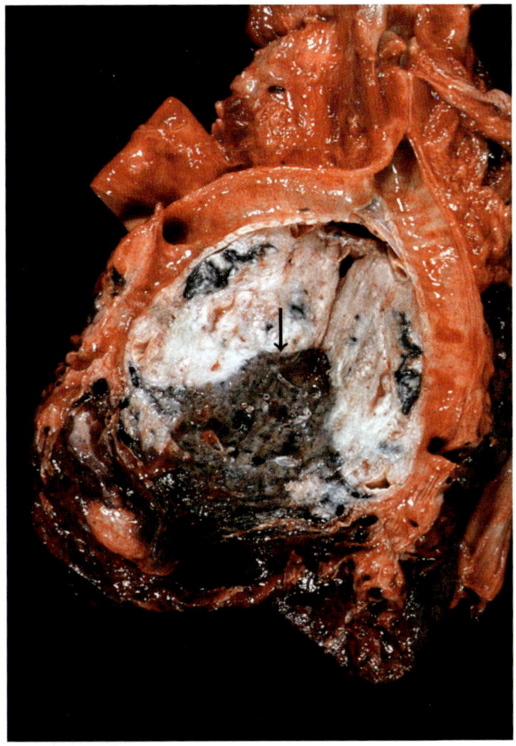

Abb. 8.22 Plattenepithelkarzinom der Lunge (Pfeil).

Plattenepithelkarzinom

MERKE

Plattenepithelkarzinome treten häufiger bei Männern auf als bei Frauen. 90 % der Plattenepithelkarzinome sind durch Zigarettenrauchen ausgelöst.

Ätiopathogenese | Plattenepithelkarzinome entwickeln sich durch zeitlich aufeinanderfolgende molekulare Veränderungen in metaplastisch transformierten Schleimhautarealen (Multistage Pathogenesis): Zu Beginn steht die Exposition gegenüber karzinogenen Substanzen. Die morphologisch sichtbaren Veränderungen sind Ausdruck spezifischer molekularer Aberrationen, z. B.: Dysregulation der Telomerase, Methylierungen und K-Ras-Mutationen.

Morphologie und Lokalisation | Die meisten Plattenepithelkarzinome (**Abb. 8.22**) entstehen zentral (= hilusnah) in den Hauptbronchien oder Lappenbronchien. Bei ausgedehnterem Tumorwachstum kann es zu einer Kompression der V. cava superior mit oberer Einflussstauung kommen. Typisch für Plattenepithelkarzinome ist die intraepitheliale Ausbreitung entlang des Bronchialbaumes. Da die Tumorzellen durch ihren engen Bezug zu den großen Bronchien normalerweise in das Sputum gelangen, sind sie einer zytologischen Diagnostik sehr leicht zugänglich. Für die

Diagnostik entscheidend sind transbronchiale oder transthorakale Biopsien. Histologisch findet man zahlreiche Abstufungen von gut differenzierten Tumoren, die ein reifes Plattenepithel mit Hornperlen (typisch!) aufweisen, bis hin zu undifferenzierten Karzinomen, die aus stark atypischen Zellen bestehen. Diese Tumoren können nur mithilfe immunhistochemischer Zusatzmethoden als Plattenepithelkarzinome identifiziert werden.

Klinische Aspekte | Klinische Symptome der Plattenepithelkarzinome ergeben sich aus ihrem engen Bezug zum Bronchialsystem: Sie können in das Lumen der Bronchien vorwachsen und das Lumen völlig verlegen. Husten, ggf. mit Blutbeimengung (Hämoptyse), pulmonale Infekte und/oder Atelektasen sind die Folge. Plattenepithelkarzinome wachsen lokal sehr aggressiv und bilden frühzeitig Lymphknotenmetastasen, haben aber im Vergleich zu anderen Bronchialkarzinomen eine geringere Tendenz zur hämatogenen Metastasierung. Bei kleinen Tumoren (< 2 cm) sind Resektionen in kurativer Absicht möglich. Typische Zielorgane metastatischer Absiedlungen sind: Leber, Gehirn, Nebennieren, Knochen.

Kleinzelliges Bronchialkarzinom

MERKE

Kleinzellige Bronchialkarzinome (= small cell lung cancer = SCLC, **Abb. 8.23**) sind hochmaligne Lungentumoren, die bei Diagnosestellung oft schon Metastasen gesetzt haben und häufig von paraneoplastischen Symptomen begleitet werden. Die SCLC stellen 20 % aller Bronchialkarzinome. Mehr als 80 % der Betroffenen sind männlich.

Ätiopathogenese | 90 % aller kleinzelligen Bronchialkarzinome treten bei Rauchern auf. 10 % sind auf Passivrauchen, Asbest-, Nickel-, oder Chromexposition zurückzuführen.

Morphologie | Kleinzellige Bronchialkarzinome entstehen meist im Hilusbereich und sind deshalb radiologisch leicht zu übersehen. Histologisch leiten sie sich von den Basalzellen oder den neuroendokrinen Zellen des Bronchialepithels ab. Es gibt verschiedene histologische Subtypen: Die **klassische Variante** (50 % der Fälle) beherbergt solide Komplexe kleiner Zellen mit runden oder ovalen hyperchromatischen Zellkernen (**Abb. 8.23**). Andere histologische Varianten weisen eher längliche, spindelförmige Tumorzellen auf, bei der sog. intermediären Variante sieht man polygonale Zellen mit vermehrtem Zytoplasma. Alle Varianten zeigen eine neuroendokrine Differenzierung und exprimieren – immunhistochemisch nachweisbar – neuronenspezifische Enolase (NSE), Synaptophysin und Chromogranin A.

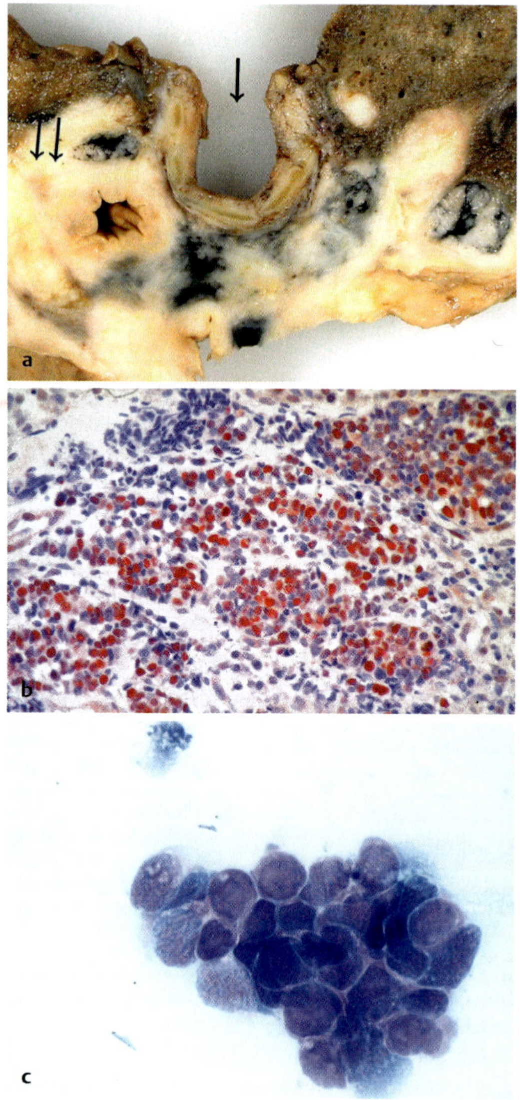

Abb. 8.23 Kleinzelliges Bronchialkarzinom. a Das Karzinom (Doppelpfeil) untermauert den Hauptbronchus der rechten Lunge (Pfeil). **b** Die Tumorzellen sind klein und ähneln Lymphozyten. Sie proliferieren sehr stark (rote Zellen; Proliferationsbestimmung mit MIB-1). **c** Tumorzellen in einem malignen Pleuraerguss bei kleinzelligem Bronchialkarzinom.

Klinische Aspekte | Oft fallen zuerst paraneoplastische Syndrome auf, z. B. ein Cushing-Syndrom, ein Lambert-Eaton-Syndrom (myasthenieartige Muskelschwäche, u. U. mit Doppelbildern) oder Thrombozytosen. Mehr als 70 % der Patienten weisen zum Zeitpunkt der Diagnose bereits Fernmetastasen auf (sog. Extensive Disease). Auf die Lunge beschränkte Karzinome werden bestrahlt, metastasierte Karzinome chemotherapeutisch behandelt. Die 5-Jahres-Überlebensrate beträgt weniger als 10 %.

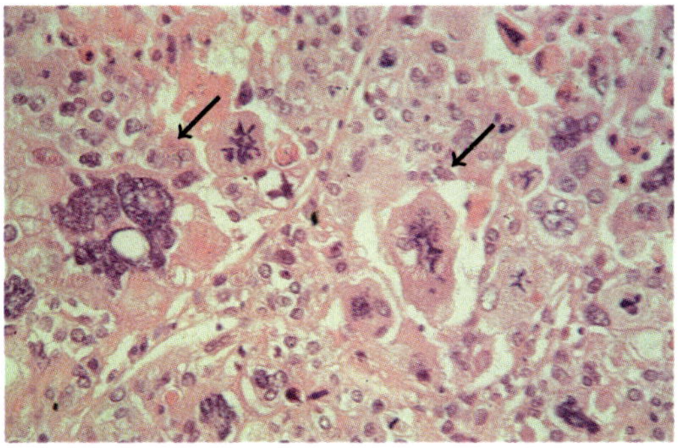

Abb. 8.24 Entdifferenziertes großzelliges Lungenkarzinom mit sehr großen und atypischen Tumorzellen (Pfeile).

Großzellige Karzinome

10 % aller Bronchialkarzinome zeigen mikroskopisch keine erkennbare Differenzierung der Tumorzellen (Abb. 8.24), insbesondere keine drüsige (Adenokarzinom) oder kleinzellige (SCLC) Differenzierung.

MERKE

Großzellige undifferenzierte Karzinome verhalten sich charakteristischerweise sehr aggressiv und haben eine schlechte Prognose.

Karzinoide

MERKE

Karzinoide sind neuroendokrine Tumoren (NET) von niedrigem Malignitätsgrad.

Epidemiologie | Karzinoide stellen nur einen kleinen Teil der Lungentumoren (1–2 %) und zeigen keine Geschlechterbevorzugung. Sie treten in allen Altersstufen auf und haben ein niedrigeres mittleres Erkrankungsalter als die übrigen Lungenkarzinome (ca. 45 Jahre).

Ätiopathogenese | Karzinoide weisen keinen Zusammenhang mit Zigarettenrauchen oder anderen Ursachen auf, die für die Bronchialkarzinome typisch sind (Asbest u. a.).

Morphologie | Histogenetisch gehen Karzinoide aus neuroendokrinen Zellen des respiratorischen Epithels hervor. Immunhistochemisch können in den meisten Tumoren Neuropeptide nachgewiesen werden. Histologisch werden die Karzinoide der Lunge anhand ihrer mitotischen Aktivität in **typische Karzinoide (TC; wenige Mitosen)** und **atypische Karzinoide (AC; viele Mitosen und Nekrosen)** eingeteilt. In Abhängigkeit von der Lokalisation können **zentrale Karzinoide** (80 %) und **periphere Karzinoide** (20 %) unterschieden werden.

Klinische Aspekte | Die 5-Jahres-Überlebensrate der TC beträgt über 90 %, diejenige der AC 50–80 %.

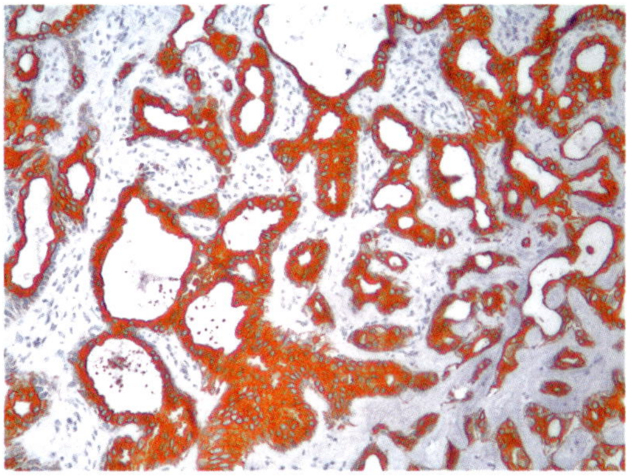

Abb. 8.25 Adenoid-zystisches Karzinom der Lunge.

Seltene bösartige Lungentumoren

Karzinosarkome zeigen histologisch sowohl karzinomatöse (epitheliale) als auch sarkomatöse (mesenchymale) Anteile. Die Prognose entspricht derjenigen der epithelialen Komponente.

Adenoid-zystische Karzinome (Abb. 8.25) und **mukoepidermoide Karzinome** entstehen aus tracheobronchialen mukösen Drüsen und kommen deswegen überwiegend in der Trachea vor.

Fallbeispiel

Bei einer Röntgen-Untersuchung des Thorax fällt bei einer 67-jährigen Patientin im linken Lungenoberlappen ein direkt subpleural sitzender, ca. 1,5 cm großer Tumor auf. Es schließt sich eine intensivierte bildgebende Diagnostik an, ohne Nachweis weiterer tumorverdächtiger Areale der Lunge und anderer Organe. Da die Patientin vor 2 Jahren an einem Kolonkarzinom erkrankt war, wird der Befund in der Tumorkonferenz besprochen. Aufgrund des singulären Tumorherdes wird eine operative Entfernung beschlossen. Dabei ergibt sich die Frage, ob eine eventuelle Metastase eines kolorektalen Adenokarzinoms verlässlich von einem primären Adenokarzinom der Lunge zu unterscheiden sei.

Wenige Tage später wird ein atypisches Lungenresektat zur Schnellschnittuntersuchung geschickt. Die begleitende Fragestellung auf dem Einsendeschein lautet: Bronchialkarzinom oder Metastase eines Kolonkarzinoms? Im mikroskopischen Präparat sieht der Pathologe Dr. Giemsa ein typisches Plattenepithelkarzinom. Er teilt dem Operateur mit, dass es sich um ein primäres Bronchialkarzinom handelt. Daraufhin wird der Lungenlappen reseziert.

Bei der Untersuchung des paraffineingebetteten Resektats am Folgetag sieht Dr. Giemsa zusätzlich zum Plattenepithelkarzinom an mehreren Stellen Übergänge in ein Adenokarzinom. Dies wird von Dr. Giemsa aufmerksam vermerkt, da Bronchialkarzinome eine gemischte Differenzierung aufweisen können und dies seine Schnellschnittdiagnose untermauert. Immunhistochemisch kann zusätzlich in einzelnen Tumorzellkernen das Protein TTF1 (ein Transkriptionsfaktor) nachgewiesen werden. Auch dieser Befund spricht für ein primäres Bronchialkarzinom, sodass die Diagnose eindeutig gesichert werden kann.

8.5.3 Metastasen in der Lunge

MERKE

Die hämatogene Ausbreitung von Tumorzellen über das venöse Gefäßsystem führt zu Lungenmetastasen. Insgesamt macht ein Drittel aller malignen Neoplasien außerhalb der Lungen Lungenmetastasen (Kava-Typ der Metastasierung, s. S. 39).

Im Gegensatz zu den primären Lungentumoren sind Metastasen in der Regel in der **Peripherie** der Lunge lokalisiert, in der bildgebenden Diagnostik sieht man zumeist **multiple Rundherde**. Von den Lungenmetastasen aus kann es zu einer weiteren Tumorausbreitung über die regionalen Lymphknoten und den arteriellen Kreislauf kommen.

MERKE

Grundsätzlich ist jeder pulmonale Rundherd so lange malignitätsverdächtig, bis das Gegenteil bewiesen ist.

Der Lungenrundherd entspricht in Mitteleuropa in etwa 40 % der Fälle einem Bronchialkarzinom, in 20 % der Fälle liegt eine Tuberkulose vor, in 10 % der Fälle ein benigner Lungentumor und in 10 % der Fälle die Metastase eines extrapulmonalen Tumors. Die weitere Abklärung erfolgt durch eine CT, eine ultraschallgesteuerte transthorakale Herdpunktion, eine transbronchiale Biopsie oder eine offene Biopsie/Wedge-Resektion.

Fast alle Tumoren können in die Lunge metastasieren. Intrapulmonale Metastasen finden sich besonders häufig bei Mammakarzinomen (20 % der Lungenmetastasen), Kolonkarzinomen, Nierenzellkarzinomen (**Abb. 8.26**), Prostatakarzinomen, malignen Melanomen, Ovarialkarzinomen, Schilddrüsenkarzinomen, Hodentumoren (v. a. Chorionkarzinomen) und Sarkomen. Endobronchiale Metastasen finden sich bei Schilddrüsenkarzinomen und Nierenzellkarzinomen. Mediastinale Metastasen treten v. a. bei Keimzelltumoren und malignen Melanomen auf.

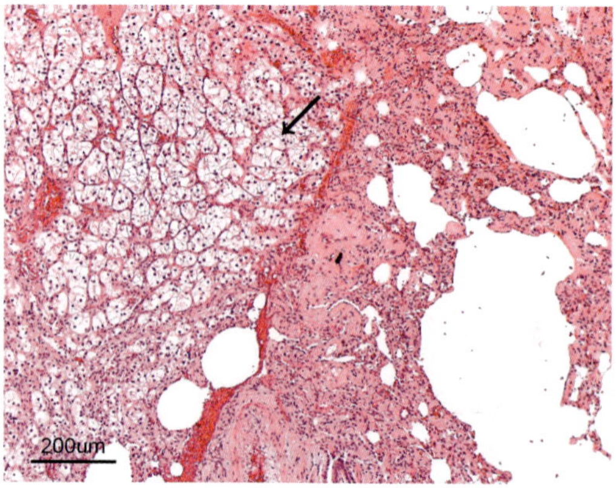

Abb. 8.26 Lungenmetastase eines Nierenzellkarzinoms (Pfeil); typischer klarzelliger Aspekt der Tumorzellen.

8.6 Erkrankungen des Mediastinums

Key Point

Relevant sind v. a. entzündliche (Mediastinitis) und tumoröse Erkrankungen des Mediastinums. Da das Mediastinum eine Vielzahl unterschiedlicher Gewebetypen beherbergt, ist die Bandbreite möglicher Tumorerkrankungen sehr weit.

8.6.1 Mediastinitis

MERKE

Eine Mediastinitis kann akut oder chronisch auftreten. Sie ist in jedem Fall ein schweres und gefährliches Krankheitsbild.

Die **akute Mediastinitis** ist in der Regel bakteriell bedingt und häufig Folge einer Ösophagusperforation oder einer deszendierenden Infektion odontogenen oder retropharyngealen Ursprungs. Mittlerweile sind allerdings iatrogene Ursachen – Endoskopien und die Herzchirurgie – häufiger. **Morphologisch** sieht man phlegmonös infiltrierende Granulozyten und Abszesse. Klinisch sind schweres Fieber, Erbrechen und Husten typisch.

Die **chronische Mediastinitis** (Syn.: fibrosierende Mediastinitis oder Mediastinalfibrose) ist zumeist Folge einer Infektion mit **Histoplasma capsulatum bei AIDS.** Ausgehend von infizierten mediastinalen Lymphknoten kommt es zu einer fortschreitenden Fibrosierung des angrenzenden Mediastinums. Unklar ist, warum nicht alle Patienten mit einer Histoplasmose diese Komplikation entwickeln. Seltener sind idiopathische und strahlentherapeutisch bedingte Formen der chronischen Mediastinitis. **Morphologisch** sieht man eine diffuse oder lokalisierte Fibrose des mediastinalen Weichgewebes, die zu einer Kompression der Blutgefäße und Luftwege führt. Komplikationen sind das Vena-cava-Kompressionssyndrom und das Lungenödem (durch Kompression der Vv. pulmonales).

8.6.2 Mediastinaltumoren

MERKE

Mediastinaltumoren sind Neubildungen, die von den verschiedenen Gewebeanteilen des Mediastinums ausgehen.

Epidemiologie | Mediastinaltumoren sind selten, treten aber in jedem Lebensalter auf. Bei Erwachsenen manifestieren sich die meisten Tumoren zwischen dem 30. und 50. Lebensjahr.

Ätiopathogenese | Die Mediastinaltumoren entstehen in den präexistenten Geweben des mediastinums. Risikofaktoren sind nicht bekannt.

Morphologie | Das Mediastinum wird von Sternum, Wirbelsäule, Zwerchfell, oberer Thoraxapertur und seitlich von den beiden Lungen begrenzt. Die Begrenzung im Bereich der oberen Thoraxapertur ist fließend. Zumeist wird das Mediastinum wegen der einfachen röntgenologischen Zuordnung in 4 Kompartimente (Abschnitte) eingeteilt: Oberes, vorderes, mittleres und hinteres Mediastinum. Je nach histologischem Typ „bevorzugen" die Mediastinaltumoren eines der genannten Kompartimente (**Tab. 8.4**).

Die **häufigsten Tumoren/tumorartigen Läsionen** sind:

- Zysten (bronchogene, perikardiale, gastroenterale Zysten; Thymuszysten, s. S. 153)
- neurogene Tumoren des peripheren Nervensystems (s. S. 459)
- Thymome (s. S. 154) und Lymphome (s. S. 155)
- Keimzelltumoren (s. S. 347)

Mediastinale Keimzelltumoren finden sich nahezu ausschließlich im vorderen Mediastinum. 75 % dieser Tumoren sind reife benigne Teratome (Dermoidzysten). Im Übrigen können aber auch alle anderen Keimzelltumor-Subtypen auftreten (vgl. S. 347). Im oberen Mediastinum stellen Tumoren der Schilddrüse den größten Anteil der Tumoren. Auch die Tuberkulose kann sich in Form eines Mediastinaltumors präsentieren.

Klinische Aspekte | 50 % der Mediastinaltumoren werden zufällig bei Röntgenuntersuchungen entdeckt, da sie erst spät Symptome verursachen. Bei sehr großen Tumoren kann es zu Schluckbeschwerden, Atemnot und Schmerzen kommen. Die Therapie ist abhängig vom histologischen Subtyp. Unbehandelte Mediastinaltumoren können die großen Gefäße bedrängen und z. B. ein Vena-cava-Kompressionssyndrom bedingen.

8

Tab. 8.4

Differenzialdiagnose der Mediastinaltumoren sowie der tumorartigen Veränderungen in Abhängigkeit von ihrer Lokalisation

oberes Mediastinum	hinteres Kompartiment	mittleres Kompartiment	vorderes Kompartiment
Struma Schilddrüsentumoren	Schwannome Neurofibrome andere neurogene Tumoren	Morbus Hodgkin großzelliges sklerosierendes Lymphom lymphoblastische Lymphome bronchogene Zysten Ösophagusdivertikel	Thymome Thymuslipome Keimzelltumoren

9 Seröse Häute

9.1 Relevante anatomische und funktionelle Aspekte

Die Pleura, das Peritoneum und das Perikard ähneln sich in Funktion und Aufbau. Alle kleiden z. T. große Hohlräume aus, in denen sich die enthaltenen beweglichen Organe verschieben können. Die serösen Häute gliedern sich in ein viszerales und in ein parietales Blatt; das viszerale Blatt liegt den in den serösen Höhlen gelegenen Organen unmittelbar auf; das parietale Blatt kleidet die Wände der serösen Höhlen aus. Dazwischen befindet sich eine bestimmte Menge seröser Flüssigkeit, die über die serösen Häute aus der Blutbahn in den Spaltraum transsudiert und auch wieder resorbiert wird. Die Oberfläche des Peritoneums misst beispielsweise insgesamt etwa 2 m^2: Über diese große Austauschfläche kann die in der Bauchhöhle befindliche Flüssigkeit (normalerweise 50 ml) innerhalb kurzer Zeit ausgetauscht werden. Diese Eigenschaft des Bauchfells nutzt man bei der Peritonealdialyse.

9

Praxistipp
Die Bauchhöhle kann aufgrund ihrer großen Oberfläche und der transsudativen Eigenschaften des Bauchfells für die Peritonealdialyse genutzt werden.

Relevanz für die Pathologie | Änderungen von Volumen und Zusammensetzung der serösen Flüssigkeit (insb. ein **Erguss**) kommen bei zahlreichen Erkrankungen vor, die Ursachen sind vielfältig. Ein Erguss ist häufig auch mit einer **Entzündung** der serösen Häute **(Serositis)** vergesellschaftet.

Zur Hohlraumseite hin bestehen die serösen Häute aus einem einschichtigen Epithel **(Mesothel)**, das auf einer dünnen Bindgewebsschicht (Lamina propria serosae) sitzt. Die Lamina propria wiederum grenzt an bindegewebiges Gleit- und Verschiebegewebe der in den serösen Höhlen gelegenen Organe. Die Mesothelzellen sind kubisch und teilweise dachziegelartig gelagert. Das Mesothel ist histogenetisch ein Zwitter, es hat Ähnlichkeiten mit Epithelien und exprimiert Keratine, weist aber auch Ähnlichkeiten mit mesenchymalen Zellen auf. Der wichtigste vom Mesothel ausgehende Tumor (das **Mesotheliom**; S. 214) kann entsprechend eher epitheliale oder eher mesenchymale Eigenschaften besitzen. Weist er Eigenschaften beider Gewebe auf, wird er als „biphasisch" bezeichnet. Häufiger als Mesotheliome sind jedoch **Metastasen** im Bereich der serösen Häute anzutreffen.
Die Wände der serösen Höhlen (insb. der Bauchhöhle) sind nicht überall gleichermaßen stabil. Angeborene oder erworbene Schwachstellen prädisponieren zu **Hernien** (Weichteilbruch). Die serösen Häute (insb. das Peritoneum) bilden in diesem Fall die Auskleidung des Bruchsacks.

9.2 Fehlbildungen der serösen Häute

Die Serosa kann insbesondere im Bereich der Adnexen kleine Zysten bilden **(Peritubarzysten)**. Des Weiteren kann dystopes Ovarialgewebe mit entsprechend überzähligen Ovarabschnitten auftreten. Selten finden sich **Metaplasien des Mesothels** (Plattenepithelmetaplasie), diese sind jedoch ohne krankhafte Bedeutung.

9.3 Ergüsse in die serösen Höhlen

Key Point
Bei einem Erguss handelt es sich eine pathologische Flüssigkeitsansammlung in einer präformierten Körperhöhle. Ein Erguss in die Bauchhöhle wird auch Aszites genannt. Art und Zusammensetzung des Ergusses variieren in Abhängigkeit von der Ursache; eine zytologische Untersuchung des Ergusses kann wertvolle Hinweise auf die verursachende Grunderkrankung geben.

Bei einem Erguss ist die Flüssigkeitsmenge in den serösen Höhlen pathologisch erhöht. Je nach Zusammensetzung und Proteingehalt des Ergusses unterscheidet man zwischen Exsudat und Transsudat.

- **Transsudat:** Bei der Transsudation tritt eine eiweißarme Flüssigkeit aus der Blutbahn in die Körperhöhle über. Ursächlich ist entweder eine **Erhöhung des intravasalen hydrostatischen Drucks** (z. B. bei einer Rechtsherzinsuffizienz mit Blutrückstau in den Körperkreislauf, sog. **Stauungserguss**) oder eine **Verminderung des onkotischen Drucks** (also ein Mangel an Plasmaproteinen, insb. Albumin – v. a. bei einer Leberzirrhose, Mangelernährung oder erhöhtem Proteinverlust, am häufigsten über Niere oder Gastrointestinaltrakt).
- **Exsudat:** Bei der Exsudation tritt eine proteinreiche Flüssigkeit in die seröse Höhle über, ursächlich ist immer eine **Erhöhung der Kapillarpermeabilität**, am häufigsten im Rahmen einer Entzündung, einer Tumorerkrankung oder eines Traumas **(Reizerguss)**. Entzündungszellen (Granulozyten, Lymphozyten, Makrophagen und Plasmazellen) sowie Erythrozyten können dabei gleichfalls in die seröse Höhle übertreten, ebenso Tumorzellen. Diese können bei der zytologischen Untersuchung diagnostisch wegweisend sein. Ggf. kann es zur diffusen Besiedlung der serösen Häute

durch die übergetretenen Tumorzellen kommen (Perikard-, Pleural- oder Peritonealkarzinose).

Praxistipp
Ein Pleuraerguss und ein Aszites sollten immer zytologisch abgeklärt werden, da je nach Ursache des Ergusses auch „normale" oder krankhaft veränderte Zellen (v. a. Blut-, Entzündungs- und/oder Tumorzellen) nachweisbar sein können, die wertvolle Hinweise auf die verursachende Grunderkrankung geben.

Weitere mögliche Ursachen einer Flüssigkeitsvermehrung in den serösen Höhlen sind Störungen der Lymphzirkulation, wiederum mit Erhöhung des hydrostatischen Drucks in den Kapillargefäßen (Stauungserguss). Sofern sich die Lymphe direkt in die seröse Höhle ergießt (am häufigsten infolge einer direkten/traumatischen Eröffnung von Lymphgefäßen), kann die normalerweise klare Flüssigkeit der serösen Höhlen milchig-trübe sein und einen hohen Fettgehalt aufweisen **(chylöser Erguss)**. Bei einem chylösen Erguss muss auch an die sehr seltene, zumeist Frauen betreffende Lymphangioleiomyomatose gedacht werden. Es handelt sich um eine Lymphgefäßfehlbildung mit dickwandigen Lymphgefäßen (HMB45-positiv) der Lunge. Die Gefäße können Anschluss an die Pleura finden, in der Folge gelangt Lymphflüssigkeit in den Pleuralspalt (chylöser Erguss). Die Prognose ist schlecht, meist hilft nur eine Transplantation.
Eine Durchmischung der serösen Flüssigkeit mit Blutbestandteilen kann zweierlei Ursprung haben – entweder handelt es sich um eine direkte Einblutung in die seröse Höhle über ein eröffnetes Blutgefäß oder um einen diapedetischen Übertritt von Blutzellen im Rahmen einer Entzündung oder einer Tumorerkrankung **(hämorrhagischer Erguss)**. Der **eitrige Erguss** ist durch eine massive Ansammlung von (z. T. abgestorbenen) Granulozyten und anderen Entzündungszellen charakterisiert und tritt v. a. im Rahmen von bakteriellen Infekten auf. Die Morphologie der verschiedenen Ergussformen ist in **Tab. 9.1** in Form einer Übersicht zusammengestellt. **Tab. 9.2** listet die verschiedenen Ursachen der unterschiedlichen Ergussformen in Abhängigkeit von der betroffenen serösen Höhle auf. Als Besonderheit sind hier auch Luftansammlungen in den serösen Spalträumen erwähnt (auch wenn es sich hierbei natürlich nicht um Ergüsse handelt), die insb. im Bereich der Pleurahöhle relativ häufig vorkommen (**Pneumothorax**) und die Lungenfunktion massiv beeinträchtigen können. Besonders gefährlich sind auch Ergüsse in die Perikardhöhle, da sich das Herz bei steigender Flüssigkeitsmenge nicht mehr adäquat entfalten und damit funktionsuntüchtig werden kann **(akute Herzbeuteltamponade!)**. Dies ist v. a. bei rascher Ergussbildung der Fall.

9

MERKE
Ein akute Flüssigkeitsansammlung von 200–300 ml im Herzbeutel (normal ≤ 50 ml) endet tödlich, sofern nicht eine sofortige Entlastung erfolgt!

Tab. 9.1

Verschiedene Ergussformen und ihre morphologischen Kennzeichen

Ergussform	morphologische Charakteristika
Stauungserguss (Transsudat)	eiweiß- und zellarm mit einzelnen degenerativ veränderten Mesothelzellen
Reizerguss (Exsudat)	eiweißreicher Erguss mit zahlreichen Lymphozyten, darüber hinaus unterschiedliche Dichte an Granulozyten, teils auch Makrophagen und Plasmazellen; zytologisch stellen sich ferner gereizte Mesothelzellen mit leicht hyperchromatischen Zellkernen und eosinophilem Zytoplasma dar
hämorrhagischer Erguss	morphologisch gleicher Befund wie beim Reizerguss, darüber hinaus zahlreiche Erythrozyten, bei länger bestehenden Ergüssen auch eisenbeladene Makrophagen (Hämosiderinophagen)
eitriger Erguss	morphologisch gleicher Befund wie beim Reizerguss, hier jedoch mit zahlreichen neutrophilen Granulozyten („rasenartig dicht" gelagert im zytologischen Präparat)
Erguss bei Tumorinfiltration	morphologisch gleicher Befund wie beim Reizerguss, zytologisch zusätzlicher Nachweis von atypischen Zellen; im Falle eines Mammakarzinoms sieht man charakteristische runde kleine Zellverbände (Sphäroide)
chylöser Erguss	makroskopisch milchig-trübe Flüssigkeit, histologisch eiweißreich mit vereinzelten Makrophagen und Lymphozyten, teils auch wenigen Granulozyten

Tab. 9.2

Ursachen verschiedener Ergussformen in den verschiedenen serösen Höhlen

Pathomechanismus	Perikardhöhle	Pleurahöhle	Bauchhöhle
erhöhter hydrostatischer Druck in den Kapillargefäßen der Serosa (Stauungserguss)	**Hydroperikard:** bei erhöhtem Venendruck infolge einer Herzinsuffizienz	**Hydrothorax:** Linksherzinsuffizienz mit Blutstau im Lungenkreislauf; Rechtsherzinsuffizienz mit Einschränkung der Lymphzirkulation sowie des venösen Abstroms der pleuralen Blutgefäße	**seröser Aszites** bei portaler Hypertonie (häufigster Grund: Leberzirrhose) oder bei Rechtsherzinsuffizienz mit venöser Stauung im Körperkreislauf
verminderter onkotischer Druck in den Kapillargefäßen der Serosa	**Hydroperikard:** alle Erkrankungen mit einer verminderten Synthese oder erhöhtem Verlust von Albumin/Plasmaproteinen, vgl. oben	**Hydrothroax:** alle Erkrankungen mit einer verminderten Synthese oder einem erhöhten Verlust von Albumin/Plasmaproteinen, vgl. oben	**seröser Aszites:** alle Erkrankungen mit einer verminderten Synthese (Leberzirrhose!) oder einem erhöhten Verlust von Albumin/Plasmaproteinen, vgl. oben
Blutbeimengung/Einblutung in die seröse Höhle (hämorrhagischer Erguss)	**Hämato(sero)perikard:** v. a. bei ischämiebedingter Herzwandruptur, Aortendissektion/Ablösung der Aortenwurzel oder hämorrhagischer Diathese; ggf. hämorrhagischer Erguss bei Perikarditis oder Urämie	**Hämato(sero)thorax:** häufig im Rahmen eines malignen Lungentumors, seltener traumatisch oder entzündlich bedingt (z. B. im Rahmen einer Lungentuberkulose); hämorrhagische Diathese	**hämorrhagischer Aszites,** häufig bei malignen Tumorerkrankungen der Bauchorgane, seltener traumatisch oder entzündlich bedingt (sehr selten: Peritonealtuberkulose!); hämorrhagische Diathese
entzündliche/tumoröse Erkrankungen der Serosa oder der in der serösen Höhle gelegenen Organe (Reizerguss)	entzündlicher Erguss bei Perikarditis (s. S. 213); Erguss bei Perikardkarzinose (s. S. 204) oder Perikardmesotheliom (sehr selten, s. S. 214)	entzündlicher Erguss bei Pleuritis (s. S. 213), Erguss bei malignen Lungentumoren (s. S. 203), Pleuralkarzinose (s. S. 204) oder Pleuramesotheliom (sehr selten, s. S. 214)	entzündlicher Erguss bei Peritonitis (s. S. 210), Erguss bei malignen Tumorerkrankungen der Bauchorgane (auch der Ovarien!), bei der Peritonealkarzinose (s. S. 210) oder beim Peritonealmesotheliom (sehr selten, s. S. 214)
direkter Erguss von Lymphflüssigkeit in die seröse Höhle	**Chyloperikard:** sehr selten, v. a. bei Verletzung des Ductus thoracicus	**Chylothorax:** sehr selten, Verletzung oder Stenose des Ductus thoracicus, Lymphangioleiomyomatose (eine Hamartie)	**chylöser Aszites,** sehr selten, meist infolge einer Lymphgefäßruptur
Ansammlung von Luft im serösen Spaltraum	**Pneumoperikard:** sehr selten und wenn überwiegend traumatisch bedingt (Thorax-, Lungen- und/oder Ösophagusverletzungen); sehr selten Gasbildung durch gasbildende Bakterien (Perikarditis!) oder Tumorzerfall	**Pneumothorax:** traumatischer Pneumothorax (perforierende Verletzung des Brustkorbes, v. a. Schuss-/Stichverletzung, Rippenspieß bei Fraktur); Spontanpneumothorax: häufig liegt eine rupturierte Emphysemblase zugrunde, ggf. Triggerung durch weitere Auslösemechanismen (z. B. heftiger Hustenstoß)	bei perforierenden Verletzungen der Bauchdecke, Verletzungen des Dickdarms; klinisch i. d. R. bedeutungslos, entzündliche Komplikationen stehen im Vordergrund; extrem selten sind Entzündungen mit gasbildenden Bakterien (Clostridien und Enterokokken)
Sonderformen			**Gallertbauch:** Ansammlung einer schleimigen Masse in der Bauchhöhle (Pseudomyxoma peritonei), s. S. 381

9.4 Entzündliche Erkrankungen der serösen Häute

Key Point

Die Pleuritis, die Peritonitis und die Perikarditis können mikrobielle, mechanische und chemische Ursachen haben. Anhand des klinischen Verlaufs unterscheidet man zwischen akuten und chronischen Entzündungen. Eine Sonderform ist die tuberkulöse Serositis.

9.4.1 Akute Peritonitis

Bakterielle Peritonitis: Eine akute, erregerbedingte Peritonitis ist relativ häufig. Häufigste Erreger sind im Darm beheimatete gramnegative Bakterien; sie können die Darmwand durchwandern (sog. **Penetration**, meist im Rahmen von Entzündungen) oder durch **Perforation** eines Hohlorgans unmittelbar in die Bauchhöhle gelangen (ebenfalls im Rahmen von Entzündungen; weitere Ursachen der Perforation: peptisches Ulkus, maligner Tumor, selten eine direkte Verletzung). Eine hämatogene Einschleppung von Bakterien ist demgegenüber sehr selten. Da das betroffene Bauchfellareal in der Regel durch das Netz oder Darmschlingen abgedeckt wird, bleibt die Entzündung häufig lokal begrenzt. Ein Beispiel hierfür ist die im Rahmen einer akuten eitrigen Appendizitis auftretende entzündliche Reaktion des angrenzenden Peritoneums. Eine Generalisierung des entzündlichen Prozesses mit lebensbedrohlichen Konsequenzen (vgl. unten) ist allerdings jederzeit möglich. Eine Sonderform der akuten Peritonitis ist die **spontan auftretende bakterielle Peritonitis** bei Patienten mit einem Aszites (v. a. im Rahmen einer Leberzirrhose mit portaler Hypertension); hier kann es zu einer spontanen Invasion der Bauchhöhle durch Darmbakterien kommen. Es resultiert eine granulozytenreiche Entzündungsreaktion, die zytologisch diagnostiziert werden kann.

MERKE

Die spontane bakterielle Peritonitis ist eine gefürchtete Komplikation bei Patienten mit einem Aszites.

Abakterielle Peritonitis: Abakterielle Entzündungen des Peritoneums entstehen bei einem Austritt von Magensaft, Pankreassaft, Galle oder Blut, bei der Urämie oder im Falle einer mechanischen Irritation des Bauchfells, z. B. durch Fremdkörper oder durch eine Ischämie eines Darmabschnitts. Die Serosa kann darüber hinaus bei einem entzündlichen Prozess eines in der Nähe gelegenen Organs fibrinös mitreagieren.

Morphologie | Initial bildet sich ein seröses, im weiteren Verlauf fibrinreiches Exsudat, das eine Trübung der Peritonealflüssigkeit verursacht. Später kommen neutrophile Granulozyten hinzu (eitrige Peritonitis), v. a. bei sekundär bakteriellen Peritonitiden.

Klinische Aspekte | Komplikationen einer akuten Peritonitis – insbesondere bei generalisiertem Befall des Peritoneums – sind die Darmparalyse, eine Toxinämie, der peritoneale Schock, die Ausbildung von abgekapselten Abszessen zwischen einzelnen Darmschlingen sowie der mechanische Ileus. Klinisch handelt es sich um ein schweres Krankheitsbild mit starker Bauchdeckenanspannung, Fieber und Schmerzen. Laborchemisch imponiert eine Leukozytose.

9.4.2 Chronische Peritonitis

Die chronische Peritonitis kann gleichfalls bakteriell verursacht sein, in der Mehrzahl der Fälle ist sie jedoch **nichtinfektiösen** Ursprungs. Relativ häufig entsteht sie im Rahmen einer Peritonealdialyse, im Übrigen kommen aber auch alle bei der akuten abakteriellen Peritonitis genannten Ursachen in Frage (s. o.). **Morphologisches Korrelat** des chronischen Entzündungsprozesses sind eine Hyperplasie des Mesothels sowie eine Fibrosierung des darunterliegenden Bindegewebes; makroskopisch ist das Bauchfell verdickt und weiß, vom Aspekt her wie ein Zuckerguss. Die beschriebenen morphologischen Veränderungen sind auch bei einer lang andauernden Peritonealdialyse zu finden.

In sehr seltenen Fällen kann das Peritoneum auch bei einer generalisierten Tuberkulose mitbefallen sein. In diesem Fall finden sich multiple Granulome im Bereich des Bauchfells.

9.4.3 Pleuritis

Entzündliche Erkrankungen der Pleura sind überwiegend Folge einer Erkrankung von Nachbarorganen (vornehmlich der Lunge, sog. Begleitpleuritis). Ursächlich sind in erster Linie Pneumonien, v. a. periphere Bronchopneumonien mit bakterieller Durchwanderung. Aber auch andere spezifische, entzündliche (Tbc!) als auch tumoröse Lungenerkrankungen können zu pleuralen Begleitreaktionen führen, ebenso Lungeninfarkte sowie verschiedene systemische Erkrankungen/Stoffwechselstörungen, v. a. Erkrankungen des rheumatischen Formenkreises und die Urämie.

Je nach Menge und Art des Ergusses in die Pleurahöhle unterscheidet man die Pleuritis sicca von der Pleuritis exsudativa. Bei der **Pleuritis sicca** finden sich lediglich Fibrinniederschläge auf den Pleurablättern, was atmungsabhängige Schmerzen sowie auskultatorisch ein Reibegeräusch provoziert. Bei der **Pleuritis exsudativa** bildet sich je nach Grunderkrankung ein serofibrinöser, ein eitriger oder ein hämorrhagischer Erguss, ein Reibegeräusch ist in diesem Fall nicht zu hören. Komplizierend kann sich ein Pleurempyem oder eine Mediastinitis entwickeln. Mit Abklingen der Entzündung können sich Pleuraverwachsungen oder Pleuraschwielen ausbilden. Abszesse können sich abkapseln.

9.4.4 Perikarditis

Die Perikarditis ist wie die Pleuritis häufig durch Erkrankungen angrenzender Organe (also v. a. des Herzens) bedingt (sog. Begleitperikarditis), kann aber auch im Rahmen verschiedener systemischer Erkrankungen/Stoffwechselstörungen (rheumatische Perikarditis, Perikarditis bei Urämie) oder durch direkten Erregerbefall entstehen (bakterielle, virale oder mykotische Perikarditis).

In der Gruppe der durch eine Herzerkrankung bedingten Perikarditiden ist v. a. die **Perikarditis epistenocardica** zu erwähnen: Sie entsteht über einem Herzinfarkt und bleibt in der Regel auf das infarzierte Areal beschränkt. Morphologisch handelt es sich um eine serofibrinöse, gelegentlich auch hämorrhagische Perikarditis.

9.5 Hernien

Key Point
Hernien gehen am häufigsten von der Bauchhöhle aus, der „Bruchbeutel" besteht entsprechend aus Peritoneum, er beherbergt ggf. Darmschlingen. Besonders häufig ist die Inguinalhernie.

Hernien können nach verschiedenen Kriterien eingeteilt werden. Nachfolgend sind die wichtigsten Einteilungskriterien genannt. Eine genauere Beschreibung einzelner Hernienarten findet sich in Lehrbüchern der Chirurgie.

- **Echte Hernien** der Bauchhöhle sind immer von Peritoneum überzogen; bei den selteneren, sog. **falschen Hernien** liegt ein Vorfall von Darmschlingen und/oder Organteilen ohne Bauchfellbedeckung vor, das Peritoneum ist in diesem Fall also mit beschädigt. Man spricht in diesem Zusammenhang angemessener von einem Prolaps.
- Bei **angeborenen Hernien** erfolgt der Bruch durch einen in der Embryonal-/Fetalentwicklung entstandenen peritonealen Wanddefekt, der sich nicht ausreichend verschlossen hat (z. B. Umbilikalhernie), bei den **erworbenen Hernien** erfolgt der Bruch durch eine erworbene oder anlagebedingte Schwachstelle, zumeist der Bauchwand. Ein klinisch besonders relevantes Beispiel ist die direkte Leistenhernie (**Abb. 9.1**): Hier dringt der Bruchsack von der Fossa inguinalis medialis aus durch den äußeren Leistenring vor.
- **Äußere Hernien** stülpen sich unter die Körperoberfläche vor und sind von außen tastbar; hierzu zählen die Inguinalhernien, die Umbilikalhernien, Hernien im Bereich des Foramen obturatorium, Hernien der Bauchwand durch Muskellücken und/oder -schwachstellen hindurch und die Femoralhernie. **Innere Hernien** sind demgegenüber von außen nicht erkennbar; es handelt sich um Ausstülpungen des Peritoneums in den Retroperitonealraum oder in die Brusthöhle. Zu den inneren Hernien zählen die Zwerchfellhernien, Hernien in präformierte Recessus der Bauchhöhle sowie Hernien in das Foramen epiploicum infolge eines Mesenterialdefektes.
- Klinisch bedeutsam ist auch die Unterscheidung zwischen **reponiblen**, **irreponiblen** und **inkarzerierten** (in der Bruchpforte strangulierten) **Hernien**. Bei den inkarzerierten Hernien sind die in den Bruchbeutel verlagerten Organteile eingeklemmt mit u. U. kritischer Drosselung der Blutzufuhr. Hierdurch kann es z. B. im Falle inkarzerierter Darmschlingen zum Ileus kommen. Eine Peritonitis ist gleichfalls möglich.

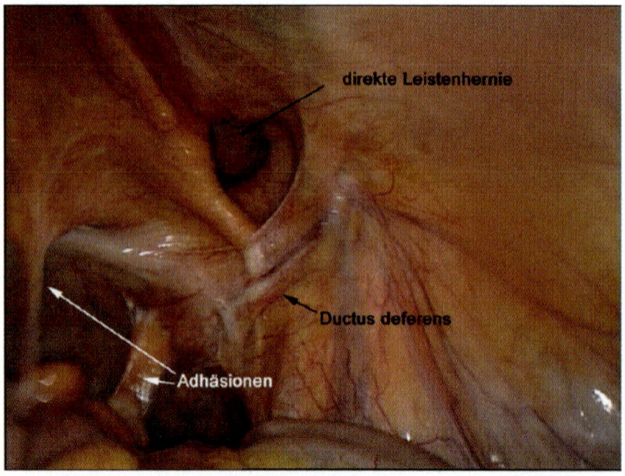

Abb. 9.1 Laparoskopisches Bild einer direkten Leistenhernie.

9.6 Tumoren der serösen Häute

Key Point
Die häufigsten Tumoren der serösen Häute sind Metastasen; im Bauchraum entstammen sie meist einem ovariellen oder gastrointestinalen Karzinom, im Thorax einem Lungentumor oder einem Mammakarzinom. Das seltenere maligne Mesotheliom geht von den serösen Häuten selbst aus, mit Abstand wichtigster Risikofaktor ist die Asbestexposition. Gutartige Tumoren der serösen Häute sind insgesamt selten.

9.6.1 Maligne Mesotheliome

Ätiopathogenese | Maligne Mesotheliome kommen in allen serösen Höhlen vor; da dieser Tumor jedoch fast immer durch Asbest verursacht wird, geht er am häufigsten von der Pleura aus.

Praxistipp
Bei Patienten mit ausreichender beruflicher Astbestexposition wird das maligne Mesotheliom immer als Berufskrankheit anerkannt.

Morphologie | Mesotheliome wachsen vom Ort ihrer Entstehung in die jeweilige Körperhöhle vor und ummanteln die dort gelegenen Organe. Ein infiltratives Wachstum ist immer vorhanden. Histologisch unterscheidet man einen epithelialen, einen mesenchymalen und einen gemischten Typ. Der epitheliale Typ ist mitunter schwer von Karzinomen jedweder Art zu unterscheiden. Die Immunhistochemie ist in diesem Fall ein hilfreiches differenzialdiagnostisches Instrument (**Tab. 9.3**). Ebenso ist es anhand des zytologischen Befundes zuweilen schwierig, reaktive Mesothelproliferate von malignen Mesotheliomen zu unterscheiden. In diesem Fall hilft die immunzytochemische Färbung des epithelialen Membranantigens (EMA) weiter: Dieses ist beim reaktiven Prozess negativ, beim malignen meist positiv.

Tab. 9.3

Immunologisches Profil von Mesotheliom- und Karzinomzellen (zwecks Differenzialdiagnostik)

Antikörper	Mesotheliom	Karzinom
Calretinin	+++	–
Zytokeratin	+++	+++
Vimentin	+++	–/(+)
BerEp4	–	+++
CEA	–	+++/–

Prognose | Die Gefahr lymphogener und hämatogener Metastasen ist ähnlich einzuschätzen wie bei einer Karzinomerkrankung.

9.6.2 Tumorabsiedlungen in die serösen Häute

Metastasen in den serösen Häuten (v. a. in Peritoneum und Pleura) sind relativ häufig. Die Metastasierung erfolgt am häufigsten **lmyphogen (Lymphangiosis carcinomatosa)** oder **kontinuierlich** durch direkte Penetration eines Tumors der Bauch- bzw. Brustorgane in die Serosa. In letzterem Fall kommt es zur Aussaat von Tumorzellen in die Peritoneal- bzw. Pleuralflüssigkeit. Folge ist eine disseminierte und/oder großflächige Absiedlung von Tumorzellen im Bauch- oder Brustfell. Morphologisches Korrelat sind multiple, unterschiedlich große Knötchen und/oder Platten **(Peritoneal- bzw. Pleuralkarzinose)**. Hämatogene Metastasierungen sind demgegenüber sehr selten.

E

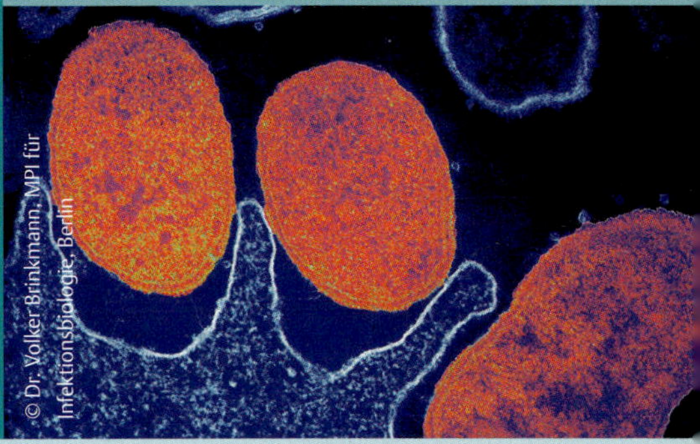

Verdauungstrakt

Fallbesprechung im Rahmen der gastrointestinalen Tumorkonferenz

Gastroenterologe: Herr Y., ein 64-jähriger Patient, wurde vom Hausarzt zur Abklärung von „Sodbrennen" zur ambulanten Gastroskopie bei uns angemeldet. Bei der Gastroskopie fielen kleine Polypen im Magenkorpus auf. Im ösophagokardialen Übergang fanden sich eine gerötete Schleimhaut sowie eine 5 mm lange zungenförmige Veränderung, die von der Kardia aus in den Ösophagus hineinragte.

Pathologe: Die „Magenkorpuspolypen" stellten sich histologisch als Drüsenkörperzysten heraus, diese sind für sich genommen harmlos, häufig durch eine Therapie mit Protonenpumpeninhibitoren (PPI) bedingt. Neuere Studien zeigen jedoch eine gehäufte Assoziation mit Adenomen, selten auch Karzinomen des Dickdarms – entweder zeitgleich oder zeitversetzt. Ferner konnten wir bei dem Patienten eine Belegzellhyperplasie diagnostizieren, die ebenfalls eine Schleimhautreaktion auf die PPI darstellen dürfte. Das histologische Korrelat der „Zunge" war eine Short-Barrett-Mukosa mit geringer entzündlicher Reaktion, aber ohne intraepitheliale Neoplasie (IEN).

Gastroenterologe: Aus der Anamnese ergibt sich, dass der Patient vor der Gastroskopie schon längere Zeit mit PPI behandelt wurde. In Anbetracht der Drüsenkörperzysten mit dem erhöhten Risiko von Dickdarmadenomen wurde dennoch einen Monat später eine Koloskopie durchgeführt. Dabei wurden 4 Polypen im Colon ascendes, 2 Polypen im Colon transversum und ein flacher, ca. 1 cm großer, zentral leicht eingedellter, aber noch verschieblicher Tumor im Rektum bei 8 cm gefunden. Endosonografisch schien der Tumor knapp bis in die Submukosa zu reichen entsprechend dem sonografischen Stadium uT 1. Es erfolgte eine endoskopische Mukosaresektion.

Pathologe: Nach der histologischen Aufarbeitung ergaben sich folgende Befunde:

Im Colon ascendens fanden wir 2 jeweils im Gesunden entfernte tubuläre Adenome mit Low-Grade-intraepithelialer-Neoplasie, beim 3. Polypen handelte es sich um einen traditionellen hyperplastischen Schleimhaupolypen, beim 4. um ein sessiles serratiertes Adenom mit einem Defekt der MLH-1 eines DNA-Reparaturenzyms. Das zuletzt genannte Adenom barg von allen Adenomen das höchste Risiko, in ein „spontanes Karzinom" überzugehen – wurde aber im Gesunden entfernt!

Die beiden Polypen des Colon transversum entsprachen hyperplastischen Polypen.

Im Rektum wurde ein G2-Adenokarzinom vom kolorektalen Typ (60 % drüsige Anteile) mit Infiltration bis in die mittlere Submukosa reseziert. Im Bereich der Invasionsfront fanden sich stark disseminierte Tumorzellen sowie eine Lymphangiosis, was ein hohes Risiko für Metastasen bedeutet. Der Tumor wurde jedoch lokal im Gesunden entfernt, das lokale Ausbreitungsstadium wurde mit pT 1sm2 festgelegt (sm für „Submukosa").

Radiologe: Im CT-Abdomen sahen wir einen 1,5 cm großen pararektalen Lymphknoten, in der Leber einen 2 cm großen Rundherd mit Kontrastmittelanreicherung, der als karzinomverdächtig eingestuft wurde.

Gastroenterologe: Das Tumorboard vor 2 Wochen empfahl daraufhin eine Resektion des Rektums sowie des Leberrundherdes, da der Patient noch relativ jung ist und eine Hochrisikosituation besteht.

Viszeralchirurg: Operativ ließ sich das Lebersegment gut resezieren, das Rektum konnte bei im Schnellschnitt bestätigter Tumorfreiheit des unteren Resektionsrandes kontinenzerhaltend mittels End-zu-End-Anastomose entfernt werden.

Pathologe: Im Rektum konnten trotz der Hochrisikosituation keine karzinompositiven Lymphknoten gefunden werden (0 von 13 resezierten Lymphknoten negativ). Tumorreste fanden sich gleichfalls nicht. Der Rundherd in der Leber entsprach einem sklerosierten Hämangiom.

Onkologe: Eine Chemotherapie ist gemäß den Leitlinien nicht notwendig.

Strahlentherapeut: Eine Strahlentherapie ist gleichfalls entbehrlich!

Gastroenterologe: Dem Patienten wird ein Follow-up empfohlen; wegen des sessilen serratierten Adenoms sollte in 3 Jahren auch eine hohe Koloskopie erfolgen.

10 Mundhöhle und Speicheldrüsen

10.1 Erkrankungen der Mundhöhle

Key Point

Klinisch relevant sind angeborene Fehlbildungen, Neoplasien und entzündliche Erkrankungen der Mundhöhle bzw. Mundschleimhaut. Die Abgrenzung entzündlicher Erkrankungen gegen neoplastische Prozesse kann klinisch sowie histologisch schwierig sein. Ein besonders beachtenswerter Befund ist die „Leukoplakie", da sie Ausdruck verschiedener gut-, aber auch bösartiger Erkrankungen sein kann.

10.1.1 Relevante anatomische und funktionelle Aspekte

Anatomie der Mundhöhle | Die Mundhöhle besteht anatomisch aus 2 Räumen:

- **Vestibulum oris** zwischen Lippe und Zahnreihe und
- **Cavum oris proprium**, der eigentlichen Mundhöhle; sie reicht bis zum Isthmus faucium, der die beiden Rachenmandeln enthält.

Die Mundhöhle wird wie der angrenzende Pharynx von einem **mehrschichtigen, nichtverhornenden Plattenepithel** ausgekleidet. Im submukösen Bindegewebe der Mund- und Rachenschleimhaut liegen zahlreiche kleine Speicheldrüsen, die ihr Sekret unmittelbar „an Ort und Stelle" abgeben. Die 3 großen Speicheldrüsen (Glandula submandibularis, sublingualis und parotis, s. S. 225) münden gleichfalls in die Mundhöhle.

Embryologisch entwickelt sich die Mundhöhle aus dem oberen Abschnitt des entodermalen Darmrohrs und der ektodermalen Mundbucht. Die partiell ektodermale Herkunft erklärt, warum sich auch dermatologische Erkrankungen im Bereich der Mundhöhle manifestieren können (z. B. ein malignes Melanom). Die weitere Entwicklung der Mundhöhle ist eng mit derjenigen von weiteren gesichtsbildenden Strukturen – insb. von Lippen, Gaumen und Kiefer – verbunden. Fehlregulationen dieser komplexen Entwicklungsprozesse führen zu den häufigen angeborenen Spaltbildungen (Lippen-Kiefer-Gaumen-Spalten, s. S. 219).

Funktion | Die Mundhöhle markiert den Eintritt in den Verdauungskanal, hier beginnen die mechanische Zerkleinerung und die enzymatische Aufschlüsselung des Nahrungsbreis. Eine ungestörte Funktion des Kauapparats (s. S. 222) ist für die Erfüllung dieser Aufgaben wesentlich, darüber hinaus wird der Nahrungsbrei durch die Sekrete der Speicheldrüsen (s. S. 225) gleitfähig gemacht und z. T. auch schon vorverdaut. In der Mundhöhle wird schließlich auch die Qualität der Nahrung beurteilt; das Geschmacksempfinden wird dabei gleichermaßen von den sensorischen Meldungen aus der Zunge und dem Riechorgan beeinflusst.

Relevanz für die Pathologie | Die Mundhöhle ist in ihrer Rolle als primäre Nahrungsaufnahmestation zahlreichen Gefahren ausgesetzt, sei es durch mikrobielle Erreger, physikalische oder chemische Reize. Entsprechend häufig sind entzündliche Erkrankungen der Mundhöhle **(Stomatitis)**, die u. a. auch durch ein Versagen der mundhöhleneigenen Schutzmechanismen (intaktes Schleimhautepithel, Speichelfluss, lymphatisches Gewebe des Waldeyer-Rachenrings) begünstigt werden. Bestimmte Noxen können darüber hinaus eine karzinomatöse Entartung des Schleimhautepithels induzieren (v. a. bestimmte Viren, aber z. B. auch Alkohol). Am häufigsten resultiert ein **Plattenepithelkarzinom**.

Erkrankungen der Mundhöhle werden relativ häufig von Zahnärzten erkannt und nach Probeexzision in der Pathologie weiter abgeklärt.

Praxistipp

Neben der histopathologischen Beurteilung von Tumoren und entzündlichen Erkrankungen der Mundhöhle spielt auch die Zytopathologie eine Rolle (z. B. Feinnadelzytologie von Speicheldrüsentumoren, Exfoliativzytologie der Mundhöhlenschleimhaut mit der Frage nach einer plattenepithelialen Dysplasie).

10.1.2 Fehlbildungen der Mundhöhle und der Zunge

Spaltbildungen: Dysrhaphien sind die häufigsten angeborenen Fehlbildungen im Bereich der Mundhöhle, sie entstehen durch Störungen bei der Fusion zentraler embryonaler Verwachsungslinien. Sie können spontan auftreten oder durch exogene Noxen oder auch genetisch verursacht sein. Spaltbildungen können isoliert die Oberlippe (**Cheiloschisis**, „Hasenscharte"), den Oberkiefer **(Gnathoschisis)** oder den Gaumen **(Palatoschisis)** betreffen, die genannten anatomischen Regionen können aber auch kombiniert befallen sein (z. B. Lippen-Kiefer-Gaumen-Spalte, **Cheilognathopalatoschisis**, sog. „Wolfsrachen"). Klinisch resultieren Störungen der Nahrungsaufnahme (Saugakt behindert) mit der Gefahr der Aspiration, später werden auch Störungen der Sprachbildung relevant. Das Geschlechtsverhältnis beträgt 2:1 (m:w), die Inzidenz 1 auf 500–1000 Geburten. Im Falle einer genetisch bedingten Spaltbildung kommen nicht selten Fehlbildungen seitens anderer Organe/Körperregionen hinzu. (ZNS, Herz, Zahnsystem, Geschlechtsorgane, Niere, Extremitäten).

Ortsfremde Gewebe in der Mundhöhle (Heterotopien, Ektopien): Hierzu zählen die Zungengrundstruma (s. S. 500), die Cheilitis glandularis simplex (ektope Speicheldrüsen im Saumgebiet der Lippen), ektope Talgdrüsen in der Mundhöhle und Dermoidzysten (s. S. 208) (vorwiegend sublingual und submental).

Angeborene Störungen der Zunge: Hierzu zählen die Ankyloglossie und die Lingua plicata. Bei der **Ankyloglossie** ist das Zungenbändchen verkürzt, im Extremfall ist es mit der Zungenspitze verwachsen. Typisch für die **Lingua plicata** ist die spaltenförmige Furchung der Zungenoberfläche. Für sich genommen besitzt die Lingua plicata keinen Krankheitswert; klinisch bedeutsam ist sie v. a. als Teilsymptom des Melkersson-Rosenthal-Syndroms (Trias aus Lingua plicata, Fazialisparese und Cheilitis granulomatosa: anfallsartig rezidivierende Gesichtslähmung sowie Schwellung der Lippen infolge einer granulomatösen Entzündungsreaktion).

10.1.3 Erkrankungen der Mundschleimhaut

Praxistipp
Entzündungen der Schleimhäute sind häufiger als neoplastische Erkrankungen, vom makroskopischen Aspekt her u. U. jedoch nur schwer von diesen abzugrenzen. Weiterführende Hinweise zur Differenzierung auffälliger Befunde geben eine ausführliche Anamnese sowie die bioptische Abklärung, die bei jedem unklaren Befund angezeigt ist.

Entzündungen der Mundschleimhaut

Stomatitis: Mit diesem Begriff bezeichnet man eine Entzündung der Mundschleimhaut, je nach genauer Lokalisation wird auch von einer **Cheilitis** (Entzündung der Lippen), **Glossitis** (Entzündung der Zungenschleimhaut) oder **Gingivitis** (Entzündung des Zahnfleischs) gesprochen. Die Ursachen sind vielfältig: Neben Infektionen durch Viren, Pilze und Bakterien können auch viele dermatologische Erkrankungen die Schleimhäute mitbetreffen, z. B. ein Lichen ruber (s. S. 417), der Pemphigus vulgaris (s. S. 418) oder der Lupus erythematodes (s. S. 57). Beim Lichen ruber planus mucosus handelt es sich um eine im bioptischen Einsendegut eines Pathologie-Instituts nicht seltene Erkrankung.

Tab. 10.1 listet wichtige Formen der Stomatitis/Glossitis einschließlich möglicher Ursachen auf. Nachfolgend sind noch wesentliche morphologische Aspekte einzelner Stomatitis-/Glossitis-Formen näher beschrieben:

Vesikuläre Läsionen (Schleimhautveränderungen mit Bläschenbildung) kommen insbesondere bei Infektionen durch Herpes simplex vor (**Abb. 10.1**). Bläschenbildende Erkrankungen mit überwiegendem Befall der äußeren Haut können die plattenepithelialen Schleimhäute gleichfalls mitbetreffen (u. a. Varizellen, verschiedene Pemphigus-Formen).

Aphthen sind spaltförmige Defekte der Mundschleimhaut; sie sind durch Zellschädigungen mit intraepithelialer Spaltbildung bedingt, was durch verschiedene Faktoren hervorgerufen werden kann: Viren, toxische Substanzen und Arzneimittel. Wenn keine Ursache erkennbar ist, spricht man von **habitu-**

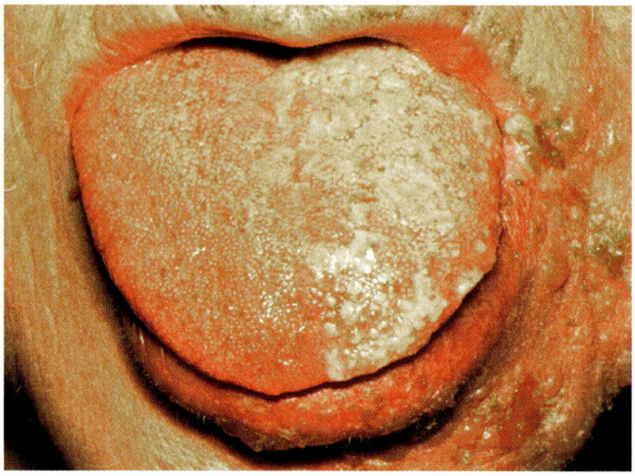

Abb. 10.1 Herpes-simplex-Infektion, u. a. der Mundschleimhaut mit Bläschen im Bereich des linken Mundwinkels und weißen Belägen auf der Zunge.

Tab. 10.1

Verschiedene Formen der Stomatitis und Glossitis

Stomatitis-Form	Morphologie/Ursachen
unspezifische Stomatitis (**katarrhalische Stomatitis**)	gerötete, ödematöse Mundschleimhaut; **Auslöser**: Bakterien, Viren, toxische/medikamentöse Einflüsse (Alkohol!), chemische und physikalische Reize
Stomatitis mit Bläschenbildung (**Stomatitis vesiculosa**)	häufig durch **Herpes-simplex-Typ I** bedingt mit Befall der Lippen (**Herpes labialis**), des Zahnfleischs (**Gingivitis herpetica**) und/oder der Mundschleimhaut (**Stomatitis herpetica**): Typisch ist die intraepitheliale Bläschenbildung durch Erweiterung der Interzellularräume und Beschädigung der Schleimhautzellen mit Zelluntergang; die Bläschen können aufbrechen, woraus Schleimhautdefekte mit Fibrinbelägen resultieren können. **weitere mögliche Auslöser**: Varizellen (Erstinfektion oder Herpes zoster), Coxsackie-Viren (Herpangina)
Stomatitis mit Aphthenbildung (**Stomatitis aphthosa**)	Morbus Behçet; toxische/medikamentöse Einflüsse; **idiopathisch** (habituelle Apthen)
Stomatitis ulcerosa	häufig Ausdruck einer geschwächten Abwehrlage, z. B. bei der **Agranulozytose**
Stomatitis mit flächenhaften Belägen	abwischbare weißliche Beläge auf Mund- und Zungeschleimhaut bei **Candidiasis** (Soorstomatitis) weißliche Flecken der Wangenschleimhaut bei **Masern** (Koplik-Flecken) Pseudomembranen bei **Scharlach** und **Diphtherie**
Glossitis	sog. Himbeerzunge bei **Scharlach** (Kombination aus Papillenverdickung und Epithelabschilferung) Hunter-Glossitis bei **perniziöser Anämie** Plummer-Vinson-Syndrom bei **Eisenmangelanämie**

ellen Aphthen. Sie entstehen häufig in Schüben z. B. bei gastrointestinalen Erkrankungen oder bei der Menstruation. Im Volksmund werden Aphthen und Bläschen häufig fälschlicherweise gleichgesetzt.

Bei einer Pilzinfektion mit Candida albicans oder einer Masern-Infektion können **weißliche, flächige Auflagerungen** in der Mundhöhle auffallen (Candida: **Soor** – abwischbar; Masern: **Koplik-Flecken** – nicht abwischbar). Vom Aspekt her ähnlich sind die bei Scharlach oder bei der sehr viel selteneren Diphtherie entstehenden **Pseudomembranen**; diese müssen aufgrund der Konsequenzen für das weitere therapeutische Vorgehen sauber gegen einen Mundsoor oder Koplik-Flecken abgegrenzt werden. Pseudomembranen bestehen aus mechanisch schwer abwischbaren Fibrinauflagerungen.

Leukoplakie der Mundschleimhaut

Unter einer **Leukoplakie** (**Abb. 10.2**) wird häufig, aber nicht immer richtig eine Präkanzerose verstanden. Tatsächlich ist der Begriff „Leukoplakie" jedoch rein deskriptiv und sagt nichts über Ursache oder Dignität der beschriebenen Veränderung aus: Gesehen werden weißliche, nichtabwischbare Schleimhautveränderungen. Diesen Veränderungen können sowohl gut- als auch bösartige Verhornungsanomalien zugrunde liegen. Plattenepithelhyperplasien auch ohne eine Dysplasie gelten als Präkanzerosen, da die Wahrscheinlichkeit des Übergangs in ein Karzinom erhöht ist. Neben der Dysplasie kann es sich um eine reaktive Plattenepithelhyperplasie mit Ortho- oder Parakeratosen, andererseits aber auch um ein frühinvasives Karzinom handeln.

Praxistipp
Aufgrund der unklaren Dignität wird bei einer Leukoplakie in der Regel eine histologische Abklärung angestrebt (Probeexzision).

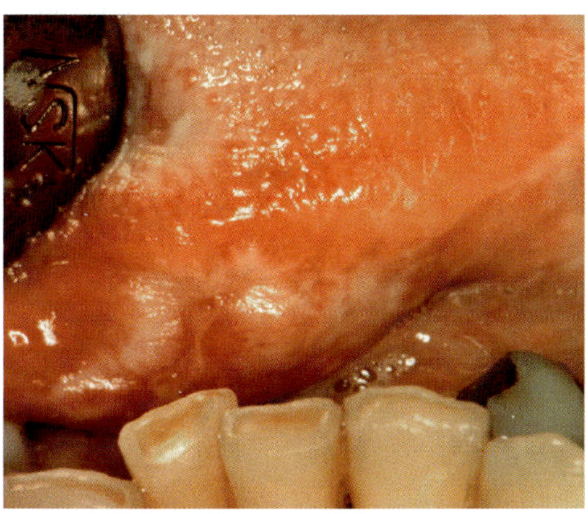

Abb. 10.2 Leukoplakie der Mundschleimhaut.

10.1.4 Tumoren der Mundhöhle

Gutartige Tumoren: Zu den gutartigen Tumoren epithelialen Ursprungs gehören **Papillome**, die in der Regel durch humane Papillomaviren (HPV) ausgelöst werden (s. S. 361) Die häufigsten Tumoren mesenchymaler Herkunft sind **(Reiz-)Fibrome**, die u. a. durch Druck oder Prothesen bedingt sein können. Hämangiome (s. S. 97), Neurinome/Neurome (s. S. 459) oder Granularzelltumoren (s. S. 238) sind weitere gutartige Tumoren der Mundhöhle.

Bösartige Tumoren: Unter den malignen Tumoren ist das **Plattenepithelkarzinom** am häufigsten. Ursächliche sind (nach ihrer Häufigkeit): Rauchen, Viren (HPV, insbesondere HPV-16), Alkohol und mangelnde Mundhygiene. Das Plattenepithelkarzinom metastasiert bevorzugt lymphogen in die Halslymphknoten; aus diesem Grund werden über die „eigentliche" Tumorresektion hinaus stets die Halslymphknoten (Neck Dissection) ausgeräumt; hieran schließt sich eine Bestrahlung der Tumor- und Lymphknotenregion an.

Eine besondere Variante des Plattenepithelkarzinoms ist das hochdifferenzierte **verruköse Karzinom.** Es handelt sich um ein Plattenepithelkarzinom, das dem Pathologen diagnostisch große Schwierigkeiten bereiten kann, da bei oberflächlichen Biopsien praktisch kein Unterschied zu einer Plattenepithelhyperplasie erkennbar ist und die Invasionsfront zumeist nicht getroffen wurde. Die eindeutige Diagnose erbringt zumeist nur das vollständige Resektat.

Sarkome sind in der Mundhöhle extrem selten, dasselbe gilt für **maligne Melanome** (ektodermale Herkunft!). Das maligne Melanom kann pigmentiert sein; die klinische Abgrenzung eines gingivalen Melanoms gegenüber einer Amalgamtätowierung ist in diesen Fällen schwierig: Amalgam kann bei der zahnärztlichen Versorgung – insbesondere bei tiefen Zahnfüllungen – in das Zahnfleisch gelangen und damit ein Melanom vortäuschen (**Abb. 10.3**).

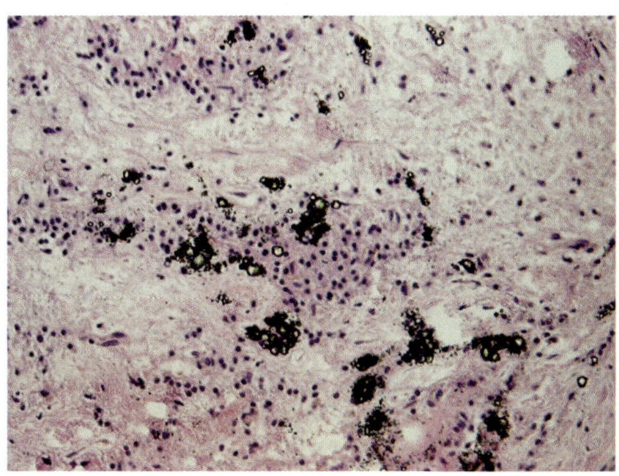

Abb. 10.3 Interstitielle Amalgamablagerungen (schwarze Granula) in der Gingiva, histologisches Präparat.

10.2 Erkrankungen von Zähnen, Zahnhalteapparat und Kiefer

Key Point

Erworbene Erkrankungen der Zähne (Karies) und des Zahnhalteapparates (insb. Zahnfleischentzündungen) sind ausgesprochen häufig; in der Gruppe der Kiefererkrankungen sind v. a. Zysten und Tumoren klinisch relevant. Störungen der Zahnentwicklung bzw. Fehldifferenzierungen des zahnbildenden Gewebes (einschließlich der für die Zahnhaltestrukturen zuständigen Gewebeanteile) spielen bei der Genese der Kieferzysten und -tumoren oft eine bedeutende Rolle.

10.2.1 Relevante anatomische und funktionelle Aspekte

Die **Zähne** bestehen im Wesentlichen aus der gallertigen **Pulpa**, dem **Dentin** (Zahnbein) und dem kappenartig darüber gelagerten **Zahnschmelz**, der die Zahnoberfläche bildet. Der Zahnschmelz kann nach Abschluss der Zahnbildung nicht mehr strukturell verändert werden, ein Defekt ist entsprechend irreversibel. Über den Zahnhalteapparat **(Parodontium)** ist der Zahn in seiner Umgebung (Gingiva, Kieferknochen) verankert.

Relevanz für die Pathologie | Zahn, Zahnfleisch und angrenzender Knochen sind sowohl entwicklungsgeschichtlich als auch funktionell eng miteinander vernetzt. So haben Erkrankungen der Zähne/des zahnbildenden Gewebes/des Zahnhalteapparates häufig Auswirkungen auf den Kieferknochen und umgekehrt.

10.2.2 Erkrankungen der Zähne und des Zahnfleischs

Man unterscheidet Erkrankungen der Zahnhartsubstanz, der Zahnpulpa und des Zahnfleischs:

- Durch Demineralisierung der Zahnhartsubstanz entsteht **Karies**. Diese Erkrankung wird in erster Linie durch säurebildende Bakterien verursacht.
- Unter einer **Pulpitis** versteht man eine in der Regel schmerzhafte Entzündung der Zahnpulpa, zumeist durch Bakterien oder mechanische/chemische Reize.
- Bei der **Gingivitis** handelt es sich um eine Entzündung des Zahnfleisches. Diese ist wie die Pulpitis meist bakteriell bedingt, kann aber u. a. auch durch Medikamente verursacht werden. Ist der Zahnhalteapparat mit befallen, spricht man von einer **Parodontitis**.
- Die **Gingivahyperplasie** („Zahnfleischverdickung") kann idiopathisch, hormonell oder medikamentös bedingt sein (z. B. bei einer Therapie mit Hydantoin, Nifedipin, Cyclosporin A). Bei einer knotigen Gingivahyperplasie – meist im Bereich der Interdentalpapillen – spricht man auch von einer **Epulis**, diese ist überwiegend entzündlich-reaktiver Genese. Histologisch unterscheidet verschiedene Formen der Epulis: Die **Epulis granulomatosa** ist durch Granulationsgewebe charakterisiert, ggf. mit späterer Fibrosierung **(Epulis fibromatosa)**. Die **Riesenzellepulis (Epulis gigantocellularis)** beherbergt neben Fibroblasten und Gefäßen reichlich osteoklastäre Riesenzellen; die Ursache der Hyperplasie ist in diesem Fall unklar, eine Stoffwechselstörung wird diskutiert. Eine Sonderform ist die **Epulis congenita** (**Abb. 10.4**), eine sehr seltene gutartige und nichtrezidivierende Erkrankung Neugeborener, wobei fast ausschließlich das weibliche Geschlecht betroffen ist. Die Epulis congenita leitet sich von den Schwann-Zellen ab und bildet gemeinsam mit den Granularzelltumoren der Erwachsenen (s. S. 238) eine Tumorgruppe.

10.2.3 Kieferzysten

Kieferzysten werden nach ihrem Ursprung eingeteilt: Sie können durch Störungen von „normalen" Entwicklungsprozessen **(dysontogenetische Zysten)** oder reaktiv durch Entzündungen **(entzündliche Zysten)** verursacht sein. Dysontogenetische Zysten entstehen zumeist durch Störungen der Zahnentwicklung **(odontogene Zysten)**; sehr viel seltener sind entwicklungsbedingte **nichtodontogene Zysten**. Kieferzysten sind radiologisch als Osteolysen des Kieferknochens erkennbar, zumeist in der Nähe von Zahnwurzeln oder Zahnkronen (noch) nicht durchgebrochener Zähne.

Odontogene Zysten

Follikuläre Zysten sind die häufigsten odontogenen Zysten (11 % der odontogenen Zysten), sie befinden sich über noch nicht durchgebrochenen, d. h. retinierten Zähnen und sind entsprechend häufig über den Weisheitszähnen lokalisiert. Sie liegen in einem

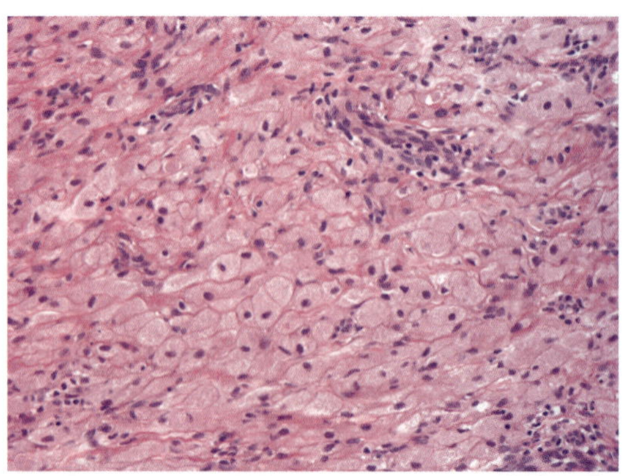

Abb. 10.4 Epulis congenita. Große gekörnte zytoplasmareiche Zellen neurogener Herkunft, keine nennenswerte Entzündungsreaktion (H.-E.-Färbung, 10-fach vergrößert).

lockeren Bindegewebe mit odontogenen Epithelnestern und sind von einem flachen ein- bis dreischichtigen Epithel ausgekleidet.

Sehr selten kann in den follikulären Zysten ein Ameloblastom (s. S. 224) oder ein Plattenepithelkarzinom entstehen. Eine Sonderform der follikulären Zyste ist die **Eruptionszyste**, die den Durchbruch des darunter- bzw. im Oberkiefer des darüberliegenden Zahnes behindert

Keratozysten (= keratozystische odontogene Tumoren) sind deutlich seltener als follikuläre Zysten (5 % der odontogenen Zysten) und überwiegend in den molaren Regionen des Unterkiefers lokalisiert. Sie sind von Plattenepithel ausgekleidet, weisen in der Regel Verhornungen auf und wachsen aggressiv. Keratozysten können Tochterzysten ausbilden und nach operativer Entfernung rezidivieren. Gehäuft kommen Keratozysten in Assoziation zum Gorlin-Goltz-Syndrom (oder auch Basalzellnävus-Syndrom, s. S. 223) vor.

Praxistipp

In der Regel wird eine histologische Abklärung der Kieferzysten angestrebt. Follikuläre Zysten weisen im Gegensatz zu den rezidivfreudigen Keratozysten keine Verhornungen auf.

Entzündliche Zysten

Die **radikuläre Zyste** ist mit 60–70 % aller Kieferzysten am häufigsten. Sie bildet sich aus Epithelien der Zahnwurzeltasche infolge einer Entzündung an einem pulpatoten Zahn. Das Plattenepithel der Zyste ist netzförmig locker und nicht verhornt (**Abb. 10.5**), es wird von gemischtzelligen Leukozyten durchsetzt.

MERKE

Eine entzündlich veränderte follikuläre Zyste kann histologisch nicht immer von einer radikulären Zyste unterschieden werden.

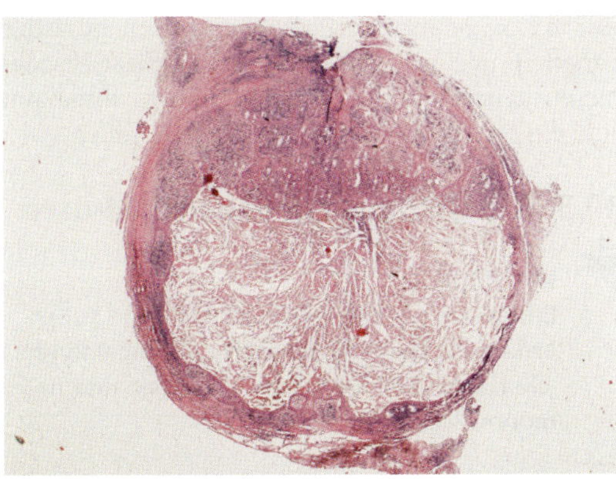

Abb. 10.5 Radikuläre Zyste, komplett im Querschnitt. Die Zyste wird von entzündlich veränderten, retikulär angeordneten Plattenepithelien ohne Verhornung ausgekleidet. Im Lumen findet sich Proteindetritus (H.-E.-Färbung, 2-fach vergrößert).

Die **Residualzyste** ist definiert als eine Zyste nach Zahnextraktion und stellt zumeist den Endzustand einer radikulären Zyste dar.

Nichtodontogene Zysten

Nichtodontogene Zysten sind selten und stellen Residuen embryonaler Entwicklungsstadien dar. Genannt seien hier die Nasopalatinusgang- (Inzisivuskanal-)Zyste und die nasolabiale Zyste. Außerdem können auch Pseudozysten (ohne Epithel!) vorkommen (sehr selten).

Fallbeispiel

Prof. Azan erhält aus der Abteilung für Mund-Gesichts-Kieferchirurgie (MKG) Material zur histologischen Untersuchung. Es handelt sich um ein Exzidat aus der Unterkieferregion im Bereich des linken Weisheitszahns. Die klinischen Zusatzinformationen auf dem Einsendeschein lauten: 25-jährige Patientin mit Unterkieferschwellung links; radiologischer Nachweis einer 1,5 cm großen, glatt begrenzten Zyste – radikuläre Zyste?

Histologisch stellt sich die Zyste plattenepithelial ausgekleidet dar. Reteleisten – mit dem Bindegewebe verzahnte Epithelzapfen – fehlen, in umschriebenen Bereichen finden sich Verhornungstendenzen. Das umgebende Bindegewebe ist ödematös und enthält z. T. zahlreiche Granulozyten als Zeichen einer floriden Entzündungsreaktion. Zelluläre Atypien fehlen. Aufgrund der Verhornung und der fehlenden Reteleisten gelangt Prof. Azan zur Diagnose einer sekundär infizierten Keratozyste. Eine radikuläre Zyste würde zwar ebenfalls entzündlich verändert sein, aber nicht verhornen; Reteleisten wären typischerweise vorhanden. Da Keratozysten bei weiblichen Patienten gehäuft im Rahmen des nach Gorlin und Goltz benannten Basalzellnävus-Syndroms gesehen werden, ruft Prof. Azan seinen Kollegen Prof. Goltz an und fragt, ob bei der Patientin dermatologische Befunde bekannt seien. Prof. Goltz entgegnet, dass die Patientin lediglich ambulant zur Zystektomie überwiesen worden sei. Er werde aber dem überweisenden Arzt empfehlen, ein dermatologisches Konsil durchführen zu lassen. Zwei Wochen später meldet sich Prof. Goltz und teilt mit, dass bei der Patientin multiple kleine Basaliome im Schulter-/Rumpfbereich gesehen und exzidiert worden seien. Prof. Azan schaut im Computer unter dem Namen der Patientin nach und sieht, dass 7 solide Basaliome eingesandt und jeweils im Gesunden exzidiert worden waren. Damit ist die Diagnose eines Gorlin-Goltz-Syndroms gesichert: Dieses ist durch Keratozysten im jüngeren Lebensalter sowie durch multiple Basaliome gekennzeichnet. Auch das Geschlecht ist passend, da im Gegensatz zu den spontan auftretenden Keratozysten Frauen leicht gehäuft vom Gorlin-Goltz-Syndrom betroffen sind.

10

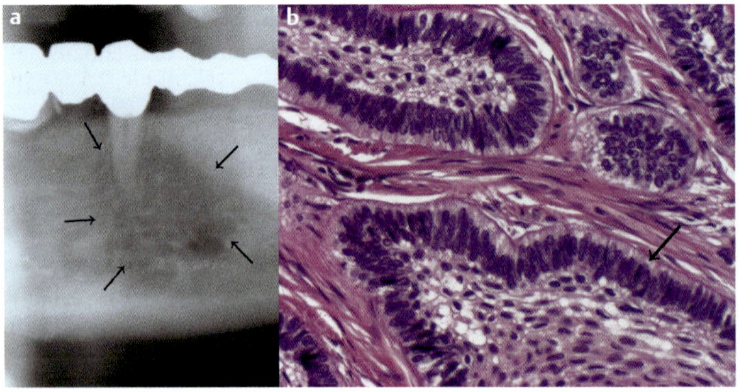

Abb. 10.6 Ameloblastom. a Röntgenaufnahme mit den typischen wolkig-zystischen Aufhellungen im Kiefer. **b** Histologie: plexiforme Differenzierung der atypischen Ameloblasten (Pfeil) in der Histologie.

10.2.4 Odontogene Tumoren und Tumoren des Kiefers

Ursprungsgewebe der odontogenen Tumoren sind die Abkömmlinge des odontogenen Epithels (z. B. Ameloblasten) sowie des determinierten Zahnmesenchyms (z. B. Odontoblasten, Strukturen des Zahnhalteapparates). Die Tumoren können simultan verschiedene Gewebeanteile beherbergen und in unterschiedlichem Ausmaß Hartsubstanzen bilden.

10

MERKE

Odontogene Tumoren sind sehr viel seltener als odontogene Zysten. Maligne odontogene Tumoren sind eine Rarität.

Ameloblastom: Das Ameloblastom (**Abb. 10.6**) leitet sich ausschließlich vom odontogenen Epithel ab (Ameloblasten) und bildet keine Hartsubstanz. Dieser **zumeist gutartige**, aber zu Rezidiven neigende und teilweise auch lokal destruierend wachsende Tumor tritt meist im Unter-, seltener im Oberkiefer auf. Maligne Verläufe mit Metastasen sind sehr selten. Es werden mehrere histologische Typen unterschieden; an dieser Stelle seien lediglich folgende Formen genannt:

- **Follikulärer Typ:** Typisch ist die Ausbildung von Zysten und Strängen, die Ameloblasten sind peripher palisadenförmig angeordnet, zentral befinden sich helle Zellen.
- **Plexiformer Typ** (**Abb. 10.6b**): Man sieht solide, vernetzte peripher palisadenförmige Tumorzellen.

Komplexes Odontom: Odontome sind gutartig; sie ahmen als Hamartome ungeordnet die Zahnbildung nach und bilden entsprechend Zahnhartsubstanz.

Reparatives Riesenzellgranulom: Das intraossäre Pendant zur Riesenzellepulis (s. S. 222) ist das reparative Riesenzellgranulom. Der Begriff „reparativ" entstammt der Annahme, dass es infolge eines Traumas zu einer überschießenden Proliferation von osteoklastären Riesenzellen kommt.

Tab. 10.2

Odontogene Tumoren/Kiefertumoren

eher gutartig	eher bösartig
– Odontom – Ameloblastom – reparatives Riesenzellgranulom – Myxom – Zementom – Fibrom – plattenepithelialer odontogener Tumor – kalzifizierender odontogener Tumor – odontogener Klarzelltumor – Dentinom – zahlreiche Mischtumoren	– maligne Varianten des Ameloblastoms sowie anderer gutartiger odontogener Tumoren – primär intraossäres Karzinom – ameloblastisches Fibrosarkom – odontogenes Karzinosarkom

Praxistipp

Riesenzellepulis und Riesenzellgranulom können histologisch nicht unterschieden werden; zur Differenzierung ist eine genaue Angabe des Entnahmeortes des Biopsats erforderlich.

Der Vollständigkeit halber sind weitere, eher gutartige odontogene Tumoren und Kiefertumoren in **Tab. 10.2** aufgeführt, darüber hinaus auch bösartige Varianten, die wie die gutartigen epithelialer oder mesenchymaler Herkunft sein können. Insgesamt sind die bösartigen Tumoren jedoch sehr selten.

10.3 Erkrankungen der Speicheldrüsen

Key Point

Erkrankungen der Speicheldrüsen sind außerordentlich vielfältig; klinisch relevant sind vor allem Entzündungen, Steinbildungen und Tumoren.

10.3.1 Relevante anatomische und funktionelle Aspekte

Anatomie und Funktion | Die großen Speicheldrüsen produzieren täglich etwa 0,5–1 l Speichel, der größte Anteil stammt dabei aus der **Glandula submandibularis**, gefolgt von der **Glandula parotis** und zuletzt der **Glandula sublingualis**. Der quantitative Beitrag der **kleinen submukösen Speicheldrüsen** ist verhältnismäßig gering. Speichel besteht hauptsächlich aus Wasser **(seröser Anteil)** und dient damit der Befeuchtung der Mund- und Rachenschleimhaut sowie der Verflüssigung der Nahrung. Darüber hinaus enthält der Speichel u. a. das stärkespaltende Enzym **α-Amylase** (enzymatischer Vorverdau der Nahrung), ferner **Muzine** (Bereitstellung von Gleitschleim für die Nahrung) sowie antibakterielle **Abwehrstoffe** (v. a. IgA). Der Anteil an serösem und muzinösem Sekret variiert je nach Speicheldrüse (und entsprechend auch der histologische Aufbau); die Glandula parotis beispielsweise ist rein serös, die Glandula sublingualis überwiegend mukös.

Relevanz für die Pathologie | **Funktionell** äußern sich Speicheldrüsenerkrankungen durch Störungen der Speichelproduktion, der Speichelzusammensetzung sowie des Speichelflusses **(Dyschylie)**, ferner gesellen sich je nach Grunderkrankung Schmerzen (v. a. bei Entzündungen) und bereits äußerlich sichtbare Veränderungen (v. a. Schwellungen) hinzu. Die verschiedenen Erkrankungen der Speicheldrüsen sind eng miteinander verzahnt: So führt eine Obstruktion der Ausführungsgänge (häufig im Rahmen einer **Sialolithiasis**) zu einem verminderten Speichelfluss; hierdurch wiederum erhöht sich die Anfälligkeit der betroffenen Drüse für aufsteigende Infektionen **(Sialadenitis)**. Die Sialadenitis kann chronifizieren und in eine tumorartig imponierende Fibrose des Organs ausmünden; diese muss differenzialdiagnostisch von „echten" **Speicheldrüsentumoren** abgegrenzt werden.

10.3.2 Fehlbildungen der Speicheldrüsen

Agenesien, **Aplasien** und **Hypoplasien** der Speicheldrüsen sind sehr selten, sie kommen ein- oder doppelseitig vor. Es können einzelne oder mehrere Drüsen betroffen sein. Mögliche Komplikationen sind die Xerostomie (trockener Mund), eine Sialadenitis (Speicheldrüsenentzündung) und eine erhöhte Kariesfrequenz. Weitere mögliche Fehlbildungen sind **Schleimhautheterotopien, Atresien des Gangsystems, Sialozelen** (Speicherzysten bei Abflussstörungen), **Sialektasien** (Erweiterung von Speicheldrüsengängen) und **akzessorische Speicheldrüsen**.

10.3.3 Erworbene Störungen der Speicheldrüsen

Quantitative und qualitative Störungen der Speichelsekretion (Dyschylien) können durch zahlreiche Faktoren bedingt sein; die Sekretionsstörungen können reversibel sein oder – insb. im Falle eines verminderten Speichelflusses – in eine Fibrose der betroffenen Speicheldrüse(n) ausmünden, in diesem Fall ist die Sekretionsstörung irreversibel. Mögliche Ursachen eines **verminderten Speichelflusses (Hyposalivation)** sind: Lebensalter (physiologische Abnahme ab der 3. Dekade), ernährungsbedingte Faktoren, Medikamente, hirnorganische Erkrankungen, Sjögren-Syndrom (s. u.), Strahlenschäden, Dehydrierung, Herzversagen, Urämie u. a. Klinisch seltener als die Verminderung ist die **Vermehrung des Speichelflusses (Hypersalivation, Sialorrhö)**. Sie findet sich bei Entzündungen, beim Zahndurchbruch (Dentination) und bei psychischen Erkrankungen. Darüber hinaus gibt es **qualitative Veränderungen der Speichelzusammensetzung** (im Hinblick auf Elektrolytgehalt und organische Bestandteile wie Harnstoff und Proteine).

Eine **funktionell relevante Atrophie des Drüsenparenchyms** mit reduzierter Speichelbildung, ggf. in Kombination mit einer lipomatösen Pseudohypertrophie, kommt vor allen Dingen in der Glandula parotis vor. Es atrophieren bevorzugt die Azini, die Gänge bleiben erhalten (analog vergleichbaren Prozessen im Pankreas, vgl. S. 310). Ursächlich können Alterung, Mangelernährung, eine fehlerhafte Zusammensetzung der proteolytischen Speichelbestandteile und Entzündungen sein.

Onkozytose: Bei der Onkozytose kommen in einer Speicheldrüse kleine Knötchen mit geschwollenen, eosinophilen Azinuszellen vor, seltener sind die entsprechenden Zellen diffus über das Organ verteilt; morphologisches Korrelat der Eosinophilie ist ein erhöhter Gehalt an Mitochondrien. Von der Onkozytose abzugrenzen ist das **Onkozytom** (s. S. 334), eine echte Neoplasie gleich aussehender Zellen in Form eines scharf abgekapselten Tumors. Sowohl die Onkozytose als auch das Onkozytom sind gutartige Veränderungen.

Sialadenosen sind nichtentzündliche, nichtneoplastische Erkrankungen der Speicheldrüsen, bei denen es zur **schmerzlosen Schwellung des Drüsenparenchyms** und zur **Hyposalivation** kommt; meist ist die Glandula parotis betroffen. Sialadenosen beruhen auf einer Innervationsstörung der betroffenen Speicheldrüse(n), häufig im Rahmen einer Erkrankung autonomer Nervenfasern. Ursächlich für die Fehlregulation können **endokrine Erkrankungen** (Diabetes mellitus) und **hormonelle Störungen**, insbesondere Schilddrüsenstörungen sein. Sofern Unterernährung, Alkoholismus oder Lebererkrankungen zugrunde liegen, spricht man von einer **dystrophen** Sialadenose. Darüber hinaus kommen **Medikamente** (Isoproterenol) als Ursache in Frage. **Morphologisch** fallen neben der Organvergrößerung die folgenden 3 histologischen Veränderungen auf: Azinuszellvergrößerung, Myoepithelzellalteration, Veränderungen der postganglionären vegetativen Neuriten (Elektronenmikroskop).

Die **Speicheldrüsenentzündungen** (Sialadenitiden) werden aufgrund ihrer hohen klinischen Relevanz in einem separaten Textabschnitt behandelt.

10.3.4 Sialolithiasis

Epidemiologie | Speichelsteine kommen gehäuft im mittleren Erwachsenenalter vor, wobei Männer 2- bis 3-mal häufiger betroffen sind als Frauen. Da Speichelsteine meist symptomlos sind, werden sie häufig (1 % der Fälle) als Zufallsbefund bei der Obduktion gefunden, während im chirurgischen Krankengut nur etwa 0,01 % der Eingriffe aufgrund von Speichelsteinen durchgeführt werden.

MERKE

Am häufigsten ist die Glandula submandibularis betroffen (über 90 % der Fälle), während in der Glandula parotis nur 6 % der Speichelsteinleiden auftreten.

Ätiopathogenese | Ursächlich sind ähnlich wie bei der Steinentwicklung in der Niere oder der Galle v. a. die 3 folgenden Faktoren ausschlaggebend:

- metabolische Störungen mit Erhöhung des Kalziumspiegels im Blut;
- Obstruktionen des Sekretabflusses durch entzündlich bedingte Vernarbungen des Gangsystems, z. B. infolge einer bakteriellen Entzündung, s. u.;
- Fremdkörper oder Divertikel im Gangsystem, die auch andernorts als Kristallisationskeime fungieren (vgl. S. 269).

Morphologie | Die Befunde sind unspezifisch, eine histologische Diagnostik findet in der Regel nicht statt.

Klinische Aspekte | Komplikationen sind schmerzhafte Schwellungen infolge der Sekretabflussbehinderung, insb. in Zusammenhang mit der Nahrungsaufnahme, aszendierende Sialadenitiden und als Spätfolge Speichelfisteln, z. T. mit Ableitung des Sekrets über die Hautoberfläche.

10.3.5 Entzündliche Speicheldrüsenerkrankungen

MERKE

Die häufigsten Speicheldrüsenerkrankungen sind die bakteriell oder viral bedingten Sialadenitiden.

In absteigender Reihenfolge sind die Glandula parotis, die Glandula submandibularis und die Glandula sublingualis betroffen. Neben Infektionen kommen auch allergische Reaktionen, Medikamente, Schwermetalle, Traumata sowie Strahleneinwirkungen als Ursache einer Entzündung in Frage.

Akute bakteriell bedingte Sialadenitiden

Akute bakterielle Sialadenitiden sind in der Regel durch aszendierende Infektionen bedingt (häufige Erreger: Staphylokokken und Streptokokken der Gruppe A), metastatische Entzündungen im Rahmen einer Bakteriämie sind hingegen sehr selten. Begünstigend wirken Behinderungen des Sekretflusses sowie eine Reduktion der Speichelmenge. Typisches morphologisches Korrelat ist die **granulozytenreiche, eitrige Sialadenitis**, ggf. mit Abszessbildung und nachfolgender Atrophie des Drüsengewebes.

Akute viral bedingte Sialadenitiden

MERKE

Viral bedingte Entzündungen der Speicheldrüsen werden am häufigsten durch das Mumps- sowie durch das Zytomegalie-Virus hervorgerufen.

Seltene Ursachen einer viralen Sialadenitis sind Infektionen durch Coxsackie-Viren, Echo-Viren, das Masern-Virus und das EBV-Virus.

Parotitis epidemica

Epidemiologie | Mumps (auch Ziegenpeter genannt) kann sporadisch oder endemisch auftreten, befällt – wie der lateinische Name bereits zum Ausdruck bringt – die Ohrspeicheldrüse und tritt v. a. bei Jungen (m:w = 2:1) im Alter von 6 Jahren bis ins jugendliche Erwachsenenalter auf.

Ätiopathogenese | Erreger ist das Mumps-Virus, ein RNA-Virus aus der Gruppe der Paramyxoviren.

Morphologie | Mikroskopisch finden sich eine **Vakuolisierung der Azinusepithelien mit Nekrosen** sowie eine vermehrte **Desquamation des Gangepithels;** das Interstitium ist vorwiegend lymphozytär und plasmazellulär infiltriert.

Klinische Aspekte | Der klinische Aspekt ist insbesondere durch eine zumeist doppelseitige Schwellung der Glandula parotis geprägt, die darüber liegende Haut ist in der Regel gerötet. Als lokale Komplikationen können bakterielle Superinfektionen vorkommen. Bei Virämie kann eine Orchitis auftreten (statistisch in jedem 5. Fall des Erwachsenenalters), weitere relevante Komplikationen sind eine Pankreatitis (s. S. 310), eine Meningoenzephalitis und Myokarditis sowie eine Mitreaktion anderer Speicheldrüsen.

Zytomegalie-bedingte Sialadenitis

Epidemiologie | Infektionen der Parotis durch das Zytomegalie-Virus (CMV) kommen gehäuft im Kindesalter vor, wobei das frühe Säuglingsalter bevorzugt betroffen ist. Im Erwachsenenalter wird eine Zytomegalie-Infektion v. a. bei immunsupprimierten Patienten (z. B. nach Transplantationen) beobachtet.

Ätiopathogenese | Die epidemiologischen Daten zeigen, dass das CMV insbesondere bei Personen mit einem unreifen oder geschwächten Immunsystem pathogene Wirkung entfaltet. Gesunde Erwachsene sind kaum gefährdet.

Morphologie | Makroskopisch sind die Speicheldrüsen unauffällig, während mikroskopisch **epitheliale Riesenzellen mit Viruseinschlusskörpern** (eulenaugenartiger Zellkern) nachweisbar sind. Diese Virusriesenzellen kommen gehäuft in Gangepithelien vor. Die Glandula parotis ist häufiger betroffen als die Glandula submandibularis und/oder die Glandula sublingualis.

Klinische Aspekte | Der Krankheitsverlauf ist ähnlich wie bei der durch EBV übertragenen infektiösen Mononukleose: es kommt zu Lymphknoten- und Speicheldrüsenschwellungen begleitet von Fieberschüben.

Akute postoperative Parotitis

Nach praktisch jeder Operation, besonders aber nach Laparotomien, kommen akute Parotitiden vor (nach Laparotomien in 0,4–0,8 % der Fälle). Es werden folgende Ursachen diskutiert: Die hämatogene Einschleppung von bakteriellen Erregern, eine Autodigestion infolge einer Enzymentgleisung sowie ein toxisch-allergischer Schaden. Morphologisch liegt eine seröse, eitrige und/oder nekrotisierende Entzündung vor.

Chronische Sialadenitiden

Unspezifische bakterielle Sialadenitis

Aufsteigende bakterielle Infektionen können primär oder im Anschluss an eine akute Entzündungsreaktion (s. o.) chronische Sialadenitiden hervorrufen, die unabhängig vom jeweiligen Erreger zu charakteristischen morphologischen Veränderungen und Funktionseinschränkungen der Speicheldrüsen führen.

Ätiopathogenese | Begünstigende Faktoren einer chronischen Sialadenitis sind: Stenosen und Ektasien im Bereich des Gangsystems, Speichelsteine sowie funktionelle Faktoren wie verminderter Speichelfluss und/oder veränderte Speichelzusammensetzung.

Morphologie | Man sieht indurierte, meist vergrößerte, teils aber auch atrophisch verkleinerte Speicheldrüsen. Das Drüsenparenchym ist reduziert, histologisch erkennt man lymphozytäre und plasmazelluläre Entzündungszellinfiltrate sowie einen Ersatz des Drüsenparenchyms durch Fett- und auch Narbengewebe.

Praxistipp

Die bakteriell bedingte chronische Sialadenitis muss differenzialdiagnostisch gegen anderen Formen der chronischen Speicheldrüsenentzündung abgegrenzt werden; so ist neben der bakteriellen auch eine autoimmune Genese möglich (z. B. im Rahmen eines Sjögren-Syndroms, s. u.). Zur genauen ätiologischen Klärung ist in der Regel eine Biopsie erforderlich. Eine Sonderform der chronischen Sialadenitis ist der Küttner-Tumor.

Klinische Aspekte | Aufgrund der Vernarbungen können sich eine Hyposalivation und Xerostomie entwickeln.

Küttner-Tumor

Es handelt sich um eine sklerosierende, nicht-Speichelstein-bedingte Sialadenitis, bei der es zu einer **auffallenden Verhärtung** des befallenen Organs – bevorzugt der Glandula submandibularis – kommt. Hierdurch kann irrtümlich der Eindruck einer Neoplasie entstehen. Das männliche Geschlecht ist bevorzugt betroffen, der Altersgipfel liegt zwischen dem 5. und 6. Lebensjahrzehnt. Ursächlich ist eine autoimmune Reaktion, ähnlich derjenigen bei der autoimmunen sklerosierenden Pankreatitis (s. S. 312). Histologisch finden sich zahlreiche CD 8 $^+$-T-Lymphozyten, die durch eine Zerstörung des Drüsengewebes eine Sklerose des Organs induzieren.

MERKE

Der Küttner-Tumor ist keine Neoplasie, sondern eine tumorartige entzündliche Läsion autoimmuner Genese.

Sjögren-Syndrom

Beim Sjögren-Syndrom handelt es sich um eine chronische Entzündung der Tränen- und Speicheldrüsen, evtl. auch anderer exokriner Drüsen; es manifestiert sich klinisch unter dem sog. „**Sicca-Syndrom**“: trockener Mund, trockene Augen.

Epidemiologie | Das Sjögren-Syndrom steht in der Häufigkeitsskala der sog. Kollagenosen an 2. Stelle. Der Altersgipfel liegt in der 5.–6. Dekade. Kinder sind nur ganz selten betroffen, Frauen erkranken 8- bis 9-mal häufiger als Männer.

Ätiopathogenese | Die Entzündung ist wahrscheinlich **autoimmuner Genese**, hierfür sprechen verschiedene Befunde:

- erhöhte Immunglobuline im Serum,
- Nachweis von Rheumafaktoren in 70–100 % der Fälle,
- erhöhte antinukleäre Antikörper in 50 % der Fälle,
- Nachweis des L. E.-Faktors in 10–20 % der Fälle,
- Speichelgangepithelantikörper in 65 % der Fälle.

Morphologische und klinische Aspekte | Ein Sjögren-Syndrom ist mit Sicherheit anzunehmen, wenn:
- histologisch eine benigne lymphoepitheliale Läsion der Speicheldrüsen (Lymphozyten im Drüsen- und Gangepithel) mit Atrophie des Drüsengewebes nachzuweisen ist (mit dem Endzustand der sog. myoepithelialen Inseln: kontraktile Epithelzellgruppen inmitten eines von Entzündungszellen durchsetzten fibrotischen Gewebes);
- klinisch 2 der folgenden 3 Symptome vorliegen: 1. Xerostomie; 2. Keratokonjunktivitis sicca; 3. chronische Polyarthritis oder andere sog. Kollagenosen (in diesem Fall ist das Sjögren-Syndrom Begleiterscheinung einer bereits manifesten Autoimmunerkrankung).

In 6 % der Sjögren-Fälle entwickelt sich ein malignes B-Zell-Lymphom. Es handelt sich zumeist um **Marginalzonenlymphome** (MALT-Lymphome, s. S. 158) mit sog. lymphoepithelialen Läsionen (Tumor-Lymphozyten im Epithel).

10

MERKE

Das Sjögren-Syndrom kann in ein B-Zell-Lymphom übergehen!

Strahlensialadenitis

Nach einer Be- oder Verstrahlung der Speicheldrüse entwickeln sich ein Ödem sowie eine Azinusnekrose; aufgrund des Epithelschadens steigt im Harn die Speichelamylase an, und es entwickelt sich eine Xerostomie. Die morphologischen Veränderungen können je nach Intensität der erfolgten Strahleneinwirkung vollständig reversibel sein oder in einen permanenten Defektzustand münden: So kommt es bei einer schweren Schädigung zur Atrophie des Drüsengewebes mit Fibrosierung.

Mikulicz- und Heerfordt-Syndrom

Beim **Mikulicz-Syndrom** handelt es sich um eine symmetrische Tränen- und Speicheldrüsenerkrankung mit Atrophie des Speicheldrüsenparenchyms und massiver lymphozytärer Reaktion. Dieses Syndrom wird gehäuft paraneoplastisch bei Lymphomen beobachtet.

Das **Heerfordt-Syndrom** gilt als Variante der Sarkoidose und umfasst die folgende Symptomtrias: Fieber, Uveitis und Parotisschwellung. Histologisch sieht man in den betroffenen Speicheldrüsen zahlreiche nichtverkäsende Granulome wie bei der Sarkoidose (s. S. 202).

10.3.6 Speicheldrüsentumoren

Speicheldrüsentumoren machen ca. 0,5–3 % aller menschlichen Tumoren aus.

Tab. 10.3

Relative Häufigkeiten von Speicheldrüsentumoren in den verschiedenen Speicheldrüsen

Speicheldrüse	relativer Anteil*	gutartig: bösartig
Glandula parotis	80 %	4:1
Glandula submandibularis	10 %	1:1
kleine Speicheldrüsen in der Mundhöhle	9 %	1:1
Glandula sublingualis	1 %	1:9

** an der Gesamtheit aller Speicheldrüsentumorerkrankungen.*

MERKE

Am häufigsten betroffen ist die Glandula parotis mit 80 % aller Speicheldrüsentumorerkrankungen, gefolgt von der Glandula submandibularis (10 % der Erkrankungen).

In der Rangliste abnehmender Häufigkeit folgen die kleinen Speicheldrüsen des Gaumens, die sonstigen kleinen Speicheldrüsen und die Glandula sublingualis mit nur noch 1 % der Erkrankungen (**Tab. 10.3**). Paratracheal und intrapulmonal sowie im Augenlid- und Tränendrüsenbereich finden sich gleichfalls Drüsen, die den „klassischen" Speicheldrüsen ähnlich sind; aus diesem Grund können auch dort Tumoren entstehen, die morphologisch eng mit den Speicheldrüsentumoren verwandt sind.

MERKE

In der Glandula parotis dominieren benigne Tumoren, sie kommen dort 4-mal häufiger vor als maligne Tumoren. Die meisten anderen Speicheldrüsen zeigen ein ausgewogenes Verhältnis zwischen gut- und bösartigen Tumoren (Ausnahme: Glandula sublingualis, s. **Tab. 10.3**).

Gutartige Speicheldrüsentumoren

MERKE

Mit 65 % aller Parotistumoren ist das pleomorphe Adenom der häufigste benigne Speicheldrüsentumor.

Pleomorphes Adenom:

Der Tumor ist **makroskopisch** durch eine dünne Kapsel gegen das umliegende Gewebe scharf abgegrenzt, Rezidive weisen jedoch in der Regel extrakapsuläre Tumoranteile auf. **Mikroskopisch** erkennt man ein sehr buntes Bild mit gemischt epithelialen und mesenchymalen Anteilen (daher die Bezeichnung „pleomorph"). Die Epithelzellen entsprechen typischen Azinuszellen, die teils drüsig, teils solide und teils strangförmig angeordnet sind, z. T. handelt es sich auch um Myoepithelien. Das Stroma ist mukoid-hyalin oder myxomatös. Nach operativer Entfernung tre-

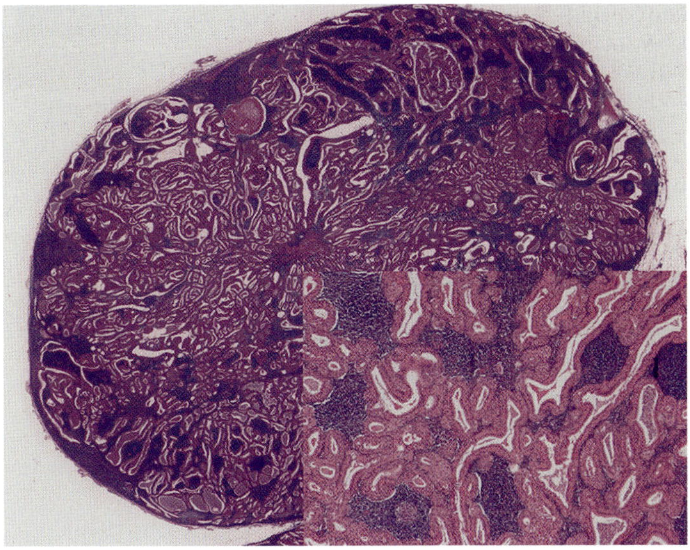

Abb. 10.7 Zystadenolymphom: Gutartiger Tumor bestehend aus lymphatischen Strukturen und onkozytären Epithelien, Vergrößerung rechts unten.

ten in 10 % der Fälle Rezidive auf; eine maligne Transformation des Tumors soll in bis zu 5 % der Fälle vorkommen.

Zystadenolymphom: Das Zystadenolymphom (**Abb. 10.7**) wird auch **Warthin-Tumor** genannt und macht etwa 5 % aller Speicheldrüsentumoren aus; damit ist das Zystadenolymphom der zweithäufigste gutartige Speicheldrüsentumor. Der Tumor kommt fast ausschließlich in der Glandula parotis vor und zeichnet sich durch seine besondere Morphologie aus: Mikroskopisch sieht man Zysten, die von papillär gefalteten eosinophilen Epithelien (Onkozyten) ausgekleidet werden. Im Stroma der Papillen befinden sich dicht gelagerte Lymphozyten („Lymphom"), die Lymphfollikel mit zahlreichen Keimzentren ausbilden. Histogenetisch soll sich der Tumor von intra- oder periglandulär gelagerten Lymphknoten ableiten. Auch bei diesem Tumor liegt die Rezidivquote bei 10 %. Männer sind 5- bis 6-mal häufiger betroffen als Frauen. Maligne Varianten des Zystadenolymphoms sind mit weniger als 1 % der Erkrankungsfälle sehr selten.

Basalzelladenom: Seltener als die zuvor genannten Tumoren ist das Basalzelladenom, dessen Name sich aus der dominierenden, den Hauptanteil des Tumors ausmachenden Zellpopulation ergibt: Basaloide Zellen haben große Zellkerne und relativ wenig Zytoplasma. Sie ähneln den Zellen eines Basalioms der Haut (s. S. 431). Das Basalzelladenom neigt zu Rezidiven (30 % der Erkrankungsfälle).

Onkozytom: Es handelt sich um einen Tumor des höheren Lebensalters. Makroskopisch ist er gut abgegrenzt und bräunlich; mikroskopisch dominiert ein eosinophiles Zytoplasma (Ausdruck des Mitochondrienreichtums). Onkozytome sind in der Regel gutartig.

Weitere gutartige Tumoren der Speicheldrüsen sind u. a. das kanalikuläre Adenom sowie das sebazeöse und das duktale Papillom.

Maligne Speicheldrüsentumoren

Azinuszellkarzinom: Bis zu 20 % aller malignen Speicheldrüsentumoren sind Azinuszellkarzinome, in etwa 80 % der Fälle ist die Glandula parotis betroffen. Bei Frauen kommt der Tumor doppelt so häufig vor wie bei Männern. Die Tumorzellen zeigen in der Regel eine ausgeprägte Ähnlichkeit zu den serösen Azinuszellen (hohe Differenzierung), sie wachsen multinodulär und sind teils in soliden, teils in zystischen Verbänden angeordnet, stets aber gut gegen das gesunde Gewebe abgegrenzt. Der Malignitätsgrad des Tumors ist gering, dennoch ist die Rezidivneigung nach operativer Entfernung mit 50 % hoch. Metastasen treten ebenfalls in 50 % der Fälle auf.

Mukoepidermoide Karzinome kommen häufiger in den kleinen Speicheldrüsen vor. Sie sind unscharf abgegrenzt und mit schleimiger Flüssigkeit gefüllt. Histologisch findet sich eine Mischung aus plattenepithelialen und drüsig differenzierten, schleimbildenden Epithelien. Die 5-Jahres-Überlebensrate beträgt 70 %.

Adenoidzystische Karzinome kommen in allen kleinen Speicheldrüsen vor, auch außerhalb der Mundhöhle. Diese Tumoren sind gut abgekapselt und von gallertiger Konsistenz. Histologisch zeigt sich ein aggressives Wachstum mit Infiltration von Perineuralscheiden. Die Epithelien sind alveolär, kribriform („siebartig durchlöchert") oder zylinderartig und von hyalinen Zonen umfasst; es finden sich nur leichte zelluläre Atypien. Fernmetastasen kommen häufiger vor als regionale Metastasen in Lymphknoten. Die

Rezidivquote ist mit 87 % hoch; die 5-Jahres-Überlebensrate liegt bei nur 30 %.

Weitere Malignome der Speicheldrüse sind:

- Azinuszellkarzinom
- mukoepidermoides Karzinom
- adenoidzystisches Karzinom
- pleomorphes Adenokarzinom
- epithelial-myoepitheliales Karzinom
- Basalzelladenokarzinom
- sebazeöses Karzinom
- papilläres Zystadenokarzinom
- muzinöses Adenokarzinom
- onkozytisches Karzinom
- Speicheldrüsengangkarzinom
- malignes Myeoepitheliom
- Karzinom im pleomorphen Adenom
- Plattenepithelkarzinom
- kleinzelliges Karzinom

In der Mehrzahl der Fälle handelt es sich um epitheliale Tumoren. Mesenchymale Tumoren sind selten (s. Kapitel Weichgewebe, S. 537). Die pTNM-Klassifikation der Speicheldrüsenkarzinome ist in **Tab. 10.4** aufgelistet.

10

MERKE

Die Differenzierung zwischen gut- und bösartigen Speicheldrüsentumoren gehört zu den größten Herausforderungen in der pathologischen Diagnostik überhaupt, da die morphologischen Übergänge zwischen den einzelnen Tumorarten fließend sind und die immunhistochemische Typisierung häufig auch nicht weiterhilft.

Tab. 10.4

pTNM-Klassifikation der Karzinome großer Speicheldrüsen

Kategorie	Kriterien
pT 1	Tumor < 2 cm, ohne extraparenchymatöse Ausbreitung
pT 2	Tumor > 2 cm, aber < 4 cm, ohne extraparenchymatöse Ausbreitung
pT 3	Tumor > 4 cm und/oder mit extraparenchymatöser Ausbreitung
pT 4a	Tumor infiltriert Haut, Unterkiefer, äußeren Gehörgang, N. facialis
pT 4b	Tumor infiltriert Schädelbasis, Processus pterygoideus oder umschließt A. carotis interna
pN1	Lymphknotenmetastase(n) solitär, ipsilateral, < 3 cm
pN2a	Lymphknotenmetastase(n) solitär, ipsilateral > 3 cm < 6 cm
pN2b	Lymphknotenmetastasen multipel, ipsilateral < 6 cm
pN2c	Lymphknotenmetastasen bilateral o. kontralateral < 6 cm
pN3	Lymphknotenmetastase(n) > 6 cm

11 Ösophagus

11.1 Relevante anatomische und funktionelle Aspekte

Makroskopischer Aufbau und Funktion | Der 22–25 cm lange Ösophagus verbindet als muskuläres Hohlorgan den Pharynx mit dem Magen; endoskopisch liegt der ösophagokardiale Übergang etwa 40 cm von der vorderen Zahnreihe entfernt. Die Pars cervicalis und der größte Teil der Pars thoracica liegen direkt den Wirbelkörpern an, während der untere Teil des Ösophagus (kaudaler Abschnitt der Pars thoracica sowie die Pars abdominalis) nach dorsal hin an die Aorta grenzt. Unmittelbar dem Ösophagus benachbart liegen die Trachea und paratracheale Lymphabflussbahnen. Ebenfalls direkt benachbart ist das Herz.

Praxistipp
Aufgrund seiner engen topografischen Beziehungen zu zahlreichen Organen und seiner guten endoskopischen Erreichbarkeit spielt der Ösophagus auch bei der Diagnostik zahlreicher nichtösophagealer Erkrankungen eine Rolle. So sind beispielsweise zahlreiche pathologische Befunde am Herzen mittels transösophagealer Echokardiografie erkennbar. Über die Speiseröhre können darüber hinaus Biopsien benachbarter Organe und Lymphknoten durchgeführt werden; hierbei bedient man sich der sonografisch gesteuerten Feinnadelzytologie. So ist z. B. das Staging von Bronchialkarzinomen mittels der zytologischen Auswertung von Lymphknotenaspiraten möglich.

Der Ösophagus verfügt über 3 physiologische Engstellen: Die **obere Enge** entspricht dem Ösophaguseingang und wird durch den Kehlkopfringknorpel verursacht. Die **mittlere Enge** liegt 8 cm tiefer bzw. 23 cm von der vorderen Zahnreihe entfernt und ist durch den Aortenbogen und den Abgang des linken Stammbronchus bedingt (endoskopisch ist an dieser Stelle die Pulsation der Aorta zu erkennen). Die **untere Enge** wird durch den Hiatus oesophageus, d. h. den Zwerchfelldurchtritt, erzeugt.

Der Ösophagus ist in erster Linie für den **Transport des Speisebreis** zuständig, daher verfügt er über eine kräftige Muskulatur, die durch peristaltische Kontraktionen für die Nahrungsmittelweiterleitung sorgt. Funktionell wird der Ösophagus durch einen oberen und einen unteren muskulären Sphinkter abgeschirmt; der obere verhindert den Übertritt von Luft aus dem Pharynx, der untere den Reflux von saurem Mageninhalt. Die Sphinkteren erschlaffen beim Schluckakt.

Relevanz für die Pathologie | Zahlreiche Erkrankungen des Ösophagus beeinträchtigen dessen Transportfunktion und äußern sich entsprechend in Form von **Schluckstörungen (Dysphagie)**. Dies gilt insbesondere für Erkrankungen mit einer **mechanischen Blockade der Ösophaguslichtung**. Lichtungsstörungen können angeboren sein (z. B. Ösophagusatresie) oder aus verschiedensten Gründen erworben werden (v. a. entzündlich und neoplastisch bedingte Ösophagusstenosen). **Beeinträchtigungen der Speiseröhrenbeweglichkeit** sind ein weiterer Grund für ösophageale Transportstörungen, der muskuläre Tonus kann zu schlaff (z. B. Megaösophagus) oder alternativ erhöht sein (z. B. diffuser Ösophagusspasmus), in der Regel liegt zeitgleich eine muskuläre Koordinationsstörung mit Beeinträchtigung der propulsiven Peristaltik vor. Klinisch besonders relevant sind darüber hinaus **Störungen des gastroösophagealen Verschlussmechanismus:** Der Reflux von saurem Mageninhalt induziert charakteristische Veränderungen des Speiseröhrenepithels (zunächst entzündlich, dann metaplastisch) mit der Gefahr der malignen Entartung.

Klinisch bedeutsam sind schließlich auch die physiologischen Engen des Ösophagus: Hier bleiben v. a. größere Fremdkörper bevorzugt hängen und können Verletzungen verursachen. Ebenfalls von klinischer Bedeutung ist das submuköse Venengeflecht im unteren Ösophagusdrittel, das mit dem venösen Abstromgebiet des Magens anastomosiert; hier können sich im Rahmen einer portalen Hypertonie (s. S. 302) Krampfadern ausbilden, die lebensgefährlich bluten können.

Mikroskopischer Aufbau | Der Ösophagus wird von einem **mehrschichtigen, nichtverhornenden Plattenepithel** ausgekleidet. In die Schleimhaut münden zahlreiche kleine Speicheldrüsen. Am Übergang zur Kardia geht das Plattenepithel in die intestinale Schleimhaut des Magens über, wobei die Länge der Kardia sehr variabel sein kann. Der Übergang zwischen ösophagealem Plattenepithel und intestinalem Zylinderepithel ist endoskopisch als Z-Linie erkennbar.

Relevanz für die Pathologie | Eine Verlagerung der Z-Linie nach oral – also ein „Vordringen" der intestinalen Schleimhaut mit Becherzellmetaplasie (ähnlich der des Kolons) in den Ösophagus hinein – kennzeichnet die sog. **Barrettmukosa:** Sie entsteht zumeist metaplastisch (s. S. 25) auf dem Boden einer gastroösophagealen Refluxösophagitis und birgt die Gefahr eines **Adenokarzinoms** (Barretkarzinom). Hiervon abzugrenzen ist das ösophageale **Plattenepithelkarzinom**, das unmittelbar von der ortstypischen Schleimhaut ausgeht und ein anderes Risikoprofil besitzt als das Adenokarzinom. Die Prognose beider Karzinomtypen ist schlecht.

11.2 Fehlbildungen des Ösophagus

Key Point

Die inkomplette Anlage/Ausbildung des Ösophagus (Ösophagusagenesie/-atresie) ist in der Gruppe der insgesamt seltenen angeborenen Fehlbildungen relativ häufig und erfordert in der Regel eine frühzeitige chirurgische Intervention. Klinisch relevant sind darüber hinaus die zumeist erworbenen Speiseröhrendivertikel sowie die Hiatushernien.

11.2.1 Angeborene Fehlbildungen

Eine **Aplasie** (komplettes Fehlen des Ösophagus) ist ausgesprochen selten, in der Regel ist noch ein fibrotischer Bindegewebsstrang angelegt.

Agenesien bzw. **Atresien** sind hingegen sehr viel häufiger, sie treten ca. 1-mal auf 3000 Neugeborene auf, wobei das männliche Geschlecht etwas stärker betroffen ist. Die Atresien kommen zumeist in Kombination mit einer fissuralen Verbindung zur Trachea vor **(Ösophagotrachealfisteln)** und sind von verschiedenen Autoren klassifiziert worden. Die in Deutschland gängigste Klassifikation nach Vogt mit Angabe der Häufigkeiten ist in der **Abb. 11.1** dargestellt. 50 % der Atresien sind mit weiteren Anomalien der Kreislauforgane, des Darmtraktes und/oder des Urogenitaltraktes vergesellschaftet. Kausal kommen sowohl genetische als auch exogene Faktoren infrage (z. B. Thalidomid). In der Schwangerschaft ist ein Hydramnion typisch, nach der Geburt sind die Säuglinge durch Aspiration und Erstrickungsgefahr bedroht (Übertritt von Milch in die Luftröhre).

Weitere **seltene Fehlbildungen** sind isolierte ösophagotracheale Fisteln ohne begleitende Atresie, angeborene Ösophagusstenosen, laryngo-tracheoösophageale Spaltbildungen, bronchioösophageale Fisteln (die meist erst im jugendlichen und Erwachsenenalter bemerkt werden) branchiogene Zysten (sie leiten sich von den branchiogenen Schlundtaschen ab) und der Megaösophagus (s. S. 233).

Gewebe- und **Organheterotopien** sind dagegen häufiger zu beobachten. Am häufigsten finden sich Magenschleimhautinseln, seltener intraösophageale Lungenanlagen und noch seltener Einlagerungen von Talgdrüsen, Lebergewebe, Pankreasgewebe oder Schilddrüsenparenchym.

MERKE

Ösophagusagenesien machen innerhalb weniger Tage nach der Geburt klinische Symptome und bedürfen einer akuten chirurgischen Intervention.

11.2.2 Divertikel

Im Ösophagus kommen 2 verschiedene Formen von Divertikeln vor:

- Das **Traktionsdivertikel** ist ein echtes Divertikel, das durch Narbenzug aus der Umgebung entsteht. Ursächlich sind meist entzündliche Prozesse in der Nachbarschaft des Ösophagus.
- Das **Pulsionsdivertikel** ist ein Pseudodivertikel und seltener als das Traktionsdivertikel. Es entsteht im oberen Ösophagusdrittel, zumeist im Bereich einer anatomischen Muskellücke (Laimer-Dreieck am Unterrand des Hypopharynx). Man spricht in diesem Zusammenhang auch vom **Zenker-Divertikel**.

Klinische Aspekte | Durch Retention von Nahrungsbestandteilen kann es zur Entzündung, zur Ulzeration und selten zur Perforation der Divertikel kommen.

11.2.3 Hiatushernien

MERKE

Bei einer Hiatushernie ist ein Teil des Magens (im Extremfall der komplette Magen) durch den Hiatus oesophageus des Zwerchfells hindurch in den Thorakalraum verlagert. Die Bruchpforte ist in diesem Fall eine reguläre anatomische Durchtrittsstelle.

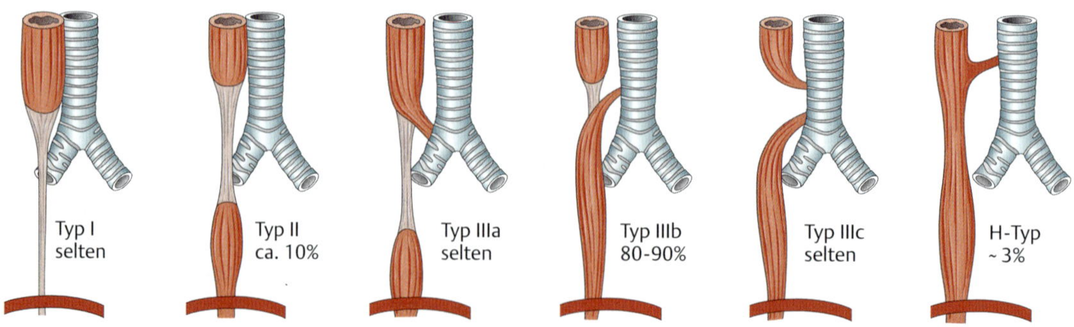

Abb. 11.1 Ösophagusatresie: Einteilung nach Vogt und Häufigkeit der verschiedenen Formen. **Typ I:** langstreckige Atresie ohne Fistel. **Typ II:** Atresie im mittleren Ösophagusdrittel ohne Fistel. **Typ IIIa:** Atresie mit oberer Fistel. **Typ IIIb:** Atresie mit unterer Fistel. **Typ IIIc:** Atresie mit unterer und oberer Fistel. **H-Typ:** Fistel ohne Atresie.

Epidemiologie | Die Hiatushernien treten gehäuft im höheren Lebensalter auf, bis zu 40% der betroffenen Patienten sind über 60 Jahre alt.

Ätiopathogenese | Ursächlich sollen die im Alter zunehmende Bindegewebsschwäche (erhöhte Druckbelastung des Zwerchfells) sowie eine muskuläre Erschlaffung mit Verbreiterung des Hiatus oesophageus sein; besonders gefährdet sind adipöse Personen (erhöhter intraabdomineller Druck).

Morphologie | Unterschieden wird zwischen der sehr viel häufigeren axialen Gleithernie, die ca. 85% der Hiatushernien ausmacht, und der paraösophagealen Hernie, die auch kombiniert mit einer axialen Gleithernie im Sinne einer Mischhernie auftreten kann. Bei der **axialen Gleithernie** ist der Hiatus verbreitert und der Ösophagus samt Mageneingang bzw. proximalem Magenabschnitt nach oral verlagert (**Abb. 11.2a**). Bei regelhafter ösophagealer Lage und einer divertikelartigen Ausstülpung des Magens *neben* den Ösophagus spricht man von einer **paraösophagealen Hernie** (**Abb. 11.2b**). Im Extremfall kann nahezu der gesamte Magen in den Thoraxalraum verlagert sein (sog. **Thorax-Magen** oder **Upside-down-Stomach**; bei Letzterem ist der Magen zusätzlich um 180° rotiert).

Klinische Aspekte | Je nach Ausprägung der Hiatushernie klagen die Patienten über ein retrosternales Druckgefühl, Schluckbeschwerden, Sodbrennen (gastroösophagealer Reflux!), Erbrechen und Husten. Im Falle einer pulmonalen Kompression können Ventilationsstörungen mit Dyspnoe hinzutreten.

11.3 Funktionelle Störungen des Ösophagus

Key Point

Die Transportfunktion des Ösophagus kann gleichermaßen durch Beeinträchtigungen der Speiseröhrenbeweglichkeit als auch der Speiseröhrendurchgängigkeit behindert sein.

11.3.1 Motilitätsstörungen

MERKE

Motilitätsstörungen können angeboren (Megaösophagus) oder erworben sein (Achalasie, diffuser Ösophagusspasmus). Es liegt zumeist eine Störung des Plexus myentericus (Plexus Auerbach) bzw. der vegetativen Innervation vor.

Megaösophagus: Der Megaösophagus ist eine seltene Fehlbildung, die auf einer angeborenen Aplasie der Ganglienzellen des Plexus myentericus (Plexus Auerbach) beruht. Diese Erkrankung entspricht dem im Kolon vorkommenden Morbus Hirschsprung (s. S. 268).

Achalasie: Abzugrenzen ist der Megaösophagus von der Achalasie, die nicht angeboren, sondern erworben ist. Die genaue Ätiologie ist unklar. Wie beim Morbus Hirschsprung degenerieren die vegetativen Nervenzellen des Plexus myentericus, es resultiert eine Dauerkontraktion des gastroösophagealen Sphinkters mit fehlendem Kardiaöffnungsreflex (früher auch als **Kardiospasmus** bezeichnet). Proximal der Stenose kommt es zu einer Dilatation des Ösophagus, klinisch macht sich dies durch eine Speisebreiretention bemerkbar (mögliche Folgen: mechanische Reizung/Entzündung der Ösophagusschleimhaut, ggf. mit dysplastischer Transformation des Epithels und im Extremfall mit karzinomatöser Entartung). Die Achalasie ist selten mit einer Inzidenz unter 1–2 pro 100 000 pro Jahr; die Erkrankung kommt in allen Altersstufen vor, wobei Kinder mit weniger als 2% aller Erkrankungsfälle am seltensten betroffen sind.

Diffuser Ösophagusspasmus: Er beruht auf nichtperistaltisch verlaufenden, repetitiven, stark und lang anhaltenden Kontraktionen des Ösophagus, eine Funktionsstörung des Ösophagussphinkters liegt nicht vor. Ganz selten kann auch der Dünndarm mitbefallen werden. Ursächlich sind Störungen der vegetativen Innervation. Der diffuse Ösophagusspasmus ist erworben, wobei die genaue Ätiologie unbekannt ist. Häufig ist er mit anderen Erkrankungen wie z. B. einem Diabetes mellitus vergesellschaftet.

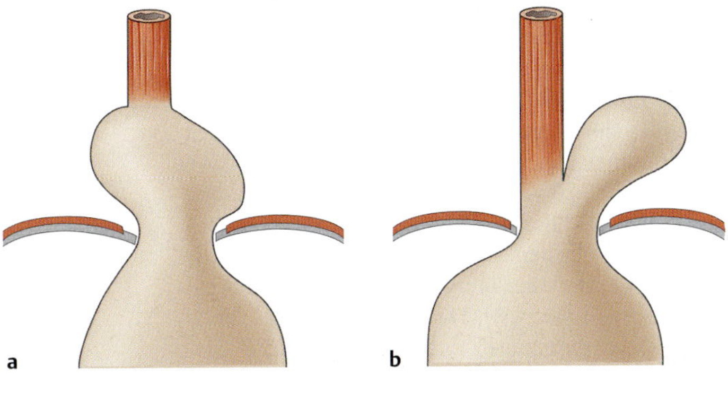

Abb. 11.2 Hiatushernien, schematische Darstellung. **a** Axiale Gleithernie; **b** paraösophageale Hernie.

11.3.2 Lichtungsstörungen

Stenosen des Ösophagus können sowohl angeboren als auch erworben sein.

- **Angeborene Stenosen:** Neben den bereits erwähnten **Ösophagusmissbildungen** spielt als weitere angeborene Störung die **Dysphagia lusoria** eine Rolle: Hier liegt ein Fehlabgang der rechten A. subclavia vor, die links aus der Aorta (Arteria lusoria) entspringt und unter Einengung des Ösophagus nach rechts zieht.
- **Erworbene Stenosen** der Ösophaguslichtung können auf entzündliche Erkrankungen zurückgehen, z. B. auf die peptische Ösophagitis, den Morbus Crohn oder Mykosen; maligne Tumoren und Verätzungen kommen als weitere Ursachen einer Stenose infrage, selten auch rheumatische Erkrankungen und die Sklerodermie.

11.4 Zirkulatorische Störungen des Ösophagus

Key Point

Klinisch relevant sind v. a. Blutungen. Häufigste Blutungsquelle sind Ösophagusvarizen, die meist im Rahmen einer Leberzirrhose entstehen.

11

11.4.1 Ösophagusvarizen

Im Venengeflecht des distalen Ösophagus steht das venöse Stromgebiet aus Kehlkopf, Zunge und Halsbereich mit demjenigen des Magens in Verbindung. Bei einer portalen Hypertension (meist infolge einer alkoholbedingten Leberzirrhose, s. S. 289) wird vermehrt Blut aus den Verdauungsorganen über diesen Kollateralweg in die obere Hohlvene abgeleitet, der vermehrte Blutfluss führt zu einer Ausweitung der Venen mit Krampfaderbildung (Varikosis). Varizen ohne portale Hypertension sind sehr selten, sie können sich beispielsweise bei der Obstruktion der Vena cava superior durch ein Bronchial- oder Ösophaguskarzinom entwickeln.

MERKE

Gefürchtete Komplikation der Ösophagusvarizen ist die Ruptur mit zumeist massiver Blutung.

11.4.2 Blutungen

Circa 80 % der Blutungen des Gastrointestinaltraktes (GI) stammen aus dem oberen GI; in Deutschland sind 40 000–80 000 Klinikeinweisungen jährlich durch eine solche obere Gastrointestinalblutung bedingt. Am häufigsten sind **Blutungen aus Ösophagusvarizen** (**Abb. 11.3**), sie können aber auch andere Ursachen haben wie z. B. Traumata (zumeist durch Fremdkörperverletzung) und hämorrhagische Diathesen verschiedener Ursache (s. S. 144); sehr selten handelt es sich um spontane Blutungen. Es wird geschätzt, dass in der Bundesrepublik jährlich etwa 4000 Ösophagusvarizenblutungen zum Tode führen.

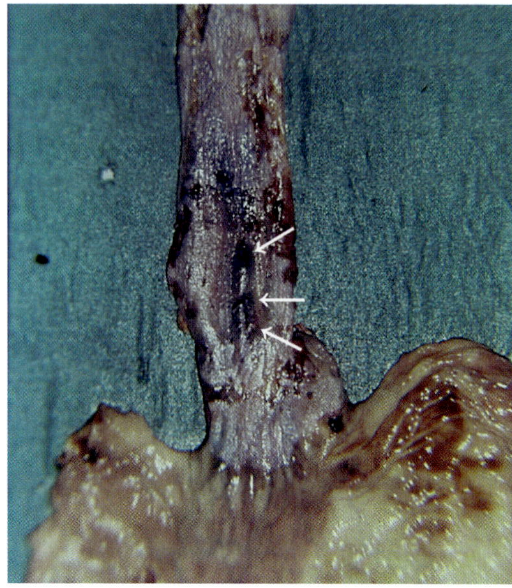

Abb. 11.3 Ösophagusvarizenblutung. Die Blutungsquelle (Varize) ist mit Pfeilen markiert.

Beim **Mallory-Weiss-Syndrom** kommt es durch eine akute Erhöhung des intraabdominellen Drucks (in der Regel durch Erbrechen) zu einer Ruptur von Ösophagusvarizen und longitudinalen Schleimhauteinrissen im unteren Ösophagusdrittel. Die Rupturen reichen zumeist bis in die Submukosa, während beim sehr viel selteneren **Boerhaave-Syndrom** auch tiefere Einrisse bis in die Muscularis propria bzw. durch diese hindurch mit Perforation vorkommen. Die Blutung sistiert lediglich in weniger als 30 % der Fälle spontan. Aufgrund verbesserter endoskopischer Interventionsmöglichkeiten konnte die Letalität im Rahmen der klinischen Akutversorgung auf 5 % reduziert werden. Wegen resultierender Komplikationen der zumeist alkoholbedingten Varizenblutungen (Melaena, Enzephalopathie u. a.) ist die Gesamtletalität dennoch hoch, sie liegt bei 20–30 %.

MERKE

Ösophagusvarizenblutungen und das Mallory-Weiss-Syndrom sind wichtige gastroenterologische Notfallsituation in der Regel alkoholkranker Patienten mit Leberzirrhose. Die Gesamtletalität ist mit 20–30 % immer noch hoch. Klinisch wird im Rahmen einer Notendoskopie eine Varizenligatur oder eine Verödung mit Histoacryl durchgeführt.

11.5 Entzündungen des Ösophagus

Key Point
Entzündungen der Speiseröhre werden am häufigsten durch einen Reflux von Mageninhalt ausgelöst. Im übersäuerten Milieu kommt es zur Metaplasie der Speiseröhrenschleimhaut (Barrettmukosa) mit der Gefahr der malignen Entartung.

Die **Ösophagitis** ist sehr viel häufiger als in den meisten Lehrbüchern angegeben: Leichte Formen werden bei über 20 % der Bevölkerung gefunden! Die Ursachen sind vielfältig:

- Der mit Abstand größte Teil der Ösophagitiden wird durch die **gastro-ösophageale Refluxkrankheit** verursacht. Diese Erkrankung wird aufgrund ihrer hohen klinischen Relevanz weiter unten ausführlicher besprochen (s. S. 235).
- **Erregerbedingte Ösophagitiden** verlaufen zumeist akut und sind in der Regel mit Entzündungen benachbarter anatomischer Regionen vergesellschaftet (Pharyngitis, Tonsillitis und Laryngitis). Die mykotische, durch Candida albicans ausgelöste Soorösophagitis ist meist bei älteren und/oder immunsupprimierten Patienten nachzuweisen. Daneben gibt es zahlreiche bakteriell und viral bedingte Formen der Ösophagitis: So können sich beispielsweise Masern, Scharlach und Herpes im Ösophagus manifestieren.
- **Chemische Ösophagitiden** sind durch Säure-/oder Laugenverätzungen bedingt (versehentliches oder in suizidaler Absicht herbeigeführtes Verschlucken von entsprechenden Lösungen bzw. Detergenzien). Laugenverätzungen führen zur Kolliquationsnekrose und haben meist dramatischere Folgen als Säureverätzungen, vgl. S. 235. Die Refluxösophagitis zählt von ihrem Mechanismus her gleichfalls zu den chemischen Ösophagitiden.
- **Traumatische** bzw. **physikalische Ursachen** einer Ösophagitis sind u. a. Nasen-/Magensonden, sehr kalte oder sehr heiße Speisen, rasches Verschlucken sehr großer Speisebissen und eine Strahlentherapie.

11.5.1 Refluxösophagitis

Epidemiologie | Ein gastroösophagealer Reflux verbunden mit einer Refluxösophagitis (GERD) kommt bei ca. 20–30 % der Bevölkerung vor und ist damit sehr häufig anzutreffen; Männer sind etwas stärker betroffen als Frauen.

Ätiopathogenese | Die Refluxösophagitis kann mehrere Ursachen haben: Verschlussstörungen des Ösophagusspinkters, erhöhter abdomineller Druck (u. a. Adipositas), erhöhter intragastraler Druck und gestörte Magenmotilität (z. B. Magenausgangsstenose), verstärkte Säuresekretion der Magenmukosa oder eine erhöhte individuelle Empfindlichkeit auf kurze physiologische Refluxperioden.

Morphologie | Makroskopisch-endoskopisch werden streifige Rötungen und Erosionen (Refluxösophagitis Grad I), konfluierende Erosionen (Grad II) sowie zirkuläre Erosionen/Exulzerationen (Grad III) gesehen. Ist es bereits zu narbigen Stenosen gekommen, wird von einer Refluxösophagitis Grad IV gesprochen. Ca. 10 % der GERD-Patienten entwickeln einen schweren Reflux mit Erosionen (Grad III–IV).

Mikroskopisch frühe Zeichen einer Refluxösophagitis sind:

- eine Verbreiterung des Plattenepithels mit einer deutlichen Vertiefung der zapfenartigen Epithelreteleisten, die abweichend vom Normalbefund mehr als 2 Drittel des gesamten Epithelaufbaus ausmachen;
- vermehrt intraepitheliale Leukozyten.

Schwerere Formen der Refluxösophagitis gehen mit epithelialen Substanzdefekten und kräftigen Granulozyteninfiltraten bis hin zu ausgedehnteren Ulzerationen einher.

Klinische Aspekte | Je nach individueller Empfindlichkeit werden die Symptome einer Refluxösophagitis bereits sehr früh oder erst in fortgeschritteneren Stadien (spätestens bei Auftreten ulzeröser Veränderungen) wahrgenommen. Die Patienten leiden insbesondere im Liegen unter retrosternalen Schmerzen (die mitunter als Myokardinfarkt fehlgedeutet werden), Husten und einem sauren Reflux, der bis in die Mundhöhle aufsteigen kann. Entsprechend resultieren häufig massive Schlafstörungen mit psychischer Beeinträchtigung. Sofern sich im Krankheitsverlauf Vernarbungen ausbilden, kann sich eine Dysphagie entwickeln. Bei Schleimhautblutungen kann der Hämoccult-Test (Test auf okkultes Blut im Stuhl) positiv sein.

11.5.2 Barrettmukosa

Bei einer chronischen Refluxösophagitis (Grad III–IV) wird in ca. 10 % der Fälle die defekte Ösophagusschleimhaut durch eine primitive intestinale Schleimhaut, zumeist vom Kolon-Typ, ersetzt (**Metaplasie,** s. a. S. 25). Statt des „normalen" mehrschichtigen Plattenepithels findet sich in den metaplastischen Regionen ein einschichtiges Zylinderepithel.

Morphologie | Histologische Kennzeichen der Barrettmukosa sind primitive intestinale Schleimhautdrüsen mit ungleichmäßigem Becherzellbesatz und ungeordneter Architektur. Diese Schleimhaut kann auch unterhalb der randlichen Plattenepithelien der regulären Ösophagusschleimhaut liegen. Der typische histologische Befund ist in Abb. 11.4a und b abgebildet.

Makroskopisch-endoskopisch wird eine Verlagerung der Z-Linie nach oral beobachtet, und/oder es finden

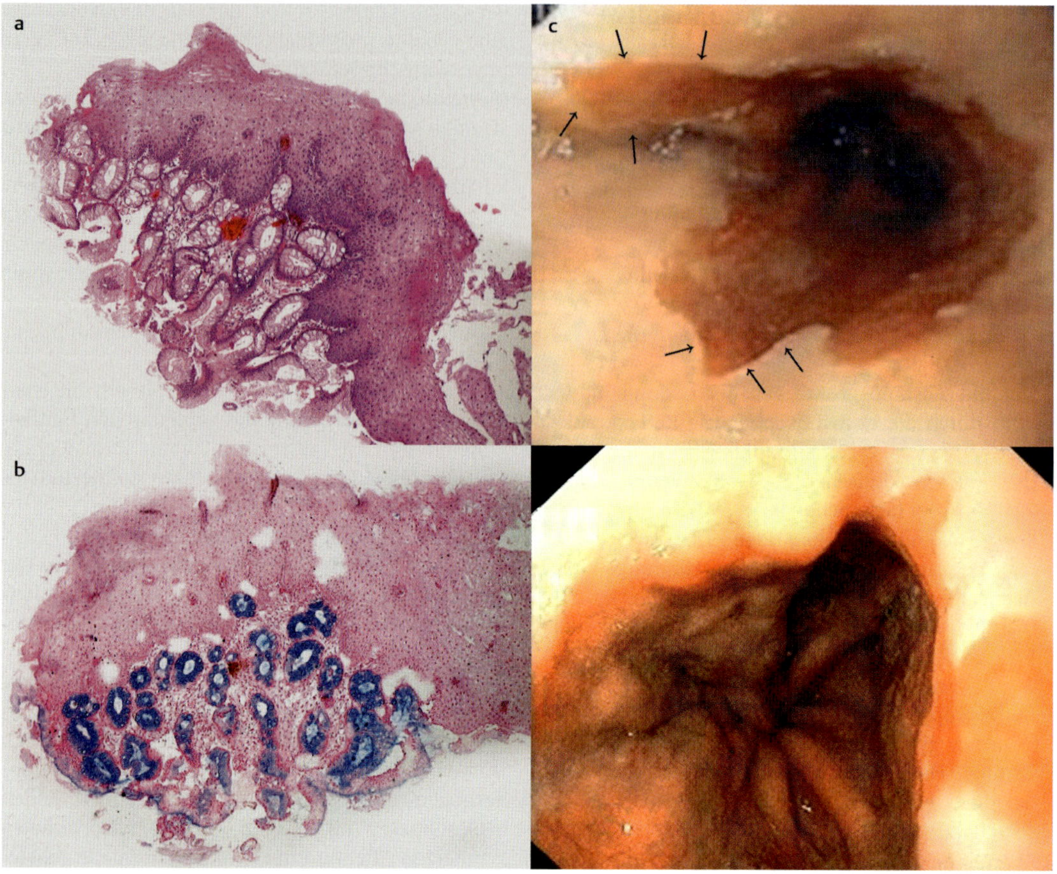

Abb. 11.4 Barrettmukosa. a, b Histologischer Befund: HE-Färbung mit Becherzellen unterhalb der Plattenepithelien (a); diese sind Alcian-blau-positiv (b). **c, d** Endoskopisches Korrelat: Schleimhautzungen (Pfeile in c) im Übergangsbereich.

sich intestinale Schleimhautzungen im Ösophagus (Abb. 11.4c und d). Die Barrettmukosa ist nicht reversibel.

Komplikationen | In einem kleinen Teil der Barrettmukosa-Fälle kann es zu einer **neoplastischen Transformation der Epithelzellen** kommen. Sofern sich die neoplastischen Zellen noch *in situ* befinden (d. h., sie sind auf die Epithelschicht beschränkt, haben die Muscularis mucosae noch nicht durchbrochen und zeigen kein lokal expansives Wachstum), wird von einer **intraepithelialen Neoplasie (IEN)** gesprochen. Je nach Schwere der neoplastischen Veränderungen unterscheidet man eine Low-Grade- und High-Grade-IEN. Die High-Grade-IEN bezeichnet dabei die fortgeschrittenere Läsion und geht schneller in ein Karzinom über als die Low-Grade-IEN (vgl. hierzu S. 249). Aus einer Barrettmukosa kann sich schlimmstenfalls ein **Barrettkarzinom** entwickeln; da es metaplastischen Drüsenepithelien entstammt, spricht man von einem **Adenokarzinom des ösophagokardialen Übergangs** (engl.: **AEG**, s. u.). Die IEN ist seltener als das Barrettkarzinom, daher wird angenommen, dass sich das Barrettkarzinom zumeist direkt ohne Zwischenstadien aus einer Barrettmukosa entwickelt.

MERKE

Die chronische Refluxösophagitis kann zu einer Barrettmukosa und diese wiederum zu einem Barrettkarzinom führen (3 % der Barrettmukosa-Fälle).

11.6 Tumoren des Ösophagus

Key Point

98 % aller Ösophagustumoren sind Ösophaguskarzinome, andere Neoplasien sind selten. Während noch vor wenigen Jahrzehnten das Plattenepithelkarzinom das mit Abstand häufigste Karzinom des Ösophagus war, entwickelt sich das Adenokarzinom (Barrettkarzinom) zum häufigsten Speiseröhrentumor in der westlichen Welt.

11.6.1 Benigne Neoplasien

Zu den insgesamt seltenen gutartigen Tumoren des Ösophagus zählen **Plattenepithelpapillome** und **Adenome paraösophagealer Drüsen**.

Plattenepithelpapillome bestehen aus tumorartigen Proliferationen des Epithels und des Stromagewebes. Diese Tumoren können viral bedingt sein (HPV).

11.6.2 Ösophaguskarzinom

Epidemiologie | Die Inzidenz des Ösophaguskarzinoms beträgt 5–10 Neuerkrankungen auf 100 000 Einwohner pro Jahr. Während noch vor 20 Jahren das **Plattenepithelkarzinom** als häufigster histologische Typ mit 85–90 % der Ösophaguskarzinome angegeben wurde, hat es mittlerweile seine Führungsrolle an das **Adenokarzinom des gastroösophagealen Übergangs (engl.: AEG)** verloren. Der relative Zuwachs des Adenokarzinoms hat 2 Gründe: Zum einen ist die Inzidenz des Adenokarzinoms tatsächlich (also absolut) angestiegen, darüber hinaus hat aber auch eine Umgruppierung der Adenokarzinome des gastroösophagealen Übergangs stattgefunden: Diese wurden früher als Magenkarzinome klassifiziert, wohingegen heute klar ist, dass sie als Barrettkarzinome von der Speiseröhre ausgehen und damit statistisch den Ösophagustumoren zuzuordnen sind.
In fernostasiatischen Ländern ist wegen der speziellen Ernährungsgewohnheiten (heiße, scharfe Speisen) das Plattenepithelkarzinom nach wie vor sehr viel häufiger. Männer sind von beiden histologischen Typen des Ösophaguskarzinoms häufiger betroffen.
Ätiopathogenese | Alkoholismus und Nikotinabusus spielen bei der Entstehung des Ösophaguskarzinoms eine große Rolle; ein weiterer Risikofaktor sind chronisch-entzündliche Veränderungen (z. B. im Rahmen einer Refluxösophagitis mit Vernarbungen). Ernährungsgewohnheiten sind nur im Hinblick auf das Plattenepithelkarzinom nachgewiesenermaßen von Bedeutung.
Lokalisation und Morphologie | Die Karzinome sind am häufigsten im unteren Ösophagusdrittel lokalisiert (ca. 48 % aller Fälle), sehr viel seltener im oberen Drittel (12 %). Das **Plattenepithelkarzinom** zeigt die komplette morphologische Bandbreite dieses Tumortyps (s. S. 430), es kann verhornen oder als Basalzelltyp (s. S. 430) in Erscheinung treten. Im Frühstadium ist das Plattenepithelkarzinom nur schwer von einer intraepithelialen Neoplasie abzugrenzen, da es eine eigene Basalmembran ausbildet (vgl. Nasopharynx-Karzinom, s. S. 178). Das **Adenokarzinom des gastroösophagealen Übergangs** weist je nach Tumorstadium unterschiedlich viele und unterschiedlich ausdifferenzierte Becherzellen auf, eine Schleimbildung ist in jedem Fall vorhanden. Je nach genauer Lokalisation unterscheidet man 3 Formen des AEG: Liegt das Karzinom überwiegend im unteren Ösophagusdrittel, entspricht dies einem **AEG 1** (**Abb. 11.5**), liegt es überwiegend in der Kardia, spricht man von einem **AEG 3**. Das **AEG 2** liegt genau dazwischen im „eigentlichen“ gastroösophagealen Übergangsbereich. Von einem „reinen“ Adenokarzinom des Ösophagus spricht man nur, wenn der Tumor im mittleren oder oberen Ösophagusdrittel wächst, dies ist jedoch nur selten der Fall. Die Abgrenzung von AEG gegen gastrointestinale Adenokarzinomene anderer Lokalisation ist rein histomorphologisch nicht möglich; der Immunphänotyp hilft bei der Differenzierung auch nicht weiter, sowohl Tumorzellen des oberen als auch des unteren Gastrointestinaltraktes können CK7- und CK20-positiv sein (CK = Cytokeratin).

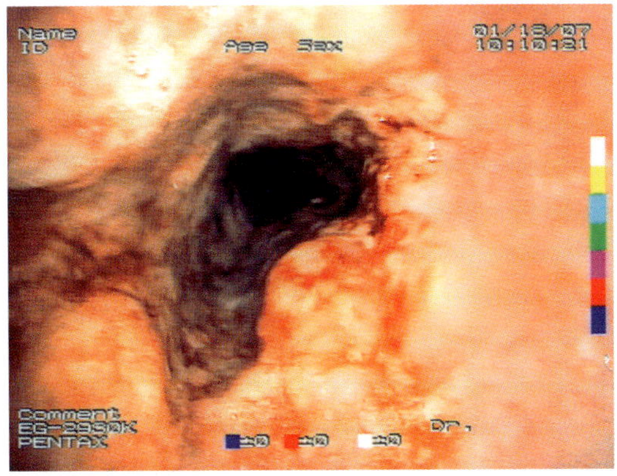

Abb. 11.5 Ösophaguskarzinom (AEG 1), endoskopischer Befund. Histologisch hat das Karzinom das umgebende Plattenepithel bereits unterminiert.

MERKE

Für die exakte Diagnose eines gastrointestinalen Adenokarzinoms muss also stets der Entnahmeort des Biopsats bekannt sein.

Neben dem Adeno- und Plattenepithelkarzinom gibt es weitere histologische Varianten des Ösophaguskarzinoms, die insgesamt sehr selten sind: das **adenoidzystische Karzinom** und das **Mukoepidermoidkarzinom**, die beide von den kleinen ösophagealen Drüsen ausgehen (s. S. 231), sowie das **kleinzellige Karzinom** (s. S. 206). Die pTNM-Klassifikation des Ösophaguskarzinoms ist in **Tab. 11.1** wiedergegeben.
Klinische Aspekte und Prognose | In 60–70 % der Fälle liegen bei Erstdiagnose bereits Lymphknotenmetastasen vor, eine hämatogene Metastasierung wird in 10–50 % der Erkrankungsfälle angegeben. Die hämatogene Metastasierung betrifft insbesondere die Leber (22 %), die Lunge (18 %), das Skelett (16 %) und die Pleura (15 %), seltener den Darm und die Nebennieren sowie ganz selten Niere und Schilddrüse. Die Prognose beider histologischer Typen des Ösophaguskarzinoms ist schlecht.

11

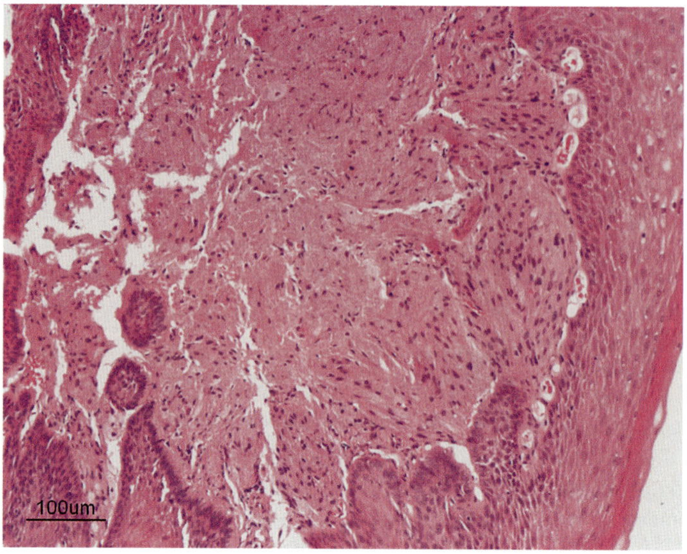

Abb. 11.6 Granularzelltumor: hellgranulär-pigmentierte makrophagenähnliche Tumorzellen unterhalb der Plattenepithelien.

Tab. 11.1

pTNM-Klassifikation des Ösophaguskarzinoms

Kategorie	Kriterien
pTis	Carcinoma in situ
pT 1	Tumorinfiltration in die Lamina propria oder Submukosa
pT 2	Tumorinfiltration in die Muscularis propria
pT 3	Tumorinfiltration in die Adventitia
pT 4	Tumorinfiltration in anatomische Nachbarstrukturen
pN1	regionäre Lymphknotenmetastasen
pM1	Fernmetastasen

Fallbeispiel

Prof. Azan erhält Biopsien aus dem ösophagokardialen Übergang eines 53-jährigen Mannes mit nächtlichem Sodbrennen. Der Endoskopiker Dr. Mallory berichtet, dass er Magenschleimhautzungen entdeckt habe, die sich z. T. strahlenförmig (radiär) bis zu 2 cm weit in den Ösophagus hineinerstreckt und Methylenblau angereichert hätten (Methylenblau reichert sich in dysplasieverdächtigen Arealen an, da diese weniger Becherzellen enthalten). Unter dem Mikroskop sieht Prof. Azan eine kolisch differenzierte Schleimhaut mit einzelnen Becherzellen und nukleären Atypien der Zylinderepithelien, die nicht nach oben ausreifen. In den unregelmäßigen Drüsen finden sich Zellkerntrümmer. Es fehlen sichere Zeichen einer Invasion wie beispielsweise eine Stromadesmoplasie; die Submukosa wurde zudem nicht mitbiopsiert. Prof. Azan stellt die Diagnose einer Barrettmuksa mit High-Grade-intraepithelialer Neoplasie und kommentiert: Die Atypien sind so hochgradig, dass hier möglicherweise die Spitze eines Eisberges getroffen wurde. Es ist möglich, wenn nicht sogar wahrscheinlich, dass hier oberflächliche Anteile eines hoch differenzierten Karzinoms biopsiert wurden.

Eine von Prof. Azan empfohlene Endosonografie bestätigt den Karzinomverdacht: Es wird ein auf 1,2 cm vergrößerter paraösophagealer Lymphknoten gefunden sowie ein tumorverdächtiges Areal, das dem das Stadium uT 2 zugeordnet wird (u für Ultraschall, T 2 für muskuläre Invasion). Der Patient wird einer unteren Ösophagogastrektomie unterzogen, das Operationspräparat anschließend bei Prof. Azan in zahlreichen Blockpräparaten aufgearbeitet, da der Tumor intraoperativ nicht sicher abgegrenzt werden konnte. Unter dem Mikroskop wird ein gut differenziertes Adenokarzinom des gastroösophagealen Überganges von 4 mm Durchmesser mit Infiltration der Submukosa diagnostiziert. Die histologische Untersuchung des verdächtigen Lymphknotens sowie der Muscularis propria ergab lediglich entzündliche Veränderungen. Die Resektionsränder waren tumorfrei. Das Tumorstadium wurde mit pT 1, pN0 (0/11 – keiner von 11 Lymphknoten ist infiltriert), pMx (keine Metastasen bekannt), R0–G1 angegeben. Die Resektion war also vollständig erfolgt, der Patient ist damit geheilt.

11.6.3 Mesenchymale Tumoren

Diese zumeist innerhalb der Ösophaguswand gelegenen Tumoren wölben die ansonsten unauffällige Schleimhaut polypoid vor. Am häufigsten sind gutartige **Leiomyome** (s. S. 376). Sehr viel seltener sind **gastrointestinale Stromatumoren** (GIST). Dieser Tumor ist auf S. 251 näher beschrieben. Vereinzelt kommen **Granularzelltumoren** (**Abb. 11.6**) vor; hierbei handelt es sich um in der Mukosa und Submukosa liegende granulierte Zellen neurogener Herkunft. Diese Tumoren sind ebenfalls gutartig. **Sarkome** sind sehr selten (Näheres hierzu s. S. 34). Auch primäre Melanome kommen sehr selten und dann meist amelanotisch vor.

12 Magen

12.1 Relevante anatomische und funktionelle Aspekte

Anatomie und Funktion | Der hakenförmige Magen liegt im linken Oberbauch und wird untergliedert in die variabel breite **Kardia**, den **Fundus (Fornix)**, das **Korpus**, das **Antrum** und schließlich den **Pylorus**. Der Muskelwulst des Pylorus markiert die Grenze zwischen Duodenum und Magen. **Funktionell** dient der Magen der Speicherung, der Verflüssigung und mechanischen Zerkleinerung sowie der portionierten Weiterleitung des Speisebreis; die chemische Aufschlüsselung der Nahrungsbestandteile wird durch die mageneigenen Enzyme vorangetrieben. Diesen Funktionen entsprechend produziert der Magen täglich etwa 3000 ml Magensaft; hierin sind inaktive Vorstufen der mageneigenen Enzyme sowie Salzsäure (0,5 %ig) enthalten. Die Salzsäure aktiviert die Enzyme und bedingt den pH-Wert des Magensaftes von ca. 1,5 im nüchternen Zustand. Die sekretorische Aktivität des Magens sowie die Magenmotorik unterstehen einer komplizierten Steuerung durch äußere und innere Reize; so fördert zum Beispiel ein erhöhter Vagotonus die Magenmotorik, ein erhöhter Gastrinspiegel steigert die Säureproduktion.

Relevanz für die Pathologie | Entsprechend seinen Hauptfunktionen unterscheidet man Motilitäts- und Sekretionsstörungen des Magens.

Motilitätsstörungen: Entleerungsstörungen des Magens werden beispielsweise bei der angeborenen hypertrophen **Pylorusstenose** beobachtet, können aber auch im Rahmen eines Diabetes mellitus infolge einer Beschädigung des autonomen Nervensystems entstehen (sog. **diabetogene Gastroparese**).

Sekretionsstörungen: Klinisch besonders relevant sind Zustände mit einer erhöhten oder verringerten Salzsäureproduktion des Magens (Hyperazidität/Hypoazidität bzw. Hyperchlorhydrie/Hypochlorhydrie). Die **Hypoazidität** resultiert in der Regel aus einem Verlust funktionstüchtiger Korpusschleimhaut (entweder durch entzündlich bedingte Schleimhautatrophie oder häufig auch medikamentös/iatrogen verursacht, z. B. bei Behandlung mit Protonenpumpeninhibitoren oder Zustand nach Magenresektion; die Schleimhautatrophie infolge PPI-Therapie ist reversibel). Die Hypoazdität beeinträchtigt die Aktivierung der Magenenzyme (Verdauungsstörung) und fördert bakterielle Infekte im Intestinaltrakt. Die **Hyperazidität** resultiert aus einer Überstimulation der säurebildenden Korpusdrüsen (z. B. im Rahmen eines Zollinger-Ellison-Syndroms/Gastrinoms, s. S. 248), findet sich häufig aber auch bei verschiedenen Gastritis-Formen, die mit einer Enthemmung der Gastrinproduktion einhergehen (vgl. S. 240). Die Hyperazidität perpetuiert den Entzündungsprozess und begünstigt darüber hinaus erosive Schleimhautschäden und peptische Ulzera, vornehmlich im Duodenum, aber auch im Magen selbst (**gastroduodenale Ulkuskrankheit**). Das Magenulkus ist wiederum häufigste Ursache einer oberen intestinalen Blutung (**intraluminale Magenblutung**, s. S. 241). Bestimmte Verlaufsformen der Gastritis sowie das Magenulkus sind schließlich mit einem erhöhten Karzinomrisiko assoziiert. Dieses geht bevorzugt vom Oberflächen- bzw. Drüsenepithel aus (**gastrales Adenokarzinom**, s. S. 249).

Mikroskopische Anatomie | Histologisch setzt sich die Magenschleimhaut aus einem einschichtigen **schleimbildenden Zylinderepithel** sowie **tubulären Magendrüsen** zusammen. Die Magendrüsen gehen von mikroskopisch kleinen zylinderförmigen Einsenkungen der Magenschleimhaut, den sog. **Foveolae** (Magengrübchen), aus.

Die Drüsenarchitektur variiert in den verschiedenen Abschnitten des Magens, entsprechend unterscheidet man 3 verschiedene Mukosatypen:

- **Drüsen der Kardia:** Die Kardiadrüsen beherbergen nur einen Typ muköser Zellen, die für die Ausbildung der Schleimbarriere zwischen Ösophagus und Magen zuständig sind. Histologisch ähneln die Drüsen denjenigen der Pylorusregion, weisen jedoch flachere Foveolae auf.
- **Drüsen in Korpus und Fundus:** Die Drüsen in Korpus und Fundus beherbergen mehrere Zelltypen: Die **Hauptzellen** sezernieren Pepsinogene (inaktive Vorstufen proteolytischer Magensaftenzyme), die mukoiden **Nebenzellen** beteiligen sich an der Ausbildung des gastralen Schleimteppichs, die **Belegzellen** sezernieren Salzsäure und sind damit für die Ausbildung des sauren Magenmilieus (pH 1,5–2,0) zuständig. Unter PPI-Therapie sind die Belegzellen hyperplastisch (Belegzellhyperplasie), können aber keine Salzsäure bilden.
- **Drüsen im Antrum und im Pylorus:** Hier finden sich wiederum ausschließlich schleimbildende Drüsenzellen; die Drüsen sind im Gegensatz zu denjenigen der Kardiaregion stärker gewunden, die Foveolae sind wesentlich tiefer.

Zusätzlich zu den genannten Oberflächen- und Drüsenzellen finden sich im Magen (überwiegend in Korpus und Fundus) auch neuroendokrine Zellen, z. B. **gastrinbildende G-Zellen.** Weitere neuroendokrine Zellen sind enterochromaffine Zellen (EC, Produktion von Serotonin), enterochromaffine-like-Cells (ECL, Produktion von Histamin), D- und P-Zellen (Produktion von Somatostatin), X/A-Zellen (Produktion von Ghrelin) sowie A-Zellen, die Glukagon bilden.

MERKE

Histologisch können 3 verschiedene Magenschleimhauttypen unterschieden werden: die Pylorus-Antrum-Schleimhaut, die Korpus-Fundus-Schleimhaut und die Kardiaschleimhaut.

Relevanz für die Pathologie | Die unterschiedlichen Schleimhauttypen des Magens reagieren unterschiedlich auf schädigende Reize – so spielen sich v. a. entzündliche Erkrankungen je nach Ursache bevorzugt in einer der genannten Regionen der Magenschleimhaut ab. Die bakterielle, zumeist durch Helicobacter pylori bedingte Gastritis betrifft z. B. bevorzugt das Antrum, da die schleimgefüllten Foveolae in diesem Bereich besonders tief sind und Helicobacter pylori daher einen besonders guten Schutz vor der aggressiven Magensäure bieten. Die autoimmune Gastritis ist demgegenüber bevorzugt im Korpus lokalisiert, da der Autoimmunprozess v. a. gegen die Parietalzellen gerichtet ist, die nur im Korpus vorkommen.

Entzündliche Erkrankungen der Magenschleimhaut können generell einhergehen mit einer **Schleimhautatrophie** (Verlust/Entdifferenzierung des Drüsenepithels), einer Fehlregeneration defekter Schleimhautareale (sog. **Metaplasie**, s. S. 25) sowie einer lokalen Hyperplasie der foveolären Epithelzellen (im Sinne einer überschießenden Regenerationsbemühung des Schleimhautepithels, sog. **fokale foveoläre Hyperplasie;** diese ist zusätzlich durch eine Vertiefung der Magengrübchen gekennzeichnet). Die foveoläre Hyperplasie führt zu einer lokalen Schleimhautverdickung; sofern es darüber hinaus zur polypösen Vorwölbung des verdickten Schleimhautareals kommt, spricht man auch von einem **hyperplastischen Polypen** (entzündlich-reaktiv bedingt); typischerweise finden sich dann auch Zeichen einer floriden Entzündung im hyperplastischen Epithel, darüber hinaus ödematöse Veränderungen und ggf. Erosionen. Hyperplastische Polypen sind die häufigsten Polypen des Magens und benigne, können aber rezidivieren. Intestinal differenzierte Adenome analog denjenigen des Dickdarms (s. S. 275) sind sehr viel seltener als im Kolon, bergen allerdings ein höheres Entartungsrisiko.

Schleimhautverdickungen bzw. polypoide Läsionen des Magens können auch durch eine **Belegzellhyperplasie** (Parietalzellhyperplasie bzw. **glanduläre Hyperplasie**, meist im Rahmen einer erhöhten Gastrinproduktion) oder durch eine Hyperplasie enteroendokriner Zellen (z. B. **G-Zell-Hyperplasie**, zumeist reaktiv bei Hypoazidität) bedingt sein. **Drüsenkörperzysten** infolge einer Sekretionsstörung der Magendrüsen sind weitere Ursachen polypoider Schleimhautverdickungen. All diese tumorartigen/polypoiden Veränderungen sind differenzialdiagnostisch gegen karzinomatöse Erkrankungen abzugrenzen.

12

12.2 Angeborene Störungen des Magens

Key Point

Unter den angeborenen Störungen des Magens ist v. a. die infantile hypertrophische Pylorusstenose klinisch relevant. Relativ häufig sind auch ortsfremde Gewebe im Magen anzutreffen oder alternativ Magenschleimhautinseln in anderen Organen. Angeborene Fehlbildungen des Magens sind insgesamt sehr selten.

12.2.1 Angeborene Fehlbildungen des Magens

Aufgrund ihrer Seltenheit werden die angeborenen Fehlbildungen des Magens nur kurz genannt:

Zu den **Formvarianten** des Magens zählt man die Mikrogastrie (25 bekannte Fälle), Divertikel und den Kaskaden- bzw. Sanduhrmagen (die Bezeichnungen leiten sich von der atypischen Außenform des Magens ab). Beispiele für **Lageanomalien** sind der Thoraxmagen (z. B. im Rahmen einer Hiatushernie, s. S. 232) und der rechtsseitig gelegene Magen (beim Situs inversus totalis bzw. partialis, vgl. S. 255). Die **Gastroschisis** (angeborener Vorfall von Bauchorganen – u. U. auch des Magens – aufgrund eines unvollständigen Verschlusses der Bauchwand) ist im Prinzip auch eine Lageanomalie. Die komplette **Agenesie bzw. Agastrie** ist extrem selten, hier geht der Ösophagus direkt in den Dünndarm über. Klinisch ist diese Anomalie mit Erbrechen vergesellschaftet. Die **Magenduplikatur** macht nur 4 % der ohnehin seltenen gastrointestinalen Duplikaturen aus. **Zysten** entstehen insbesondere bei inkompletten Duplikaturen. Sofern die Zysten Anschluss an das Mageninnere haben, können sie sich durch Retention von Mageninhalt entzünden und auf diese Weise klinisch in Erscheinung treten. **Muskuläre Wanddefekte** können im Säuglingsalter zur Magenperforation führen.

12.2.2 Infantile hypertrophische Pylorusstenose

Bei diesem Krankheitsbild handelt es sich um eine angeborene Verengung des Magenausgangs; ursächlich sind eine Hypertrophie sowie ein gesteigerter Tonus der Pylorusmuskulatur.

Epidemiologie | Diese Störung ist mit einer Inzidenz von 1–6 auf 1000 Lebendgeburten relativ häufig und klinisch eindrucksvoll. Sie ist bei Jungen 3- bis 6-mal häufiger als bei Mädchen. Untergewichtige Kinder erkranken doppelt so häufig wie normalgewichtige.

Ätiopathogenese | Die familiäre Häufung und das gehäufte Vorkommen bei Mehrlingen sprechen für eine genetische Genese.

Morphologie | Makroskopisch ist der Pylorus knorpelhart und verdickt. Mikroskopisch sieht man lediglich eine Muskelverbreiterung.

Klinische Aspekte | Die Krankheit wird erst in der 2.–6. Lebenswoche symptomatisch:

MERKE

Erbrechen im Schwall eines 2–6 Wochen alten Säuglings nach praktisch jeder Nahrungsaufnahme und eine von außen erkennbare Oberbauchperistaltik sind typisch für die konnatale infantile hypertrophische Pylorusstenose.

Sekundär resultieren Exsikkose, Elektrolytentgleisung und Gewichtsverlust. Zwischen Nabel und Rippenbogen kann ein fester Tumor getastet werden. Bei langsamer konstanter Nahrungszufuhr heilt die Pylorusstenose aus. Eine operative Therapie (Durchtrennung der Pylorusmuskulatur) wird heute nur noch selten durchgeführt.

12.2.3 Gewebeheterotopien

In der Magenschleimhaut können **ortsfremde Gewebe** beobachtet werden, häufig z. B. Pankreasgewebe. Diese ortsfremden Gewebe können sich entzündlich verändern und auch spezielle Tumoren bilden. Häufig findet sich darüber hinaus Magenschleimhaut in anderen Organen **(heterotope Magenschleimhaut)**, v. a. im Duodenum (vgl. S. 255) oder in einem Meckel-Divertikel (vgl. S. 255).

12.3 Zirkulatorische Störungen des Magens

Key Point

Man unterscheidet blutungs-, ischämisch und vaskulär bedingte Erkrankungen des Magens. Aufgrund der komplexen Blutversorgung über 3 kollateralisierende Magenarterien kommen makroangiopathische (thrombotisch oder embolisch) bedingte ischämische Erkrankungen des Magens so gut wie nicht vor; von klinischer Relevanz sind eher venöse Abflussstörungen (kongestive Gastropathie), lokale Durchblutungsstörungen der Magenschleimhaut (v. a. NSAR-bedingte Schleimhautischämie) sowie Blutungen. Wichtig ist v. a. die intraluminale Magenblutung; häufigste Blutungsquelle ist das Magenulkus.

12.3.1 Magenblutungen

Rein deskriptiv unterscheidet man:

- **Blutungen der Magenschleimhaut**, entweder punktförmig, streifenförmig oder flächenhaft,
- Blutungen in die Magenwand **(intramurale Hämatome)**,
- Blutungen in die Magenlichtung **(intraluminale Hämatome)**.

Magenschleimhautblutungen sind zumeist **venösen Ursprungs** und in der Regel toxisch oder infektiös bedingt. Sie können auch bei einer Rechtsherzinsuffizienz infolge eines stauungsbedingten kapillären Blutaustritts entstehen **(kongestive Gastropathie)**. Im proximalen Magen (Fundus und Korpus) sind punktförmige (petechiale) Blutungen typisch, im Antrum streifenförmige und flächenhafte Blutungen.

Intramurale Hämatome sind sehr selten und zumeist Folge einer Gerinnungsstörung.

Intraluminale Blutung: Dieses Krankheitsbild ist relativ häufig: So ereignen sich jährlich etwa 30 000 behandlungsbedürftige Blutungen mit einer Mortalität von 3 000 pro Jahr. Primäre gastrale intraluminale Blutungen sind in der Regel arteriellen Ursprungs und werden am häufigsten durch ein Magenulkus verursacht. Blutende Magentumoren sind dagegen sehr viel seltener; noch seltener mit einem Anteil von ca. 0,4 % aller Magenblutungen ist die Exulceratio simplex Dieulafoy (s. u.). Klinisch kommt es zu Teerstühlen und bei stärkeren Blutungen zu einer Hämatemesis; bei sehr frischen Blutungen ist das Erbrochene hellrot, nach längerem Kontakt mit dem salzsäurehaltigen Magenmilieu nimmt es eine schwarze, kaffeesatzartige Farbe an. In 85 % der Fälle sistiert die Blutung spontan. Risikofaktoren, die mit einer schlechten Prognose einhergehen, sind ein höheres Lebensalter (ab 60 Jahre aufwärts), blutungsassoziierte Grundleiden wie eine Leberzirrhose, Zeichen eines Kreislaufschocks, ein vorbestehender oder durch eine massive Blutung entstandener niedriger Hämoglobinspiegel und ein hoher Bedarf an Transfusionen.

Die **Exulceratio simplex Dieulafoy** ist eine seltene Sonderform der Ulkusblutung; hierbei kommt es zur Arrosion eines abnorm großen arteriellen Gefäßes, das sich entlang der Lamina muscularis mucosae erstreckt. Außer im Magen kommen Dieulafoy-Fehlbildungen noch seltener im Dickdarm und am seltensten im Dünndarm vor.

12.3.2 Ischämische Erkrankungen des Magens

Eine **ischämische Nekrose des gesamten Magens** ist eine große Rarität; sie entsteht bei massiver Überdehnung des Magens mit Okklusion der venösen Gefäße und sekundärer Blockade der arteriellen Blutzufuhr. Eine primäre arterielle Durchblutungsstörung kommt ursächlich nicht infrage, da der Magen über 3 verschiedene mesenteriale Gefäße versorgt wird, die umfangreiche Anastomosen bilden.

Ausgedehnte ischämische Wandnekrosen des Magens sind gleichfalls selten; mögliche Auslöser sind arterielle Embolien, eine Vasopressininfusion oder eine therapeutische Embolisation (im Rahmen einer Ulkusblutung).

Kleine, teils auch multiple ischämische Schleimhautnekrosen werden bei Mikroembolien (z. B. im Rahmen einer DIC, s. S. 86) und schweren Schockzuständen beobachtet.

NSAR-bedingte Schleimhautischämie. Eine vorübergehende Ischämie kann auch durch NSAR-Medikamente ausgelöst werden: Haftet eine Tablette mit Prostaglandinsynthesehemmern der Mukosa an, kommt es zu einer erhöhten Resorption der Wirkstoffe im sauren Magenmilieu mit Wirkstoffpräzipitation im neutralen Zellplasma-Milieu der Schleimhautepithelien. Diese enorme Anhäufung von Wirkstoffen bewirkt eine Vasokonstriktion. Histologisch sieht man fokale Erosionen mit kräftigen Fibrinexsudaten bei fast fehlender Entzündungszellreaktion.

Praxistipp

Aufgrund des gestiegenen NSAR-Konsums werden die typischen histologischen Veränderungen von geschulten Pathologen immer häufiger diagnostiziert – gelegentlich wird in diesem Zusammenhang auch der Begriff der „lokalen Schleimhautischämie" verwendet. Klinisch/endoskopisch bestand zuvor häufig der Verdacht auf eine B-Gastritis.

12

12.3.3 Erkrankungen der Magengefäße

Varizen

Pathogenese und Komplikationen der Varizen des gastroösophagealen Übergangs wurden im Kapitel 11 (s. S. 234) beschrieben. Dem gleichen Pathomechanismus folgend können sich Varizen auch im Bereich des Magenantrum und -fundus ausbilden. Diese Varizen sind deutlich seltener, die Rezidivgefahr im Falle einer Blutung ist allerdings noch höher als bei den Varizen des gastroösophagealen Übergangs.

Vaskuläre Fehlbildungen

Angiodysplasien im Magen sind relativ häufig, allerdings gehen sie nicht zwangsläufig mit funktionellen oder klinischen Beeinträchtigungen einher. Aus diesem Grund werden sie nicht immer diagnostiziert.

Epidemiologie | Angiodysplasien im Magen sind 2- bis 4-mal häufiger als im Duodenum (vgl. S. 270); der Altersgipfel liegt im 6.–7. Lebensjahrzehnt.

Ätiopathogenese | Es handelt sich um eine erworbene Fehlbildung, die genaue Ätiologie ist ungeklärt.

Morphologie | Makroskopisch-endoskopisch sind rötliche, 2–10 mm große Herde zu erkennen, die rundlich oder sternförmig aussehen können. **Mikroskopisch** sind in diesen Herden dilatierte Gefäßschlingen in der oberflächlichen Mukosa nachweisbar.

Klinische Aspekte | Die häufigste klinische Manifestation der Angiodysplasie ist die gastrointestinale Blutung.

Morbus Osler-Weber-Rendu: Eine Spezialform einer Erkrankung mit u. a. gastralen Gefäßmissbildungen ist der Morbus Osler-Weber-Rendu. Typisch sind erweiterte Kapillargefäße (Teleangiektasien) im Bereich der Akren und der Schleimhäute (also auch der Magenschleimhaut), die sich aufgrund von Kurzschlussverbindungen zwischen Arterien und Venen ausbilden. Diese Erkrankung wird autosomal dominant vererbt, es finden sich Mutationen auf 2 Genen (Chromosom 9 und 12). Häufige klinische Manifestation der Erkrankung ist die gastrointestinale Blutung.

Gastrale antrale vaskuläre Ektasie – GAVE

Diese seltene Erkrankung wird auch Wassermelonenmagen genannt und wurde erstmals 1984 beschrieben.

Epidemiologie | Man diagnostiziert durchschnittlich 3 Erkrankungsfälle auf 10 000 Endoskopien. Der Altersgipfel liegt bei 70 Jahren mit einer Geschlechterverteilung von 3:1 (w:m).

Ätiopathogenese | Sie ist ungeklärt.

Morphologie | Makroskopisch-endoskopisch ist eine **rote Streifung im Antrum** zu sehen. Morphologisches Korrelat sind lineare Schleimhautfalten, auf deren Kuppen deutliche Gefäßzeichnungen zu erkennen sind, vom Aspekt her ähnlich wie auf der Oberfläche einer Wassermelone (daher der Name). **Mikroskopisch** finden sich verdickte Schleimhautfalten mit gering ausgeprägten entzündlichen Veränderungen, vermehrte, dilatierte und oft thrombosierte Kapillaren in der Mukosa sowie eine fibromuskuläre Hyperplasie der Lamina propria. Die Submukosa ist verbreitert und enthält dilatierte geschlängelte Venen.

Klinische Aspekte | 75 % der Patienten zeigen eine **Hypo- oder Achlorhydrie**, da es zu einem vermehrten Flüssigkeitsverlust über die Magenschleimhaut und die Magenschleimhautgefäße kommt; meist besteht auch eine **Eisenmangelanämie**.

12.4 Stoffwechselstörungen mit Auswirkungen auf den Magen

Key Point

Der Magen ist bei zahlreichen Stoffwechselerkrankungen mitbetroffen; die Symptome variieren in Abhängigkeit von der Grunderkrankung.

Ausführlichere Darstellungen der nachfolgend genannten Erkrankungen finden sich im Stoffwechselkapitel (s. S. 489).

Lipidinseln: Bei 0,05–0,25 % der Normalbevölkerung finden sich Lipidinseln in der Magenschleimhaut, insgesamt betrachtet ist dieses Phänomen also gar nicht so selten. Makroskopisch-endoskopisch fallen kleine helle Flecken in der Schleimhaut auf. Histologisch finden sich ähnlich wie bei der Cholesterose in der Gallenblase (vgl. S. 307) fettbeladene Makrophagen (Schaumzellen). Ursächlich werden in erster Linie makrophagenassoziierte Entzündungen (xanthöse Entzündungen) diskutiert. Auch die Hypercholesterinämie soll Lipidinseln verursachen können. Für sich genommen haben die Lipidinseln keine pathologische Bedeutung, möglicherweise aber die mit ihnen assoziierte Grunderkrankung.

Amyloidose: Bei dieser Erkrankung ist der Magen praktisch immer mitbetroffen. Es kommt zu einer vermehrten Amyloidablagerung in der Muscularis propria, wodurch die Magenwand versteift; klinische Folge ist eine Verlangsamung der Magenmotilität. Komplikationen sind Blutungen sowie das Malabsorptionssyndrom.

Kalzinose: Kalkablagerungen (sog. Kalkmetastasen) in der Magenschleimhaut kommen beim primärem Hyperparathyreoidismus oder bei osteolytischen Knochenprozessen vor, insg. handelt es sich jedoch um ein seltenes Phänomen.

Eiweißverlust-Gastropathie: Ist die Integrität des Magenepithels gestört, kommt es zu Proteinverlusten in das Lumen, speziell beim Riesenfaltenmagen (s. S. 248) und bei Magentumoren (insbesondere bei Lymphomen und ulzerierten Tumoren).

Urämie: Die Entität einer urämischen Gastritis ist umstritten, da sie sich zumeist unter dem Bild einer Helicobacter-Gastritis präsentiert und daher die Vermutung naheliegt, dass urämische und dialysepflichtige Patienten für eine Helicobacter-Infektion schlichtweg anfälliger sind. Signifikanterweise lässt sich bei diesen Patienten in der Regel auch eine Helicobacter-Besiedelung der Magenschleimhaut nachweisen.

Gastrointestinale Mikrovillus-Einschlusskörper-Krankheit: Es handelt sich um eine seltene, teilweise auch familiär auftretende Krankheit, die im Kindesalter beginnt; charakteristisch sind Einschlusskörper im Oberflächenepithel der Antrumschleimhaut, des Dünndarms und des Dickdarms, die durch eine alkalische Phosphatasereaktion nachgewiesen werden können und sich auch elektronenmikroskopisch darstellen lassen. Klinisch findet sich eine therapieresistente wässrige Diarrhö.

12.5 Entzündungen des Magens

Key Point

Eine Magenschleimhautentzündung (Gastritis) liegt dann vor, wenn in der Mukosa Entzündungszellen nachweisbar sind – normalerweise ist die Magenschleimhaut frei davon; Schleimhautschäden gesellen sich in unterschiedlichem Ausmaß hinzu. Die klinischen und makroskopischen Befunde einer Gastritis sind unspezifisch – die Diagnose kann im Grunde nur histologisch gesichert werden. Je nach Verlauf und Ursache werden unterschiedliche Formen der Gastritis unterschieden. Am häufigsten sind die Helicobacter-pylori-bedingte chronisch-aktive B-Gastritis sowie die durch Gallereflux bedingte C-Gastritis.

Allgemeine Einteilung der Gastritiden: Die Einteilung der Gastritiden in verschiedene Unterformen kann anhand des **Verlaufs** (akut/chronisch/reaktiv), anhand der **histologischen Veränderungen** (Art, Ausmaß und Lokalisation der entzündlichen Infiltrate bzw. der Schleimhautschäden) und/oder anhand der **Ursache** erfolgen (autoimmun/erregerbedingt/chemisch-toxisch u. a.). Besondere histomorphologische Befunde einzelner Gastritis-Unterformen (Schleimhautatrophie, intestinale Metaplasie, H.-p.-Besiedelung, vgl. unten) können gleichfalls in die Klassifikation mit einbezogen werden.

Die **Sidney-Klassifikation** (Weltkongress für Gastroenterologie Sidney, 1990) berücksichtigt den Großteil der genannten Faktoren gemeinsam (s. u.). In der Klinik ist demgegenüber eher die Einteilung nach der Ursache (sog. **ABC-Klassifikation**) gebräuchlich (Tab. 12.1). Sie dient auch als Grundlage für die Präsentation der verschiedenen Gastritis-Unterformen in diesem Buch.

Sidney-Klassifikation: Bei der Einteilung der Gastritiden gemäß der Sidney-Klassifikation müssen 5 verschiedene Kategorien beurteilt werden: Schweregrad des Entzündungsprozesses (messbar anhand der Dichte des lymphozytären/plasmazellulären Infiltrates), Aktivität des Entzündungsprozesses (messbar anhand des Vorkommens/der Dichte von Granulozyten), Vorkommen/Dichte von Helicobacter pylori, Vorkommen/Ausprägung atrophischer Schleimhautveränderungen, Vorkommen/Ausprägung metaplastischer Schleimhautveränderungen. Jeder der genannten Kategorien wird ein Punktwert zugeordnet (0-3), die Stufe 0 kennzeichnet das Fehlen entsprechender Veränderungen, bei der Stufe 1 sind leichtgradige Veränderungen, bei den Stufen 2 und 3 ausgeprägte bzw. schwere Veränderungen vorhanden. Optional können auch weitere Befunde mit in die Di-

Tab. 12.1

ABC-Klassifikation der Gastritis

Gastritis	Ätiologie	mögliche Folgen – Kommentar
Typ-A ca. 5 %	**a**utoimmun: AK gegen Belegzellen	Anazidität, perniziöse Anämie, Hypergastrinämie, Karzinoide, Karzinom
Typ-B bis 80 %	**b**akteriell: Helicobacter pylori, Helicobacter heilmannii, andere Helicobacter-Arten	Hyperazidität, Ulzera, Duodenalulzera, Karzinome, Lymphome, intestinale Metaplasie
Typ-C ca. 15 %	**c**hemisch-toxisch, Gallereflux, nichtsteroidale Antirheumatika (NSAR)	intestinale Metaplasie, bei NSAR Erosionen
lymphozytäre Gastritis 0,2–0,4 %	autoimmun?	gehäuft assoziiert mit Sprue, H.-p., Magenkarzinom und Lymphom
eosinophile Gastritis	z. T. Allergie	
Morbus Crohn	ungeklärt	Mitbeteiligung bei Morbus Crohn im Ileum/Colon
seltene Erreger	Viren, Bakterien, Pilze, Zoonosen	
kollagene Gastritis		Pendant zur kollagenen Kolitis

12

agnose eingebaut werden (z. B. Drüsenkörperzysten). Eine typische Gastritisdiagnose wäre z. B. eine mäßiggradig chronische (2), gering aktive (1), stark helicobacterbedingte (3) Antrumgastritis ohne Atrophie (0) und ohne intestinale Metaplasie (0), in der Summe also: (2/1/3/0/0).

Intestinale Metaplasie. Bei jeder chronisch-entzündlichen Gastritis kann es zur Fehlregeneration von Schleimhautdefekten kommen: Die ortstypische Magenschleimhaut wird durch Zellen anderer Differenzierung ersetzt (Metaplasie). Besonders häufig erfolgt ein Ersatz durch Zellen vom Dünndarmtyp, aus diesem Grund sind Becherzellen ein besonders charakteristischer Befund in metaplastisch veränderten gastralen Schleimhautarealen. Generell unterscheidet man 3 Typen der intestinalen Metaplasie; Konsequenzen für Krankheitsschwere und Prognose sind hiermit in der Regel nicht verbunden:

- **Typ I: Komplette intestinale Metaplasie vom Dünndarmtyp**, häufigster Typ; es entsteht eine ausdifferenzierte Dünndarmschleimhaut mit Zotten und Krypten sowie voll ausdifferenziertem Zellbesatz: Zylinderzellen mit Bürstensaum, Becherzellen und Paneth-Zellen.
- **Typ II: Inkomplette intestinale Metaplasie (enterogastrischer Typ)**; hier finden sich nur einzelne dünndarmspezifische Zellen (v. a. Becherzellen) zwischen magentypischen Schleimhautzellen.
- **Typ III: Inkomplette intestinale Metaplasie vom Kolontyp** (selten): Die metaplastische Schleimhaut ähnelt mit ihren tiefen Krypten und reichem Becherzellbesatz eher der Dickdarmmukosa.

MERKE

Die intestinale Metaplasie kann sich bei allen Gastritisformen entwickeln und bildet sich in der Regel nicht zurück. Die intestinale Metaplasie ist zwar nicht die Ursache, korreliert aber mit einer erhöhten Gefahr der malignen Entartung (Progression zum Magenkarzinom).

12.5.1 Autoimmune Gastritis (A-Gastritis)

Diffuse atrophische Gastritis (DAG): Betroffen sind lediglich das Korpus und der Fundus (sog. **Korpusgastritis**). Diese Krankheit wird autosomal dominant vererbt und kommt nahezu ausschließlich in der nordeuropäischen, skandinavischen Population vor.

Ätiopathogenese | Es handelt sich um eine **Autoimmunerkrankung** mit Nachweis von **Antikörpern gegen Belegzellen** (85–90 %) und den Intrinsic-Faktor (ca. 25–50 %). Der Untergang der Belegzellen hat 2 gravierende Folgen: Anazidität und Mangel an Intrinsic-Faktor. Die Anazidität stimuliert die antralen G-Zellen; es können Gastrinome inner- und außerhalb des Magens entstehen, infolge des erhöhten Gastrinspiegels hypertrophieren darüber hinaus histaminhaltige ECL-Zellen in der Korpusregion. Der Mangel an Intrinsic-Faktor hat eine verminderte Resorption von Vitamin B_{12} im Ileum zur Folge; im Krankheitsverlauf kommt es daher zur perniziösen Anämie (s. S. 131).

Morphologie | Histologisch dominiert der Verlust des spezifischen Drüsenkörpers in Korpus und Fundus (Atrophie), v. a. die Belegzellen schwinden überproportional stark; die ursprüngliche Schleimhaut wird schließlich durch pylorische und/oder metaplastische Drüsen vom intestinalen Typ ersetzt. Darüber hinaus können hyperplastische neuroendokrine Zellnester (G- und ECL-Zellen) nachgewiesen werden.
Die Schleimhautatrophie ist hochgradig charakteristisch für die autoimmune Korpusgastritis, aber nicht für diese Gastritisform beweisend, denn:

MERKE

Nur ein Teil der Gastritiden mit Atrophie ist autoimmuner Genese.

Differenzialdiagnose | Multifokale atrophe Gastritis (MAG): Prinzipiell können alle Gastritisformen nach längerem Verlauf mit atrophischen und fibrotischen Schleimhautveränderungen einhergehen, so auch die bakteriell und chemisch bedingten Gastritiden (s. u.). Trotz der divergierenden Ursachen ist das morphologische/klinische Erscheinungsbild ähnlich wie bei der autoimmunen Korpusgastritis. Die MAG tritt bevorzugt im Antrum auf (entsprechend den bevorzugten Lokalisationen der bakteriellen und chemischen Gastritiden, vgl. unten), kann aber auch auf die Korpusmukosa übergreifen, also multifokal in Erscheinung treten (daher die Bezeichnung MAG). Diese Gastritisform ist weltweit verbreitet, vor allem in Japan, den Andenstaaten, Nordeuropa sowie in Stadtregionen Südafrikas.

MERKE

Das Risiko einer malignen Entartung ist bei der MAG höher als bei der DAG.

12.5.2 Helicobacter-Gastritis (H.-p.- oder B-Gastritis)

Für die (Wieder-)Entdeckung der bakteriell verursachten Gastritis (Helicobacter-Gastritis) bekamen Warren und Marschall im Jahr 2005 den Nobelpreis für Medizin (Wiederentdeckung deswegen, weil bereits im späten 19. Jahrhundert Spirillenbakterien im Magen von Schweinen beschrieben wurden). Infolge der Entdeckung von Helicobacter pylori hat sich die Therapie des Ulkusleidens gravierend geändert, chirurgische Eingriffe bei Ulkusleiden werden praktisch nicht mehr durchgeführt. Auch die früher gängige psychosomatische Therapie ist heute obsolet.

Epidemiologie | Helicobacter-Infektionen vor dem 20. Lebensjahr sind vergleichsweise selten, durchgemachte oder aktive Helicobacter-Gastritiden sind hingegen in der älteren Bevölkerung mit 50–60% häufig. In Entwicklungsländern liegt die Prävalenz in beiden Altersgruppen beträchtlich höher. Sozioökonomische Faktoren scheinen bei der Genese der Erkrankung also gleichfalls eine Rolle zu spielen.

Ätiopathogenese | Der häufigste Erreger ist **Helicobacter pylori**, bewirtet u.a. im Menschen, im Schwein und im Rhesusaffen; es handelt sich um ein begeißeltes, bogenförmig gekrümmtes Stäbchenbakterium, das vermutlich oral von Mensch zu Mensch übertragen wird. Personenkreise mit ausgedehnten Tierkontakten können auch an Helicobacter heilmannii erkranken. Prinzipiell sind Helicobacter-Bakterien empfindlich gegen Magensäure und Gallesalze. Lediglich auf der Epitheloberfläche des Magens und in den Foveolae sind sie durch den Schleimfilm gegen die aggressive Säure geschützt. Helicobacter-Bakterien siedeln nicht auf intestinal metaplastischen Drüsen, da das physikalisch-chemischen Milieu dort für sie ungünstig sind.

Morphologie | Das histologische Bild der Helicobacter-Gastritis ist recht charakteristisch (**Abb. 12.1**): Es finden sich unterschiedlich starke granulozytäre und lymphoplasmazelluläre Infiltrate zumeist in der oberflächlichen Mukosa. Typisch sind auch Lymphfollikel in den basalen Anteilen der Mukosa. Es sind also simultan Zeichen eines aktiven (Granulozyten) und eines chronischen Entzündungsprozesses (Lymphozyten, Plasmazellen, Lymphfollikel) vorhanden. Aus diesem Grund spricht man von einer **chronisch-aktiven Gastritis**.

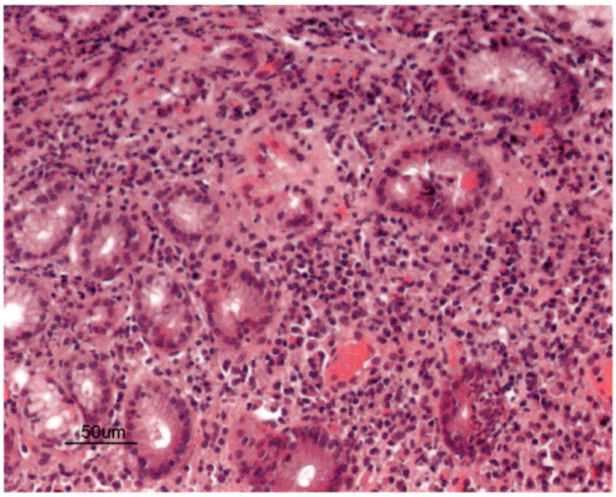

Abb. 12.1 Typisches Entzündungsbild (H.-E.-Färbung) einer H.-p.-Gastritis mit Plasmazellen und neutrophilen Granulozyten, die auch im Drüsenepithel vorzufinden sind.

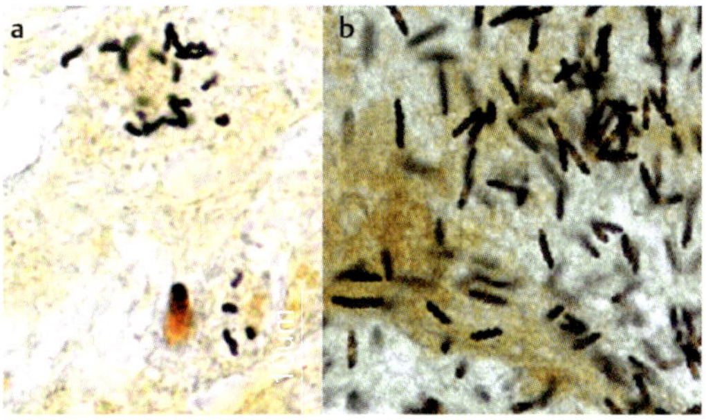

Abb. 12.2 Helicobacter pylori (a) und heilmannii (b) in einer Versilberung nach Warthin-Starry.

Die beschriebenen Veränderungen finden sich vornehmlich im Antrum **(Antrumgastritis)**, selten ist überwiegend das Korpus betroffen (korpusdominante H.-p.-Gastritis); sie birgt das höhere Risiko der malignen Entartung!

Der histologische Nachweis von Helicobacter mittels einer Methylen-Blau-Färbung oder Giemsa-Färbung ist ausreichend sensitiv. Mittels der sehr sensitiven Versilberungstechnik stellen sich auch einzelne Bakterien als gekrümmte Stäbchen an der Epitheloberfläche dar (**Abb. 12.2**).

Klinische Aspekte | Labortechnisch kann eine Helicobacter-Infektion mittels Biopsie-Urease-Test (CLO-Test) nachgewiesen werden. Auch der C^{13}- und C^{14}-Harnstoffatemtest sowie serologische Methoden können angewendet werden. Eine kulturelle Bestimmung ist gleichfalls möglich. Der histologische Nachweis ist jedoch aufgrund seiner hohen Sensitivität und Spezifität am relevantesten und reicht zur Diagnosesicherung aus.

MERKE

Eine Infektion mit Helicobacter pylori erhöht die Gefahr eines Magen- und Duodenalulkus (s. S. 257). Es besteht eine deutliche Assoziation zum Magenkarzinom und zum MALT-Lymphom des Magens.

Fallbeispiel

Prof. Azan erhält von Dr. Zollinger Biopsien einer 55 Jahre alten Rheumapatientin, und zwar aus dem Duodenum (Präparate A und B), aus dem Magenantrum (Präparate C und D), aus dem Magenkorpus (Präparate E und F) und der Kardia (Präparate G und H). Die Notizen von Dr. Zollinger auf dem Einsendeschein lauten: Endoskopisch gesichertes 1 cm großes Ulcus duodeni, gerötete Magenschleimhaut, 5 mm große Zunge im Ösophagus. Langjährige NSAR-Einnahme bei rheumatoider Arthritis – NSAR-bedingte Gastropathie? NSAR-bedingtes Ulcus duodeni? Zusätzlich Verdacht auf Barrettmukosa.
Prof. Azan sieht in A Randbereiche des Duodenalulkus mit gastraler Metaplasie und gering aktiver Entzündung – es ergeben sich keine Hinweise auf einen Tumor, eine Sprue, einen Morbus Whipple oder eine Parasitose. In B ist eine mäßiggradig chronische, mäßiggradig aktive, gering H.-p.-positive Antrumgastritis mit geringer intestinaler Metaplasie zu sehen. Im Magenkorpus (Präparat C) ist die entzündliche Aktivität gegenüber dem Antrum gering, H. p. ist nur vereinzelt nachweisbar, die intestinale Metaplasie fehlt; eine Schleimhautatrophie ist ebenfalls nicht erkennbar. Auffällig sind allerdings eine Belegzellhyperplasie sowie kleine Drüsenkörperzysten. Im den Präparaten des ösophagokardialen Übergangs (D) bestätigt sich die endoskopisch vermutete Diagnose einer Schleimhautzunge mit intestinaler Metaplasie (Barrettmukosa), eine intraepitheliale Neoplasie ist jedoch nicht nachweisbar. Prof. Azan interpretiert das Ulcus duodeni als Folgeerscheinung der histologisch gesicherten H.-p.-Antrumgastritis, NSAR-typische Veränderungen kann er nicht feststellen. Die Belegzellhyperplasie sowie die Drüsenkörperzysten des Magenkorpus haben mit der Diagnose einer H.-p.-Gastritis jedoch nichts zu tun, aus diesem Grund erkundigt sich Prof. Azan bei Dr. Zollinger, ob eine Therapie mit Protonenpumpeninhibitoren (PPI) durchgeführt werde; PPI sind ein häufiger Auslöser einer Belegzellhyperplasie. Dr. Zollinger bestätigt die Gabe von 40 mg Omeprazol pro Tag aufgrund der hoch dosierten NSAR-Einnahme sowie einer nächtlich betonten gastroösophagealen Refluxsymptomatik der Patientin (Barrettmukosa!). Prof. Azan kann sich nun auch erklären, warum H. p. nur in geringer Menge im Antrum nachweisbar war – unter PPI kann H. p. zwar eine Gastritis (und über diesen Weg ein Duodenalulkus) auslösen, ist aber oft aber nur in geringer Menge, ggf. auch nur mittels der sensitiven Versilberung nach Warthin-Starry nachweisbar.

12.5.3 Chemisch-toxische Gastritis (C-Gastritis)

Bei Gallereflux oder chemischer Reizung (z. B. durch Medikamente) kommt es zu einer chronischen, nicht helicobacterbedingten Gastritis (auch chemisch/toxische Gastritis genannt).

Morphologie | Die C-Gastritis ist bevorzugt im Antrum lokalisiert und zeichnet sich durch folgende morphologische Besonderheiten aus: eine foveoläre Hyperplasie, eine Vermehrung glatter Muskelfasern in der Lamina propria, eine interstitielle Fibrose sowie eine gering ausgeprägte Infiltration der Mukosa mit Lymphozyten. Bei einer starken Reizung der Schleimhaut, z. B. durch bestimmte Medikamente, kommen auch einzelne neutrophile Granulozyten vor. Im Rahmen des üblicherweise chronischen Verlaufs kann es zu einer intestinalen Metaplasie mit entsprechenden Risiken (maligne Entartung) kommen.

NSAR-Gastritis

Die NSAR-Gastritis ist eine Sonderform der Typ-C-Gastritis: **N**icht**s**teroidale **A**nti**r**heumatika hemmen die Cyclooxygenase und damit die Prostaglandin-Synthese. Die Durchblutung der Magenschleimhaut wird gedrosselt, was die Ausbildung von Schleimhauterosionen begünstigt. Die begleitende entzündliche Reaktion (granulozytäres Infiltrat) ist häufig nur gering ausgeprägt; zudem ist meist nur die oberflächliche Schleimhaut betroffen. In der Tiefe und in den Randbereichen der Erosionen ist die Schleimhaut völlig unauffällig. Pathomechanismus und weitere typische morphologische Kennzeichen der NSAR-bedingten Schleimhautschädigung sind ausführlich weiter oben (vgl. S. 243) beschrieben.

12.5.4 Gastritis-Sonderformen

Lymphozytäre Gastritis. Bei dieser erst 1985 entdeckten Gastritis-Sonderform sind die Schleimhautepithelien dicht mit T-Lymphozyten durchsetzt. Diese Gastritis soll 0,2–0,4 % aller Gastritiden ausmachen, die Ursache ist weitgehend ungeklärt. Da die lymphozytäre Gastritis gehäuft mit der Spue, mit Lymphomerkrankungen und auch einer Helicobacter-Gastritis assoziiert ist, werden T-Zell-vermittelte Autoimmunprozesse diskutiert.

Eosinophile Gastritis. Kennzeichnend ist ein deutlich erhöhter Eosinophilengehalt der Magenschleimhaut ohne Bluteosinophilie. Die eosinophile Gastritis tritt zumeist im Antrum-Pylorus-Bereich auf und kann mit einer eosinophilen Duodenitis einhergehen. Die typischen klinischen Symptome einer eosinophilen Gastritis sind: Übelkeit, Dyspepsie, Oberbauchschmerzen, Diarrhö, rezidivierende Schleimhautblutungen mit Eisenverlust, Malabsorption und Proteinverlust. Abzugrenzen ist die **allergische Gastroenteropathie:** Ursache ist hier zumeist eine Kuhmilch-,

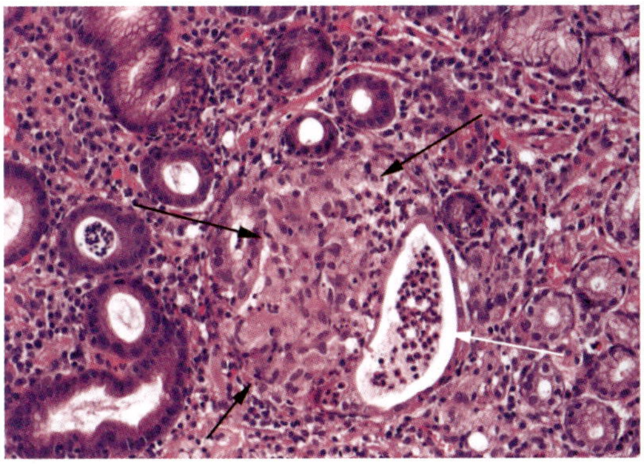

Abb. 12.3 Crohn-Gastritis mit einem Epitheloidzellgranulom (schwarze Pfeile) und einem Abszess in einer Drüse (weißer Pfeil).

Soja- oder Weizenallergie; klinische Zeichen sind eine Anämie und eine Wachstumsverzögerung.

Crohn-Gastritis. Häufiger finden sich bei einem Morbus Crohn des unteren Gastrointestinaltraktes gering ausgeprägte crohntypische Veränderungen der Magenschleimhaut: Herdförmige Drüsendestruktionen im Korpus bei ansonsten unauffälligem Befund sind das übliche morphologische Korrelat, Epitheloidzellgranulome sind eher selten anzutreffen (**Abb. 12.3**). Eine ausgeprägte Entzündungsaktivität mit Ausbildung von Fissuren ist sehr selten.

Weitere Gastritis-Sonderformen. Sehr selten ist die **kollagene Gastritis**, sie gilt als Pendant der kollagenen Kolitis und wird im Dickdarmkapitel (s. S. 274) genauer besprochen. **Erregerbedingte** Gastritis-Sonderformen sind die Milzbrand-Gastritis, Herpes-simplex-Gastritis, Varizella-Zoster-Gastritis, Zytomegalie-Gastritis, Kryptosporidien-Gastritis, Lambliasis, Leishmaniose, mykotische Gastritis sowie der Wurmbefall des Magens.

12.6 Magenulkus

Key Point

Bei einem Magenulkus (Ulcus ventriculi) kommt es zu einer tief greifenden Beschädigung der Magenschleimhaut bzw. der Magenwand über die Lamina muscularis mucosae hinaus. Ursächlich ist ein Ungleichgewicht zwischen schleimhautschädigenden (aggressiven) und schleimhautschonenden (protektiven) Faktoren. Wichtigster aggressiver Faktor ist Helicobacter pylori.

MERKE

Vom Magenulkus ist die Schleimhauterosion abzugrenzen, bei der nur die obere Schicht der Mukosa (Lamina epithelialis) beschädigt wird. Die Lamina muscularis mucosae bleibt intakt.

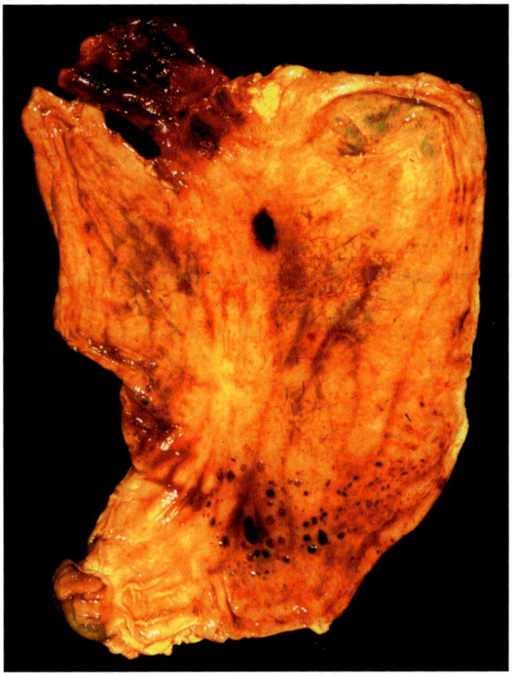

Abb. 12.4 Multiple Ulzerationen im Pylorus und eine größere im Fundus (ausgestanzte schwarze Schleimhautdefekte).

Epidemiologie | In Europa treten pro Jahr ca. 50 Ulkuserkrankungen pro 100 000 Einwohner auf. Da Magenulzera häufig H.-p.-bedingt sind und die H.-p.-Gastritis aufgrund der verbesserten Therapiemöglichkeiten seltener geworden ist, ist auch die Inzidenz des Magenulkus rückläufig.

Ätiopathogenese | Am häufigsten entsteht das Magenulkus auf dem Boden einer **Helicobacter-pylori-Infektion** der Magenschleimhaut (ca. 80 % aller Ulzera), aus diesem Grund ist es auch bevorzugt im Antrum lokalisiert. Weitere **schleimhautschädigende Faktoren** sind: eine erhöhte Salzsäureproduktion, nichtsteroidale Antirheumatika, Alkohol, Zigarettenrauch/Nikotin, Kortikosteroide und Galle (z. B. bei einem Reflux). Ein Magenulkus wird aber nicht nur durch das Einwirken der genannten Faktoren begünstigt, sondern auch durch das **Versagen körpereigener Schutzmechanismen**. Zu den schleimhautschonenden Faktoren gehören v. a. eine regelrechte Schleimproduktion, eine regelrechte Mikrozirkulation sowie eine ungestörte Epithelregeneration. Bei Durchblutungsstörungen der Magenschleimhaut (z. B. infolge Stress, Trauma oder Schock) ist die Ulkusgefahr beispielsweise erhöht.

Morphologie | Der Gewebedefekt reicht mindestens bis in die Submukosa hinein (**Abb. 12.4**), der Ulkusgrund ist mit Schorf (bestehend aus Fibrin und Granulozyten) belegt. Im Extremfall reicht das Ulkus durch alle Wandschichten des Magens hindurch, in diesem Fall handelt es sich um ein perforiertes Ulkus. Im Randbereich des Ulkus regeneriert die Magenschleimhaut überschießend (im Sinne eines Reparaturmechanismus), sodass sich der charakteristische, makroskopisch sichtbare Randwall ausbildet. Histologisch weisen frische bzw. akute Ulzera im Ulkusgrund zahlreiche Granulozyten auf, bei chronischen Ulzera findet man dort eher Fibroblasten, Lymphozyten, Plasmazellen oder fibrosierte Areale.

Komplikationen | Eine gefährliche, wenn auch relativ seltene Komplikation des Magenulkus ist die **maligne Entartung** (hiervon abzugrenzen ist das **ulzerierte Karzinom**).

MERKE

Nicht abheilende und pilzbesiedelte Ulzera sind potenziell maligne und müssen histologisch abgeklärt werden.

Weitere Komplikationen des Ulcus ventriculi sind das **Ulkusrezidiv**, die Einengung der Magenlichtung durch Vernarbungsprozesse **(Narbenstenose)**, die **Pylorusinsuffizienz**, chronische und akute **Blutungen** (50 % aller Magenblutungen sind Ulkusblutungen) und die **Perforation**.

12

Klinische Aspekte | Da die überwältigende Anzahl der Magenulzera helicobacterbedingt ist, können diese durch eine Eradikationstherapie geheilt werden. Eine chirurgische Intervention ist zumeist nur noch bei Komplikationen (insb. bei Perforationen) notwendig.

12.6.1 Zollinger-Ellison-Syndrom

Das Zolliger-Ellison-Syndrom ist charakterisiert durch **multiple Ulzera im Magen und Duodenum infolge eines Gastrinoms**. Die Gastrinome sind häufig im Pankreas (75 % der Fälle), aber auch an anderen Orten des oberen GI (Duodenum, Magen u. a.) lokalisiert. In etwa 25 % der Fälle liegen multiple Gastrinome vor. Durch die vermehrte Gastrinausschüttung kommt es zu einer Belegzellhyperplasie mit Hyperazidität und einer Hypersekretion von Magensaft auf das Dreifache der Norm (etwa 10 l pro Tag). Klinische Symptome sind Bauchschmerzen (Ulzera) sowie Diarrhö und Steatorrhö.

12.7 Tumoren und tumorartige Veränderungen des Magens

Key Point

Das Karzinom ist die mit Abstand häufigste neoplastische Erkrankung des Magens. Benigne Neoplasien spielen demgegenüber eine untergeordnete Rolle. Über 99 % aller Magenkarzinome sind Adenokarzinome, diese werden nach Laurén in einen intestinalen und einen diffusen Typ eingeteilt, Mischtypen kommen vor. Die zweithäufigste maligne Neoplasie des Magens ist das MALT-Lymphom.

12.7.1 Tumorartige Läsionen

Riesenfaltenmagen

Beim Riesenfaltenmagen sind die Magenschleimhautfalten auf mehr als 1 cm verbreitert, im Extremfall unter Ausbildung großhirngyriartiger Vorwölbungen des Reliefs. Diese Veränderungen können lokal auftreten oder diffus den ganzen Magen betreffen.

Ätiopathogenese | Häufige Ursache eines lokal begrenzten Riesenfaltenreliefs sind benigne oder maligne **Magentumoren** bzw. **tumorartige/polypoide Läsionen** (vgl. auch S. 248). Eine diffuser Befall des Magens kann durch den **Morbus Ménétrier** bedingt sein; bei dieser Erkrankung kommt es zu einer diffusen Vermehrung der Foveolarepithelien mit Verlängerung der Magengrübchen und Vergröberung des Faltenreliefs (diffuse foveoläre Hyperplasie).

Morphologie | Es handelt sich um eine makroskopisch-endoskopische Diagnose, da es keine krankheitsspezifischen histologischen Veränderungen gibt. Als unspezifische Befunde finden sich eine foveoläre Hyperplasie (s. S. 239) und/oder eine glanduläre Hyperplasie (s. S. 239) oder eine Kombination beider. Die foveoläre Hyperplasie führt zu einem starken Eiweißverlust aufgrund einer vermehrten Schleimsekretion der hyperplastischen foveolären Epithelzellen in Kombination mit einer erhöhten Kapillardurchlässigkeit (Eiweißverlust-Gastropathie). Resultieren kann eine Hypochlorhydrie mit entsprechenden klinischen Folgen (s. S. 239).

12.7.2 Magenschleimhautpolypen

Magenschleimhautpolypen können durch nichtneoplastische polypoide Läsionen und benigne neoplastische Polypen bedingt sein; letztere bergen ein deutlich erhöhtes Risiko der malignen Entartung.

Nichtneoplastische polypoide Läsionen und Polypen

Am häufigsten und insgesamt häufig sind **Drüsenkörperzysten**, diese werden in Korpus und Fundus gefunden. Ein Teil der Drüsenkörperzysten wird durch Protonenpumpen-Inhibitoren induziert. Sporadische Drüsenkörperzysten sind ein Zeichen für eine gesunde Magenschleimhaut; in bis zu 40 % der Fälle weisen sie jedoch auf eine zeitgleich vorliegende oder zeitnah drohende Neoplasie des Kolons hin (Adenome und Karzinome, z. B. im Rahmen einer FAP, s. S. 278). Der Grund hierfür ist unbekannt.

Heterotope Schleimhaut wie heterotopes Pankreasgewebe und heterotope Brunner-Drüsen können ebenfalls polypoide Schleimhautveränderungen verursachen. **Nichtneoplastische Polypen** sind hyperplastische Polypen (häufigster Polyp des Magens, vgl. S. 248), entzündliche fibrinoide Polypen, Peutz-Jeghers-Polypen, Cronkhite-Canada-Polypen sowie juvenile Polypen (diese sind speziell im Kapitel Kolon beschrieben, s. S. 275).

Benigne neoplastische Polypen

Hierzu zählen tubuläre und flache tubuläre Adenome, papilläre Adenome und Fundusdrüsen-Adenome.

Tubuläre Adenome sind im Magen im Gegensatz zu den entzündlich-reaktiv bedingten hyperplastischen Polypen sehr selten; Veränderungen des Epithels, die auf eine drohende Entartung hinweisen, werden wie im Kolon nach Low-Grade und High-Grade-intraepitheliale-Neoplasie (IEN) klassifiziert (s. S. 276). Die Gefahr der malignen Transformation ist im Magen noch höher als im kolorektalen Gebiet. Bei 6–18 % aller Adenome sind bereits Karzinomanteile zu finden; die Wahrscheinlichkeit, bei Verlaufskontrollen eines zuvor diagnostizierten tubulären Adenoms schlussendlich ein Karzinom zu entdecken, ist mit 10 % hoch.

12.7.3 Magenkarzinom

Epidemiologie | Das Magenkarzinom gehört zu den häufigen Karzinomerkrankungen der westlichen Welt, auch wenn die Inzidenz in den letzten Jahren rückläufig ist. Laut Krebsregister München beträgt die Inzidenz z. Zt. 14 auf 100 000 pro Jahr bei den Männern und 8 auf 100 000 pro Jahr bei den Frauen, damit sind Männer 1,7-mal häufiger betroffen als Frauen. Die Mortalität ist in den letzten Jahrzehnten gleichfalls rückläufig: Während 1968 die durch ein Magenkarzinom bedingten Todesfälle 20,7 % aller krebsbedingten Todesfälle ausmachten, sind es heute nur noch 6,7 %. Diesen Zahlen liegt z. T. ein echter Rückgang des Magenkarzinoms zugrunde, insbesondere dank verbesserter Hygiene und Konservierungsmethoden von Lebensmitteln (geringere Nitritbelastung, vgl. unten); z. T. ist der Rückgang aber auch darauf zurückzuführen, dass Adenokarzinome des gastroösophagealen Übergangs früher als Magenkarzinome klassifiziert wurden, wohingegen heute klar ist, dass sie als Barrettkarzinome (vgl. S. 235) von der Speiseröhre ausgehen und damit statistisch den Ösophaguskarzinomen „zuzuschlagen" sind. Das Durchschnittsalter der betroffenen Patienten in Deutschland liegt zwischen 55 und 65 Jahren, es können jedoch auch junge Menschen an einem Magenkarzinom erkranken. Der diffuse Typ des Magenkarzinoms (vgl. unten) ist in dieser Altersgruppe häufiger.

Ätiopathogenese | Die Pathogenese des Magenkarzinoms ist multifaktoriell. Wichtige prädisponierende Faktoren sind die **Helicobacter-pylori-Gastritis, Ernährungsfaktoren** (erhöhtes Karzinomrisiko bei Alkoholabusus und Verzehr von gepökelten Nahrungsmitteln, wodurch im Magen kanzerogene Nitrosamine entstehen) sowie **genetische Faktoren** – das Magenkarzinom tritt familiär gehäuft und insb. bei Menschen mit der Blutgruppe A auf. Auch die unterschiedliche geografische Häufigkeitsverteilung (besonders hohe Inzidenz des Magenkarzinoms in Japan) dürfte u. a. genetische Ursachen haben. Neben der H.-p.-Gastritis gehen auch alle anderen chronischen Magenentzündungen mit einem erhöhten Karzinomrisiko einher (vgl. S. 243).

Morphologie | Bei den Magenkarzinomen handelt es sich in über 99 % der Fälle um **Adenokarzinome** (Abb. 12.5), die nach Laurén in einen drüsig-differenzierten (intestinalen) und einen diffusen Typ untergliedert werden (Näheres hierzu s. S. 251).

> **MERKE**
> Karzinome vom diffusen Typ haben eine schlechtere Prognose.

Ausnahmen sind kleine, auf die Schleimhaut begrenzte Karzinome (Frühkarzinom vom M-Typ, vgl. unten), die unabhängig vom histologischen Subtyp durch eine lokale Mukosektomie geheilt werden können.

> **MERKE**
> 15 % der Magenkarzinome entstehen im Fundus, 25 % im Korpus und 60 % im Antrum/Pylorus.

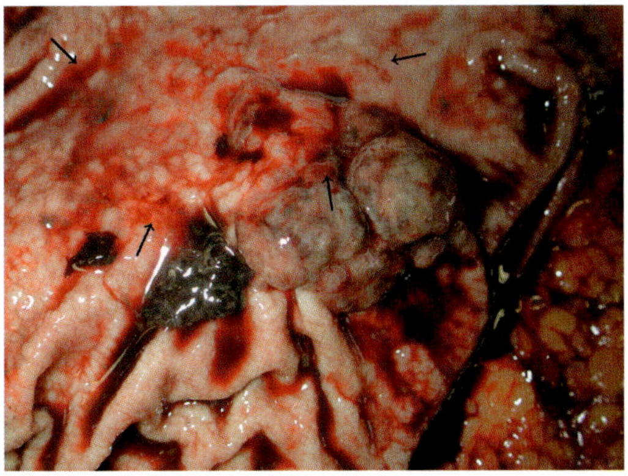

Abb. 12.5 Adenokarzinom des Pylorus mit Ulzeration und verstrichener Schleimhaut (Pfeile).

In prognostischer Hinsicht ist v. a. die Unterscheidung zwischen Magenfrühkarzinom und fortgeschrittenem Magenkarzinom wichtig; Differenzierungskriterium ist hier die Wachstumstiefe.

Magenfrühkarzinome

MERKE

Das Magenfrühkarzinom ist auf die Mukosa (M-Typ) oder die Submukosa (SM-Typ) beschränkt. Es handelt sich *nicht* um ein Carcinoma in situ – lymphogene und hämatogene Metastasierungen sind prinzipiell möglich, insgesamt ist die Metastasierungsrate jedoch relativ gering. Die Heilungschancen sind entsprechend günstig, auch bei rein lokaler Therapie.

Epidemiologie | Infolge einer intensiven Vorsorgediagnostik in Japan, einem Land mit hoher Magenkarzinominzidenz, werden 50 % der Magenkarzinome im Stadium des Magenfrühkarzinoms diagnostiziert, in Deutschland stellen die Magenfrühkarzinome hingegen nur einen Anteil von 10–15 % aller diagnostizierten Magenkarzinome. Die durch das Magenkarzinom bedingte Letalität ist in Deutschland folglich deutlich höher als in Japan.

12

Morphologie | Makroskopisch werden die Frühkarzinome folgendermaßen eingeteilt:

- polypöse Form (Typ I),
- flache Formen (Typ II),
  - leicht erhaben (IIa),
  - im Schleimhautniveau liegend (IIb, **Abb. 12.6**),
  - unterhalb des Schleimhautniveaus liegend (IIc),
- ulzerierte Form (Typ III, **Abb. 12.7**).

Prognose | Die Metastasierungsrate (insbesondere in Lymphknoten) wird beim M-Typ mit 5 % und beim SM-Typ mit 15 % angegeben, die 5-Jahres-Überlebensrate beträgt beim M-Typ 95 % und beim SM-Typ 85 %. Bezüglich der Metastasierungsraten unterscheidet sich der intestinale nicht vom diffusen Typ, sofern das Magenfrühkarzinom auf die Mukosa beschränkt ist.

Klinische Aspekte | Beim M-Typ ist die endoskopische Schleimhautabtragung (Mukosektomie) Therapie der Wahl.

Fortgeschrittene Magenkarzinome

MERKE

Als fortgeschritten wird ein Magenkarzinom dann bezeichnet, wenn es zumindest die Muscularis propria infiltriert.

Morphologie | Das fortgeschrittene Magenkarzinom kann nach verschiedenen Kriterien klassifiziert werden. **Makroskopisch** unterscheidet man exophytisch

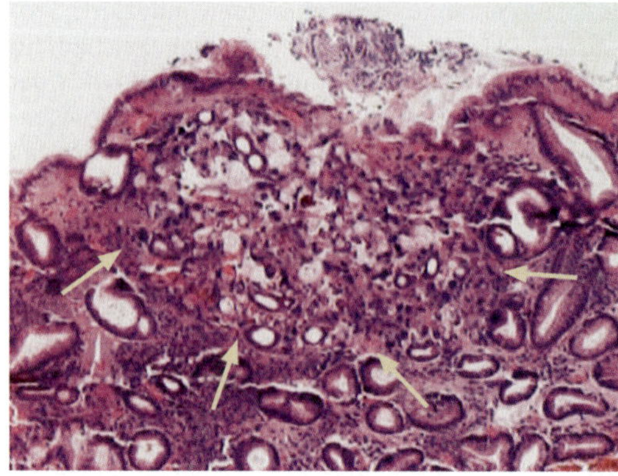

Abb. 12.6 Kleines Siegelring-Magenfrühkarzinom (Typ IIb – M-Typ) vom diffusen Typ nach Laurén mit Erosion, histologischer Befund (weiße Pfeile).

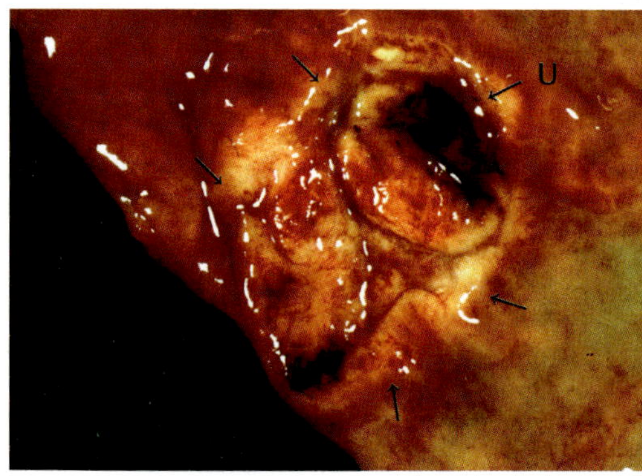

Abb. 12.7 Magenfrühkarzinom mit Exulzeration (Typ III – SM-Typ), Zufallsbefund bei der Obduktion. Ulkus: U →; Karzinom: Pfeile.

oder infiltrativ wachsende Karzinome, beide Typen können ulzerieren. **Histologisch** spiegelt sich dieses unterschiedliche Wachstumsverhalten in der **Klassifikation nach Laurén** wider, die zwischen dem polypös vorwachsenden, drüsig-differenzierten Adenokarzinom und dem infiltrativ wachsenden diffusen Karzinom unterscheidet. Die drüsig-differenzierten Adenokarzinome besitzen entsprechend ihrer Bezeichnung meist eine tubuläre Architektur (daher auch „intestinaler" Typ genannt) und sind gegen ihre Umgebung schärfer abgegrenzt als die diffusen Karzinome.

Neben diesen beiden „Prototypen" des Magenkarzinoms gibt es zahlreiche **weitere histologische Subtypen**, die allesamt seltener sind (tubulär-muzinöse und papilläre Adenokarzinome, Siegelringzellkarzinome [**Abb. 12.6**], unterschiedliche Kombinationen aus tubulären und diffusen Karzinomstrukturen/Mischtypen). Sehr selten sind adenosquamöse oder Plattenepithelkarzinome.

Ferner können Magenkarzinome nach ihrer **histogenetischen Differenzierung** (also nach ihrer „Ähnlich-

Tab. 12.2

pTNM-Klassifikation des Magenkarzinoms	
Kategorie	**Kriterien**
pTis	Carcinoma in situ
pT 1	Tumorinfiltration in die Mukosa oder Submukosa (Magenfrühkarzinom)
pT 2	Tumorinfiltration in die Muscularis propria oder Subserosa
pT 3	Tumorpenetration in die Serosa
pT 4	Tumorinfiltration in Nachbarstrukturen
pN1	1–6 regionäre Lymphknotenmetastasen
pN2	7–15 regionäre Lymphknotenmetastasen
pN3	> 15 regionäre Lymphknotenmetastasen
pM1	Fernmetastasen

keit“ zu einem gesunden Gewebe) eingeteilt werden; so gibt es Magenkarzinome mit gastraler, intestinaler oder neuroendokriner Differenzierung. Für die Prognose scheinen diese speziellen Unterteilungen jedoch bislang keine große Bedeutung zu besitzen.
Immunhistochemisch ist eine Abgrenzung des gastralen Adenokarzinoms gegen andere Adenokarzinome des oberen Gastrointestinaltraktes (inkl. Pankreas und Gallenwege) nicht sicher möglich, da sie allesamt positiv sind für Zytokeratin 7 (CK7), für das karzinoembryonale Antigen (CEA) sowie häufig auch für CA19-9. Eine Abgrenzung gegen ein Adenokarzinom des Kolons hingegen gelingt, da dieses CK7-negativ und – im Gegensatz zu den Andenokarzinomen des oberen Gastrointestinaltraktes – CK20-positiv ist.
Die **pTNM-Klassifikation** des Magenkarzinoms ist in **Tab. 12.2** wiedergegeben. Sie beinhaltet auch die prognostisch wichtige Unterscheidung zwischen Magenfrühkarzinom und fortegeschrittenem Magenkarzinom.
Klinische Aspekte | Klinisch bleiben Magenkarzinome meistens lange unbemerkt, vereinzelt verspüren die Betroffenen eine Abneigung gegen spezielle Speisen, insbesondere Fleisch. Häufig ist eine Blutungsanämie Leitsymptom. Die Standardtherapie des fortgeschrittenen Magenkarzinoms ist die Magenresektion mit erweiterter Lymphadenektomie. Außerdem ist der humanisierte, gegen den Her2-neu-Rezeptor gerichtete Antikörper Trastuzumab (Handelsname: Herceptin) für die Therapie des fortgeschrittenen metastasierten Magenkarzinoms zugelassen. Diese Therapie ist jedoch nur dann erfolgversprechend, wenn eine Her2-neu-Überexpression vorliegt, die immunhistochemisch oder durch eine in-situ-Hybridisierung nachgewiesen wird (vgl. hierzu auch S. 406 und **Abb. 21.4**).

12.7.4 Neuroendokrine Tumoren

Neuroendokrine Tumoren des Magens produzieren im Allgemeinen Hormone (in der Regel Gastrin). Die

Tab. 12.3

Gruppierung neuroendokriner Tumoren des Magens		
Verhalten	**Histologie**	**Größe**
benigne	gut differenziert, hormoninaktiv, auf Mukosa/Submukosa beschränkt	< 1 cm
benigne o. niedrig maligne	gut differenziert, hormoninaktiv, auf Mukosa/Submukosa beschränkt ohne Angioinvasion	1 – 2 cm
niedrig maligne	hormonaktiv, jede Größe oder hormoninaktiv < 2 cm	> 2 cm
hoch maligne	wenig differenziert, hormonaktiv/-inaktiv	jede

Tab. 12.4

Proliferationsbasiertes Grading neuroendokriner Neoplasien des gastroenteropankreatischen Systems (nach WHO)		
Grad	**Mitosen (10 HPF)** [1]	**Ki-67/MIB-1-Index**[2]
G1	< 2	≤ 2
G2	2–20	3–20
G3	> 20	> 20

[1] 10 HPF (High Power Field, Gesichtfeld bei 400facher Vergrößerung im Mikroskop) in Gebieten höchster mitotischer Dichte.
[2] Ki-67/MIB-1-Antikörper, in % von 500–1000 Tumorzellen

Dignität der Tumoren variiert in Abhängigkeit von der histologischen Differenzierung und der Tumorgröße (vgl. **Tab. 12.3**): So metastasieren beispielsweise hoch differenzierte neuroendokrine Tumoren (Karzinoide) ab einer Größe von 2 cm. Die bösartigste Variante neuroendokriner Magentumoren ist das sehr seltene kleinzellige Karzinom. In **Tab. 12.4** ist die Graduierung, die seit der neuen WHO-Klassifikaiton (2010) auf der Basis der Proliferation beruht, dargestellt.

12.7.5 Mesenchymale Tumoren

Von Bedeutung sind ähnlich wie im Ösophagus (s. S. 238) gastrointestinale Stromatumoren (**Abb. 12.8**), Leiomyome und Neurinome. Die gastrointestinalen Stromatumoren kommen am häufigsten vor, gefolgt von den Leiomyomen, Neurinome sind am seltensten.
Gastrointestinale Stromatumoren (GIST) gehen von den Schrittmacherzellen des enterischen Nervensystems aus, die in der Muscularis propria lokalisiert sind (interstitielle Zellen von Cajal (Anatom, Spanien 1852–1934, Nobelpreis für Medizin 1906)). Die Tumorzellen können epitheloid und/oder spindelig geformt sein, charakteristischerweise sind sie für die Zelloberflächen-Antigene CD 117 (c-kit) und meistens auch CD 34 positiv. In der Regel weisen gastrointestinale Stromatumoren des Magens ab einer bestimmten Größe eine zentrale und tief reichende Ulzeration mit Nekrose auf. Tumoren ab einer Größe von 5 cm oder mit einer erhöhten Mitoserate - in 50 stark vergrößerten Gesichtsfeldern des Mikroskops

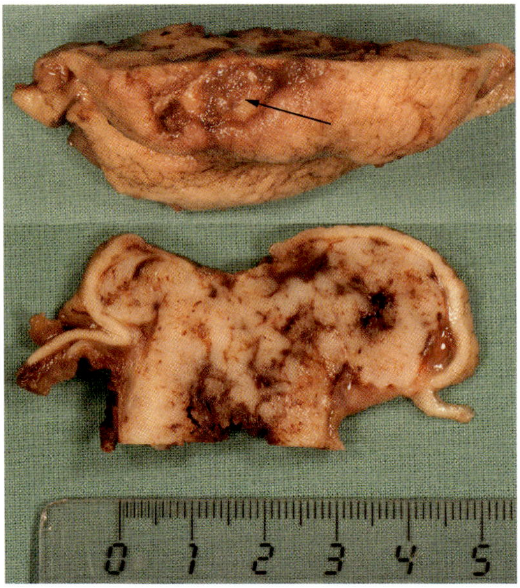

Abb. 12.8 Großer gastrointestinaler Stromatumor (GIST) des Magens mit charakteristischer Ulzeration (Pfeil).

(Hauptgesichtsfelder, HPF = High Power Field) müssen mindestens 5 Mitosen sichtbar sein - sind potenziell maligne. Das Risiko wird nach Miettinen klassifiziert (s. **Tab. 12.5**). Gastrointestinale Stromatumoren metastasieren in erster Linie hämatogen in die Leber; alternativ sind auch Lymphknotenmetastasen möglich. Die Therapie der Wahl ist die Exzision im Gesunden. Bei fortgeschrittenen Stromatumoren mit Metastasierung kommt eine Therapie mit dem Thyrosinkinase-Inhibitor Imatinib (Glivec®) infrage. Neuerdings werden auch GIST nach TNM graduiert (**Tab. 12.6**).

Leiomyome und **Neurinome** werden im Kapitel Weichteiltumoren bzw. Nervensystem (S. 376 bzw. S. 459) genauer besprochen.

12.7.6 Maligne Lymphome

MALT-Lymphom: Das häufigste Lymphom im Gastrointestinaltrakt ist das extranodale Marginalzonen-Lymphom der Mukosa; es geht vom mukosaassoziierten lymphatischen Gewebe aus (nach dem Englischen MALT-Lymphom genannt). MALT-Lymphome machen 5 % der Malignome des Magens aus.

Pathogenese | Ursächlich ist fast immer eine Helicobacter-Gastritis; erst im Zuge dieser Erkrankung siedelt sich in der Magenschleimhaut lymphatisches Gewebe an, das Ausgangspunkt eines MALT-Lymphoms werden kann. Im normalen Zustand ist die Magenschleimhaut frei von lymphatischem Gewebe.

Morphologie | Der typische histologische Befund zeigt B-Lymphozyten mit gering vergrößerten Zellkernen, die von basal her die Magenschleimhautepithelien durchdringen und dabei zerstören (sog. **lymphoepitheliale Destruktion**). Bei fortgeschrittenen Tumoren sind ausgedehnte **Exulzerationen** typisch.

Klinische Aspekte | Eine Besonderheit dieses Lymphoms ist, dass die atypischen Lymphozyten lange an die Magenschleimhaut gebunden bleiben, u. a. weil sie von Homing-Rezeptoren „gehalten" und durch H.-p.-Antigene stimuliert werden. Aus diesem Grund kann durch eine Helicobacter-Eradikation ein Großteil der Lymphome geheilt werden, da im Zuge der Eradikation auch die Brutstätten der atypischen Lymphozyten eliminiert werden. Die früher gängige operative Entfernung ist heutzutage nicht mehr angezeigt.

Praxistipp
Das MALT-Lymphom kann in ⅔ der Fälle durch H.-p.-Eradikation – also ohne Zytostatika – geheilt werden. Dies ist eine Besonderheit der MALT-Lymphome des Magens.

Komplikationen | Die niedrig malignen MALT-Lymphome können in eine hoch maligne Variante übergehen (sekundär hoch maligne MALT-Lymphome).

Tab. 12.5

Risikostratifizierung primärer GIST unter Berücksichtigung der Lokalisation (nach Miettinen).

Mitoserate	Tumorgröße (cm)	Risiko der Krankheitsprogression			
		Magen	Jejunum oder Ileum	Duodenum	Rektum
≤ 5/50 HPF[1]	≤ 2	–	–	–	–
	> 2 bis 5	(+)	+	+	+
	> 5 bis 10	+	++	+++	+++
	> 10	++	+++	+++	+++
> 5/50 HPF[1]	≤ 2	–	+++	k.A.	+++
	> 2 bis 5	++	+++	+++	+++
	> 5 bis 10	+++	+++	+++	+++
	> 10	+++	+++	+++	+++

–: kein Risiko, (+): sehr geringes Risiko, +: geringes Risiko, ++: mittleres Risiko, +++: hohes Risiko, k.A.: keine Angaben
[1] HPF = High Power Field

Tab. 12.6

pTNM-Klassifikation des GIST

Kategorie	Kriterien
pT 1	≤ 2 cm
pT 2	> 2–5 cm
pT 3	> 5–10 cm
pT 4	> 10 cm
pN1	regionäre Lymphknotenmetastasen

Weitere maligne Lymphome: Die **lymphomatöse Polypose** ist ein weiteres magen-/darmtypisches Lymphom (auch extranodales Mantelzell-Lymphom genannt, s. S. 162). Zudem kommen im Magen **primär hoch maligne Lymphome** sowie das **follikuläre Lymphom** (s. S. 159) vor, diese Lymphome werden im Kapitel 6.2 ausführlich besprochen.

13 Dünndarm

13.1 Relevante anatomische und funktionelle Aspekte

Anatomie und Funktion des Duodenums | Das Duodenum ist ca. 25 cm lang und schließt sich unmittelbar dem Magen an. Endoskopisch ist dieser Darmabschnitt bis auf Höhe der Papilla Vateri einsehbar und wird im Rahmen einer Gastroskopie stets mit beurteilt. Das obere Drittel wird Bulbus duodeni genannt. Im mittleren Drittel münden über die Papilla Vateri der Ductus pancreaticus major (Aufnahme des Pankreassekrets) sowie der Ductus choledochus (Aufnahme der Galle). **Histologische Besonderheit** der Duodenalschleimhaut (die im Übrigen weitgehend derjenigen von Jejunum und Ileum gleicht, s. u.) sind **Brunner-Drüsen**. Die Brunner-Drüsen sezernieren Schleim und Bikarbonat, gemeinsam mit dem alkalischen Sekret des Pankreas sowie der Gallеflüssigkeit schützen sie das Duodenum vor der aggressiven Magensäure und neutralisieren den Speisebrei. Die chemische Aufschlüsselung der Nahrungsbestandteile wird durch eigene sowie mit dem Pankreassekret und der Galle aufgenommene Enzyme bzw. Emulgatoren fortgesetzt.

Relevanz für die Pathologie | Aufgrund seiner engen Nachbarschaft zum Magen wirken sich gastrale Erkrankungen unmittelbar auf das Duodenum aus. So kommt es insbesondere bei einer Hyperazidität (häufig im Rahmen einer H.-p.-Gastritis, vgl. S. 245) zu einer Übersäuerung des Duodenalmilieus, woraus analog den Prozessen im Magen peptische Schleimhauterosionen und Ulzera entstehen können (daher spricht man auch von der **gastroduodenalen Ulkuskrankheit**).

13

Anatomie von Jejunum und Ileum | Jejunum und Ileum reichen vom Treitz-Band bis zur Ileozäkalklappe. Die Gesamtlänge beträgt 5–7 m; das Jejunum nimmt hiervon ⅖ ein, während das Ileum ⅗ ausmacht. Die **Mukosa** ist wie im Duodenum durch **Zotten und Krypten** gekennzeichnet, die von einem einschichtigen Zylinderepithel mit Bürstensaum (= apikal gelegenen Mikrovilli) und Becherzellen bedeckt werden. Zotten und Mikrovilli bewirken eine erhebliche Vergrößerung der Darmoberfläche. Dieser Effekt wird durch ringförmige Auffaltungen der Submukosa **(Kerckring-Falten)** nochmals verstärkt. Der gesamte Dünndarm ist durch Kapselendoskopie einsehbar. Durch Doppelballonendoskopie kann wie im Duodenum gezielt biopsiert werden.

Relevanz für die Pathologie | Die verschiedenen Prinzipien der Oberflächenvergrößerung begünstigen die Resorption von Nahrungsstoffen über das Darmepithel – sie sind allerdings auch dafür verantwortlich, dass die Darmschleimhaut eine riesige Angriffsfläche für pathogene Keime und antigen wirkende Substanzen bietet (nicht zuletzt ist der Darm auch ein wichtiges Immunorgan und beherbergt physiologischerweise lymphatisches Gewebe). Entsprechend häufig sind entzündliche – v. a. infektiös und immunologisch – bedingte Erkrankungen des Darms **(Enteritis)**, zumal der Darm über den Speisebrei stark wechselnden Einflüssen aus der Außenwelt ausgesetzt ist. Tumoröse Erkrankungen des Dünndarms sind demgegenüber selten – sie spielen im Vergleich zu denjenigen des Dickdarms klinisch nur eine untergeordnete Rolle.

Funktion von Jejunum und Ileum | Jejunum und Ileum dienen in erster Linie dem **Transport**, der **chemischen Aufschlüsselung** sowie der **Resorption der Nahrungsbestandteile**. Zur Erfüllung ihrer Transportfunktion besitzen diese Darmabschnitte eine außergewöhnliche Beweglichkeit und sind im hohen Maße gegen ihre Umgebung verschiebbar. Über das Darmepithel (Enterozyten) gelangen die vollständig aufgeschlüsselten Nährstoffe schließlich in Blut- und z. T. auch Lymphgefäße, über die sie weitergeleitet werden (erste Anlauf- und Filterstation: die Leber).

Relevanz für die Pathologie | Entsprechend seinen Hauptfunktionen unterscheidet man Transport- und Resorptionsstörungen des Dünndarms.

Transportstörungen resultieren häufig aus pathologischen Lageveränderungen (Torsionen, Verschlingungen: **Volvulus**), für die Jejunum und Ileum aufgrund ihrer ausgeprägten Beweglichkeit besonders anfällig sind. Der Volvulus kann ohne erkennbare Ursache oder im Rahmen anderer Grunderkrankungen (z. B. infolge entzündlich bedingter Adhäsionen im Bauchraum) auftreten. Klinisch resultieren eine im unterschiedlichen Ausmaß ausgeprägte Behinderung der Darmpassage **(Ileus)** und/oder enterale Durchblutungsstörungen durch Strangulation von Darmgefäßen; Letzteres kann wiederum weitere Schäden **(Darminfarkt)** nach sich ziehen.

Resorptionsstörungen resultieren aus einer Erkrankung/Beschädigung der Enterozyten, häufig infolge chronisch-entzündlicher Darmerkrankungen (**sekundäre Malabsorption:** die Darmschleimhaut ist pathologisch verändert). Daneben gibt es auch **primäre Malabsorptionsformen** mit histologisch unauffälliger Darmschleimhaut, hier liegt in der Regel ein Defekt einzelner Bürstensaumenzyme vor, wodurch z. B. Disaccharide (Lactose, Fructose) nicht angemessen aufgespalten werden können. Die vermehrt im Darm retinierten Disaccharide binden osmotisch Flüssigkeit und führen zur chronischen Diarrhö. Von der Malabsorption ist die **Maldigestion** abzugrenzen, die auf einer Störung der *intraluminalen* (also nicht darmepithelgebundenen) Aufspaltung von Nahrungsbestandteilen beruht. Ursächlich können Erkrankungen der verschiedenen Verdauungsenzymlieferanten vorliegen, man unterscheidet entsprechend die gastrale, die hepatobiliäre und die pankreatische Maldigestion. Malabsorption und Maldigestion werden unter dem gemeinsamen Oberbegriff der **Malassimilation** zusammengefasst. Klinisch sind sowohl die Malabsorption als auch die Maldigestion durch chronische Diarrhö, ggf. Steatorrhö („Fettstühle") und Gewichtsverlust charakterisiert.

13.2 Fehlbildungen des Dünndarms

Key Point

Ortsfremde Gewebe (Heterotopien) sind insbesondere im Duodenum häufig. Lageanomalien spielen v. a. in Jejunum und Ileum eine Rolle – sie resultieren aus einer Störung der embryonalen Darmrotation.

Fehlbildungen des Duodenums: Insbesondere im Bulbus duodeni kommen polypenartig vorwachsende **Magenschleimhautinseln vom Korpustyp** vor **(Heterotopie)**; gelegentlich findet man auch heterotopes Pankreasgewebe, zumeist in der Submukosa. In Nachbarschaft der Papilla Vateri werden **Divertikel** mit einer Aussackung von bis zu 2 cm gefunden. **Duodenalduplikaturen** sind selten.

Fehlbildungen von Jejunum und Ileum: Störungen der embryogenetischen Rotation und Fixation des Dünndarms **(Malrotation)** sind mit einer Häufigkeit von 1 % gar nicht so selten. Hierzu gehört auch der u. a. den Dünndarm mitbetreffende **Situs inversus**, der jedoch nur einen kleinen Teil der Lageanomalien ausmacht. Ein partieller Situs inversus ist pathologisch unbedeutend.

Atresien des Dünndarms kommen in unterschiedlichen Ausprägungen vor; von einer membranösen Kontinuitätsunterbrechung des Darmlumens bis hin zur kompletten Trennung zweier Darmenden sind verschiedene Abstufungen möglich. Insgesamt sind die Atresien jedoch selten.

Divertikel: Echte (kongenitale) Divertikel (s. Glossar) kommen in allen Hohlorganen vor. Eine Besonderheit stellt das **Meckel-Divertikel** im Ileum dar. Es handelt sich um einen Rest des Ductus omphaloentericus. Diese Fehlbildung ist relativ häufig und wird besonders häufig bei Patienten mit Trisomie 21 gefunden. Meist handelt es sich um eine blindsackartige Ausstülpung der Darmwand, die z. T. noch über einen Bindegewebsstrang mit der Bauchwand verbunden sein kann. Seltener sind isolierte zystenartige Ductus-omphaloentericus-Reste jenseits des Ileums ohne Anschluss an das Darmlumen, in diesem Fall spricht man von einer **Nabelzyste**. Beim Erwachsenen ist das Meckel-Divertikel 60–90 cm von der Ileozäkalklappe entfernt. In 30 % der Fälle beherbergt es heterotope Magenschleimhautinseln, überwiegend vom Korpustyp, oder Pankreasgewebe. Die heterotopen Schleimhautareale können analog der peptischen Ulkusbildung im Magen (s. S. 247) ulzerieren und bluten, schlimmstenfalls kommt es zur Perforation. Im Meckel-Divertikel sind darüber hinaus häufiger neuroendokrine Tumoren zu finden. Selten sind hämorrhagische Infarkte der Divertikelwand oder Steineinlagerungen in das Divertikellumen (u. U. mit der Folge des Gallensteinileus, s. S. 306).

Unechte Divertikel (Pseudodivertikel, s. Glossar) unterscheiden sich von den echten durch das Fehlen der Muskulatur in der Divertikelwand (zur Genese des unechten Divertikels vgl. Glossar); diese Divertikel finden sich am häufigsten im Kolon, können sich bei einer angeborenen Muskelschwäche oder einer erhöhten intraluminalen Druckbelastung jedoch auch im Dünndarm ausbilden.

13.3 Invagination, Volvulus und Ileus

Key Point

Invagination und Volvulus können zum Darmverschluss (Ileus) führen und stellen einen chirurgischen Notfall dar!

Invagination: Die Einstülpung eines Darmsegments in das benachbarte Darmsegment kommt überwiegend im Säuglingsalter vor (80 % im 4.–10. Lebensmonat). Mögliche Ursachen sind unkoordinierte peristaltische Kontraktionen der Darmwand oder Spasmen sowie Fremdkörper, virale Entzündungen und Tumorerkrankungen.

Volvulus (Darmverschlingung): Es handelt sich um eine Verdrehung des Darms um die Mesenterialachse von über 180 Grad, hierbei können unterschiedlich lange Darmabschnitte stranguliert und von der Blutzufuhr abgeschnitten werden. Ursächlich kommen Entzündungen, eine retroperitoneale Fibrose (Morbus Ormond, s. S. 537) oder Tumorerkrankungen in Frage.

MERKE

Bei der Invagination und beim Volvulus kann das Darmlumen komplett verschlossen werden (Ileus, s. u.), ferner können arterielle und venöse Zirkulation durch Gefäßabknickung und/oder mechanische Kompression der Darmwand gedrosselt bzw. ganz aufgehoben werden; je nach Ausmaß der Durchblutungsstörung resultiert eine Nekrose des betroffenen Darmsegmentes und später eine Durchwanderungsperitonitis. Die Dauer der Ischämie ist maßgeblich für die Prognose der Patienten: Die Letalität liegt bei 10 %, wenn innerhalb der ersten 12 Stunden nach Unterbrechung der Blutzirkulation operiert wird, bei späteren Operationen steigt die Letalität auf über 60 %.

Tab. 13.1

Ursachen des Ileus

Art	Ursachen
chemisch	Azidose, Urämie, Schwermetallvergiftungen (Blei), Medikamente (Morphinderivate), gallige Peritonitis
infektiös	bei Peritonitis, Sepsis
vaskulär	Verschlüsse der Mesenterialgefäße
nerval-reflektorisch	postoperativ, spinale Schäden, Schädel-Hirn- und Bauch-Traumata, Herzinfarkt, Koliken
mechanisch	Strangulation (z. B. durch Narbenstränge), Hernien, Kompression, Obstruktion (z. B. Tumoren oder Mekoniumileus), Volvulus

Ileus: Beim Ileus kommt es zu einer **Unterbrechung der Darmpassage**, entweder durch einen Verschluss des Darmlumens **(mechanischer Ileus)** oder durch eine Störung der Darmmotorik **(funktioneller Ileus)**. Der funktionelle Ileus wiederum kann aus einem Zuviel an Muskelspannung mit einer Behinderung der propulsiven Peristaltik **(spastischer Ileus)** oder aus einer Lähmung der Darmmuskulatur (**paralytischer Ileus**, klinisch: Totenstille) resultieren. Ein anfänglich mechanischer Ileus geht im Krankheitsverlauf durch zunehmende Stoffwechselentgleisung häufig in einen paralytischen über.

Die Ursachen eines Ileus sind außerordentlich vielfältig; die wichtigsten sind in der (Tab. 13.1) zusammengestellt.

Invagination, Volvulus und insbesondere der Ileus können auch den Dickdarm betreffen, sind allerdings im Dünndarmbereich häufiger, da der Dünndarm beweglicher ist.

13

13.4 Zirkulatorische Störungen des Dünndarms

Key Point

Durchblutungsstörungen des Darmes können akut („Darminfarkt") oder chronisch („Angina abdominalis") in Erscheinung treten.

Akute Verschlüsse der Mesenterialarterien sind meist thrombotisch, embolisch oder entzündlich (vaskulitisch) bedingt, alternativ kann auch eine mechanische Strangulation der Darmgefäße zugrunde liegen (z. B. bei der Invagination oder beim Volvulus, vgl. oben). **Chronische arterielle Durchblutungsstörungen** entstehen meist auf dem Boden einer Arterioskleorse der Mesenterialarterien. Die **Mesenterialvenenthrombose** als häufigste Form der venös bedingten Durchblutungsstörung kann zur hämorrhagischen Infarzierung des vorgeschalteten Darmabschnitts führen. Die Ursache der venösen Durchblutungsstörungen bleibt meist ungeklärt.

Tab. 13.2

Stadieneinteilung der Angina abdominalis

Stadium	klinische Symptomatik
I	angiografischer Zufallsbefund, klinisch symptomlos
II	intermittierende postprandiale Schmerzen
III	dauerhafte Schmerzen, Gewichtsverlust
IV	Darminfarzierung mit paralytischem Ileus und Durchwanderungsperitonitis

Neben den vaskulär bedingten Erkrankungen gibt es Durchblutungsstörungen des Dünndarms ohne nachweisbare Gefäßverschlüsse **(nichtokklusive intestinale Ischämien)**. Die Ursachen sind zumeist hämodynamischer Art: Schock/plötzlicher Blutdruckabfall, Herzinsuffizienz, veränderte rheologische Eigenschaften des Blutes.

MERKE

Aufgrund der ausgeprägten Verzweigungen der Mesenterialgefäße mit der Möglichkeit zur kollateralen Blutversorgung treten Verschlüsse kleinerer oder mittlerer Mesenterialarterienäste klinisch in der Regel nicht in Erscheinung. Klinisch relevant sind v. a. Stenosen/Verschlüsse der Hauptstämme der Aa. mesentericae/der A. ileocolica sowie der großen Gefäßäste.

Akuter Dünndarminfarkt: Mesenteriale Thrombosen oder Thromboembolien mit einem kompletten Verschluss des betroffenen Gefäßabschnitts sind eher selten. Es resultiert eine hämorrhagische Infarzierung (kollateraler Blutzufluss ins Infarktgebiet!) sowie nachfolgend Nekrose des zugehörigen Darmabschnitts. Die Letalität ist im Falle einer Darmperforation hoch! Therapeutisch ist in der Regel die chirurgische Entfernung des betroffenen Darmabschnitts angezeigt.

Angina abdominalis: Ursächlich ist eine Arteriosklerose der Mesenterialarterien mit hämodynamisch relevanter Stenose, meist sind die Hauptstämme von A. mesenterica superior oder inferior betroffen. Klinisch sind krampfartige Abdominalschmerzen typisch, die insbesondere nach der Nahrungsaufnahme in Erscheinung treten, da in dieser Situation die Blutzufuhr zum Darm erhöht ist. Der anfängliche nahrungsabhängige Schmerz geht im Krankheitsverlauf zunehmend in einen Dauerschmerz über. Sofern sich die Bauchdecke verhärtet und/oder eine Abwehrspannung auftritt, hat sich eine Durchwanderungsperitonitis entwickelt!

In Abhängigkeit vom Beschwerdebild unterscheidet man 4 Stadien der Angina abdominalis (Tab. 13.2)

13.5 Entzündungen des Dünndarms/ Enteritis

Key Point

Der Begriff „Enteritis" bezeichnet ganz allgemein eine Entzündung des Dünndarms. Die Ursachen sind vielfältig: Man unterscheidet infektiöse, autoimmunlogisch/allergische und toxische Formen. In der Gruppe der infektiösen Enteritiden kommen wiederum verschiedene Erregergruppen in Frage: Bakterien, Viren, Pilze, Protozoen und Parasiten, insb. Helminthen. Eine gewisse Sonderrolle nimmt das Duodenum ein: Aufgrund seiner engen anatomischen Beziehung zum Magen wird es bei der H.-p.-bedingten Gastritis häufig in Mitleidenschaft gezogen; es resultieren Schleimhautentzündungen (H.-p.-Duodenitis), ggf. mit einer Progression zum Duodenalulkus.

13.5.1 Entzündliche Erkrankungen mit Schwerpunkt im Duodenum/Duodenitis

MERKE

Im Gegensatz zur Magenschleimhaut kommen im Duodenum physiologischerweise lymphoplasmazelluläre Infiltrate vor, der Nachweis dieser Zellen allein rechtfertigt also noch nicht die Diagnose eines Entzündungsprozesses. Erst beim Hinzutreten weiterer histologischer Veränderungen (Granulozyteninfiltration, Schleimhauterosion, **Abb. 13.1**, Zottenreduktion) und beim Auftreten klinischer Symptome ist die Annahme einer Duodenitis gerechtfertigt.

Wichtigste Ursache einer Duodenitis sind die Auswirkungen einer Helicobacter-pylori-Infektion im Magen (s. u.), der Entzündungsprozess spielt sich in diesem Fall bevorzugt im Bulbus duodeni ab (akute bzw. chronische Bulbitis). Im Extremfall können auch Duodenalulzera mit Perforation entstehen. Spezielle Duodenitiden sind die Lambliasis, die Sprue, der Morbus Whipple und der Morbus Crohn. Da diese Erkrankungen nicht auf das Duodenum beschränkt sind, sondern den gesamten Dünndarm betreffen, werden sie später ausführlicher dargestellt.

Helicobacter-pylori-bedingte Duodenitis

Die chronisch-aktive Gastritis (vgl. S. 243) wird zu 95 % durch **Helicobacter pylori** verursacht. Typisches histomorphologisches Korrelat der Keimbesiedlung sind Lymphfollikel mit aktiven Keimzentren in Mukosa und Submukosa des Magens. Im Zuge der Besiedelung werden u. a. auch somatostatinbildende Zellen im Antrum geschädigt, wodurch es zu einer Überaktivierung der G-Zellen mit gesteigerter Gas-

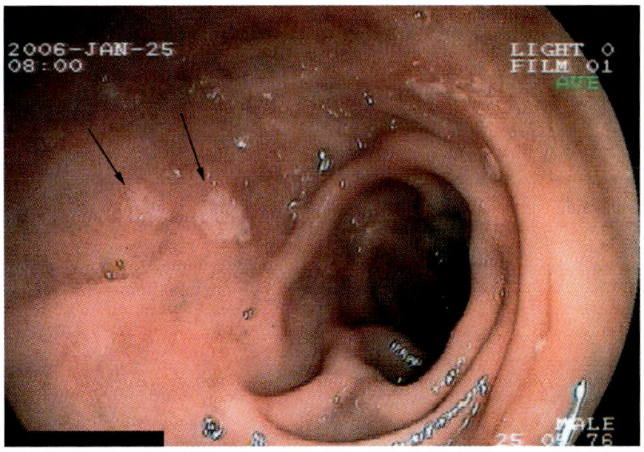

Abb. 13.1 Duodenalerosionen (Pfeile) im endoskopischen Bild.

trinbildung kommt; die resultierende **Hypersekretion von Salzsäure** hat eine Übersäuerung des Duodenalmilieus zur Folge. Reaktiv bildet sich eine **gastrale Metaplasie der Dünndarmschleimhaut** aus, die gleichfalls von Helicobacter pylori besiedelt werden kann und dadurch – insbesondere in Kombination mit dem übersäuerten Duodenalmilieu – anfällig wird für Erosionen und Ulzera (s. u.).
Die beschriebene Kausalkette ist in der **Abb. 13.2** dargestellt.

H.-p.-bedingtes Ulcus duodeni

Wie bei der Duodenitis sind 95 % der Duodenalulzera H.-p.-bedingt (vgl. oben). Die meisten Ulzera treten im Bulbus duodeni auf. Multiple Ulzera sind selten. Duodenalulzera heilen in der Regel nach vier 4–6 Wochen ab, auch ohne Therapie. Ohne Helicobacter-Eradikation ist die Rezidivquote mit 80 % hoch. Aufgrund der resultierenden Vernarbung kann es zu anatomischen Veränderungen und Stenosen kommen.

13

Praxistipp

Maligne Entartungen von Duodenalulzera sind im Gegensatz zu denjenigen des Magens praktisch auszuschließen, aus diesem Grund müssen sie nicht biopsiert werden.

MERKE

Schwerwiegendste Komplikation des Ulcus duodeni ist die lebensbedrohliche Arrosionsblutung aus der Arteria pancreaticoduodenalis. Duodenalperforationen können zu einer Peritonitis führen und sind damit ebenfalls lebensbedrohlich.

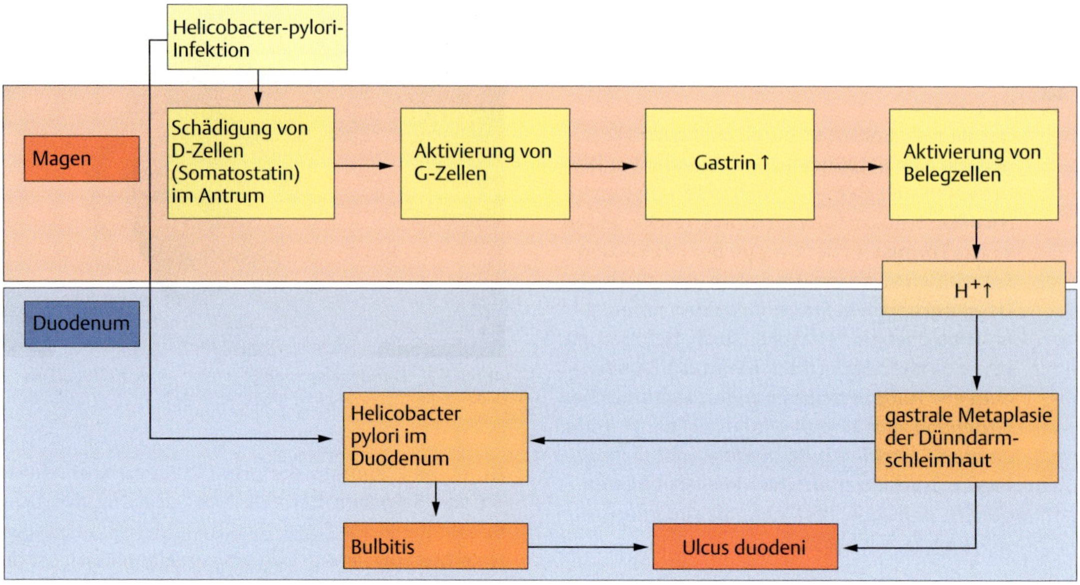

Abb. 13.2 Pathogenese des H.-p.-bedingten Duodenalulkus inklusive gastralem Pfad.

13

13.5.2 Entzündliche Erkrankungen des kompletten Dünndarms

Die Ursachen einer Enteritis sind vielfältig (vgl. einleitenden Key Point, S. 257). Auch hinsichtlich ihrer Verlaufsformen unterscheiden sich die verschiedenen Enteritis-Formen erheblich: Es gibt **fulminant** (Enteritis necroticans), **akut** (zahlreiche bakteriell und viral bedingte Enteritiden) und **chronisch** verlaufende Erkrankungen (z. B. Morbus Crohn, Zöliakie). Die chronischen Erkrankungen gehen häufig mit einer Malabsorption und entsprechenden Folgeerscheinungen einher: Gewichtsverlust, Marasmus, Vitaminmangelerscheinungen. Im Folgenden werden einige exemplarische Krankheitsbilder näher vorgestellt, wobei die Zuordnung zu den einzelnen Krankheitsgruppen vornehmlich in Abhängigkeit von der Verlaufsform und der Ursache erfolgt.

Akute erregerbedingte Enteritiden

Akute bakterielle Enteritiden

Enteritis necroticans: Es handelt sich um eine akute nekrotisierende Entzündung des Dünndarms, v. a. des Jejunums, Ursache ist eine Infektion mit **Clostridium perfringens**, dem Gasbranderreger (z. B. im Rahmen einer Lebensmittelvergiftung).

Morphologie | Makroskopisch ist die Darmwand ödematös verdickt und steif, häufig blutet sie auch. Mikroskopisch sieht man eine nekrotisierende Vaskulitis und hyaline Thromben, was eine fortschreitende Dünndarmwandnekrose bedingt. Die Clostridien besiedeln v. a. die Schleimhautzotten.

Klinische Aspekte | Im Spätstadium der Erkrankung kommt es häufig zur Perforation und zur Peritonitis. Die Letalität ist mit 20–40 % entsprechend hoch.

Hämorrhagisch-nekrotische Säuglingsenteritis: Risikofaktoren für diese ausschließlich bei früh geborenen Kindern auftretende Erkrankung sind:

- Eklampsie und Diabetes mellitus der Mutter;
- ein vorzeitiger Blasensprung in Kombination mit einer vorzeitigen Plazentalösung, wodurch es zur Hypoxie und zur metabolischen Azidose des Ungeborenen kommt.

Morphologie | Morphologisch unterscheidet sich diese zumeist durch E.-coli-Stämme (enterohämorrhagische Escherichia coli – **EHEC**) verursachte Erkrankung kaum von der Enteritis necroticans.

Klinische Aspekte | Klinisch beginnt die Infektion zumeist harmlos, im Verlauf kommt es dann zu einer progredienten Verschlechterung mit galligem Erbrechen, Ileussymptomatik, respiratorischer Insuffizienz sowie Zeichen der Intoxikation.

Yersinia-Enteritis: Eine Infektion mit **Yersinia enterocolitica** und/oder **pseudotuberculosis** ist relativ häufig; ursächlich ist meist eine Schmierinfektion von Mensch zu Mensch, die Erreger können aber auch über Tiere oder ungenügend erhitztes Fleisch übertragen werden.

Morphologie | Histologisch zeigt sich eine granulomatös-eitrige Entzündungsreaktion (Pseudotuberkulose) der Dünndarmschleimhaut und z. T. auch tieferer Darmwandschichten. Hinzu kommen aphthoide Ulzerationen der Darmschleimhaut und eine floride mesenteriale Lymphadenitis mit vergrößerten Lymphknoten.

Klinische Aspekte I Klinisch imponieren die typischen Zeichen der akuten Enteritis: Durchfall, Krämpfe, Fieber; Yersinia pseudotuberculosis kann darüber hinaus zur terminalen Ileitis, ggf. mit den Symptomen einer akuten Appendizitis führen. Die Prognose ist gut, Spontanheilungen kommen vor. Histologisch ist die Abgrenzung gegen einen Morbus Crohn schwierig.

Campylobacter-Enteritis: 5–15% der Enteritiden werden durch **Campylobacter jejuni** oder **coli** verursacht, es können alle Darmabschnitte (also auch der Dickdarm) betroffen sein.

Morphologie I Typischer, aber unspezifischer histopathologischer Befund ist eine ödematös entzündlich verdickte Schleimhaut mit Leukozyteninfiltraten, wobei neutrophile Granulozyten überwiegen.

Klinische Aspekte I Klinisch stehen Durchfall, Erbrechen, kolikartige Schmerzen und Fieber im Vordergrund. Auch hier ist die Prognose gut.

Salmonellen-Enteritis: In Deutschland werden pro Jahr etwa 100 000 Salmonellen-Infektionen gemeldet. Der häufigste Erreger ist **Salmonella enteritidis**, ein Keim, der sowohl Menschen als auch Tiere befällt. Wie bei der Campylobacter-Infektion können alle Darmabschnitte (also auch der Dickdarm) betroffen sein, der Dünndarm wird in der Regel am stärksten beeinträchtigt. Initial haften die Bakterien an der Epitheloberfläche; später durchdringen sie das Darmepithel und werden von Makrophagen aufgenommen, wo sie prozessiert und dem spezifischen Immunsystem präsentiert werden.

Morphologie I Der morphologische Befund ist unspezifisch und entspricht demjenigen der Campylobacter-Enteritis (s. o.).

Klinische Aspekte I 6–48 Stunden nach Erregeraufnahme (in der Regel über kontaminierte Nahrungsmittel) kommt es akut zu heftigen wässrigen Durchfällen mit Übelkeit und/oder Erbrechen, häufig begleitet von starken Kopfschmerzen, Bauchkrämpfen und Fieber. Die Symptome dauern bei intaktem Immunsystem 3–4 Tage an.

Typhus/Paratyphus: Abzugrenzen von der Salmonella-enteritidis-Infektion, die stets auf den Darm beschränkt bleibt, sind systemische Erkrankungen durch **Salmonella typhi und paratyphi**. Für diese Erreger ist der Mensch das einzige Reservoir. Wie bei S. enteritidis sind die Erkrankungen weltweit verbreitet und manifestieren sich insbesondere dort, wo die hygienischen Verhältnisse schlecht sind. Im Gegensatz zu S. enteritidis gelangen die Bakterien in die Lymphknoten, wo sie bis zu 60 Tage lang persistieren können; entsprechend kommt es zu einer Lymphknotenschwellung.

Morphologie I Initial sind die Peyer-Plaques und Lymphknoten vergrößert, in der 2. Woche kommen Schleimhautulzera hinzu. Histologisch dominieren Makrophagen und Epitheloidzellen, außerdem kommen Granulome vor, was die histopathologische Abgrenzung zum Morbus Crohn erschwert.

Klinische Aspekte I Die Krankheit beginnt etwa 2 Wochen nach Erregerkontakt mit langsam ansteigendem Fieber. Initial sind die Patienten eher obstipiert; ab der 2.–3. Woche imponiert dann das Vollbild der Erkrankung: ein kontinuierliches Fieber um 40° C, eine relative Bradykardie, ein breiartiger Durchfall, eine gerötete Bauchhaut, tief rote Zungenränder (Typhuszunge) sowie subjektiv ein schweres Krankheitsgefühl. Beim Paratyphus steht die Durchfallsymptomatik gegenüber den Allgemeinsymptomen stärker im Vordergrund als beim Typhus.

Akute virale Enteritiden

Durchfallerkrankungen sind sehr häufig viral bedingt; sie treten gehäuft in den Sommermonaten und dann endemieartig auf. Mögliche Erreger sind Entero- oder Adenoviren, seltener auch Rota-, Norwalk-, Parvo-, ECHO- oder Coxsackie-Viren. Hepatitis-Viren können eine ähnliche Symptomatik hervorrufen.

Akute protozoenbedingte Enteritiden

Lambliasis: Diese durch **Giardia lambliasis** verursachte Infektion kommt vor allen Dingen in Ländern mit niedrigem Hygienestandard vor, aus diesem Grund spielt sie in Europa eine eher geringe Rolle.

Morphologie I In der Regel finden sich histologisch keine nennenswerten entzündlichen Veränderungen der Darmschleimhaut, stattdessen sind Lamblien an der Epitheloberfläche und in den Krypten zu sehen. Diese prokaryonten Organismen besitzen eine birnenförmige Gestalt mit Geißel und zwei Zellkernen, vom mikroskopischen Aspekt her erinnern sie daher an „traurige Gesichter älterer Männer“ (**Abb. 13.3**).

Klinische Aspekte I Die akute Infektion mit Durchfall und Krämpfen kann in eine chronische, sprueähnliche Verlaufsform übergehen (s. S. 261), selten können auch die histomorphologischen Veränderungen vergleichbar sein. Die Erkrankung ist meldepflichtig.

Chronische erregerbedingte Enteritiden

Morbus Whipple

Es handelt sich um eine seltene Erkrankung, die erstmals 1907 von Whipple beschrieben wurde. Ursache ist eine Infektion mit dem Bakterium **Tropheryma whippelii**, das hauptsächlich den Dünndarm befällt, jedoch auch andere Organe betreffen kann (Lymphknoten, ZNS u. a.).

Epidemiologie I Die Erkrankung manifestiert sich bevorzugt im mittleren Lebensalter, wobei Männer 5- bis 8-mal häufiger betroffen sind als Frauen. In

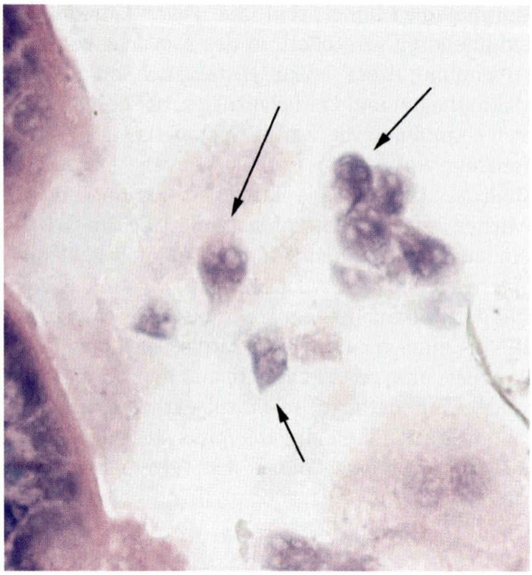

Abb. 13.3 Lamblien (Pfeile). Die Organismen erinnern an traurige Gesichter älterer Männer.

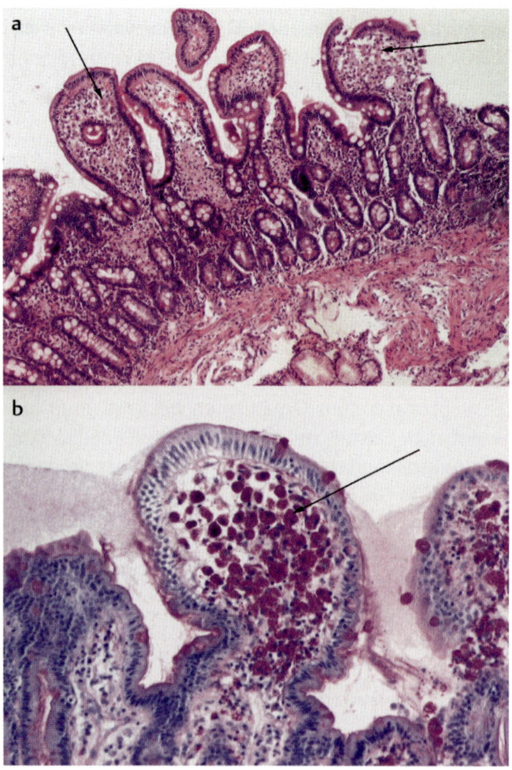

Abb. 13.4 Morbus Whipple, histologischer Befund. **a** H.-E.-Färbung mit Nestern von SPC Zellen (Pfeile). **b** In der PAS-Färbung ist das Zytoplasma der SPC-Zellen (Pfeil) intensiv rot gefärbt. Dies ist ein Zeichen hoher Vitalität.

Deutschland werden pro Jahr etwa 30 neue Erkrankungsfälle diagnostiziert, dies entspricht einer Inzidenz von ca. 0,4 auf 1 Mio. Einwohner.

Morphologie | Histologisch zeigen sich aufgequollene Dünndarmzotten mit reichlich schaumzellartig transformierten Makrophagen, die stark PAS-positive Granula im Zytoplasma enthalten. Diese Zellen werden als **SPC-Zellen** bezeichnet (**S**ickleform-**P**article-**c**ontaining-Cells) (**Abb. 13.4**).

Klinische Aspekte | Die klinische Symptomatik umfasst in der Regel Diarrhö und Steatorrhö mit der Folge der Malabsorption, ferner ein schuppiges Exanthem, ein schmutzig graues Hautkolorit und evtl. zerebrale Symptome. Darüber hinaus kommt es häufig zu Polymyalgien und Polyarthralgien. Insbesondere in der Frühphase dominieren diese Beschwerden das Krankheitsbild.

Prognose | Die Vitalität der antibiotisch gut behandelbaren Tropheryma-whippelii-Bakterien wird anhand der PAS-Positivität der SPC-Zellen nach von Herbay von 1–4 graduiert. Bei anhaltender Vitalität wird die antibiotische Therapie verlängert. Auch nach erfolgreicher antibiotischer Therapie persistieren die Bakterien in den Makrophagen über Jahre.

Fallbeispiel

Prof. Azan erhält Biopsien aus dem oberen Gastrointestinaltrakt eines 36-jährigen Patienten: 2 × Duodenum, 2 × Magenantrum, 2 × Magenkorpus. Die klinischen Angaben lauten: Blickstörungen, Schlafstörungen, Gelenkschmerzen, beginnende Zeichen einer Demenz (seit etwa einem halben Jahr), im gleichen Zeitraum Gewichtsverlust von etwa 5 kg und Steatorrhö. Grund der Malabsorption? Prof. Azan kann im Magen keine pathologisch relevanten Veränderungen finden. Im Duodenum fallen jedoch innerhalb des Zottenstromas reichlich Makrophagen mit schaumigem Zytoplasma auf. In der PAS-Färbung nehmen diese eine kräftige rote Farbe an – sie sind also PAS-positiv. Es handelt sich zweifelsfrei um SPC-Zellen. Mit der Diagnose eines Morbus Whipple wendet sich Prof. Azan an den Oberarzt der neurologischen Klinik, Dr. Parkinson, und erfährt, dass der Patient jahrelang unter dem Verdacht einer rheumatoiden Arthritis behandelt worden sei, da er initial „lediglich" unter rezidivierenden Gelenkschmerzen gelitten habe. Tatsächlich ist die enteropathieassoziierte Polyarthritis/Spondylarthritis häufig isoliertes Erstsymptom eines Morbus Whipple, das relativ häufig verkannt wird. Prof. Azan weist darauf hin, dass zum Nachweis des bakteriellen Erregers Tropheryma whippelii noch eine Polymerase-Ketten-Reaktion (PCR) am Paraffinblock durchgeführt wird. Aufgrund der neurologischen Symptomatik ist davon auszugehen, dass Tropheryma whippelii bereits das ZNS befallen hat (sog. Neuro-Whipple). Eine intravenöse Therapie mit Cephalosporinen, gefolgt von einer mindestens 1 Jahr währenden Therapie mit Cotrimoxazol, dürfte hier relativ schnell Besserung bringen und zumindest das Fortschreiten der Symptome sicher verhindern.

Pilzenteritiden
Mykotische Infektionen sind sehr selten; bevorzugt treten sie bei Patienten mit einer Schwächung des Immunsystems auf (z. B. infolge einer AIDS-Erkrankung oder einer immunsuppressiven/zytostatischen Therapie).

Chronische autoimmunologisch/allergisch bedingte Enteritiden

Praxistipp
Die Diagnostik der nichtinfektiösen Enteritiden ist eine Domäne der Histopathologie! Die Biopsieentnahme erfolgt in der Regel im Duodenum, da es endoskopisch gut zu erreichen ist.

Zöliakie/Einheimische Sprue
Definitionsgemäß handelt es sich um eine persistierende **Unverträglichkeit der Dünndarmschleimhaut gegen Gluten** (Weizenkleberprotein) und/oder Prolamine (aus Roggen und Gerste).

Epidemiologie | Die Zöliakie beginnt zumeist im Säuglingsalter mit der Aufnahme von Getreideprodukten (wichtigste Auslöser: Weizen, Hafer, Roggen, Gerste), die Erkrankung kann aber auch plötzlich im Erwachsenenalter auftreten, in diesem Fall ist der Begriff „Sprue" gebräuchlicher. Die Inzidenz bei Kindern beträgt ca. 1:1000, bei Erwachsenen ca. 1:5000. Interessanterweise gibt es geographische Unterschiede. In Schottland und Irland ist die Zöliakie besonders häufig, während sie in England und Schweden seltener vorkommt. Es wird angenommen, dass das HLA-Allelmuster für die unterschiedliche geografische Verteilung von Bedeutung ist.

Morphologie | Morphologisch kennzeichnend ist die **Reduktion des Zottenreliefs** bei einem deutlich **erhöhten T-Zell-Gehalt der Schleimhautepithelien**, wobei zur Sicherung der Diagnose eine Zahl von 40 T-Lymphozyten auf 100 Epithelzellen überstiegen werden muss (**Abb. 13.5**).

MERKE
Ein subtotaler oder fehlender Verlust an Zotten bei erhöhtem intraepithelialem Lymphozytengehalt reicht histologisch für die Diagnose einer Sprue aus. → Auch bei endoskopischem Normalbefund ist eine histologische Abklärung zwingend erforderlich.

Die Ausprägung der Sprue und damit korrelierend auch die Krankheitsschwere wird nach Marsh klassifiziert (**Tab. 13.3**). Differenzialdiagnostisch ist die Sprue insbesondere von der tropischen Sprue (s. u.) und einer Nahrungsmittelprotein-Intoleranz (s. u.) abzugrenzen. Auch bei einer akuten infektiösen Duodenitis kann es zu einer reaktiven Zottenreduktion kommen, was klinisch eine Sprue vortäuschen kann.

Klinische Aspekte | Die klinische Symptomatik einer Sprue ist sehr variabel, sie geht mit einer **Malabsorption** und entsprechenden Folgeerscheinungen (Steatorrhö, Gewichtsverlust und Marasmus) einher. Das Abdomen kann aufgetrieben sein, häufig kommen auch Abgeschlagenheit, Zungenbrennen, Völlegefühl und Meteorismus hinzu. Seltener sind Störungen des

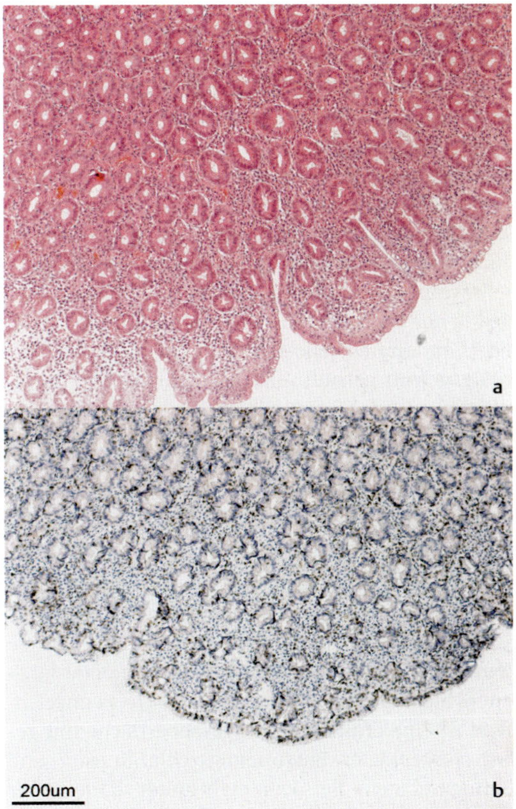

Abb. 13.5 Zöliakie, Marsh Typ 3c, histologischer Befund. **a** Verstrichene Zotten, 40 intraepitheliale Lymphozyten auf 100 Epithelien. **b** Braune Anfärbung der intraepithelialen Lymphozyten mithilfe der CD 3-Immunhistochemie.

Tab. 13.3

Marsh-Klassifikation der Sprue

	Typ 0	Typ 1	Typ 2	Typ 3a	Typ 3b	Typ 3c
IEL (Zahl der Lymphozyten/100 Epithelzellen)	< 40	> 40	> 40	> 40	> 40	> 40
Kryptenhyperplasie	keine	keine	ja	ja	ja	ja
Zottenatrophie	keine	keine	keine	gering/mäßig	subtotal	total

Kalziumstoffwechsels, Ödeme und Knochenschmerzen. Serologisch sind die Titer der Anti-Gliadin-Antikörper, der Anti-Retikulin-Antikörper sowie der Antiendomyosin-Antikörper erhöht. Therapeutisch müssen glutenhaltige Nahrungsmittel strikt gemieden werden. Glutenfreie Getreidesorten sind u. a. Reis, Mais und Hirse.

Besondere Varianten und Differenzialdiagnosen der Zöliakie

Kollagene Sprue: Bei 6 % aller Zöliakieerkrankungen findet sich eine spruetypisch umgebaute Schleimhaut mit erheblich verbreiterten Kollagenbändern. Diese Sprue ist wahrscheinlich eine besondere Ausprägung der Zöliakie und praktisch therapierefraktär; die Krankheit schreitet kontinuierlich fort.

Tropische Sprue: Diese überwiegend in Entwicklungsländern beobachtete Erkrankung ist hinsichtlich ihrer Ätiologie ungeklärt. Der histologische Befund und auch die Krankheitssymptomatik ähneln dem Typ 3 nach Marsh. Auch bei diesem Typ werden vermehrt intraepitheliale Lymphozyten gefunden.

Nahrungsmittelprotein-Intoleranz: Diese T-Zell-vermittelte Reaktion gegen Proteine aus Kuhmilch oder Soja, Reis und Fisch kann ebenfalls sprueähnliche Dünndarmschleimhautveränderungen und Krankheitssymptome hervorrufen. Krypten und Zotten sind in der Regel normal erhalten, die intraepithelialen Lymphozyten jedoch erhöht. Insbesondere bei Kindern wird gehäuft eine Eosinophilie der Darmschleimhaut beobachtet, die auch mit einer Bluteosinophilie vergesellschaftet sein kann.

13

Toxische Enteritiden

NSAR-Enteropathie: Ähnlich wie im Magen (s. S. 246) können nichtsteroidale Antirheumatika auch im Dünndarm Schleimhauterosionen verursachen. Insbesondere bei Retard-Präparten mit verzögerter Wirkstoffabgabe kommt es bis in das distale Ileum hinein, z. T. sogar bis ins Kolon, zu einer lokalen Schleimhautischämie. Histologisch kennzeichnend ist eine Erosion der Mukosaoberfläche mit gering ausgeprägter Entzündungszellinfiltration und Fibrinexsudaten. Bei Patienten unter dauerhafter NSAR-Medikation sind diese Veränderungen häufig.

Chronisch-entzündliche Darmerkrankungen (ED)

Morbus Crohn und Colitis ulcerosa sind klinisch häufige chronisch-entzündliche Darmerkrankungen nichtinfektiöser Genese. Die genaue Ätiologie beider Erkrankungen ist unbekannt. Insbesondere der Morbus Crohn manifestiert sich bevorzugt im Dünndarm, darüber hinaus können aber auch alle anderen Abschnitte des Verdauungskanals betroffen sein. Die Colitis ulcerosa beschränkt sich normalerweise auf das Kolon, kann im Falle einer schweren Verlaufsform aber auch auf den distalen Dünndarm übergreifen und dort entzündliche Schleimhautveränderungen hervorrufen; man spricht in diesem Fall von einer **„Back-Wash-Ileitis“**. Für die Diagnose von Morbus Crohn und Colitis ulcerosa spielen v. a. Befunde im endoskopisch gut zugänglichen Dickdarm eine entscheidende Rolle, aus diesem Grund werden beide Erkrankungen im Dickdarmkapitel (s. S. 271) besprochen.

13.6 Tumoren des Dünndarms

Key Point

Im Gegensatz zum Magen und Dickdarm ist der Dünndarm eher selten von Tumorerkrankungen betroffen: Isomorphe Adenokarzinome sind im Kolon beispielsweise 50-mal häufiger als im Dünndarm. Am häufigsten sind im Dünndarm neuroendokrine Tumoren (NET) anzutreffen.

13.6.1 Gutartige Tumoren

Gutartige epitheliale Neoplasien (**Adenome**) sind im Dünndarm sehr selten; wenn überhaupt, dann treten sie bevorzugt im Duodenum auf. Die Adenome werden analog zu den kolorektalen Adenomen klassifiziert (s. Kapitel 13).

13.6.2 Maligne Tumoren

Bösartige Neoplasien des Dünndarms sind wie die gutartigen selten. Tab. 13.4 listet die wichtigsten bösartigen Tumorarten einschließlich ihrer relativen Häufigkeit in den verschiedenen Dünndarmabschnitten auf.

MERKE

Karzinome des Dünndarms sind eine Rarität.

Dies erstaunt in gewisser Weise, da der Dünndarm eine beachtliche Gesamtgröße und insbesondere auch Schleimhautoberfläche besitzt. Die Inzidenz des Dünndarmkarzinoms (Abb. 13.6) liegt bei nur 0,9/0,8 Neuerkrankungen auf 100 000 (m/w). Zum Vergleich: Die Inzidenz des Kolonkarzinoms ist um ein Vielfaches höher mit 41,3/48,6 auf 100 000 (Statistik des Saarländischen Krebsregisters). Die Einteilung der Tumorstaden nach pTNM ist in Tab. 13.5 zusammengefasst.

Tab. 13.4

Relative Häufigkeit der verschiedenen Tumorarten des Dünndarms in den einzelnen Dünndarmabschnitten

Tumorart	Duodenum	Jejunum	Ileum
Adenokarzinome	40 %	38 %	22 %
neuroendokrine Tumoren	6 %	10 %	84 %
Lymphome	16 %	36 %	48 %
Sarkome	10 %	36 %	54 %

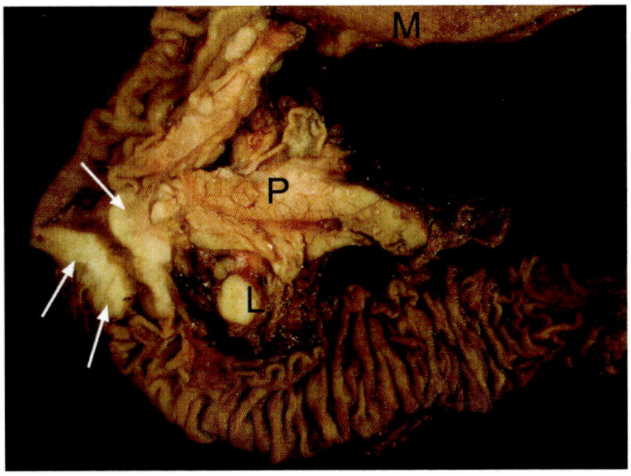

Abb. 13.6 Stenosierndes Duodenalkarzinom (weiße Pfeile); P: Pankreas; M: Magen; L: Metastase in Lymphknoten.

Tab. 13.5

pTNM-Klassifikation des Dünndarmkarzinoms

Kategorie	Kriterien
pTis	Carcinoma in situ
pT 1	Tumorinfiltration in die Mukosa oder Submukosa
pT 2	Tumorinfiltration in die Muscularis propria
pT 3	Tumorpenetration in die Muscularis propria, in die Subserosa oder in das umgebende Weichgewebe bis zu einer Eindringtiefe von 2 cm
pT 4	Tumorinfiltration in das viszerale Peritoneum oder in benachbarte Strukturen
pN1	regionäre Lymphknotenmetastasen
pM1	Fernmetastasen

13.6.3 Neuroendokrine Tumoren

Neuroendokrine Tumoren (Karzinoide) des Dünndarms (**Abb. 13.7**) werden hinsichtlich ihrer Prognose in die gleichen Gruppen bzw. Grade eingeteilt wie die des Magens (s. **Tab. 12.3** bzw. **Tab. 12.4**, S. 251).

MERKE

84 % der Dünndarmkarzinoide treten im Ileum auf.

13.6.4 Mesenchymale Tumoren

Wie im Magen kommen gastrointestinale Stromatumoren (GIST, s. S. 251), Leiomyome und neurogene Tumoren vor. Maligne Varianten der genannten Tumoren sind gleichfalls möglich. Der Dünndarm ist nach dem Magen der zweithäufigste Manifestationsort der gastrointestinalen Stromatumoren, insgesamt ist die Häufigkeit der GIST mit nur 1 % aller malignen Tumoren des Gastrointestinaltraktes dennoch gering (GIST-Risikostratifizierung s. **Tab. 12.5**).

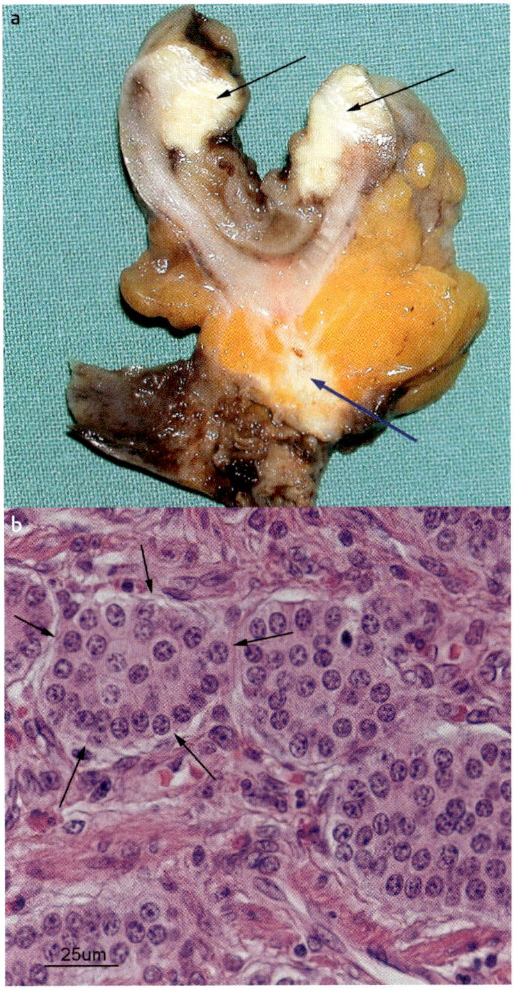

Abb. 13.7 Jejunumkarzinoid. a Makroskopisch ist ein Tumor erkennbar, der alle Wandschichten durchsetzt (schwarze Pfeile), ferner sind Ansiedlungen im Mesenterialansatz zu sehen (blauer Pfeil). **b** Mikroskopisch zeigen sich in der H.-E.-Färbung multiple Karzinoidgruppen (Pfeile).

13.6.5 Maligne Lymphome

Wie im Magen kommen auch im Dünndarm Tumoren des mukosaassoziierten lymphatischen Gewebes vor (**MALT-Lymphome**, s. S. 252). Im Vergleich zum Magen sind MALT-Lymphome des Dünndarms dennoch sehr selten.

Hiervon abzugrenzen ist die **lymphomatoide Papillose**, bei der endoskopisch multiple polypoide Schleimhautveränderungen zu beobachten sind. Bei dieser Erkrankung kommen im Gegensatz zum MALT-Lymphom keine lymphoepithelialen Läsionen vor. Es handelt sich um die intestinale Variante des zentrozytischen Lymphoms (Mantelzell-Lymphom, s. S. 162).

14 Kolon, Rektum und Appendix

14.1 Erkrankungen der Appendix

Key Point

Unter den Erkrankungen der Appendix spielt insbesondere die akute Entzündung – die Appendizitis – eine herausragende Rolle; sie ist nach wie vor der häufigste Grund für eine akute operative Intervention im Bauchbereich. Bei der Appendizitis kann es über verschiedene Entzündungsstadien rasch zur Perforation und Peritonitis kommen. Fehlbildungen sowie tumoröse Erkrankungen der Appendix sind dagegen ausgesprochen selten.

14.1.1 Relevante anatomische und funktionelle Aspekte

Anatomie | Die üblicherweise vom Zäkum abgehende Appendix ist durchschnittlich 6–10 cm lang, der Durchmesser ist in der Regel < 1 cm. In seltenen Fällen können allerdings auch 35 cm Länge oder ein Durchmesser bis zu 3 cm erreicht werden. Die Appendixlichtung wird zum größeren Teil durch eine klappenartige Schleimhautfalte (Gerlach-Klappe) verschlossen. Die Appendix verfügt über ein eigenes Mesenterium (Mesoappendix). Die anatomische Lage ist sehr variabel, was insbesondere in der Chirurgie eine große Rolle spielt. **Mikroskopisch** entspricht der Appendixwandaufbau weitgehend derjenigen des Kolons, allerdings bildet die Längsmuskulatur hier einen geschlossenen Mantel; wichtiges histologisches Kennzeichen sind darüber hinaus zahlreiche Lymphfollikel in der Lamina propria. Schließlich finden sich auch zahlreiche neuroendokrine Zellen in der Schleimhaut, die z. T. Serotonin bilden. Die Lymphabflusswege sind insbesondere für die Tumorbiologie von Bedeutung. Es gibt Anastomosen zwischen ileozökalen und retroperitonealen Lymphgefäßen.

Funktion | Die Appendix ist insbesondere für die **immunologische Funktion** des Darmes von Bedeutung. Das lymphatische Gewebe beherbergt einen hohen Anteil von T-Lymphozyten (50 %). Die Appendix füllt und leert sich in unregelmäßigen Zeitabständen, wobei von der Spitze zur Basis peristaltische Wellen verlaufen.

Relevanz für die Pathologie | In ihrer Rolle als Immunorgan ist die Appendix prädestiniert für entzündliche Reaktionen. So gehört die akute Appendizitis nach wie vor zu den häufigsten Erkrankungen im chirurgischen Krankengut. Entleerungsstörungen der Appendix – die durch das enge Lumen sowie die potenzielle Lagevielfalt begünstigt werden – spielen bei der Genese der akuten Appendizitis eine wesentliche Rolle. Abgesehen von der akuten Entzündung sind alle anderen Erkrankungen der Appendix eher selten, insbesondere auch Appendixtumoren. Aufgrund ihres hohen Reichtums an neuroendokrinen Zellen trifft man noch am ehesten neuroendokrine Tumoren an. Diese verhalten sich speziell in der Appendix überwiegend gutartig.

14.1.2 Fehlbildungen der Appendix

Fehlbildungen der Appendix sind sehr selten; in erster Linie kommen **Agenesien** und **Duplikaturen** vor. **Gewebeheterotopien** in der Appendix sind gleichfalls selten, es wurden Magen-, Ösophagus- und Ileumschleimhaut sowie Pankreasheterotopien beschrieben. Im Rahmen eines Situs inversus (s. S. 255) sind **Lageanomalien** möglich, dies kann zu einer linksseitigen Appendizitis führen. Echte Divertikel und Pseudodivertikel sind selten.

14.1.3 Entzündungen der Appendix

Irrtümlicherweise wurde noch bis in das vorletzte Jahrhundert angenommen, dass Ursache und Entstehung der eitrigen Appendizitis primär von der rechten Fossa iliaca ausgehen. Hieraus leitet sich der z. T. immer noch gebräuchliche Begriff der „Perityphilitis" ab. Während vor 100 Jahren noch abgewartet wurde, bis sich ein Abszess gebildet hat, bevor operativ interveniert wurde, wird heutzutage – sofern möglich – eine frühe Operation durchgeführt.

Epidemiologie | Die Inzidenz der akuten Appendizitis ist in der westlichen Welt rückläufig. So betrug sie 1969 noch 279 pro 100 000 Einwohner, während sie 1989 „nur" noch 150 pro 100 000 Einwohner betrug. Ursachen für diesen Rückgang sind u. a. eine strengere Indikationsstellung zur Operation dank verbesserter Diagnostik, aber auch die Appendizitis an sich scheint seltener geworden zu sein. Frauen sind bis zu 2-mal häufiger betroffen als Männer, die schwereren Fälle mit Perforation, Gangrän und Phlegmone kommen allerdings bevorzugt bei Männern vor. Der Altersgipfel liegt im zweiten und dritten Lebensjahrzehnt.

Ätiopathogenese | Die Ursachen einer Appendizitis sind vielschichtig; begünstigend wirken **Stenosen der Appendixlichtung** (angeboren, funktionell oder durch mechanische Hindernisse: Kotsteine, Tumoren, Fremdkörper), eine **träge Peristaltik** und **Lageanomalien**, die allesamt zu einer Stase des Darminhalts führen. Hieraus resultiert einerseits eine erhöhte Spannung der Darmwand mit einer Abklemmung von Venen, einer sekundären Behinderung der arteriellen Blutzirkulation und ggf. einer ischämischen **Beschädigung der Schleimhaut**; andererseits bildet der retinierte Darminhalt einen Nährboden für **Bakterien**, die – begünstigt durch die vorgeschädigte Schleimhaut – in die Darmwand einwandern und eine akute Entzündung auslösen können. Eine weitere mögliche (Mit-)Ursache der akuten Appendizitis ist die **Oxyuriasis**. Als unmittelbare Ursache einer Entzündung dagegen seltener sind **toxische** (u. a. durch nichtsteroidale Antirheumatika/NSAR) oder **direkte mechanische Schleimhautschädigungen**.

Morphologie | Die morphologischen Veränderungen bei einer akuten Appendizitis sind zeitabhängig:

- **Appendizitischer Primäraffekt (6 Stunden):** Mikroskopisch erkennt man eine vermehrte Gefäßzeichnung im Bereich der Serosa. Histologisch sind geringe granulozytäre Infiltrate in der Schleimhaut mit Erosionen nachzuweisen.
- **Appendicitis phlegmonosa (12 Stunden):** Die Serosa kann bereits fibrinös-granulozytär belegt sein und daher makroskopisch rahmig-gelb erscheinen. Im Appendixlumen findet sich Eiter. Histologisch durchsetzt das granulozytäre Infiltrat phlegmonös alle Wandschichten; die Serosa weist Fibrinbeläge und untermischte Granulozyten auf.
- **Appendicitis ulcerophlegmonosa (24 Stunden):** Es finden sich multiple Schleimhautdefekte. Zusätzlich zu den morphologischen Zeichen der phlegmonösen Appendizitis kommen ausgedehnte Ulzera zur Darstellung.
- **Appendicitis abscedens (48 Stunden):** Bereits makroskopisch sind auf Querschnitten der Appendix einschmelzende Eiterherde zu sehen. Diese sind auch mikroskopisch als einschmelzende fibrinös-eitrige Herde zu erkennen.
- **Appendicitis gangraenosa (72 Stunden):** Makroskopisch ist die Appendix schwarzrot bis graugrün verfärbt, der Inhalt stinkt, Perforationen der Appendixwand können ggf. bereits mit bloßem Auge erkannt werden. Histologisch kommen ausgedehnte Nekrosen der Appendixwand, z. T. mit Wanddefekten, zur Darstellung.

Klinische Aspekte und Komplikationen | Klinische Symptome der akuten Appendizitis sind Appetitlosigkeit und Übelkeit, es bestehen rechtsseitige Unterbauchschmerzen. Die Leukozytenzahl ist in der Regel erhöht.

> **MERKE**
> Die Perforation ist die häufigste Komplikation der Appendizitis (**Abb. 14.1**).

Die Perforation wird in ca. 10–20 % der Fälle beobachtet und ist im Kindesalter mit 35–47 % aller Erkrankungen häufiger. Es entwickelt sich eine **Peritonitis**. In der Folge können sich intraabdominelle **periappendizitische Abszesse** oder **Empyeme** bilden. Selten ist eine sog. **Spontanamputation der Appendix** bei kompletter Gangrän. Selten kann es im Rahmen einer Appendizitis mit Perforation zu einer Verschleppung bakterienhaltigen thrombotischen Materials aus der Vene des Mesenteriolums in die Pfortader kommen, u. U. resultiert dann ein **Leberabszess**.

Chronische rezidivierende Appendizitis

Diese Appendizitis ist histologisch schwer zu diagnostizieren, da bereits physiologischerweise ein kräftiges lymphatisches Gewebe in der Appendix vorhanden ist. Klinisch kennzeichnend ist eine wochen- bis monatelang persistierende appendizitische Symptomatik.

Morphologie | Histologisch werden insbesondere vermehrt Plasmazellen und Histiozyten in der Lamina propria beobachtet. Im Krankheitsverlauf kommt es zu einer Fibrosierung der Appendix, auch die Appendixumgebung kann entzündlich mit verändert sein und vernarben.

Sonderformen der Appendizitis

Bei der **infektiösen Mononukleose** kann die Appendixschleimhaut miterkranken. Histologisch finden sich wie im Bereich der Tonsillen vermehrt Immunoblasten, die zu einer Lymphomdiagnose fehlleiten können. Die Keimzentren sind hyperplastisch, die T-Zell-Zone ist verbreitert.

Masernappendizitis: Bei einer Maserninfektion kann die Appendix gleichfalls mitbetroffen sein. Kennzeichnend sind hier sog. Warthin-Finkeldey-Riesenzellen (histiozytäre Riesenzellen mit zahlreichen traubenförmig gelagerten Kernen).

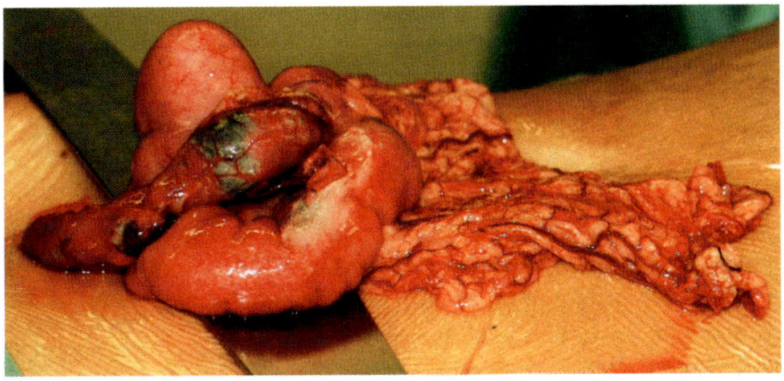

Abb. 14.1 Gedeckt eitrige Appendizitis mit Perforation. Die Appendix war mit dem Meso des Zäkums entzündlich verwachsen. Erst nach Lösung stellt sich die gedeckte Perforation dar.

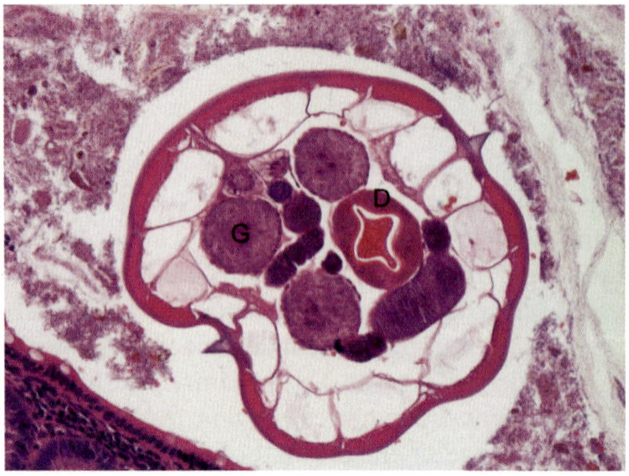

Abb. 14.2 Oxyure im Querschnitt (HE 40x). Außen sieht man eine Chitinhülle mit typischen nadelartigen Fortsätzen. Zentral sind die Gonaden (G) und das Darmrohr (D) dargestellt. Die Appendixmukosa ist links unten dargestellt.

Granulomatöse Appendizitiden: Eine granulomatöse Entzündung der Appendix kann im Rahmen mehrerer Erkrankungen entstehen: Tuberkulose, Morbus Crohn, Sarkoidose, Yersiniose, Wurmerkrankungen (Schistosomiasis), ferner bei Pilzerkrankungen und im Rahmen einer Fremdkörperreaktion.

Oxyuriasis: Die Enterobiasis (synonym: Oxyuriasis) ist die häufigste Parasitose in unseren Breiten. Oftmals finden sich Oxyuren bei der Appendektomie als Nebenbefund oder als Mitverursacher der klinischen Symptomatik. Eine floride Appendizitis ist allerdings selten allein wurmbedingt, der Wurmbefall kann aber parallel vorliegen und die Symptomatik verschärfen. Übertragen werden Oxyuren (Madenwürmer) durch das Verschlucken infektiöser Eier. Innerhalb von 1–4 Wochen entwickeln sich adulte Würmer (Abb. 14.2). Die Infektionsrate von Kindern soll bei 20–30 % liegen.

14

Differenzialdiagnosen der Appendizitis

Neurogene Appendikopathie: Bei der neurogenen Appendikopathie finden sich neuromartige Vermehrungen von peripheren Nervenzellen in der Appendixwand.

MERKE

Da die neurogene Appendikopathie weniger bekannt ist, wird diese Diagnose zu selten gestellt. Klinisch ist die neurogene Appendikopathie nicht von einer akuten oder rezdivierenden Appendizitis zu unterscheiden.

Histomorphologisch nützlich ist eine immunhistochemische Färbung zur Darstellung des Proteins S 100. Diese Reaktion stellt neurogene Strukturen dar. Therapie der Wahl ist auch hier die Appendektomie; sie führt zur Schmerz- und Beschwerdefreiheit der Patienten.

Mukozele: Die partielle oder vollständige Auftreibung der Appendix infolge einer Schleimansammlung wird als Mukozele bezeichnet. Die Mukozele kann gleichfalls eine akute Appendizitis imitieren, Auslöser ist die durch die vermehrte Schleimbildung bedingte Obliteration des Appendixlumens.

MERKE

Hinter einer Mukozele der Appendix verbergen sich nicht selten schleimbildende benigne oder maligne Tumoren.

Bei 0,2–0,3 % der chirurgisch entfernten Appendizes findet sich eine Mukozele, wobei jeder 4. Fall asymptomatisch verlaufen soll. Die ursächlichen Tumoren werden im folgenden Kapitel besprochen. Eine Komplikation muzinöser Appendixtumoren ist das Pseudomyxoma peritonei (Gallertbauch, s. S. 381).

14.1.4 Tumoren und tumorartige Läsionen der Appendix

MERKE

Appendixtumoren sind ausgesprochen selten; am häufigsten sind Neoplasien enteroendokriner Zellen (neuroendokrine Tumoren). Diese verhalten sich im Gegensatz zu denjenigen anderer Lokalisationen (Magen, Darm, Bronchialsystem) überwiegend gutartig und bilden häufig Serotonin.

Gutartige Tumoren: Muzinöse Adenome sind gutartige, schleimbildende Tumoren und wie bereits weiter oben erwähnt eine mögliche Ursache der Mukozele. Sofern eine Mukozele vorliegt, wird von einem **muzinösen Zystadenom** gesprochen. Bei Perforation kann es zu einem Pseudomyxoma peritonei (Gallertbauch, vgl. S. 381) kommen.

Tubuläre und tubulovillöse Adenome (s. S. 276) können nicht nur im Kolon, sondern auch in der Appendix auftreten, hier sind sie jedoch ausgesprochen selten. Biologisch unterscheiden sich diese Tumoren nicht von denen im Kolon, daher werden sie weiter unten im Abschnitt „Kolon" beschrieben (s. S. 276).

Neuroendokrine Tumoren (NET): Die häufigsten Tumoren der Appendix sind neuroendokrine Tumoren (früher Karzinoide genannt), sie werden in 0,06–0,7 % der operativ entfernten Appendizes gefunden. Gleichzeitig ist die Appendix häufigster Ausgangsort neuroendokriner Tumoren (45 %), die darüber hinaus auch im Magen (s. S. 251), im Dünndarm (s. S. 263) und im Bronchialsystem (s. S. 206) auftreten. In der Regel handelt es sich um benigne Appendixtumoren mit einer Größe von weniger als 2 cm. Häufig bilden

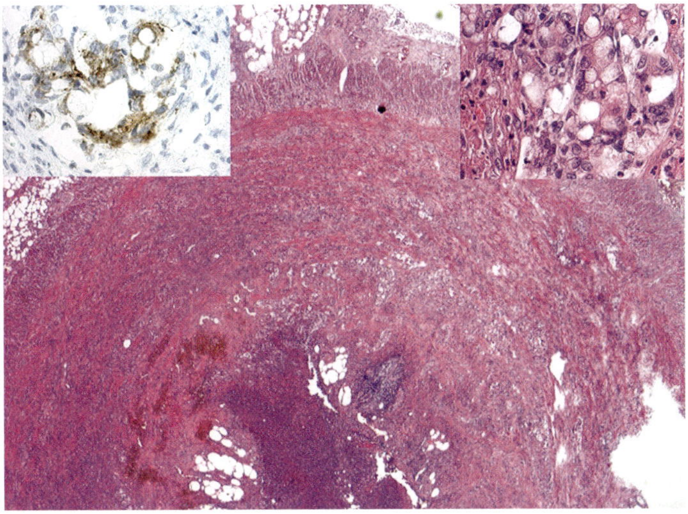

Abb. 14.3 Kombination einer akuten phlegmonösen Appendizitis mit einem Becherzellkarzinoid. Histologisch handelt es sich um muzinöse siegelringzellartige Tumorzellen (rechts oben) mit diffuser Ausbreitung und Expression neuroendokriner Marker (links oben, Chromogranin A).

Tab. 14.1

Gruppierung neuroendokriner Tumoren der Appendix

Verhalten	Histologie	Größe
benigne	gut differenziert ohne Infiltration der Mesoappendix, meist Serotonin bildend	< 2 cm
benigne oder niedrig maligne	gut differenziert mit Infiltration der Mesoappendix, meist Serotonin bildend	> 2 cm
niedrig maligne	hormoninaktiv, tiefe Infiltration der Mesoappendix oder jede Tumorgröße mit Karzinoid-Syndrom	> 3 cm
hoch maligne	wenig differenziert, hormonaktiv/-inaktiv	jede

die Tumorzellen Serotonin oder seltener Enteroglukagon, sie können aber auch endokrin stumm bleiben. Das biologische Verhalten der Tumoren ist prinzipiell von der Größe und der Ausbreitung sowie vom Differenzierungsgrad abhängig (**Tab. 14.1**). Eine klassische Appendektomie genügt, sofern es sich um einen benignen NET ohne Infiltration der Mesoappendix handelt. Maligne NET metastasieren am häufigsten in die Leber. Häufig führen erst die Lebermetastasen zur Diagnose der NET, da die vermehrt gebildeten Hormone nicht mehr ausreichend abgebaut werden können und entsprechende klinische Symptome verursachen.

Appendixkarzinome: Appendixkarzinome sind sehr selten, die jährliche Inzidenz liegt bei 0,2 pro 100 000 Einwohner. Histologisch können das **Adenokarzinom vom Kolontyp**, das **muzinöse Adenokarzinom**, das **muzinöse Zystadenokarzinom** und das **Siegelringzellkarzinom** unterschieden werden.
Das Appendixkarzinom wird als Sondervariante des Kolonkarzinoms bewertet und entsprechend therapiert. Die 5-Jahres-Überlebensrate hängt vom Tumorstadium ab: So können im Frühstadium alle Patienten geheilt werden, während in einem späten Stadium nur noch eine 5-Jahres-Überlebensrate von 6 % erreicht wird.

Becherzellkarzinoid: Das Becherzellkarzinoid ist ein seltener, aber appendixtypischer Tumor mit neuroendokriner Differenzierung sowie Ausbildung von Becherzellen und muzinösen Tumorzellen. Trotz der neuroendokrinen Differenzierung und seiner Bezeichnung als „Karzinoid“ darf der Tumor nicht mit klassischen NETs bzw. Karzinoiden verwechselt werden, da seine Prognose deutlich schlechter ist! Dieser Tumor wächst charakteristischerweise nicht in der Schleimhaut, sondern in der Submukosa. Er kann Schleimseen ausbilden, Lokalrezidive sind häufig. Ein malignes Verhalten mit Metastasierung und Aussaat von Tumorzellen in die Peritonealhöhle kommt im Vergleich zum „klassischen“ NET relativ häufig vor. Eine histologische Abbildung findet sich in **Abb. 14.3.**

14.2 Erkrankungen des Dickdarms

14.2.1 Relevante anatomische und funktionelle Aspekte

Anatomie | Der Dickdarm bildet den Abschluss des zylinderepithelial ausgekleideten Intestinaltraktes. Er gliedert sich in folgende Abschnitte: Blinddarm (Zäkum mit der Appendix vermiformis), Colon ascendens, Colon transversum, Colon descendens, Colon sigmoideum und Rektum, das in den Analkanal übergeht. Histologisch unterscheidet sich die Dickdarmschleimhaut von derjenigen des Dünndarms v. a. durch das Fehlen der Zotten und der Paneth-Körnerzellen. Dafür finden sich tiefe Krypten mit reichem Becherzellbesatz. Der Analkanal besitzt eine plattenepitheliale Auskleidung.

Funktion | Funktionell dient das Kolon als Aufbereitungs-, Aufbewahrungs- und Ausscheidungsorgan nichtresorbierbarer Nahrungsbestandteile, denen zudem Wasser und Mineralien entzogen werden. Im Gegenzug werden Muzine sezerniert, die den verfestigten Darminhalt gleitfähig machen. Die Kontinenz- und Ausscheidungsfunktion des Darmes wird maßgeblich durch die Musculi sphincter ani internus (glattmuskulär) et externus (quergestreift) am Darmausgang kontrolliert. Eine weitere bedeutende Funktion kommt dem Kolon bei der immunologischen Auseinandersetzung mit Bakterien, Viren und Nahrungsbestandteilen zu.

Relevanz für die Pathologie | Aufgrund seines prägenden Einflusses auf Stuhlbeschaffenheit und -transport äußern sich Erkrankungen des Dickdarms in erster Linie in Form von Stuhlunregelmäßigkeiten und Passagestörungen, Letztere verursachen u. U. heftige Schmerzen. Je nach Krankheitsursache gesellen sich ggf. Blutungen hinzu.

Stuhlunregelmäßigkeiten – insbesondere die Diarrhö – sind häufig Ausdruck entzündlicher Darmerkrankungen, sowohl infektiöser als auch nichtinfektiöser Natur. Von besonderem klinischen Interesse sind hierbei die chronisch-entzündlichen Darmerkrankungen, Morbus Crohn und Colitis ulcerosa, da sie über das Stadium der intraepithelialen Neoplasie in ein Kolonkarzinom übergehen können und daher sorgfältig überwacht und therapiert werden müssen.

14

Passagestörungen des Darms können funktionell – z. B. infolge einer angeborenen Fehlinnervation (Morbus Hirschsprung) – oder anatomisch bedingt sein. Anatomisch bedingte Passagehindernisse haben ihrerseits eine Vielzahl unterschiedlicher Ursachen: Neben entzündlich bedingten Stenosen und Verwachsungen (z. B. im Rahmen einer Divertikulitis, einer ischämischen Kolitis oder einer chronischen Kolitis) sind auch fortgeschrittene Stadien einer Tumorerkrankung zu erwägen, insbesondere ein Kolonkarzinom, das zu den häufigsten Karzinomerkrankungen in den westlichen Industriestaaten zählt. Es entwickelt sich häufig aus neoplastischen Schleimhautpolypen, den Adenomen (Adenom-Karzinom-Sequenz). Es gibt allerdings auch zahlreiche Dickdarmpolypen nichtneoplastischer Natur. Generell sind polypöse Schleimhautwucherungen ein häufiger Befund im Dickdarm und stets abklärungsbedürftig!

Entzündliche und tumoröse Erkrankungen des Dickdarms sind schlussendlich häufig von **Blutungen** begleitet. Die Blutbeimengung kann erheblich oder gering sein (sog. okkultes Blut). Letzteres ist häufig bei neoplastischen Polypen/Karzinomerkrankungen der Fall, sodass der Haemoccult-Test eine mögliche Form der (allerdings sehr unspezifischen) Screening-Diagnostik ist. Differenzialdiagnostisch sind stets Erkrankungen der Analregion (insbesondere die außerordentlich häufigen Hämorrhoiden) und Gefäßmissbildungen abzugrenzen. Ischämische Erkrankungen des Darms (Darminfarkt, ischämische Kolitis) sind überwiegend arteriosklerotisch oder durch langfristige NSAR-Einnahme bedingt.

14.2.2 Fehlbildungen und Funktionsstörungen des Dickdarms

Key Point

Variationen der Darmgestalt sind angeboren oder erworben. Die häufigsten angeborenen Fehlbildungen des Dickdarms betreffen den anorektalen Bereich (anorektale Stenosen und Atresien), diese Erkrankungen sind eine Domäne der Säuglings-/Kinderchirurgie. Angeborene Störungen der kolorektalen Innervation (wichtigster Vertreter: Morbus Hirschsprung) gehen gleichfalls mit Veränderungen der Darmgestalt einher (Megakolon). Unter den erworbenen Fehlbildungen des Dickdarms spielt insbesondere die Divertikulose mit ihren Komplikationen (Entzündung, Perforation, Fistelbildung) eine entscheidende Rolle.

Kolorektale Innervationsstörungen

Morbus Hirschsprung: Bei dieser Erkrankung fehlen Ganglienzellen im intramuralen enteralen Nervensystem (Meissner-Plexus und/oder Plexus myentericus/Auerbach-Plexus), üblicherweise ist bevorzugt das Rektum betroffen. Reaktiv kommt es zu einer Hypertrophie cholinerger Nervenfasern mit spasmogener Wirkung und funktioneller Stenose des betroffenen Darmabschnitts. Oral der Stenose entwickelt sich ein Megakolon **(Megacolon congenitum)**. Jungen sind 4-mal häufiger betroffen als Mädchen, die Angaben über die Inzidenz sind allerdings sehr schwankend. So finden sich Angaben von 1 Erkrankungsfall auf 1000–30 000 Geburten. In selteneren Fällen kann bei schwächerer Ausprägung der Aganglionose die Symptomatik erst im Erwachsenenalter manifest werden. Die Sicherung der Erkrankung ist schwierig und kann histologisch durch Vollwandbiopsien oder Wandresektate mit Spezialdarstellungen parasympathischer Nervenzellen erfolgen (Acetylcholinesterase–Enzymhistochemie oder Protein-S-100-Immunhistochemie). Therapie der Wahl ist die Resektion des aganglionären Darmsegmentes.

Zuelzer-Wilson-Syndrom: Es handelt sich um eine **totale Aganglionose des gesamten Dickdarms**, hierbei können zudem Teile des Dünndarms (Ileum, Duodenum) sowie des Magens mit betroffen sein. Wie beim Morbus Hirschsprung sind die aganglionären Abschnitte des Verdauungskanals permanent spastisch kontrahiert, in der Regel also der gesamte Dickdarm **(Mikrokolon)**.

Slow-Transit-Störungen: Ein wichtiger und aktuell stark beforschter Bereich der kolorektalen Innervationsstörungen sind die sogenannten Slow-Transit-Störungen, die zur Obstipation und zu anderen funktionellen Darmstörungen führen. Morphologische Veränderungen des enterischen Nervensystems sind nachweisbar, detailliertere Ausführungen hierzu im Rahmen eins Lehrbuchs wären dennoch verfrüht.

Divertikulose

MERKE

Divertikel bilden sich bevorzugt im Colon sigmoideum aus und sind zumeist erworben (falsche Divertikel, Pseudodivertikel), häufig kommen sie multipel vor (Divertikulose). Sofern sich die Divertikel entzünden, spricht man von einer Divertikulitis.

Epidemiologie | Die Divertikulose wird mit zunehmendem Alter häufiger: über 30 % der älteren Bevölkerung weisen schließlich Divertikel auf.

Ätiopathogenese | Die Ätiologie ist noch nicht vollständig geklärt. Prädisponierende Faktoren scheinen zu sein: eine chronische Obstipation, ein chronischer venöser Blutstau, präformierte Gefäßlücken in der Muscularis propria sowie funktionelle Darmstörungen (erhöhter Muskeltonus u. a.); auch Kollagendefekte können die Entstehung einer Divertikulose begünstigen.

Morphologische und klinische Aspekte | Die wichtigste Komplikation der Divertikulose ist die **Divertikulitis**, die bei 50 % der Patienten auftritt. In der Regel ist sie Folge einer Schleimhautdrucknekrose durch eingedickten Kot/Kotsteine. Klinisch kann ein palpierbarer „Tumor" im linken Unterbauch (Lage des Colon sigmoideum) imponieren; morphologisches Korrelat dieses Tumors sind nicht nur die entzündeten Divertikel selbst, sondern auch entzündliche proliferative Begleiterscheinungen (insb. Vernarbungen) in deren Umgebung (Peridivertikulitits, Perisigmoiditis) oder des Darmrohres selbst.

MERKE

Bei einer linksseitigen appendizitischen Symptomatik handelt es sich nicht selten um eine floride Divertikulitis.

Die Entzündung kann wiederum **Abszesse** und/oder eine **Perforation** (Peritonitis) zur Folge haben. Darüber hinaus können **Fisteln** mit Verbindung z. B. in das Urogenitalsystem sowie ein **Dickdarmileus** entstehen.

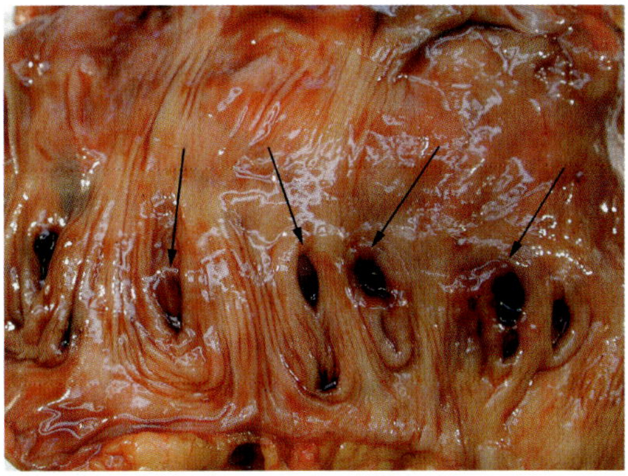

Abb. 14.4 Blutende Divertikel bei Divertikulose.

Eine weitere Komplikation der Divertikulitis sind **Blutungen**, entweder als Massenblutung oder als rezidivierende intestinale Blutung (**Abb. 14.4**, vgl. auch S. 241.

14.2.3 Zirkulatorische Erkrankungen des Dickdarms

Key Point

Analog zu anderen Abschnitten des Intestinaltraktes werden ischämische und blutungsbedingte Erkrankungen des Dickdarms unterschieden. Die wichtigsten Ursachen von Blutungen sind Erkrankungen des Analbereichs (Hämorrhoiden, Varizen) sowie kolorektale Tumoren, insbesondere Adenome/Karzinome.

Das Ursachenspektrum kolischer Kreislaufstörungen ist breit, eine Übersicht der Ursachen ist in **Tab. 14.2** gegeben. Nachfolgend ist eine kleine Auswahl klinisch relevanter Krankheitsbilder näher beschrieben.

Ischämische Erkrankungen des Dickdarms

MERKE

Man unterscheidet die komplette Ischämie der gesamten Darmwand (transmuraler Darminfarkt) von verschiedenen Stadien der inkompletten Infarzierung, häufig mit reaktiver Entzündungsreaktion (ischämische Kolitis).

Transmuraler Darminfarkt

Eine hämorrhagische Infarzierung der kompletten Darmwand resultiert aus einer arteriellen Minderperfusion oder aus einer venösen Abflussstauung, die zugrunde liegenden Ursachen sind vielfältig (vgl. auch **Tab. 14.2**): infrage kommen v. a. Invaginationen (s. S. 255), Einklemmungen von Darmanteilen in Hernien (s. S. 255), Verschlüsse zuführender arterieller Gefäße oder multiple Mikrothromben im Rah-

14

Tab. 14.2

Ursachen von kolischen Kreislaufstörungen	
Ursache	**Beispiel**
Hypoxie	Herzinsuffizienz, Schock
vaskuläre Stenosen	Arteriosklerose, Embolien, Vaskulitiden
Infektionen	intraabdominelle Abszesse und entzündliche Darmerkrankungen
medikamentöse Ischämie	nichtsteroidale Antirheumatika, orale Kontrazeptiva, vasopressive Medikamente, Katecholamine u. a.
Obstruktionen und Pseudoobstruktionen	Volvulus, Briden, Hernien, Karzinome, Morbus Hirschsprung
traumatisch	Bauchtrauma, z. B. infolge eines Verkehrsunfalls
Iatrogen	chirurgische Unterbindung von Gefäßen, medikamentös

men einer disseminierten intravasalen Gerinnung (DIC, s. S. 86).

Morphologische Aspekte | Es entwickeln sich **transmurale Darmwandnekrosen** mit flächigen Einblutungen sowie ein Wandödem (hämorrhagische Infarzierung). Komplizierend kann es zu einer Durchwanderungsperitonitis kommen.

Ischämie der Dickdarmschleimhaut

Ischämische Kolitis: Bei der ischämischen Kolitis ist v. a. die Dickdarmschleimhaut von einer chronischen Minderperfusion betroffen. Sie manifestiert sich zumeist bei älteren Patienten, ursächlich sind v. a. arteriosklerotische Veränderungen im Grenzgebiet der Versorgungsareale von A. mesenterica inferior und A. rectalis superior.

14

Morphologische Aspekte | Die Schleimhautveränderungen sind histologisch derart typisch, dass die ischämische Kolitis sehr sicher mikroskopisch diagnostiziert werden kann: Charakteristisch ist ein abrupter Übergang von gesunder Schleimhaut zu pathologisch veränderter Schleimhaut mit verdämmernden bzw. sich auflösenden Drüsen, Verquellung des interstitiellen Gewebes und gering ausgeprägten leukozytären sowie granulozytären Infiltraten.

NSAR-bedingte Schleimhautischämie: Pathogenetisch und morphologisch ähnlich ist die NSAR-bedingte Schleimhautischämie. Einziger bemerkenswerter Unterschied zur vaskulär bedingten Ischämie ist, dass es sich nicht um flächige, sonder um kleine, runde, wie ausgestanzt wirkende Erosionen handelt, die durch den direkten Kontakt von NSAR-Retard-Tabletten entstanden sind. Sie resultieren letztlich aus der NSAR-bedingten Prostaglandin-Inhibition mit hieraus resultierender Vasokonstriktion im Kontaktbereich (vgl. hierzu auch S. 246).

Dickdarmblutungen

Blutungen aus dem Dickdarm können in Form einer **akuten Massenblutung** oder – häufiger – in Form **rezidivierender kleinerer Blutungen in das Darmlumen** in Erscheinung treten. Bei der rezidivierenden Blutung ist der Stuhl je nach Herkunft und Art des Blutes (venös, arteriell) in charakteristischer Weise verändert: hell- oder dunkelrote Blutbeimengung oder -auflagerung bei tief sitzender Blutung, Teerstuhl bei oberer gastrointestinaler Blutung; bei sehr kleinen Blutungen kann die Beimengung optisch nicht erkennbar sein (sog. okkulte Blutung). Die Ursachen für Blutungen sind wie diejenigen für die Ischämie vielschichtig (s. **Tab. 14.2**). Einige klinisch häufige oder für den Dickdarm spezifische Krankheitsbilder sind nachfolgend näher beschrieben.

Angiodysplasie des Kolons

Diese vaskuläre Malformation mit **Gefäßektasie, Teleangiektasie** und **arteriovenösen Fehlbildungen** kommt im Kolon häufiger vor als in anderen Darmabschnitten und wird aus diesem Grund an dieser Stelle ausführlicher beschrieben. Angiodysplasien bluten eher selten (die Häufigkeit asymptomatischer Angiodysplasien wird mit 20–53 % angegeben), klinisch resultieren okkulte Blutungen, gelegentlich aber auch eine Massenblutung. Da Angiodysplasien koloskopisch schwer zu lokalisieren sind, kann im Falle einer akuten Blutung eine komplette Kolektomie erforderlich werden. Angiodysplasien werden häufiger bei älteren Menschen beobachtet. Die Ätiologie ist nicht vollständig geklärt; es scheint sich um eine degenerative altersbedingte Erkrankung zu handeln. Häufig wird parallel eine Aortenstenose oder -insuffizienz beobachtet.

Peranale Blutungen

Peranale Blutungen sind am häufigsten durch Hämorrhoiden bedingt, gefolgt von kolorektalen Karzinomen (s. S. 277) und Adenomen (s. S. 276) sowie in absteigender Häufigkeit von chronisch-entzündlichen Darmerkrankungen (s. S. 273), Divertikeln (s. S. 269), Verletzungen, Strahlenschäden (s. S. 280) und der Angiodysplasie (s. S. 270).

Hämorrhoiden: Makroskopisch sieht man weiche blutgefüllte Schleimhautwulste im anorektalen Übergangsbereich. Hierin verlaufen arteriell gespeiste, ektatische Blutgefäße des rektalen Schwellkörpers. Die ektatischen Blutgefäße können thrombosieren und im weiteren Verlauf fibrosieren, z. T. rupturieren sie auch (u. U. resultieren dann massive Blutungen). Prädisponierend für die Hämorrhoidalknoten sind eine familiäre Disposition sowie hormonell induzierte Gefäßhyperämien (u. a. Gravidität). Des Weiteren kann starkes Pressen bei Obstipation und

Diarrhö zu einer übermäßigen Belastung des Schwellkörpers mit Hyperämie und Gefäßdilatation führen.

Anorektale Varikosis: Bei einer portalen Hypertension, einer Mesenterialvenenthrombose oder einer chronischen Rechtsherzinsuffizienz kann venöses Blut vermehrt über Anastomosen im anorektalen Bereich weitergeleitet werden, in der Folge kommt es hier zur Ausbildung von Varizen (sog. innere oder venöse Hämorrhoiden). Die Varizen können bluten, die resultierenden Blutverluste können lebensgefährlich sein (vgl. hierzu auch S. 96 und S. 242).

14.2.4 Entzündliche Erkrankungen des Dickdarms

Key Point

Entzündliche Erkrankungen des Dickdarms können analog den entzündlichen Erkrankungen des Dünndarms (s. S. 258) infektiös (durch mikrobielle Erreger) oder nichtinfektiös (immunologisch, toxisch) bedingt sein. Bei den erregerbedingten Erkrankungen existiert ein weites Spektrum möglicher Krankheitsverursacher (Viren, Bakterien, Protozoen, Parasiten). Wichtigste Vertreter der nichtinfektiösen entzündlichen Darmerkrankungen sind der Morbus Crohn (MC) und die Colitis ulcerosa (CU). Es handelt sich um chronische Erkrankungen, deren Ursachen nicht oder nur ansatzweise geklärt sind. Beide Erkrankungen sind fakultative Präkanzerosen; sie können über das Stadium der intraepithelialen Neoplasie (IEN) in ein Kolonkarzinom übergehen.

Erregerbedingte Infektionskrankheiten

Die im Kapitel 12 beschriebenen erregerbedingten Infektionserkrankungen des Dünndarms (s. S. 258) können auch das Kolon mit betreffen. Nachfolgend werden weitere Infektionserkrankungen aufgeführt, die schwerpunktmäßig den Dickdarm betreffen oder bei denen histopathologische Aspekte diagnostisch eine Rolle spielen (können).

Unspezifische Viruskolitis: Die häufigste erregerbedingte Kolitis ist die unspezifische Viruskolitis, die durch zahlreiche **Enteroviren** verursacht werden kann. Die morphologischen Veränderungen der Dickdarmschleimhaut sind meist nur geringfügig und zudem unspezifisch: in der Mehrzahl der Fälle resultiert eine intraepitheliale Vermehrung von Lymphozyten. Da die Viruskolitis in der Regel nicht histologisch abgeklärt wird, soll auf weitere Informationen im Rahmen dieses Buches verzichtet werden (Näheres s. Lehrbücher der Inneren Medizin und Gastroenterologie).

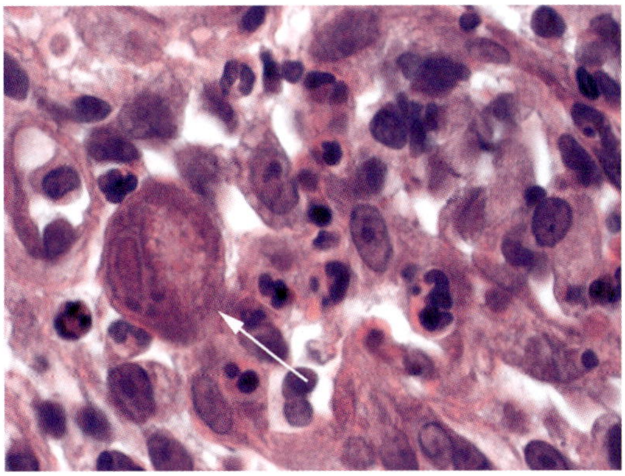

Abb. 14.5 CMV-Kolitis. CMV-Zellen (weißer Pfeil) im Mukosainterstitium. Im Zellkern erkennt man einen eosinophilen Einschluss (Eulenaugenzelle).

Spezifische Viruskolitis: Als repräsentatives Beispiel einer spezifischen Viruskolitis sei an dieser Stelle lediglich die Zytomegalie-bedingte (CMV-)Kolitis erwähnt. Der histologische Befund ist pathognomonisch: Man sieht eulenartige Zellen, die durch einen großen eosinophilen Einschluss im Zellkern gekennzeichnet sind (**Abb. 14.5**).

Bakterielle Ruhr: Die bakterielle Ruhr kann von 4 verschiedenen Shigella-Gruppen hervorgerufen werden: S. dysenteria, S. flexneri, S. boydii und S. sonnei. In Mitteleuropa dominiert die Infektion durch *S. sonnei* (ca. 80 % der Erkrankungen). Ausgelöst wird die bakterielle Ruhr durch shigellenhaltige Nahrungsmittel oder durch die Direktübertragung von Mensch zu Mensch.

Morphologie | Die Bakterien breiten sich vom Primärherd in alle Richtungen des Mukosaepithels aus, wobei die Schleimhaut zunächst rötlich und entzündlich geschwollen ist. Bei schweren Infektionen bilden sich Schleimhautnekrosen und pseudomembranöse Beläge, später auch Ulzerationen. Diese sind bedingt durch neuro-, entero- und zytotoxische Substanzen, die von den Bakterien freigesetzt werden.

Klinische Aspekte | Die Inkubationszeit beträgt 2–7 Tage; die Durchfälle sind anfänglich wässrig-schleimig, später blutig, es resultieren schwere Störungen im Wasser- und Elektrolythaushalt. Bis zur vollständigen Heilung vergehen in der Regel mehrere Wochen, Übergänge in eine chronische Verlaufsform sind möglich.

Amöbenruhr: Diese durch Eukaryonten (Amöben) verursachte Infektionserkrankung kommt weltweit vor, wobei die tropischen und subtropischen Regionen am häufigsten betroffen sind (Entamoeba histolytica). Man schätzt dass weltweit ca. 50 Mio. Menschen pro Jahr erkranken, dabei treten jährlich 40 000 Todesfälle auf. In Deutschland ist die Erkrankung selten, der mikroskopische Nachweis von Amöben stellt für den Pathologen entsprechend eine große Rarität dar.

Ätiopathogenese | Die Übertragung erfolgt durch verunreinigte Nahrungsmittel oder Trinkwasser (orale Aufnahme der Amöbenzysten).

Morphologie | Typischer histologischer Befund der Amöbenruhr sind Erosionen und Exuzlerationen der Dickdarmschleimhaut mit aufgelagerten, dicht gepackten Amöben. Gelingt ein Erregernachweis im histologischen Präparat, so sind für Entamoeba histolytica eosinophile, PAS-positive Strukturen im Zytoplasma typisch; wichtiges Identifizierungsmerkmal ist auch, dass diese Amöbenform keine Geißeln besitzt.

Klinische Aspekte | Die Infektion beginnt langsam, zumeist ohne Fieber. Initial können die Patienten obstipiert sein, später sind eher Durchfälle typisch. Diese sind zunächst kotig, später schleimig-blutig und z. T. auch eitrig. Komplizierend kann eine bakterielle Superinfektion auftreten. Bei extraintestinaler Absiedlung kommt es häufig zu Leberabszessen.

Weitere protozoenbedingte Kolitiden: Neben Amöben können auch **Kryptosporidien** oder **Lamblien** (S. 259) den Dickdarm infizieren. Kryptosporidien gehören zu den opportunistischen Erregern und können bei immundefizienten Patienten schwere Enterokolitiden verursachen. Bei HIV-Patienten sind sie der häufigste Auslöser einer Enterokolitis.

Schistosomiasis: Die auch Bilhaziose oder „Water Snail Fever“ genannte Wurmerkrankung ist hierzulande selten, in tropischen Regionen dagegen häufig. Zumeist siedeln sich die Schistosomen in der Harnblase ab, gelegentlich können aber auch Kolon und Rektum (und die Leber, vgl. S. 93) befallen sein, insbesondere bei einer Infektion durch Schistosoma mansoni oder Schistosoma japonicum. Bei einer Infektion des Rektums werden im Bereich des Hämorrhoidalplexus Eier in kleine Venen abgelegt, die eine granulomatöse Fremdkörperreaktion hervorrufen (**Abb. 14.6**). Mitteleuropäische Patienten mit derartigen Veränderungen haben sich zuvor meist in tropischen Regionen aufgehalten.

Pseudomembranöse Kolitis: Diese meist durch Antibiotika unterschiedlicher Stoffgruppen verursachte Enterokolitis wurde schon 1867 von Billroth beschrieben. Im Stuhl der betroffenen Patienten wird in erster Linie das Bakterium Clostridium difficile nachgewiesen, das bereits physiologischerweise im Darm vorkommt. Pathogene Bedeutung erlangt es meist erst durch eine Antibiotikatherapie, durch die es zu einer Dysbalance der Darmflora mit Überwuchern von Clostridium difficile kommt. Dieses bildet ein schleimhautschädigendes Toxin.

Morphologie | Makroskopisch stellen sich zahlreiche membranartige Auflagerungen auf der Schleimhaut dar, diese sind leicht erhaben, gelblich, plaqueartig und von unterschiedlicher Größe. Histologisch finden sich umschriebene Erosionen mit vulkanartigen Fibrinexsudaten und wenigen untermischten neutrophilen Granulozyten (**Abb. 14.7**).

Klinische Aspekte | Charakteristisch sind wässrigblutige Diarrhöen und Schmerzen des aufgetriebenen Abdomens. Komplizierend kann sich ein toxisches Megakolon entwickeln, das mit erhöhter Letalität einhergeht. Therapeutisch ist das auslösende Medikament sofort abzusetzen und durch ein Antibiotikum zu ersetzen, das auch Clostridium difficile angreift. Bei schwerer Ileussymptomatik und toxischem Megakolon muss schlimmstenfalls eine Kolektomie erfolgen.

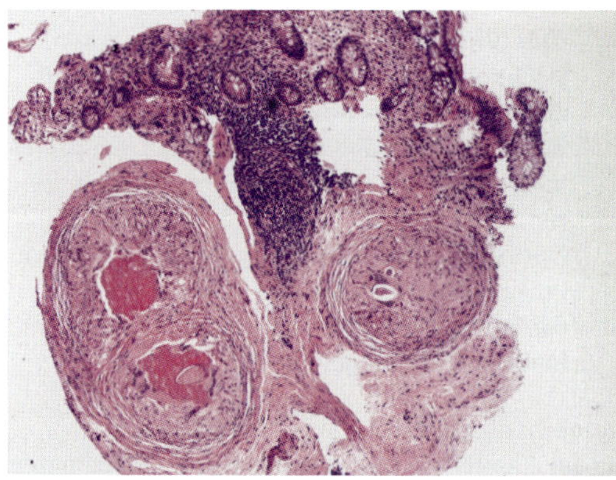

Abb. 14.6 Schistosomiasis. Drei Eier umschließende Granulome in der oberen Submukosa des Colon sigmoideum. Status nach erfolgreicher Therapie.

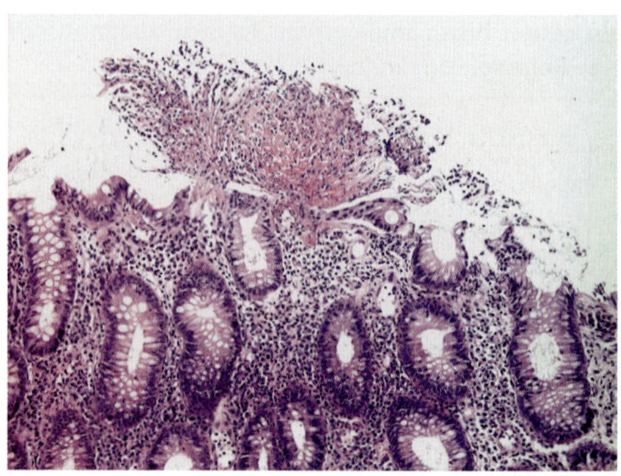

Abb. 14.7 Pseudomembranöse Kolitis mit „vulkanartigem Pilz“ aus Fibrin und Granulozyten über einer kleinen Erosion.

Chronisch-entzündliche Darmerkrankungen (CED)

Zu den chronisch-entzündlichen Darmerkrankungen (CED) gehören die **Colitis ulcerosa (CU)** und der **Morbus Crohn (MC)**. Die Unterscheidung beider Erkrankungen ist sowohl klinisch als auch morphologisch und histopathologisch nicht einfach. Auch die Abgrenzung der chronisch-entzündlichen Darmerkrankungen gegen eine infektiöse Kolitis und eine Yersiniose, die morphologisch weitgehend einen Morbus Crohn imitiert, kann sehr schwierig sein, ebenso die Abgrenzung eines Morbus Crohn gegen eine Tuberkulose; Letztere ist allerdings im Bereich des Darms sehr selten. Mitunter kann nur anhand des klinischen Verlaufs zwischen einer infektiösen Kolitis und einer chronisch-entzündlichen Darmerkrankung unterschieden werden; Letztere zeichnet sich definitionsgemäß durch ihren chronisch-rezidivierenden Verlauf aus und spricht nicht auf Antibiotika an. Zwischen der CU und dem MC gibt es Übergangsformen, die nicht sicher zuzuordnen sind, es wird dann von einer **Colitis indeterminata** gesprochen. Zur Differentialdiagnose dieser Krankheitsbilder s. **Tab. 14.3**.

Colitis ulcerosa (CU)

Die Colitis ulcerosa als eigenständiges Krankheitsbild wurde bereits im frühen 20. Jahrhundert beschrieben, die genaue Ätiologie ist immer noch ungeklärt.

MERKE

Bei der CU handelt sich um eine chronisch-entzündliche Erkrankung der kolorektalen Schleimhaut; die Kolitis beginnt im Rektum und breitet sich kontinuierlich proximalwärts aus. Der Entzündungsprozess beschränkt sich ausschließlich auf die Mukosa (proportionale Entzündung); histologisch dominieren Becherzellverluste und Kryptenarchitekturstörungen.

In Extremfällen kann auch das terminale Ileum mitbetroffen sein, man spricht dann von einer sog. **Back-Wash-Ileitis**. Selten kann die CU auch ausschließlich rechtsseitig auftreten.

Epidemiologie | Die Inzidenz der Colitis ulcerosa beträgt in Deutschland etwa 4–10 pro 100 000 Einwohner pro Jahr. Frauen erkranken häufiger als Männer, der Altersgipfel liegt zwischen dem 2. und 4. Lebensjahrzehnt. Die Erkrankung kann aber auch bei älteren Patienten erstmals in Erscheinung treten. In Europa besteht ein Nord-Süd-Gefälle mit einer geringeren Inzidenz der Erkrankung in südlichen Ländern.

Pathogenese | Die Pathogenese ist nach wie vor ungeklärt. Nachgewiesen ist lediglich die Aktivierung von T-Lymphozyten (TH2-Zellen) in der Darmwand durch unbekannte Faktoren. Anschließend werden Entzündungsmediatoren gebildet, die eine lokale Gewebeschädigung der Mukosa mit Ulzerationen bedingen.

Morphologie | **Makroskopisch** ist ein kontinuierlicher Befall des Dickdarms mit Schwerpunkt im kolorektalen Bereich zu sehen. Initial sind Rötungen und Kontaktblutungen der Schleimhaut typisch, im weiteren Verlauf sind endoskopisch breitflächige Ulzerationen und Pseudopolypen zu erkennen, die eine intraepitheliale Neoplasie (s. S. 26) beherbergen können. (Cave: Wegen des deutlich erhöhten Karzinomrisikos kommt u. U. eine Proktokolektomie in Betracht.) Mikroskopisch zeigen die entzündeten Schleimhautareale kräftige **Becherzellverluste**, die normalerweise schlauchartigen Krypten bilden atypische bizarre Verzweigungen aus **(Kryptenarchitekturstörungen)**. Der Entzündungsprozess ist auf die **Mukosa** beschränkt und nimmt zur Tiefe hin ab, die Submukosa kann gering entzündlich mitreagieren. Weitere Darmwandschichten sind von der Entzündung ausgespart (wichtiges differenzialdiagnostisches Kriterium gegenüber einem Morbus Crohn, vgl. S. 274). Häufig werden **Kryptenabszesse** (Granulozytenansammlungen in den Glandulae intestinales) gefunden, die jedoch auch bei anderen entzündlichen Darmerkrankungen vorkommen, z. B. bei bestimmten Formen der infektiösen Kolitis.

Tab. 14.3

Differenzialdiagnose zwischen IC (infektiöser Kolitis), CU, MC und Yersiniose

Veränderung	IC	CU	MC	Yersiniose
segmentaler Befall	–	–	+	(+)
kontinuierlicher Befall	+	+	–	(+)
transmurale Entzündung der Darmwand	–	–	+	(+)
Fisteln/Fissuren	–	–	+	–
Alter	jedes	Altersgipfel 20–40, prinzipiell jedes Alter	2 Altersgipfel: 20–40 und 60–70	jedes
Kryptenarchitektur gestört	–	+	–	–
villöse Oberfläche der Darmschleimhaut	–	+	–	–
Epitheloidzellgranulome	–	–	+ (ca. 20 % der Fälle)	+
Plasmazellen vermehrt	+	–	+	+

Klinische Aspekte und Komplikationen | Die CU verläuft in Schüben; im Akutstadium sind blutig-schleimige Durchfälle und Bauchkrämpfe (Tenesmen) typisch. Der chronische Blutverlust führt häufig zur Anämie; darüber hinaus finden sich in manchen Fällen extraintestinale Symptome (z. B. ein Erythema nodosum oder eine Assoziation mit der primär sklerosierenden Cholangitis, s. S. 299). Im Extremfall kann sich bei der CU ein toxisches Megakolon entwickeln. Die Gefahr eines Kolonkarzinoms erhöht sich mit zunehmender Krankheitsdauer. Diagnostische Kriterien zur Abgrenzung gegenüber dem Morbus Crohn und der Yersiniose sind in **Tab. 14.3** dargestellt.

Morbus Crohn (MC)

Diese in Schüben verlaufende Erkrankung wurde erstmals 1932 von Crohn, Ginsburg und Oppenheimer als **„Ileitis regionalis“** beschrieben.

MERKE

Im Gegensatz zur Colitis ulcerosa handelt es sich um eine *transmurale* Entzündung (alle Darmwandschichten sind betroffen), die nicht kontinuierlich, sondern *segmental* auftritt. Sie tritt bevorzugt im Dünndarm und hier wiederum im terminalen Ileum auf (daher der ursprüngliche Name), kann prinzipiell aber den gesamten Verdauungstrakt befallen.

14

Epidemiologie | Die Inzidenz des MC liegt in Deutschland bei 2–4 pro 100 000 Einwohner, zumeist ist das jüngere Lebensalter (20–40 Jahre) betroffen. Bei Patienten über 40 sollte die Diagnose eines MC daher nur zurückhaltend gestellt werden. Es gibt allerdings einen zweiten Altersgipfel zwischen 60 und 70 Jahren. Da in 20–50 % der Fälle auch das Rektum mit betroffen ist, ist die Abgrenzung gegen eine Colitis ulcerosa mitunter schwierig.

Pathogenese | Ätiologie und Pathogenese des MC sind immer noch ungeklärt, auch wenn es zahlreiche Theorien gibt. Am ehesten dürften **Autoimmunmechanismen** sowie die **lokale Darmflora** bei der Genese der Erkrankung eine Rolle spielen. Darüber hinaus sind **genetische Faktoren** von Bedeutung: So finden sich bei MC-Patienten ggf. Mutationen des CARD-15-(NOD-2-)Gens, dessen Produkt (Protein CARD 15) für eine intakte Barrierefunktion der Darmschleimhaut gegen Darmbakterien wesentlich ist. Ferner sind **Umweltfaktoren** von Bedeutung, was die Erkrankung als Zivilisationserkrankung „entlarvt“: Hoher sozialer Status, Hygiene und Geschwisterlosigkeit begünstigen einen Morbus Crohn.

Morphologie | Makroskopisch finden sich unveränderte und entzündete Darmabschnitte **(segmentale Entzündung**, sog. **Skip-Läsionen)**; im Bereich der entzündeten Abschnitte ist die gesamte Darmwand betroffen **(transmurale Entzündung)**, in der Folge bilden sich **aphthöse Ulzerationen, Stenosen** und **Fissuren/Fisteln** zu Nachbarorganen aus. Histologisch zeigen sich herdförmige, tief greifende (dysproportionierte) Entzündungszellinfiltrate ohne nennenswerten Becherzellverlust und ohne Kryptenarchitekturstörungen. In 20 % der Fälle sind zusätzlich **Epitheloidzellgranulome** nachzuweisen. In etwa 50 % der Fälle finden sich die beschriebenen Veränderungen nicht nur im Darm, sondern auch in anderen Abschnitten des Verdauungstraktes, v. a. auch im Magen (wichtiges differenzialdiagnostisches Kriterium zur Colitis ulcerosa, bei der die Entzündung in der Regel auf das Kolon/Rektum beschränkt bleibt). Im Falle einer Magenbeteiligung kann die Diagnose daher gastroskopisch gesichert werden.

Praxistipp

Bei der Erstabklärung eines Morbus Crohn sollte immer auch eine bioptische Untersuchung des Magens auf crohntypische Veränderungen erfolgen.

Klinische Aspekte und Komplikationen | Die Erkrankung verläuft in wiederkehrenden akuten Entzündungsschüben, diese schwächen sich im Verlauf im Allgemeinen ab. Typische Beschwerden in der akuten Phase sind Bauchschmerzen und Durchfälle (im Gegensatz zur Colitis ulcerosa häufiger unblutig), darüber hinaus Fieber, Übelkeit und Appetitlosigkeit. Im Krankheitsverlauf kommt es aufgrund der Malabsorption zu Gewichtsverlust und Anämie. Komplizierend können sich Stenosen des Darmlumens bis hin zum Ileus, Perforationen, Abszesse, Fisteln und Analfissuren ausbilden. Extraintestinale Manifestationen sind wie bei der CU (s. o.) möglich.

CED als Präkanzerosen

MERKE

Die CU und der MC sind präkanzeröse Erkrankungen, die zu intraepithelialen Neoplasien (IEN, s. S. 26) und in deren Folge zu einem Kolonkarzinom führen können.

42 % der hochgradigen IEN und 19 % der niedriggradigen IEN im Dickdarm gehen in ein kolitisassoziiertes Karzinom über. Dies gilt im Prinzip auch für den Dünndarm. IEN bei chronisch-entzündlichen Darmerkrankungen werden auch als **Dysplasia associated Lesion** oder **Mass (DALM)** bezeichnet. Klinische Konsequenz einer DALM mit hochgradigen intraepithelialen Neoplasien ist nach derzeitigem Konsensus die Kolektomie. Bei einer niedriggradigen IEN wird abgewartet und überwacht.

Mikroskopische Kolitiden

Unter diesem Begriff werden 3 Krankheiten zusammengefasst, bei denen endoskopisch-makroskopisch keine Auffälligkeiten sichtbar sind. Die Patienten leiden an häufigen wässrigen Diarrhöen, die bei Erstdiagnose in der Regel bereits seit längerer Zeit bestehen.

Kollagene Kolitis: Charakteristisch ist eine kräftige Verbreiterung des kollagenen Bandes unterhalb der oberflächlichen Epithelien (**Abb. 14.8**). Die kollagene Kolitis wurde erst 1976 beschrieben. Die Ätiologie der Kollagenablagerung ist unbekannt. Die Kollagenschicht ist bei dieser Erkrankung mindestens 10 µm dick.

Lymphozytäre Kolitis: Klinisch gleicht diese Erkrankung der kollagenen Kolitis, histologisch finden sich vermehrt intraepitheliale Lymphozyten mit einem Grenzwert von 20 Lymphozyten auf 100 Epithelien. Es handelt sich um CD 3^+- und CD 8^+-T-Lymphozyten. Diese Krankheit wurde erstmals 1980 beschrieben. Auch hier ist die Ätiologie nicht vollständig geklärt. Evtl. spielt eine Nahrungsmittelintoleranz eine Rolle. Es gibt morphologische Überlagerungen einer kollagenen mit einer lymphozytären Kolitis.

Eosinophile Kolitis: Dieses Pendant zur eosinophilen Gastritis (s. S. 246) ist selten. Histologisch stellt sich eine ausgeprägte Gewebeeosinophilie dar, es kann sich ein Ödem bilden. Die Ätiologie der Erkrankung ist in den meisten Fällen unklar. Allergien und parasitäre Infektionen sollen eine Eosinophilie auslösen.

Strahleninduzierte Kolitis

Im Bereich eines Strahlenfeldes wird auch das Kolon geschädigt, speziell kommt es zu einer Hyalinisierung von kleinen Blutgefäßen und Kapillaren sowie einer Fibrosierung der Mukosa (sog. **Strahlenkolitis**). Klinisch imponieren Durchfälle im Wechsel mit einer Obstipation.

14.2.5 Kolorektale Tumoren und Polypen

Key Point

Sowohl gut- als auch bösartige Tumoren von Kolon und Rektum sind ausgesprochen häufig. Das Kolonkarzinom als wichtigster Vertreter der Dickdarmtumoren gehört in den Industriestaaten zu den häufigsten Karzinomerkrankungen überhaupt. Das Kolonkarzinom entwickelt sich häufig aus Adenomen, die in verschiedenen morphologischen Varianten auftreten und je nach Größe, Art und Anzahl ein unterschiedlich hohes Entartungsrisiko besitzen (Adenom-Karzinom-Sequenz). Darüber hinaus gibt es eine Reihe genetisch bedingter Erkrankungen, die mit einer erhöhten Disposition für kolorektale Tumoren, insbesondere Polypen und Karzinome, einhergehen. Diese Erkrankungen sind gut untersucht.

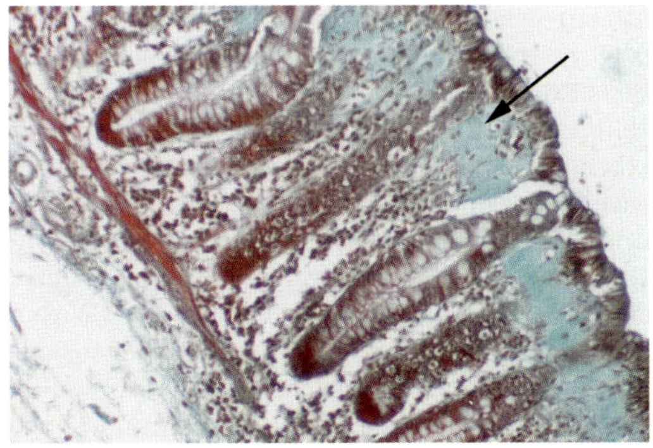

Abb. 14.8 Kollagene Kolitis. Deutliche Verbreiterung des kollagenen Bandes unterhalb der oberflächlichen Epithelien (hellblau in der Masson-Goldner Färbung, Pfeil).

Kolorektale Polypen

MERKE

Dickdarmpolypen können sporadisch auftreten (hyperplastische Polypen) oder reaktiv (entzündliche bzw. lymphoide Polypen) oder erblich bedingt sein (juvenile Polypen, Peutz-Jeghers-Syndrom). Häufig treten sie multipel auf (Polyposis). Einige Polyparten bergen die Gefahr der malignen Entartung.

Hyperplastische Polypen zeichnen sich durch verlängerte und leicht erweiterte Krypten aus, Epithel- und Zellkernatypien fehlen. Es dominiert ein sägezahnartiges Oberflächenrelief der Drüsen mit ungleichmäßigem Becherzellbesatz. Hyperplastische Polypen sind keine präkanzeröse Läsion. Das Karzinomrisiko ist dennoch statistisch leicht erhöht.

Sessile serratierte Adenome sind zumeist im Colon ascendens gelegene Polypen, die mit einer hohen Wahrscheinlichkeit in ein Karzinom übergehen, ohne eine nukleäre Dysplasie aufzuweisen. Ihnen liegt ein Defekt des MLH1 (eines DNA-Reparaturenzyms) zugrunde, den man immunhistochemisch nachweisen kann. Morphologisch gleichen die sessilen serratierten Adenome den hyperplastischen Polypen, weisen an der Mukosabasis aber sich tangential ausbreitende Drüsen auf.

Juvenile Polypen: Diese Polypen sind überwiegend im Rektum lokalisiert, können darüber hinaus aber im gesamten Gastrointestinaltrakt vorkommen. Histologisch zeigen sich in einem entzündlich aufgetriebenen Stroma vergrößerte, zystisch erweiterte Drüsen, u. U. mit Schleimretention, nukleäre Atypien fehlen. Eine maligne Entartung wird nicht beobachtet, selten entstehen juvenile Polypen multipel (juvenile intestinale Polypose). Die juvenilen Polypen sind autosomal rezessiv erblich und werden in der Regel schon im 4. und 5. Lebensjahr beobachtet (daher der Name).

Cronkhite-Canada-Syndrom (CCS): Bei diesem Syndrom, das im Zuge seiner Erstbeschreibung von den namengebenden Autoren auch „nichtfamiliäre Polypose“ genannt wurde, finden sich im gesamten Gastrointestinaltrakt Polypen, die den juvenilen Polypen ähneln. Eine genetische Disposition dieser vor dem 40. Lebensjahr auftretenden Erkrankung ist zwar wahrscheinlich, konnte aber bis heute nicht bewiesen werden. Weitere Zeichen des Cronkhite-Canada-Syndroms sind: Hautpigmentierungsstörungen, Alopezie, dystrophe Nagelveränderungen und wässrige Diarrhöen mit einer ausgeprägten Hypo- und Dysproteinämie sowie schweren Elektrolytstörungen, die letztendlich die Prognose bestimmen. In der Literatur sind 33 von 200 Erkrankungsfällen beschrieben, die eine Assoziation zu kolorektalen Karzinomen aufwiesen.

Peutz-Jeghers-Syndrom: Es handelt sich um eine seltene autosomal dominant vererbte Erkrankung mit gastrointestinaler Polypose wie beim Cronkhite-Canada-Syndrom, auch in diesem Fall mit Pigmentierungsanomalien. Die Polypen können invaginieren und bluten. Die Polypen enthalten im Stroma glatte Muskulatur. Eine Entartung der Polypen ist selten.

Die **Pseudomelanosis coli** ist durch melaninähnliche bräunliche Pigmentablagerungen in Makrophagen der Mukosa gekennzeichnet; die hierdurch bedingte Verfärbung der Darmschleimhaut ist bereits endoskopisch sichtbar. Die Pigmentablagerungen sind reversibel und besitzen keinen unmittelbaren Krankheitswert. Sie gelten als Indikator für einen Laxanzienabusus (anthrachinonhaltige Abführmittel). Klinische Bedeutung besitzen sie insofern, als sie gegen ein Peutz-Jeghers-Syndrom (s. S. 275) abgegrenzt werden müssen.

Lymphoide Polypen: Die physiologischen lymphatischen Strukturen im Dickdarm können reaktiv hyperplastisch werden und die Schleimhaut vorwölben, sodass klinisch der Eindruck eines Polypen entsteht. Es besteht kein Entartungsrisiko.

Kolorektale Adenome und Adenom-Karzinom-Sequenz

MERKE

Bei den kolorektalen Adenomen handelt es sich um Neubildungen der Schleimhaut mit Zeichen der intraepithelialen Neoplasie bzw. epithelialen Dysplasie (neoplastische Polypen). Die Wahrscheinlichkeit, dass ein kolorektales Adenom im Laufe der Zeit in ein Karzinom übergeht, ist hoch (Adenom-Karzinom-Sequenz).

Adenome sind sehr häufig, in der Sektionsstatistik finden sie sich in bis zu 70 % der Fälle. Sie werden aufgrund der Histomorphologie in **tubuläre, villöse** und **tubulovillöse Adenome** unterteilt (**Abb. 14.9**). Die Unterscheidung dieser histologischen Subtypen hat an Bedeutung verloren, da das Ausmaß der nukleären Atypien sowie die Adenomgröße die wesentlich aussagekräftigeren prognostischen Faktoren sind als der Adenomtyp (s. u.).

MERKE

Die Wahrscheinlichkeit der Entartung hängt in erster Linie von der Adenomgröße ab.

So ist die maligne Entartungswahrscheinlichkeit bei Adenomen unter 10 mm Größe mit 0,4 % gering, während Adenome > 40 mm schon in 68 % der Fälle invasive Karzinomanteile enthalten. Das villöse Adenom birgt die größte Wahrscheinlichkeit zu entarten, gefolgt vom tubulovillösen Adenom (**Abb. 14.11**). Das Entartungsrisiko des tubulären Adenoms (**Abb. 14.10**) ist am geringsten.

Praxistipp

Ein Adenom muss histologisch stets komplett aufgearbeitet werden, da das Risiko eines Karzinoms im Adenom hoch ist. Probebiopsien reichen insbesondere bei größeren Adenomen für eine endgültige Diagnose nicht aus!

Da Adenome eine **präkanzeröse Kondition** darstellen, finden sich *immer* dysplastische Zellkerne. Noch vor 10 Jahren wurden die verschiedenen Ausprägungen der Dysplasie in 3 Schweregrade eingeteilt. Heutzutage wird in diesem Zusammenhang überwiegend von einer **intraepithelialen Neoplasie (IEN)** gesprochen. Bei der IEN unterscheidet man nur 2 Schweregrade: High-Grade-IEN und Low-Grade-IEN. Die ursprünglichen Dysplasiestadien 1 und 2 entsprechen dabei einer Low-Grade-Läsion, das Dysplasiestadium 3 einer High-Grade-Läsion (**Tab. 14.4**).

MERKE

Von einem Adenokarzinom spricht man dann, wenn die dysplastischen Zellen die Muscularis mucosae durchbrochen haben und in die Submukosa eingedrungen sind.

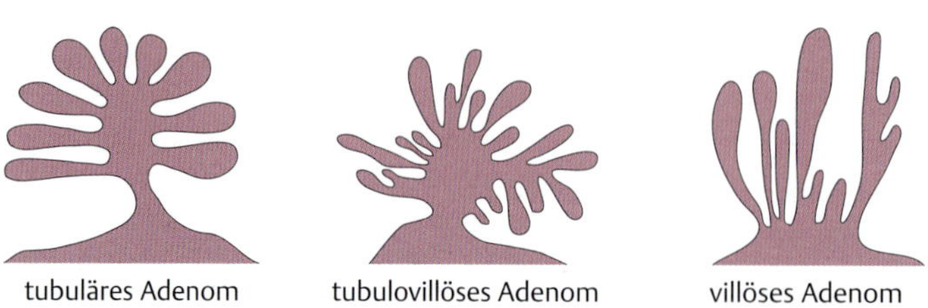

Abb. 14.9 Kolorektale Adenome

Ein Meilenstein in der Beschreibung der **molekularen Kanzerogenese** stellt die von Vogelstein und Mitarbeitern beschriebene molekulare Untersuchung der **Adenom-Karzinom-Sequenz** dar. Im Darmepithel entwickeln sich schrittweise Mutationen, die in der Gesamtheit zu einer karzinomatösen Entartung führen. Die genetische Sequenz startet mit dem Verlust des Suppressor-Gens APC (Stufe des Adenoms), gefolgt von einer Ki-ras-Aktivierung und einem DCC-Funktionsverlust (Stufe des großen Adenoms); der p53-Verlust führt schließlich zum Karzinom. Nachfolgend können weitere genetische Veränderungen hinzukommen.

Kolorektales Karzinom

Epidemiologie | Das häufigste Karzinom im Bereich des Gastrointestinaltraktes ist das kolorektale Karzinom (Abb. 14.12). Die Inzidenz des Kolonkarzinoms liegt bei 41,3/48,6 Neuerkrankungen (m/w) auf 100 000 Einwohner, diejenige des Rektumkarzinoms bei 25,2/22,9 (Statistik des Saarländischen Krebsregisters). Damit gehört das Kolonkarzinom zu den häufigsten Krebserkrankungen überhaupt und rangiert in der Statistik der tumorbedingten Todesfälle weit oben. Der Altersgipfel liegt zwischen dem 7. und 8. Lebensjahrzehnt. Beide Geschlechter sind in etwa gleich häufig betroffen.

Ätiopathogenese | Risikofaktoren sind die in den Industrienationen vorherrschenden Ernährungsgewohnheiten (fettreiche Kost, viel sog. rotes Fleisch, wenig Ballaststoffe). Kolonkarzinome entwickeln sich häufig aus Adenomen (s. S. 276 und Abb. 14.13) oder anderen präkanzerösen Läsionen (z. B. aus einer DALM bei chronisch-entzündlichen Darmerkrankungen, s. S. 273). Darüber hinaus gibt es verschiedene genetisch bedingte Formen des kolorektalen Karzinoms (vgl. unten, S. 278), diese werden in einem separaten Textabschnitt weiter unten besprochen.

Morphologie und Lokalisation | Es handelt sich fast ausschließlich um **Adenokarzinome**, diese können muzinös oder siegelringzellig differenziert sein. Kleinzellige Karzinome sind gegenüber den Adenokarzinomen selten, adenosquamöse Karzinome eine Rarität. 61 % der kolorektalen Karzinome sind im **Rektum** lokalisiert, 20 % im **Colon sigmoideum**, 6 % im Colon transversum, 5 % im Colon ascendens, 4 % im Zäkum sowie 3 % im Colon descendens.

Adenokarzinome des Kolons sind in konventionellen histologischen Untersuchungen im Gegensatz zu intestinalen Adenokarzinomen anderer Lokalisationen (vgl. S. 204) relativ gut abzugrenzen, es besteht le-

Tab. 14.4

Korrelation der Dysplasiestadien mit den IEN-Typen

Dysplasie-Grad	IEN-Typ	Entartungsrisiko
1 und 2	Low Grade	gering
3	High Grade	erhöht

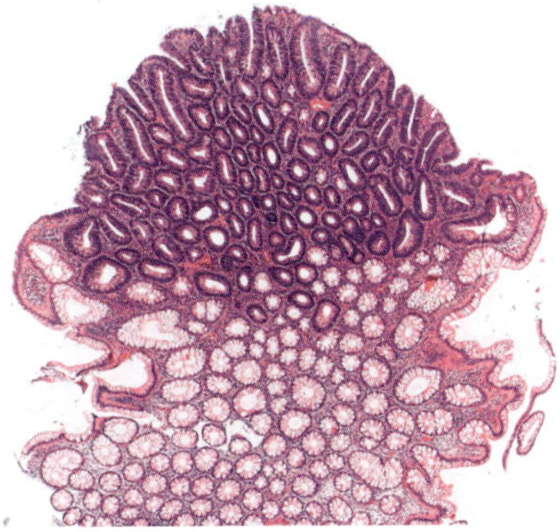

Abb. 14.10 Tubuläres Adenom (Low-Grade-IEN). Unten regelhafte Schleimhaut.

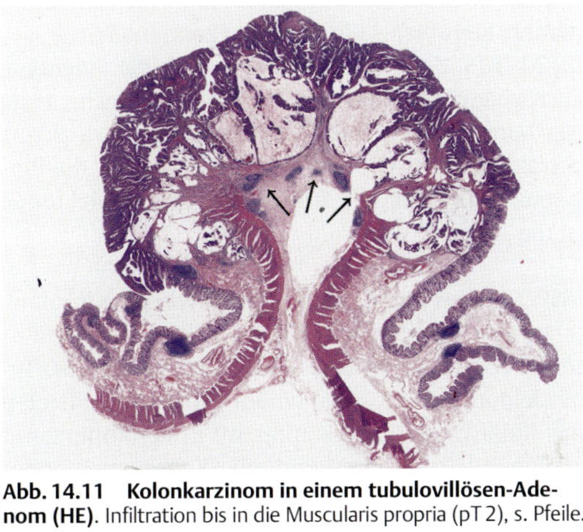

Abb. 14.11 Kolonkarzinom in einem tubulovillösen-Adenom (HE). Infiltration bis in die Muscularis propria (pT 2), s. Pfeile.

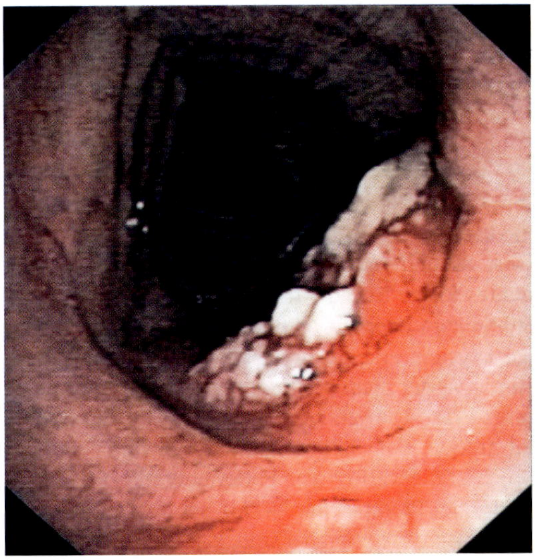

Abb. 14.12 Kolonkarzinom, endoskopischer Befund. Das Karzinom wird durch die weiße höckrige Veränderung unten rechts repräsentiert.

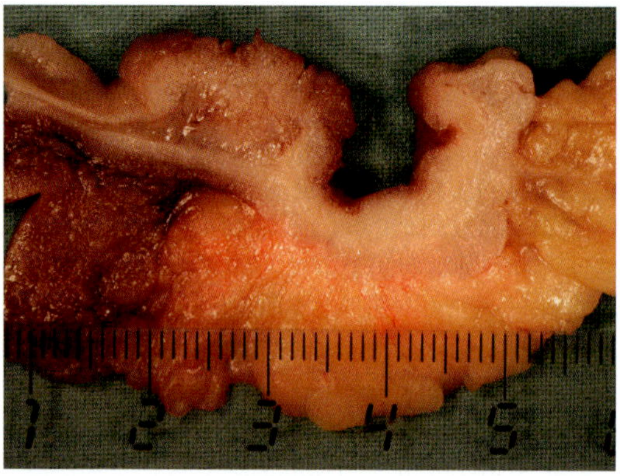

Abb. 14.13 Invasives Kolonkarzinom, entstanden aus einem Adenom.

diglich eine gewisse Ähnlichkeit mit dem endometrioiden Adenokarzinom (s. S. 375). Metastasen eines Kolonkarzinoms können ebenfalls meist konventionell histologisch gesichert werden (HE), im Zweifel hilft die Immunhistologie weiter: Kolonkarzinome sind $CK7^-$ sowie $CK20^+$ und $CDX2^+$.

Klinische Aspekte und Prognose | Der Tumor metastasiert in der Regel zuerst lymphogen, später auch hämatogen (vgl. **Tab. 14.5**); aufgrund der anatomischen Gegebenheiten (Pfortaderkreislauf) siedeln sich Tumorzellen aus Kolon und oberem Rektumdrittel zuerst in die Leber ab; tiefe Rektumkarzinome metastasieren primär am häufigsten in die Lunge.

Biologisch unterscheidet sich das **Rektumkarzinom** nicht vom Kolonkarzinom, da das Rektum jedoch retroperitoneal verläuft, ist die komplette Entfernung eines Rektumkarzinoms im Gesunden schwieriger, die Prognose ist daher stark von der Qualität der Operation abhängig. Vor der Operation wird nahezu immer eine neoadjuvante Radio-/Chemotherapie durchgeführt, um die Tumormasse zu verkleinern.

Kolonkarzinome werden im Gegensatz zu Karzinomen anderer Lokalisationen häufig schon recht früh entdeckt (Blutungssymptomatik, Vorsorgekoloskopie), die Prognose des Kolonkarzinoms ist aus diesem Grund zumeist recht gut. Frühinvasive Karzinome können häufig lokal durch Mukosektomie therapiert werden; Voraussetzung ist, dass noch kein erhöhtes Risiko für eine tief greifende Infiltration der Submukosa oder für einen Einbruch in das Lymphgefäßsystem erkennbar ist, darüber hinaus darf der Tumor weder niedrig differenziert sein noch ein diffuses Wachstum aufweisen. Bei Tumoren mit tiefer Infiltration der Submukosa oder Lymphgefäßeinbruch ist die chirurgische Entfernung mit Lymphadenektomie Therapie der Wahl. Bei solitären Lebermetastasen, die operabel sind, kann die chirurgische Entfernung die definitive Heilung bringen.

Tab. 14.5

pTNM-Klassifikation des Kolon- und Rektumkarzinoms

Kategorie	Kriterien
pT 1	Tumorinfiltration in die Mukosa oder Submukosa
pT 1sm1–3	Infiltration des oberen Drittels (sm1) über das mittlere Drittel (sm2) bis hin zum unteren Drittel (sm3) der Submukosa
pT 2	Tumorinfiltration in die Muscularis propria
pT 3	Tumorpenetration der Muscularis propria in die Subserosa oder das pararektale Weichgewebe
pT 4	Tumorinfiltration durch das viszerale Peritoneum oder in benachbarte Organe
pN1	1–3 Metastasen in regionären Lymphknoten
pN2	> 3 Metastasen in regionären Lymphknoten
pM1	Fernmetastasen

MERKE

Lokal im Gesunden entfernte Frühkarzinome mit Infiltration der oberen und mittleren Submukosa (pT 1sm1–2), ohne Veneneinbruch und mit ausreichender Differenzierung (G1–2) haben eine sehr geringe Wahrscheinlichkeit einer lymphogenen Metastasierung und brauchen nicht weiter operiert zu werden.

Genetisch bedingte kolorektale Tumorerkrankungen

FAP: Beim gleichzeitigen Auftreten von mehr als 100 kolorektalen Adenomen wird von einer Adenomatosis coli gesprochen. Eine Ursache hierfür ist die autosomal dominant erbliche **f**amiliäre **a**denomatöse **P**olyposis coli **(FAP)** (**Abb. 14.14**), bei dieser Erkrankung ist das APC-Gen auf Chromosom 5q21 mutiert. Das Entartungsrisiko der Adenome beträgt längerfristig 100 % **(obligate Präkanzerose)**, es sind auch simultane Entartungen mehrerer Polypen an unterschiedlichen Stellen des Darmes möglich. Im Rahmen des **Gardner-Syndroms** ist die FAP mit gutartigen Tumoren des Knochens (z. B. Osteomen), der Haut, der Unterhaut und des Bindegewebes (z. B. Atheromen, Lipomen, Fibromen, Leiomyomen) kombiniert.

In 20–30 % der Fälle entstehen multiple Adenome auch sporadisch oder aus ungeklärter Ursache, trotz des Namens auch beim MNPCC (s. u.). Die Inzidenz beträgt in Europa 1,3 auf 1 Mio. Einwohner, die Prävalenz 1/10 000. Die frühzeitige Proktokolektomie ist die Therapie der Wahl.

HNPCC: Beim **h**ereditären **n**icht**p**olypösen **K(C)**olonk**(c)**arzinom handelt es sich gleichfalls um eine autosomal dominant erbliche erhöhte Anfälligkeit für Tumorleiden, bei der es zu einem gehäuften Auftreten von Kolonkarzinomen kommt, oft in Verbindung mit malignen Hirntumoren und/oder Karzinomen anderer Lokalisation (Endometrium, Ovar, Pankreas, Gal-

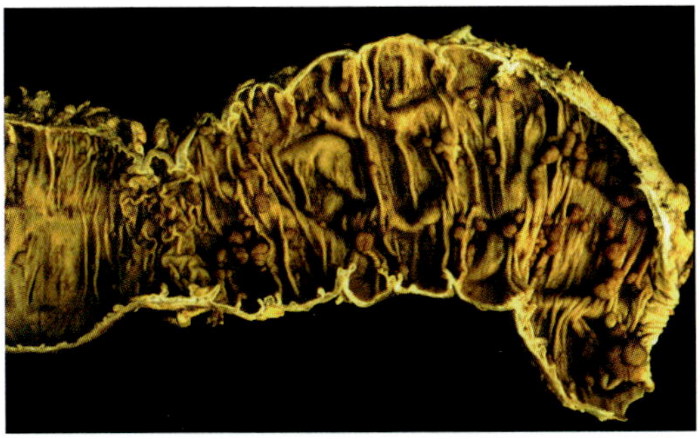

Abb. 14.14 Familiäre adenomatöse Polyposis coli (FAP). Multiple Adenome im gesamten Kolon.

lenwege, Duodenum, Mamma, Nieren). Dieses genetische Syndrom gehört zum **Lynch-Formenkreis**. Da das HNPCC trotz seines Namens auch multiple Polypen ausbilden kann, wird neuerdings wieder vermehrt von einem **Lynch-Syndrom** gesprochen. Ursächlich liegt dem Syndrom ein Defekt in der DNA-Reparatur zugrunde (betroffen sind z. B. die Gene MLH1, MSH2, MSH6, PMS 2 u. a.; s. Lehrbücher der Humangenetik). Neben den hierdurch bedingten Mutationen entstehen aufgrund des DNA-Reparaturdefektes unterschiedlich lange DNA-Repeats in nichtkodierenden DNA-Abschnitten, man spricht in diesem Zusammenhang von einer **Mikrosatelliteninstabilität**. In der Regel entwickeln sich beim HNPCC-Syndrom **De-novo-Karzinome**, Adenome kommen gleichfalls vor, sind aber selten. Für die Diagnose des HNPCC-Syndroms wird im Rahmen der sog. Amsterdam-Kriterien Folgendes gefordert:

- 3 Familienangehörige müssen ein histologisch gesichertes Kolonkarzinom aufweisen, wobei ein Betroffener jeweils mit den anderen 1. Grades verwandt sein muss;
- FAP ist ausgeschlossen;
- wenigstens 2 aufeinanderfolgende Generationen sind betroffen;
- mindestens einer der Patienten hat das Karzinom vor dem 50. Lebensjahr entwickelt.

MERKE

Synchrone und metachrone (zeitversetzt auftretende) Zweitkarzinome sind beim HNPCC-Syndrom sehr häufig.

Seltene Dickdarmtumoren

Neuroendokrine Tumoren: Neuroendokrine Tumoren des Dickdarms werden in hinsichtlich ihrer Prognose entsprechend der **Tab. 14.6** eingeteilt.

Mesenchymale Tumoren: Wie im Magen kommen gastrointestinale Stromatumoren, Leiomyome und neurogene Tumoren vor (vgl. S. 376). Maligne Varianten der genannten Tumoren sind möglich.

Tab. 14.6

Gruppierung neuroendokriner Tumoren in Kolon und Rektum

Verhalten	Histologie	Größe
benigne	gut differenziert, hormoninaktiv oder Serotonin bildend, auf Mukosa/Submukosa beschränkt	< 2 cm
benigne oder niedrig maligne	gut differenziert, hormoninaktiv oder Serotonin bildend, auf Mukosa/Submukosa beschränkt, allerdings mit Angioinvasion	< 2 cm
niedrig maligne	gut differenziert, hormoninaktiv oder Serotonin bildend, über Submukosa oder weiter hinausreichend (jede Tumorgröße) mit Karzinoid-Syndrom	> 2 cm
hoch maligne	wenig differenziert hormonaktiv oder -inaktiv	jede

Maligne Lymphome: Wie im Magen können auch im Dickdarm Lymphome auftreten, insbesondere Tumoren des Mukosa-assoziierten lymphatischen Gewebes (MALT-Lymphome). Näheres s. S. 252.

Fallbeispiel

In der gastroenterologischen Klinik stellt sich ein 53-jähriger Patient mit frischem peranalem Blutabgang vor. In der Bildgebung zeigt sich ein 4,5 cm großer Tumor zwischen Prostata und Rektum. Koloskopisch erkennt Dr. Billroth im Rektum bei 5 cm ein tiefes Ulkus, aus dessen Randbereich er Gewebeproben entnimmt. Diese werden mikroskopisch von Prof. Azan untersucht. Die Gewebeproben enthalten Fibrin, abdämmernde Drüsen als Zeichen der Ischämie, aber keine Tumorzellen. Bioptisch kann Prof. Azan keinen Tumor sichern, dennoch sprechen die Befunde der Bildgebung eindeutig für eine Tumorerkrankung. Dr. Billroth bittet daher seinen urologischen Kollegen Dr. Bricker um eine stanzbioptische Untersuchung des verdächtigen Areals, denn dieses ist wie die Prostata „urologisch" gut zu erreichen. Am Folgetag erhält Prof. Azan mehrere gut erhaltene Stanzzylinder des Tumors. Histologisch stellen sich etwas myxoid aufgelockerte Spindelzellproliferate dar. Mitosen sind fast nicht zu finden. Die Rektumschleimhautanteile sind jeweils tumorfrei. Immunhistochemisch ist der Tumor CD 117^{+} und CD 34^{+}, jedoch negativ für Pan-Zytokeratin (PCK) und PSA. Dieses immunhistochemische Profil schließt ein intestinales Adenokarzinom oder ein Prostatakarzinom mit Sicherheit aus – Prof. Azan stellt die Diagnose eines proliferationsarmen gastrointestinalen Stromatumors (GIST). Nach der Besprechung des Falls in der Tumorkonferenz des Darmzentrums entscheiden sich die Chirurgen für eine kontinenzerhaltenden Operation, da in der Bildgebung keine metastatischen Absiedlungen, auch nicht in der Leber, nachweisbar waren. Das OP-Präparat wird einige Tage später gleichfalls von Prof. Azan untersucht. Der 4 cm große GIST zeigt auch im OP-

Präparat weniger als 1 Mitose/10 hoch vergrößerten Gesichtsfeldern (engl. High Power Fields). Eine ergänzende molekularpathologische Untersuchung ergab keine PDFG-Expression (PDFG: Platelet derived Growth Factor), die für eine Therapieresistenz gegen Glivec® sprechen würde. Prof. Azan kommentiert in seinem abschießenden Befund, dass der von der Dickdarmwand ausgegangene GIST aufgrund seiner geringen Größe sowie seiner geringen proliferativen Aktivität als gutartig einzustufen sei; diese Einschätzung werde durch das Fehlen von Metastasen weiter untermauert. Der Tumor sei im Gesunden entfernt worden, ein Rezidiv damit unwahrscheinlich. Sollte im weiteren Verlauf dennoch eine Metastase auftreten – z. B. in der Leber –, müsste der nichtmutierte und CD 117⁺ GIST auf die Therapie mit dem Tyrosinkinaseinhibitor Imatinib (Glivec®) ansprechen.

14.3 Erkrankungen der Analregion

Key Point
„Echte" Tumoren der Analregion sind selten. Wesentlich häufiger sind tumorähnliche Läsionen anzutreffen, v. a. Marisken, prolabierte Hämorrhoiden sowie Polypen.

Klinisch relevante Erkrankungen der Analregion/der anorektalen Grenzzone sind in Tab. 14.7 in Form einer Übersicht zusammengestellt.

14.3.1 Analkarzinome

Nur etwa 1–2 % aller Darmrohrkarzinome sind Analkarzinome. Für das Verständnis der unterschiedlichen Arten von Analtumoren ist eine klinisch-anato-

Tab. 14.7

Erkrankungen der Analregion

anale Erkrankung	Beschreibung
nichtneoplastisch	
anorektale Zysten	meist zylinderepithelial ausgekleidete Hohlräume, bedingt durch: Analduplikaturen oder andere embryogenetische Fehlanlagen, reife Teratome, evtl. sakrale Zysten (Schlussstörungen des Neuralrohrs); auch postinflammatorisch können sich Zysten bilden
Anal- oder Rektumprolaps	kann Kinder (v. a. bei der Mukoviszidose) und Erwachsene betreffen; der Prolaps kann wie bei der Invagination verdeckt oder offen, persistent oder funktionell bei der Defäkation in Erscheinung treten; zugrunde liegt meist eine (erworbene) Bindegewebsschwäche
Analfissuren	Analfissuren kommen akut oder chronisch/primär oder sekundär vor (z. B. beim Morbus Crohn); Analfissuren sind schmal und vertikal orientiert, häufig mechanisch bedingt und vornehmlich im Bereich der bindegewebsschwächeren Mittellinie ausgebildet
Analfisteln	Fisteln sind per definitionem spaltartige Verbindungen zwischen zwei Epithelschichten (z. B. anokutane Fisteln); der Gang ist meist entzündlich verändert (Granulationsgewebe); Ursachen sind Entzündungen (Morbus Crohn), Traumata oder selten embryogenetische Fehlanlagen
perianaler Abszess	gehen von der perianalen Haut aus, z. B. bei infizierten epidermalen Zysten, Follikulitis u. a.
Hämorrhoiden	ektatische venöse Blutgefäße oder Gefäßkonvolute des Hämorrhoidalplexus; sie sind meist vorgewölbt und können thrombosieren.
Perianalvenenthrombose	schmerzhaft thrombosiertes venöses Blutgefäß, evtl. bei Hämorrhoiden
Infektionen	Syphilis, Granuloma inguinale (Calymmatobacterium granulomatosis, s. S. 359), Chancroid/Ulcus molle (Haemophilus ducreyi, s. S. 359), Lymphogranuloma venereum (Chlamydia trachomatis, s. S. 360), HPV (s. Kondylome)
Fremdkörpergranulome	aufgrund der exponierten Lage, und eventueller sexueller Praktiken, kommt die Analschleimhaut häufig mit exogenen Substanzen wie Ölen, kleinen festen Partikeln (Abrieb) oder Kontrastmitteln (Barium) in Kontakt; diese Substanzen führen wie auch andernorts zu einer zellulären Fremdkörperreaktion mit Makrophagen und Riesenzellen, evtl. auch Granulozyten
Strahlenschaden	mit einer Fibrose und Ischämie einhergehende Veränderung der Analwand; Ulzera können folgen
tumorartig/neoplastisch	
Marisken	Polypen, bestehend aus Bindegewebe mit oberflächlich regulärem Plattenepithel (fibroepithelialer Analhautpolyp)
Kondylome	HPV-bedingte verruköse Wucherungen des Plattenepithels mit Parakeratose; kommt auch an anderen Lokalisationen – v. a. im Urogenitalbereich (vgl. S. 361) – vor; Risiko der Entartung zum (verrukösen) Plattenepithelkarzinom erhöht
entzündlicher kloakogener Polyp	nichtneoplastischer Polyp der Transitionalzone, entzündlich bedingt; histologisch polypoides Gewebe aus Plattenepithel mit rektaler Schleimhaut und Erosionen, Granulationsgewebe
Buschke-Löwenstein-Tumor	auch Riesenkondylom genanntes Kondylom, das im Verlauf meist in ein hoch differenziertes Plattenepithelkarzinom übergeht; cave: oberflächliche Biopsien aus den Karzinomen werden wegen der sehr guten Differenzierung histologisch häufig falsch als benigne eingestuft
In-situ-Karzinome/Dysplasie	Dysplasien werden in 3 Schweregrade eingeteilt; zu den In-situ-Karzinomen gehören als Sonderformen der Morbus Bowen (s. S. 430) und die bowenoide Papulomatose (s. S. 357)
Analkarzinome	im Analkanal handelt es sich fast immer um Plattenepithelkarzinome, die auch verhornen können oder basalzellig differenziert sind; im Transitionalbereich dominieren das Adenokarzinom sowie das kloakogene oder Transitionalkarzinom, welches wie ein Plattenepithelkarzinom behandelt wird

mische Vorbemerkung wichtig: Der chirurgische Analkanal wird von 2 histologisch unterschiedlichen Schleimhäuten (distal Plattenepithel und proximal Rektummukosa) ausgekleidet, die Grenze wird durch die Linea dentata markiert. Karzinome oberhalb der Linea dentata sind in der Regel **Adenokarzinome**. Karzinome unterhalb der Linea dentata sind plattenepithelialer Herkunft, es werden Basaliome und **Plattenepithelkarzinome**, selten auch Melanome gefunden.

In der Übergangszone kommen die sehr seltenen **Transitronalzell-Karzinome** vor; in dieser speziellen Lokalisation werden sie kloakogene Karzinome genannt.

F

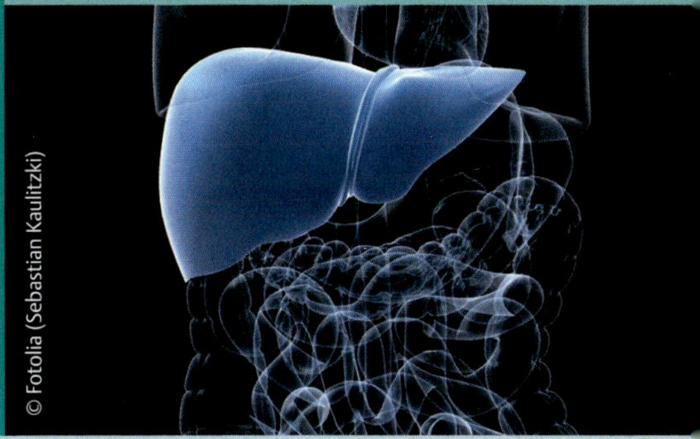

© Fotolia (Sebastian Kaulitzki)

Hepatobiliäres System und Pankreas

Fallbesprechung im Rahmen der gastrointestinalen Tumorkonferenz

Gastroenterologe: Frau L., eine 42-jährige Patientin, kam zur Abklärung einer leichten passageren „Leberwerterhöhung" in unsere Klinik. Sonografisch wurde ein 4 cm großer Rundherd im linken Leberlappen gesehen. Die Patientin hatte keinerlei Beschwerden.

Die ERCP ergab gleichfalls einen Normalbefund, Anzeichen einer Cholestase fanden sich nicht.

Laborchemisch sind die Transaminasen derzeit im Normbereich, die GOT wurde vor einer Woche mit 32 U/l, die GPT mit 25 U/l bestimmt; das Bilirubin ist zur Zeit normal, vor einer Woche war das Gesamtbilirubin allerdings auf 2 mg/dl erhöht, das direkte auf 1,5 mg/dl. Die untersuchten Tumormarker (karzinoembryonales Antigen und Alpha-Fetoprotein) sind unauffällig.

Radiologe: Im Abdomen-CT zeigt sich ein isolierter Leberrundherd von 4,2 cm Durchmesser, der Kontrastmittel anreichert. Ferner sind eine zentrale Vernarbung sowie prominente Gefäße auffällig. Weitere Herdbefunde finden sich nicht. Das restliche Abdomen ist ohne Befund.

Pathologe: Wie sieht die Restleber aus? Nimmt die Patientin Kontrazeptiva ein? Besteht eine positive Alkoholanamnese?

Gastroenterologe: Sonografisch ist die Restleber unauffällig. *Blättert in der Akte.* Die Patientin nimmt die „Pille". Es gibt keine Hinweise auf einen erhöhten Alkoholkonsum oder eine alkoholtoxische Schädigung der Leber; die γGT ist mit 16 U/l im „grünen Bereich".

Radiologe: Auch im CT sieht die Restleber unauffällig aus.

Pathologe: Ich empfehle eine Nadelbiopsie, wobei sowohl eine Probe aus dem Rundherd – also läsional – als auch eine Probe aus der Restleber – also extraläsional – entnommen werden sollten. Differenzialdiagnostisch sind ein Leberzelladenom oder eine fokale noduläre Hyperplasie zu erwägen. Ein Regeneratknoten ist äußerst unwahrscheinlich, sofern die Restleber morphologisch unauffällig ist.

Der Fall wird auf die nächste Woche verschoben.

Gastroenterologe: Die Ergebnisse der Nadelbiopsie von Frau L. liegen nun vor. Wir möchten nun gemeinsam das weitere Procedere besprechen.

Pathologe: Das Lebergewebe außerhalb des Rundherdes ist weitestgehend normal, auffällig ist lediglich ein schwärzliches, melaninähnliches Pigment in den Hepatozyten, das bevorzugt peribiliär aufzufinden ist. Das biopsierte Gewebe aus dem Rundherd entspricht eindeutig dem Bild einer fokalen nodulären Hyperplasie (FNH): Es finden sich die typischen kräftig ausgebildeten Bindegewebssepten, zahlreiche Gallengangsproliferate sowie großkalibrige Gefäße. Aufgrund der ausgeprägten Vernarbung spricht man auch von einer lokalen Leberzirrhose. FNHs sind gutartig, dominieren beim weiblichen Geschlecht und treten gehäuft bei Frauen auf, die Steroidhormone einnehmen.

Gastroenterologe: Wir sollten uns in diesem Zusammenhang daran erinnern, dass Frau L. die Pille einnimmt.

Pathologe: Aufgrund der zentralen Gefäßmissbildung können FNHs spontan bluten.

Die schwärzlichen Pigmentablagerungen im restlichen Lebergewebe haben übrigens nichts mit der FNH zu tun – hier ist von einem 2. Krankheitsbild auszugehen, einem Dubin-Johnson-Syndrom, das durch eine Transportstörung für konjugiertes Bilirubin gekennzeichnet ist. Typischerweise kommt es hier nur intermittierend zur Hyperbilirubinämie.

Gastroenterologe: Frau L. wies auch nur zu Beginn ihres Krankenhausaufenthaltes erhöhte Bilirubin-Werte auf, diese waren dann rasch rückläufig. In der Vergangenheit hatte sie wohl schon mehrfach einen leichten Sklerenikterus entwickelt, der aber immer wieder rasch verschwunden sei. Sie habe sich nicht viel dabei gedacht.

Pathologe: Die Diagnose eines Dubin-Johnson-Syndroms wird auch dadurch untermauert, dass der histologische Befund des Lebergewebes bis auf die FNH unauffällig ist und keine histologischen Zeichen einer Cholestase vorliegen. Die Prognose des Dubin-Johnson-Syndroms ist sehr günstig! Die FNH sollte allerdings aufgrund des Blutungsrisikos operativ angegangen werden.

Viszeralchirurg: Eine Resektion ist möglich.

Gastroenterologe: Wir werden der Patientin eine Resektion vorschlagen und sie in die viszeralchirurgische Klinik verlegen.

15 Hepatobiliäres System

15.1 Erkrankungen der Leber

15.1.1 Relevante anatomische und funktionelle Aspekte

Anatomie | Die durchschnittlich 1,5 kg schwere Leber ist in 4 Leberlappen, 8 Segmente und als kleinste morphologische Untereinheit in Leberläppchen gegliedert.

Praxistipp

Anatomie und Verlauf der Lebersegmente sind in der Leberchirurgie von hoher Relevanz, da Tumoren und tumoröse Prozesse überwiegend in der Einheit eines oder mehrerer Lebersegmente reseziert werden.

Zu einem Leberläppchen gehören jeweils eine Zentralvene, die bälkchenförmig angeordneten Hepatozyten sowie die Lebersinusoide. Am Rande der Leberläppchen finden sich die Portalfelder, die jeweils eine Arterie (Endast der A. hepatica), eine Vene (Endast der V. portae) und einen Gallengang enthalten (vgl. Lehrbücher der Histologie). Vom Portalfeld aus wird das gemischt arteriell-portalvenöse Blut zur Zentralvene durch die Sinusoide geleitet und dabei „entgiftet". Der Gallefluss verläuft in entgegengesetzter Richtung über die Gallekanälchen (Kanalikuli) in Richtung der Portalfelder. Die Hepatozyten machen 80 % der Leberzellen aus, die restlichen 20 % umfassen Bindegewebszellen, Gefäßzellen, Gallengangszellen und leberspezifische Histiozyten (von-Kupffer-Sternzellen). Die Leberläppchen werden nach Rappaport in 3 Zonen unterteilt (Abb. 15.1). In der Zone 1 sind diejenigen Hepatozyten angesiedelt, die den terminalen Blutgefäßen am nächsten liegen und entsprechend am besten mit Sauerstoff und Nährstoffen beliefert werden. Die am weitesten von der Versorgung entfernten Hepatozyten liegen in der Zone 3.

Relevanz für die Pathologie | Die zonale Einteilung spiegelt die unterschiedliche „Empfänglichkeit" der Hepatozyten für unterschiedliche schädigende Einflüsse wider: Ein Sauerstoffmangel trifft v. a. die Hepatozyten der Zone 3, während sich z. B. eine erhöhte alimentäre Fettzufuhr primär in einer vermehrten Fettspeicherung der Hepatozyten der Zone 1 widerspiegelt. Generell können zahlreiche exogene und endogene (v. a. toxische, metabolische und entzündliche) Einflüsse zu einer Leberzellschädigung und auf diesem Weg zu einer Leberzellnekrose führen. Reaktiv kann es zu einer Vermehrung des lebereigenen Bindegewebes (Leberfibrose) und im fortgeschrittenen Stadium zur Leberzirrhose kommen. Hierbei wird die Leberläppchenarchitektur durch das aussprossende Bindegewebe zerstört.

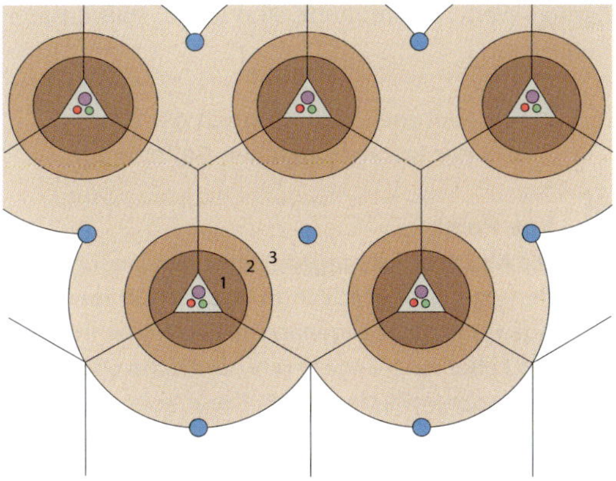

Abb. 15.1 Zonale Einteilung der Leber nach Rappaport: Die hellblauen Dreiecke entsprechen den Portalfeldern mit der Trias aus Vene (lila), Arterie (rot) und Gallengang (grün). Die Zentralvene ist blau und rund dargestellt. Zone 1: braun; Zone 2: mittelbraun; Zone 3: hellbraun.

MERKE

Generell besitzt die Leber dennoch eine außergewöhnliche Regenerationsfähigkeit, aus diesem Grund kann sie akute oder wiederkehrende Zellschädigungen bis zu einem gewissen Grad kompensieren!

Funktion | Die Leber nimmt eine zentrale Stellung im allgemeinen Stoffwechsel ein: So ist sie insbesondere in den Glukosestoffwechsel (Glykogenspeicherung und -abgabe) sowie in den Fettstoffwechsel involviert. Darüber hinaus werden zahlreiche Proteine synthetisiert (u. a. Gerinnungsfaktoren, Antithrombin III, Albumin und andere Serumproteine). Als exokrine Drüse ist die Leber für die Sekretion der Galle zuständig. Außerdem – und hierfür ist die Leber im Besonderen bekannt – kommen ihr katabolische oder auch trivial „entgiftende" Funktionen: Zahlreiche körpereigene (u. a. der Blutfarbstoff) und körperfremde Stoffe (u. a. Medikamente/Drogen, insb. Alkohol/Toxine) werden in der Leber metabolisiert und ausscheidbar gemacht. Die Metaboliten verlassen die Leber anschließend direkt über die Galle oder nach erneuter Einschleusung in den Blutkreislauf über die Nieren.

Relevanz für die Pathologie | Eine „Überstrapazierung" der Leber durch toxische oder pathologische metabolische Einflüsse (endogen im Rahmen von Stoffwechselerkrankungen, exogen z. B. im Rahmen einer Hyperalimentation) kann auf Dauer (selten akut) einen Funktionsverlust des Lebergewebes nach sich ziehen. Virale Infektionen sind ein weiterer häufiger Grund der Leberschädigung. Primär auffällig wird der Funktionsverlust in der Regel durch Störungen der Bilirubin- und Galleausscheidung, was klinisch zum Ikterus führt. Der Ikterus ist ein frühes – wenn auch unspezifisches – Zeichen der Leberschädigung. Weitere Symptome sind auf S. 299 zusammengefasst.

15.1.2 Angeborene Fehlbildungen der Leber und der intrahepatischen Gallenwege

Key Point

Die Morphologie angeborener Leberveränderungen ist vielschichtig (Tab. 15.1). Neben den Agenesien oder Lagenanomalien findet man in der Leber auch angeborene zystische oder fibrotische Veränderungen. Diese können gleichermaßen das Lebergewebe/die Leberläppchen oder die intrahepatischen Gallengänge betreffen.

Anatomische Fehlbildungen der Leber sind relativ häufig; aufgrund der immer sensitiveren bildgebenden Verfahren werden sie inzwischen immer häufiger diagnostiziert und abgeklärt. Die **Agenesie** der Leber ist mit dem Leben nicht vereinbar, der betroffene Embryo/Fetus stirbt frühzeitig. Das **Fehlen eines Leberlappens** ist sehr selten; es können auch **überschüssige (akzessorische) Leberlappen** ausgebildet sein. Weder ein „Zuviel" noch ein „Zuwenig" an Leberlappen besitzt per se Krankheitswert; klinische Bedeutung besitzen diese Fehlbildungen allenfalls für den operativ tätigen Chirurgen. Überzählige Leberlappen können darüber hinaus infolge einer Torsion von der Durchblutung abgekoppelt werden. **Lageanomalien der Leber** – z.B. die Linkslage – sind beim Situs inversus (vgl. S. 255) möglich. **Ektopes Lebergewebe** ist selten und kommt insbesondere im Bereich der Gallenblasenwand und der Milzkapsel vor.

Angeborene fibrotische Fehlbildung der Leber (Caroli-Syndrom): Diese Erkrankung ist autosomal rezessiv erblich und manifestiert sich meist im jungen Erwachsenenalter; Leitsymptom der Erkrankung ist die portale Hypertonie mit all ihren Folgen (vgl. S. 302). Die histologischen Veränderungen der Leber ähneln denjenigen bei der infantilen polyzystischen Lebererkrankung (dilatierte Gallengänge mit begleitender Fibrose, s.u.), makroskopisch besteht aufgrund der knotigen Veränderungen eine Ähnlichkeit mit der Leberzirrhose (s.S. 289). Die Prognose der angeborenen Leberfibrose ist jedoch besser als die einer Leberzirrhose, da der Verlauf langsam ist. Das männliche Geschlecht dominiert (m:w = 3:1).

Tab. 15.1

Übersicht angeborener Fehlbildungen der Leber
Leberfehlbildungen (angeboren)
akzessorische Leber
angeborene Leberdeformität (z. B. Riedel-Leberlappen)
anormale Lappenbildung der Leber
doppelte Leber
kongenitale Hepatomegalie
kongenitale Lageanomalie der Leber
kongenitale Leberhyperplasie
kongenitale Leberzyste
konnatale Leberhypertrophie
Leberagenesie
Leberdystopie
Leberhypoplasie
Lebermissbildung

Solitäre Leberzysten (**Abb. 15.2**): Die Ätiologie von solitären Leberzysten ist ungeklärt, eine erbliche Komponente ist zu beobachten. Es handelt sich um Zysten unterschiedlicher Größe mit serösem, gelblich klarem und teils auch gallertigem Inhalt; ausgekleidet werden sie von einem Zylinderepithel. Sie kommen bevorzugt im rechten Leberlappen vor. Häufig werden die Zysten zufällig entdeckt, ihnen kommt keine nennenswerte pathologische Bedeutung zu.

Fehlbildungen der intrahepatischen Gallenwege manifestieren sich oft in Form von multiplen zystischen Veränderungen, ggf. in Kombination mit einer Leberfibrose, man spricht in diesem Zusammenhang von der **kongenitalen polyzystischen Lebererkrankung**. Sie ist häufig mit zystischen Veränderungen der Nieren oder des Pankreas vergesellschaftet. Die polyzystische Lebererkrankung wird ähnlich wie bei den Nieren in Abhängigkeit vom Manifestationsalter in den Erwachsenen- und den Kindestyp unterteilt.

- Beim **Erwachsenentyp** handelt es sich um eine autosomal dominante Erkrankung mit multiplen Leberzysten. In der Regel finden sich weitere Zysten in der Niere, der Lunge, der Milz, dem Pankreas und dem Ovar. Die Zysten sind 2–4 cm groß, kommunizieren nicht und sind von einem kubischen Epithel ausgekleidet.
- Die polyzystische Erkrankung vom **Kindestyp** ist autosomal rezessiv erblich und kann u.U. schon

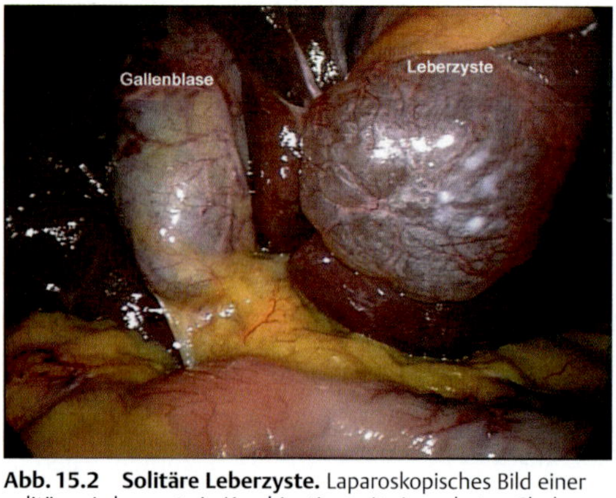

Abb. 15.2 Solitäre Leberzyste. Laparoskopisches Bild einer solitären Leberzyste in Kombination mit einer akuten Cholezystitis und umschriebenen Hämorrhagien.

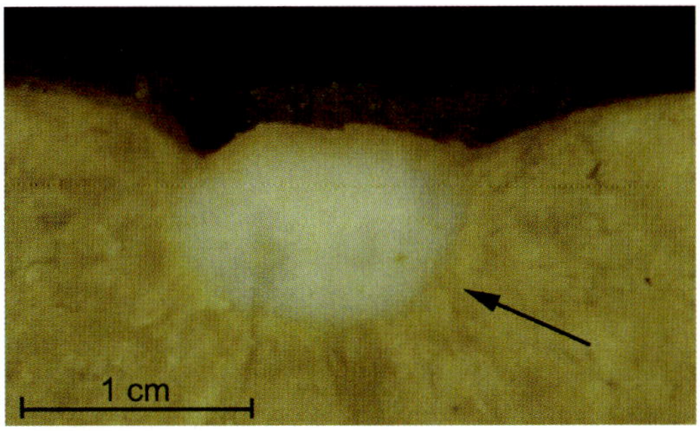

Abb. 15.3 Von-Meyenburg-Komplex, ca. 1 cm groß (schwarzer Pfeil).

bei der Geburt vorliegen; in jedem Fall manifestiert sie sich bis zum 6. Lebensmonat. Morphologisch kennzeichnend ist eine Fibrose der Portalfelder mit zystisch erweiterten Gallegängen, die im Gegensatz zur adulten Form miteinander kommunizieren. Bei dieser Form kommen auch makroskopisch sichtbare Nierenzysten vor. Häufig entwickeln die betroffenen Kinder innerhalb weniger Jahre eine relevante Leberinsuffizienz, bei der als einzige therapeutische Option die Lebertransplantation bleibt.

Gallengangshamartome: Diese auch von-Meyenburg-Komplex (**Abb. 15.3**) genannten Fehlbildungen sind bis zu 1 cm große, häufig unterhalb der Leberkapsel gelegene Knötchen, die aus zystisch erweiterten Gallengängen innerhalb eines fibrösen Stromas bestehen.

Praxistipp

Gallengangshamartome werden häufig zur intraoperativen Schnellschnittdiagnostik eingesandt mit der Frage, ob es sich um metastatische Absiedlungen eines kolorektalen Karzinoms oder eines Pankreaskarzinoms handelt.

15.1.3 Erworbene Schädigungsmuster und Funktionsstörungen der Leber

Key Point

Die Leber reagiert auf schädigende Einflüsse mit charakteristischen morphologischen Veränderungen: Morphologische Korrelate der Leberschädigung sind v. a. die Fettleber, die Leberzellnekrose, die Leberfibrose sowie die Leberzirrhose. Funktionelle Einschränkungen der Leber bis hin zum Leberausfall gesellen sich im unterschiedlichen Ausmaß dazu. Der Ikterus als klinisch eindrückliches und häufig auch frühes Zeichen der Leberfunktionsschädigung wird ausführlicher dargestellt.

Allgemeine morphologische Zeichen der Leberschädigung

Leberzellverfettung/Fettleber

Der Fettgehalt der Leber beträgt normalerweise bis zu 5% des Lebergesamtgewichts. Verschiedene Erkrankungen können zu einer Erhöhung des Fettgehaltes führen (Fettleber), im Extremfall auf 40–50% des Lebergewichts.

MERKE

Eine Fettleber ist prinzipiell vollständig reversibel, solange sie noch keine fibrotischen/zirrhotischen Umbauprozesse induziert hat.

Der zirrhotische Umbau infolge einer Fettleber wird als NASH (Non-alcoholic-Steatohepatitis) bezeichnet.

Ätiopathogenese | Die Leber ist ein wichtiges Fettstoffwechselorgan: Im Darm resorbierte Fettsäuren werden hier (wieder) in Triglyzeride umgewandelt oder über die β-Oxidation abgebaut, z. T. werden sie auch für die Cholesterin- und Phospholipidsynthese verwendet. In der Leber können darüber hinaus Fettsäuren neu gebildet werden, vornehmlich aus intermediären Stoffwechselprodukten des Glukoseabbaus (Azetat). Glukose fördert wiederum die Triglyzeridsynthese in der Leber, da es Hauptquelle des Glyzerins ist. In der Leber synthetisierte Triglyzeride, Phospholipide und Cholesterin verlassen die Leber hauptsächlich in Form der VLDL; diese Partikel beinhalten die genannten Lipide samt einem Apoprotein.

Eine **Erhöhung des Fettgehaltes der Leber** kann entsprechend über verschiedene Mechanismen entstehen:

- **erhöhtes Angebot von Fettsäuren** an die Leber, zumeist bei Hyperalimentation/Adipositas oder bei gesteigerter Lipolyse im peripheren Fettgewebe (z. B. bei Hunger oder Insulinmangel);
- **verminderter Abbau von Fettsäuren** in der Leber durch Hemmung der beta-Oxidation (häufig toxisch oder medikamentös bedingt);
- **vermehrte Triglyzeridsynthese** in der Leber, z. B. bei hohem Insulinspiegel mit vermehrter Aufnahme von Glukose in die Leberzellen, was einerseits die De-novo-Entstehung von Fettsäuren aus Glukose fördert, darüber hinaus aber auch die Veresterung der Fettsäuren zu Triglyzeriden (Glyzerinquelle im ausreichenden Maß vorhanden);
- **verminderte Synthese von VLDL** infolge Proteinmangels, z. B. im extremen Hungerzustand oder bei Behinderung der Proteinbiosynthese; selten kann auch eine Transport-/Sekretionsstörung für VLDL und andere Lipoproteine vorliegen, z. B. bei der sehr seltenen autosomal rezessiv erblichen A-beta-Lipoproteinämie.

Morphologie | Der überwiegende Anteil des eingelagerten Fetts besteht aus Triglyzeriden; dieses sammelt sich innerhalb der Leberzellen in Fettvakuolen an. Die Verteilung fettbeladener Hepatozyten innerhalb eines Leberläppchens variiert je nach Ursache:

- Bei der **diffusen Leberzellverfettung** ist das gesamte Leberläppchen mehr oder minder gleichmäßig von verfetteten Leberzellen durchsetzt v. a. bei toxischer oder stoffwechselbedingter Schädigung der Leber.
- Sofern sich die verfetteten Leberzellen primär im **Leberläppchenzentrum** befinden (Zone 3 nach Rappaport, vgl. S. 285), liegt häufig eine Hypoxie zugrunde.
- Befinden sich die verfetteten Leberzellen eher in der **Leberläppchenperipherie** (Zonen 2 und 1 nach Rappaport, vgl. S. 285), liegt häufig eine erhöhte alimentäre Fettzufuhr zugrunde.

Je nach Größe der Fettvakuolen unterscheidet man darüber hinaus die großtropfige von der kleintropfigen Leberverfettung:

- Bei der **großtropfigen Verfettung** findet sich eine einzelne große intrazytoplasmatische Fettvakuole, die den Zellkern an den Rand des Zytoplasmas drängt.
- Bei der **kleintropfigen Verfettung** finden sich zahlreiche kleine intrazytoplasmatische Fettvakuolen, ohne dass der Kern seine zentrale Stellung verliert.

Makroskopisch ist die Fettleber vergrößert, hellbraun bis gelblich und von teigiger Konsistenz.

Klinische Aspekte | Die mit einer Fettleber assoziierten Erkrankungen gehen allesamt auf die genannten Pathomechanismen sowie z. T. noch auf weitere, unbekannte Störungen zurück. Beispielhafte Erkrankungen sind:

15

- **Alkoholismus:** Hier spielen zahlreiche der oben genannten Mechanismen eine Rolle. Die Abbauprodukte des Alkohols steigern z. B. die Fettsäuresynthese in der Leber und hemmen die Fettsäureoxidation sowie die Synthese von VLDL.
- **Hyperalimentation/Adipositas:** Hier ist das erhöhte Fettsäureangebot ausschlaggebend.
- **Mangelernährung**, insb. Proteinmangelernährung (Kwashiorkor): Bei Proteinmangel kommt es neben der durch VLDL-Mangel bedingten Leberverfettung auch zu Ödemen und einem Aszites infolge einer Abnahme des kolloidosmotischen Drucks des Blutplasmas.
- **Diabetes mellitus Typ 2:** Die häufige Kombination eines Diabetes mellitus Typ 2 mit der Adipositas weist auf einen ähnlichen Pathomechanismus der Leberverfettung bei diesen beiden Erkrankungen hin. In diesem Zusammenhang sind v. a. auch die Auswirkungen des erhöhten Insulinspiegels auf den Fettstoffwechsel der Leberzellen (Steigerung der Lipogenese) zu beachten (s. o.).
- **Medikamentennebenwirkungen/Vergiftungen:** Hier spielen oft eine Hemmung der Proteinbiosynthese oder der β-Oxidation eine Rolle.
- **Hypoxie:** Bei Sauerstoffmangel (z. B. infolge einer Stauungsleber, vgl. S. 302) verfetten bevorzugt die Hepatozyten im Läppchenzentrum.
- **Schwangerschaftsfettleber:** Der genaue Pathomechanismus ist unbekannt, vgl. auch S. 398.

Leberzellnekrose

Verschiedenste Noxen (biologisch, physikalisch, chemisch) können zu einem Untergang von Leberzellen führen. Je nach Ausmaß und Verteilung der Leberzellnekrosen unterscheidet man:

- **Einzelzellnekrosen:** Es handelt sich um disseminierte Nekrosen einzelner Leberzellen ohne Bevorzugung bestimmter Leberläppchenabschnitte.
- **Zonale Nekrosen:** Die Leberzellnekrosen treten gehäuft oder ausschließlich in bestimmten Arealen der Leberläppchen auf, z. B. läppchenzentral oder periportal; im Zusammenhang mit der Hepatitis spricht man in letzterem Fall von **Mottenfraßnekrosen** (vgl. S. 292).
- **Brückennekrosen:** Es finden sich ausgedehntere („brückenschlagende") Areale mit nekrotischen Leberzellen, die z. B. von einer Zentralvene zur nächsten, von einem Periportalfeld zum nächsten oder von einer Zentralvene zum Periportalfeld reichen.

Auf zellulärer Ebene kann man folgende Nekroseformen beobachten:

- Einzelzellen können „schrumpfen", wobei es zur kondensationsbedingten Eosinophilie des Zytoplasmas sowie zur Kernpyknose kommt (sog. azidophile oder **eosinophile Degeneration**). Diese Veränderungen treten insbesondere bei der Hepatitis (sog. Councilman-Körperchen) oder bei der alkoholtoxischen Leberschädigung auf (Mallory-Bodies). Beide Formen der eosinophilen Degeneration entsprechen dem programmierten Zelltod bzw. der Apoptose. Der Zelluntergang löst entsprechend keine entzündliche Reaktion aus.
- Bei der **hydropischen Nekrose** kommt es zur Schwellung/Ballonierung der Hepatzozyten mit anschließender Zytolyse. Diese Schädigungsform betrifft fast immer größere Zellgruppen und ist Ausdruck einer akuten hypoxischen oder toxischen Schädigung (Medikamente, Gifte). Werden die Nekrosen überlebt, kommt es zu einer entzündlichen Abräumreaktion und evtl. zu einer Fibrose.
- Bei der Cholestase kommt er zur **netzigen Degeneration des Zytoplasmas**, diese Veränderung entwickelt sich meist subakut. Die netzartigen Strukturen werden durch Gallesalze verursacht. Nachfolgend kann es auch zur Zellnekrose kommen, man spricht in diesem Fall von einem Gallinfarkt.

Leberfibrose

MERKE

Bei der Leberfibrose ist der Bindegewebsanteil der Leber erhöht, ohne dass es zu einer Störung der Leberarchitektur kommt.

Ätiopathogenese | Der erworbenen Leberfibrose (im Unterschied zur kongenitalen, s. S. 289) können zahlreiche chronische Lebererkrankungen zugrunde liegen, die über verschiedene Mechanismen zur Leberzellnekrose (vgl. oben) führen. Die Erhöhung des Bindegewebsanteils erfolgt reaktiv im Sinne eines Reparaturmechanismus („Narbenbildung"). Hierbei kommt es zu einer zytokinvermittelten Stimulation kollagenproduzierender Zellen (vornehmlich der Ito-Zellen im Dissé-Raum, die sich unter dem Einfluss der Zytokine von Fettspeicherzellen zu myofibroblastären Zellen wandeln können). Die genauen Mechanismen der Bindegewebsvermehrung sind komplex und z. T. auch nicht geklärt.

Morphologie | Je nach Lokalisation des überschüssigen Bindegewebes unterscheidet man verschiedene histologische Formen der Leberfibrose: Für die Stauungsleber (s. S. 302) ist insb. die **perisinusoidale Fibrose** typisch, für die Hepatitis (s. S. 292) die **periportale Fibrose**. Die sog. **Maschendrahtfibrose** entsteht dann, wenn eine Leberzellgruppe allseits von Bindegewebe ummantelt wird, meist im läppchenzentralen Abschnitt; ursächlich ist häufig eine alkoholbedingte Schädigung des Lebergewebes (s. S. 301). Bei der **septalen Leberfibrose** finden sich Bindegewebsstraßen innerhalb der Leber. Die Septen ersetzen entweder das am selben Ort zugrunde gegangene Lebergewebe **(passive Septen)** oder sind von anderer Stelle aktiv vorgewachsen **(aktive Septen)**. Die septale Fibrose markiert den Übergang zur Leberzirrhose, bei der es über die Vermehrung des Bindegewebsanteils hinaus zu einem anatomischen Umbau der Leber kommt, s. u.

Klinische Aspekte | Die Bindgewebsvermehrung bedingt eine Verlängerung der Diffusionswege innerhalb der Leber, hieraus können sich **Störungen der Leberfunktion** (s. S. 287) entwickeln; darüber hinaus erhöht sich der Widerstand im Leberstromgebiet mit der möglichen Folge der portalen Hypertonie (s. S. 302).

MERKE

Die Leberfibrose ist fast immer eine Vorstufe zur Leberzirrhose.

Leberzirrhose

MERKE

Die Leberzirrhose entwickelt sich infolge eines ausgedehnten Leberzellverlustes, die einen bindegewebigen Umbau der Leber mit Zerstörung der typischen Organarchitektur bedingt.

Ätiopathogenese | Die Leberzirrhose ist das Endstadium chronisch-progredienter Lebererkrankungen, sei es entzündlicher, autoimmuner oder toxischer Genese.

MERKE

Mit Abstand am häufigsten ist hierzulande die alkoholisch bedingte Leberzirrhose. Zweithäufigste Ursache ist die Virushepatitis (s. u.).

Tab. 15.2 listet die Ursachen der Leberzirrhose unter Angabe der jeweiligen Häufigkeit auf.

Morphologie | Infolge des fortgesetzten Parenchymverlustes bilden sich analog den Prozessen bei der Leberfibrose (vgl. oben) ausgedehnte **Bindegewebsareale**

Tab. 15.2

Ätiopathogenese der Leberzirrhose

Ursache	Häufigkeit
toxisch bedingte Leberzirrhose	
Alkohol	60–70 %
Medikamente (Methotrexat, Isoniazid u. a.), Toxine (Tetrachlormethan, evtl. Gift des Knollenblätterpilzes)	
autoimmunologisch bedingte Leberzirrhose	
Autoimmunhepatitis (3 Typen)	
primäre biliäre Zirrhose (PBC) AMA	5 %
primär sklerosierende Cholangitis (PSC) pANCA	5 %
metabolisch bedingte und kongenitale Leberzirrhose	
Fruktoseintoleranz	
NASH	
Hämochromatose	5 %
Morbus Wilson	
Galaktosämie	
Mukoviszidose	
kongenitale Leberfibrose	
α_1-Antitrypsinmangel	
Glykogenspeicherkrankheit	
progressive familiäre Cholestase	
infektiös bedingte Leberzirrhose	
chronische Virushepatitis (HBV, HBC u. a.)	10 %
Tropenkrankheiten	
zirkulatorisch bedingte Leberzirrhose	
Stauungszirrhose	
Budd-Chiari-Syndrom	
Leberzirrhose infolge einer Gallenwegsobstruktion	
Atresie der Gallengänge	
Obstruktion durch einen Gallenstein	
kryptogene Leberzirrhose	10-15 %
eine auslösende Ursache wird vermutet, kann aber nicht nachgewiesen werden	

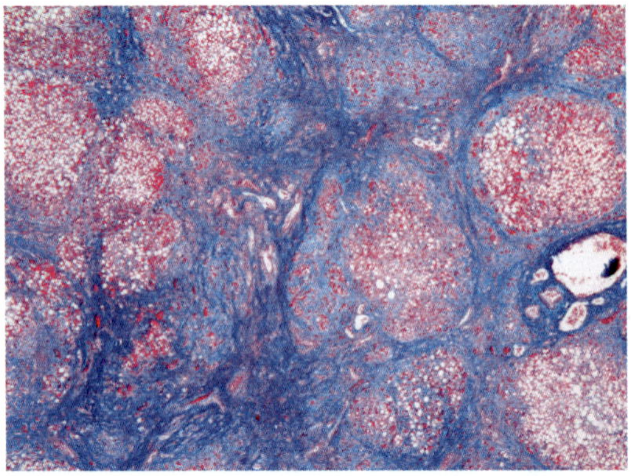

Abb. 15.4 Leberzirrhose in der Azan-Färbung. Das Bindegewebe stellt sich blau dar und umschließt komplett die Leberläppchen.

und -septen aus, die die normale Leberläppchenstruktur sowie die leberspezifische Gefäßarchitektur zerstören (**Abb. 15.4**). Kompensatorisch kommt es zu einer Proliferation des verbliebenen Lebergewebes (gesteigerte Mitoserate der Hepatozyten!), die Proliferation verläuft jedoch ungeordnet, sodass im Ergebnis knotenförmige Wucherungen **(Regeneratknoten)** entstehen, die sich histologisch unter dem Bild der **„Pseudolobuli"** präsentieren. Hinzu kommt eine **Proliferation der Gallengänge** in den fibrotischen Septen.

Je nach Größe der Regeneratknoten kann man klein- und großknotige (makro- und mikronoduläre) Leberzirrhosen unterscheiden. **Großknotige Zirrhosen** kommen insb. bei Stoffwechselerkrankungen und toxischen Leberschädigungen vor, **kleinknotige Zirrhosen** sind häufig biliär bedingt. Bei der posthepatitischen Zirrhose findet sich häufig eine Mischung aus kleinen und großen Knoten **(gemischte Zirrhose)**.

15

Praxistipp

Histologisch ist ein Regeneratknoten in der Stanzbiopsie nicht mit letzter Sicherheit von einem Leberzelladenom (s. S. 303) oder einem hoch differenzierten Leberzellkarzinom (s. S. 304) abzugrenzen. Bei der bioptischen Abklärung ist daher unbedingt eine Angabe über den Gesamtzustand der Leber erforderlich: Es muss bekannt sein, ob das Biopsat einer zirrhotischen Leber oder einer isolierten Raumforderung entstammt. Hierbei gilt es wiederum zu beachten, dass ein Regeneratknoten auch zum Ursprung eines Leberzellkarzinoms werden kann.

Klinische Aspekte | Die klinischen Symptome der Leberzirrhose ergeben sich aus den Folgen des Parenchymverlustes (Leberinsuffizienz mit all ihren Folgen, s. S. 290) sowie der Störung der hepatischen Blutzirkulation (portale Hypertonie, s. S. 302).

Allgemeine funktionelle Zeichen der Leberschädigung

Zeichen der Leberinsuffizienz/Leberversagen

Ein Zusammenbruch der Leberfunktion kann akut (häufig toxisch, z. B. bei einer Knollenblätterpilzvergiftung) erfolgen. Wesentlich häufiger ist ein langsames Nachlassen der Leberfunktion infolge eines chronisch-progredienten Leberzellverlustes.

Entsprechend ihrer Rolle als zentrales Stoffwechselorgan sind die resultierenden Ausfälle bei einer Leberschädigung vielfältig. Die wichtigsten klinischen Symptome/Syndrome sind in der chronologischen Reihenfolge ihrer Manifestation nachfolgend kurz genannt:

- **Ikterus:** Der Ikterus als wichtiges und häufiges Symptom der Leberschädigung ist einschließlich seiner Differenzialdiagnosen im nachfolgenden Textabschnitt näher erläutert (s. S. 290).
- **Portale Hypertonie:** Sie resultiert aus einer Widerstandserhöhung im hepatischen Stromgebiet, meist im Rahmen einer Leberzirrhose. Die klinischen Folgen sind auf S. 301 beschrieben.
- **Verminderte Syntheseleistung:** Die Leber ist für die Synthese von Albumin sowie der Vitamin-K-abhängigen Gerinnungsfaktoren zuständig. Bei einer Leberinsuffizienz bestehen entsprechend eine **erhöhte Blutungsneigung (hämorrhagische Diathese)** sowie eine Hypalbuminämie, die klinisch zu **Ödemen** und **Aszites** führt.
- **Endokrine Störungen:** Der Metabolismus insb. der Sexualhormone ist gestört; beim Mann resultieren häufig eine Gynäkomastie sowie Potenzstörungen (relativer Östrogenüberschuss).
- **Hepatische Enzephalopathie:** Ursächlich ist der verminderte Abbau toxischer Stoffwechselprodukte, laborchemisch fassbar durch einen Anstieg von Ammonium im Blut; die klinische Symptomatik umfasst alle Stadien von der Somnolenz bis hin zum sog. Leberkoma.
- **Hepatorenales Syndrom:** Durch eine verminderte Bildung vasoaktiver Substanzen wird die Nierendurchblutung und damit auch -funktion gedrosselt; der Funktionsverlust kann bis zur Dialysepflichtigkeit fortschreiten, obwohl die Nieren u. U. vollkommen gesund sind.

Ikterus – allgemeine Definition und Ursachen

Definitionsgemäß liegt ein Ikterus dann vor, wenn der Bilirubinspiegel im Blut über 2 mg/dl erhöht ist. Klinisch äußert sich der Ikterus in einer Gelbfärbung der Skleren, der Haut sowie der Körperflüssigkeiten („Gelbsucht"). Die Bilirubinerhöhung resultiert aus einem **Ungleichgewicht zwischen Bilirubin-Produktion und -Exkretion**. Da die Leber eine zentrale Rolle im Bilirubinstoffwechsel spielt, sind Lebererkrankungen häufig von einem Ikterus begleitet, die Ursachen können aber auch gänzlich außerhalb der Leber liegen. Der Vollständigkeit halber sind die extrahepatischen Krankheitsbilder mit dem Leitsymptom „Ikterus" im Folgenden mit aufgeführt.

Ätiopathogenese | Bilirubin ist ein physiologisches Stoffwechselprodukt, das beim **Abbau von Hämoglobin** (überwiegend aus Erythrozyten) und in wesentlich geringerem Maße beim Abbau von Myoglobin, einem anderen Hämoprotein, entsteht. Die Umwandlung des Hämanteils zu Bilirubin erfolgt in phagozytierenden Zellen, vornehmlich der Milz, der Leber und des Knochenmarks. Hierbei entsteht **wasserunlösliches (indirektes) Bilirubin**. Dieses wird in die Blutbahn abgegeben, wo es sich an Albumin bindet und in dieser Form die Hepatozyten erreicht. Diese nehmen das Bilirubin auf und konjugieren es intrazellulär über das UDP-Glukuronyltransferase-System mit Glukuronsäure. Das glukuronierte Bilirubin ist wasserlöslich **(direktes Bilirubin)** und wird in die Gallekanälchen ausgeschieden; hier kann es in der Galleflüssigkeit gelöst eliminiert werden.

Störungen des Bilirubin-Stoffwechsels: Entsprechend seiner komplexen Verstoffwechselung kann eine Erhöhung der Bilirubin-Konzentration viele verschiedene Ursachen haben (vgl. auch Tab. 15.3):
- erhöhtes Bilirubin-Angebot **(prähepatischer Ikterus)**,
- Störungen der Verstoffwechselung des Bilirubins in der Leber **(hepatischer Ikterus)**,
- durch verminderte Aufnahme in die Leberzelle,
- durch verminderte Konjugation mit Glukuronsäure,
- durch verminderten Transport in die Gallekanälchen,
- durch Störungen des Galleflusses innerhalb der Leber: intrahepatische Cholestase,
- Störungen des Galleflusses außerhalb der Leber: extrahepatische Cholestase **(posthepatischer Ikterus)**.

Tab. 15.3

Verschiedene Formen der Hyperbilirubinämie und deren Ursachen

Lokalisation der Störung	Pathomechanismus	Art des erhöhten Bilirubins
prähepatisch	vermehrter Anfall von Bilirubin	unkonjugiert
hepatisch	verminderte Aufnahme von Bilirubin	unkonjugiert
	verminderte Konjugation von Bilirubin	unkonjugiert
	verminderter Transport von Bilirubin in die Gallekanälchen	konjugiert
posthepatisch	verminderter Weitertransport von Bilirubin in die Gallenblase/ins Duodenum	konjugiert

Prähepatischer Ikterus

Bei einer **Hämolyse** (zumeist im Rahmen einer hämolytischen Anämie oder bei einem Transfusionszwischenfall) fällt vermehrt unkonjugiertes Bilirubin an; sobald die Aufnahmekapazität der Leber überschritten wird, resultiert ein Ikterus. Der **Neugeborenenikterus** ist gleichfalls durch ein Überangebot von unkonjugiertem Bilirubin gekennzeichnet; ursächlich ist der Ersatz des fetalen Hämoglobins in den ersten Lebenstagen (Maximum am 5. Tag).

Hepatischer Ikterus

Verminderte Aufnahme unkonjugierten Bilirubins in die Leberzellen: Ursächlich ist eine **Leberzellschädigung**, häufig im Rahmen einer Virushepatitis (s. S. 292) oder toxisch bedingt; darüber hinaus können verschiedene Medikamente mit der Bilirubin-Aufnahme in die Hepatozyten interferieren und über diesen Weg eine Erhöhung von unkonjugiertem Bilirubin bewirken.

Störung der Bilirubin-Konjugation in der Leberzelle: Auch in diesem Fall resultiert eine Erhöhung des unkonjugierten Bilirubins. Klinisch relevant sind v. a. 2 erbliche Erkrankungen:
- Beim **Morbus Gilbert** (oder auch **Meulengracht**) handelt es sich um eine relativ häufige, autosomal dominant erbliche Erkrankung, die 2–5 % der europäischen Population betrifft, vornehmlich Männer. Die Erkrankung ist durch eine **verminderte Aktivität der UDP-Glukuronyltransferase** gekennzeichnet und führt zu einer milden Bilirubinämie von 1–5 mg/dl, insbesondere im Hungerzustand. Im Übrigen sind Leberfunktion und -morphologie vollkommen unauffällig. Die Patienten erfahren im Allgemeinen keine relevanten gesundheitlichen Einschränkungen und benötigen keine Therapie.
- Das **Crigler-Najjar-Syndrom** wird in 2 Typen untergliedert. Beim autosomal rezessiv erblichen **Typ I** besteht ein kompletter Defekt der UDP-Glukuronyltransferase, was eine konstante Erhöhung von unkonjugiertem Bilirubin zur Folge hat. Die Betroffenen versterben ohne Therapie bereits im Kleinkindalter infolge eines Kernikterus. Beim autosomal dominant erblichen **Typ II** ist die Aktivität der UDP-Glukuronyltransferase stark vermindert, aber nicht gänzlich aufgehoben. Außerdem lässt sich die Aktivität (im Gegensatz zum Typ I) medikamentös steigern.

Störung des Transportes von konjugiertem Bilirubin in die Gallekanälchen: Typische Folge ist eine Erhöhung von glukuroniertem Bilirubin im Blut. Ursächlich können **Leberzellschäden** sein, wiederum v. a. viraler und toxischer Genese, darüber sind zwei erbliche Syndrome mit einer Transportstörung für konjugiertes Bilirubin bekannt:

- Das **Dubin-Johnson-Syndrom** wird autosomal rezessiv vererbt. Die Erkrankung verläuft schubförmig mit intermittierender Hyperbilirubinämie; der Ikterus ist im Falle einer Schwangerschaft oder bei Einnahme von Kontrazeptiva ausgeprägter. Histologisch ist ein schwarzbraunes melaninähnliches Pigment in den Hepatozyten nachzuweisen. Die Prognose ist sehr gut, da keine relevanten Komplikationen auftreten.
- Das **Rotor-Syndrom** ist ebenfalls erblich. Der wesentliche Unterschied zum Dubin-Johnson-Syndrom ist das Fehlen des Pigmentes. Auch in diesem Fall ist die Prognose sehr gut.

Störungen des Galleflusses innerhalb der Leber: Bei der **intrahepatischen Cholestase** kommt es ebenfalls zu einer Erhöhung von konjugiertem Bilirubin. Ursachen sind Beschädigungen der intrahepatischen Gallekanälchen und Gallengänge; z. B. bei einer Entzündung des Gallengangepithels (Cholangitis). Da die Galle von den Hepatozyten sezerniert wird und diese darüber hinaus die Begrenzung der Gallekanälchen bilden, können auch Erkrankungen der Leberzellen selbst zu Störungen des intrahepatischen Galleflusses führen, z. B. infolge einer „fehlerhaften" Zusammensetzung der Galleflüssigkeit.

Posthepatischer Ikterus

Störungen des Galleflusses außerhalb der Leber: Bei einer Stenose der extrahepatischen Gallengänge (Ductus choledochus, Papilla Vateri) resultieren gleichfalls eine Cholestase und klinisch ein Ikterus durch Anstieg des konjugierten Bilirubins im Blut **(extrahepatische Cholestase)**. Ursächlich ist eine Abflussbehinderung der Galle distal der Leber, z. B. infolge einer Kompression/Stenose der Gallengänge durch Steine (s. S. 306) oder Tumoren (Gallenwegstumoren, Tumoren im Bereich der Papilla Vateri und Pankreastumoren bzw. sonstige raumfordernde Prozesse im Bereich des Pankreaskopfes). Der Gallefluss kann auch bei einer unphysiologischen Eindickung der Galleflüssigkeit behindert werden (Hyperviskosität), ursächlich kann eine Störung der Gallenblasenfunktion (s. S. 306) oder ein verstärkter Wasserentzug im Bereich der Gallekanälchen vorliegen.

Morphologisches Korrelat der Cholestase

Die morphologischen Veränderungen der Leber sind bei der intra- und der extrahepatischen Cholestase ähnlich. Man findet Gallethromben in den Kanalikuli sowie extrazelluläre Ablagerungen eingedickter Galle. Auch innerhalb der Hepatozyten lagern sich Gallebestandteile ab (Bilirubin, Gallesalze, toxische Stoffwechselprodukte), die eine fortschreitende Leberzellschädigung bedingen, morphologisches Korrelat ist die sog. **netzige Degeneration des Zytoplasmas** (s. o.). Bei Andauern der Cholestase können die betroffenen Leberzellen schließlich absterben **(Leberzellnekrose)**, sofern ein größerer Zellverbund betroffen ist, wird von einem **Galleinfarkt** gesprochen. In der Läppchenperipherie sowie in den Portalfeldern proliferieren die kleinen Gallengänge, die von einem entzündlichen Infiltrat (vornehmlich neutrophilen Granulozyten) umgeben und z. T. auch durchsetzt werden **(periduktale Entzündungsreaktion** bzw. **Cholangitis)**. Reaktiv kann das entzündete Gewebe fibrosieren, schließlich bilden sich bindegewebige Septen von einem Portalfeld zum nächsten unter Zerstörung der normalen Läppchenarchitektur; im Endstadium kann eine **kleinknotige Leberzirrhose (biliäre Zirrhose)** resultieren; die Leber ist aufgrund der retinierten Galleflüssigkeit grünlich verfärbt, insgesamt vergrößert und von derber Konsistenz.

15.1.4 Entzündliche Erkrankungen von Leber und intrahepatischen Gallengängen

Key Point

Entzündliche Lebererkrankungen können nach zahlreichen Kriterien klassifiziert werden. In Abhängigkeit von ihrer *Lokalisation* unterscheidet man Entzündungen des Leberparenchyms (Hepatitis) sowie Entzündungen der intrahepatischen Gallenwege (Cholangitis, z. B. bei der primär biliären Zirrhose). *Ätiologisch* unterscheidet man infektiöse, toxische und autoimmunologisch bedingte Leberentzündungen, darüber hinaus können zahlreiche Stoffwechselstörungen die Leber in Mitleidenschaft ziehen (z. B. die Hämochromatose und der Morbus Wilson, vgl. S. 489). In der Gruppe der infektiösen Leberentzündungen spielen v. a. die Virushepatitiden eine herausragende Rolle. Bakterielle, mykotische und parasitäre Infektionen sind vor allem in den Entwicklungsländern häufig; hier sind vor allem die Gallenwege betroffen (aszendierende Cholangitiden). In Abhängigkeit vom *Verlauf* unterscheidet man akute und chronische Hepatitiden. Prinzipiell können die chronische Hepatitis und die hiermit assoziierte Zirrhose unspezifischer Endzustand zahlreicher ganz unterschiedlicher entzündlicher Erkrankungen der Leber sein.

Entzündliche Erkrankungen des Leberparenchyms

Virushepatitis

Allgemeine Ätiologie der Virushepatitiden | Virale Entzündungen der Leber werden von „klassischen" **hepatotropen Viren** (derzeit sind 7 Unterformen be-

Tab. 15.4

Virushepatitiden, Übersicht

Hepatitis-Typ	Virus-genom	Inkubations-zeit in Tagen	Übertragungswege	Anteil an chronischen Verläufen	Anteil der chronischen Verläufe, die in eine Leber-zirrhose übergehen	Karzinom-inzidenz
A	RNA	15–50	fäkal-oral	< 0,1 %	keine	nicht erhöht
B	DNA	30–180	parenetral, sexuell	5–10 %	30 %	erhöht
C	RNA	14–180	parenteral, sexuell	90 %	25 %	stark erhöht
D	RNA	100	parenteral, sexuell	20–50 %	> 30 %	erhöht
E	RNA	40	fäkal-oral	< 5 %	selten	nicht erhöht
F	RNA	unbekannt	fäkal-oral	< 0,1 %	keine	nicht erhöht
G	RNA	unbekannt	parenteral	selten	erhöht	unbekannt

kannt, s. Tab. 15.4) hervorgerufen, die spezifisch die Leber befallen, darüber hinaus aber auch von einer Reihe weiterer Erreger, deren Zielorgan nicht primär oder ausschließlich die Leber ist (z. B. Epstein-Barr-Virus, Zytomegalie-Virus, Gelbfiebervirus u. a.). Der Leberbefall ist bei diesen Erkrankungen fakultativ (sog. „Begleithepatitiden“).

Allgemeine Verlaufsformen der Virushepatitiden | Virushepatitiden können **klinisch apparent** oder **inapparent** (v. a. im Kindesalter) sowie **akut** oder **chronisch** verlaufen. Klinisch apparente Infektionen können wiederum **„klassisch“** oder mit **unspezifischen Allgemeinsymptomen** (v. a. Müdigkeit, Übelkeit, Appetitverlust, Fieber und Gelenkschmerzen) in Erscheinung treten; in letzterem Fall ist der Krankheitsverlauf häufig mild. In der Regel ist der Beginn der „klassischen“ Virushepatitiden stets akut mit Allgemeinsymptomen und Ikterus (s. u.), je nach Erregertyp und Disposition des erkrankten Individuums heilt die Erkrankung anschließend aus oder geht in eine chronische Verlaufsform über. Das chronische Stadium kann seinerseits symptomlos (reine Viruspersistenz), mild (chronisch-persistierend) oder aggressiv (chronisch-progredient) verlaufen.

MERKE

Definitionsgemäß liegt ein chronischer Verlauf dann vor, wenn die Erkrankung länger als 6 Monate andauert.

Allgemeine klinische Aspekte der Virushepatitiden | Im Akutstadium sind die durch hepatotrope (und auch durch zahlreiche andere) Viren hervorgerufenen Leberentzündungen klinisch kaum voneinander zu unterscheiden. Die Erkrankung beginnt mit unspezifischen Allgemeinsymptomen (s. o.), z. T. auch mit Gelenkschmerzen („grippeartig“) und Oberbauchschmerzen **(Prodromalstadium)**. Nach mehreren Tagen kommt es zu einer subjektiven Besserung, gefolgt von einem raschen Bilirubinanstieg, der sich klinisch als Ikterus manifestiert und den Beginn des Leberbefalls markiert **(Stadium der Organmanifestation)**. Die ikterische Phase hält je nach Erregertyp unterschiedlich lange an (zwischen 4–8 Wochen), die Leber und ggf. auch die Milz sind in diesem Stadium vergrößert. Anschließend heilt die Erkrankung aus oder chronifiziert (v. a. bei Hepatitis B, C, D oder G). Komplizierend kann sich eine Leberzirrhose entwickeln, die Gefahr eines hepatozellulären Karzinoms ist in diesen Fällen erhöht.

Praxistipp

Im Akutstadium einer Virushepatitis kann anhand des klinischen Bildes nicht auf den verursachenden Erreger geschlossen werden. Die Diagnose wird serologisch gestellt.

Allgemeine morphologische Kennzeichen der akuten Virushepatitiden | Die morphologischen Veränderungen der Leber im Akutstadium sind bei allen Virushepatitiden ähnlich. Nachfolgend sind die wichtigsten stichpunktartig genannt:

Makroskopisch ist die Leber leicht vergrößert. **Mikroskopisch** sieht man **ballonartig geschwollene, hydropische Hepatozyten** und disseminiert über die Leberläppchen verteilte **Einzelzellnekrosen** (infolge einer infektassoziierten Apoptose). Das Zytoplasma der degenerierten Hepatozyten ist typischerweise intensiv eosinophil **(Councilman-Körperchen)**. Eine vermehrte Beladung der Hepatozyten mit dem HBs-Antigen (im Rahmen einer HBV-Infektion) führt in der H.-E.-Färbung zum Bild der **Milchglashepatozyten**. Bei schweren Verlaufsformen können sich auch brückenbildende Nekrosen oder Mottenfraßnekrosen (s. u.) ausbilden. In den Portalfeldern sowie läppchenzentral findet sich ein überwiegend **lymphozytäres Infiltrat**; von den Portalfeldern aus kann dieses auch in die Peripherie der Leberläppchen – in die sog. Grenzzone – vordringen. Sofern dieser „Vorstoß“ mit einer Zerstörung der dort ansässigen Hepatozyten einhergeht (**Mottenfraßnekrosen** oder Grenzzonenhepatitis, engl. **Interface-Hepatitis**), kündigt dies häufig eine Chronifizierung des Entzündungsprozesses an

(s. u.). Die **Kupffer-Sternzellen proliferieren**, da sie eine vermehrte Abräumarbeit zu leisten haben (Abbau degenerierter Leberzellen). Als Abbauprodukte häufen sich Zeroid- und Siderninpigmente innerhalb der Kupffer-Sternzellen an.
Die typischen histologischen Veränderungen der chronischen Hepatitis sind auf S. 297 beschrieben.

Hepatitis A: Das Hepatitis-A-Virus (HAV) gehört der Gruppe der Picorna-Viren an und hat einen Durchmesser von 27–32 nm. Das Genom besteht aus einem linearen RNA-Einzelstrang. Die Inkubationszeit ist mit 2–6 Wochen kurz, die Übertragung erfolgt fäkal-oral. In der Regel verläuft die Erkrankung harmlos, insbesondere bei Schwangeren kann sie jedoch selten einmal (unter 0,5 % der HAV-Fälle) einen fulminanten Verlauf nehmen mit ausgedehnten Leberparenchymnekrosen und schlechter Prognose. Der Übergang in eine chronische Hepatitis ist ausgesprochen selten. Die Erkrankung wird serologisch diagnostiziert. Da die Hepatitis A selbstlimitierend ist und in der Regel ausheilt, wird eine diagnostische Leberbiopsie bei dieser Erkrankung normalerweise nicht durchgeführt. In der Pathologie spielt sie daher kaum eine Rolle.

Hepatitis B: Das Hepatitis-B-Virus (HBV) ist das einzige zur Zeit bekannte DNA-Doppelstrang-Plasmid-Virus, das die Leber befällt. Die Hepatitis-B-Viren gehören zur Gruppe der Hepadnaviren. Die Inkubationszeit beträgt zwischen 30 und 180 Tagen. Die Übertragung erfolgt durch Blut und Blutprodukte (auch durch kontaminierte Instrumente) sowie Sexualkontakte. Im Gegensatz zur Hepatitis A geht die Hepatitis B bei 5–10 % der Erkrankten in eine chronische Verlaufsform über, u. U. mit Entwicklung einer Leberzirrhose; die Gefahr eines Leberzellkarzinoms ist in diesen Fällen erhöht.

Epidemiologie | Da für die Hepatitis B ein Impfstoff vorliegt, ist die Inzidenz der Erkrankung derzeit in Europa rückgängig. In Deutschland werden pro Jahr 5000 Neuerkrankungen gemeldet, die Dunkelziffer wird allerdings wesentlich höher geschätzt – auf bis zu 50 000 Neuerkrankungen pro Jahr. 200–1000 Fälle führen jährlich in Deutschland zum Tode. Die Hepatitis-B-Antigen-Trägerrate in Deutschland beträgt zwischen 0,1 und 1 % der Bevölkerung, damit ist die Endemierate bei uns sehr gering. Eine Infektionsdichte von mehr als 8 % der Bevölkerung ist in weiten Teilen Afrikas und Südostasiens zu beobachten. Die Infektiosität des Hepatitis-B-Virus soll 40–100-mal höher sein als diejenige von HIV.

Klinische Aspekte | Klinisch relevante Antigene des Heptatis-B-Virus sind das Oberflächenantigen **HBs** („surface"), das Core-Antigen **HBc** sowie das **HBe**, ein postranslationell modifiziertes Core-Antigen. Frühestens 14 Tage nach der Infektion – spätestens 14 Tage vor Auftreten des Ikterus – steigt die Konzentration von HBs im Serum an (HBsAg); etwas später wird auch HBeAg im Serum nachweisbar, HBc kommt als freies Antigen normalerweise nicht vor. Als erster Ausdruck einer immunologischen Reaktion des befallenen Organismus steigt zunächst **Anti-Hbc-IgM** im Serum an; dieser Antikörper ist gemeinsam mit dem HBsAg der wichtigste Marker einer frischen Hepatitis-Infektion, da er nur im Akutstadium nachweisbar ist und nach Überwinden der Akutphase von Anti-Hbc-IgG abgelöst wird. Im weiteren Verlauf werden dann auch in der überwiegenden Zahl der Fälle Antikörper gegen HBs gebildet **(Anti-Hbs)**, gleichzeitig fällt HbsAg im Serum ab; diese Konstellation ist prognostisch günstig, da sie den Beginn der Ausheilung markiert und Ausdruck der erworbenen Immunität ist. Bei einem chronischen Verlauf persistiert HBsAg im Serum, die Bildung von Anti-HBs unterbleibt. Für einen chronischen Verlauf ist darüber hinaus ein langes Persisitieren bzw. eine hohe Konzentration von HbeAg im Serum typisch – HbeAg ist ein Indikator für eine hohe Replikationsrate des Virus und spricht damit für eine hohe Krankheitsaktivität und Infektiosität. Anti-Hbe wird bei der chronischen Verlaufsform im Gegensatz zur akuten erst spät gebildet.
Die Diagnose der Hepatitis B wird klinisch sowie serologisch anhand der typischen Titerverläufe der involvierten Antigene und Antikörper gestellt. Demgegenüber spielen die theoretisch zwar möglichen, aufgrund der serologischen Diagnosemöglichkeiten aber nicht erforderlichen immunhistochemischen Darstellungen von HBs und HBc keine Rolle.

Praxistipp
Histologische Untersuchungen von Stanzbiopsaten bei Hepatitis-B-Patienten werden weniger zu diagnostischen Zwecken als zur Kontrolle des Therapieerfolges eingesetzt.

Therapeutisch kann Interferon-alpha die Rate an chronischen Verlaufsformen senken.

Hepatitis C: Dieser RNA-Einzelstrang-Virus gehört der Gruppe der Flaviviren an. Inkubationsdauer und Übertragungswege entsprechen den bei der Hepatitis B genannten Daten. Fulminante Verläufe sind mit 0,5–1 % aller Erkrankungsfälle selten, die Gefahr der Chronifizierung ist hingegen hoch – ohne Therapie entwickeln 90 % aller Erkrankten eine chronische Hepatitis C. Leberzirrhosen werden in 5–30 % der Fälle beobachtet; die chronische Verlaufsform ist mit einem deutlich erhöhten Risiko eines hepatozellulären Karzinoms assoziiert (s. S. 304). Eine aktive Impfung ist im Gegensatz zur Hepatitis B bislang nicht möglich. Die Inzidenz in Deutschland betrug nach der Statistik des RKI im Jahr 2006 3,7/100 000 pro

Jahr im Saarland bis zu 26/100 000 pro Jahr in Berlin. In Deutschland sind 500 000 Einwohner HCV-Träger. Die Sero-Prävalenz beträgt bei uns weniger als 1 %, in einzelnen afrikanischen Ländern hingegen über 10 %! Die Diagnostik der Hepatitis C erfolgt serologisch (Anti-HCV-Antikörper). Therapeutisch wird Interferon-α gegeben.

Hepatitis D: Das Hepatitis-D-Virus wird auch Delta-Virus genannt; es handelt sich um ein unvollständiges Virus (Viroid), dessen Hülle immer vom Hepatitis-B-Virus „bereitgestellt" werden muss. Aus diesem Grund kann das Hepatitis-D-Virus nur in Kombination mit dem Hepatitis-B-Virus pathogene Bedeutung erlangen, entweder im Rahmen einer Simultaninfektion oder einer Superinfektion; in letzterem Fall pfropft sich HDV einer bereits vorbestehenden HBV-Infektion auf. Die Inzidenz in Deutschland ist ausgesprochen niedrig: Es werden ca. 20 Fälle pro Jahr gemeldet. Hohe Prävalenzen finden sich in einzelnen zentralafrikanischen Staaten sowie in Mittel- und Südamerika. Die Gefahr der Chronifizierung sowie einer Leberzirrhose ist gegenüber einer alleinigen Infektion durch HBV deutlich erhöht und beträgt im Falle einer Superinfektion über 90 %!

Hepatitis E: Dieser sehr kleine RNA-Virus entstammt der Gruppe der Calciviren. Die Erkrankung entspricht hinsichtlich des Verlaufs, der Inkubationszeit und des klinisches Bildes der Hepatitis A, fulminante Verläufe sollen jedoch im Vergleich zu dieser häufiger vorkommen. Die Gefahr der Chronifizierung liegt unter 5 %. Während der Schwangerschaft ist die Letalität deutlich erhöht und beträgt dann 20 %. Eine Reinfektion ist möglich, da die spezifischen Antikörper nach einigen Jahren wieder verschwinden.

Hepatitis G: Der „Hepatitis-G-Virus" ist ein Flavivirus, der insbesondere bei Affen gefunden wurde und mit GBV-C bezeichnet wird. Dabei steht GB für die Initialen des Patienten, bei dem der Virus zuerst isoliert wurde. GBV-C ist genotypisch mit dem HCV-Virus verwandt, aber nicht identisch und ist häufig bei einer Hepatitis C mit nachzuweisen. Die Übertragung ist – wie bei der Hepatitis C – über Blut und Schleimhautkontakt möglich. Die Virulenz von GBV-C wird noch diskutiert, möglicherweise gibt es spezielle Bedingungen, unter denen der Virus für eine Hepatitis virulent in Erscheinung tritt.

Bakterielle, parasitäre und mykotische Infektionen der Leber

Leberabszesse: Bakterielle Infektionen der Leber führen bevorzugt zu Leberabszessen. Ursächlich können Streptokokken, Staphylokokken, E. coli sowie Yersinien sein. Die Infektionswege sind vielfältig:

- **hämatogen** über das Pfortadersystem (pylephlebitische Leberabszesse) oder über die A. hepatica propria (septikopyämische Leberabszesse); die pylephlebitischen Leberabszesse entstehen meist infolge einer fortgeleiteten Infektion aus dem Bauchraum (z. B. im Rahmen Appendizitis); die arterielle Einschwemmung von Eitererregern erfolgt eher im Rahmen einer Sepsis;
- **aufsteigend über das Gallengangssystem**, z. B. im Rahmen einer eitrigen Cholangitis (cholangitische Leberabszesse);
- **direkt** über penetrierende Verletzungen von außen.

Morphologie | Die Abszesse sind meistens multipel und von variabler Größe, zentral nekrotisch mit eingeschmolzenen Geweberesten (Detritus) und granulozytär durchsetzt. Bei einer Ruptur der Leberabszesse kann es zu einer eitrigen Peritonitis kommen.

Leptospirose: Die Leptospirose (Morbus Weil) ist eine besondere bakterielle Leberentzündung durch Leptospira icterohaemorrhagica. Übertragen wird die Infektion durch Ratten, die die Leptospiren mit dem Harn ausscheiden; bei einer Kumulation von Leptospiren in stehenden Gewässern (Teiche, Kanäle) können sich Menschen über den Kontakt mit dem verseuchten Wasser anstecken, u. a. auch bei Hochwasser. Eintrittspforten sind der Respirations- und der Gastrointestinaltrakt (Verschlucken von Wasser) oder auch äußere Hautverletzungen. Das klinische Bild ist durch hohes Fieber, ZNS-Symptome, Nierenfunktionsstörungen, Blutungen und Ikterus gekennzeichnet.

Morphologie | Es kommt zu Leberzellnekrosen, Cholestase sowie Zeichen der Leberzellregeneration. Die Letalität ist gering.

Wurmerkrankungen: Zu den relevanten Wurmerkrankungen gehören v. a. die Schistosomiasis (Bilharziose), die Echinokokkose sowie der Leberegel-Befall.

- **Schistosomiasis:** Wie bei der Amöbenruhr (s. u.) erfolgt die Infektion der Leber über den Darm und das Pfortadersystem. Weltweit sind etwa 200 Mio. Menschen betroffen. Es werden Eier in kleinen Pfortaderästen abgelegt, reaktiv kommt es zur Ausbildung multipler kleiner Granulome mit ausgeprägter Fibrose (Fremdkörperreaktion). Klinische Folge ist die portale Hypertension mit all ihren Komplikationen (s. S. 301).
- **Echinokokkose:** Die Echinokokkose mit Leberbefall wird am häufigsten durch **Echinococcus cysticus** (Larven des Hundebandwurms) ausgelöst, seltener durch Echinococcus multilocularis (oder alveolaris; Larven des Fuchsbandwurms). Nach oraler Aufnahme durchbohren die Echinococcus-cysticus-Larven die Darmwand und gelangen

über Blut- und Lymphgefäße u. a. in die Leber, wo sie sich unter Ausbildung einer sog. Wasserblase (Hydatide oder auch Echinokokkuszyste) ansiedeln: Die Zyste enthält eine germinative Membran, in der eine asexuelle Vermehrung der Larven stattfindet. Eine große Echinokokkuszyste kann zu Verdrängungserscheinungen und Kompression des extrahepatischen Gallenwegssystems mit Verschlussikterus führen. Mögliche Folge ist eine bakterielle Cholangitis (s. S. 298) mit starken Schmerzen im Oberbauch. Da Echinokokken stark infektiös sind, muss bei chirurgischer Intervention die Zyste komplett entfernt werden, um eine weitere Aussaat von Echinokokken zu verhindern. Bei einer spontanen oder iatrogen induzierten Ruptur kann es zu einer massiven Antigen-Antikörper-Reaktion, u. U. mit Todesfolge, kommen. Die Erkrankung ist meldepflichtig.
- Auch der **Leberegel** befällt die Leber, speziell die Gallengänge. Reaktiv proliferiert das Gallengangsepithel, periduktal bildet sich eine Fibrose aus. Komplizierend können sich Sekundärinfektionen mit Cholestase ausbilden, die Inzidenz des cholangiozellulären Karzinoms ist erhöht.

Weitere bakterielle und parasitäre Infektionen der Leber sind in **Tab. 15.5** aufgeführt. Pilzinfektionen treten bevorzugt bei Patienten mit Immundefekt auf; typisch sind granulomatöse Reaktionen der Leber.

Tab. 15.5

Weitere bakterielle und parasitäre Infektionen der Leber (Auswahl)

Leberbefall bei	morphologisches Korrelat
Syphilis	Hepatomegalie, multiple Leberzellnekrosen, histiozytäre Riesenzellen; Treponema pallidum kann mithilfe einer Versilberung nachgewiesen werden
Q-Fieber	multiple Granulome mit zentraler Fettvakuole; die Granulome werden zur Peripherie hin von Fibringitter-Ringen begrenzt, in die Lymphozyten und Histiozyten eingelagert sind; Erreger: Coxiella burnetii
Amöbiasis	die Amöben steigen aus dem Darm über das Pfortadersystem in die Leber auf und rufen dort Leberabszesse hervor; morphologisch ähneln diese den bakteriell bedingten Leberabszessen
Malaria	im Lebergewebe finden sich hämofuszinbeladene Makrophagen (schwarzes Malaria-Pigment)
viszeraler Leishmaniose	Proliferation von Kupffer-Sternzellen sowie Makrophagen in den Periportalfeldern; die Erreger lassen sich in den Phagozyten nachweisen
Tuberkulose und **Sarkoidose**	granulomatöse Hepatitis (Epitheloidzellgranulome mit lymphozytärem Randwall; bei der Tuberkulose mit zentraler verkäsender Nekrose; vgl. S. 72 und S. 299)

Erkrankungen mit einer granulomatösen Entzündung des Leberparenchyms

Infektiös bedingte granulomatöse Entzündungsreaktion der Leber finden sich wie erwähnt beim Q-Fieber (s. S. 296), bei der Schistosomiasis (s. S. 295), bei der Tuberkulose und bei mykotischen Infektionen. Zu den **nichtinfektiösen** granulomatösen Entzündungsreaktionen der Leber gehören die Sarkoidose (s. S. 202), der Morbus Crohn (s. S. 274) sowie die primär-biliäre Zirrhose (s. S. 299); verschiedene Medikamente können gleichfalls granulomatöse Veränderungen der Leber hervorrufen.

Autoimmunhepatitis (AIH)

Für die AIH sind morphologische und klinische Zeichen der chronisch-aktiven Leberentzündung kennzeichnend, ohne dass eine auslösende Ursache fassbar ist (wie z. B. eine Infektion oder eine toxische Ursache).

MERKE

Bei der AIH handelt es sich stets um eine Ausschlussdiagnose!

Epidemiologie | Betroffen sind in erster Linie Frauen vor dem 30. Lebensjahr oder in der Menopause (m:w = 1:4).

Ätiopathogenese | Für die autoimmune Genese der Erkrankung spricht, dass in der überwiegenden Zahl der Fälle typische Autoantikörpermuster nachweisbar sind, darüber hinaus ist die AIH häufig mit anderen Autoimmunerkrankungen/-phänomenen assoziiert. Die AIH tritt darüber hinaus familiär gehäuft auf, was für eine erbliche Disposition spricht.

Serologisch lassen sich in Abhängigkeit von den nachweisbaren Autoantikörpern 3 Typen der AIH differenzieren:
- der ANA-positive Typ 1,
- der Anti-LKM-I-positive Typ 2 sowie
- der Anti-SLA-, Anti-LP-positive Typ 3.

Morphologie | Es gibt keine histomorphologischen Veränderungen, die besonders typisch oder gar spezifisch für die AIH sind. Prinzipiell ähneln die histologischen Veränderungen denjenigen der Virushepatitiden (s. S. 292): Die Entzündung spielt sich zumeist im Grenzgebiet zwischen Portalfeld und Leberläppchen ab (sog. Interface-Hepatitis, vgl. oben). Das entzündliche Infiltrat besteht aus Lymphozyten und Plasmazellen, die Hepatozyten reagieren mit einer ödematösen Anschwellung und teilweise auch mit Kernpyknosen. In seltenen Fällen können brückenbildende Nekrosen auftreten, massive Leberzellnekrosen sind hingegen ausgesprochen selten.

MERKE

Granulomatöse Veränderungen sprechen gegen die Diagnose einer Autoimmunhepatitis.

Klinische Aspekte | Die klinische Symptomatik der Autoimmunhepatitis ist – ähnlich den Virushepatitiden – häufig unspezifisch mit Müdigkeit, Übelkeit, Appetitverlust, Fieber und Gelenkschmerzen. Die Diagnostik ist entsprechend komplex und wird mit Hilfe eines Punkteschemas erstellt, das klinische, histologische, laborchemische und serologische Parameter berücksichtigt. Der Nachweis antimitochondrialer Antikörper, eine positive Virusserologie sowie die Einnahme von lebertoxischen Medikamenten sprechen gegen eine Autoimmunhepatitis. Eine frühzeitige Diagnose und immunsuppressive Therapie sind essenziell, da die Erkrankung unbehandelt eine schlechte Prognose hat und in eine Leberzirrhose übergeht.

Fallbeispiel

Prof. Azan erhält das Leberbiopsat einer 46-jährigen Frau. Der „Leberbegleitbogen" ist nur unvollständig ausgefüllt:
Klinische Fragestellung: Ikterus zur Abklärung
Laborparameter: GOT 730 U/l; GPT 892 U/l; γGT 198 U/l; Bilirubin 18,7 mg/dl; AP 484 U/l, LDH 576 U/l; Quick 36 %; IgG keine Angabe; HLA keine Angabe
Hepatitisserologie: keine Angabe
Autoantikörper: nicht untersucht
Medikamentenanamnese: keine Angabe
Alkohol: keine Angabe
Unter dem Mikroskop sieht Prof. Azan lymphozytäre Entzündungszellinfiltrate in den Portalfeldern und knapp darüber hinaus (Interfacehepatitis), zahlreiche Plasmazellen sowie eine geringe portale Fibrose; abgesehen davon erkennt er keine cholestatischen Veränderungen, keine Siderose, keine Verfettung, keine nennenswerte Infiltration durch Granulozyten. Diese Veränderungen sind in der Summe wenig spezifisch, daher greift Prof. Azan zum Telefon, um weitere klinische Informationen einzuholen. Auf sein explizites Nachfragen hin erfährt er, dass die Patientin keinerlei bekannte genetische Erkrankungen aufweise, abends ein Gläschen Wein trinke und keine Medikamente einnehme. Das IgG sei auf 3,1 mg/dl erhöht, die Autoantikörper stünden noch aus. Zudem sei bei der Patientin seit dem 27. Lebensjahr ein Morbus Crohn bekannt, aus diesem Grund sei erst kurz zuvor eine bioptische Untersuchung des Dickdarms zwecks Ausschluss einer Crohn-assoziierten Dysplasie (DALM) erfolgt. Prof. Azan sieht im Computer nach: Es war lediglich eine leicht entzündliche Aktivität im Colon ascendens nachgewiesen worden, was für eine gute medikamentöse Einstellung des Morbus Crohn spricht.
Nachmittags erhält Prof. Azan die Ergebnisse der Autoantikörper nachgereicht: ANA 1:160 und SMA 1:240, AMA negativ, pANCA erhöht, Hepatitisserologie negativ, HLA:DR4. Alle Befunde gemeinsam – Histologie, Labor und insb. auch das Alter der Patientin sowie das Geschlecht – sichern die Diagnose einer Autoimmunhepatitis Typ 1 (SMA/ANA-Typ). Dieser Typ besitzt eine gute Prognose – die Wahrscheinlichkeit einer Zirrhose beträgt auch ohne Therapie nur 45 %.
Die Patientin wurde auf Steroide eingestellt, nach nur einem halben Jahr besserte sich die klinische Symptomatik der Patientin deutlich.

Chronische Hepatitis

Unabhängig von der Ätiologie finden sich bei chronischen Leberentzündungen relativ gleichförmige histologische Befunde, die eine Graduierung zulassen: Je nach Entzündungsaktivität variieren Art und Ausdehnung der Entzündungszellinfiltrate sowie der Leberzellnekrosen (Grad I–IV). Die Krankheitsschwere wird am Fortschritt der fibrotischen/zirrhotischen Umbauprozesse gemessen (Stadium I–IV).

Morphologisches Korrelat der Entzündungsaktivität |

- Beim **Grad 1** sind leukozytäre Infiltrate im Bereich des Portalfeldes zu finden.
- Beim **Grad 2** beginnen die Lymphozyten vom Portalfeld aus in das angrenzende Leberparenchym einzuwandern.
- Intensität und Ausdehnung der lymphozytären Infiltrate nehmen beim **Grad 3** zu, wobei auch umschriebene Leberzellnekrosen (v. a. Einzelzellnekrosen) auftreten.
- Beim **Grad 4** sind massive Entzündungszellinfiltrate mit konfluierenden Nekrosen (Brückennekrosen) typisch.

Morphologisches Korrelat des Krankheitsstadiums |

- Die portale Fibrose entspricht dem **Stadium 1**.
- Im **Stadium 2** sind auch periportale fibrotische Veränderungen nachzuweisen.
- Eine septale Fibrose findet sich im **Stadium 3**.
- Im **Stadium 4** ist die Leber zirrhotisch umgebaut.

Die genannten Grade/Stadien sind in **Abb. 15.5** illustriert; sie sind Hilfsmittel bei der Verlaufskontrolle der chronischen Hepatitis: Mit ihrer Hilfe kann beurteilt werden, ob und in welchem Ausmaß der Entzündungsprozess/Umbauprozess der Leber fortschreitet, was u. a. auch für die Therapieentscheidung wichtig ist. Zu diesem Zweck müssen den Patienten in bestimmten Zeitabständen Gewebeproben entnommen werden.

Praxistipp

Indikationen zur diagnostischen Leberbiopsie: unklare Transaminasenerhöhung über 6 Monate; Status vor und während der Therapie einer chronischen Hepatitis B und C.

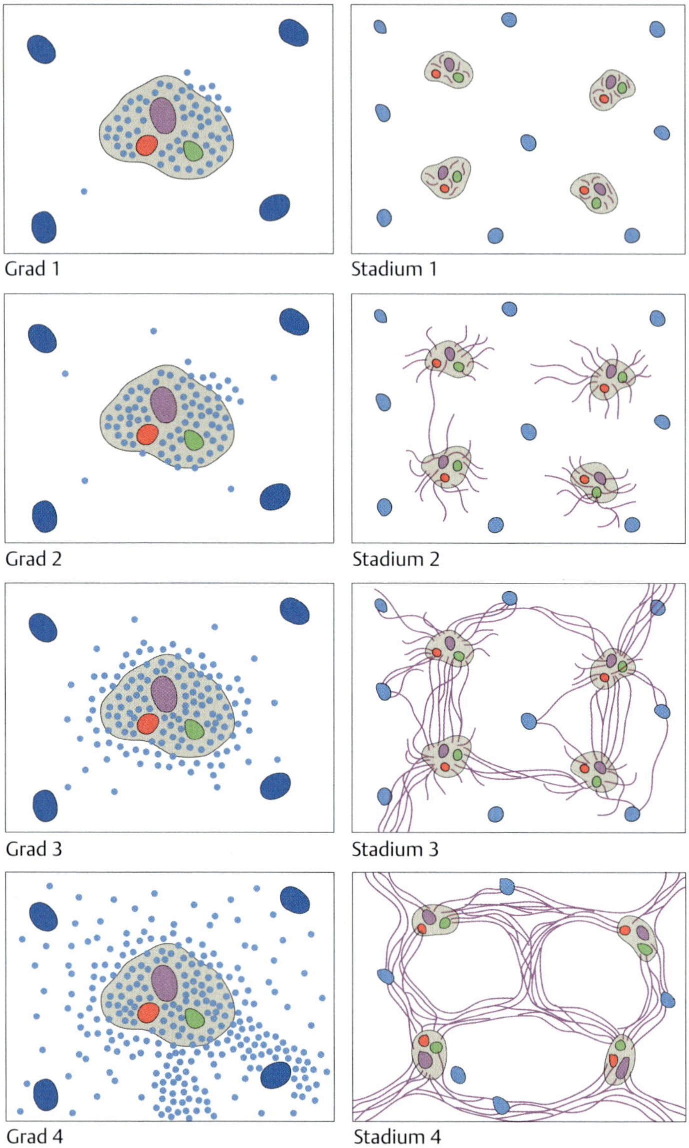

Abb. 15.5 Einteilung der chronischen Hepatitis nach Entzündungsaktivität (links) und Stadium (rechts). Grad und Stadium müssen nicht miteinander korrelieren. Näheres s. Text.
grau: Portalfeld, lila: Portalvene, rot: Portalarterie, grün: Gallengang, blau (groß): Zentralvene, blau (klein): Leukozyten, lila Linien: Kollagenfasern.

15

Entzündliche Erkrankungen der intrahepatischen Gallengänge

Akute eitrige Cholangitis

Ätiopathogenese | Die akute Cholangitis ist bakteriell bedingt, in erster Linie durch E. coli und Streptokokken. In der Regel handelt es sich um eine aszendierende Entzündung, eine hämatogene Einschleppung von Keimen ist allerdings gleichfalls möglich. Der aszendierenden Entzündung liegt in der Regel ein Gallenwegsverschluss mit Cholestase zugrunde.

Morphologie | Im Gallengangsepithel sowie in den Gallengangslumina sind zahlreiche neutrophile Granulozyten zu finden. Die betroffenen Gallengänge können rupturieren, hierbei tritt Galle in das umliegende Gewebe aus, die Portalfelder können ödematös anschwellen, der Gallefluss kann ins Stocken geraten (Cholestase). Komplizierend können sich Leberabszesse (cholangitische Leberabszesse, s. S. 292) sowie cholestatisch bedingte Umbauprozesse des Leberparenchyms (s. o.) entwickeln. Sofern die Entzündung chronifiziert, resultiert eine **sekundär-biliäre Leberzirrhose**.

MERKE

Die Symptome der akuten eitrigen Cholangitis sind: Fieber, Leukozytose, schmerzhafte Lebervergrößerung und Ikterus.

Primär-biliäre Zirrhose (PBC)

MERKE

Die PBC ist durch eine autoimmunologisch bedingte, nichteitrige Zerstörung intrahepatischer Gallengänge mit zunehmender Cholestase charakterisiert; reaktiv kommt es zur Fibrose und schließlich Zirrhose des Lebergewebes.

Epidemiologie | Es sind bevorzugt Frauen im mittleren Lebensalter betroffen (zwischen 30 und 60 Jahren). Die Prävalenz ist regional unterschiedlich, hoch in Nordengland und niedrig in südlichen Ländern.

Ätiopathogenese | Die PBC zählt zu den **Autoimmunerkrankungen** und ist analog der AIH (s. S. 296) häufig mit weiteren Autoimmunphänomenen assoziiert (z. B. Morbus Crohn, Sjögren-Syndrom, Lupus erythematodes). Serologisch werden hohe IgM-Titer für mitochondriale und andere körpereigene Antigene nachgewiesen. In den Gallengangsepithelien finden sich zytotoxische T-Zellen. Die genaue auslösende Ursache ist unklar, diskutiert werden infektiöse Agentien und Medikamente.

Morphologie | Die Erkrankung kann in 4 Stadien eingeteilt werden:

- Sie beginnt im **Stadium 1** mit einer Destruktion kleinerer und mittlerer interlobulärer Gallengänge. Die Gallengangsepithelien werden von Lymphozyten durchsetzt. Charakteristisch sind Epitheloidzellgranulome und histiozytäre Riesenzellen.
- Im **Stadium 2** kommt es zu einer kompensatorischen Proliferation von Gallengängen (im Sinne eines Regenerationsversuches).
- Das **Stadium 3** ist durch eine portale Fibrose charakterisiert.
- Im **Stadium 4** ist die Leber zirrhotisch umgebaut (biliäre Zirrhose).

In den fortgeschrittenen Stadien der PBC finden sich darüber hinaus Gallethromben in den Gallekanälchen, da der Gallefluss durch die fortschreitende Destruktion der Duktuli zunehmend behindert wird (intrahepatische Cholestase).

Praxistipp

Die Diagnose der PBC wird v. a. nahegelegt durch:

- **den serologischen Nachweis antimitochondrialer Antikörper;**
- **den histologischen Nachweis von Epitheloidzellgranulomen in der Umgebung zerstörter Gallengänge.**

Primär-sklerosierende Cholangitis

MERKE

Bei der primär-sklerosierenden Cholangitis kommt es zu einer entzündlich bedingten Fibrosierung und schließlich Obliteration sowohl der intra- als auch der extrahepatischen Gallengänge. Die Ursache ist unbekannt.

Epidemiologie | Im Gegensatz zur PBC sind bei dieser Erkrankung Männer doppelt so häufig betroffen wie Frauen. Das Manifestationsalter ist niedriger (zwischen 20 und 40 Jahren).

Ätiopathogenese | Die Ätiologie ist ungeklärt. Aufgrund der häufigen Assoziation mit einer Colitis ulcerosa (50 %), einer Autoimmunerkrankung und/oder einem Immundefizienzsyndrom scheint ein **Defekt in der Infektabwehr** eine gewisse Rolle zu spielen. Diskutiert werden auch toxische Ursachen.

Morphologie | Typisch ist die zunehmende Sklerosierung/Obliteration sowohl intra- als auch extrahepatischer Gallengänge mit einer fortschreitenden Behinderung des Galleflusses (intrahepatische Cholestase). **Mikroskopisch** finden sich herdförmige periduktale Entzündungszellinfiltrate, bestehend aus Lymphozyten und vornehmlich Plasmazellen; diese Entzündungsherde fibrosieren im Krankheitsverlauf, woraus das typische Bild zwiebelschalenartig angeordneter (also konzentrisch geschichteter) periduktaler Bindegewebsproliferate entsteht. Granulozyten können gleichfalls nachgewiesen werden. Reaktiv kann es zu einer Neubildung von Gallengängen kommen.

Klinische Aspekte | Das Endstadium ist wie bei allen chronischen Lebererkrankungen die Zirrhose. Die Prognose ist ungünstig – die Patienten überleben durchschnittlich nur 6–7 Jahre nach Diagnosestellung.

15.1.5 Toxische Leberschädigungen (Hepatosen)

Key Point

Da die Leber eine zentrale Stellung im Stoffwechsel einnimmt, können zahlreiche Medikamente und toxische Substanzen in die Leber aufgenommen werden und dort schädigende Wirkungen entfalten. Die Stärke der Leberschädigung hängt von Art und Menge der einwirkenden toxischen Substanz ab. Am häufigsten ist die alkoholisch bedingte Leberschädigung, die hauptsächlich in 3 morphologischen Varianten vorkommt: alkoholische Fettleber, alkoholische Hepatitis und alkoholische Zirrhose. Die genannten Varianten können isoliert oder miteinander kombiniert auftreten.

Allgemeine Ursachen der toxischen Leberschädigung | Man unterscheidet primäre und sekundäre sowie obligate und fakultative Lebertoxine. **Obligate** Lebertoxine schädigen die Leber vorhersagbar und reproduzierbar; hierzu gehören z. B. Tetrachlorkohlenwasserstoffe, zahlreiche Medikamente und das Knollenblätterpilzgift (vgl. Tab. 15.6). **Fakultative** Lebertoxine schädigen die Leber je nach individueller Disposition unterschiedlich. Auch in dieser Gruppe sind zahlreiche Medikamente vertreten; häufig besitzen sie einen hemmenden oder fördernden Effekt auf bestimmte Stoffwechselwege, sodass es zum Mangel an spezifischen Stoffwechselprodukten oder zu deren Akkumulation kommt. **Primäre** Lebertoxine schädigen die Leber direkt; **sekundäre** Lebertoxine entfalten ihre schädigende Wirkung erst im Zuge ihrer Verstoffwechselung.

Allgemeine morphologische Kennzeichen der toxischen Leberschädigung | Toxische Leberschäden präsentieren sich unter ganz unterschiedlichen histologischen Bildern (vgl. auch Tab. 15.6). Nachfolgend sind wichtige Beispiele einschließlich typischer auslösender Noxen (Toxine, Medikamente) genannt. Wie aus Tab. 15.6 ersichtlich wird, können einzelne Medikamente verschiedene Typen der Leberschädigung gleichzeitig induzieren.

Untergang von Leberzellen: (s. S. 299): Toxische Einflüsse können zu einem akuten oder chronischen Untergang von Leberzellen führen, u. U. sind bestimmte anatomische Untereinheiten der Leber bevorzugt vom Zelluntergang betroffen (vgl. S. 299). Detailliertere Ausführungen zu den verschiedenen Formen der Leberzellnekrose finden sich auf S. 288. Sofern der Leberzellzerfall akut, weiträumig und fulminant erfolgt (z. B. bei einer Knollenblätterpilzvergiftung), kann die zusammengebrochene Leberfunktion ggf. passager von einer extrakorporalen Schweineleber („Leberdialyse") übernommen werden; eine Ausheilung der Lebernekrose ist in solchen Fällen ggf. möglich! Morphologisches Korrelat eines chronischen Zelluntergangs sind die alkoholtoxisch bedingten Mallory-Bodies.

Intrahepatische Cholestase: Hier finden sich Einschlüsse von Gallebestandteilen (v. a. Gallesalzen) innerhalb der Haptozyten (netzige Denegenration, vgl. S. 292); häufige Auslöser sind u. a. Kontrazeptiva und Anabolika. Es handelt sich um einen chronisch verlaufenden Prozess.

Hepatitische Reaktionen: Hepatitisähnliche Veränderungen können durch verschiedene blutdrucksenkende Medikamente, Isoniazid und durch das heutzutage kaum noch gebräuchliche Narkosegas Halothan verursacht werden. Die morphologischen Veränderungen in der Leber können sich dabei subakut oder chronisch entwickeln, sie ähneln denjenigen bei einer Virushepatitis (s. S. 292). Die Gefahr einer Chronifizierung (ähnlich dem Bild einer chronischen Hepatitis) ist insbesondere bei wiederholter Einnahme der genannten Medikamente hoch.

Steatosis hepatis: Die toxische Leberverfettung wird insbesondere durch lipophile Substanzen wie Alkohol und Kohlenwasserstoffe ausgelöst. Diese können analog der alimentären Fettzufuhr zu einer feintropfigen Verfettung der Leber führen, im Gegensatz zur alimentär bedingten Verfettung ist die toxische jedoch durch eine Schädigung des Zellstoffwechsels bedingt. Weitere Beispiele einer toxischen Leberverfettung sind das Reye-Syndrom bei Kindern, das durch Salizylate ausgelöst wird, sowie die Schwangeschaftsleber, die vermutlich durch endogen gebildete toxische freie Fettsäuren ausgelöst wird. Häufig ist die toxische Leberzellverfettung mit schweren Leberepithelschädigungen verbunden, die zu einer Fibrose (s. S. 289) und evtl. auch Zirrhose (s. S. 289) führen können.

Vaskuläre Beschädigungen: Kontrazeptiva und Zytostatika können direkt eine toxische Endothelschädigung mit der Folge von Thrombosen und Gefäßverschlüssen bedingen. Beim Budd-Chiari-Syndrom (s. S. 302) sind beispielsweise die posthepatischen Venen betroffen, klinisch resultiert eine portale Hypertonie (s. S. 302).

Granulombildung: Medikamente wie Pyramidon, Phenylbutazon und Sulfonamide können sarkoidoseähnliche Granulome in der Leber hervorrufen.

Tumorinduktion: Anabolika und orale Kontrazeptiva können Leberzelladenome, Arsen und Thorotrast Angiosarkome und Aflatoxine hepatozelluläre Karzino-

15

Tab. 15.6

Typen und Ursachen der toxischen Leberschädigung

Typen der Leberschädigung	Auslösende Substanzen (Auswahl)
Leberzellnekrosen	Halothan, Anilin, Beryllium, Knollenblätterpilztoxin, Tetrachlorkohlenwasserstoff, Paracetamol und Kokain
Leberzellverfettung (Steatosis)	Acetylsalicylsäure, Alkohol, Amiodaron, Tetrazykline, Nifedipin, Tamoxifen, Kortison und zahlreiche andere Medikamente
Leberfibrose	Methotrexat, Vitamin A, zahlreiche andere Medikamente
Zentralvenenverschluss/Lebervenenverschluss	Zytostatika und Steroide (orale Kontrazeptiva)
Peliose	Azathioprin und Steroide, Vitamin A
Hepatitisähnliche Veränderungen	Halothan, Isoniazid, Methyl-DOPA
Granulome	Sulfonamide, Acetylsalicylsäure, Diazepam, Isoniazid, zahlreiche Antibiotika und weitere Medikamente
intrahepatische Cholestase	Chlorpromazin, Antibiotika und Steroide
Tumorinduktion	Steroide, Aflatoxine, Alkohol

me hervorrufen. Thorotrast wird aufgrund seiner tumorgenetischen Potenz nicht mehr verwendet.
Als hierzulande wichtigste Form der toxischen Leberschädigung ist die alkoholbedingte Hepatopathie nachfolgend näher beschrieben.

Alkoholische Leberschäden

Alkohol ist ein **obligates Lebertoxin**, die Wirkung ist interindividuell unterschiedlich. Bei 25 % der Alkoholiker bildet sich eine Leberzirrhose aus, diese kann im Rahmen eines Leberausfalls zum Tode führen. Die kritische Alkoholmenge ist für Männer höher als für Frauen (m: 60–80 g/Tag; w: 20–40 g/Tag).

Ätiopathogenese | Alkohol wird in der Leber von der NAD-abhängigen Alkoholdehydrogenase abgebaut. Hierbei entsteht zunächst Azetaldehyd, das weiter zu Azetat abgebaut und nach Einschleusung in den Zitratzyklus zu anderen Verbindungen (u. a. auch Fettsäuren) verstoffwechselt werden kann. Bei Alkoholikern ist die Aktivität der Alkoholdehydrogenase besonders hoch. Ein kleinerer Anteil des Alkohols wird über das mikrosomale äthanoloxidierende System abgebaut, auch hier fällt Azetaldehyd als Zwischenprodukt an. Da bei beiden Abbauwegen NAD vermehrt in NADH umgewandelt wird, verändert sich der Redoxstatus der Leberzelle, dies wiederum hat Rückwirkungen auf den Zellmetabolismus und bedingt eine Reihe von Störungen, z. B. eine Azidose sowie eine Behinderung der Glukoneogenese sowie des Steroidstoffwechsels. U. a. wird auch der Fettsäurestoffwechsel beeinträchtigt, was zu einer Leberepithelverfettung führt. Darüber hinaus besitzt das vermehrt anfallende Azetaldehyd eine direkte toxische Wirkung auf die Leberzellen.

Morphologie |

MERKE

Wichtige morphologische Korrelate der alkoholbedingten Leberschädigung sind die Fettleber, die Hepatitis sowie die Leberzirrhose.

Die genauen Auswirkungen in der chronologischen Reihenfolge ihres Auftretens sind:

- **Alkoholisch bedingte Leberverfettung:** Typisch ist eine feintropfige Leberepithelverfettung, die periportal beginnt und zum Zentrum des Leberläppchens hin fortschreitet. (Beachte: Bei der hypoxisch bedingten Leberverfettung läuft dieser Prozess in umgekehrter Richtung ab.) Die Fettleber kann mit einer Cholestase kombiniert sein.
- **Alkoholisch bedingte Hepatitis:** Man findet läppchenzentrale Leberzellnekrosen und ballonierte Leberzellen mit sog. Mallory-Bodies (intrazytoplasmatische Einschlüsskörperchen, die alkoholisches Hyalin enthalten) sowie Riesenmitochondrien (Folge des toxischen Alkoholeinflusses). Reaktiv treten Entzündungszellinfiltrate auf, in denen neutrophile Granulozyten vorherrschen. Hinzu kommt eine Vermehrung der Kupffer-Sternzellen mit gesteigerter Eisenspeicherung (Sternzellsiderose). Solange noch kein zirrhotischer Umbauprozess eingesetzt hat, sind die beschriebenen morphologischen Veränderungen bei Alkoholabstinenz vollständig reversibel.
- **Alkoholisch bedingte Leberfibrose und -zirrhose:** Die Fibrosierung des Lebergewebes beginnt typischerweise im Bereich der Portalfelder (periportale Fibrose, s. S. 289); besonders charakteristisch für die alkoholbedingte Leberfibrose sind die sog. Maschendrahtfibrosen (s. S. 289). Die Bindegewebsvermehrung schreitet bis zur Leberzirrhose fort, die meistens kleinknotig ist.

MERKE

Das prognostisch ungünstige Zieve-Syndrom ist durch die Trias: alkoholische Fettleber (mit Hyperlipidämie), hämolytische Anämie und Ikterus charakterisiert. Die Letalität ist mit 30 % sehr hoch!

Differenzialdiagnose der alkoholischen Hepatitis | Ein der alkoholischen Hepatitis sehr ähnliches morphologisches Bild findet sich bei der Non-alcoholic-Steatohepatitis (NASH). Hierbei handelt es sich um eine alimentär bedingte starke Leberzellverfettung mit entzündlichen Veränderungen und Leberepitheluntergängen.

MERKE

Die Non-alcoholic-Steatohepatitis (NASH) kann nur nach Ausschluss eines erhöhten Alkoholkonsums diagnostiziert werden.

15.1.6 Zirkulationsstörungen der Leber

Key Point

Störungen der arteriellen Blutzufuhr zur Leber machen aufgrund der kollateralen Blutversorgung über die V. portae (vgl. S. 302) nur selten klinische Symptome. Klinisch bedeutender sind Störungen des venösen Blutabflusses, die eine Stauungsleber zur Folge haben können (fibrotischer Umbau der Leber bis hin zur Leberzirrhose). Die Leberzirrhose kann ihrerseits eine portale Hypertonie hervorrufen (Druckerhöhung im Stromgebiet der V. portae). Die Leberzirrhose ist allerdings nur eine – wenn auch die wichtigste – von zahlreichen Ursachen der portalen Hypertonie.

Portale Hypertonie

Bei der portalen Hypertonie liegt eine **Druckerhöhung im gesamten portalen Stromgebiet** vor (Vena portae einschließlich der vorgeschalteten venösen Gefäße aus Gastrointestinaltrakt, Milz, Pankreas und Gallenblase). Die Ursachen sind vielfältig:

- **prähepatisch:** Die Pfortader selbst ist blockiert, meist infolge einer Pfortaderthrombose (s. u.).
- **hepatisch:** Sämtliche Lebererkrankungen mit einer Behinderung der hepatischen Blutzirkulation bedingen letzten Endes einen Blutstau im portalen Stromgebiet; wichtigstes Beispiel ist die Leberzirrhose mit all ihren möglichen Ursachen. Neben den chronischen Virushepatitiden sowie toxischen und autoimmunen Lebererkrankungen spielen in diesem Zusammenhang auch verschiedene stoffwechselbedingte Erkrankungen der Leber eine Rolle, die im Kapitel 25 beschrieben werden (Hämochromatose, s. S. 489; Morbus Wilson, s. S. 489; α_1-Antitrypsinmangel, s. S. 491).
- **posthepatisch:** Hier kommen alle Ursachen des gestörten Blutabflusses aus der Leber in Frage (s. u.: Budd-Chiari-Syndrom).

Infolge der portalen Hypertonie fließt das venöse Blut aus den Bauchorganen vermehrt über bereits physiologisch vorhandene Kollateralwege unter Umgehung der Leber in die großen Hohlvenen ab **(portokavale Anastomosen)**; aufgrund des erhöhten Blutflusses kommt es zur Ausweitung der Kollateralwege mit Krampfaderbildung (Varizenbildung). Mögliche Folgen sind:

- **Ösophagusvarizen:** Das Venengeflecht des distalen Ösophagus stellt eine physiologische Verbindung zwischen Pfortaderkreislauf und V. azygos bzw. V. cava superior dar, entsprechend können sich bei einer Druckerhöhung im Pfortaderkreislauf Ösophagusvarizen bilden; diese können rupturieren und massiv bluten (s. S. 234). Ösophagusvarizen werden jedoch nur in einem Teil der portalen Hypertonien ausgebildet.
- **Weitere portokavale Anastomosen:** Weitere Kollateralwege bestehen zwischen dem Stromgebiet der V. mesenterica inferior und demjenigen der V. iliaca interna (v. a. über den rektalen Venenplexus; klinische Folge eines erhöhten Blutdurchflusses: **sog. innere Hämorrhoiden**). Ferner kann portales Blut über rekanalisierte Nabelvenen zu den Vv. epigastricae umgleitet werden, klinisch imponiert dies als sog. **„Caput medusae"**.
- **Aszites:** Infolge der portalen Hypertonie ist der hydrostatische Druck in den Venen des Bauchraums erhöht, häufig resultiert hieraus ein Aszites; sofern eine Leberinsuffizienz hinzukommt, verringert sich darüber hinaus der osmotische Druck in den Venen des Bauchraums (verringerte Albuminsynthese!); Folge ist eine nochmalige Verstärkung des Aszites (s. a. S. 212). Eine gefürchtete Komplikation des Aszites ist die spontane bakterielle Peritonitis, SBP (sog. Durchwanderungsperitonitis, s. S. 255).
- **Splenomegalie:** Aufgrund des Blutrückstaus entlang der V. lienalis können Milzvenenthrombosen auftreten, darüber hinaus resultiert eine Milzvergrößerung. Der Blutrückstau bedingt einerseits eine Verbreiterung der roten Pulpa, z. T. mit Einblutungen und Einlagerung von Siderin; darüber hinaus kommt es aufgrund der längeren Verweildauer des Blutes in der Milz zu einer vermehrten Sequestration von Blutzellen mit Anämie, Leukopenie und Thrombopenie (vgl. S. 123).

Störungen des Blutzuflusses zur Leber

Störungen des Pfortaderblutflusses: Eine Blockade der Pfortader ist meist thrombotisch bedingt **(Pfortaderthrombose)**; klinisch resultiert eine portale Hypertonie (s. o.), das Pfortaderblut fließt vermehrt über Kollateralkreisläufe ab. Bei einem akuten **Verschluss eines Pfortaderastes** kann es im vorgeschalteten Drainagegebiet zu einem hämorrhagischen Infarkt (Stauungsinfarkt) kommen; im poststenotischen Gefäßgebiet ist der Blutzufluss über die A. hepatica kompensatorisch erhöht; das poststenotische Stromgebiet ist daher nicht – wie sonst üblich – hypo-, sondern hyperämisch, Nekrosen bilden sich nicht aus. Man spricht in diesem Fall von einem **Zahn-Infarkt oder Pseudoinfarkt**.

Verschluss der A. hepatica: Häufigste Ursache für einen Verschluss der A. hepatica sind Embolien, eine Panarteriitis nodosa sowie eine versehentliche Ligatur im Rahmen einer Operation. Aufgrund der kollateralen Blutversorgung über die V. portae sowie über die Lebersinusoide sind anämische Leberinfarkte selten; sofern sie überhaupt entstehen, betreffen sie je nach Lokalisation des verschlossenen Gefäßabschnitts am ehesten ein Lebersegment.

Störungen des Blutabflusses aus der Leber

Ein gestörter Blutabfluss aus der Leber kann sehr unterschiedliche Ursachen haben; entweder sind die posthepatischen Venen blockiert **(Budd-Chiari-Syndrom)**, die Pumpleistung des rechten Herzens eingeschränkt (**kardial bedingte Abflussstörung**, z. B. bei Rechtsherzinsuffizienz oder dekompensiertem Klappenfehler des rechten bzw. im fortgeschrittenen Stadium auch des linken Herzens), oder es liegt eine Perikarditis mit Einschränkung der Volumenkapazität des rechten Herzens vor **(Pericarditis constrictiva)**. Alle genannten Störungen führen zu einer vermehrten Blutfülle der Leber **(Stauungsleber)**. Klinisch äußert sich diese durch eine tastbare Vergrößerung der Leber, eine portale Hypertonie, Aszites sowie

Schmerzen im rechten Oberbauch. Ggf. kann auch ein Ikterus durch stauungsbedingte Schädigung der Hepatozyten hinzukommen.

- Dem **Budd-Chiari-Syndrom** liegt meist ein thrombotischer Verschluss der V. cava inferior zugrunde (häufig im Rahmen einer erhöhten Gerinnungsneigung des Blutes, z. B. bei Polycythaemia vera, s. S. 143, oder endotheltoxisch, z. B. bei Einnahme von Kontrazeptiva. Bei einem akuten Verschluss kommt es zu einer Dilatation der intrahepatischen Venen und Sinus sowie zu unterschiedlich ausgeprägten, läppchenzentral betonten Leberzellnekrosen (ähnlich wie beim Schock). Die Sinus sind massiv mit Erythrozyten gefüllt; schließlich finden sich sogar rote Blutzellen in den Dissé-Räumen. Spätfolge ist eine Atrophie des Leberparenchyms mit reaktiver Fibrosierung (vgl. unten).
- Die **kardiale Stauungsleber** ist meist Folge einer Rechtsherzinsuffizienz. Die Sinusoide sind blutreich, insbesondere in der Zone 3. Es können drei Schweregrade unterschieden werden:
  - **Grad 1:** Die Lebersinusoide sind durch die erhöhte Blutfülle erweitert.
  - **Grad 2:** Die erweiterten Sinusoide konfluieren, es bilden sich blutgefüllte Straßen von einer Zentralvene zur nächsten (Brückenbildung).
  - **Grad 3:** Bei einer ausgeprägten Stauung kommt es zur Parenchymatrophie und hypoxisch bedingten Verfettung des restlichen Lebergewebes (s. a. S. 287); vom makroskopischen Aspekt her erinnert die Schnittfläche der Leber aufgrund ihres rot-gelb-gescheckten Musters an eine Muskatnuss (**„Muskatnussleber“**).
  - Bei lange andauernder Stauung kann es zu einer Fibrose des Lebergewebes kommen; häufig liegt diesen Fällen eine kardiale Erkrankung zugrunde (daher spricht man auch von der **Fibrose cardiaque**).

Schockleber

In der Schocksituation wird die Leberdurchblutung gedrosselt (Konstriktion der A. hepatica), es resultiert eine Hypoxie des Lebergewebes; im portalvenösen Stromgebiet hingegen staut sich das Restblut. Infolge der Hypoxie bilden sich läppchenzentrale Nekrosen aus. Diese Veränderungen werden insbesondere in der Sektionspathologie häufig gesehen.

15.1.7 Lebertumoren

Key Point

Die verschiedenen Gewebekomponenten der Leber (Hepatozyten, Gallegangsepithelien sowie mesenchymale Zellen) bilden den Ausgangspunkt der Lebertumoren. Entsprechend unterscheidet man hepatozelluläre (von den Hepatozyten ausgehende) sowie cholangiozelluläre (von den Gallengangsepithelien ausgehende) Adenome und Karzinome. Das hepatozelluläre Karzinom ist wesentlich häufiger als das cholangiozelluläre, insgesamt betrachtet ist es dennoch selten. In der Gruppe der mesenchymalen Tumoren sind v. a. Hämangiome von Bedeutung. Von den lebereigenen Tumoren sind Metastasen, leukämische Infiltrate bzw. Infiltrate eines Lymphoms sowie tumorartige Läsionen abzugrenzen. Die Leber ist eines der am häufigsten von metastatischen Absiedlungen betroffenen Organe.

Gutartige und tumorartige Neubildungen

Fokale noduläre Hyperplasie (FNH): Es handelt sich um eine tumorartige, knotige Veränderung des Lebergewebes (**Abb. 15.6**) ungeklärter Ätiologie; Steroidhormone werden als mögliche Auslöser diskutiert. Frauen sind häufiger betroffen als Männer. Oft handelt es sich um einen Zufallsbefund.

Die Tumorknoten können einzeln oder multipel auftreten und sind von variabler Größe (wenige Millimeter bis zu 15 cm im Durchmesser); typisch ist eine zentrale Narbe, eine Kapsel fehlt. Histologisch finden sich in den Knoten großkalibrige, atypische Gefäße, Gallengangsproliferate sowie kräftig ausgebildete Bindegewebssepten, die Hepatoyzten hingegen zeigen keine Auffälligkeiten. Die fokale noduläre Hyperplasie wird auch als **fokale Leberzirrhose** bezeichnet. Die histologischen Veränderungen sind denjenigen bei der generalisierten Leberzirrhose weitestgehend isomorph; lediglich der fokale Charakter sowie die Gefäßveränderungen sind eine Besonderheit.

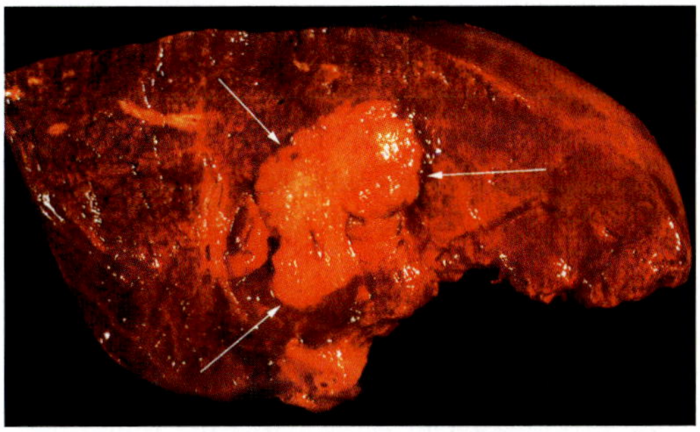

Abb. 15.6 Fokale noduläre Hyperplasie (FNH) im Leberteilresektat. Heller Knoten zwischen den Pfeilen.

15

MERKE

Die fokale noduläre Hyperplasie zeigt keine maligne Entartungstendenz.

Regeneratknoten: Typisch für die Leberzirrhose sind herdförmige Leberepithelregenerate (s. a. S. 289). Diese können mehrere Zentimeter groß werden und den Eindruck von Tumoren vermitteln (u. a. in der Sonografie). Charakteristisch ist eine erhebliche Verbreiterung der Leberläppchen, die allseits von Bindegewebe ummantelt werden **(Pseudolobuli)**.

Gallengangsadenome: Diese in der Regel höchstens 1 cm großen Tumoren bestehen aus proliferierenden Gallengängen und weisen Ähnlichkeiten zu den von-Meyenburg-Komplexen auf. Histologisch stellen sich Duktuli dar, die von kubischem Epithel ausgekleidet sind; eine unterschiedlich zellreiche interstitielle Fibrose wie bei den Harmatomen kommt ebenfalls vor. Teilweise werden auch Zysten ausgebildet (Zystadenom). Eine Progression zu einem malignen Tumor ist möglich (s. a. S. 381).

Hepatozelluläres Adenom: Es handelt sich um gutartige, knotenförmige Proliferationen der Hepatozyten; makroskopisch imponieren Knoten variabler Größe, die von einer Bindegewebskapsel umgeben sind. Histologisch sieht man reguläre Hepatozyten und z. T. auffallend erweiterte Sinusoide, Portalfelder oder isolierte Gallengänge fehlen (wichtiges differenzialdiagnostisches Kriterium zur FNH!). Darüber hinaus sind regelmäßig angeordnete Retikulinfasernetze um zwei- bis dreilagige Hepatozytenbälkchen herum typisch und für die sehr schwere Differenzialdiagnose gegenüber den hoch differenzierten HCC essenziell. Hepatozelluläre Adenome sind seltener als Gallengangsadenome.

15

Hämangiom: Hämangiome kommen in der Leber häufig vor (1 % der Erwachsenen ist betroffen). Sie können einzeln oder multipel auftreten, sind meist 1–2 cm groß und häufig subkapsulär gelegen. Da das Wachstum der Hämangiome durch weibliche Steroidhormone angeregt wird, sind sie bei Frauen häufiger anzutreffen. Insbesondere die sklerosierte Form (s. S. 97) kann in der Bildgebung mit einer Karzinommetastase verwechselt werden.

MERKE

Hämangiome werden häufig im Rahmen der abdominellen Tumorchirurgie zur Schnellschnittdiagnostik eingesandt mit der Frage, ob es sich um eine Metastase handelt.

Differenzialdiagnostisch ist die Peliosis hepatis abzugrenzen, die durch eine Erweiterung der Lebersinusoide gekennzeichnet sind (typischer mikrosopischer Befund: ektatische, blutgefüllte Sinusoide). Beim Hämangiom sind demgegenüber endothelialisierte Blutgefäße nachzuweisen.

Maligne Tumoren

Hepatozelluläres Karzinom (HCC)

MERKE

90 % der primären Leberkarzinome sind hepatozelluläre Karzinome.

Epidemiologie | Das HCC ist in Europa selten: Die Inzidenz beträgt nur 3/100 000 pro Jahr. Männer sind häufiger betroffen als Frauen (m:w bis zu 6:1).

Ätiopathogenese |

MERKE

Hierzulande entstehen 90 % der hepatozellulären Karzinome (HCC) auf dem Boden einer Leberzirrhose (**Abb. 15.7**), nur 10 % der HCC entwickeln sich in einer zirrhosefreien Leber.

Eine große Rolle spielen die chronischen Verlaufsformen der alkoholisch bedingten Hepatitis sowie der Virushepatitiden B und C, die mit einem signifikant erhöhten Karzinomrisiko einhergehen. Aber auch andere chronische Lebererkrankungen mit dem Endstadium „Zirrhose" weisen eine erhöhte Karzinominzidenz auf. Anders als in Europa beobachtet man in Afrika häufiger toxinbedingte Formen des HCC (Aflatoxin!). Dieses ist typischerweise nichtzirrhoseassoziiert.

Morphologie | Makroskopisch findet man einen großen oder alternativ multiplen Tumorknoten mit gelblich weißer Schnittfläche. **Histologisch** zeigen die Tumorzellen eine hepatozytenähnliche Differenzierung, selten mit intrazytoplasmatischer Ablagerung von Gallepigment, und sind üblicherweise in Trabekeln angeordnet, die im Gegensatz zum Adenom aus mehr als 3 Zelllagen bestehen. Charakteristisch ist der Verlust eines Retikulinfasernetzwerkes um die Tumor-

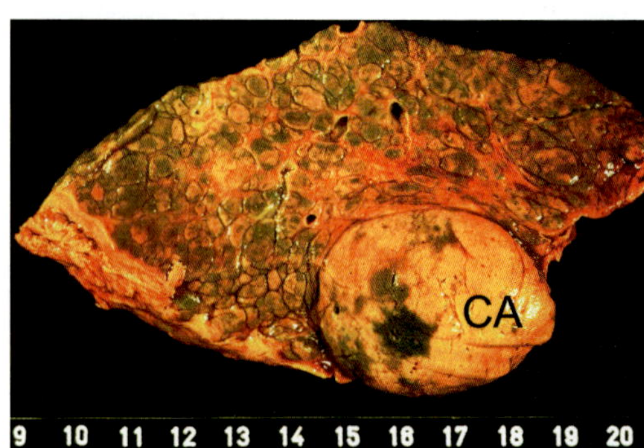

Abb. 15.7 Hepatozelluläres Karzinom in einer großknotigen Leberzirrhose (CA).

Tab. 15.7

pTNM-Klassifikation des Leberzellkarzinoms

Kategorie	Kriterien
pT 1	Tumor solitär, ≤ 2 cm ohne Gefäßinvasion
pT 2	Tumor solitär, ≤ 2 cm mit Gefäßinvasion; oder multipel, ein Lappen ohne Gefäßinvasion; oder solitär > 2 cm ohne Gefäßinvasion
pT 3	Tumor solitär, > 2 cm mit Gefäßinvasion; oder multipel, ein Lappen mit Gefäßinvasion ≤ 2 cm; oder multipel, ein Lappen > 2 cm ohne Gefäßinvasion
pT 4	Tumor multipel, > ein Lappen; oder Invasion in größere Gefäße; oder Invasion in Nachbarorgane außer Gallenblase; oder Penetration des viszeralen Peritoneums
pN1	regionäre Lymphknotenmetastasen
pM1	Fernmetastasen

epitheltrabekel (wichtiges differenzialdiagnostisches Kriterium zum Leberzelladenom, s. o.).

Klinische Aspekte und Prognose | HCCs wachsen langsam, neigen aber zur **frühzeitigen Gefäßinvasion** (V. cava) und damit zur hämatogenen Metastasierung, v. a. in Lunge, Knochen und Haut. Eine lymphogene Metastasierung tritt später und seltener auf als die hämatogene Metastasierung. Die Tumorzellen sezernieren **α-Fetoprotein**, das als Tumormarker und zur Verlaufskontrolle benutzt werden kann. Die Prognose des HCC ist generell schlecht. Die Stadieneinteilung erfolgt nach dem pTNM-System, vgl. **Tab. 15.7**.

Cholangiozelluläres Karzinom

Das cholangiozelluläres Karzinom (CCC) besteht aus Tumorzellen mit Gallengangsdifferenzierung.

Epidemiologie | Hierzulande ist das CCC seltener als das HCC. In Ländern mit einer hohen Infektionsrate durch den Leberegel (Ferner Osten) ist das CCC hingegen deutlich häufiger als bei uns.

Ätiopathogenese | Patienten mit einer primär-sklerosierenden Cholangitis (s. S. 299) sowie angeborenen Gallenwegsveränderungen (s. S. 286) besitzen ein erhöhtes Erkrankungsrisiko, die Ätiologie ist im Übrigen unbekannt.

Morphologie | Histologisch ist das CCC ähnlich dem Pankreaskarzinom tubulär/duktulär differenziert. Der Tumor zeigt eine starke Desmoplasie. Darüber hinaus kommen Mischformen aus cholangiozellulärer und hepatozellulärer Differenzierung vor (cholangiohepatozelluläre Karzinome).

MERKE

Aufgrund seiner duktulären Differenzierung ist das cholangiozelluläre Karzinom histologisch von Metastasen eines Pankreas-, Gallenblasen- oder tubulären Mammakarzinoms nur schwer bzw. gar nicht zu differenzieren.

Weitere primäre maligne Lebertumoren

Ähnlich wie im Ovar und im Pankreas kommen in der Leber selten **Zystadenokarzinome** vor. **Hepatoblastome** sind sehr seltene embryonale Tumoren des Kindesalters, die sich in der Regel vor dem 2. Lebensjahr manifestieren. Charakteristisch ist ein erhöhter α-Fetoprotein-Serumspiegel. Die Prognose dieses Tumors ist schlecht, spätere Rezidive sind häufig. **Angiosarkome** wurden früher häufiger beobachtet, wohingegen sie heute eine Rarität darstellen. Sie werden in erster Linie durch Thorotrastvenylchlorid und Arsen ausgelöst.

Lebermetastasen

Die Leber ist ein stark durchblutetes Organ und besitzt eine netzartige Sinusstruktur, die Tumorzellen wie ein Sieb zurückhalten kann. Beide Faktoren erklären, warum die Leber prädisponiert ist für metastatische Absiedlungen maligner Tumoren.

Epidemiologie | So finden sich bei 30–40 % aller obduzierten Krebspatienten Lebermetastasen, bei malignen Tumoren des Gastrointestinaltraktes ist dieser Anteil sogar auf 50 % erhöht.

Ätiopathogenese | Tumorzellen aus den abdominellen Organen werden über den Pfortaderkreislauf in die Leber eingeschwemmt; Tumoren der extraabdominellen Organe metastasieren eher über die A. hepatica propria und erreichen anschließend die Lebersinusoide. Die Leber kann auch durch kontinuierliches Tumorwachstum infiltriert werden, dieses geschieht besonders häufig beim Gallenblasenkarzinom (s. S. 307).

Morphologie | Der typische **makroskopische** Befund sind multiple Rundherde im Leberparenchym, die relativ scharf abgegrenzt sind. In der Bildgebung weisen sie zumeist eine Kontrastmittelanreicherung auf. Die **mikroskopische** Untersuchung des Rundherdes erlaubt zumeist eine Aussage darüber, aus welcher Körperregion der Primärtumor stammt. Für diesen Zweck ist insb. die immunhistochemische Differenzierung des metastatischen Gewebes hilfreich.

MERKE

Die histologische Diagnostik von Karzinommetastasen in der Leber bei unbekanntem Primärtumor ist eine Domäne der Immunhistochemie.

15.2 Erkrankungen der Gallenblase und der extrahepatischen Gallenwege

Key Point

Steinbildungen und Entzündungen sind die mit Abstand häufigsten Erkrankungen der Gallenblase. Gallensteine können gänzlich symptomlos sein oder gravierende Komplikationen nach sich ziehen (z. B. einen Gallensteinileus oder eine akute Pankreatitis). Aus diesem Grunde werden symptomatische Gallensteinleiden in der Regel operativ therapiert (Cholezystektomie).

15.2.1 Relevante anatomische und funktionelle Aspekte

Zu den extrahepatischen Gallenwegen gehört die Gallenblase, der Ductus cysticus sowie der Ductus choledochus, der in der Endstrecke durch das Pankreas in die Papilla Vateri mündet. Die Gallenblase dient als Reservoir für die Galleflüssigkeit, von der täglich bis zu 1 Liter produziert wird. Je nach Bedarf kann aus der Gallenblase dem Duodenalsaft Galle zugegeben werden.

15.2.2 Angeborene Störungen

Fehlbildungen der Gallenblase (Agenesien, Verdoppelungen, Septierungen oder Lageanomalien) sind insgesamt sehr selten: Die Gallenblase kann im Fundus- oder Halsbereich Divertikel ausbilden **(Gallenblasendivertikel)**; der Ductus choledochus kann gleichfalls Divertikel aufweisen, alternativ kann das Lumen segmental oder diffus erweitert sein (kongenitale Dilatation, sog. **Choledochuszysten**).

15

MERKE

Choledochuszysten sind die häufigsten Fehlbildungen im Bereich von Gallenblase und extrahepatischen Gallenwegen.

15.2.3 Gallensteine

Gallensteine sind klinisch von hoher Bedeutung, da sie häufig vorkommen (10 % der Bevölkerung der westlichen Welt) und Komplikationen verursachen können. Die Steine können in der Gallenblase selbst **(Cholezystolithiasis)**, aber auch in den Gallenwegen entstehen **(Choledocholithiasis)** und verschiedenartig zusammengesetzt sein. Am häufigsten sind **Cholesterinsteine** die selten in Reinform (5 %), häufiger gemischt vorkommen (weitere Bestandteile: Gallepigment, Kalziumkarbonat).

Epidemiologie I Häufige Eigenschaften von Gallensteinträgern (insb. von Cholesterinsteinträgern) sind die sog. **5 F** (nach dem Englischen): fat, fourty, female, fertile, fair. Demnach sind kinderreiche Frauen bevorzugt betroffen, insbesondere wenn sie übergewichtig sind; ein Diabetes mellitus erhöht gleichfalls das Risiko von Gallensteinen.

Ätiopathogenese I Grundbedingung der Steinentstehung ist – wie andernorts auch – eine Dysbalance zwischen wasserlöslichen und -unlöslichen Substanzen. Für die Steinentstehung ist insb. die Cholesterinkonzentration der Galleflüssigkeit ausschlaggebend – Cholesterin ist wasserunlöslich und wird durch Gallesäuren und Phospholipide in Lösung gehalten (Lösungsvermittler); Cholesterinsteine entstehen daher bevorzugt bei einem Zuviel an Cholesterin und/oder einem Zuwenig an Gallesäuren (diese Konstellation steigert die sog. **Lithogenität** der Galle).

Begünstigende Faktoren der Steinentstehung sind darüber hinaus:

- **Nukleationsfaktoren:** Normalerweise geht die Steinbildung von einem sog. Kondensationskeim aus; hierbei kann es sich um Detritusgewebe (z. B. abgeschilferte Epithelzellen), Cholesterinkristalle oder um übermäßig eingedickte Galleflüssigkeit (Muzine) handeln.
- **verminderte Gallenblasenmotilität:** Sie begünstigt die Stase des Gallenblaseninhalts und damit die Steinbildung.

Morphologie I Mit 80 % am häufigsten sind Gallensteine, die überwiegend aus Cholesterin bestehen **(Cholesterinsteine)**. Cholesterinsteine kommen üblicherweise solitär, seltener multipel vor (**Abb. 15.8**), sie sind oval bis kugelig und von gelber Farbe; je nach Cholesterinanteil, der zwischen 70 und über 90 % betragen kann, lassen sich die Steine unterschiedlich gut mit dem Messer schneiden. **Pigmentsteine** sind am zweithäufigsten. Sie kommen meist multipel vor und sind bis zu 1 cm groß. Sie weisen in der Regel eine maulbeerartige Oberfläche auf, können aber auch facettiert oder rundlich sein. Pigmentsteine sind sehr hart und von bräunlich-schwarzer Farbe. Chemisch betrachtet bestehen sie aus Bilirubin, Biliverdin und Kalziumsalzen. Diese Steine kommen in

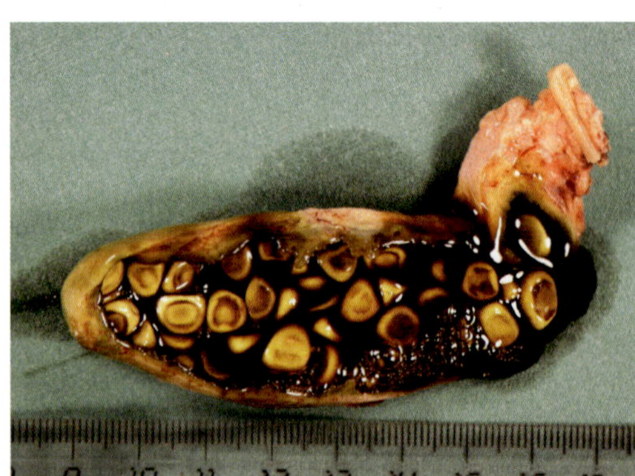

Abb. 15.8 **Cholezystolithiasis** mit multiplen Cholesterinsteinen.

erster Linie bei Erkrankungen vor, die mit einer erhöhten Konzentration unkonjugierten Bilirubins in der Galleflüssigkeit einhergehen (z. B. bei Hämolyse oder Leberfunktionsstörungen, vgl. S. 290).

Klinische Aspekte und Komplikationen | Größere Gallensteine, die den Ductus cysticus nicht passieren können, sind in der Regel symptomlos und daher nicht zwingend behandlungsbedürftig. Durch chronische Irritation der Gallenblasenwand können sie jedoch eine Entzündungsreaktion hervorrufen (**Cholezystitis**, s. u.), im ungünstigen Fall mit Perforation. Die Gallensteine können auf diesem Weg in den Dünndarm gelangen und einen **Gallensteinileus** auslösen. Kleinere Steine wirken wie die großen irritativ auf die Gallenblasenschleimhaut, darüber hinaus können sie den Ductus cysticus verlegen; in diesem Fall gelangt keine Galle mehr in die Gallenblase. Nach vollständiger Resorption der Restgalle ist die Gallenblase nur noch von einer schleimigen Flüssigkeit gefüllt (sog. **Hydrops der Gallenblase**). Im Fall einer Infektion durch aszendierende Keime resultiert ein **Gallenblasenempyem**. Steine im Ductus choledochus können eine extrahepatische **Cholestase** mit all ihren Konsequenzen (s. S. 292) zur Folge haben. Sehr tief gelegene Steine können auch den Pankreasgang obstruieren und eine **akute Pankreatitis** (s. S. 310) verursachen.

15.2.4 Cholezystitis

Eine Cholezystitis ist häufig mit einer Cholezystolithiasis assoziiert (vgl. oben) und kann akut, chronisch oder rezidivierend verlaufen.

Ätiopathogenese | **Akute** Cholezystitiden sind in der Regel durch aszendierende Keime bedingt. Ursachen der **chronischen** Cholezystitis (**Abb. 15.9**) sind irritative Wirkungen der Gallensalze selbst, mechanische Reizungen der Gallenblasenschleimhaut durch Gallensteine und/oder ein erhöhter Binnendruck infolge einer Stenose/eines Verschlusses des Ductus cysticus bzw. des Ductus choledochus. Auch diese Verschlüsse sind häufig durch Gallensteine bedingt.

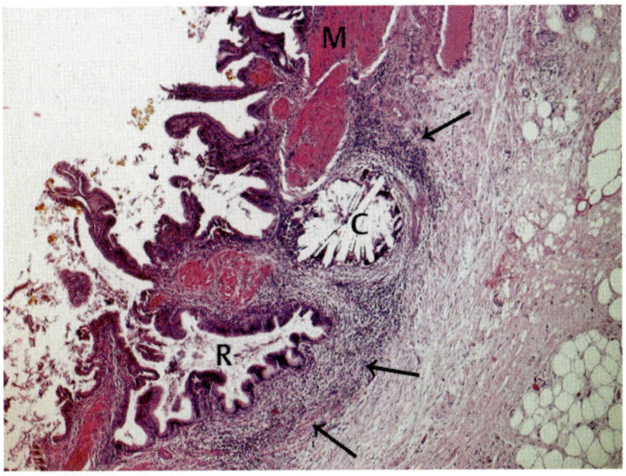

Abb. 15.9 Chronische Cholezystitis mit lymphoplasmazellulären Entzündungszellinfiltraten (Pfeile) und Cholesterinkristallen (C) in den von-Rokitansky-Aschoff-Krypten (R). Diese liegen inner- und außerhalb der Muskulatur (M).

Morphologie | **Akute Cholezystitiden** sind durch granulozytenbetonte Entzündungszellinfiltrate gekennzeichnet, oft mit Erosionen oder Ulzerationen der Gallenblasenschleimhaut. Wie bei der Appendizitis kann sich die Entzündung phlegmonös, gangräneszierend und/oder unter Einbeziehung der Serosa abspielen. Sofern sich das Gallenblasenlumen mit Eiter füllt, spricht man von einem Gallenblasenempyem. Bei der chonischen Cholezystits dominieren Lymphozyten und Granulozyten, Erosionen fehlen. Im langfristigen Verlauf kann es zu einer starken Fibrose und im Extremfall auch zu einer Hyalinisierung und Verkalkung der Gallenblasenwand kommen **(Porzellangallenblase)**.

Gehäuft mit einer Cholezystitis assoziiert ist eine **Cholesteatose** bzw. **Cholesterose**, die für sich genommen keinen Krankheitswert aufweist: Typisch sind cholesterinhaltige schaumzellige Makrophagen im Interstitium der oberflächennahen Schleimhautpapillen.

Klinische Aspekte und Komplikationen | Die akute Cholezystitis ist durch Oberbauchschmerzen mit Fieber und ggf. Erbrechen gekennzeichnet. Komplizierend kann es zur Perforation mit nachfolgender Peritonitis kommen. Im Verlauf können sich Fisteln zwischen Darm und Gallenblase ausbilden.

15.2.5 Tumoren der extrahepatischen Gallenwege und der Gallenblase

Gutartige Tumoren und tumorartige Veränderungen

Bis zu 30 % aller operativ entfernten Gallenblasen weisen **metaplastische Schleimhautareale** auf, am häufigsten vom Typ der antralen Magenmukosa. Gutartige Tumoren sind der **Fundusdrüsenpolyp** sowie **tubuläre und tubulovillöse Adenome**, wie sie auch im Dickdarm gefunden werden (s. S. 276). Ähnlich wie im Uterus kann eine **Adenomyosis** in der Gallenblasenwand vorkommen (eingestülpte drüsige Schleimhautstrukturen, die mit einer verbreiterten Muskularis verwoben sind). Die Adenomyosis besitzt für sich genommen keinen Krankheitswert.

Maligne Tumoren

Gallenblasenkarzinom

Epidemiologie | Die Häufigkeitsangabe des Gallenblasenkarzinoms ist unterschiedlich. In den USA sterben jährlich über 4000 Menschen an einem Gallenblasenkarzinom, die Inzidenz liegt dort bei 1–2/100 000 pro Jahr.

Ätiopathogenese | In der Vorgeschichte findet sich fast immer eine Cholezystitis. 70 % der Betroffenen hatten zudem Gallensteine. Die genannten Erkrankungen scheinen demnach die karzinomatöse Entartung des Gallenblasenepithels zu begünstigen.

Morphologie | Histologisch ähnelt das Gallenblasenkarzinom dem duktalen Pankreaskarzinom (s. S. 313) und dem CCC (s. S. 305). Histologisch sieht man duktuläre, invasiv wachsende Gangproliferate mit starker Desmoplasie.

Klinische Aspekte | Die Symptomatik des Karzinoms ist unspezifisch: 50 % der Betroffenen entwickeln Oberbauchbeschwerden, 50 % einen Ikterus, 30 % Gewichtsverlust, 20 % eine Anorexie, 20 % Übelkeit und Erbrechen. Häufig wird die Diagnose eines Gallenblasenkarzinoms zufällig bei einer Cholezystektomie gestellt. Therapie der Wahl ist die Cholezystektomie, die Prognose ist insgesamt sehr schlecht. Die pTNM-Klassifikation des Gallenblasenkarzinoms ist in Tab. 15.8 aufgeführt.

Karzinom der extrahepatischen Gallengänge

Epidemiologie | Karzinome der extrahepatischen Gallengänge sind seltener als das Gallenblasenkarzinom (je nach Statistik 2–9-mal so selten).

Ätiopathogenese | Das extrahepatische Gallengangskarzinom tritt gehäuft in Assoziation mit bestimmten Erkrankungen bzw. Infektionen auf, hierzu gehören: Gallensteine, Parasitenbefall, die Colitis ulcerosa, die primär sklerosierende Cholangitis, konnatale extrahepatische Gallengangszysten und benigne Gallengangstumoren. Eine Strahlentherapie erhöht gleichfalls das Karzinomrisiko.

Morphologie | Das Gallengangskarzinom entspricht morphologisch dem Gallenblasenkarzinom (s. o.). Prinzipiell kann sich in jedem Abschnitt der extrahepatischen Gallengänge ein Karzinom entwickeln. Es gibt allerdings einige bevorzugte Lokalisationen, eine davon ist die **Hepatikusgabel** (Vereinigung von rechtem und linkem Ductus hepaticus im Bereich der Leberpforte, sog. **Klatskin-Tumor**). Nach Klatskin werden darüber hinaus verschiedene Wachstumstypen des Gallenganskarzinoms mit Befall unterschiedlich anatomischer Anteile des Gallengangssystems beschrieben (s. Lehrbücher der Chirurgie).

Klinische Aspekte | Ein Großteil der Gallengangskarzinome hat zum Zeitpunkt der Operation bereits metastasiert. Klinisches Leitsymptom ist der **Verschlussikterus**. Er wird in 90–98 % aller Erkrankungsfälle beobachtet. Die Prognose ist insgesamt schlecht: Fortgeschrittene Tumoren sind meistens inoperabel, palliative Maßnahmen (Dilatation des stenosierten Gallengangsabschnitts, Stent-Einlage) können hier lediglich eine vorübergehende klinische Besserung bewirken. Operiert wird nur in kurativer Absicht, allerdings überleben auch in diesen Fällen nur geringfügig mehr als 10 % der Patienten. Die pTNM-Klassifikation der malignen Neoplasien extrahepatischer Gallengänge ist in Tab. 15.9 aufgeführt.

Karzinome der Papilla Vateri

Diese Tumoren nehmen hinsichtlich der Prognose eine Sonderstellung ein, da die Papilla Vateri im Vergleich zum Ductus choledochus sowie zum Pankreasgang anatomische Besonderheiten aufweist: In der Papilla Vateri verlaufen weniger Lymphgefäße als im übrigen Gallengangssystem, aus diesem Grund ist die Metastasierungsrate geringer. Zudem verursachen hier wachsende Karzinome aufgrund der „exponierten" Lage relativ früh klinische Symptome (Verschlussikterus!), sodass hier auch Frühstadien entdeckt werden, die kurativ therapiert werden können.

Tab. 15.8

pTNM-Klassifikation des Gallenblasenkarzinoms

Kategorie	Kriterien
pT 1	Tumor innerhalb der Gallenblasenwand
pT 1a	Lamina propria
pT 1b	Muskulatur
pT 2	Penetration in perimuskuläres Bindegewebe
pT 3	Penetration in Serosa und/oder ein Organ (Leber < 2 cm)
pT 4	2 oder mehr Organe oder Leber > 2 cm sind befallen
pN1	Lymphknotenbefall im Ligamentum hepatoduodenale
pN2	andere regionäre Lymphknoten
pM1	Fernmetastasen

Tab. 15.9

pTNM-Klassifikation der malignen Neoplasien extrahepatischer Gallengänge

Kategorie	Kriterien
pT 1	Tumor innerhalb der Gallengangswand
pT 1a	subepitheliales Bindegewebe
pT 1b	fibromuskuläre Schicht
pT 2	Penetration in fibromuskuläres Bindegewebe
pT 3	Penetration in Nachbarstrukturen
pN1	Lymphknotenbefall im Ligamentum hepatoduodenale
pN2	andere regionäre Lymphknoten
pM1	Fernmetastasen

16 Pankreas

16.1 Relevante anatomische und funktionelle Aspekte

Anatomie und Funktion | Die Bauchspeicheldrüse liegt im Retroperitonealraum. Die Drüse besteht aus einem exokrinen und einem endokrinen Anteil. Das **exokrine Drüsengewebe** macht die Hauptmasse des Organs aus; histomorphologisches Korrelat sind die serös differenzierten Azinuszellen, die ein enzymreiches, alkalisches Sekret produzieren. Dieses gelangt über das pankreatische Gangsystem (bestehend aus Schaltstücken sowie intra- und interlobulären Pankreasgängen) in die beiden Hauptausführungsgänge, den Ductus pancreaticus major et minor. Der Ductus pancreaticus major mündet gemeinsam mit dem Ductus choledochus über die Papilla Vateri (Papilla duodeni major) ins Duodenum, der Ductus pancreaticus minor besitzt einen eigenen Zugang zum Duodenum (Papilla duodeni minor).

Wesentlich für das **endokrine Pankreas** sind die Inselzellorgane, die bis zu 60–70% aus insulinproduzierenden B-Zellen bestehen, am zweithäufigsten finden sich hier A-Zellen, die Glukagon sezernieren. Wesentlich geringer ist der Anteil an endokrinen Zellen, die Somatostatin und pankreatisches Polypeptid bilden, diese Zellen finden sich zudem überwiegend außerhalb der Inselorgane. Tab. 16.1 gibt einen Überblick über Bezeichnung, Lokalisation und relativer Häufigkeit der einzelnen endokrinen Pankreaszellen.

Relevanz für die Pathologie | Da das Pankreas täglich große Mengen von Verdauungsenzymen produziert, ist die Gefahr gegeben, dass sich die aggressiven Enzyme gegen das Pankreas selbst richten mit der Konsequenz der **Autodigestion**. Wenn dies passiert, entwickelt sich eine Pankreatitis. Hierbei können große Anteile des Pankreasgewebes samt umliegendem Fettgewebe akut nekrotisch zerfallen (akute Pankreatitis) oder im Rahmen wiederholter Entzündungsschübe durch Bindegewebe ersetzt werden (chronische Pankreatitis). Die chronische Pankreatitis erhöht wiederum die Gefahr eines **Pankreaskarzinoms**. Am häufigsten ist das vermutlich vom Epithel der Pankreasgänge ausgehende **duktale** Adenokarzinom. Die Azinuszellen spielen als Ausgangspunkt einer Tumorerkrankung nur eine kleine Rolle.

Fehlfunktionen des endokrinen Pankreas beeinträchtigen in der Regel den Glukosestoffwechsel. So führt beispielsweise eine autoimmunologisch bedingte Zerstörung der B-Zellen mit dem hieraus resultierenden Insulinmangel zum Diabetes mellitus Typ I (vgl. S. 494). Jeder endokrine Zelltyp kann darüber hinaus Ausgangspunkt eines Tumors sein, der je nach Differenzierung hormonell aktiv oder inaktiv ist. Unter den hormonbildenden Tumoren ist das von den B-Zellen ausgehende Insulinom am häufigsten.

16.2 Fehlbildungen des Pankreas

Key Point

Das Pankreas entwickelt sich aus 2 zunächst getrennten Ausknospungen des entodermalen Epithels (vordere und hintere Pankreasanlage), die im Zuge der Entwicklung zusammenwachsen. Zahlreiche Fehlbildungen des Pankreas resultieren aus einer gestörten Fusion der beiden Pankreasanlagen.

Pancreas divisum: Eine mangelnde/fehlende Fusion der beiden Pankreasanlagen ist bei bis zu 10% der Bevölkerung anzutreffen. Aufgrund der persistierenden (partiellen) Teilung des Organs spricht man von einem Pancreas divisum. Bei dieser Fehlbildung ist der Abfluss des Pankreassekretes über die Papilla duodeni minor häufig gestört, aus diesem Grund kann es im zugehörigen Pankreasabschnitt leicht zu einer Entzündung kommen.

Pancreas anulare: Wird die Rotation der vorderen (ventralen) Pankreasanlage gestört, bildet sich ein Pankreasring um das Duodenum. Es kommt zu einer Duodenalstenose, die sich bereits in den ersten Lebensmonaten klinisch bemerkbar machen kann. Diese Fehlbildung ist gehäuft mit einer Trisomie 21 assoziiert.

Kongenitale Pankreaszysten: Angeborene Zysten des Pankreas sind selten, sie kommunizieren nicht mit dem Gangsystem. Es kann eine Beziehung zur polyzystischen Nierendegeneration (angeborenen Nierenzysten) oder zur Von-Hippel-Lindau-Erkrankung bestehen. Differenzialdiagnostisch abzugrenzen sind erworbene Pseudozysten (z. B. im Rahmen einer Pan-

Tab. 16.1

Endokrine Zellen im Pankreas

Zellen	Hormon	Lokalisation	Stimulus	Häufigkeit
B-Zellen	Insulin	Inseln	Hyperglykämie	60–70%
A-Zellen	Glukagon	Inseln	Hypoglykämie	20–25%
D-Zellen	Somatostatin	kleine Gänge	Aminosäuren und ↓ pH im Magen	9%
PP-Zellen	pankreatisches Polypeptid	kleine Gänge und Inseln, dorsaler Pankreaskopf	Sekretin und Cholezystokinin	1%

kreatitis, vgl. unten) und Retentionszysten, die infolge eines Sekretstaus bei Gangobstruktion entstehen.
Pankreasagenesie: Das vollständige Fehlen des Pankreas ist extrem selten. Klinisch kommt es zu einer Steatorrhö und zum Diabetes.
Stoffwechselerkrankungen: Das Pankreas kann im Rahmen der Mukoviszidose (s. S. 491) und Hämochromatose (s. S. 489) mitbetroffen sein.
Lipomatöse Atrophie: Diese auch Shwachman-Diamond-Syndrom genannte Erkrankung ist selten und wird autosomal rezessiv vererbt. Die Drüsenazini werden durch Fettgewebe ersetzt, lediglich die Ausführungsgänge und die endokrinen Inseln bleiben erhalten. Klinisch resultiert eine Maldigestion. Darüber hinaus sind eine Leukopenie, eine Wachstumsverlangsamung sowie eine verminderte Hämatopoese typisch.

16.3 Entzündungen des Pankreas

Key Point
Die Unterteilung der Pankreatitiden erfolgt vornehmlich anhand des klinischen Verlaufs: Man unterscheidet akute und chronische Pankreatitiden. Bei der akuten Pankreatitis wiederum unterscheidet man eine milde und eine schwere Verlaufsform. Die chronische Pankreatitis verläuft üblicherweise in rezidivierenden akuten Schüben, bevor sie dauerhaft Beschwerden verursacht.

16.3.1 Akute Pankreatitis

Ätiologie | Die akute Pankreatitis kann **infektiös** und **nichtinfektiös** bedingt sein. Die häufigsten Auslöser einer akuten Pankreatitis sind **Alkoholabusus** (50 % der Fälle) und **obstruktive Gallenwegserkrankungen** mit Verschluss des Ductus choledochus bzw. der Papilla duodeni major (obstruierende biliäre Pankreatitis, 30 % der Fälle). Relativ häufig sind auch akute Pankreatitiden infolge eines Kreislaufschocks oder Pankreatitiden ungeklärter Ursache (idiopathische Form) mit jeweils 10 % der Erkrankungen. Eine seltene Sonderform ist die Pankreatitis bei Hypertriglyzeridämie/Hyperlipoproteinämie Typ I. Gegenüber diesen nichtinfektiös bedingten Pankreatitiden stellen die infektiösen Formen nur einen kleinen Teil der Erkrankungsfälle; so kann das Pankreas insbesondere im Rahmen verschiedener viraler Infekte (z. B. Mumps) mitbetroffen sein, der Krankheitsverlauf ist dann häufig milde. Weitere seltene Ursachen einer Pankreatitis sind Traumata, operative Eingriffe, Medikamente, Toxine und eine Mutation des Trypsin-Gens.
Epidemiologie | Die Inzidenz der akuten Pankreatitis beträgt in Europa etwa 5–10 Fälle pro 100 000 Einwohner pro Jahr. Der Häufigkeitsgipfel der nichtinfektiös bedingten Pankreatitis liegt zwischen dem 30. und 70. Lebensjahr, Männer erkranken jedoch eher im jüngeren (Alkoholabusus), Frauen eher im höheren Lebensalter. Wegen der größeren Neigung zur Cholelithiasis sind Frauen insgesamt etwas häufiger betroffen als Männer.
Pathogenese | Die Pathogenese der akuten Pankreatitis wird immer noch diskutiert. Fest steht jedoch, dass eine **primäre Schädigung der Azinuszellen** (z. B. durch Alkohol oder andere Toxine) und/oder eine **intraduktale Druckerhöhung infolge eines Sekretstaus** (z. B. durch einen obstruierenden Gallenstein im Bereich der Papilla Vateri) die Freisetzung von Pankreasenzymen in das interstitielle Pankreasgewebe bedingen. Hierdurch kommt es zu einer vorzeitigen Aktivierung der Verdauungsenzyme, es resultiert eine **Autodigestion des Pankreas**. Der destruierende Prozess setzt sich häufig bis in das peripankreatische Fettgewebe fort. Sind Blutgefäße miterfasst, kann es zur hämorrhagischen Nekrose kommen. Sofern sich die nekrotischen Areale bindegewebig abkapseln, entstehen Pseudozysten, durch sekundäre Infektion des nekrotischen Gewebes können sich Abszesse bilden.
Morphologie | **Makroskopisch** dominieren nekrotische Pankreasareale, die je nach Alter areaktiv (frisch) sind oder sich im Stadium der Organisation („Narbenbildung") befinden. **Fettgewebenekrosen** kommen vor allen Dingen im peripankreatischen Fettgewebe vor (**Abb. 16.1**), sie sind bei leichteren Verlaufsformen als weißlich gelbe Punkte in diffuser Verteilung auf der Oberfläche des Pankreas sichtbar. Man spricht in diesem Zusammenhang von **„Kalkspritzernekrosen"** – sie entstehen durch die sekundäre Ausfällung von Kalzium, die mit den frei werdenden Fettsäuren eine chemische Verbindung eingehen (Verseifung). Bei schweren Verlaufsformen treten konfluierende Nekrosen des peripankreatischen Fettgewebes sowie Einblutungen hinzu; im Extremfall kann das gesamte Organ samt umliegendem Gewebe nekrotisch zerfallen (**akute Pankreasnekrose**, schwerste Verlaufsform der akuten Pankreatitis). Der

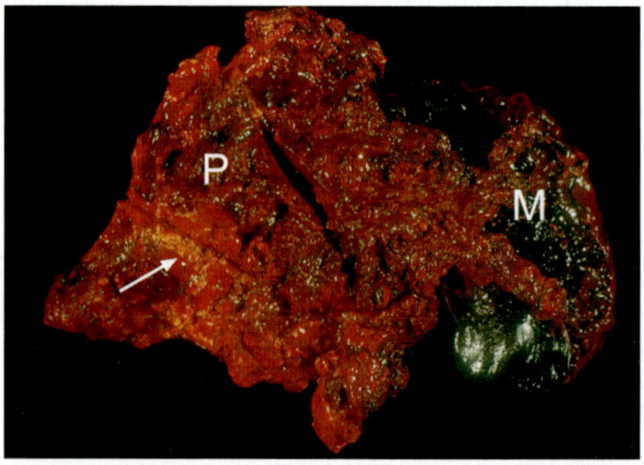

Abb. 16.1 Akute nekrotisierende Pankreatitis mit Fettgewebenekrosen (weißer Pfeil); P = Pankreas, M = Milz.

autodigestive Prozess kann sich dann z. B. bis in den Darm hinein fortsetzen. **Mikroskopisch** ist zunächst die Auflösung der Fettzellen (Verlust der Zellmembranen) eindrücklich, das freigesetzte Fett wird von fettresorbierenden Makrophagen beseitigt (Schaumzellen). Mit einer Verzögerung von mehreren Stunden werden die beschädigten Gewebeareale dann auch granulozytär und später lymphozytär infiltriert.

Klinische Aspekte |

> **MERKE**
>
> Die Symptomatik der akuten Pankreatitis umfasst gürtelförmige Abdominalschmerzen, Übelkeit und Erbrechen; Pankreas-Amylase und -Lipase sind sowohl im Serum als auch im Urin erhöht.

Bei der **milden Verlaufsform** heilt die Pankreatitis in der Regel innerhalb von 2 Wochen aus. **Schwere Verlaufsformen** können in eine chronische Pankreatitis übergehen oder auch akut zum **Kreislaufschock** mit Todesfolge führen: Über die pankreatische Aktivierung von Kallikreinogen wird Kallikrein gebildet, das gefäßaktive Mediatoren freisetzt (z. B. Bradykinin, Kallidin); hieraus resultieren eine Gefäßerweiterung mit Blutdruckabfall sowie eine Erhöhung der Gefäßpermeabilität. **Lokale Komplikationen** der Pankreatitis sind die bereits oben erwähnten **Pseudozysten** und die evtl. daraus folgenden **Abszesse**, die ihrerseits weitere Komplikationen nach sich ziehen können: Ruptur, Fistelbildung und Obstruktion benachbarter Hohlorgane.

16.3.2 Chronische Pankreatitis

Wiederholte Pankreasschübe, die nicht vollständig ausheilen und letzten Endes zu einem bindegewebigen Umbau des Pankreas führen (Pankreasfibrose), kennzeichnen die chronische Pankreatitis. Klinisches Korrelat ist ein zunehmendes Versagen der exokrinen und endokrinen Pankreasfunktionen (Maldigestion, Störungen des Glukosestoffwechsels).

Epidemiologie | Die Inzidenz beträgt 10 auf 100 000 pro Jahr (Tendenz langsam zunehmend). Es sind überwiegend Männer betroffen.

Ätiologie |

> **MERKE**
>
> Über 70 % der chronischen Pankreatitiden sind alkoholbedingt.

Andere Ursachen der chronischen Pankreatitis werden diskutiert, u. a. genetische und metabolische Faktoren (z. B. eine chronische Hyperkalzämie). Eine Sonderform ist die in Indien auftretende chronische Pankreatitis durch den Genuss von Betel-Nüssen (toxinbedingt); ein Eiweißmangel kann gleichfalls eine chronische Pankreatitis verursachen.

Pathogenese | Derzeit gibt es **2 favorisierte Hypothesen** zur Genese der chronischen Pankreatitis.

Eine Hypothese geht von einer **Steinbildung im Gangsystem** als primärer Ursache der chronischen Pankreatitis aus. Die Steinbildung wird durch eine alkoholbedingte erhöhte Eiweißpräzipitation im Gangsystem in Kombination mit einer erhöhten Bereitschaft zur Kalziumausfällung begünstigt. Die Steine bewirken einen Sekretstau und auf diese Weise eine Atrophie und schließlich Fibrose der prästenotisch gelegenen Drüsenabschnitte.

Im Gegensatz zur 1. Hypothese wird bei der 2. Hypothese die Steinbildung nicht als primäre Ursache der Pankreatitis, sondern als Folgeerscheinung in der Kausalkette der Erkrankung angesehen; als eigentliche Ursache werden **akute Entzündungsschübe** diskutiert, die zur Nekrose und schließlich Fibrose einzelner Pankreasabschnitte führen. Hieraus resultiert eine Behinderung des Sekretflusses, wodurch es zur Steinbildung kommen kann. Dies wiederum hat analog der 1. Hypothese einen weiteren Funktionsverlust und morphologischen Umbau (Atrophie und Fibrose) der prästenotisch gelegenen Drüsenabschnitte zur Folge; ein Circulus vitiosus entsteht.

Morphologie | Im Gegensatz zur akuten Pankreatitis ist die chronische Verlaufsform nicht durch ausgedehnte autodigestive Prozesse, sondern durch eine zunehmende **Fibrosierung/Sklerosierung und Atrophie des Pankreasgewebes** gekennzeichnet, die zunächst herdförmig ausgeprägt sein kann, im weiteren Verlauf aber das gesamte Organ betrifft. Hierbei entstehen **zystische Erweiterungen der Gangstrukturen**, in der Regel mit Konkrementbildung; Pseudozysten sind gleichfalls möglich (**Abb. 16.2**). **Histologisch** dominieren die fibrotischen Umbauprozesse, die zunächst perilobulär und schließlich auch intralobulär erfolgen (Verlust der Azinuszellen). Im Gegensatz zur akuten Pankreatitis sind die befallenen Gewebeareale weniger stark von Entzündungszellen

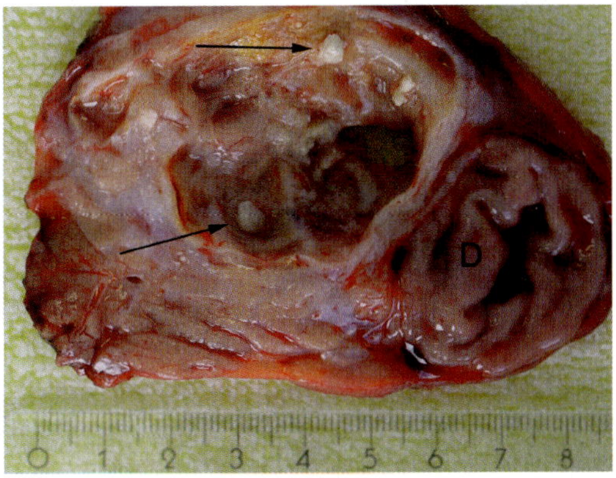

Abb. 16.2 Pseudozyste im Pankreas mit Konkrementen (Pfeile); angrenzend das Duodenum im Querschnitt (D).

durchsetzt; es dominieren Lymphozyten und Plasmazellen, weniger Granulozyten. Im Endstadium sind vom ursprünglichen Pankreasgewebe nur noch die endokrinen Inseln zu erkennen, aber auch diese können schlussendlich verloren gehen.

Verlauf und Komplikationen | Bei einer schweren klinischen Symptomatik kann eine Pankreasresektion indiziert sein. Wie bei der akuten Pankreatitis können sich Pseudozysten mit entsprechenden Komplikationen ausbilden (Ruptur, Fistelbildung, Obstruktion von Nachbarorganen, vgl. oben). Das Risiko eines Pankreaskarzinoms ist bei der chronischen Pankreatitis erhöht.

Autoimmunpankreatitis

Es handelt sich um eine besondere Form der Pankreatitis, die gehäuft mit der primären biliären Cholangitis (s. S. 299), dem Sjögren-Syndrom (s. S. 227) und der Colitis ulcerosa assoziiert ist. In der Regel bilden sich fokale entzündliche Infiltrate aus, die Lymphozyten, Plasmazellen, Makrophagen und eosinophile Granulozyten beherbergen. Darüber hinaus können Kalzifikationen auftreten. Unbehandelt entwickelt sich wie bei der klassischen chronischen Pakreatitis eine Pankreassklerose mit Atrophie des Drüsenkorpers.

MERKE

Da die Autoimmunpankreatitis herdförmig auftritt, wird sie klinisch und in der Bildgebung häufig mit einem Karzinom verwechselt.

16.4 Tumoren des Pankreas

Key Point

Der größte Teil der Pankreastumoren geht vom Epithel der kleinen und großen Ausführungsgänge aus (epitheliale duktale Pankreastumoren). Die epithelialen Tumoren sind z. T. benigne, können aber auch ein malignes oder semimalignes Pendant besitzen. Daher wird im Folgenden nicht zwischen benignen oder malignen Pankreastumoren unterschieden. Klinisch relevant ist vor allem das duktale Pankreaskarzinom. Es ist besonders gefürchtet, da es meist erst in einem fortgeschrittenen Stadium entdeckt wird. Die Heilungsaussichten sind entsprechend schlecht.

16.4.1 Präneoplasien des Pankreas

Ähnlich wie im Kolon (vgl. Kapitel 14, s. S. 274) gibt es auch im Pankreas morphologische Veränderungen des duktalen Epithels, die auf eine drohende Entartung hinweisen können (aber nicht müssen!) und als **pankreatische intraepitheliale Neoplasien (PanIN)** bezeichnet werden. Man unterscheidet verschiedene Ausprägungen und Schweregrade der PanIN: Dabei scheint die PanIN 1 (insgesamt sehr häufig!) nicht gehäuft in ein Karzinom überzugehen, während ab der Stufe PanIN 2 ein malignes Potenzial besteht (fakultative Präkanzerose). Eine schematische Darstellung der möglichen morphologischen Veränderungen erfolgt in **Abb. 16.3.**

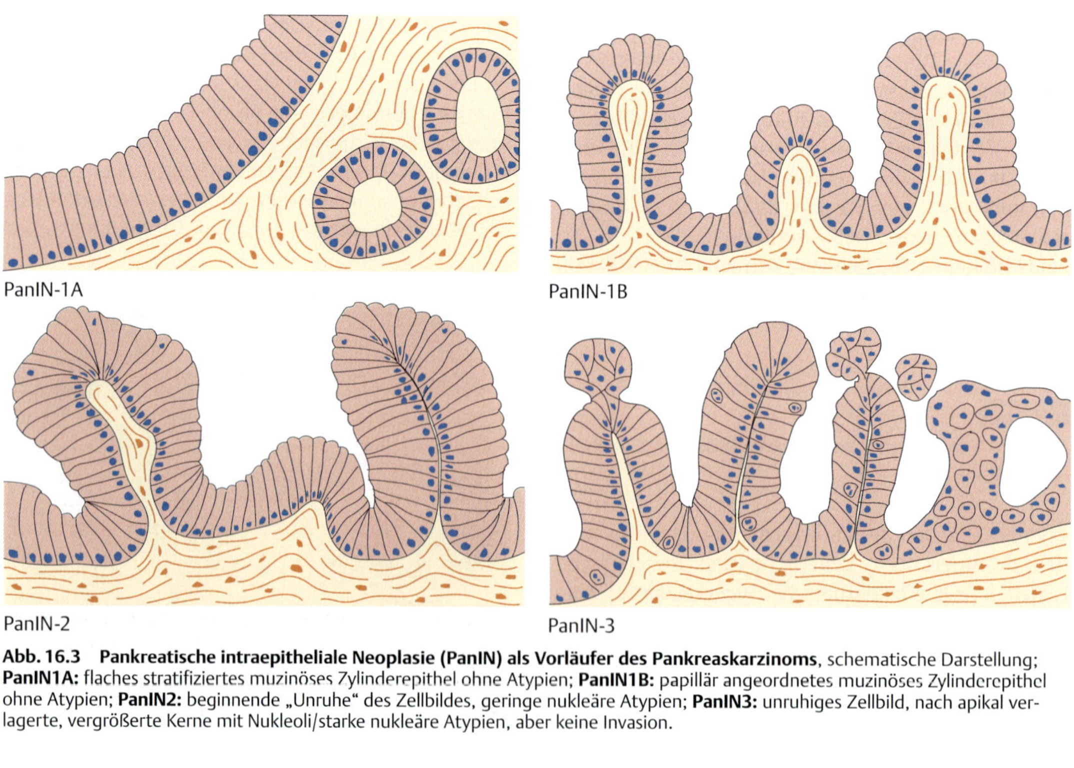

Abb. 16.3 Pankreatische intraepitheliale Neoplasie (PanIN) als Vorläufer des Pankreaskarzinoms, schematische Darstellung; **PanIN1A:** flaches stratifiziertes muzinöses Zylinderepithel ohne Atypien; **PanIN1B:** papillär angeordnetes muzinöses Zylinderepithel ohne Atypien; **PanIN2:** beginnende „Unruhe" des Zellbildes, geringe nukleäre Atypien; **PanIN3:** unruhiges Zellbild, nach apikal verlagerte, vergrößerte Kerne mit Nukleoli/starke nukleäre Atypien, aber keine Invasion.

16.4.2 Duktales Pankreaskarzinom

MERKE

Über 85 % aller Pankreastumoren sind duktale Pankreaskarzinome. 70–80 % der duktalen Pankreaskarzinome entstehen im Pankreaskopf, der Rest verteilt sich auf Körper und Schwanz.

Epidemiologie | Das duktale Pankreaskarzinom macht 2 % aller Karzinomerkrankungen und 10 % der Karzinome des Verdauungstraktes aus. Die Inzidenz ist steigend; in Nordeuropa sowie in Nordamerika beläuft sie sich derzeit auf 7–10 Erkrankungen pro 100 000 Einwohner pro Jahr, der Altersgipfel liegt zwischen dem 50. und dem 80. Lebensjahr. Die Mortalität beträgt weit über 95 %.

Ätiopathogenese | Ätiologie und Pathogenese des Pankreaskarzinoms sind unbekannt. Es gibt allerdings einige Risikofaktoren, die mit einer erhöhten Erkrankungswahrscheinlichkeit einhergehen: Nikotinabusus (Studien in Japan zeigen eine 10-fach erhöhte Inzidenz bei Rauchern), eine chronische Pankreatitis, eine fettreiche Ernährung, ein Diabetes mellitus und die Exposition gegen einige chemische Substanzen wie z. B. Benzidin. Ein familiäres Auftreten des Pankreaskarzinoms ist beschrieben, aber selten.

Morphologie | **Makroskopisch** imponiert das Pankreaskarzinom als unscharf abgegrenztes, verhärtetes Gewebeareal mit weißer Schnittfläche. **Mikroskopisch** sind stark proliferierende, atypische Gangepithelien zu sehen, die drüsig angeordnet sind **(duktales Adenokarzinom)**, Schleim bilden und infiltrativ in das gesunde Pankreasgewebe vorwachsen; hierbei induzieren sie eine starke Bindegewebsvermehrung (Desmoplasie) und eine lymphozytäre Begleitreaktion. Im Randbereich des Karzinoms sind regelmäßig Veränderungen im Sinne einer chronischen Pankreatitis zu finden: Sklerose und Atrophie des Drüsenkörpers (**Abb. 16.4**) mit lymphoplasmazellulärer Begleitreaktion. Typisch für das duktale Pankreaskarzinom ist eine frühzeitige Infiltration von Perineuralscheiden, wodurch es sich rasch in das retroperitoneale Fettgewebe ausbreiten kann und die Prognose auch nach einer R0-Resektion schlecht ist. Neben dem dominierenden duktal differenzierten Adenokarzinom gibt es weitere histologische Subtypen des duktalen Pankreaskarzinoms: das stark schleimbildende, **muzinöse Adenokarzinom** (ggf. auch in Form des **Siegelringzellkarzinoms**), das **anaplastische Karzinom** sowie das **adenosquamöse Karzinom**; Letzteres beherbergt in unterschiedlichem Ausmaß plattenepithelial differenzierte Gewebeanteile.

Sowohl makroskopisch als auch mikroskopisch kann die Abgrenzung eines Karzinoms von einer chronischen Pankreatitis mitunter sehr schwierig sein:

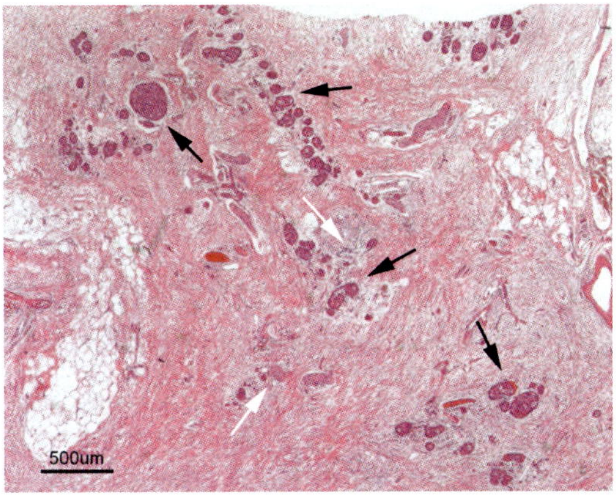

Abb. 16.4 Pankreaskarzinom: Atrophie des Drüsenkörpers im Randbereich mit sehr kleinen Karzinomausläufern (weiße Pfeile). Der histologische Befund ähnelt demjenigen bei einer chronischen Pankreatitis. Vom ursprünglichen Pankreasgewebe sind nur die Inselorgane stehen geblieben (schwarze Pfeile).

Bei beiden Erkrankungen findet man initial herdförmige Areale mit starker Bindegewebsvermehrung. Darüber hinaus sieht man im Rahmen einer chronischen Pankreatitis häufig reaktive Veränderungen des duktalen Epithels, die histomorphologisch denen bei einer Karzinomerkrankung ähneln.

Praxistipp

In Zweifelsfällen ist die Differenzierung zwischen einem Karzinom und einer chronischen Pankreatitis nur mithilfe einer immunhistochemischen Färbung möglich, die das karzinoembryonale Antigen (CEA) nachweist. Lediglich Karzinomzellen sind CEA-positiv.

Klinische Aspekte | Symptome des Pankreaskarzinoms sind abdominelle Schmerzen, die in den Rücken ausstrahlen, Gewichtsverlust und Verschlussikterus (Courvoisier-Zeichen: prall elastisch, aber schmerzlos tastbare Gallenblase mit Ikterus infolge eines karzinombedingten Verschlusses des Ductus choledochus/der Papilla Vateri). Die Tumor-Marker CA19-9 und CEA sind erhöht. In der ERCP ist ein Double-Duct-Sign nachweisbar (simultane Stenose von Ductus choledochus und Ductus pancreaticus major, sichtbar als Kontrastmittelaussparung).

MERKE

Generell macht das Pankreaskarzinom erst spät Beschwerden, sodass es zum Zeitpunkt der Diagnosestellung häufig inoperabel ist.

Einteilung und Prognose | Die Einteilung des Pankreaskarzinoms laut pTNM-Klassifikation ist in **Tab. 16.2** wiedergegeben. Häufigstes Zielorgan hämatogener Fernmetastasen ist die Leber mit 65 % aller Metasta-

Tab. 16.2

pTNM-Klassifikation des Pankreaskarzinoms

Kategorie	Kriterien
pTis	Carcinoma in situ
pT 1	Tumor < 2 cm innerhalb des Pankreas
pT 2	Tumor > 2 cm innerhalb des Pankreas
pT 3	Infiltration in das Duodenum, in den Ductus choledochus und/oder in das peripankreatische Gewebe
pT 4	Infiltration in Magen, Milz, Kolon und/oder angrenzende Gefäße
pN1a	Metastase in einem regionären Lymphknoten
pN1b	Metastasen in mindestens 2 regionären Lymphknoten
pM1	Fernmetastasen

sen, gefolgt von der Lunge (25–40 % aller Metastasen) sowie dem Skelettsystem und den Nebennieren (jeweils bis zu 25 % aller Metastasen). Auch eine peritoneale Aussaat der Tumorzellen ist möglich.

Fallbeispiel

Prof. Azan erhält von Dr. Whipple eine Keilexzision aus dem Pankreaskopf eines 43-jährigen Mannes zur intraoperativen Schnellschnittdiagnostik. Es bestehe der dringende Verdacht auf ein Pankreaskopfkarzinom! Anamnestisch sei bei dem Patienten ein langjähriger Alkoholabusus bekannt. Histologisch fällt Prof. Azan im Gefrierschnitt eine starke bindegewebige Sklerose des Pankreasparenchyms auf. Sehr gut erhalten sind die im Bindegewebe eingeschlossenen Inselzellorgane, Azini und Gänge sind hingegen deutlich rarefiziert und zytologisch auffällig (kräftige Zellkerne, deutliche Zellkern-Größenvarianz) Zellkerne. Es ist aber noch ein organoider Aufbau der Gänge und Restazini zu erkennen. Im Bindegewebe finden sich zahlreiche Lymphozyten und Granulozyten, die z. T. die restlichen Gangstrukturen infiltrieren. Ein Gang ist auffällig dilatiert und enthält kleine Konkremente. Prof. Azan ruft seinen chirurgischen Kollegen Dr. Whipple an und teilt ihm mit, dass er hier „nur" eine chronische Pankreatitis mit Parenchymsklerose diagnostizieren könne. Dr. Whipple versichert, dass das Probeexzidat (PE) mitten aus einem 2,5 cm großen Tumor stamme, der radiologisch als Pankreaskopfkarzinom eingestuft worden sei. Prof. Azan weist darauf hin, dass sklerosierende Veränderungen im Randbereich eines duktalen Karzinoms durchaus vorkämen, im Tumorzentrum sollte man allerdings zusätzlich Tumorzellen sehen, die insbesondere durch ihr auffälliges Wachstum und eine atypische Lagerung auffielen. Gerade solche Zellen könne er aber nirgends entdecken. Er bleibe daher bei der Diagnose einer tumorartig imponierenden Fibrose des Pankreaskopfes, die sich vom optischen Aspekt her durchaus wie ein Pankreaskopfkarzinom präsentieren könne.

Da der Patient präoperativ unter starken Schmerzen gelitten hat, entschließt sich Dr. Whipple zu einer pyloruserhaltenden Operation nach Kausch-Whipple (Entfernung des Pankreaskopfes). Auch im aufbereiteten Operationsresektat, welches einen stark dilatierten zentralen Pankreasgang mit reichlich Konkrementen, einen leicht dilatierten Ductus choledochus und das Duodenum enthält, ist kein Karzinom zu finden. Die Lymphknoten sind frei. Die Schmerzsymptomatik des Patienten bessert sich nach der Operation merklich.

16.4.3 Weitere epitheliale Pankreastumoren

Neben dem immer hoch malignen duktalen Pankreaskarzinom gibt es weitere epitheliale Pankreastumoren unterschiedlicher Dignität. Auch in diesem Fall gehen die Tumoren überwiegend vom Gangepithel aus, sind morphologisch jedoch gut vom duktalem Karzinom zu unterscheiden. Nur in seltenen Fällen entstammen sie den Azinuszellen. Die Tumoren können in unterschiedlichem Ausmaß sekretorisch aktive Zellen beherbergen; das Sekret kann eher serös oder schleimig/muzinös sein.

Seröse Pankreastumoren: Zu den serös differenzierten Pankreastumoren gehört die **serös zystische Neoplasie**. Diese ist analog zum serösen Zystadenom im Ovar und betrifft fast ausschließlich Frauen. Wie im Ovar kann es auch als **Borderline-Tumor** oder als malignes **seröses Zystadenokarzinom** in Erscheinung treten. Hiervon abzugrenzen ist das pankreastypische **seröse mikrozystische Adenom** (**Abb. 16.5**). Die benigne Form ist häufiger anzutreffen als in der Literatur angegeben, maligne Varianten sind beschrieben, aber insgesamt selten.

Muzinöse Pankreastumoren: Neben den Adenomen mit überwiegend seröser Differenzierung gibt es auch schleimbildende, also muzinös-zystische Tumo-

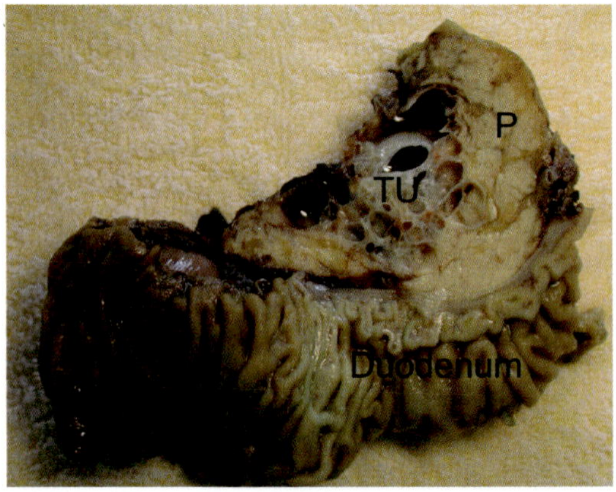

Abb. 16.5 Seröses mikrozystisches Adenom im Pankreaskopf; dieser gutartige Tumor zeigt zahlreiche unterschiedlich große Zysten (TU); normales Pankreasgewebe (P).

16

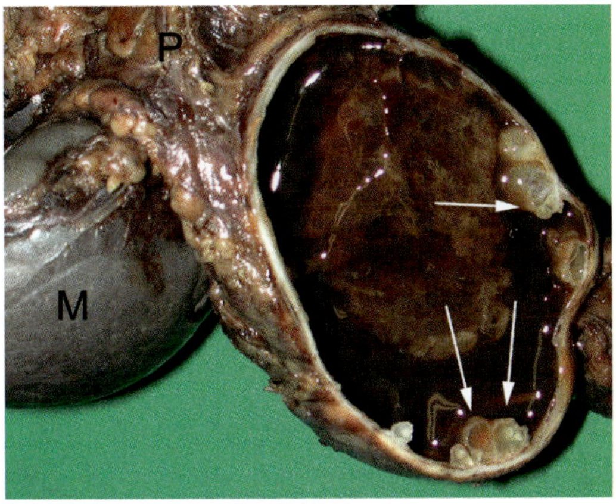

Abb. 16.6 Muzinös zystische Neoplasie mit großen und kleinen schleimgefüllten Zysten (Pfeile); M = Milz, P = Pankreas.

ren, die gleichfalls analog zu denjenigen des Ovars benannt werden. Entsprechend unterscheidet man benigne **muzinös zystische Neoplasie** (Abb. 16.6), **Borderline-Tumoren** und maligne **muzinöse Zystadenokarzinome**. Der **intraduktale papillär-muzinöse Tumor** ist benigne und kommt ausschließlich im Pankreas vor, besitzt aber ein malignes Potenzial. Typischerweise kommt es bei den muzinösen Tumoren zu einem Aufstau von Schleim im Pankreasgang, der sich bei einer Papillotomie schwallartig entleert.

Der **solid-pseudopapilläre Tumor** kommt ebenfalls nur im Pankreas vor; es handelt sich um einen Borderline-Tumor, dessen Zellursprung nicht geklärt ist.
Weitere maligne, insgesamt jedoch seltene Tumoren des Pankreas seien an dieser Stelle nur kurz erwähnt: osteoklastärer Riesenzelltumor, Azinuszellkarzinom, Pankreatoblastom.

Tab. 16.3

Gruppierung neuroendokriner Tumoren des Pankreas in Abhängigkeit von ihrer Dignität

Verhalten	Histologie	Größe
benigne	Insulinome und nichthormonbildende Tumoren andere hormonbildende Tumoren	< 2 cm < 1 cm
benigne oder niedrig maligne	Insulinome und nichthormonbildende Tumoren andere hormonbildende Tumoren	2–3 cm 1–2 cm
niedrig maligne	größer als die oben genannten Durchmesser oder kleiner mit Angioinvasion	
hoch maligne	wenig differenzierte Tumoren, entweder hormonaktiv oder -inaktiv	jede

16.4.4 Tumoren des endokrinen Pankreas

Auch im endokrinen Pankreas kommen Tumoren unterschiedlicher Dignität vor. Diese werden in Abhängigkeit von „ihrem" Hormon in Insulinome, Gastrinome, VIPome und Glukagonome eingeteilt; daneben gibt es hormonunabhängige (neuroendokrine) Varianten. Insulinome und nichthormonbildende neuroendokrine Tumoren verhalten sich bei gleicher Größe gutartiger als andere hormonbildende Pankreastumoren (Gastrinome, Vipome, Glukagonome). Endokrine Tumoren des Pankreas kommen in jedem Lebensalter vor, sind bei Kindern jedoch sehr selten. Die Einteilung der endokrinen Pankreastumoren in Abhängigkeit von ihrer Dignität erfolgt wie in Tab. 16.3 dargestellt. Die Graduierung erfolgt wie bei allen neuroendokrinen Tumoren des GI-Traktes nach der Proliferation (Ki-67/MIB-1-Index oder mitotische Aktivität, s. S. 251, Tab. 12.4).

MERKE

Die Ursache eines hyperinsulinämischen Hypoglykämiesyndroms mit Heißhunger, Bewusstseinsverlust und neurologischer Symptomatik ist häufig Folge eines Insulinoms oder einer angeborenen Inselzellhyperplasie (Nesidioblastose). Insulinome sind meist gutartig.

G

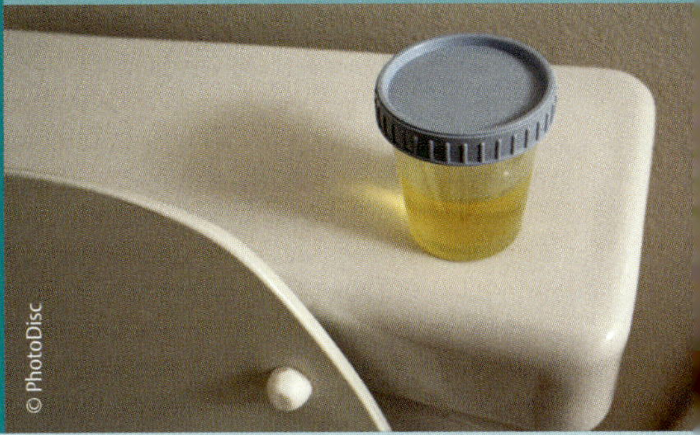

Niere und Harnwege

Fallbesprechung im Rahmen der allgemeinen Tumorkonferenz

Nephrologe: Ich berichte über eine 60 Jahre alte Patientin mit bereits länger bestehenden rezidivierenden Mikrohämaturien, zeitweise auch Makrohämaturien. Der Immunglobulin-A-Spiegel ist erhöht und liegt bei 600 mg/dl. Des Weiteren besteht eine Proteinurie von 0,4 g/Tag. Die Patientin war initial hyperton mit 170/100 mmHg und wurde daraufhin mit einer Vierfach-Kombination antihypertensiv eingestellt, u. a. geben wir einen ACE-Hemmer. Bei leicht ansteigenden Kreatinin-Werten von 0,8 auf 1,2 mg/dl wurde eine diagnostische Nierenbiopsie unter dem Verdacht auf eine IgA-Nephropathie durchgeführt.
Pathologe: Wir erhielten 3 Nierenzylinder mit insgesamt 12 Glomeruli. Dabei ist bereits lichtmikroskopisch eine Hyperzellularität des Mesangiums zu sehen, jedoch ohne Beteiligung der endo- und extrakapillären Glomerulumanteile. Elektronenmikroskopisch konnten Proteindepots nachgewiesen werden, die immunhistochemisch Immunglobulin A entsprachen. Die Nierentubuli enthielten z. T. Eiweißzylinder. Wir haben es hier somit mit einer mesangioproliferativen Glomerulonephritis zu tun.
Nephrologe: Hiermit korrelieren auch klinisches Bild und Laborparameter. Etwas verwunderlich war nur die akute Nierenfunktionsverschlechterung um 50 % nach relativ kurzem Verlauf von nur 3 Jahren, die für uns Anlass der Biopsie war. Generell werden aber auch bei einem solchen Verlauf nur 20–40 % der Patienten nach zwei oder mehr Dekaden eine dialysepflichtige Niereninsuffizienz entwickeln. Im Falle einer Proteinurie von über 1 g/Tag würden wir bei dieser Patientin eine Kortikosteroid-Therapie nach dem Pozzi-Schema anbieten. Alternativ oder additiv kann auch noch eine Therapie mit Fischöl versucht werden, wobei die Studienergebnisse hier widersprüchlich sind. Der Blutdruck sollte auf Werte unter 130/80 mmHg eingestellt werden, bei einer Proteinurie über 1 g/Tag sogar auf Werte unter 125/75 mmHg. Zusätzlich zu dem bereits gegebenen ACE-Hemmer können hier noch ein AT 1-Rezeptorantagonist und ggf. auch Spironolacton gegeben werden.
Der Nephrologe wendet sich an den Pathologen.
Nephrologe: In Ihrem Befund las ich noch etwas über einen Tumor?
Pathologe: Richtig, in einem der Biopsiezylinder fanden wir einen papillären Tumor mit kleinen, runden, unauffälligen Zellkernen. Eine Kapsel konnten wir nicht nachweisen, auch keine Nekrosen und keine Angioinvasion. Es handelt sich um einen Zufallsbefund. Um die Dignität einschätzen zu können, brauchen wir noch Informationen bezüglich der Größe und Lage des Tumors. War dieser sonografisch zu sehen?
Nephrologe: Bei der Nadelbiopsie, die wir ja immer unter sonografischer Kontrolle durchführen, fiel uns eine kleine, kaum abgrenzbare, weitgehend isoechogene Raumforderung auf, die wir nicht einschätzen konnten und daher ebenfalls biopsiert haben. Wir haben daraufhin auch ein Kontrastmittel-CT durchführen lassen.
Nephrologe wendet sich an den Radiologen.
Radiologe: Auch wir sehen einen subkapsulär gelegenen Tumor mit einem Durchmesser von 0,9 cm ohne Kontrastmittelanreicherung. Liquide Veränderungen bestehen nicht, ebenso kein Tumoreinbruch in Blutgefäße. Die Nierenkapsel wird nur leicht hervorgehoben. Lymphknoten lassen sich im Hilusbereich nicht darstellen.
Pathologe: In Anbetracht der geringen Größe und der Morphologie handelt es sich hier um ein papilläres Nierenzelladenom des Grades G1. Dieses kann ggf. in ein Karzinom übergehen, Studien hierzu gibt es nicht, sichere Angaben zur Wahrscheinlichkeit kann ich nicht machen!
Urologe: Je nach Einstellung der Patientin kann man unter regelmäßiger sonografischer Kontrolle abwarten („watch and see"), die Grenze zum Karzinom – das ab einem Durchmesser von 1 cm zu diagnostizieren ist – ist allerdings schon fast erreicht. Bei hohem Sicherheitsbedürfnis der Patientin könnten wir endoskopisch eine organschonende Keilresektion durchführen. Diese ist nur deshalb möglich, da der Tumor subkapsulär liegt, er ist daher anhand der Kapselvorwölbung auch makroskopisch zu erkennen.
Nephrologe: Ich werde das Problem mit der Patientin diskutieren. Um ein eventuelles Größenwachstum rechtzeitig zu erkennen, wird sie sich bereits in 3 Monaten wieder hier vorstellen.

17 Niere und Harnwege

17.1 Erkrankungen der Nieren

17.1.1 Relevante anatomische und funktionelle Aspekte

Anatomie der Niere | Die paarig angelegten Nieren wiegen einzeln zwischen 100 und 150 g. **Makroskopisch** lassen sich auf der Schnittfläche die Kapsel, die Rinde, das Mark und anschließend das Nierenbecken unterscheiden (vgl. Lehrbücher der Anatomie). Wesentliche **mikroskopische Bauelemente** sind:

- die **Nierenkörperchen:** sie umfassen ein Kapillarknäuel/**Glomerulus**, das von einer doppelwandigen Kapsel – Bowman-Kapsel – umgeben wird;
- die **Nierenkanälchen (Tubuli renales):** sie schließen sich unmittelbar an das Nierenkörperchen an und umfassen proximalen Tubulus (Pars convoluta und recta, Hauptstück), intermediären Tubulus (Pars descendens und ascendens, Überleitungsstück), distalen Tubulus (Pars recta und Pars convoluta, Mittelstück), Verbindungstubulus und Sammelrohr;
- das **interstitielle Nierengewebe** mit den darin verlaufenden **Blutgefäßen**.

Funktion der Niere | Das Nierenkörperchen bildet gemeinsam mit den zugehörigen Abschnitten des Tubulussystems die funktionelle Einheit des Nierenparenchyms, das **Nephron** (**Abb. 17.1**); im Glomerulum wird der Primärharn aus dem Blut filtriert und bei der anschließenden Passage durch das Tubulussystem durch komplizierte Resorptions- und Sekretionsvorgänge zum Endharn konzentriert (vgl. Lehrbücher der Physiologie). Auf diese Weise sorgt die Niere dafür, dass die Homöostase des Organismus aufrechterhalten wird (**Regulation von Elektrolyt- und Wasserhaushalt**, **Regulation des Säure-Basen-Haushalts**). Darüber hinaus ist die Niere als Produzent und Erfolgsorgan zahlreicher Hormone in komplexe Regulationskreisläufe eingebunden:

- in die **Blutdruckregulation**, die eng mit der Regulation des Wasserhaushaltes und des Gefäßtonus assoziiert ist: Produktion von Renin und Prostaglandinen, Erfolgsorgan für Katecholamine, Aldosteron, ANP und ADH;

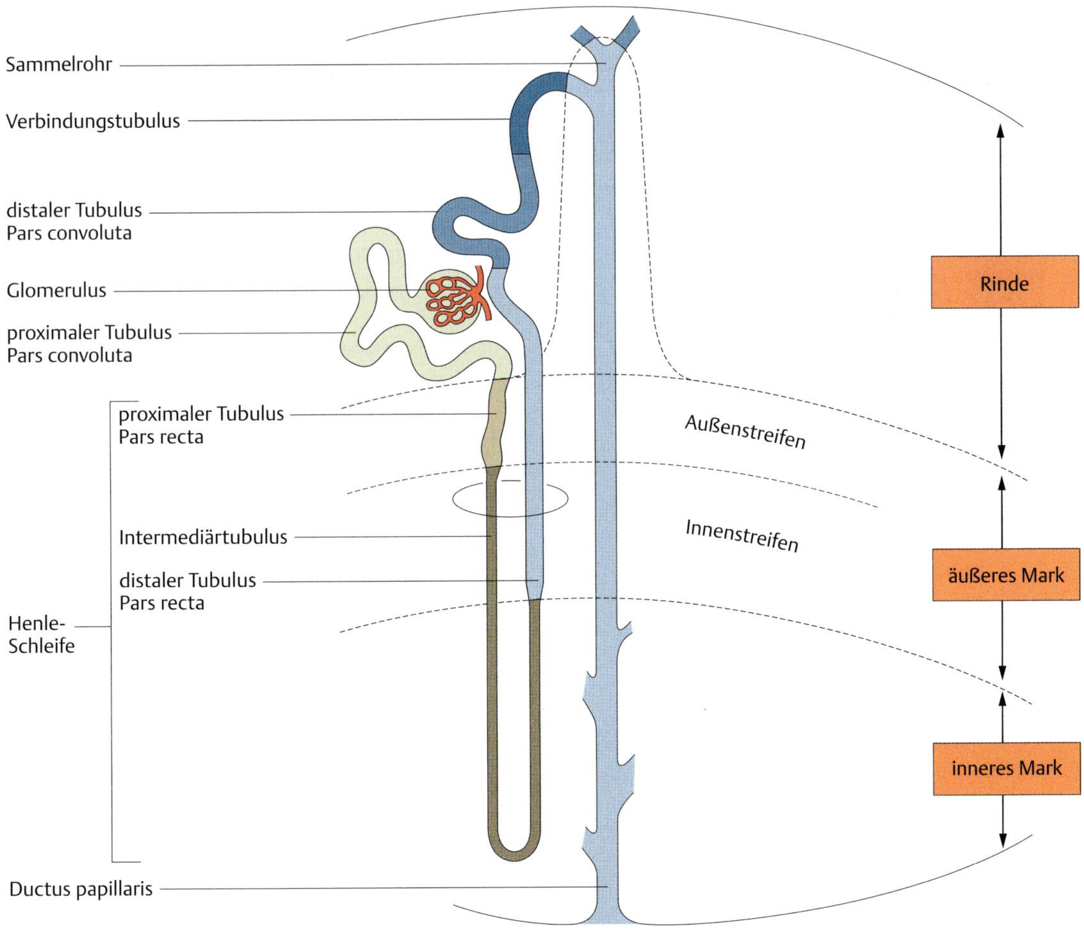

Abb. 17.1 Schematische Darstellung eines Nephrons.

- in den **Knochenstoffwechsel:** Produktion von 1,25-Dihydroxycholecalciferol, Erfolgsorgan für Parathormon;
- in den **Erythrozytenstoffwechsel:** Produktion von Erythropoetin.

Relevanz für die Pathologie I Die histologischen Untereinheiten des Nierenparenchyms sind für die **Einteilung der Nierenerkrankungen** von unmittelbarer Bedeutung. Man unterscheidet:

- **Erkrankungen der Nierenkörperchen (glomeruläre Erkrankungen):** Es handelt sich um eine komplexe Krankheitsgruppe; die einzelnen Krankheitsbilder unterscheiden sich hinsichtlich der Tatsache, welche anatomischen Untereinheiten des Glomerulus in welchem Ausmaß beschädigt werden; dies spielt insbesondere bei der Klassifikation der Glomerulonephritiden eine große Rolle (s. S. 322). Anatomisch fasst man unter dem Glomerulus Kapillarschlingen, glomeruläre Basalmembran, Podozyten (viszerales Blatt der Bowman-Kapsel) und Mesangium zusammen (vgl. Lehrbücher der Histologie). Im klinischen Sprachgebrauch zählt man häufig auch das parietale Blatt der Bowman-Kapsel hinzu, dies entspricht der Definition des anatomischen Nierenkörperchens.
- **Erkrankungen des interstitiellen Nierengewebes**, meist mit Beteiligung der Nierenkanälchen **(tubuläre Erkrankungen)**; es handelt sich häufig um entzündliche (Pyelonephritis) oder metabolische Erkrankungen mit sekundärer Beteiligung der Nieren.
- **Vaskuläre Erkrankungen:** Hier können die großen zuführenden Gefäße (Arteriae renales) oder die innerhalb der Nieren gelegenen Gefäße betroffen sein; besonders häufig werden die Nierengefäße im Rahmen eines Bluthochdrucks, eines Diabetes mellitus oder einer Vaskulitis mitbeschädigt.
- **Renale Tumorerkrankungen:** Sie gehen überwiegend vom **Epithel des Tubulussystems** aus; die verschiedenen Untereinheiten des Tubulussystems sind in diesem Fall auch pathomorphologisch bedeutsam, da sich verschiedene Tumortypen verschiedenen Tubulusabschnitten zuordnen lassen. So entstammt der häufigste renale Tumor, das klarzellige Nierenzellkarzinom, dem Epithel des proximalen Tubulus.

Durch ihre Einbindung in die oben genannten komplexen Regulationskreisläufe sind Nierenerkrankungen häufig von **Bluthochdruck**, **renaler Osteopathie** und **renaler Anämie** begleitet. Bei tumorösen und zystischen Erkrankungen kann es alternativ auch zu einer Überproduktion von Hormon (meistens Erythropoetin) kommen, in diesem Fall resultiert eine paraneoplastische Polyglobulie (**Abb. 17.2**, vgl. auch S. 143).

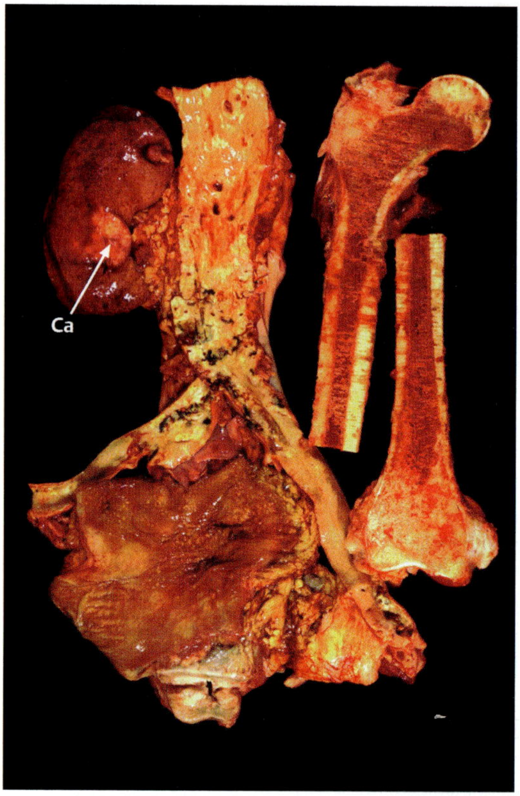

Abb. 17.2 Paraneoplastische Erythropoetinproduktion: kleines Nierenzellkarzinom (Ca) mit verstärkter medullärer Blutbildung (Hyperplasie des blutbildenden Knochenmarks).

17.1.2 Fehlbildungen der Nieren

Key Point

Anatomischer Aufbau und Lage der Nieren können erheblich variieren. Die klinischen Folgen können gravierend sein, es gibt aber auch Fehlbildungen/Lageveränderungen ohne unmittelbaren Krankheitswert. Polyzystische Nieren sind stets zu beachten – sie führen häufig zur Niereninsuffizienz.

Die Embryogenese der Niere ist komplex (s. Lehrbücher der Embryologie), das Spektrum möglicher Fehlbildungen entsprechend weit gesteckt. Das komplette Fehlen beider Nieren **(Agenesie** oder **Aplasie)** ist mit dem Leben nicht vereinbar und führt unmittelbar nach der Geburt zum Tode, während eine **einseitige Arenie** oder **einseitige Nierenhypoplasie** von der gesunden Niere in der Regel vollständig kompensiert werden kann. Eine Nierenhypoplasie kann auch erworben sein, ursächlich ist in diesem Fall zumeist ein verminderter arterieller Blutzufluss infolge einer Gefäßverengung (s. S. 332). **Lageveränderungen** der Nieren sind gleichfalls angeboren (Heterotopien)

oder erworben; zu den angeborenen Formen gehören die Becken- und die Hufeisenniere, zu den erworbenen die Senk- oder Wanderniere. Bei der **Beckenniere** erfolgt die Gefäßversorgung in der Regel aus der tieferen Aorta. Bei der **Hufeisenniere** sind die beiden Nierenpole miteinander verschmolzen. Diese Fehlbildung ist nicht selten. Die **Senk-** oder **Wanderniere** (Ren mobilis) ist Folge einer fehlenden Fixierung der Nieren im Retroperitonealraum.
Während die Hufeisenniere keine pathologische Bedeutung hat, können bei der Senk- oder Wanderniere aus mechanischen Gründen ein Harnrückstau und evtl. eine chronische Pyelonephritis mit all ihren Komplikationen (s. S. 329) entstehen.

Zystische Nierenerkrankungen

Unter diesem Begriff werden alle Erkrankungen der Niere mit dem gemeinsamen Merkmal der Zystenbildung zusammengefasst. Es handelt sich jedoch um eine sehr heterogene Krankheitsgruppe: Die Zysten können solitär oder multipel, angeboren oder erworben, symptomatisch oder asymptomatisch sein; selten sind sie auch neoplastisch bedingt.

MERKE

Man unterscheidet Nierenzysten und Zystennieren.

Nierenzysten

Einfache Nierenzysten sind immer erworben und können solitär oder multipel auftreten, das Nierenparenchym wird generell wenig beeinträchtigt. Einfache Nierenzysten haben nicht zwangsläufig Krankheitswert, sollten allerdings immer gegenüber Nierenzellkarzinomen abgegrenzt werden, da diese auch ein zystisches Wachstum zeigen können. Klinische Komplikationen sind Einblutungen und Infektionen.

Zystennieren (polyzystische Nieren)

Zystennieren (auch **Schwammnieren** genannt, **Abb. 17.3**) sind im Gegensatz zur einfachen Nierenzyste überwiegend angeboren und stets durch multiple Zystenbildungen charakterisiert. Aus diesem Grund spricht man auch von der **polyzystischen Nephropathie** oder – da es sich um eine strukturelle Anomalie handelt, die auf eine Fehlentwicklung der Niere zurückgeht – von der **polyzystischen Nierendysplasie**. Die Zysten durchsetzen meist diffus das gesamte Organ und führen in der Regel früher oder später zur Niereninsuffizienz. Die Zysten können aber auch nur auf die Rinde oder nur auf das Mark beschränkt sein, es gibt mikro- und/oder makrozystische Manifestationsformen. Die Zysten können unmittelbar nach der Geburt, im Kindesalter und im Erwachsenenalter klinisch manifest werden. Nach

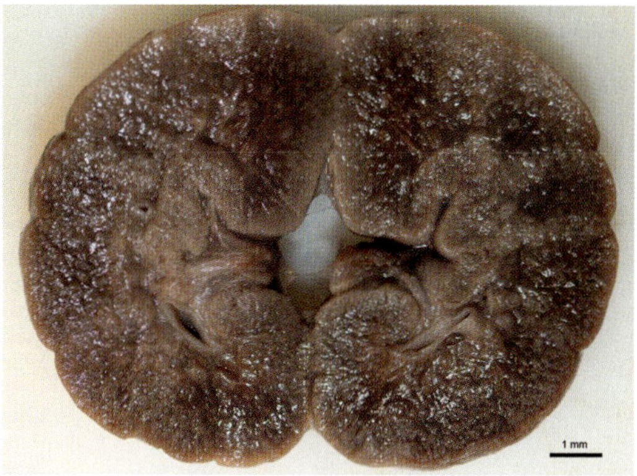

Abb. 17.3 Schwammniere. Fetale Niere mit zahlreichen sehr kleinen Zysten im Mark sowie in der Rinde entsprechend einer autosomal-dominanten PNK. (Mit freundlicher Genehmigung von Prof. Dr. A. M. Müller, Kinderpathologie Bonn)

Morphologie der Läsionen unterschied man früher 4 Typen nach **Potter** (Edith Luise Potter 1901). In der Zwischenzeit hat sich eine modernere Klassifikation nach genetischer Grunderkrankung durchgesetzt, die nicht in allen Teilen mit der älteren Potter-Einteilung übereinstimmt. Die bekannten polyzystischen Nierenerkrankungen sind in **Tab. 17.1** ausführlich dargestellt.
Nierenzysten können auch auf dem Boden eines **Urethralverschlusses in der Endphase der Nierenentwicklung** entstehen. Der resultierende Harnstau provoziert zystische Erweiterungen der terminalen Sammelrohre, z. T. auch der Henle-Schleife und der Bowman-Kapsel. Die Schwere des Krankheitsbildes, das früher als Potter Typ IV bezeichnet wurde, variiert in Abhängigkeit vom Ausmaß der zugrunde liegenden Obstruktion; lediglich die schweren Fälle führen unmittelbar nach der Geburt zum Tode. Zysten anderer Organe kommen hierbei nicht vor.

Die **Oligohydramnion-Sequenz** (früher Potter-Sequenz oder -Syndrom) ist eine komplexe Fehlbildungssequenz, die auf eine zu geringe Fruchtwassermenge (Oligohydramnion) zurückgeht (vgl. auch S. 393). Eine mögliche Ursache des Oligohydramnions ist eine autosomal-rezessive PNK (s. **Tab. 17.1**). Die Betroffenen zeigen eine typische Fazies mit tief sitzenden Ohren und einer papageienschnabelartigen Nase. Hinzu kommt u. U. auch eine pulmonale Dysplasie.

Tab. 17.1

Polyzystische Nierenerkrankungen (PNK)*

	autosomal-rezessive PNK	autosomal-dominante PNK	Nierendysplasie
Inzidenz	≤ 1:20.000	ca. 1:1.000	ca. 1:1.000
Makroskopie	nierenförmig, zunehmend vergrößert	nierenförmig, zunehmend vergrößert	Verlust der Nierenform und variabel in der Größe
Mikroskopie	erweiterte Sammelrohre, v. a. bei den perinatalen Formen glomeruläre Zysten untypisch Zystengröße 2 mm bis später mehrere cm keine Bindegewebsvermehrung keine weiteren Fehlbildungen im Harntrakt kongenitale Leberfibrose, u. U. auch Leber- und Pankreaszysten	Zysten in Nephronen und Sammelrohren Zystengröße wenige mm bis später mehrere cm keine nennenswerte Bindegewebsvermehrung keine weiteren Fehlbildungen im Harntrakt Leberzysten bei 1/3 der Patienten, vereinzelt Leberfibrose Hirnbasisaneurysmen, Herzfehler	vollständiger Verlust der Nierenarchitektur Zystengröße bis mehrere cm Bindegewebsvermehrung Nachweis von primitiven Gangstrukturen häufig Nachweis von Knorpel in der Niere häufig weitere Fehlbildungen im Urogenitaltrakt
Frühere Einteilung nach Potter	Typ I	Typ III (nicht alle)	Typ IIa (vergrößert) Typ IIb (verkleinert)
Nierenzysten als Teil von Syndromen	meist keine Syndrome	Potter-Typ-III-Nieren häufig in diskreter Ausprägung	häufig (zahlreiche Syndrome)
Oligohydramnion	nur selten	extreme Ausnahme	bei bilateraler Manifestation typisch
Prognose	Die Kinder werden häufig tot geboren oder sterben relativ jung.	mit zunehmendem Alter Entwicklung einer Niereninsuffizienz.	Viele dieser Erkrankungen werden erst zufällig bei der Obduktion entdeckt.

** nach Hermanns, B., J. Alfer, K. Fischedick, A. Stojanovic-Dedic, S. Rudnik-Schoneborn, R. Büttner, K. Zerres (2003), Pathologie und Genetik hereditärer Zystennieren, Der Pathologe 24:410–420. Mit freundlicher Genehmigung von Springer Science + Business Media.*

17.1.3 Glomeruläre Erkrankungen

Key Point

Man unterscheidet primäre und sekundäre glomeruläre Erkrankungen. Bei den primären glomerulären Erkrankungen sind die pathologischen Veränderungen der Glomeruli Leitsymptom der Erkrankung. Hierzu zählen v. a. zahlreiche Formen der Glomerulonephritis. Bei den sekundären glomerulären Erkrankungen entstehen die pathologischen Veränderungen infolge einer Systemerkrankung, die nicht primär oder ausschließlich die Nieren betrifft. Der glomeruläre Befall ist in diesem Fall fakultatives Begleitsymptom. Klinisches Paradebeispiel ist die diabetische Glomerulosklerose.

Glomerulonephritiden

Die Einteilung glomerulärer Erkrankungen ist vielschichtig; es werden **ätiologische**, **morphologische** (Art und Ausmaß der glomerulären Beschädigung) und **klinische Aspekte** herangezogen.

Einteilung der Glomerulonephritiden: Ätiologische Aspekte

MERKE

Ätiologisch ist v. a. zwischen den *entzündlichen* Glomerulonephritiden und den *nichtenzündlichen* Glomerulopathien zu unterscheiden. Beide Krankheitsgruppen können *angeboren* (selten) oder *erworben* (häufig) sein. Glomerulonephritiden sind überwiegend *immunologisch* bedingt.

Die Glomerulonephritiden werden zumeist durch **humorale**, seltener durch **zelluläre Immunreaktionen** ausgelöst. Im Einzelnen werden folgende immunologische Mechanismen unterschieden:

- **GN infolge einer Immunreaktion gegen renale Antigene:** Antigen können v. a. Bestandteile der glomerulären Basalmembran sowie vermutlich auch der Podozyten wirken. Sofern der Immunprozess gegen die Basalmembran gerichtet ist, bilden sich Autoantikörper vom Typ IgG, die gleichmäßig (linear) entlang der Basalmembran gebunden werden **(Prinzip der Antibasalmembran-GN)**. Sofern der Immunprozess gegen die (vermutlich) Podozyten gerichtet ist, resultiert eine T-Zell-vermittelte Immunreaktion mit der Folge minimaler glomerulärer Läsionen **(Prinzip der T-Zell-vermittelten GN)**.

Tab. 17.2

Morphologisch orientierte Einteilung wichtiger GN-Formen

GN-Form	führende morphologische Befunde	klinisches Korrelat	assoziierte Grunderkrankungen bzw. systemische Auffälligkeiten	Prognose
GN mit diffuser Halbmondbildung (diffuse extrakapilläre GN)	Proliferation des Bowman-Kapselepithels (extrakapilläre Halbmondbildung)	rapid-progressiver Verlauf in Richtung terminale Niereninsuffizienz	Wegener-Granulomatose Antibasalmembran-GN (Goodpasture-Syndrom) Lupus erythematodes Purpura Schönlein-Henoch	je nach Therapierbarkeit mehr oder minder rascher Übergang in eine Niereninsuffizienz
Minimal-Change-GN	verbreiterter Abstand der - Podozytenfüßchen	nephrotisches Syndrom	keine	heilt meist spontan aus
Membranöse GN	Immunkomplexablagerungen entlang der Außenseite der glomerulären Basalmembran	nephrotisches Syndrom	entzündliche Erkrankungen mit Immunkomplex-Bildung	bei rechtzeitiger Therapie gut
Membrano-proliferative GN	Immunkomplexablagerungen entlang der Innenseite der glomerulären Basalmembran, zusätzlich Zellproliferation im Mesangium	nephrotisches Syndrom	Typ I: zirkulierende Immunkomplexe Typ II: C 3-Konvertase-Antikörper	in Abhängigkeit von der Therapie gehen etwa 50 % der Fälle in eine terminale Niereninsuffizienz über
Endokapilläre GN	höckerartige Immunkomplexablagerungen an der Außenseite der Basalmemberan („Humps"), geschwollene Endothel- und Mesangiumzellen	nephritisches Syndrom	Poststreptokokkensyndrom	gut
Mesangioproliferative GN (IgA-GN)	Zellproliferation im Mesangium	nephritisches Syndrom	IgA-Immunkomplexe	gut

- **GN infolge einer Immunreaktion gegen nichtrenale Antigene:** In diesem Fall wird der immunologische Prozess durch nichtglomeruläre Antigene in Gang gebracht, die über die Blutzirkulation in die Glomeruli gelangen und sich dort in die Basalmembranen implantieren; bei den eingeschwemmten Antigenen kann es sich um virale (z. B. das HBV-Surface-Antigen), um bakterielle oder auch um endogene – also körpereigene – Antigene handeln, letztere werden z. B. im Rahmen chronischer Entzündungen freigesetzt (häufig bei rheumatischen Erkrankungen, z. B. Lupus erythematodes). Die implantierten Antigene werden anschließend von Antikörpern attackiert. Alternativ können sich auch im Blut zirkulierende Immunkomplexe direkt in den Glomeruli ablagern und auf diese Weise einen Entzündungsprozess induzieren (z. B. infolge einer akuten bakteriellen Entzündung mit massivem „Anfluten" von Antigen-Antikörper-Komplexen, z. B. bei der Poststreptokokken-GN). Folge ist jeweils eine nichtlineare (heterogene), granuläre Ablagerung von Immunkomplexen entlang der Basalmembran **(Prinzip der Immunkomplex-GN)**.
- **Komplementvermittelte GN:** Bei dieser selteneren Form der GN kommt es über eine regelwidrige Aktivierung des Komplementsystems zu einer entzündlichen Beschädigung der Glomeruli.

Einteilung der Glomerulonephritiden: Morphologische Aspekte

Wie bereits weiter oben erwähnt, unterscheiden sich die Glomerulonephritiden (wie alle Glomerulopathien) hinsichtlich der Tatsache, welche anatomische Untereinheit des Glomerulus in welchem Ausmaß beschädigt wird (s. S. 322), dies spielt auch für die Klassifikation der Glomerulonephritiden eine entscheidende Rolle (s. **Tab. 17.2**). Nachfolgend ist für jeden anatomischen Bestandteil des Glomerulus aufgeschlüsselt, von welchen morphologischen Veränderungen er betroffen sein kann:

- **Kapillarschlingen:** Hier können sich Entzündungszellen ansammeln.
- **Endothel:** Im Bereich des Endothels können Schwellungen, Proliferationen (endokapilläre Proliferation) und Nekrosen auftreten.
- **Mesangium:** Im Mesangium kann es zu einer Zunahme des Zellgehaltes (Mesangioproliferation) und einer Vermehrung der Matrix sowie zu Immunkomplexablagerungen kommen.
- **Basalmembran:** Entlang der Basalmembran können sich Immunkomplexe ablagern, sowohl innen (also unterhalb des Kapillarendothels/subendothelial) als auch außen (auf der zum Kapselraum gerichteten Seite der Basalmembran, unterhalb der Podozyten/subepithelial). Intramembranöse Ablagerungen sind gleichfalls möglich (dense desposits).
- **Podozyten:** Die Fußfortsätze der Podozyten (viszerales Blatt der Bowman-Kapsel) können verschmelzen, sich abflachen und/oder Nekrosen

aufweisen; der Abstand der Podozytenfüßchen kann dadurch größer werden.
- **Bowman-Kapselepithel:** Hier kann es zur Proliferation der Epithelien kommen (extrakapilläre Halbmondbildung).

Weitere morphologische Klassifizierungsmöglichkeiten der glomerulären Erkrankungen ergeben sich aus dem **Verteilungsmuster der pathologischen Veränderungen:**
- Auf die Ebene des Glomerulum bezogen kann man **endokapilläre** (der pathologische Prozess spielt sich innerhalb der Kapillarschlingen ab) von **extrakapillären** glomerulären Beschädigungen unterscheiden. Ferner unterscheidet man **globale** (das gesamte Kapillarknäuel ist erkrankt) von **segmentalen** Beschädigungen (nur ein Teil der Gefäßschlingen eines Glomerulum ist erkrankt).
- Auf die gesamte Niere bezogen differenziert man zwischen fokalen und diffusen Erkrankungen: Bei den **diffusen** glomerulären Erkrankungen ist das gesamte Organ mehr oder minder gleichmäßig von beschädigten Glomeruli durchsetzt. Bei den **fokalen** glomerulären Erkrankungen sind die beschädigten Glomeruli nur in einem begrenzten Abschnitt einer (oder beider) Nieren anzutreffen.

Die **Tab. 17.2** listet wichtige Glomerulonephritis-Formen auf, deren Einteilung und Benennung auf charakteristischen morphologischen Befunden beruht. Zusätzlich sind für jede aufgeführte GN-Form Angaben zu klinischen Aspekten sowie zur Prognose enthalten. Die **Abb. 17.4** skizziert die entsprechenden elektronenmikroskopischen Befunde.

Einteilung der Glomerulonephritiden: klinische Aspekte

Die Glomerulonephritiden präsentieren sich je nach Ursache klinisch sehr heterogen. Über symptomarme, selbstlimitierende Verläufe (häufig bei der Poststreptokokken-GN) und chronisch-progrediente Verlaufsformen (z. B. bei der membranoproliferativen GN) bis hin zum fulminanten Verlauf mit akutem Zusammenbruch der Nierenfunktion (z. B. beim Goodpasture-Syndrom) sind alle Abstufungen möglich. Prinzipiell präsentieren sich alle Glomerulonephritiden unter einem der „großen“ renalen Leitsyndrome (vgl. auch **Tab. 17.2**):
- **Nephritisches Syndrom:** Kombination aus Hämaturie, leichter Proteinurie < 3 g/Tag und eingeschränkter Filtrationsrate (Ödemneigung); evtl. auch Hypertonie.

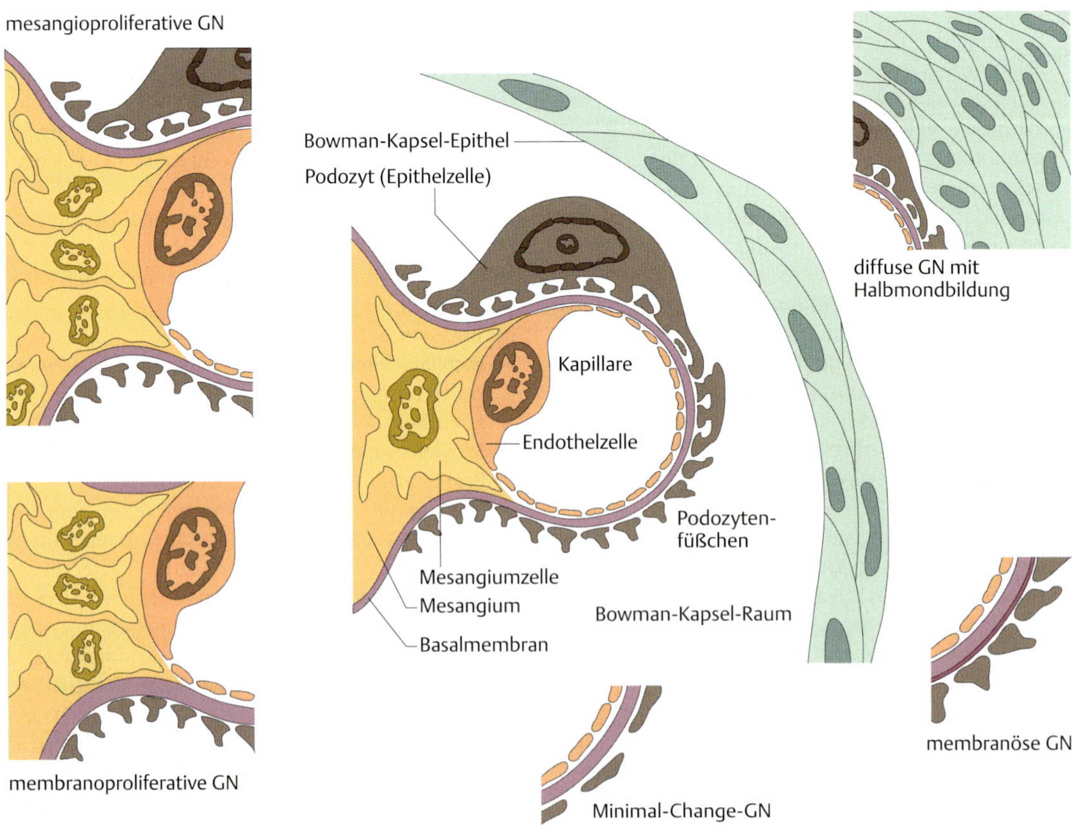

Abb. 17.4 Wesentliche morphologische Veränderungen im Rahmen glomerulopathischer Erkrankungen. Schematische Darstellung einer Glomerulusschlinge mit Bowman-Kapsel sowie typische pathologische Veränderungen der einzelnen anatomischen Untereinheiten. GN = Glomerulonephritis.

17

- **Nephrotisches Syndrom:** Kombination aus starker Proteinurie > 3 g/Tag (und entsprechend Hypoproteinämie), hypalbuminämischen Ödemen sowie Hyperlipidämie.
- **Terminale Niereninsuffizienz:** Zusammenbruch der exkretorischen und inkretorischen Nierenfunktion mit all ihren Folgen (Stadium der Urämie). Der Zusammenbruch kann rasch **(akutes Niervenversagen, ANV)** oder chronisch-progredient **(chronische Niereninsuffizienz)** erfolgen. Während sich das ANV potenziell zurückbilden kann, ist die chronische Niereninsuffizienz irreversibel. Ursächlich ist ein Verlust funktionstüchtigen Nierengewebes mit einem Abfall des Glomerulumfiltrates unter 80 % des Ausgangswertes; hierdurch bedingt kommt es zu einem Anstieg harnpflichtiger Substanzen im Blut, messbar am Anstieg der Kreatinin- und Harnstoffkonzentration (der Harnstoff selbst ist dabei ungiftig!). Klinische Folgen der Urämie sind in der **Tab. 17.3** aufgelistet.

Ein nicht unerheblicher Teil der Glomerulonephritiden geht unbehandelt, aber auch behandelt in eine terminale Niereninsuffizienz über, Folgen sind die Dialyse oder eine Nierentransplantation mit einem Kostenvolumen von ca. 10–15 % der Ausgaben im Gesundheitssystem. In Deutschland sind zurzeit ca. 80 000 Patienten dialysepflichtig mit Jahreskosten von je 50 000 €.

Tab. 17.3

Klinische Symptome der Urämie

Symptom	Beschreibung/Ursache
Elektrolyt- und Stoffwechselstörungen	Hypokalzämie (hierdurch bedingt sekundärer Hyperparathyreoidismus mit entsprechenden Folgen, vgl. S. 506); renale Osteopathie) Hyperphosphatämie metablische Azidose
gastrointestinale Symptome	Übelkeit, Erbrechen, Diarrhö, urämische Gastritis und Kolitis
kardiovaskuläre/pulmonale Symptome	Hypertonie, periphere Ödeme, Lungenödem, ggf. Herzrhythmusstörungen; generelle Steigerung der Kapillarpermeabilität durch toxische Effekte der Urämiegifte (pathogenetischer Teilfaktor der Hirn-, Lungen- und peripheren Ödeme)
neurologische Symptome	psychopathologische/psychiatrische Auffälligkeiten (Schläfrigkeit oder Erregung, Wesensveränderungen), polyneuritische Symptome; mit zunehmender Stoffwechselentgleisung fortschreitende Eintrübung bis hin zum urämischen Koma (Hirnödem, metabolische/urämische Enzephalopathie)
renale Anämie	ursächlich ist der Erythropoetinmangel
Pleuritis und Perikarditis	durch Urämiegifte induzierte fibrinöse Entzündungsreaktion der serösen Häute

Praxistipp

Glomeruläre Erkrankungen sind die häufigste Ursache einer akuten oder chronischen Niereninsuffizienz. Klinisch können die einzelnen GN-Formen oft nicht ausreichend voneinander differenziert werden, die therapeutischen Konsequenzen sind jedoch je nach Erkrankung sehr unterschiedlich. Aus diesem Grund sind die Glomerulonephritiden eine Domäne der Nierenbiopsie-Diagnostik.

Nachfolgend werden die einzelnen GN-Formen in Abhängigkeit von ihrer (bevorzugten) klinischen Verlaufsform präsentiert.

Glomerulonephritiden mit rapid-progressivem Verlauf

Diffuse extrakapilläre GN (rapid-progressive GN): Unter diesem Begriff werden alle Glomerulonephritiden zusammengefasst, die einen raschen klinischen Verlauf in Richtung terminale Niereninsuffizienz zeigen; morphologisches Korrelat eines solch „dramatischen" Verlaufs sind nekrotische Kapillarschlingen (anteile) mit Basalmembranrupturen und Exsudation von Fibrin in den Kapselraum; reaktiv proliferiert das Bowman-Epithel mit **extrakapillärer Halbmondbildung** (**Abb. 17.5**). Die Halbmonde komprimieren den Kapselraum und lassen die Funktion des Glomerulum schnell zusammenbrechen. Wichtige Vertreter sind v. a. die mit einer Wegener-Granulomatose assoziierten Glomerulonephritiden (s. u.), die Antibasalmembran-Glomerulonephritis (Goodpasture-Syndrom, s. u.) und ein *Teil* der Immunkomplex-Glomerulonephritiden autoimmuner Genese sowie immunreaktiver Natur (z. B. Glomerulonephritiden im

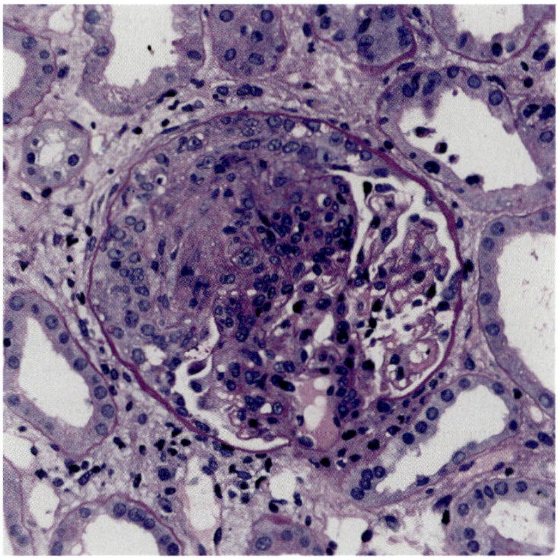

Abb. 17.5 Rapid-progressive Glomerulonephritis mit Halbmondbildung im linken Bereich der Bowman-Kapsel. (Mit freundlicher Genehmigung von Dr. Leh, Bergen/Norwegen)

Rahmen eines Lupus erythematodes, einer Schönlein-Henoch-Erkrankung, einer Kryoglobulinämie oder eines Poststreptokokken-Syndroms; letzteres induziert überwiegend eine endokapilläre GN, s. u., kann allerdings selten auch eine Halbmondbildung auslösen).

Glomerulonephritiden mit einem nephrotischen Syndrom

Minimal-Change-GN: Diese vermutlich T-Zell-vermittelte Erkrankung geht – wie der Name besagt – mit nur minimalen morphologischen Veränderungen einher, die lichtmikroskopisch kaum zu erkennen und daher ausschließlich in der Elektronenmikroskopie sicher zu diagnostizieren sind: Es kommt zu einem teilweisen Verlust und einer Abflachung von Podozytenfüßchen (z. T. sichtbar als verbreiteter Abstand der Podozytenfüßchen). Die Synthese von polyanionischen Substanzen wie Heparansulfat durch die Podozyten ist vermindert, die Ladungsselektivität der Blut-Harn-Schranke entsprechend herabgesetzt: Kleine, negativ geladene Eiweißmoleküle wie Albumin können die Blut-Harn-Schranke überwinden, klinische Folge ist eine massive Proteinurie mit einem nephrotischen Syndrom. Unter Steroidtherapie heilt die Erkrankung bei Kindern in mehr als 90 % der Fälle aus; bei Erwachsenen sind die Heilungschancen ebenfalls günstig, wenn auch nicht im gleichen Maße.

Glomeruläre Minimalläsionen mit fokaler und segmentaler Sklerose: Morphologische Merkmale sind fokal anzutreffende, segmentale Kapillarschlingenverdichtungen mit Hyalinose und Sklerose. Die Kapillarendothelien sind geschwollen, im Mesangium können verschiedene humorale Substanzen abgelagert sein. Die Ursache dieser in unterschiedlichen Varianten vorkommenden Erkrankung ist noch ungeklärt. Klinisch zeigt sich eine starke Proteinurie (nephrotisches Syndrom) mit Steroidresistenz bei 50–90 % der Erkrankten. Bei 25–40 % der Patienten ist mit einer chronischen Niereninsuffizienz zu rechnen.

17

Membranöse GN: Bei der membranösen Glomerulonephritis lagern sich an der Außenseite der Basalmembran – also subepithelial – Immunkomplexe ab (sog. Immundepots, Stadium I). Die Immundepots induzieren eine Neubildung von Basalmembran-Substanzen, zunächst zwischen den Depots („**Spikes**", Stadium II), im weiteren Verlauf werden die Immundepots zunehmend von Basalmembran-Material ummantelt (Stadium III). In der Summe resultiert eine erhebliche Verbreiterung der Basalmembran (**Abb. 17.6**), die nach Auflösung der Immundepots eine kettenförmige Konfiguration zeigt (Stadium IV). Im Endstadium (Stadium V) können die Glomerula veröden.

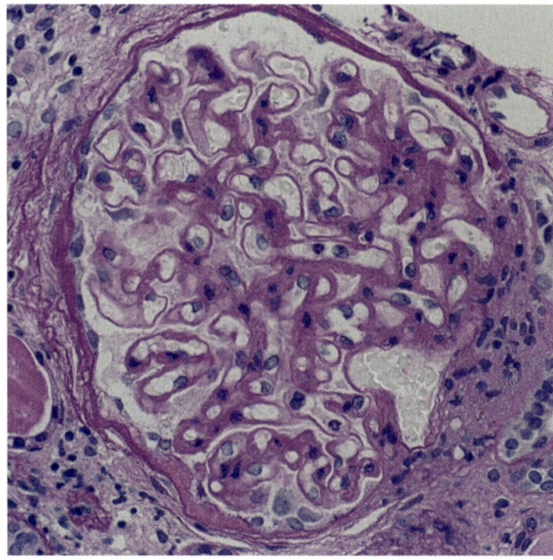

Abb. 17.6 Membranöse Glomerulonephritis mit Verbreiterung der Kapillarschlingen (PAS-Färbung). (Mit freundlicher Genehmigung von Dr. Leh, Bergen/Norwegen)

MERKE

Die membranöse Glomerulonephritis ist die häufigste Ursache des nephrotischen Syndroms im Erwachsenenalter.

Die Pathogenese wird kontrovers diskutiert, Immunkomplexe spielen in jedem Fall eine Rolle. Erwiesen ist der pathogenetische Zusammenhang der membranösen GN mit einer Infektion durch HBV (Implantierung des HBV-Surface-Antigens/HBsAg in die Basalmembran, vgl. S. 292).

Membranoproliferative GN: Es werden 2 Typen der membranoproliferativen Glomerulonephritis unterschieden; beide Typen sind durch mesangiale Proliferationen und Basalmembranverdickungen gekennzeichnet; beim **Typ I** resultiert diese aus subendothelial abgelagerten Immunkomplexen mit nachfolgender Doppelung der Basalmembran; beim **Typ II** finden sich hingegen intramembranöse Depots (sog. dense deposits), über deren genaue Natur und Herkunft noch Unklarheit besteht. Gesichert ist lediglich das Vorkommen von Komplement C 3. Dem Typ I liegt eine Immunkomplexreaktion zugrunde, klinisch kommt es zur Proteinurie und zur Hämaturie, die Prognose ist eher schlecht. Der Typ II ist selten; zirkulierende Immunkomplexe sind nicht nachweisbar, allerdings ist das Komplement C 3 im Serum vermindert (hypokomplementämische GN). Hämaturie und Proteinurie kennzeichnen wie beim Typ I das klinische Bild.

Fibrilläre GN: Bei dieser Erkrankung finden sich Amyloid-Fibrillenablagerungen, die auf die Glomerula beschränkt sind und je nach Erkrankungsschwere im Mesangium, in den Kapillarwänden und später auch in der Basalmembran liegen. Diese Erkrankung ist sehr selten; etwa die Hälfte der Patienten entwickelt nach 2–4 Jahren eine dialysepflichtige Niereninsuffizienz. Nach einer Transplantation kann es im transplantierten Organ zum Wiederaufkeimen der gleichen Erkrankung kommen.

Immunotaktoide GN: Ursächlich sind Ablagerungen von 30–40 nm breiten Mikrotubuli subepithelial, membranös und subendothelial sowie im Mesangium. Die Fibrillen sind deutlich größer als die des Amyloids. Der elektronenmikroskopische Befund ist pathognomonisch. Diese Erkrankung ist gleichfalls sehr selten, kommt häufiger bei über 60-Jährigen vor und führt zu einer starken Proteinurie mit nephrotischem Syndrom. Wie bei der fibrillären Glomerulonephritis wird etwa die Hälfte der Patienten innerhalb von 2–4 Jahren dialysepflichtig.

Glomerulonephritiden mit einem nephritischen Syndrom

Diffuse endokapilläre GN (akute postinfektiöse endokapilläre GN): Morphologisch kennzeichnend sind Ablagerungen von Immunkomplexen an der Außenseite der Basalmembran (sog. „**Humps**"), darüber hinaus proliferieren endotheliale und mesangiale Zellen, was mit einer Schwellung der betroffenen Glomeruli einhergeht. Lichtmikroskopisch kann man Granulozyten in den Kapillarlichtungen sehen. Die beschriebenen morphologischen Veränderungen finden sich in diffuser Verteilung in beiden Nieren. Kinder und Jugendliche sind gehäuft betroffen. Typischerweise entwickelt sich die Erkrankung akut 1–2 Wochen nach einem Streptokokkeninfekt, klinisch ist ein nephritisches Syndrom mit Makro- oder Mikrohämaturie, mäßiger Proteinurie und Ödemen typisch. Die Erkrankung bildet sich in der Regel rasch zurück, die Prognose ist entsprechend günstig.

Mesangioproliferative GN vom Typ IgA (IgA-Glomerulonephritis): Diese GN ist durch IgA-Ablagerungen im Mesangium gekennzeichnet (**Abb. 17.7**). Im Serum findet sich ein erhöhter IgA-Spiegel.

> **MERKE**
>
> Bei der IgA-GN handelt es sich um die weltweit häufigste Glomerulonephritis-Form (ca. 50 % aller Glomerulonephritiden).

Klinisch sind v. a. rezidivierende Hämaturien typisch, eine zusätzliche Proteinurie und/oder Hypertonie ist seltener anzutreffen. Bei rein mesangialer IgA-Ablagerung ist der Verlauf zwar hartnäckig, eine Progression zur Niereninsuffizienz allerdings seltener (ca. 20 %). Die Gefahr einer Niereninsuffizienz steigt mit dem Hinzutreten weiterer glomerulärer Veränderungen.

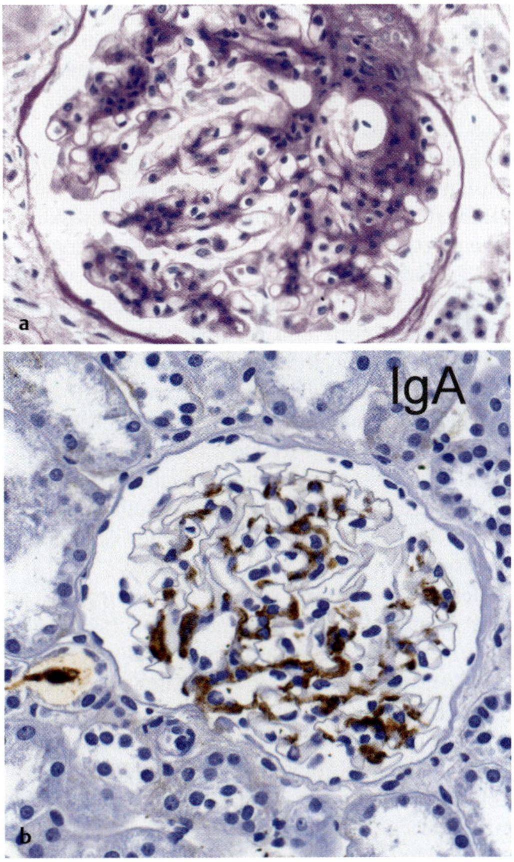

Abb. 17.7 Mesangioproliferative Glomerulonephritis. **a** PAS-Färbung. **b** Immunhistochemie: Die IgA-Ablagerungen im Mesangium sind braun dargestellt. (Mit freundlicher Genehmigung von Dr. Leh, Bergen/Norwegen)

Sekundäre Glomerulonephritiden im Rahmen von Systemerkrankungen

Systemischer Lupus erythematodes: Die Inzidenz dieser Erkrankung beträgt in Europa 4 pro 100 000 Einwohner pro Jahr. Die morphologischen Veränderungen der Nieren sind vielschichtig: Häufig kommt es zur einer mesangioproliferativen Glomerulonephritis mit Halbmondbildung, es kann aber auch das Bild einer membranoproliferativen oder membranösen Glomerulonephritis entstehen.

> **MERKE**
>
> Es gibt keine glomerulopathischen Veränderungen, die für den systemischen Lupus erythematodes spezifisch sind.

Schönlein-Henoch-Purpura: Diese fokale und segmentale Glomerulonephritis gleicht morphologisch der mesangioproliferativen Glomerulonephritis vom IgA-Typ und kommt vor allem bei Kindern und Jugendlichen vor. In Europa ist mit 14 Fällen auf 100 000

Einwohner pro Jahr zu rechnen. Die Erkrankung geht mit einer leukozytären Vaskulitis kleiner Gefäße einher. Die Nieren sind in 20–60 % der Fälle mitbetroffen. Das Risiko einer terminalen Niereninsuffizienz beträgt im Falle einer Nierenbeteiligung etwa 50 %.

Wegener-Granulomatose: 70 % der Wegener-Patienten entwickeln eine Glomerulonephritis; bei diesen Patienten kommt es zu einem Übergriff des vaskulitischen Prozesses auf die glomerulären Kapillarschlingen. Morphologisch sind Proliferationen des Bowman-Kapselepithels mit Halbmondbildung und Fibrinablagerungen typisch, unbehandelt führt die Erkrankung innerhalb weniger Monate zur terminalen Niereninsuffizienz. Die Kombinationstherapie aus Steroiden und Immunsuppression verbessert die Überlebensrate der Patienten erheblich, eine Progression zur terminalen Niereninsuffizienz ist dennoch bei 20 % der Patienten nicht aufzuhalten. Serologisch kennzeichnend für die Wegener-Granulomatose ist ein erhöhter c-ANCA-Titer.

Löhlein-Herdnephritis: Die Löhlein-Herdnephritis ist eine segmentale Glomerulonephritis im Rahmen einer bakteriellen Endokarditis (meist durch Staphylokokken bedingt). Ätiopathogenetisch werden glomeruläre Beschädigungen des Nierengewebes durch Mikrothromben und septikopyämische Prozesse diskutiert, und auch immunlogische Mechanismen mit Ablagerungen von IgG und C 3. Makroskopisch sieht man subkapsulär gelegene petechiale Einblutungen („Flohstichniere“), histologisch imponieren segmentale Beschädigungen der Glomeruli mit Nekrosen und granulozytären Infiltraten. In den nachgeschalteten Tubulusabschnitten finden sich Eiweißzylinder. Klinisch kommt es zu einer milden Proteinurie und einer massiven Hämaturie.

Goodpasture-Syndrom: Diese Erkrankung betrifft gleichermaßen die Niere und die Lunge. Aufgrund ihrer spezifischen Pathogenese wird sie auch **Antibasalmembran-Glomerulonephritis** genannt: Bestandteile der glomerulären Basalmembran induzieren Autoantikörper vom Typ IgG, die sich gleichmäßig (linear) an die Basalmembran binden. Im Zuge der Antigen-Antikörper-Reaktion kommt es zu einer Aktivierung des Komplement-Systems mit einer schwer verlaufenden Glomerulonephritis, die sich morphologisch und klinisch unter dem Bild der rapid-progressiven Glomerulonephritis mit extrakapillärer diffuser Halbmondbildung präsentiert (s. S. 322); insgesamt stellt das Goodpasture-Syndrom 10 % aller rapid-progressiven Glomerulonephritiden. Kennzeichnend ist darüber hinaus die Lungenbeteiligung mit Hämatopnoe, da auch die alveolären Basalmembranen attackiert werden. Das Altersspektrum ist breit. Therapeutisch sind Plasmapherese und Immunsuppression indiziert, hierunter kommt es bei bis zu 70 % der Patienten zu einer Besserung der Nierenfunktion.

Glomerulopathien bei nichtentzündlichen Systemerkrankungen

Diabetes mellitus: 40 % aller Patienten, die dialysepflichtig werden, leiden an einem Diabetes mellitus, der die Glomerula in Mitleidenschaft gezogen hat **(Kimmel-Stiel-Wilson-Glomerulosklerose)**. Besonders charakteristisches Kennzeichen der diabetischen Glomerulopathie ist die Kombination aus **diffuser Glomerulosklerose** (Verdickung der glomerulären Basalmembran, vermehrte Ablagerung von Basalmembran-Material im Mesangium) und **nodulärer Glomerulosklerose** (knotenförmige Auftreibung des Mesangiums durch Basalmembran-Material, auf dem die Kapillarschlingen wie Kappen liegen). Ferner finden sich hyaline **exsudative Kappen** im Kapselraum, die Ausdruck des Proteinverlustes über die Basalmembranen sind, sowie umschriebene Kapselhyalinosen.

Amyloidose (s. a. S. 162): Kennzeichnend für die Nierenbeteiligung sind kongorote, 10 nm dicke, mesangial und auf der Basalmembran abgelagerte Amyloidfibrillen (AL-Amyloid und AA-Amyloid).

Monoklonale Leichtketten-Glomerulopathie: Ursächlich ist das Plasmozytom (s. S. 162), das nicht selten im Rahmen eines akuten Nierenversagens diagnostiziert wird. Morphologisch stellen sich noduläre Erweiterungen des Mesangiums dar, zusätzlich Bence-Jones-Zylinder (Akkumulationen der atypischen Immunglobulinleichtketten) und mehrkernige Riesenzellen im Bereich der Tubuli.

Hereditäre Glomerulopathien

Alport-Syndrom: Es handelt sich meist um eine X-chromosomal dominant, selten auch um eine autosomal dominant vererbte Erkrankung, bei der ein genetisch bedingter Defekt des Kollagens Typ IV Basalmembranschäden verursacht, insb. in Niere, Auge und Ohr. Die typische klinische Trias ist demnach durch eine fortschreitende Nephropathie in Kombination mit Innenohrschwerhörigkeit und Augenschäden (Netzhautdystrophie, Linsenschädigungen) charakterisiert. Das „Alport-Gen“ weist eine Häufigkeit von 1:5000 bis 10 000 auf. Intermittierende oder persistierende Hämaturien sind bereits im frühen Kindesalter nachweisbar, nach und nach tritt eine Proteinurie hinzu mit Ausbildung eines nephrotischen Syndroms. Aufgrund des X-chromosomalen Vererbungsmodus sind Männer häufiger und schwerer betroffen als Frauen, die terminale Niereninsuffizienz wird in der Regel zwischen dem 20. und 40. Lebensjahr erreicht. Im Nierentransplantat kann es zu einer Anti-Basalmembran-Glomerulonephritis kommen. Der lichtmikroskopsche Befund ist unspezifisch (glomeruläre Sklerose, interstitielle Fibrose), der elektronenmikroskopische hingegen pathognomonisch: Man sieht abnorm konfigurierte, teils sehr dünne und teils verdickte glomeruläre Basalmembranen.

Dünne-Basalmembran-Glomerulopathie: Diese Erkrankung ist durch eine Hämaturie gekennzeichnet, die in der Regel benigne ist. Morphologisch sind – wie der Krankheitsname zum Ausdruck bringt – abnorm dünne Basalmembranen typisch, diese sind bereits lichtmikroskopisch erkennbar. Die abnorm verdünnten Stellen wechseln sich mit verdickten Abschnitten ab. Diese Erkrankung ist relativ häufig und bleibt zumeist unbemerkt, sie wird autosomal dominant und z. T. auch autosomal rezessiv vererbt. Der Krankheitsverlauf ist deutlich günstiger als beim Alport-Syndrom: In der Regel wird keine terminale Niereninsuffizienz erreicht.

Fabry-Erkrankung: Diese seltene Glykolipid-Speichererkrankung ist durch einen Alpha-Galactosidasemangel bedingt. Die Sicherung der Diagnose erfolgt durch den pathognomonischen elektronenmikroskopischen Befund: Es finden sich zwiebelschalenartig geformte Lamellenkörper in allen glomerulären Zellen.

17.1.4 Tubuläre und interstitielle Nierenerkrankungen

Key Point

Interstitielle/tubuläre Erkrankungen sind überwiegend entzündlich bedingt, alternativ kommen metabolische und/oder maligne Erkrankungen mit einer sekundären Beschädigung der Niere in Betracht. Klinisch besonders relevant ist die Pyelonephritis; die chronische Verlaufsform ist ein häufiger Grund für ein terminales Nierenversagen.

Entzündliche interstitielle und tubuläre Nierenerkrankungen

Destruierende tubulointerstitielle Nephritis

Die destruierende interstitielle Nephritis ist ganz überwiegend **bakteriell** bedingt, selten mykotisch. Betroffen sind das Nierenbecken (Pyelitis) sowie das interstitielle Nierengewebe (Nephritis, in der Summe **Pyelonephritis/PN**). Am häufigsten steigen die Erreger über die unteren Harnwege auf **(aszendierender Infekt)**, das Erregerspektrum entspricht daher demjenigen der akuten/chronischen Urozystitis (s. S. 338). Begünstigend wirken Obstruktionen im Bereich der unteren Harnwege, bestimmte Allgemeinerkrankungen (Stoffwechselerkrankungen, v. a. Diabetes mellitus, Erkrankungen mit einer Schwächung des Immunsystems) sowie Schwangerschaften. Die Pyelonephritis kann **akut** oder **chronisch** verlaufen; die chronische Form entwickelt sich häufig aus rezidivierenden akuten Entzündungsschüben.

Allgemeine morphologische Aspekte | Im Akutstadium findet sich eine eitrige Entzündung des Nierenbeckens und des Niereninterstitiums, die mit Gewebeeinschmelzungen, Abszessbildung und einer Zerstörung der Tubuli einhergeht. Die Gewebeschäden sind zunächst noch reversibel. Sofern die Entzündung chronifiziert, schreitet der Parenchymverlust unter zunehmender Atrophie und Vernarbung des Nierengewebes unwiderruflich fort; Endstadium ist die funktionslose pyelonephritische Schrumpfniere.

Akute Pyelonephritis: Im Obduktionsgut ist diese Erkrankung mit 2 % der Fälle relativ häufig. Die klinischen Symptome sind Fieber, Flankenschmerzen, Pyurie, Dysurie und Pollakisurie. In ca. 75 % der Fälle wird die akute PN durch Bakterien der Darmflora ausgelöst.

Morphologie | Makroskopisch sind die Nieren vergrößert und von kleinen Eiterherden mit rötlichem Randsaum durchsetzt, die sich gegen die Oberfläche des Organs vorwölben und z. T. konfluieren. In der Summe verleihen sie dem Nierenmark eine gelbliche Färbung. Auf der Schnittfläche sieht man streifenförmige Eiterstraßen, die von der Rinde zum Mark ziehen. **Histologisch** sind je nach Stadium reichlich neutrophile Granulozyten, Makrophagen, Lymphozyten und Plasmazellen zu sehen; das entzündliche/eitrige Exsudat breitet sich phlegmonös im Interstitium aus und führt zu Gewebeeinschmelzungen (abszedierende PN) und einer Zerstörung des Tubulusapparates (hierzu **Abb. 17.8**).

Chronische Pyelonephritis: Die chronische Pyelonephritis verläuft kontinuierlich oder in Schüben und geht mit einer irreversiblen Vernarbung des Tubulussystems und des Interstitiums einher; klinische Folge ist der zunehmende Nierenfunktionsverlust bis hin zur terminalen Niereninsuffizienz.

17

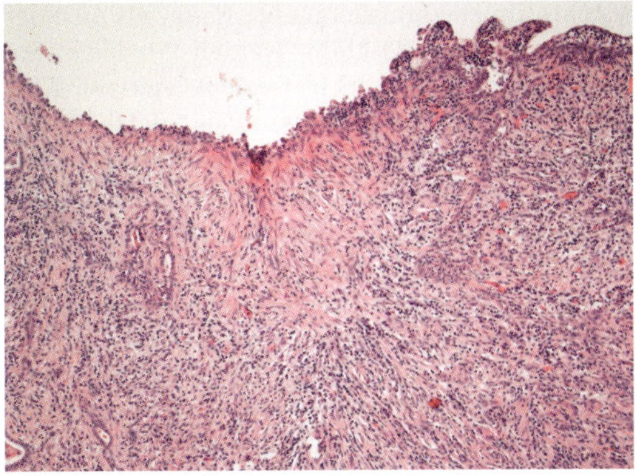

Abb. 17.8 Akute eitrige Pyelonephritis mit granulozytärem Entzündungsinfiltrat im Interstitium und Erosionen im Nierenbecken.

MERKE

5 % aller terminalen Niereninsuffizienzen sind durch eine chronische Pyelonephritis bedingt, im Kindesalter sogar 20 %.

Ursächlich dominieren bei Erwachsenen wie bei Kindern Erreger, die der bakteriellen Darmflora entstammen, v. a. E. coli, Proteus, Pseudomonas u. a. Nicht selten entwickelt sich parallel ein arterieller Hypertonus.

Morphologie | **Makroskopisch** sind die Nieren verkleinert bzw. regelrecht geschrumpft und von streifigen und/oder keilförmigen Narben durchsetzt. **Histologisch** sieht man lymphozytäre Infiltrate sowie eine diffuse Fibrose des Interstitiums, stellenweise ist das fibröse Gewebe zu Narben verdichtet. Neben atrophischen Tubuli finden sich kompensatorisch hypertrophierte Tubuli. Besonders charakteristisch sind erweiterte Tubulusabschnitte, die mit einer kolloidartigen, eosinophilen Masse (Eiweißzylindern) gefüllt sind und teilweise an das Bild einer Struma erinnern (sog. Struma renalis). In späteren Stadien veröden auch die den zerstörten Tubulssystemen vorgeschalteten Glomerula.

Xanthogranulomatöse Pyelonephritis: Es handelt sich um eine Sonderform der Pyelonephritis, die vermutlich gleichfalls bakteriell bedingt ist und chronisch-rezidivierend verläuft. Besonderes morphologisches Kennzeichen sind Ansammlungen von schaumzellig transformierten (lipidbeladenen) Makrophagen im interstitiellen Nierengewebe sowie im Bereich destruierter Tubulusabschnitte. Die Niere wird auch bei dieser Erkrankung irreversibel geschädigt, Endstadium ist die terminale Niereninsuffizienz.

Nichtdestruierende tubulointerstitielle Nephritis

17

Akute nichtdestruierende interstitielle Nephritis: Die Erkrankung betrifft in der Regel beide Nieren; die akute Entzündung des Niereninterstitiums ist Ausdruck bislang ungeklärter Reaktionen des Immunsystems, am ehesten allergischer Natur. Als Auslöser der allergischen Reaktion werden Medikamente (u. a. Antibiotika und nichtsteroidale Antiphlogistika) sowie bakterielle und/oder virale Infekte im Sinne einer Infektallergie diskutiert, ein direkter Erregerbefall des Niereninterstitiums liegt nicht vor **(abakterielle Nephritis)**. Die klinische Symptomatik ist durch eine renale Funktionseinschränkung, Fieber, erhöhte BSG, Übelkeit, Erbrechen, Mikrohämaturie und Exantheme gekennzeichnet. Therapeutisch spricht die Erkrankung gut auf Steroide an, eine terminale Niereninsuffizienz entwickelt sich nur selten.

Morphologie | Makroskopisch sind die Nieren vergrößert, blass oder gerötet. Mikroskopisch ist das Interstitium ödematös verbreitert und unterschiedlich stark entzündlich infiltriert: man sieht Lymphozyten, Plasmazellen und eosinophile Granulozyten, neutrophile Granulozyten sind nur selten anzutreffen.

Chronische nichtdestruierende interstitielle Nephritis: Unter diesem Begriff können mehrere Krankheitsbilder zusammengefasst werden, die durch eine fortschreitende entzündlich bedingte Fibrose des Niereninterstitiums charakterisiert sind, ohne dass ein direkter Erregerbefall vorliegt. Die Erkrankungen treten zumeist beidseitig auf, die Ursachen sind vielfältig; als repräsentative Beispiel ist nachfolgend die Analgetika-Nephropathie näher beschrieben:

- **Analgetika-Nephropathie (Phenacetinniere):** Es handelt sich um eine chronische bilaterale interstitielle Nephritis mit aseptischen Papillennekrosen infolge einer exzessiv lang dauerndern Einnahme von Analgetika (nicht nur Phenacetin). Die Erkrankung ist in den letzten Jahren aufgrund des zunehmenden Bewusstseins für die zugrunde liegende Problematik seltener geworden. Bei etwa 30 % der Patienten mit chronischer Analgetika-Nephropathie ist mit einer terminalen Niereninsuffizienz zu rechnen. Auch das Risiko für urotheliale Karzinome ist um den Faktor 13 gesteigert.

Urogenitaltuberkulose

Etwa 5 % der unbehandelten Patienten mit Lungentuberkulose entwickeln eine Urogenitaltuberkulose.

MERKE

Die Urogenitaltuberkulose ist die häufigste extrapulmonale Manifestation der Tuberkulose. In 20 % der Tuberkulosefälle mit urogenitaler Beteiligung sind die Nieren mit betroffen.

Die Niere kann prinzipiell auf 2 Wegen befallen werden:

- Nach Aussaat der Mykobakterien aus dem Primärkomplex kann die Niere isoliert erkranken (isolierte **Organtuberkulose**, häufig einseitig); typisches morphologisches Korrelat sind käsig-kavernöse Tuberkuloseherde, die in der Regel fibrös abgekapselt sind (geschlossene Form), bei Anschluss an das Nierenbeckenkelchsystem jedoch auch ulzerieren und über diesen Weg eröffnet werden können (ulzerös-kavernöse Form/offene Form). Mikroskopisches Korrelat sind Epitheloidzellgranulome mit Verkäsung. Endstadium der käsig/ulzerös-kavernösen Tuberkulose ist die stark geschrumpfte **Kitt- oder Mörtelniere**.
- Bei einer generalisierten Absiedlung von Mykobakterien im Rahmen einer massiven Aussaat (sog. **Miliartuberkulose**) sind neben den Nieren noch zahlreiche weitere Organe betroffen. Mor-

pholgoisches Korrelat sind disseminierte miliare Tuberkulosegranulome in *beiden* Nieren.

Sekundäre interstitielle und tubuläre Nierenerkrankungen

Zahlreiche metabolische und maligne Erkrankungen gehen mit einer sekundären Beschädigung der Niere einher. Nachfolgend sind einige repräsentative Beispiele genannt:

Nephrokalzinose: Geringe interstitielle Kalziumkristall-Ablagerungen werden im Obduktionsgut in nahezu 100 % der Fälle gefunden. Eine manifeste Nephrokalzinose ist hingegen deutlich seltener: Mikroskopisch stellen sich Verkalkungen des Interstitiums sowie der Tubulusepithelien/der Tubuli bis in die Sammelrohre dar. Die Nephrokalzinose kann **dystrophisch** oder **metabolisch** bedingt sein. Bei der dystrophischen Form verkalken zuvor geschädigte Gewebeanteile (z. B. nekrotische Areale nach einem Niereninfarkt), bei der metabolisch bedingten Nephrokalzinose ist eine Hyperkalzämie/Hyperkalzurie ursächlich, die eine vermehrte Kalziumausfällung bedingt. Die Hyperkalzämie resultiert wiederum aus einer anderen Grunderkrankung, z. B. einem Hyperparathyreoidismus oder einer malignen Tumorerkrankung mit osteolytischen Knochenmetastasen.

MERKE

Ca. 75 % der klinisch manifesten Nephrokalzinose-Erkrankungen sind tumorbedingt: In 50 % der Fälle ist der verursachende Tumor ein Karzinom, in 20 % der Fälle ein Lymphom, in 10 % der Fälle ein Plasmozytom (s. S. 162).

Nephropathien im Rahmen angeborener Stoffwechselerkrankungen: Kristalline Ablagerungen pathologischer Stoffwechselprodukte – vornehmlich in den Nierentubuli – finden sich darüber hinaus bei verschiedenen angeborenen Stoffwechselerkrankungen. Diese Erkrankungen werden weitgehend im Kapitel 3 beschrieben (s. S. 90). Kurz erwähnt seien an dieser Stelle lediglich die Oxalatnephropathie, die Zystinurie (s. S. 491) und die Zystinose (s. S. 491).

Urat-Nephropathie: Bei 60 % der Gichtpatienten entwickeln sich chronisch fortschreitende Nierenveränderungen. Mikroskopisch finden sich Harnsäurekristalle in den Sammelrohren und im Interstitium der Markkegel. Eine Besonderheit sind Niereninfarkte, die durch Harnsäurekristalle in den Nierengefäßen bedingt sind. Eine Uratnephropathie kann auch akut bei massivem Zellzerfall entstehen (hierbei werden vermehrt Purine aus den Zellkernen freigesetzt und zu Harnsäure abgebaut), z. B. im Rahmen einer Chemotherapie oder hämolytischen Anämie. In diesem Fall handelt es sich um eine akute Verlaufsform der Uratnephropathie.

Plasmozytomniere: Typisch sind Amyloidablagerungen in den Glomeruli (vgl. S. 496), ferner wird das Tubulussystem geschädigt: es finden sich zahlreiche hyaline, teils kantig-kristallin erscheinende Zylinder in den Sammelrohren und in den davor gelagerten Mittelstücken, darüber hinaus kommen Riesenzellen und lympho-granulozytäre Entzündungszellinfiltrate vor. Charakteristische Folgen sind Tubulusatrophien, eine zunehmende interstitielle Fibrose sowie evtl. auch eine Nephrokalzinose (s. o.), klinisch kann die Plasmozytomniere in eine terminale Niereninsuffizienz ausmünden.

17.1.5 Zirkulationsstörungen und vaskuläre Erkrankungen der Niere

Key Point

Erkrankungen der Nierengefäße sind häufig arteriosklerotisch bedingt; häufige Ursachen sind ein Diabetes mellitus oder eine arterielle Hypertonie (vgl. S. 85). Die arterielle Hypertonie kann aber nicht nur Ursache, sondern auch Folge einer vaskulären Nierenerkrankung sein. Im letzteren Fall spricht man von der sog. renovaskulären Hypertonie. Diese geht am häufigsten auf eine Nierenarterienstenose zurück.

Arterielle Durchblutungsstörungen der Niere

Die Nieren werden mit 20 % des Herzminutenvolumens versorgt. Stenotische arterielle Veränderungen wirken sich somit schnell auf die Nierenfunktion aus. Arteriosklerotische Prozesse (zur Ätiopathogenese vgl. S. 87) können unterschiedliche Abschnitte der nierenversorgenden Gefäße betreffen: den Hauptstamm der A. renalis, die größeren/mittleren intrarenal gelegenen Nierenarterienäste sowie die kleinen intrarenal gelegenen Nierenarterien bzw. die Arteriolen (Mikroangiopathie). Je nach genauer Lokalisation und Ausmaß der Durchblutungsstörung (Subinfarkt, kompletter Infarkt) resultieren unterschiedliche morphologische Veränderungen.

MERKE

Eine Kombination aus arteriosklerotischen/makroangiopathischen und arteriolosklerotischen/mikroangiopathischen Veränderungen ist häufig (Arterio-Artiolosklerose der Nieren).

Typische Lokalisationen arterieller Durchblutungsstörungen

Stenose der A. renalis: Eine renale Hauptstammstenose ist meistens einseitig und führt zu einer Atrophie der betroffenen und zu einer kompensatorischen Hypertrophie der kontralateralen Niere. Auf der Seite der Stenose sind die Durchblutung und damit auch die Sauerstoffversorgung der Niere gedrosselt. Reaktiv kommt es zu einer Aktivierung des Renin-Angiotensin-Aldosteron-Systems. Angiotensin II bewirkt eine starke Vasokonstriktion der Arteriolen und erhöht so den Gefäßwiderstand. Aldosteron fördert die Natrium- und Wasserresorption in der Niere und steigert auf diese Weise das zirkulierende Blutvolumen. Beide Mechanismen gemeinsam bedingen letzten Endes eine Erhöhung des Blutdrucks (sekundäre/renale arterielle Hypertonie).

Stenosen der Nierenarterienäste: Verschlüsse der intrarenalen Nierenarterienäste sind häufig thromboembolisch bedingt (häufig pfropft sich der Thrombus/Embolus einer vorbestehenden ulzerösen arteriosklerotischen Plaque auf). Seltener handelt es sich um entzündlich bedingte Stenosen (z. B. im Rahmen einer Vaskulitits, s. S. 93) oder Stenosen infolge eingeschwemmter Cholesterinkristalle, s. S. 333. Eine Erhöhung des Blutdrucks ist über den gleichen Mechanismus möglich wie bei der Hauptstammstenose.

Stenosen der kleinen Nierenarterienäste/der Arteriolen: Arteriosklerotische Veränderungen der kleineren Arterien sowie der Arteriolen **(Arteriolosklerose)** führen typischerweise zu multiplen Mikroinfarkten des Nierengewebes (s. u.).

Morphologische Korrelate arterieller Durchblutungsstörungen

Subinfarkt der Niere: Kommt es im Rahmen einer renalen Makroangiopathie lediglich zu einer stenotisch bedingten Minderperfusion des Nierengewebes (kein Totalverschluss), resultiert ein sog. Subinfarkt. Hier kommt es zur diffusen oder herdförmigen Ischämie des Nierengewebes mit Beschädigung der Tubuli sowie eingeschränkter glomerulärer Filtrationsrate bei erhaltener peritubulärer Durchblutung.

Anämischer Niereninfarkt: Bei einem kompletten Verschluss der Nierenarterien/Nierenarterienäste resultieren mehr oder weniger große keilförmige anämische Infarkte mit hämorrhagischem Randsaum (**Abb. 17.9**). Nach 1 Stunde kann histologisch eine Hyperämie der glomerulären Kapillaren und des Interstitiums nachgewiesen werden. Nach 6 Stunden sind Zellnekrosen erkennbar, nach 12 Stunden beginnt sich ein leukozytärer Randsaum zu bilden. Sofern der Niereninfarkt überlebt wird, resultiert eine Vernarbung des Infarktareals.

Mirkoinfarkte: Es handelt sich um multiple, häufig nur mikroskopisch kleine Läsionen des Nierengewebes, die mit einer Zerstörung des Tubulusapparates inklusive der Glomeruli einhergehen. Typisches morphologisches Korrelat sind winzige Narben, die der Niere eine granuläre, feinhöckrige Oberfläche verleihen (sog. **rote Granularatrophie**). Man spricht hier auch von einer Ateriosklerose.

17

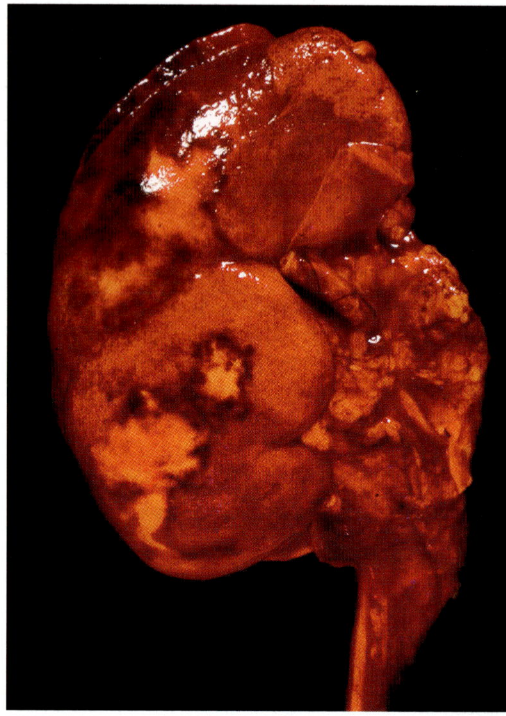

Abb. 17.9 Mehrere Niereninfarkte infolge multipler Embolien; die Infarktareale entsprechen den gelblichen, landkartenähnlichen Veränderungen.

MERKE

Sowohl die Hauptstammstenose als auch rezidivierende Makro- und Mikroinfarkte der Niere können zu einem fortschreitenden Parenchymverlust mit Fibrose führen; mögliches Endstadium ist die vaskuläre Schrumpfniere. Gleichmäßig vernarbte („granulierte") Schrumpfnieren sind eher mikroangiopathisch, unregelmäßig vernarbte Schrumpfnieren eher makroangiopathisch bedingt. Letzten Endes können Schrumpfnieren aber auch Endstadium zahlreicher anderer Nierenerkrankungen sein (sog. End-Stage-Kidney, s. S. 334). Eine Aussage zur Ätiologie ist in vielen Fällen nicht möglich.

Sekundäre maligne Nephrosklerose: Die maligne Nephrosklerose ist eine besondere Form der hypertensiv bedingten renalen Gefäßerkrankung, die auf dem Boden einer *malignen* Hypertonie entsteht (RR diastolisch > 120). Sie manifestiert sich bevorzugt im mittleren Lebensalter, ist aber insgesamt selten. Infolge des massiv erhöhten Blutdrucks kommt es zur Beschädigung der Arterienwände mit Ausbildung von Stenosen. Mikroskopisch ist insbesondere ein verbreiteter Abstand von Endothel und Membran elastica interna im Bereich der Interlobulararterien sowie der Vasa afferentia charakteristisch. Hinzu kommen ein ischämiebedinger Kollaps der Glome-

rulumschlingen sowie eine Hyperplasie der juxtaglomerulären epitheloiden Zellen. Fakultativ kann auch eine Medianekrose hinzutreten.
Der Begriff „maligne" müsste heutzutage eigentlich nicht mehr verwendet werden, da bei rechtzeitiger Einstellung des Blutdrucks das Endstadium der Erkrankung – die Nephrosklerose – zumeist vermieden werden kann bzw. sollte.

Besondere Formen arterieller renaler Durchblutungsstörungen

Disseminierte Cholesterinkristallembolie: Bei dieser Erkrankung kommt es über Wochen und Monate hinweg zu rezidivierenden Mikroembolien infolge kleiner eingeschwemmter Atherombestandteile. Mikroskopisch sieht man verschlossene Arteriolen mit Cholesterineinlagerungen, in deren Umgebung sich als Ausdruck einer Fremdkörperreaktion Riesenzellen befinden. Die disseminierte Cholesterinkristallembolie kann über den gleichen Mechanismus wie die arteriosklerotisch bedingte renale Minderperfusion zur sekundären/renalen arteriellen Hypertonie führen.
Fibromuskuläre Dysplasie: Diese hauptsächlich die Nierenarterien betreffende Gefäßerkrankung ist durch eine Texturstörung des arteriellen Wandaufbaus gekennzeichnet, die Pathogenese ist unbekannt. Es kommt zur Fibrosierung der Gefäßwand und infolgedessen zu Stenosen und Aneurysmenbildung. Morphologisch können je nach betroffenem Gefäßwandabschnitt 3 verschiedene Typen unterschieden werden: der intimale, der mediale und der adventitiale Typ. Der mit 2 % aller fibromuskulären Dysplasien seltene intimale Typ kommt vor allen Dingen bei Kindern vor.
Schockniere: Bei der Schockniere kommt es zu einer Minderperfusion/Ischämie beider Nieren mit Zusammenbruch der Nierenfunktion (prärenales akutes Nierenversagen); ursächlich sind die verschiedenen Formen des Schocks (s. S. 86), die allesamt zu einer Zentralisation des Kreislaufs und/oder einer Konstriktion der Nierenarterien/-arteriolen führen. **Makroskopisch** ist die Mark-Rinden-Grenze auffällig (sog. **Schockkontrast**): Die Rinde ist ödematös geschwollen und ischämiebedingt blass, das Mark hingegen dunkelrot gefärbt, da sich hier infolge des Kreislaufkollaps das Restblut in den Nieren staut (**Abb. 17.10**). Die Schnittfläche ist feucht. **Mikroskopisch** stellen sich die Glomerula unauffällig dar, die Tubulsepithelien sind hingegen schwer geschädigt bis hin zur Tubulusepithelnekrose. In den Autopsiepräparaten dominieren weite Hauptstücke. Aufgrund der guten Regenerationsfähigkeit der Tubulusepithelien sind die morphologischen Veränderungen und damit auch das akute Nierenversagen meist vollständig reversibel.

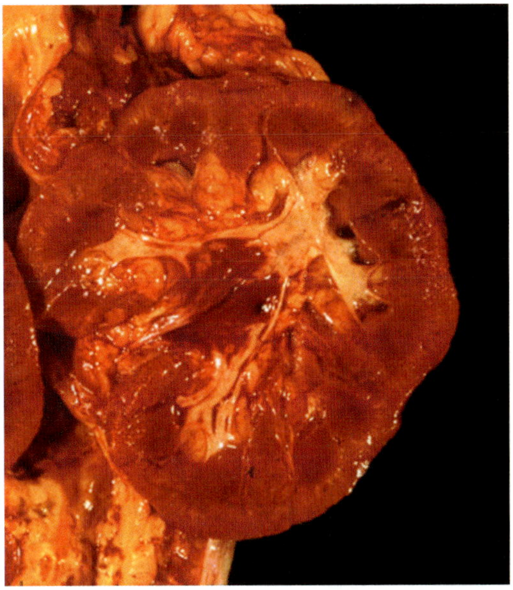

Abb. 17.10 Schocknieren mit kontrastreicher Mark-Rinden-Grenze; darüber hinaus typische Befunde eines systemischen Lupus erythematodes.

Bilaterale Nierenrindenatrophie: Infolge einer systemischen disseminierten intravasalen Gerinnung (DIG, z. B. auch im Rahmen eines Schocks oder einer Sepsis) kann es zu einer kompletten oder inkompletten bilateralen Nierenrindenatrophie kommen. Histologisch kennzeichnend sind mit Fibrinthromben gefüllte peritubuläre Gefäße. Infolge der Gefäßverschlüsse werden die äußere und mittlere Nierenrinde infarziert und nachfolgend nekrotisch, während das Mark nur in Extremfällen betroffen ist.

Venös bedingte Durchblutungsstörungen der Nieren

Nierenvenenthrombosen können im Rahmen einer **erhöhten Gerinnungsneigung des Blutes** oder sekundär infolge einer anderen Nierenerkrankung mit **gestörter renaler Blutzirkulation** entstehen. Klinisch relevante Ursachen sind: Einengungen der Niere/der Nierengefäße von außen (z. B. durch vergrößerte paraaortale Lymphknoten), Nierentumoren oder -traumata, das nephrotische Syndrom, eine Dehydratation, die Sepsis, Kontrazeptiva, paraneoplastische Effekte sowie eine Kortikoidtherapie. Die Nierenvenenthrombose kann sich akut oder langsam (chronisch) entwickeln. Zwei Drittel der akuten Venenthrombosen enden im Kindesalter letal. Chronische Thrombosen können gänzlich symptomlos bleiben. **Morphologisch** sieht man bei der akuten Verlaufsform eine hämorrhagische Infarzierung des Nierengewebes mit einer Hyperämie der Kapillaren und einer ödematösen Aufquellung des interstitiellen Nierengewebes. Bei der chronischen Form findet sich neben der kapillären Hyperämie eine Verbreiterung des Mesangiums. Der morphologische Befund ist insgesamt weniger eindrücklich als bei der akuten Form.

Spezielle Gefäßerkrankungen mit Beteiligung der Nieren

Vaskulitisch bedingte Erkrankungen der Nierengefäße

Systemische Vaskulitiden können neben den Glomeruli (vgl. S. 322) auch die Nierengefäße in Mitleidenschaft ziehen. Ausführliche Beschreibungen charakteristischer vaskulärer Veränderungen finden sich im Kreislaufkapitel auf S. 79.

Thrombotisch bedingte Mikroangiopathien der Nieren

Gemeinsames Charakteristikum der nachfolgend aufgeführten Erkrankungen mit Beteiligung der Nieren sind multiple Mikrothromben (ggf. auch Nekrosen) im Bereich der Endstrombahn – auf die Nieren bezogen also im Bereich der Nierenarteriolen sowie der Glomeruli. Assoziiert finden sich ein akutes Nierenversagen, eine hämolytische Anämie sowie eine Thrombozytopenie.

Thrombotisch-thrombozytopenische Purpura (TTP): Diese in jedem Alter auftretende Erkrankung wird auch Moschcowitz-Syndrom genannt. Sie kann idiopathisch oder symptomatisch auftreten. Bei der idiopathischen Form handelt es sich um eine ätiopathogenetisch ungeklärte, systemische Mikroangiopathie, die schwerpunktmäßig Symptome seitens der Nieren (Nierenfunktionseinschränkung bis hin zur Niereninsuffizienz), des ZNS (Kopfschmerzen, epileptische Anfälle, psychiatrische Symptome) und der Haut (petechiale Blutungen) hervorruft. In 40% der Fälle geht der Manifestation ein Virusinfekt voraus, 90% der Patienten werden abrupt befallen. Eine autosomal rezessive Häufung wurde beschrieben.

Morphologische Aspekte | Makroskopisch werden petechiale Blutungen auf der Nierenoberfläche gesehen. Mikroskopisch sind organisierte (d.h. bereits endothelüberzogene) Mikrothromben in den arteriellen Endstrecken aller Organe zu sehen.

Hämolytisch-urämisches Syndrom (HUS): Bei Kindern ist das zumeist endemisch auftretende HUS mit die häufigste Ursache für ein akutes Nierenversagen; in diesem Zusammenhang spricht man auch vom Gasser-Syndrom. Der Altersgipfel liegt bei 4 Jahren. Dem HUS gehen meistens Gastroenteritiden mit Erbrechen voraus. E.-coli-Stämme (v.a. EHEC), aber auch Shigellen können Endotheltoxine bilden und so das Syndrom initiieren. Auch bei Erwachsenen sind meistens Infekte Auslöser, daneben kommen auch infrage: die postpartale Phase, eine Therapie mit Cyclosporin A, Kontrazeptiva oder Zytostatika, eine Bestrahlung oder eine arterielle Hypertonie. Klinische Symptome sind neben der Urämie und der hämolytischen Anämie Ödeme und eine Hypertonie. Die Mortalität in der Akutphase ist bei Kindern in den letzten Jahren deutlich auf ca. 6% zurückgegangen.

Morphologische Aspekte | Histologisch kennzeichnend sind endothelfreie Glomeruluskapillaren, die reichlich mit Erythrozyten gefüllt sind.

17.1.6 „End-Stage-Kidney“

Der Begriff „End-Stage-Kidney“ ist rein deskriptiv; er bezieht sich – wie der englische Name zum Ausdruck bringt – auf den charakteristischen morphologischen Befund der Niere im Endzustand zahlreicher Erkrankungen: Die Nieren sind deutlich verkleinert **(„Schrumpfnieren“)** und weisen u.U. Zysten auf, das Nierenbecken erscheint relativ dilatiert; histologisch sieht man verödete Glomeruli, Tubulusatrophien sowie eine interstitielle Fibrose, z.T. mit Narben. Histomorphologisch ist in diesem Stadium in der Regel keine Beurteilung bezüglich der Ätiologie mehr möglich und im Allgemeinen auch nicht nötig (Ausnahme: Amyloidose), da die Kenntnis der Ursache ohne therapeutische Konsequenz bleibt; zugrunde liegen können sowohl glomerulonephritische, vaskuläre (z.B. diabetisch-vaskuläre, arterio(lo)skelrotisch-vaskuläre), pyelonephritische und hydronephrotische Erkrankungen. Klinisch besteht eine terminale Niereninsuffizienz mit Dialysepflichtigkeit.

MERKE

Bei einer End-Stage-Kidney ist histologisch praktisch keine Aussage mehr über die Ätiologie möglich.

17.1.7 Nierentumoren

Key Point

Maligne Nierentumoren leiten sich überwiegend vom Tubulusepithel ab, klinisch besonders relevant ist das klarzellige Nierenzellkarzinom. Das sehr viel seltenere Nephroblastom entwickelt sich aus embryonalem Gewebe und ist ein spezieller Tumor des Kindesalters.

Gutartige Tumoren

Papilläre Adenome der Niere sind per definitionem kleiner als 0,5 cm im Durchmesser und weisen keine schwereren zellulären Atypien auf; sie unterscheiden sich vom hoch differenzierten papillären Nierenzellkarzinom (G1) nur durch ihre Größe (<0,5 cm). Die Adenome können multipel vorkommen. G1-Tumoren einer Größe von 0,5–2 cm werden als papilläre Neoplasien von niedrig malignem Potential bezeichnet.

MERKE

Sind schwerere Zellatypien vorhanden, wird auch bei Tumoren unter 1 cm Durchmesser von Karzinomen gesprochen.

17

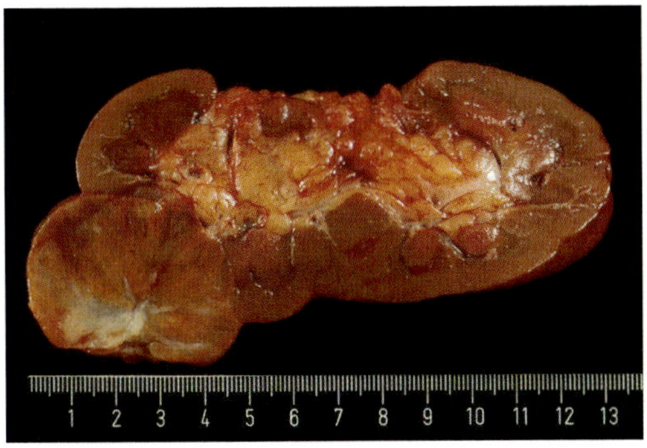

Abb. 17.11 Onkozytom (links unten im Bild) mit brauner Schnittfläche und zentraler Narbe.

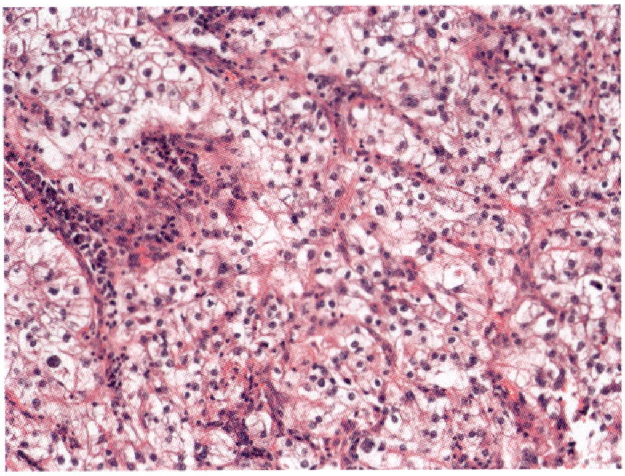

Abb. 17.12 Klarzelliges Nierenzellkarzinom mit hellem, klarem Zytoplasma in Ballen (Zellnestern) und mit prominenten Nukleolen.

Onkozytom: Dieser gutartige, von den Sammelrohren ausgehender Tumor kann sehr viel größer als ein Nierenrindenadenom werden (bis zu mehreren Zentimetern im Durchmesser). **Makroskopisch** sind die rot-braune Schnittfläche und eine zentral gelegene sternförmige Narbe typisch (Abb. 17.11). **Mikroskopisch** erkennt man gleichmäßig geformte, große Epithelzellen mit einem grobgranulären eosinophilen Zytoplasma (morphologisches Korrelat des Mitochondriumreichtums). Die histologische Abgrenzung gegen ein chromophobes Nierenzellkarzinom (s. S. 335) kann schwierig sein; differenzialdiagnostisch ist hilfreich, dass die Onkozytomzellen im Gegensatz zum chromophoben Nierenzellkarzinom kein kolloidales Eisen beherbergen (vgl. S. 335).

Angiomyolipom: Bei den Angiomyolipomen ist noch nicht geklärt, ob es sich um eine echte Neoplasie oder um eine Hamartie handelt. Wie der Name sagt, besteht der Tumor aus Fettgewebe, glatten Muskelfaserzügen und atypisch konfigurierten Blutgefäßen. Die Abgrenzung gegen ein Sarkom kann insbesondere in der Schnellschnittdiagnostik schwer sein. Typischerweise exprimiert der Tumor das melanomtypische HMB45-Antigen (Abb. 17.12). Da Angiomyolipome eine beachtliche Größe erreichen können, werden sie nicht selten unter dem Verdacht eines Nierenzellkarzinoms operiert. Spontane Blutungen der tumorversorgenden Gefäße sind beschrieben; sie können tödlich verlaufen.

Nierenzellkarzinom

Nierenzellkarzinome entwickeln sich aus entarteten Tubulus- oder Sammelrohrepithelien und unterscheiden sich je nach Ursprung (proximaler Tubulus, Sammelrohr). Histologische Subtypen des Nierenzellkarzinoms sind das klarzellige, das chromophile (oder auch papilläre), das chromophobe sowie das Sammelrohrkarzinom (Ductus-Bellini-Karzinom).

> **MERKE**
> Der mit Abstand häufigste histologische Subtyp ist das vom proximalen Tubulusepithel ausgehende klarzellige Nierenzellkarzinom.

Das klarzellige Nierenzellkarzinom wurde früher wegen seiner Ähnlichkeit zur Nebennierenrinde auch „Hypernephrom" genannt.

Epidemiologie | 3 % aller malignen Neoplasien sind Nierenzellkarzinome. Männer sind 2- bis 3-mal häufiger betroffen als Frauen. Nierenzellkarzinome manifestieren sich häufig im 6. Lebensjahrzehnt, können aber auch bei jüngeren Patienten auftreten. Die Inzidenz liegt in Deutschland bei 10–12/100 000 Einwohner pro Jahr.

Ätiopathogenese | Als prädisponierende Faktoren des Nierenzellkarzinoms werden angesehen: Adipositas, arterieller Hypertonus, urbane Lebensweise und Rauchen; ein maßvoller Alkoholgenuss sowie Sport sollen protektiv wirken.

Morphologie | Die typischen makroskopischen und mikroskopischen Befunde der verschiedenen histologischen Subtypen sind in der Tab. 17.4 beschrieben, die pTNM-Klassifikation ist in der Tab. 17.5 aufgeführt.

Klinische Aspekte | Das häufigste Symptom des Nierenkarzinoms ist die **Hämaturie**, die jedoch selten so ausgeprägt ist, dass sie die Patienten unmittelbar zum Arzt führt. Weitere fakultative Symptome sind Flankenschmerzen sowie ein positiver Tastbefund. Generell macht das Nierenkarzinom erst spät Symptome, sodass es häufig erst ab einer Größe von mehreren Zentimetern oder anhand von Fernmetastasen diagnostiziert wird. Insgesamt ist die Prognose der operablen Nierenzellkarzinome jedoch recht gut.

Prognose | Metastasen können auch noch 10 Jahre nach erfolgter Tumorexstirpation auftreten, häufig handelt es sich um **ossäre Absiedlungen**, die pathologische Frakturen zur Folge haben können. Es passiert

Tab. 17.4

Morphologie der verschiedenen Nierenzellkarzinom-Subtypen

histologischer Subtyp	Ursprung	Häufigkeit	makroskopischer Befund	mikroskopischer Befunde
klarzelliges Karzinom (Abb. 17.12)	proximale Tubuli	80 %	buntes Bild: Nekrosen, Blutungen, gelborange Gewebeanteile, evtl. Zysten	Ballen heller bis glasklarer Zellen, recht isomorphe kleine Zellkerne; keine Kapsel, scharfe Begrenzung zum umliegenden Gewebe; negativ für kolloidales Eisen
chromophiles Karzinom (Abb. 17.13)	proximale Tubuli	10 %	grauweiße Schnittfläche	papilläres Wachstumsmuster der epithelialen Tumorzellen, die in der H.-E.-Färbung chromophil (azidophil oder basophil) sind; reichlich Makrophagen im stromalen Tumoranteil; es sind 2 histologische Typen (Typ 1 und Typ 2) bekannt.
chromophobes Karzinom	Sammelrohre	5 %	weißgelbe Schnittfläche	in Gruppen angeordnete helle Tumorzellen, im Gegensatz zum klarzelligen Karzinom jedoch fein granuläres Zytoplasma sowie positiv für kolloidales Eisen
sarkomatoides Karzinom	proximale Tubuli	1–2 %	graugelbe Schnittfläche mit Einblutungen	spindelige Tumorzellen, darüber hinaus evtl. noch typische Zellen eines klarzelligen Karzinoms (besonders maligne Variante des klarzelligen Karzinoms)
Ducuts-Bellini-Karzinom	Sammelrohre	< 2 %	grauweiße Schnittfläche, derbe Konsistenz	tubuläre/duktuläre Strukturen; im Gegensatz zu den anderen Subtypen starke Stromareaktion sowie aggressives und schnelles Vorwachsen gegen die Organgrenze (Nierenrinde und Nierenbecken)

Tab. 17.5

pTNM-Klassifikation des Nierenzellkarzinoms

Kategorie	Kriterien
pT 1	Tumor auf Niere begrenzt, Durchmesser ≤ 7 cm
pT 1a	< 4 cm in größter Ausdehnung
pT 1b	> 4 cm
pT 2	Tumor auf Niere begrenzt, Durchmesser > 7 cm
pT 3	Infiltration in größere Venen oder Nebennieren, aber nicht über die Gerota-Faszie hinaus
pT 3a	Infiltration direkt in perirenales Gewebe oder in die Nebenniere
pT 3b	makroskopische Ausbreitung in die Nierenvene oder in die infradiaphragmale Vena cava
pT 3c	Ausbreitung in die supradiaphragmale Vena cava
pT 4	Ausbreitung über die Gerota-Faszie hinaus
pN1	ein regionärer Lymphknoten ist befallen
pN2	mehrere regionäre Lymphknoten sind befallen
pM1	Fernmetastasen

gar nicht so selten, dass ein Nierenzellkarzinom erst im Rahmen einer solchen Fraktur diagnostiziert wird. Prinzipiell metastasiert das klarzellige Karzinom an jede erdenkliche Stelle des Körpers mit Bevorzugung des Skelettsystems.

Im Jahr 2002 publizierte eine urologische Arbeitsgruppe der Mayo-Klinik Rochester um Prof. Zincke einen Prognose-Score für das klarzellige Nierenzellkarzinom, den sog. **SSiGN-Score**. Dieser Name beinhaltet die verschiedenen Parameter, die zur Prognoseabschätzung herangezogen werden: **S**tage, **Si**ze, **G**rade und **N**ecrosis. In der Tab. 17.6 ist diesen verschiedenen Parametern jeweils ein Punktwert („Negativwert") zugeordnet; die Punktwerte werden je nach Befund addiert (Score); die Summe lässt statistisch eine relativ zuverlässige Aussage über die Prognose zu: So liegt die 10-Jahres-Überlebensrate bei einem Score von 0–1 bei 97 %, während bei einem Score von 10 oder mehr die Sterblichkeitsrate bereits im ersten Jahr bei 64 % liegt.

Tab. 17.6

SSiGN-Score (Stage, Size, Grade, Necrosis) für das klarzellige Nierenzellkarzinom

Ungünstige Prognosefaktoren des klarzelligen Nierenzellkarzinoms	Wertigkeit 0 (gut) – 4 (schlecht) Werte werden addiert
Größe über 5 cm	2
pT 2	1
> pT 2	2
pN1 oder 2	2
Nekrosen	2
Metastasen	4
G3	1
G4	3

Fallbeispiel

Prof. Azan bekommt ein Teil-Nephrektomie-Präparat aus dem linken oberen Nierenpol eines 52 Jahre alten Mannes. Auf der Schnittfläche imponiert ein 6 cm großer, innerhalb des Parenchyms gelegener, scharf begrenzter Tumor mit brauner Schnittfläche und zentraler Narbe. Zuvor durchgeführte intraoperative Schnellschnitte von der Abtragungsstelle zeigten keine Tumorausläufer. Bei diesem bereits makroskopisch sehr typischen Befund greift Prof. Azan zum Telefonhörer, um seinen urologischen Kollegen Prof. Potter über seine Verdachtsdiagnose eines Onkozytoms zu informieren. Von Prof. Potter erfährt er, dass der Tumor im Ultraschall zufällig entdeckt worden sei und keinerlei Symptome verursache.

Da die gutartigen Onkozytome histomorphologisch dem chromophoben Nierenzellkarzinom sehr ähnlich sind, im Gegensatz zu diesem aber kein kolloidales Eisen einlagern, lässt Prof. Azan parallel zur histologischen Standarddiagnostik eine Hale-Färbung mit durchführen. Histologisch bestätigt sich der Verdacht eines Onkozytoms: Dr. Azan sieht nestförmig gelagerte Tumorzellgruppen, die Tumorzellen sind relativ zytoplasmareich und eosinophil-granulär. Der Tumor verfügt über eine bindegewebige Kapsel, in der zentralen Narbe lassen sich z. T. kaliberstarke Blutgefäße abgrenzen. Die Hale-Färbung ist negativ, allerdings variiert die Größe der Tumorzellkerne stark, darüber hinaus finden sich auch nukleäre Atypien. Diese Befunde irritieren Prof. Azan nicht, da Onkozytome häufiger Areale mit Atypien aufweisen – dies ändert nichts an ihrer Eigenschaft als grundsätzlich gutartige Tumoren. Die endgültige, jetzt auch histologisch gesicherte Diagnose lautet entsprechend: Onkozytom der Niere. Eine weitere Therapie oder Nachsorge ist nicht notwenidg.

Urothelkarzinom des Nierenbeckens

Urothelkarzinome des Nierenbeckens unterscheiden sich von denjenigen der Harnblase nur durch ihre anatomische Lage (nähere Informationen s. S. 337). Die Diagnostik der im Nierenbecken sitzenden Urothelkarzinome gestaltet sich jedoch schwieriger:

MERKE

Untersuchungsmaterial für die zytologische Diagnostik aus dem Nierenbecken und den Ureteren ist schwerer zugänglich als dasjenige aus der Harnblase; zudem wird das Zellmaterial durch den Passageweg bereits morphologisch verändert (mechanische Alteration). Zur Lokalisationseingrenzung eines Urothelkarzinoms werden häufig Spülzytologien durchgeführt; der Flüssigkeitsdruck erzeugt gleichfalls morphologische Veränderungen, was die Diagnostik abermals erschwert.

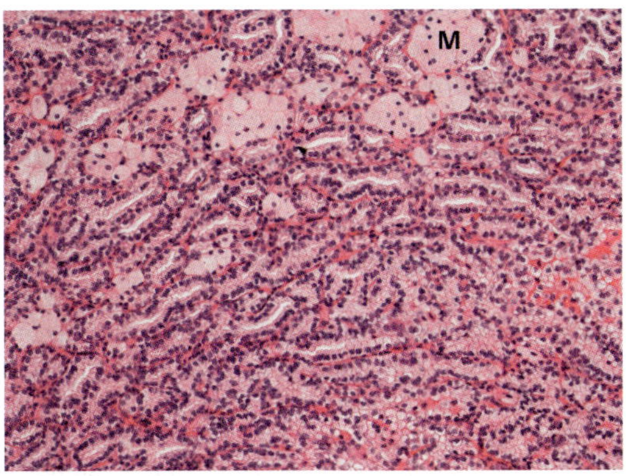

Abb. 17.13 Chromophiles (papilläres) Nierenzellkarzinom mit den typischerweise zahlreichen Makrophagen (M) im Interstitium.

Nephroblastom

Das Nephroblastom wird auch **Wilms-Tumor** genannt, es kommt am häufigsten im Kindesalter vor. Es handelt sich um einen malignen embryonalen Mischtumor. Da genetische Faktoren bei der Tumorgenese eine entscheidende Rolle spielen, kann das Nephroblastom auch beidseitig auftreten.

Epidemiologie | Im Schnitt erkrankt 1 von 100 000 Kindern pro Jahr, in Deutschland sind das ca. 110 Kinder jährlich, wobei auch Säuglinge erkranken können. Der Erkrankungsgipfel liegt bei etwa 4 Jahren.

Ätiopathogenese | Mehrere Gene scheinen bei der Genese des Nephroblastoms eine Rolle zu spielen; besonders bedeutsam ist das auf Chromosom 11 gelegene **Wilms-Tumorsuppressorgen**; Patienten mit einem Nephroblastom weisen häufig eine Mutation dieses Gens auf, häufig resultiert dabei eines der folgenden komplexen Fehlbildungssyndrome: WAGR (Wilms-Tumor, Aniridie, urogenitale Fehlbildungen, geistige Retardierung), Beckwith-Wiedemann-Syndrom (Exomphalos, Makroglossie und Gigantismus) sowie das Dennis-Drash-Syndrom (Wilms-Tumor, Hypospadie und Nephritis).

Morphologie | Wie die Tumorbezeichnung bereits zum Ausdruck bringt, werden embryonale Entwicklungsstufen des Nierengewebes imitiert. Das Nephroblastom berherbergt in der Regel 3 verschiedene Gewebekomponenten: Blastem-Anteile (unreife, fibromyxoide Bindegewebsverdichtungen), Tubuli und unreife Glomerulumschlingen.

Klinische Aspekte | Klinisch stellen sich unspezifische Beschwerden wie Bauchschmerzen ein, ggf. findet sich ein tastbarer Oberbauchtumor. Die Metastasierung erfolgt bevorzugt in die Lunge. Häufig wird der Tumor zufällig entdeckt. Therapeutisch wird das Nephroblastom nach einer neoadjuvanten Chemotherapie zwecks Tumorverkleinerung chirurgisch reseziert, selten ist im Anschluss noch eine Strahlentherapie erforderlich. Dank dieser Maßnahmen ist die Prognose mit einer 5-Jahres-Überlebensrate von 90 % relativ günstig, im Stadium 1 werden 98 % aller Kinder geheilt.

17.2 Erkrankungen der Harnwege

17.2.1 Relevante anatomische und funktionelle Aspekte

Ableitende Harnwege: Die ableitenden Harnwege umfassen Nierenbecken, Harnleiter, Harnblase und Harnröhre; sie dienen dem Transport sowie der Speicherung des Endharns.

Relevanz für die Pathologie | Die Transportfunktion der Harnwege kann auf vielfältige Weise gestört werden, hier spielen insbesondere Fehlbildungen und die Steinbildung (Urolithiasis) eine Rolle. Angeborene oder erworbene Obstruktionen der Harnwege begünstigen wiederum Entzündungen – in den meisten Fällen steigen die Erreger über die Harnröhre auf, im Extremfall bis zur Niere.

Urothel: Die Mukosa der Harnwege wird überall von einem mehrschichtigen Epithel, dem Urothel bedeckt, das sich den wechselnden Füllungszuständen insb. der Harnblase anzupassen vermag. Besonders bemerkenswert sind die **Deckzellen**, die die oberste Schicht des Urothels bilden und aufgrund ihrer variablen Größe mehrere darunterliegende Zellen bedecken können (daher auch Schirmchenzellen genannt). Sie bilden die wichtigste Permeabilitätsschranke gegen den Harn.

Relevanz für die Pathologie | Ausdifferenzierte Deckzellen sprechen für die Integrität des Urothels – bei einer drohenden Entartung kommt es bereits sehr früh zu einem Verlust dieser hoch differenzierten Zellen, im weiteren Verlauf treten weitere morphologische Veränderungen hinzu (z.B. eine Vermehrung der Zelllagen). Der häufigste maligne Tumor des Harntrakts ist das Urothelkarzinom.

17.2.2 Fehlbildungen der Harnwege

Key Point

Missbildungen der ableitenden Harnwege sind insgesamt recht häufig und damit auch ein häufiger Grund für eine operative Intervention im Neugeborenenalter. Die Fehlbildungen können isoliert die ableitenden Harnwege betreffen oder in Kombination mit Fehlbildungen der Niere auftreten.

Fehlbildungen des Nierenbeckens und der Ureteren

17

Am häufigsten ist eine ein- und/oder beidseitige Doppelung des Ureters, der **Ureter duplex**; die beiden Ureteren entspringen entweder aus einem regulären oder aus einem gleichfalls doppelt angelegten Nierenbecken; sie münden über zwei getrennte Öffnungen in die Harnblase. Der **Ureter fissus** ist im Grunde eine weitere Variante des Ureter duplex; hier vereinigen sich die beiden Ureteren im unteren Drittel und münden über eine gemeinsame Öffnung in die Harnblase. Beide Fehlbildungen sind in der Regel harmlos, allerdings kann es bei ungünstiger gegenläufiger Peristaltik der doppelten Uretersegmente funktionell zu einer zumeist schwachen Harnstauung kommen. **Angeborene Stenosen im Ureterabgangsbereich** (pelviureterale Obstruktion) sind meist durch einen regelwidrigen siphonartigen Verlauf des Ureters oder durch Bindegewebsstränge bedingt, alternativ auch durch einen regelwidrigen Abgang des Ureters aus dem Nierenbecken mit Abknickung (z.B. bei einem zu hoch gelegenen Abgang/einem zu hoch gelegenen Nierenbecken). Je nach Schweregrad der Obstruktion resultiert eine Hydronephrose. Beim **Megaloureter** ist der Harnleiter erheblich dilatiert; die Dilatation kann primär ohne erkennbaren Grund oder sekundär infolge eines vesikoureteralen Refluxes auftreten. Komplikationen sind rezidivierende aufsteigende Harnwegsinfekte.

Fehlbildungen der Harnblase und der Urethra

Extrem selten ist eine sog. **Kloakenpersistenz:** Hier unterbleibt die Entwicklung einer „separaten" Harnblase, Rektum und Blase bilden anatomisch und funktionell eine Einheit. Eine **Urachusfistel** (also eine Persistenz des Urharngangs vom Harnblasendach zum Nabel) ist selten (1:1 000 000), **Urachusrudimente** hingegen relativ häufig, v.a. in der Harnblasenwand **(Urachuszysten)**, sie verursachen jedoch selten Komplikationen; eine maligne Entartung der Zysten (Urachuskarzinom) ist eine Rarität. **Harnblasendivertikel** sind mit einer Häufigkeit von 1:100 im Obduktionsgut relativ häufig anzutreffen. Diese Erkrankung führt in zwei Drittel der Fälle zu einem vesikoureteralen Reflux. Selten (1–5:50 000) ist die **Blasenekstrophie**; bei dieser Lageanomlie ist die Harnblase offen in das Niveau der äußeren Bauchdecke verlagert, die Ureteren münden entsprechend frei auf die Körperoberfläche. Die Schambeinfuge ist offen. Diese Fehlbildung betrifft im Gegensatz zur Epi-/Hypospadie (vgl. S. 357) Männer und Frauen gleich häufig (bzw. selten) und ist häufig mit weiteren Fehlbildungen im Magen-Darm-Trakt vergesellschaftet. **Agenesien** der Harnblase/der Ureteren sind sehr selten. Fehlbildungen der männlichen Urethra werden im Zusammenhang mit dem äußeren männlichen Genitale besprochen (s.S. 357).

17.2.3 Entzündungen der Harnwege

Key Point

Harnwegsinfekte gehören zu den häufigsten erregerbedingten Erkrankungen überhaupt, jüngere Frauen (aufgrund der kurzen Harnröhre) und ältere Männer (aufgrund der im Alter häufigen Prostatahyperplasie) sind bevorzugt betroffen.

Klassifikation | Je nach Lokalisation des entzündlichen Prozesses unterscheidet man zwischen **Urethritis, Zystitis, Ureteritis** und **Pyelitis/Pyelonephritis**, die Kombination aus Harnröhren- und Blasenentzündung wird **Urozystitis** (oder auch unterer Harnwegsinfekt) genannt. Abzugrenzen hiervon ist die **symptomlose Bakteriurie:** Bei etwa 5% aller Frauen finden sich Bakterien im Urin, ohne dass klinisch und morphologisch Zeichen einer Entzündung nachweisbar sind.

Ätiopathogenese | Entzündungen der Harnwege werden zumeist **bakteriell** durch anaerobe Keime wie E. coli, Proteus, Klebsiellen u. a. ausgelöst, die über die Harnröhre in die Blase aufsteigen **(aszendierende Infektion)**. Begünstigend wirken Blasenentleerungsstörungen mit hierdurch bedingtem Harnstau, Blasenkatheter und verschiedene Grunderkrankungen (z. B. ein Diabetes mellitus mit Glukosurie, Erkrankungen mit einer Schwächung des Immunsystems).

Weitere infektiöse Ursachen der Urozystitis sind **parasitäre Infektionen** (v. a. Schistosomen, häufig in Nordafrika) sowie die Mitbeteiligung des Harntraktes im Rahmen einer **Tuberkulose**. Eine iatrogen induzierte Form ist die Urozystitis im Rahmen einer BCG-Therapie (Impfstoff gegen Tuberkulose: Bacillus-Calmette-Guérin) des Harnblasenkarzinoms.

Verlaufsformen | Man unterscheidet **akute** und **chronische** Verlaufsformen der Urozystitis:

- **Akute Urozystitis:** Klinische Symptome sind eine schmerzhafte und erschwerte Miktion (Algurie, Dysurie) und häufiger Harndrang bei nur geringem Harnvolumen (Pollakisurie).
- **Chronische Urozystitiden** entwickeln sich meist als Komplikation rezidivierender akuter Entzündungsschübe oder schleichend im Rahmen einer (zunächst) symptomlosen Bakteriurie; ein chronischer Verlauf wird durch anatomische Anomalien der Harnwege (vgl. oben) begünstigt.

MERKE

Komplikation beider Verlaufsformen ist die Keimaszension mit Übergreifen des Entzündungsprozesses auf Ureter (Ureteritis) und Nierenbecken (Pyelitis). Von hier aus kann die Entzündung auf das Nierenparenchym übergreifen (Pyelonephritis, s. S. 329).

Morphologische Aspekte | Morphologisch unterscheidet man die **granulozytäre Entzündung** der Blasenschleimhaut, ggf. mit Erosionen und Ulzerationen (übliches Korrelat der akuten Urozystitis), und die **lymphozytenreiche Entzündung** mit Ausbildung von Lymphfollikeln, die zystoskopisch als kleine Knötchen erkennbar sind (**Urocystitis follicularis**, übliches Korrelat der chronischen Urozystitis).

Bei der **Malakoplakie**, einem genetisch bedingten Mangel an 3',5'-Guanosinmonophosphat, sind nach einer Infektion mit E. coli zystoskopisch gelbbraune Plaques mit Ulzerationen in der Blase sichtbar. Die Plaques beherbergen Histiozyten, die im Zellinneren Lysosomen mit nichtabbaubaren gramnegativen Bakterien der E.-coli-Gruppe enthalten. Diese induzieren die Ausbildung von Kalkkörperchen, sog. Michaelis-Gutmann-Körperchen.

Beim schistosomenbedingten Harnwegsinfekt werden Eier in die Harnwand abgelegt. Diese triggern eine **granulomatöse Entzündungsreaktion** mit u. U. großen Granulationsgewebetumoren (sog. „Bilharziome"), ferner finden sich metaplastisch veränderte Schleimhautareale (Plattenepithelmetaplasie).

MERKE

Die Schistosomiasis der Harnblase kann zur Plattenepithelmetaplasie und über diesen Weg zu Plattenepithelkarzinomen der Harnblase führen.

Nichtinfektiöse Entzündungen der Harnwege

Zu den nichtinfektiösen Urozystiden gehören iatrogen bedingte Verletzungen der Schleimhaut wie die **Strahlenzystitis** sowie die Zystitis bei **Zytostatika-Instillation** (Mitomycin).

Sonderformen der Zystitis sind die interstitielle Zystitis und die eosinophile Zystitis. 90 % aller Patienten mit einer **interstitiellen Zystitis** sind Frauen, der Erkrankungsgipfel liegt bei 40 Jahren. Der Urin ist steril, die Blase sehr schmerzhaft, die Volumenkapazität eingeschränkt. Makroskopisch können Ulzerationen der Blasenschleimhaut sichtbar sein. Histologisch ist die Vermehrung von Mastzellen in der muskulären Blasenwand charakteristisch, in späten Stadien kann die Blase vernarben. Die **eosinophile Zystitis** ist – wie der Name besagt – durch eine Vermehrung eosinophiler Granulozyten im Interstitium der Blasenschleimhaut gekennzeichnet. Häufig ist die eosinophile Zystitis allergisch bedingt oder entwickelt sich nach transurethralen Resektionen (z. B. von Harnblasentumoren oder der Prostata). Die eosinophile Zystitis kann aber auch als eigenständiges Krankheitsbild auftreten.

17.2.4 Stenosen der Harnwege

Key Point

Man unterscheidet angeborene (vgl. S. 337) und erworbene Obstruktionen im Harnwegsbereich. Häufige Ursachen der erworbenen Obstruktion sind die Prostatahyperplasie (s. S. 353) und die Urolithiasis.

Urolithiasis: Bei der Urolithiasis finden sich Steine im Bereich der ableitenden Harnwege; hiervon abzugrenzen ist die Nephrokalzinose, bei der es zur Konkrementbildung innerhalb der Nieren kommt (vgl. S. 331). Die Harnsteinbildung erfolgt bevorzugt im Bereich der Nierenbeckenkelche (**Abb. 17.14**), da die Durchflussgeschwindigkeit des Harns in diesem Bereich besonders gering ist. Vom Nierenbecken aus können die Steine durch spontane Mobilisation in die unteren Harnwege gelangen, seltener werden sie primär im Bereich der unteren Harnwege gebildet (z. B. primäre Blasensteine).

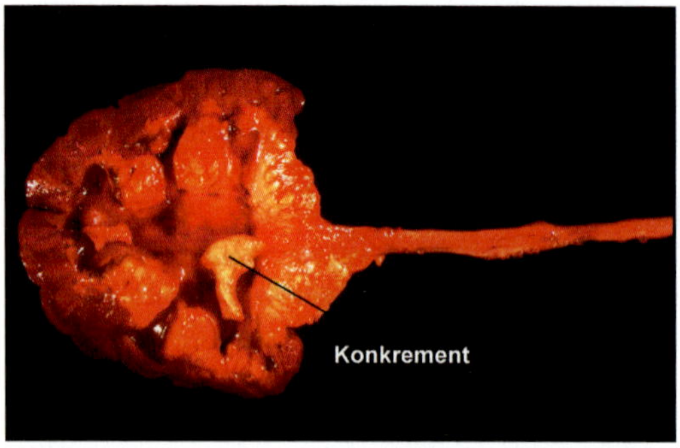

Abb. 17.14 Ausgussstein aus dem Nierenbeckenkelchsystem.

Epidemiologie | Die Prävalenz ist steigend, bei Frauen gibt es bereits einen 1. Häufigkeitsgipfel vor dem 20. Lebensjahr, der Erkrankungsgipfel beider Geschlechter liegt um das 40. Lebensjahr. Im anglikanischen Raum sind 5 % der Frauen und 12 % der Männer von einer Urolithiasis betroffen.

Pathogenese | Die Steinentstehung an verschiedenen Orten des menschlichen Körpers folgt ähnlichen Prinzipien und wurde bereits ausführlicher im Abschnitt zu den Gallensteinen besprochen (s. S. 306).

Morphologie | Analog der Gallenblase findet man unterschiedliche Harnsteintypen:

- Kalziumoxalat-Steine (65 % der Fälle)
- Magnesium-Ammonium-Phosphat-Steine (Struvit), 15 % der Fälle)
- Uratsteine (7 % der Fälle)
- Zystinsteine (< 1 % aller Steine)

Die Steine können in Reinform vorkommen oder eine Mischung der genannten Typen darstellen. Sie sind in der Regel konzentrisch geschichtet.

Klinische Aspekte und Komplikationen | Bei ca. 40 % der Patienten mit Nierenbeckensteinen werden Spontanabgänge beobachtet. Der Durchtritt des Steines durch den Ureter kann mit heftigen Schmerzen verbunden sein („Nierenkolik").

17

MERKE

Spontane Ureterverschlüsse durch Steinabgänge sind der häufigste urologische Notfall.

Komplizierend kann sich ein Harnstau bilden (Gefahr der Hydronephrose), alternativ können Ureter, Blase und/oder Harnröhre durch die Steine verletzt werden. Blasensteine können darüber hinaus durch ihre irritative Wirkung auf die Schleimhäute bakterielle Infektionen begünstigen, die chronifizieren und auch aszendieren können (Gefahr der chronischen Urozystitis mit nachfolgender Pyelonephritis, Pyelonephrose und schlimmstenfalls Urosepsis).

17.2.5 Tumoren der Harnwege

Tumorähnliche Läsionen

Zu den gutartigen tumorähnlichen Veränderungen im Harnwegsbereich gehören die bereits zuvor beschriebene **Malakoplakie** (s. S. 338), die **follikuläre Zystitis**, die **Endometriose der Harnblase** (s. S. 372) sowie **entzündliche Pseudotumoren**. Eine spezielle Erkrankung bei Frauen ist die **Urethralkarunkel**; hierbei handelt es sich um einen gestielten Polypen mit einem entzündlichen Stroma im distalen Harnröhrenabschnitt. Eine weitere tumorartige Erkrankung ist die **Urocystitis glandularis cystica,** die auch außerhalb der Harnblase im Bereich der Harnwege vorkommen kann. Bei der Urocystitis glandularis cystica handelt es sich nicht, wie der Name suggeriert, um eine entzündlich bedingte Erkrankung, sondern um eine Metaplasie oder Neoplasie des Urothels. Dabei werden bis zu 5 mm große Zysten im Urothel ausgebildet. Bei Männern ist bevorzugt die Harnblase, bei Frauen speziell das Trigonum betroffen. Mikroskopisch sind diese benignen Zysten mit einem flachen kubischen Epithel ausgekleidet und enthalten reichlich Schleim.

Neoplasien der Harnwege

Key Point

Neoplasien der Harnwege leiten sich ganz überwiegend vom Urothel ab, seltener gehen sie von metaplastisch transformierten Schleimhautarealen aus. Die Malignität des Urothelkarzinoms variiert insbesondere in Abhängigkeit von der Wachstumsart/-tiefe und der histologischen Differenzierung.

Allgemeine Charakteristika der urothelialen Tumoren | Analog den epithelialen Tumoren des Kolons existiert ein breites Spektrum unterschiedlich differenzierter urothelialer Tumoren – vom gutartigen Papillom bis hin zum wenig differenzierten invasiven Karzinom sind zahlreiche Abstufungen möglich. In Bezug auf die **Wachstumsart** unterscheidet man invasive und nichtinvasive sowie flache, exophytisch/papillär und solide wachsende urotheliale Tumoren. Die papillär wachsenden Tumoren verhalten sich zumindest initial gutartiger als die soliden Tumoren. Hinsichtlich der **Differenzierung** unterscheidet man 3 verschiedene Malignitätsgrade urothelialer Tumoren (G0-G3). Urothelkarzinome manifestieren sich am häufigsten in der Harnblase, können aber auch von jedem anderen Ort der ableitenden Harnwege ihren Ausgang nehmen. Ein besonderes Charakteristikum der Urothelkarzinome ist ihre **Multizentrität**.

MERKE

Urothelkarzinome treten häufig multizentrisch an mehreren Orten der ableitenden Harnwege auf (Nierenbecken, Harnleiter, Harnblase oder Harnröhre), entweder zeitgleich (synchron) oder zeitversetzt (metachron). Dies deutet auf eine generalisierte Erkrankung des Urothels hin und verpflichtet im Falle einer Tumorerkrankung zu einer besonders sorgfältigen Abklärung und Nachsorge des gesamten Harntraktes.

Nachfolgend sind die wichtigsten urothelialen Tumoren in Abhängigkeit von ihrer Dignität näher beschrieben.

Urothelpapillom und papilläre urotheliale Neoplasie

- **Gutartige Tumoren** des Urothels sind das eher seltene **Papillom** und das endophytisch wachsende **invertierte Papillom**. Das invertierte Papillom unterscheidet sich nur durch sein nach innen gerichtetes Wachstum vom „normalen“ Papillom (invertierte Papillome kommen auch im Nasen- und Nasennebenhöhlenbereich vor, vgl. S. 175). Das Papillom tritt bevorzugt in der Harnblase auf und betrifft eher ältere Patienten. Es kann nach Entfernung rezidivieren. Histologisch fehlen zelluläre Atypien, das Urothel ist auf maximal 6 Zelllagen verbreitert (dies im Gegensatz zum Urothelkarzinom und der urothelialen Neoplasie unklarer Dignität, vgl. unten).
- Die **papilläre urotheliale Neoplasie unklarer Dignität** nimmt eine Zwischenstellung zwischen benigner und maligner Neoplasie ein. Typisch sind ein verbreitertes Urothel von über 7 Zelllagen mit papillärer Vorwölbung sowie ein fokaler Verlust von Deckzellen; hier liegt eine **fakultative Präkanzerose** vor.

Nichtinvasives Urothelkarzinom

Im Gegensatz zu den meisten Neoplasien anderer Lokalisationen unterscheidet man beim Urothel **2 verschiedene nichtinvasive Karzinomvarianten:** das papilläre Karzinom und das flache In-situ-Karzinom. Auch wenn das papilläre Karzinom (pTa) nichtinvasiv ist, wird es inkonsequenterweise als Karzinom (und nicht als In-situ-Karzinom) bezeichnet.

- **Nichtinvasive papilläre Karzinome (pTa)** wachsen rein exophytisch zur Hohlraumseite des betroffenen Organs vor, ohne vorerst die Basalmembran zu durchbrechen; sie werden nach WHO in Low-Grade- (früher Grad 1–2) und High-Grade-Karzinome (früher Grad 2–3) eingeteilt. Während sich die Low-Grade-Karzinome in der Regel gutartig verhalten, beträgt die Rezidivrate der High-Grade-Karzinome etwa 50 %. Mit jedem Rezidiv steigt die Wahrscheinlichkeit, dass der Tumor (noch) schlechter differenziert ist als der vorangehende und ein ungünstigeres Tumorstadium mit Invasion erreicht (vgl. Tab. 17.7 zur pTNM-Klassifikation des Urothelkarzinoms).
- Das **nichtinvasive flache Carcinoma in situ (CIS)** befindet sich innerhalb der Schleimhautebene (Basalmembran ist intakt); es ist per definitionem wenig differenziert und entspricht damit einer High-Grade-Läsion. Nach Durchbrechen der Basalmembran wächst es in Form des invasiven soliden Karzinoms (seltener in Form eines papillären Karzinoms) infiltrativ in die Tiefe des betroffenen Organs bzw. in Nachbarstrukturen vor. Das In-situ-Karzinom kann multizentrisch auftreten; ferner kann ein In-situ-Karzinom zeitgleich oder zeitversetzt mit einem invasiven Karzinom kombiniert sein.

Tab. 17.7

pTNM-Klassifikation des Urothelkarzinoms (Nierenbecken, Harnleiter und Harnblase)

Kategorie	Kriterien
pTa	papilläres nichtinvasives Karzinom
pTis	flaches In-situ-Karzinom
pT 1	Infiltration des subepithelialen Gewebes
pT 2	Infiltration der Muskularis
pT 3 Nierenbecken	Infiltration peripelvische Fett- oder Nierengewebe
pT 3 Ureter, Harnblase	Infiltration periureterale Fettgewebe oder Subserosa
pT 4	Infiltration in angrenzende Organe
pN1	1 Lymphknoten befallen ≤ 2 cm
pN2	1 Lymphknoten befallen > 2 cm, < 5 cm oder multiple Lymphknoten, alle < 5 cm
pN3	Lymphknotenmetastase > 5 cm

MERKE

Die Wahrscheinlichkeit, dass ein In-situ-Karzinom des Urothels meta- oder synchron mit einem G-3-invasiven Karzinom einhergeht, ist mit 80 % sehr hoch.

Klinische Aspekte | Bei einem Carcinoma in situ der Harnblase ist nach erfolgter transurethraler Tumorresektion (TUR-B) zunächst die intravesikale Therapie mit BCG (s. S. 338) angezeigt. Bei etwa 30 % der Patienten versagt diese Therapie, in diesem Fall ist meist die radikale Zystektomie indiziert.

Invasives Urothelkarzinom

Invasive urotheliale Karzinome entstehen in der Mehrzahl aus den zuvor beschriebenen nichtinvasiven Vorläuferläsionen: 3 % der Karzinome entstammen den seltenen flachen In-situ-Karzinomen, 80 % den häufigen nichtinvasiven papillären Karzinomen; 17 % der Urothelkarzinome wachsen primär invasiv bzw. es können keine nichtinvasiven Vorläuferläsionen nachgewiesen werden. Die aus den In-situ-Karzinomen hervorgehenden invasiven Karzinome sind schlecht differenziert und haben eine entsprechend schlechte Prognose.

Epidemiologie | In Deutschland beträgt die Inzidenz des Urothelkarzinoms 15/100 000 pro Jahr. Das männliche Geschlecht ist 2- bis 3-mal häufiger betroffen als das weibliche. Die Inzidenz steigt mit dem Lebensalter von 2 auf 200 in der 3. versus der 8.–9. Dekade.

Pathogenese | Ätiologisch sind v. a. **toxische Einwirkungen** von Bedeutung; in den Industrieländern spielt insbesondere das Zigarettenrauchen eine Rolle, darüber hinaus auch aromatische Amine – z. B. aus der Farbstoffindustrie (v. a. Beta-Naphthylamin, Xenylamin, Benzidin, 4-Nitrodiphenyl) – und bestimmte Medikamente (z. B. Phenacetin, Cyclophosphamid). Die Bilharziose steigert gleichfalls das Risiko eines Urothelkarzinoms.

Morphologie | In Europa sind 90 % der Karzinome rein urothelial differenziert (reines **Urothelkarzinom**), der Rest zeigt eine rein plattenepitheliale **(Plattenepithelkarzinom)**, eine rein drüsige **(Adenokarzinom)** oder eine gemischte Differenzierung. In den zuletzt genannten Fällen sind metaplastische – also plattenepithelial oder glandulär transformierte – Schleimhautareale Ursprung des karzinomatös entarteten Gewebes.

Klinische Aspekte und Prognose | Während hoch und mäßig differenzierte T1-Karzinome, die aus einem papillären Tumor entstanden sind, z. T. noch durch transurethrale Resektion behandelt werden können, zeigen die G-3-Tumoren generell ein sehr aggressives Wachstum mit entsprechend schlechter Prognose, therapeutische Konsequenz ist in der Regel die Zystektomie. Bei T3- und T4-Tumoren (vgl. Tab. 17.7) ist die Lymphknotenmetastasenhäufigkeit mit 40 % angegeben.

Praxistipp

Für die Screening-Diagnostik des Urothelkarzinoms bzw. seiner Vorläuferläsionen ist die Zytologie (Abb. 17.15) gut geeignet, da sie nichtinvasiv ist, jederzeit wiederholt werden kann und bei G2- und G3-Karzinomen sowie beim Carcinoma in situ eine diagnostische Treffsicherheit von 90 % erzielt.

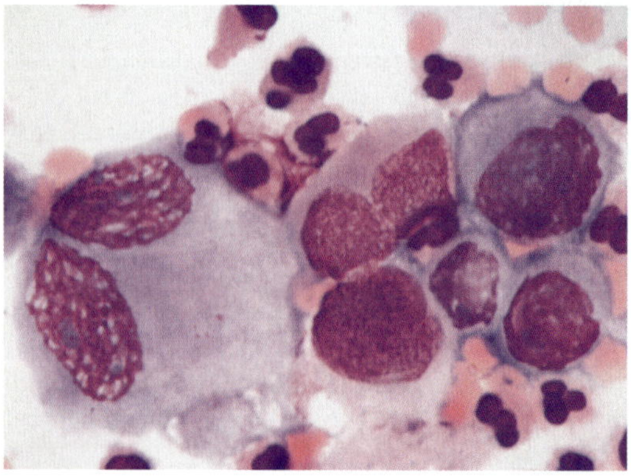

Abb. 17.15 Urinzytologie eines G3-Urothelkarzinoms. Auffällig sind die außergewöhnlich großen Zellkerne der Karzinomzellen (Bildmitte); zum Größenvergleich können die Zellkerne der Granulozyten (Bildmitte oben) dienen.

Die vergleichsweise gut differenzierten G1-Karzinome werden allerdings nur mit einer Sensitivität von < 50 % erkannt. Im Gegensatz zur zytologischen Untersuchung kann die histologische Aufarbeitung des resezierten Tumorgewebes (z. B. nach TUR-B, s. S. 341) auch etwas über das Tumorstadium aussagen und zwischen In-situ- und invasiven Karzinomen unterscheiden.

Differenzialdiagnose | Primär tief infiltrierende Tumoren können auch aus anderen Organen in die Harnblase vorgewachsen sein, hier ist an Zervix- oder Prostatakarzinome sowie an kolorektale Tumoren zu denken. Insbesondere bei geringer Differenzierung des urothelialen Karzinoms kann die histologische Abgrenzung gegenüber Tumoren anderer Herkunft schwierig sein.

H

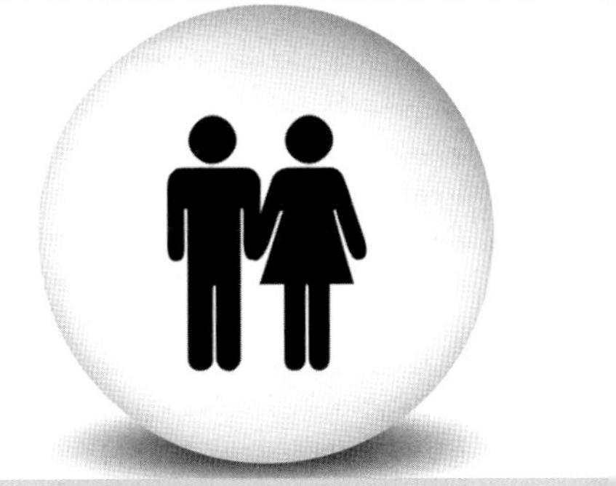

© Fotolia (lookata)

Geschlechtsorgane, Schwangerschaft und Mamma

Fallbesprechung im Kolloquium

Gynäkologin: Frau M. ist eine 63-jährige Patientin, die vom Hausarzt mit einem auffälligen Tastbefund der Brust in unsere Sprechstunde geschickt wurde. Bei der Untersuchung konnten wir im oberen äußeren Quadranten der rechten Brust einen derben Knoten tasten, der zur darunterliegenden Pectoralisfaszie verschieblich war.

Radiologin: In der Mammografie haben wir in diesem Bereich eine ca. 2 cm große, unscharf begrenzte Verdichtung mit Strukturstörung erkannt. Verdächtige Mikrokalkablagerungen waren nicht zu sehen, die linke Mamma war radiologisch unauffällig.

Gynäkologin: Wir haben dann eine Stanzbiopsie durchgeführt und den Tumor mit einem Draht markiert. Die Stanze ergab ein invasives lobuläres Mammakarzinom, woraufhin wir eine Segmentresektion mit Biopsie des Sentinel-Lymphknotens durchgeführt haben. Dieser war im Schnellschnitt negativ.

Pathologe: Der Sentinel-Node blieb dann auch im Paraffinmaterial negativ, auch immunhistochemisch ließen sich keine isolierten Tumorzellen nachweisen. In dem Segment fanden wir ein 1,9 cm großes invasives lobuläres Mammmakarzinom. Die Präparatränder sind tumorfrei, der Sicherheitsabstand nach dorsal beträgt 0,5 cm. Das Präparat war dorsal glatt begrenzt und war wohl direkt auf der Faszie abpräpariert. Die übrigen Sicherheitsabstände waren größer. Zusätzlich fanden wir eine kleinherdige lobuläre intraepitheliale Neoplasie an verschiedenen Stellen im Präparat, teilweise bis an die Ränder heranreichend. Der Tumor ist stark Östrogen- und Progesteronrezeptor-positiv, HER2-negativ. Insgesamt also pT 1c, pN0, R0 und G2.

Gynäkologin: Müssen wir wegen der lobulären intraepithelialen Neoplasie nachresezieren?

Pathologe: Da die lobuläre intraepitheliale Neoplasie nur geringe Atypien zeigt, ist eine Nachresektion nicht erforderlich. Die lobuläre intraepitheliale Neoplasie ist jedoch ein Hinweis auf ein erhöhtes Karzinomrisiko, und zwar für beide Mammae. Hier sollten radiologische Kontrollen erfolgen.

Gynäkologin: Gut, die erfolgen sowieso im Rahmen der Tumornachsorge. Dann kommt also zuerst die Nachbestrahlung, wie von den Leitlinien für Brustzentren vorgeschlagen. Soll noch eine adjuvante Therapie eingeleitet werden? Im Adjuvant-Online ergibt sich nur ein geringer Vorteil für eine Chemotherapie.

PJler: Was ist Adjuvant-Online?

Gynäkologin: Das ist ein Web-basiertes Tool, das den prognostischen Effekt einer adjuvanten, also zusätzlichen, antihormonellen Therapie und/oder einer Chemotherapie für eine bestimmte Patientin errechnen kann. Dabei stützt es sich auf eine große Datenbank mit Erfahrungswerten. Heraus kommt dann ein Wert, mit dem man den Nutzen einer antihormonellen oder einer Chemotherapie abschätzen kann. Diese Informationen sind in bestimmten Situationen hilfreich, z. B. bei größeren Tumoren, die keine Lymphknotenmetastasen haben, oder wenn man nicht sicher ist, ob die Patientin vielleicht schon bestehende, aber noch nicht entdeckte Metastasen hat.

Onkologin: Also, für eine adjuvante Chemotherapie sehe ich keine Argumente. Es sollte noch eine antihormonelle Therapie durchgeführt werden, z. B. 3 Jahre Tamoxifen gefolgt von 2 Jahren Aromatasehemmer. Liegen bei der Patientin andere nennenswerte Grunderkrankungen vor?

Gynäkologin: Die Patientin ist wegen einer Herzinsuffizienz etwas reduziert, sonst jedoch recht fit. Keine Hinweise auf eine Osteoporose. Ach ja, links hat sie einen Pleuraerguss von ca. 100 ml, der ist wahrscheinlich kardial bedingt. Dieses Erguss wollen wir noch punktieren, damit eine maligne Ursache ausgeschlossen werden kann. Bei den übrigen Untersuchungen ergaben sich keine Hinweise auf Metastasen. Somit spricht nichts gegen eine Bestrahlung sowie eine antihormonelle Therapie.

Strahlentherapeut: Bitte geben Sie der Patientin gleich meine Praxisnummer, damit wir bis zu den Sommerferien mit der Bestrahlung fertig sind.

Gynäkologin: Vielen Dank für Ihr Kommen, bitte vergessen Sie nicht, die Anwesenheitsliste zu unterschreiben.

18 Männlicher Genitaltrakt

18.1 Erkrankungen des Hodens

Key Point
Im Mittelpunkt des klinischen Interesses stehen die Hodentumoren, die in einer außergewöhnlichen Vielfalt vorkommen; Häufigkeit und Prognose der einzelnen Tumortypen variieren stark in Abhängigkeit vom Lebensalter.

18.1.1 Relevante anatomische und funktionelle Aspekte

Anatomie des Hodens | Der ausgewachsene Hoden liegt außerhalb der Bauchhöhle im Skrotum und ist ungefähr 4 cm lang und 3 cm breit. Er wird von einer bindegewebigen Kapsel (Tunica albuginea) umgeben, von der aus Septen in die Tiefe ziehen. Diese untergliedern den Hoden in ca. 250 Läppchen. **Histologisch** besteht jedes Hodenläppchen aus einem oder mehreren **Hodenkanälchen**, die stark aufgeknäuelt in einem lockeren, gefäßreichen Bindegewebe **(Stroma)** liegen. Die Hodenkanälchen werden vom **Keimepithel** ausgekleidet, das sich aus epithelialen Stützzellen **(Sertoli-Zellen)** und **Keimzellen** (den verschiedenen Reifungsstadien der Spermatogenese) zusammensetzt: Im Keimepithel reifen die Spermatogonien zu den funktionell und morphologisch ausdifferenzierten Spermatozoen, die anschließend in das Lumen der Hodenkanälchen entlassen und in Richtung der ableitenden Samenwege (s. S. 351) weitertransportiert werden. Zwischen den Hodenkanälchen liegen im bindegewebigen Hodenstroma kleine Gruppen testosteronproduzierender **Leydig-Zellen**.

Funktion des Hodens | Das Keimepithel sowie das Hodenstroma mit den Leydig-Zellen stellen die 2 wesentlichen „Funktionsbereiche" des Hodens dar und spiegeln die 2 Hauptaufgaben des Hodens wider: Bereitstellung von befruchtungsfähigen Spermien **(reproduktive Funktion)** sowie Produktion von männlichen Sexualhormonen **(endokrine Funktion)**. Beide Funktionsbereiche unterstehen der hormonellen Steuerung durch die Hypothalamus-Hypophysen-Achse und begründen die Fortpflanzungsfähigkeit des erwachsenen Mannes.

Relevanz für die Pathologie | Erkrankungen des Hodens (angeboren oder erworben) können über eine Beeinträchtigung der Spermatogenese zur Zeugungsunfähigkeit (**Infertilität** oder **Impotentia generandi**) führen; ein Mangel an Sexualhormon hat demgegenüber eher eine **Impotentia coeundi** zur Folge (Unfähigkeit, den Beischlaf zu vollführen). Häufige Ursachen einer erworbenen Zeugungsunfähigkeit sind Entzündungen des Hodens sowie toxische Einflüsse, die das Keimepithel schädigen; angeborene Entwicklungsstörungen des Hodens (chromosomal oder auch hormonell bedingt) sind insgesamt seltener.

Von besonderem Interesse für die Pathologie sind darüber hinaus die **Hodentumoren**. Die mikroskopischen Untereinheiten des Hodens sind für die histogenetische Einteilung der Hodentumoren von unmittelbarer Relevanz: So bilden die Keimzellen den Ausgangspunkt der großen und morphologisch heterogenen Gruppe der **Keimzelltumoren**, Keimepithel und Hodenstroma sind Ausgangspunkt der **Keimstrang-Stroma-Tumoren** (v. a. Sertoli- und Leydig-Zell-Tumoren).

18.1.2 Angeborene Fehlbildungen und Entwicklungsstörungen des Hodens

Key Point
Am häufigsten ist die unvollständige Absenkung des Hodens (Maldescensus testis oder Kryptorchismus), die zu einer Beeinträchtigung der Spermiogenese führen kann und mit einem erhöhten Risiko eines Keimzelltumors assoziiert ist.

Kryptorchismus: Dieser Begriff bezeichnet die fehlende oder inkomplette Absenkung des Hodens in seine normale Position im Skrotum. Der Hoden kann dabei in der **Bauchhöhle** verbleiben (10 %), in den **Inguinalkanal** wandern (40 %) oder lediglich bis ins **obere Skrotum** absinken (50 %). Der Kryptorchismus tritt **meist einseitig** auf, in einem Viertel der Fälle jedoch auch doppelseitig. In seltenen Fällen ist der Kryptorchismus mit anderen **angeborenen Anomalien** vergesellschaftet.

Ätiopathogenese | Die Ursache ist meist unbekannt. In einem Teil der Fälle sind eine ungenügende hypophysäre oder testikuläre Hormonstimulation, eine Gonadendysgenesie oder anatomische Hindernisse für die ausbleibende Hodenabsenkung verantwortlich.

Morphologie | Mit zunehmender Dauer des Kryptorchismus nehmen auch die histologischen Veränderungen im Hoden zu. Dazu gehören eine Verkleinerung der Hodenkanälchen-Durchmesser und eine Abnahme der Zahl der Keimzellen. Ferner sieht man eine hyaline Verdickung der Basalmembran und eine Fibrosierung des Stromas. Bemerkenswerterweise kann man bei einem Teil der Patienten diese Veränderungen auch im „gesunden" – also regelrecht im Skrotum gelegenen – Hoden nachweisen.

Klinische Aspekte | Als **Spätkomplikationen** sind die **Infertilität** und die Entwicklung eines **Keimzelltumors** zu nennen. Das Risiko eines Keimzelltumors ist 35-fach erhöht, meist entstehen Seminome (s. S. 348) oder embryonale Karzinome (s. S. 347). Nach einer zeitgerechten operativen Verlagerung des Hodens in den Skrotalsack **(Orchidopexie)** kann die Fertilität in 90 % der Fälle erhalten bleiben, das erhöhte Risiko für einen Keimzelltumor bleibt jedoch bestehen.

Weitere angeborene Fehlbildungen/Entwicklungsstörungen des Hodens: Bei der **testikulären Feminisierung** liegt ätiologisch ein Defekt des Testosteronrezeptors vor (sog. Endorganresistenz); die betroffenen Individuen sind genotypisch männlich und besitzen Hoden, die zumeist in der Bauchhöhle liegen. Die sekundären Geschlechtsorgane sind jedoch weiblich differenziert (Pseudohermaphroditismus masculinus, vgl. S. 379). Entsprechend weisen die Patienten Brüste, eine Vulva mit Vagina und Klitoris sowie einen weiblichen Behaarungstyp auf.

Das **männliche adrenogenitale Syndrom (AGS)** beruht auf einem angeborenen Defekt der 21-Monooxygenase in der NNR mit der Konsequenz einer vermehrten Androgenproduktion (zur genauen Pathogenese vgl. S. 509). Die Erkrankung ist autosomal rezessiv erblich, es gibt aber auch sporadische Formen (Spontanmutation). Sehr selten ist die erworbene Form infolge eines androgenproduzierenden Nebennierentumors (vgl. S. 510). Aufgrund der erhöhten Androgenproduktion kommt es bei männlichen Individuen zur Pubertas praecox, der Hoden verbleibt jedoch in einem unreifen Stadium (Hypogonadismus, klinische Folge: Sterilität).

Die **Gonadendysgenesie** männlicher Individuen ist auf einen Defekt des SRY-Gens auf dem Y-Chromosom zurückzuführen. Da dieses Gen für die Geschlechtsentwicklung zuständig ist, können sowohl Fehlbildungen der primären als auch der sekundären Geschlechtsmerkmale resultieren. Häufig sind die Gonaden nur noch als längliche Gebilde („Streaks") in atypischer Lage (Kryptorchismus) vorhanden, ggf. findet sich zusätzlich eine Hypospadie (s. S. 357)

Zu den verschiedenen Formen der **Intersexualität** vgl. S. 379.

18.1.3 Infertilität, Entzündungen, Torsion

Infertilität: Die Ursachen der männlichen Unfruchtbarkeit sind vielfältig: Häufig liegt eine Schädigung des Hodens selbst zugrunde **(testikulär bedingte Infertilität)**. Hierbei ist zwischen **angeborenen** (primären, s. o.) und **erworbenen** testikulären Schädigungen zu unterscheiden. Daneben gibt es **nichttestikulär bedingte Formen der Infertilität** – prätestikulär kommen hormonelle Störungen in der Hypophysen-Gonaden-Achse in Frage, posttestikulär Störungen des Spermientransportes in den ableitenden Samenwegen.

- **Erworbene testikuläre Schädigungen** können durch eine Entzündung, eine Varikozele (s. S. 352), den Kryptorchismus, eine Bestrahlung, Alkohol und/oder Medikamente verursacht werden. Eine Urämie, der Diabetes mellitus, die Leberzirrhose und eine Mangelernährung können die Spermatogenese gleichfalls beeinträchtigen.
- Eine **primäre testikuläre Schädigung** liegt bei verschiedenen genetischen Erkrankungen vor, die zu einer mangelhaften Entwicklung der Gonaden führen; hier ist v. a. das Klinefelter-Syndrom nennen. Hierbei handelt es sich um eine relativ häufige Chromosomenanomalie (Karyotyp 46,XXY).
- **Prätestikuläre Ursachen der männlichen Infertilität** sind in der Regel hormoneller Natur: Hierzu gehören ein **Gonadotropinmangel** (sog. hypogonadotroper Hypogonadismus bei Hypopituitarismus, s. S. 498, oder im Rahmen eines Kallmann-Syndrom, das durch eine zusätzliche Anosmie gekennzeichnet ist), ein **Östrogenüberschuss** (z. B. bei Nebennierenrindentumoren, bei Leberzirrhose oder bei medikamentöser Hormontherapie), eine **Hypothyreose** und das XY-Gonadendysgenesie-Syndrom (fehlendes Testosteron bzw. **Testosteronmangel** bei verschiedenen Enzymdefekten oder bei Leydig-Zell-Dysplasie).
- **Posttestikuläre Ursachen der männlichen Infertilität:** Läsionen der ableitenden Samenwege können gleichfalls zur Infertilität führen. Mögliche Ursachen sind eine Vasektomie, Entzündungen des Nebenhodens oder Entzündungen des Samenleiters. Auch die Mukoviszidose kann über eine stark erhöhte Viskosität des Ejakulats zu einem Verschluss der Samenwege führen.
- Schließlich können auch **Motilitätsstörungen der Spermien** selbst zur Unfruchtbarkeit führen. So liegt z. B. bei der Asthenospermie ein verminderter Anteil normal beweglicher Spermien vor. Bei der Teratozoospermie ist der Anteil pathologisch veränderter Spermien zu hoch.

Morphologische Aspekte | Je nach Grunderkrankung können im Hoden/Ejakulat mikroskopisch fassbare Veränderungen nachweisbar sein. Mögliche morphologische Kennzeichen der Infertilität sind: zu kleine und/oder unreife Hodenkanälchen, eine quantitativ verringerte Spermatogenese (Oligospermie: zu wenig Spermien, Azoospermie: keine Spermien), erkennbare Keimzellenreifungsstörungen (Reifungsstopp in der Spermatogenese, klinisch meist unter dem Bild der Azoospermie), eine Keimzellaplasie („Sertoli-Cell-only-Syndrom") sowie tubuläre Fibrosen. Die Infertilität ist jedoch nicht zwangsläufig mit morphologischen Veränderungen vergesellschaftet – der Hoden kann histologisch komplett unauffällig sein.

Entzündungen des Hodens (Orchitis): Die häufigsten Erreger einer Orchitis sind gramnegative Bakterien **(bakteriell bedingte Orchitis)**; in der Regel handelt es sich um eine fortgeleitete Infektion der Harnwege (aszendierend über den Ductus deferens). Eine Sonderform der bakteriellen Orchitis ist die **tuberkulöse Entzündung**, die in der Regel primär den Nebenhoden betrifft und von dort aus auf das Hodenparenchym übergreift. Histologisch sind die typischen Tu-

berkulosegranulome (s. S. 72) zu sehen, die im Hoden zu einer ausgeprägten Verkäsung neigen.
Die **granulomatöse Orchitis** ist eine eher seltene Erkrankung von Männern mittleren Alters, die mit einer schmerzhaften Schwellung des Hodens einhergeht. Histologisch erkennt man nichtverkäsende granulomähnliche Gebilde. Ursächlich liegt sehr wahrscheinlich eine Infektion mit E. coli vor, die einen chronischen Verlauf nimmt, da die Bakterien entweder erschwert abbaubar sind oder infolge einer Störung der Makrophagenfunktion nur verzögert abgebaut werden können. Eine besondere Form der granulomatösen Orchitis ist die Malakoplakie des Hodens (analog der Malakoplakie der Harnblase, s. S. 338), bei der histologisch große Makrophagen mit PAS-positiven und teils auch verkalkten Granula zu sehen sind (bei der verkalkten „Variante" spricht man von Michaelis-Gutmann-Körperchen).
Die **Mumps-Orchitis** ist die häufigste virale Entzündung des Hodens, die bei ca. 20 % aller an Mumps erkrankten Erwachsenen auftritt. Im Kindesalter ist sie selten und betrifft nur 1 % der Jungen. Die Mumps-Orchitis befällt häufig nur einen Hoden.

Hodentorsion: Eine **Verdrehung des Samenleiters** mit Abknickung der A. testicularis führt nach wenigen Stunden zu einer Infarzierung des Hodens mit starken Schmerzen. Eine Hodentorsion tritt häufig nach körperlicher Tätigkeit auf. Eigentliche Ursache ist eine Störung der Hodenaufhängung, die mit einer erhöhten Beweglichkeit des Hodens einhergeht. Die Prognose ist abhängig von der Dauer der Torsion:

MERKE

Nach ca. 12 Stunden kann der betroffene Hoden nicht mehr gerettet werden.

18.1.4 Hodentumoren

Key Point

Hodentumoren gehen entweder von Keimzellen (Keimzelltumoren) oder spezifischen Zellen des Hodenstromas/der Keimstränge aus (Keimstrang-Stroma-Tumoren). Keimzelltumoren machen mit etwa 90 % aller Hodentumoren die größte Gruppe aus. In der Gruppe der Keimzelltumoren unterscheidet man zwischen Seminomen und nichtseminomatösen Keimzelltumoren (NSKT). Die NSKT wiederum lassen sich ihrerseits in zahlreiche Subtypen untergliedern. Etwa die Hälfte aller Keimzelltumoren entspricht einem der nachfolgend beschriebenen histologischen Typen in Reinform. Bei den übrigen handelt es sich um gemischte Tumoren.

Tab. 18.1

pTNM-Klassifikation der Hodentumoren

Kategorie	Kriterien
pT 0	nur Narbe, kein Tumor
pTis	intratubuläre Neoplasie
pT 1	Tumor begrenzt auf Hoden und Nebenhoden, ohne Blut- und Lymphgefäßinvasion
pT 2	Tumor begrenzt auf Hoden und Nebenhoden, mit Blut- und Lymphgefäßinvasion
pT 3	Infiltration des Samenstrangs
pT 4	Infiltration des Skrotums
pN1	Lymphknotenmetastase ≤ 2 cm
pN2	Lymphknotenmetastase 2–5 cm groß oder mehr als 5 Lymphknoten befallen
pM1	Fernmetastasen

Die allgemeine pTNM-Klassifikation der Hodentumoren ist in **Tab. 18.1** dargestellt.

Keimzelltumoren

Epidemiologie | Die Inzidenz der Keimzelltumoren in den westlichen Ländern ist in den letzten Jahrzehnten stark angestiegen und beträgt aktuell 6–12/100 000 pro Jahr. Dabei kommen die unterschiedlichen Keimzelltumoren in den verschiedenen Altersgruppen unterschiedlich häufig vor: Teratome und Dottersacktumoren sind im Kleinkindalter am häufigsten, Seminome treten gehäuft bei jungen Erwachsenen und jenseits des 50. Lebensjahres auf.
Ätiologie | Die auslösende Ursache von Keimzelltumoren ist unbekannt, lediglich der **Kryptorchismus** gilt als gesicherter Risikofaktor.
Pathogenese | Die Histogenese der Keimzelltumoren stellt man sich folgendermaßen vor: Keimzellen können durch maligne Transformation entweder zum Ausgangspunkt eines **Seminoms** oder eines **embryonalen Karzinoms** werden. Embryonale Karzinome bestehen aus totipotenten Zellen, die sich analog der Embryonalentwicklung in verschiedene Gewebe differenzieren können. Die Differenzierung kann dabei eher in Richtung extraembryonaler Strukturen (z. B. Dottersack, Chorion) oder eher in Richtung embryonaler/somatischer Strukturen erfolgen. Gemeinsam mit seinen Abkömmlingen bildet das embryonale Karzinom auf diese Weise die große Gruppe der **nichtseminomatösen Keimzelltumoren (NSKT)**. Wichtigste Vertreter der Tumoren mit extraembryonaler Differenzierung sind der **Dottersacktumor** und das **testikuläre Chorionkarzinom**, wichtigster Vertreter der Tumoren mit embryonaler Differenzierung ist das **Teratom**. Die Gliederung der Keimzelltumoren ist in **Abb. 18.1** in Form eines Übersichtdiagramms dargestellt.
Neben den genannten Reinformen gibt es auch zahlreiche **Mischtumoren**, die histologische Merkmale zweier oder mehrerer Keimzelltumoren in unterschiedlicher Kombination zeigen; dieser „Mix" lässt

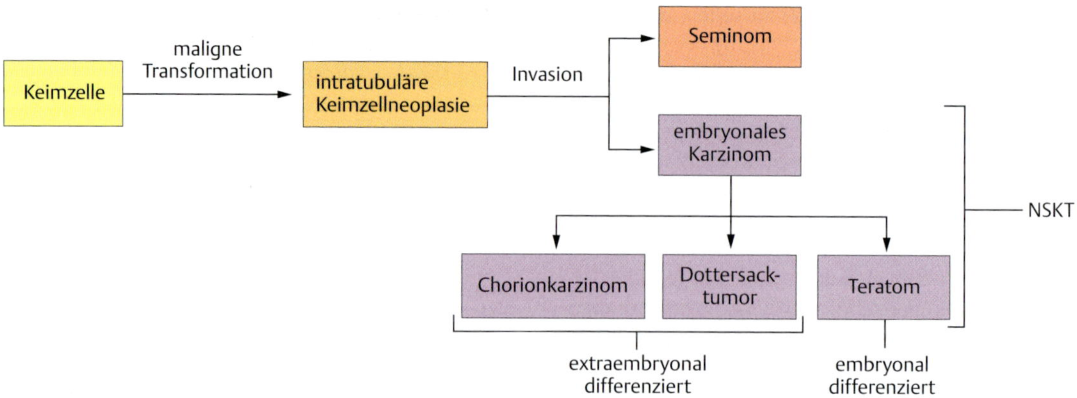

Abb. 18.1 Übersichtsdiagramm zur Gliederung der Keimzelltumoren.

sich dann auch in eventuellen Metastasen wiederfinden. Einige Keimzelltumoren lassen hingegen gar keine Differenzierung erkennen. Keimzelltumoren können auch extragonadal entstehen, wahrscheinlich wurden in diesem Fall im Zuge der Embryonalentwicklung Keimzellen „verschleppt".
Alle Keimzelltumoren **metastasieren** in erster Linie in die retroperitonealen und mediastinalen Lymphknoten sowie in Lungen und Leber. Fernmetastasen werden meist innerhalb der ersten beiden Jahre auffällig.

Seminome

Seminome machen 40–50 % aller Keimzelltumoren aus. Vor der Pubertät kommen sie nicht vor; der Altersgipfel liegt in der 4. Lebensdekade.

Morphologie | 90 % aller Seminome sind **klassische Seminome** (**Abb. 18.2**). Makroskopisch handelt es sich um solide grauweiße Tumoren ohne Einblutungen, Nekrosen oder Zysten. Histologisch erkennt man mittelgroße, atypische Zellen mit hellem, glykogenreichem Zytoplasma, die durch dünne fibrovaskuläre Septen zu soliden Zellnestern gebündelt sind und mit „Kartoffeln im Sack" verglichen werden. In den bindegewebigen Septen finden sich Entzündungszellen. Varianten des Seminoms sind das **Seminom mit synzytiotrophoblastischen Riesenzellen** (diese produzieren β-HCG, das dann im Serum stark erhöht ist) und das **spermatozytische Seminom**, das nie vor dem 40. Lebensjahr vorkommt und nicht metastasiert.

> **MERKE**
> β-HCG gilt ist „klassischer" Tumormarker für das Chorionkarzinom (s. u.). Es gibt allerdings auch beta-HCG-positive Seminome!

In seltenen Fällen können Seminome auch außerhalb des Hodens auftreten **(extragonadale Seminome)**. Mögliche Lokalisationen sind das Mediastinum oder der Retroperitonealraum.

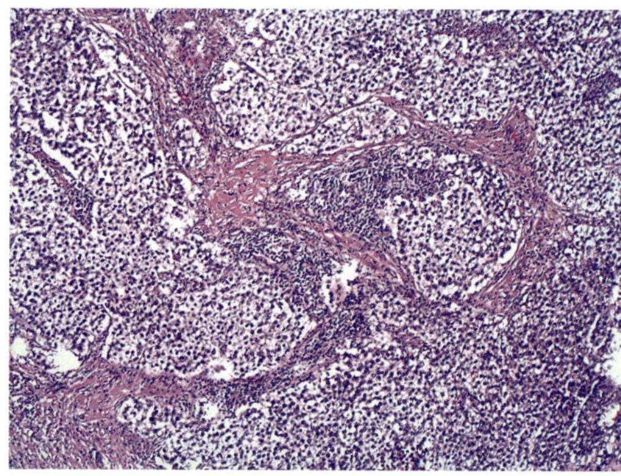

Abb. 18.2 Klassisches Seminom. Knotige Verbände vergrößerter atypischer Zellen mit dazwischenliegenden dünnen fibrösen Septen mit typischer entzündlicher Infiltration.

Klinische Aspekte | Seminome metastasieren bevorzugt lymphogen in die retroperitonealen und die mediastinalen Lymphknoten sowie hämatogen in Lunge und Leber. Das klassische Seminom ist allerdings äußerst strahlensensibel, dies spiegelt sich auch in einer 5-Jahres-Überlebensrate von ca. 90 % wider. Auch in fortgeschrittenen Fällen kann mithilfe einer Chemotherapie eine Heilung in 90 % der Fälle erreicht werden. Spermatozytische Seminome verhalten sich ohnehin meist gutartig.

Nichtseminomatöse Keimzelltumoren

Embryonales Karzinom: Das embryonale Karzinom ist nach dem Seminom der zweithäufigste testikuläre Keimzelltumor, es macht 15–35 % aller Keimzelltumoren aus. Der Altergipfel liegt zwischen dem 20. und 35. Lebensjahr, vor der Pubertät kommt das embryonale Karzinom nicht vor.

Morphologie | Makroskopisch zeigt die Schnittfläche unterschiedlich stark ausgeprägte Nekrosen und Blutungen. Häufiger als bei Seminomen sind der Nebenhoden und die Tunica albuginea infiltriert. Histologisch sieht man eine starke Zellpleomorphie und

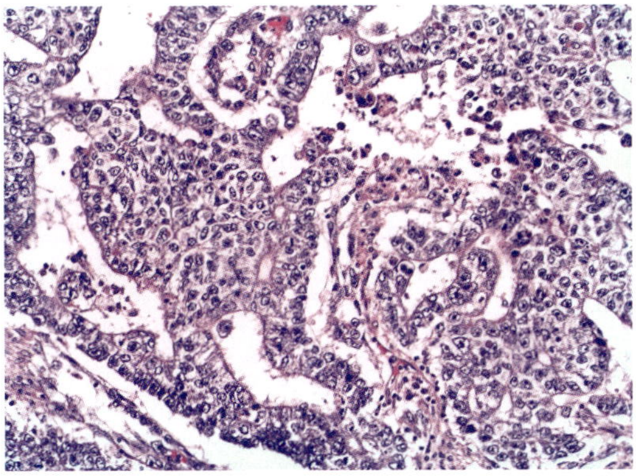

Abb. 18.3 Embryonales Karzinom des Hodens. Gering differenzierte, teils papilläre Verbände epitheloider vergrößerter atypischer Zellen, zahlreiche Mitosen.

eine stark erhöhte mitotische Aktivität (**Abb. 18.3**), beides stärker ausgeprägt als bei den Seminomen.

Klinische Aspekte | Das embryonale Karzinom metastasiert wie das Seminom in die retroperitonealen und mediastinalen Lymphknoten sowie in Leber und Lungen. Lokalisierte Tumoren können in über 95 % der Fälle mit einer Chemotherapie geheilt werden, auch fortgeschrittene embryonale Karzinome haben noch eine Heilungschance von 50 %.

Teratome: Diese Tumoren beinhalten **Gewebe aller 3 Keimblätter:** Ektoderm, Entoderm und Mesoderm. Sie machen ungefähr die Hälfte aller Keimzelltumoren bei Kleinkindern und Kindern aus, Erwachsene sind nur selten betroffen.

Morphologie | Teratome werden in reife und unreife Teratome eingeteilt, zusätzlich gibt es noch Teratome mit maligner Transformation. **Reife Teratome** sind meist polyzystisch und führen zu einer Vergrößerung des Hodens. Histologisch kann man eine bunte Mischung verschiedener Gewebe finden, diese beinhaltet neurale Strukturen, Skelettmuskulatur, Schilddrüsenfollikel, respiratorisches Epithel, Plattenepithel, Knorpel, Knochen und andere. Alle Gewebeelemente sind reif und komplett ausdifferenziert. **Unreife Teratome** sind häufiger bei Erwachsenen anzutreffen als bei Kindern. Sie zeigen histologisch eine ähnliche Zusammensetzung wie die reifen Teratome, die einzelnen Gewebeelemente sind jedoch weniger differenziert bzw. in ihrer Entwicklung auf einer primitiven Stufe stehen geblieben. **Teratome mit maligner Transformation** beinhalten neben den oben angegebenen Elementen Sarkom- oder Karzinomanteile.

Klinische Aspekte | Bei erwachsenen Männern können selbst morphologisch hoch differenzierte reife Teratome ein malignes Verhalten mit Metastasierung zeigen. Demzufolge sind alle Teratome bei erwachsenen Männern als potenziell maligne anzusehen. Demgegenüber sind Teratome bei Kleinkindern und Kindern, auch wenn sie unreife Elemente aufweisen, fast immer gutartig. Die Ursache hierfür ist unbekannt.

> **MERKE**
>
> Die Prognose des testikulären Teratoms hängt in allererster Linie vom Alter des Patienten ab – im Gegensatz zum ovariellen Teratom, dessen Prognose hauptsächlich vom Differenzierungsgrad des Tumorgewebes bestimmt wird (s. S. 383).

Dottersacktumor: Der Dottersacktumor ist der häufigste Keimzelltumor bei Kleinkindern (etwa 75 % aller Keimzelltumoren), insgesamt betrachtet – also auf alle Altersgruppen bezogen – ist der Dottersacktumor jedoch eher selten (etwa 2 % aller Keimzelltumoren).

Morphologie | Der Dottersacktumor führt zu einer Hodenvergrößerung, makroskopisch sieht man einen scharf begrenzten, lobulierten Tumor. Auf der Schnittfläche können Einblutungen und Zysten gesehen werden. Das histologische Bild variiert; der Tumor kann ein eher papilläres oder ein eher retikuläres Wachstum aufweisen und/oder kleine Zysten beherbergen. Charakteristisch sind die so genannten **Schiller-Duval-Bodies** (epitheliale Strukturen, die an die Glomerula der Niere erinnern). Ferner zeigen die Tumorzellen eosinophile rundliche Ablagerungen im Zytoplasma, die aus α-Fetoprotein bestehen.

> **Praxistipp**
>
> **Das α-Fetoprotein kann als Tumormarker für den Dottersacktumor dienen und insb. bei der Primärdiagnostik und der Kontrolle des Therapieverlaufs von Nutzen sein.**

Klinische Aspekte | Dottersacktumoren metastasieren in die retroperitonealen und mediastinalen Lymphknoten sowie in Lungen und Leber. Die Prognose ist gut, 85 % der Patienten können mit moderner Chemotherapie geheilt werden.

Testikuläres Chorionkarzinom: Dies ist ein hochmaligner Tumor, der die extraembryonale Differenzierung des embryonalen Karzinoms in Richtung Synzytiotrophoblast/Zytotrophoblast repräsentiert. Er ist mit dem Chorionkarzinom der Plazenta bei schwangeren Frauen identisch.

Morphologie | Histologisch erkennt man neoplastische Synzytiotrophoblast- und Zytotrophoblastepithelien, die in ausgedehnten Blutseen liegen. Beim Synzytiotrophoblasten handelt es sich um große mehrkernige Riesenzellen mit vakuolisiertem Zytoplasma. Dieses enthält **humanes Choriogonadotropin (ß-HCG)**, das als Tumormarker benutzt werden kann. Der Tumor besitzt kein eigenes Stroma und damit auch keine eigenen Blutgefäße; er ernährt sich durch

Andauung „gesunder" Blutgefäße analog dem Verhalten des Trophoblasten/Synzytiotrophoblasten in der Gebärmutter. Aus diesem Grund enthält der Tumor teilweise so starke Einblutungen, dass die Tumorzellen nur mit Schwierigkeit gefunden werden können.

Das testikuläre Chorionkarzinom kommt nur sehr selten in Reinform vor (weniger als 1 % aller testikulären Chorionkarzinome), häufiger präsentiert es sich in Form eines **Mischtumors** – es kann prinzipiell mit allen anderen Keimzelltumoren assoziiert sein (s. u.).

Klinische Aspekte | Aufgrund ihres aggressiven Wachstumsverhaltens mit früher „Anzapfung" von normalen Blutgefäßen metastasieren Chorionkarzinome im Gegensatz zu den anderen Keimzelltumoren frühzeitig und bevorzugt hämatogen, v. a. in die Lungen. Die Prognose ist entsprechend schlecht, die 5-Jahres-Überlebensrate beträgt nahezu 0 %.

MERKE

Das Chorionkarzinom gehört zu den bösartigsten Tumoren überhaupt.

Gemischte Keimzelltumoren

Die Hälfte aller Keimzelltumoren weist histologische Merkmale mehrerer der oben beschriebenen Keimzelltumortypen auf. Häufige Kombinationen sind:

- Teratom mit embryonalem Karzinom (dann **Teratokarzinom** genannt);
- Teratom, embryonales Karzinom und Seminom;
- embryonales Karzinom und Seminom.

Ferner kann in all diesen Kombinationen auch ein Dottersacktumor und/oder eine Chorionkarzinom vorkommen.

MERKE

Die Prognose eines Mischtumors hängt jeweils von der aggressivsten Tumorkomponente ab.

18

Keimstrang-Stroma-Tumoren

Zu den Keimstrang-Stroma-Tumoren zählt man den **Sertoli-Zell-Tumor**, den **Leydig-Zell-Tumor** sowie den **Granulosazelltumor**. Die genannten Tumoren machen insgesamt 5 % aller testikulären Tumoren aus. In der Mehrzahl der Fälle präsentieren sie sich in Reinform, Kombinationen von Sertoli- und Leydig-Zell-Tumoren mit Keimzelltumoren sind jedoch möglich.

Leydig-Zell-Tumoren: Es handelt sich um einen seltenen Tumor, der aus den hormonproduzierenden interstitiellen Zellen des Hodenstromas (Leydig-Zellen) hervorgeht. Der Tumor kann entsprechend seinem Ursprung Androgene und/oder Östrogene produzieren. Der Leydig-Zell-Tumor tritt bevorzugt bei Kindern ab dem vierten Lebensjahr und bei Männern zwischen dem dritten und sechsten Lebensjahrzehnt auf. Typisches klinisches Korrelat ist die Pubertas praecox bei Kindern und die Gynäkomastie beim Mann.

Morphologie | Makroskopisch sieht man überwiegend kleine, gut abgrenzbare Tumoren, deren Durchmesser nur selten die 10-cm-Marke erreichen. Die Schnittfläche ist gelblich bis hellbraun. Mikroskopisch sieht man vergrößerte, polygonale Zellen mit reichlichem leicht eosinophilem Zytoplasma. Dieses kann Lipofuszin enthalten; bei etwa der Hälfte der Tumoren findet man darüber hinaus Reinke-Kristalle.

Klinische Aspekte | Circa 90 % aller Leydig-Zell-Tumoren verhalten sich gutartig, bei den restlichen 10 % ist das klinische Verhalten nicht eindeutig vorhersagbar. Maligne Verlaufsformen sind möglich, die Prognose ist dann schlecht. Histologische Kriterien, die auf eine erhöhte Malignität hindeuten, gibt es jedoch nicht. Der Leydig-Zell-Tumor kann nach Entfernung des betroffenen Hodens in der Regel als geheilt betrachtet werden.

Sertoli-Zell-Tumoren: Diese sind noch etwas seltener als die Leydig-Zell-Tumoren, circa 20 % der Sertoli-Zell-Tumoren sind maligne. In der überwiegenden Zahl der Fälle entstehen sie in den ersten vier Lebensdekaden.

Morphologie | Die Tumoren sind meistens bis zu 3 cm im Durchmesser groß, allerdings sind auch größere Varianten möglich. Makroskopisch sieht man gut abgegrenzte Tumoren mit gelblich grauer Schnittfläche. Histologisch erkennt man strangförmig oder tubulär angeordnete Tumorzellen mit klarem Zytoplasma, die Zellkerne enthalten einen Nukleolus. Ein Drittel aller Sertoli-Zell-Tumoren sind mit Leydig-Zellen durchmischt. Die Tumoren, die sich maligne verhalten, zeigen histologisch ausgeprägtere Zellatypien und Nekrosen.

Klinische Aspekte | Die meisten Sertoli-Zell-Tumoren werden durch chirurgische Entfernung geheilt. Die malignen Varianten metastasieren häufig lymphogen, die Prognose ist unsicher.

Granulosazelltumor: Es handelt sich um einen seltenen Tumor, der als adulter oder als juveniler Typ auftreten kann. Der **adulte Typ** kommt nur im Erwachsenenalter vor. Der **juvenile Typ** ist mit einer Gonadendysgenesie und einer Hypospadie assoziiert und wird überwiegend im 1. Lebensjahr beobachtet.

Morphologie | Adulte Granulosazelltumoren entsprechen morphologisch den Granulosazelltumoren des Ovars (s. S. 385). Die juvenile Variante weist hingegen häufig zahlreiche Zysten auf, deren Epithelauskleidung einem Graaf-Follikel ähnelt.

Klinische Aspekte | Juvenile Granulosazelltumoren verhalten sich meist gutartig. Die adulte Variante metastasiert in 20% der Fälle, Metastasen werden u.U. auch noch Jahre nach Entfernung des Primärtumors manifest.

Gemischte Keimzell-/Keimstrang-Stroma-Tumoren

Gonadoblastom: Diese ebenfalls sehr seltenen Tumoren bestehen aus einer Mischung von entarteten Keimzellen und unreifen Keimstrang-Stroma-Elementen (überwiegend Sertoli-Zellen und Leydig-Zellen). Circa 10% der Gonadoblastome können metastasieren. Bei starkem Überwiegen der Keimzellkomponente können die Tumoren wie ein Seminom aussehen.

Maligne Lymphome

Bei Männern nach dem 60. Lebensjahr sind maligne Lymphome die häufigsten Hodentumoren. In der Mehrzahl der Fälle handelt es sich um einen sekundären Befall des Hodens im Rahmen einer systemischen Lymphomerkrankung. Es gibt allerdings auch primär im Hoden entstandene Lymphome. Die Prognose hängt in erster Linie vom Lymphomtyp (vgl. **Kap. 6.2**) ab.

Fallbeispiel

Über die interne Rufanlage wird Dr. Giemsa angefunkt: Sofort in das Eingangslabor kommen, intraoperative Schnellschnittuntersuchung! Aus dem urologischen OP wird eine Gewebeprobe aus dem rechten Hoden eingesandt. Der Patient ist 27 Jahre alt. Die Fragestellung lautet: Hodentumor – Dignität? Dr. Giemsa beschreibt zunächst Größe, Aussehen und Konsistenz der vor ihm liegenden Gewebeprobe. Da die Probe einen Durchmesser von nur 5 mm hat, wird sie ganz im Kryostaten eingefroren, danach fertigt die MTA Gefrierschnitte an. Diese sind 5–10 µm dick und werden nach H. E. gefärbt; pro Objektträger werden 3 unterschiedliche Schnittstufen erfasst. Nach 5 min ist die MTA fertig. Sofort nach Fertigstellung der Schnittpräparate läuft Dr. Giemsa zum Mikroskop. Er sieht einen großzelligen Tumor, der in größeren und knotigen Verbänden gewachsen ist. Als weitere Auffälligkeit zeigt der Tumor eine dichte entzündliche Infiltration. Dr. Giemsa ist sich nicht sicher, ob ein Seminom oder eine granulomatöse Orchitis vorliegt. Er ruft im urologischen OP an, um genauere Details zum Ursprung der Gewebeprobe zu erfahren. Der Operateur teilt ihm mit, dass die Gewebeprobe aus einem abgrenzbaren, knotigen Tumor mit ca. 4 cm Durchmesser stammt. Mit dieser zusätzlichen Information ist sich Dr. Giemsa nun ganz sicher, dass es sich um ein Seminom handelt. Der Operateur führt daraufhin eine rechtsseitige Orchiektomie durch. Am nächsten Tag untersucht Dr. Giemsa paraffineingebettete Proben des Tumorgewebes, und seine Schnellschnittdiagnose bestätigt sich.

18.2 Erkrankungen von Nebenhoden, Hodenhüllen und Samenstrang

Key Point

Erkrankungen von Nebenhoden, Hodenhüllen und Samenstrang sind insgesamt eher selten. Von gewisser Bedeutung sind sie für die Ursachenabklärung der männlichen Infertilität.

18.2.1 Relevante anatomische und funktionelle Aspekte

Die Spermatozoen gelangen aus den Hodenkanälchen in das **Rete testis** und von dort aus über **Ductuli efferentes** in den **Nebenhodengang**, wo die Spermatozoen funktionell ausreifen und gespeichert werden. Der Nebenhodengang setzt sich in den Samenleiter **(Ductus deferens)** fort, der über den Leistenkanal in die Bauchhöhle eintritt und in die Pars prostatica der Urethra mündet. Der Samenleiter bildet gemeinsam mit den ihn begleitenden Blutgefäßen und Nerven den sog. **Samenstrang**. Der Samenstrang markiert die Wegstrecke, die der Hoden im Zuge seiner Absenkung **(Descensus testis)** aus der Bauchhöhle in das Skrotum einschlägt. Die verschiedenen Schichten der ventralen Bauchwand bilden demnach auch die verschiedenen Hüllen des Samenstrangs bzw. die Hodenhüllen, u.a. nimmt der Hoden auch eine fingerförmige Ausstülpung des Peritoneums mit **(Processus vaginalis testis)**, der im Bereich des Samenstrangs in der Regel obliteriert, im Bereich des Hodens aber erhalten bleibt und die seröse Hodenhülle **(Tunica vaginalis testis)** bildet. Mit ihren beiden Blättern (Periorchium und Epiorchium) begrenzt die Tunica vaginalis testis einen serösen Spaltraum (Cavum serosum testis).

Relevanz für die Pathologie | Bleibt die Obliteration des Processus vaginalis testis aus, kommunizieren Bauchhöhle und Hodenhöhle miteinander, mögliche Folge ist eine Flüssigkeitsansammlung in der serösen Hodenhöhle (**Hydrozele**, s.u.). Von der Hydrozele sind zahlreiche andere Erkrankungen abzugrenzen, die sich gleichfalls unter dem Bild des **geschwollenen Hodensacks** manifestieren. Ursächlich können Hodentumoren (s.o.), zystische Aufweitungen der Nebenhodengänge, eine Nebenhodenentzündung oder eine Krampfaderbildung des venösen Plexus pampiniformis sein.

18.2.2 Erkrankungen des Nebenhodens

MERKE

Erkrankungen des Nebenhodens sind meist entzündlich bedingt, seltener neoplastisch. Häufiger werden Zysten beobachtet, z. B. Spermatozelen.

Die **akute Nebenhodenentzündung** des jungen Mannes **(Epididymitis)** wird meistens durch eine Infektion mit Neisseria gonorrhoeae oder Chlamydia trachomatis hervorgerufen (vgl. S. 360), bei älteren Männern liegt häufig eine E.-coli-Infektion zugrunde. Bei akuten Infektionen sieht man reichlich neutrophile Granulozyten in den Nebenhodenkanälchen; länger bestehende Entzündungen gehen mit einer interstitiellen Vermehrung von Lymphozyten, Plasmazellen und Makrophagen einher, gleichzeitig kommt es zur Fibrose und Lumeneinengung des Nebenhodengangs, was letzten Endes zur Infertilität führen kann. Infektionen durch Neisseria gonorrhoeae sind in dieser Hinsicht besonders gefährlich.

Die **Tuberkulose des Nebenhodens** ist selten; meist tritt sie gemeinsam mit einer Lungen- oder Nierentuberkulose auf. Histologisch sieht man typische Tuberkulose-Granulome.

Der Begriff **„Spermagranulom"** bezeichnet eine starke granulomatöse Entzündungsreaktion auf Spermatozyten, die in das Interstitium des Nebenhodens gelangt sind. Ursächlich kommen ein Trauma oder eine Infektion mit Beschädigung des Nebenhodengangs in Betracht. Über den Weg einer interstitiellen Fibrose als Folgezustand der Entzündung kann es auch hier zu einer Infertilität kommen – der Nebenhodengang wird fibrös verschlossen.

Der benigne **Adenomatoid-Tumor** tritt häufig im Nebenhodenschwanz auf, er leitet sich vom Mesothel ab. Makroskopisch sieht man einen gut begrenzten blutigen Tumor, der meist bis zu 2 cm groß ist, es sind allerdings auch Varianten mit einem größeren Durchmesser beschrieben; die Schnittfläche ist braun. Mikroskopisch sind unterschiedliche Wachstumsmuster erkennbar (plexiform, tubulär, gemischt), vom Gesamtaspekt her erinnert das Bild an einen Gefäßtumor.

18.2.3 Erkrankungen der Hodenhüllen

MERKE

Klinisch bedeutsam sind v. a. zystische Aussackungen der Hodenhüllen, die zu einer Vergrößerung des Hodens führen.

Die **Hydrozele** ist die häufigste Ursache einer Hodenvergrößerung; ursächlich ist eine pathologische Flüssigkeitsansammlung in dem von der Tunica vaginalis testis begrenzten serösen Spaltraum. Die Hydrozele kann **angeboren** sein – in diesem Fall unterbleibt der Verschluss des fingerförmigen Peritonealfortsatzes (Processus vaginalis testis), mit dem der Hoden in das Skrotum absinkt; oder die Hydrozele entsteht infolge einer entzündlichen oder sonstigen pathologischen Veränderung des Processus vaginalis testis (**erworbene** Form). Da Hydrozelen große Mengen Flüssigkeit enthalten können (über 300 ml), können sie eine Druckatrophie des Hodens zur Folge haben.

Die **Hämatozele** bezeichnet eine Einblutung in eine Hydrozele.

Der **Spermatozele** liegt eine zystische Vergrößerung im Gangsystem des Rete testis, aber auch der Ductuli efferentes und des Nebenhodengangs zugrunde, meist infolge einer Gangobstruktion. Im Unterschied zur Hydrozele lassen sich in der Zystenflüssigkeit Spermien nachweisen. Spermatozelen sind meist asymptomatisch, klinische Bedeutung besitzen sie insofern, als sie gegen einen malignen Tumor abgegrenzt werden müssen.

Die **Varikozele** bezeichnet die krampfaderartige Erweiterung und Schlängelung des venösen Plexus pampiniformis, der Nebenhoden und Samenstrang begleitet und sich in die V. testicularis fortsetzt. Aufgrund des längeren Verlaufs und des funktionell ungünstigeren Mündungswinkels der linken V. testicularis (sie mündet rechtwinklig in die linke V. renalis, wohingegen die rechte V. testicularis direkt in die V. cava inferior mündet) ist die Gefahr einer Strömungsbehinderung linksseitig erhöht, daher tritt die Varikozele meist auf dieser Seite auf. Die erhöhte Blutfülle im Stauungsgebiet verursacht im linken Hoden eine Temperaturerhöhung, die zur Hodenatrophie und Infertilität führen kann.

Fibröser Pseudotumor: In der Tunica albuginea können fibröse Plaques oder Knoten entstehen, die auch dystrophe Verkalkungen aufweisen können. Diese Veränderungen werden als Residuen einer Entzündung gewertet. Die Hälfte von ihnen kommt in Assoziation mit einer Hydrozele vor, ein Trauma oder eine vorangegangene Entzündung sind ebenfalls häufig. Es handelt sich nicht um eine echte Neoplasie (aus diesem Grund die Bezeichnung „Pseudotumor"). Der Pseudotumor kann von außen getastet werden; die weiterführende Diagnostik dient v. a. der Abgrenzung gegen eine maligne Neoplasie.

Mesothelhyperplasie: Da die serösen Hodenhüllen als Abkömmlinge des Peritoneums von Mesothel überkleidet sind, kann man häufiger Mesothelhyperplasien finden. Diese treten z. B. infolge von entzündlichen Prozessen auf. Meist handelt es sich um einen Zufallsbefund, der keinen Krankheitswert besitzt.

18.2.4 Erkrankungen des Samenstrangs

Der Samenstrang besteht aus dem Ductus deferens, den begleitenden arteriellen, venösen und lymphatischen Gefäßen sowie Nerven. Zusätzlich findet man lockeres fibromuskuläres Stroma und Fettgewebe.

Auf Höhe des Samenstrangs kann wie im Nebenhoden eine **Varikozele** auftreten, die linke Seite ist auch hier bevorzugt, die klinischen Konsequenzen

sind gleich (s. o.). Die **Vasitis nodosa** bezeichnet das Vorkommen von spermienhaltigen Gängen im fibromuskulären Stroma des Ductus deferens. Diese Veränderung tritt nach Durchtrennung des Ductus deferens auf und ist Ausdruck einer misslungenen Rekonstruktion. Histologisch kann die Vasitis nodosa zunächst mit einem Adenokarzinom verwechselt werden; die differenzialdiagnostische Abgrenzung gelingt durch den Nachweis von Spermien in den Gewebelichtungen sowie durch den Nachweis einer chronischen Entzündungsreaktion, die für die Vasitis nodosa gleichfalls typisch sind.
Schließlich können im Samenleiter Tumoren auftreten. **Lipome** sind relativ häufig und werden oft bei der diagnostischen Abklärung bzw. Operation einer Inguinalhernie entdeckt. Als **maligne Tumoren** sind Rhabdomyosarkome, Leiomyosarkome und Fibrosarkome beschrieben.

18.3 Erkrankungen der Prostata

Key Point

Erkrankungen der Prostata sind sehr häufig, insbesondere die benigne Prostatahyperplasie und das Prostatakarzinom. Das Prostatakarzinom ist der häufigste maligne Tumor des Mannes! Die meisten Prostatakarzinome verhalten sich wenig aggressiv, daher ist die Prognose bei rechtzeitiger Diagnose und Therapie relativ günstig.

18.3.1 Relevante anatomische und funktionelle Aspekte

Die normalerweise etwa kastaniengroße, 20 g schwere Prostata liegt am Blasenausgang und wird von der Urethra durchzogen. Dorsal grenzt sie an die Vorderwand des Rektums, von wo aus sie getastet werden kann. **Histologisch** besteht sie aus verzweigten **tubuloalveolären Drüsen**, die in ein **fibromuskuläres Stroma** eingebettet sind und mit zahlreichen Ausführungsgängen in die Urethra münden. Histologisch kann die Prostata in **5 verschiedene Regionen** eingeteilt werden (anterior, peripher, zentral, periurethral, transitional). Die Zonen unterscheiden sich hinsichtlich ihrer genauen Drüsengestalt und ihrer Sensitivität gegenüber Hormoneinflüssen und sind demnach auch für unterschiedliche Erkrankungen unterschiedlich anfällig.
Relevanz für die Pathologie | So unterscheiden sich auch die beiden wichtigsten Erkrankungen der Prostata – die benigne **Prostatahyperplasie (BPH)** sowie das **Prostatakarzinom** – hinsichtlich ihrer Lokalisation. Die BPH betrifft die Transitions- und die Periurethralzone, während das Karzinom in den peripheren Prostataabschnitten wächst. Bei beiden Erkrankungen kommt es zu einer durch Dihydrotestosteron unterhaltenen übermäßigen Proliferation des Drüsenepithels und im Falle der Hyperplasie auch des fibromuskulären Stromas. Eine direkte Beziehung zwischen den beiden Erkrankungen besteht ansonsten aber nicht.

18.3.2 Entzündliche Erkrankungen der Prostata

Die **akute Prostatitis** wird überwiegend durch E. coli ausgelöst; dieser Erreger gelangt meist im Rahmen einer Infektion des unteren Harntrakts oder eines Refluxes in die Prostata. Histologisch sieht man zahlreiche neutrophile Granulozyten, die die Drüsenepithelien infiltrieren und zu Abszessen führen können. Therapeutisch werden Antibiotika verabreicht.
Die **chronische Prostatitis** entsteht infolge einer oder mehrerer akuter Entzündungsepisoden. Begünstigende Faktoren sind intraprostatische Steinablagerungen und Gangverlegungen. Histologisch ist ein wechselnd stark ausgeprägtes lymphoplasmazelluläres Infiltrat mit Makrophagen typisch. Bei den meisten Formen der chronischen Entzündung ist kein auslösender Erreger nachweisbar. Komplizierend kann sich ein Sekretstau in den Drüsenlichtungen entwickeln, hier lagern sich Mukoproteine ab, die anschließend verkalken und auf diese Art rundliche Konkremente bilden **(Corpora amylacea)**. Diese sind bereits makroskopisch sichtbar.
Die **granulomatöse Prostatitis** ist eine besondere Entzündungsform. Ursächlich ist eine Gangruptur, in deren Folge Sekret in das interstitielle Gewebe gelangt. Histologisch sieht man nichtverkäsende Granulome, die bei längerem Bestehen zusätzlich eine Fibrose induzieren. Spezifische Ursachen der insgesamt seltenen granulomatösen Prostatitis sind die Tuberkulose und verschiedene Pilzinfektionen. Weiterhin können auch vorangegangene transurethrale Teilresektionen der Prostata granulomatöse Entzündungsreaktionen hervorrufen (im Sinne einer Fremdkörperreaktion).

18.3.3 Benigne Prostatahyperplasie

MERKE

Die benigne Prostatahyperplasie ist ausgesprochen häufig. Es kommt zu einer knotigen Proliferation von Drüsen und Stroma, was zu einer Vergrößerung der Prostata und häufig auch einer Kompression der Urethra mit Harnabflussstörung führt.

Epidemiologie | Die benigne Prostatahyperplasie kommt am häufigsten in Westeuropa und Nordamerika vor, im Orient ist sie dagegen selten. Ferner wird sie häufiger bei Afroamerikanern als bei weißen Amerikanern beobachtet. Die Gründe für diese unterschiedliche Verteilung sind bislang ungeklärt. 75 % aller Männer über 80 Jahre haben eine Prostatahyperplasie, jedoch wird sie nicht bei allen klinisch manifest. Vor dem 40. Lebensjahr ist sie sehr selten.

Ätiopathogenese | Es ist bekannt, dass die verschiedenen Regionen der Prostata unterschiedlich auf Östrogene und Dihydrotestosteron reagieren. Eine Hypothese zur Genese der Prostatahypertrophie besagt, dass die mit zunehmendem Lebensalter ansteigende Serumkonzentration von 17-β-Östradiol mit der daraus resultierenden Erhöhung des Quotienten aus 17-β-Östradiol/Dihydrotestosteron zu einem ungleichmäßigen Wachstum der transitionalen und periurethralen „Innendrüse" mit Knotenbildung führt.

Morphologie | Die für die benigne Prostatahyperplasie charakteristische knotenförmige Proliferation von Drüsen und Stroma beginnt in der **Transitionalzone** (ventral der zentralen Zone, in unmittelbarer Nachbarschaft zur Periurethralzone, die – wie der Name bereits zum Ausdruck bringt – die proximale Urethra umgibt). Es kommt zu einer Aufweitung der „inneren" Drüsen und im Gegenzug zu einer Kompression des übrigen normalen Gewebes am Rande der Prostata unterhalb der Kapsel. Größere hyperplastische Knoten können zentrale Nekrosen zeigen, ferner führen sie zu einer Kompression der Urethra mit hierdurch bedingter Harnabflussstörung.

Histologisch betrachtet proliferieren Drüsengänge und -azini sowie das angrenzende fibromuskuläre Stroma (Muskelzellen und Fibroblasten/Fibrozyten mit den darin verlaufenden Blutgefäßen). Die genannten Strukturen können in den einzelnen Knoten unterschiedlich stark proliferieren, am häufigsten finden sich jedoch vergrößerte Drüsen mit verbreiterten Epithelien in einem verbreiterten Stroma (sog. **fibromyoglanduläre Knoten**, Abb. 18.4). Das Drüsenepithel ragt typischerweise papillär in die Drüsenlichtung vor, zeigt jedoch noch den normalen zweireihigen Aufbau mit erhaltener Basalzellschicht. Ferner sieht man häufig eine begleitende chronische Entzündungsreaktion im Stroma.

18

Klinische Aspekte | Je stärker und länger die Harnabflussstörung dauert, desto stärker wird auch der **Harnrückstau;** in der Folge können sich eine Balkenblase (trabekuläre Hypertrophie der Blasenmuskulatur), Hydroureteren und eine Hydronephrose ausbilden, im Endstadium resultiert dann ein **Nierenversagen**. Therapeutisch wird eine transurethrale Resektion (TUR) durchgeführt, hierbei werden die zentral gelegenen hyperplastischen Knoten entfernt.

MERKE

In 10 % der Operationspräparate findet man zusätzlich ein inzidentelles Prostatakarzinom. Die Prostatahyperplasie selbst ist jedoch keine Präkanzerose!

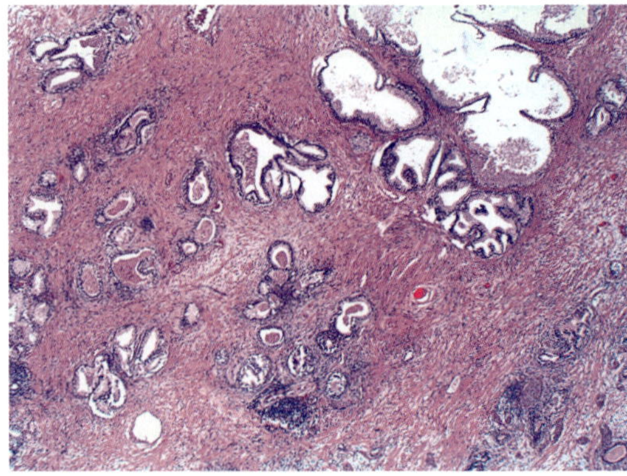

Abb. 18.4 Benigne Prostatahyperplasie. Knotige Vermehrung von fibromuskulärem Gewebe und Drüsen, teilweise mit Sekretstau und Verkalkungen.

18.3.4 Prostatakarzinom

Epidemiologie | Das Prostatakarzinom ist der **häufigste maligne Tumor beim Mann**, er kommt jedoch überwiegend bei älteren Männern vor (75 % der Betroffenen sind zwischen 60 und 80 Jahre alt, nur 1 % ist jünger als 50 Jahre). Die Inzidenz des Prostatakarzinoms ist insgesamt betrachtet noch höher, als es die Erkrankungsziffern vermuten lassen; aufgrund des wenig aggressiven Wachstums und des hohen Alters der Patienten bei Krankheitsbeginn versterben zahlreiche Betroffene, bevor der Tumor Symptome macht; zahlreiche Prostatakarzinome werden erst als Zufallsbefund bei der Autopsie bemerkt. Mit zunehmendem Alter steigt in jedem Fall die Wahrscheinlichkeit, ein Prostatakarzinom zu entwickeln.

MERKE

Es wird geschätzt, dass ein Drittel aller über 80-jährigen Männer ein Prostatakarzinom in sich trägt.

Ätiopathogenese | Ursache und Entstehung eines Prostatakarzinoms sind noch nicht abschließend geklärt. Eine **verstärkte und prolongierte Testosteronwirkung** scheint zumindest ein Kofaktor der Tumorgenese zu sein, aus diesem Grund steigt auch die Tumorgefahr mit zunehmendem Lebensalter. **Umwelteinflüsse** und **genetische Faktoren** scheinen bei der Entstehung des Prostatakarzinoms gleichfalls eine Rolle zu spielen; die Erkrankungsrate variiert je nach ethnischer Zugehörigkeit und Wohnort.

Morphologie | Histologisch sind fast alle Prostatakarzinome **Adenokarzinome**. Sie entstehen häufig multizentrisch und gehen in der Regel von der **peripheren (androgenabhängigen) Zone** aus. Als histologisch erkennbare **Vorläuferläsion** wird die **prostatische intraepitheliale Neoplasie (PIN)** angesehen, die verschiedene Grade der Atypie zeigen kann und entsprechend in Low-Grade-PIN und High-Grade-PIN eingeteilt wird.

Makroskopisch erkennt man verhärtete subkapsuläre Knoten mit gelblich-weißer Schnittfläche. Die meisten Karzinome entwickeln sich aus dem Drüsenepithel der Prostata und bestehen entsprechend aus kleinen, dicht zusammenliegenden atypischen Drüsen.

MERKE

Das Hauptkriterium einer malignen Drüse ist die fehlende Basalzellschicht.

Dieses Fehlen kann in der Regel bereits lichtmikroskopisch erkannt werden (**Abb. 18.5a**), manchmal ist zur Verifizierung jedoch eine immunhistochemische Darstellung nötig (**Abb. 18.5b**). Zusätzliche Kennzeichen der Malignität sind vergrößerte Zellkerne mit vergrößerten Nukleoli in den entarteten Drüsenzellen sowie ein kristallines Sekret in den Drüsenlumina. Die entarteten Drüsen können innerhalb einund desselben Tumors in verschiedenen Mustern wachsen und auch unterschiedliche Grade der zellulären Atypie aufweisen. Die verschiedenen Wachstumsmuster bilden die Grundlage des sog. Gleason-Scores (**Tab. 18.2**). Als weitere Karzinomtypen sind das **Übergangszellkarzinom** (entsteht aus den periurethralen Drüsen) und das **endometrioide Karzinom** (entwickelt sich im Utriculus prostaticus, dem Rest des embryonal angelegten Müller-Gangs) zu nennen.

Einteilung und Prognose | Da das Prostatakarzinom in der Regel eine heterogene Mischung unterschiedlich differenzierter bzw. entarteter Gewebeanteile beherbergt, müssen für das histologische Grading verschiedene Tumorareale begutachtet werden. In der Regel lassen sich dabei 2 vorherrschende Wachstumsmuster identifizieren, deren Differenzierungsgrade unabhängig voneinander „benotet" werden können (= **Gleason-Grad**). Hoch differenzierte kleine Karzinomknoten entsprechen dabei einem Gleason-Grad 1, während solide (anaplastische) Karzinommassen einen Grad 5 zugewiesen bekommen. Die Punktwerte für die beiden Tumorareale werden anschließend addiert und bilden auf diese Weise den **Gleason-Score** (**Tab. 18.2**), für den eine Skala von 2–10 zur Verfügung steht. Die am höchsten differenzierten Prostatakarzinome erreichen einen Gleason-Score von 2 (1 + 1), die am schlechtesten differenzierten Karzinome besitzen einen Gleason-Score von 10 (5 + 5). Der Gleason-Score hat gemeinsam mit dem Tumorstadium prognostische Aussagekraft und ist damit auch für die Therapieentscheidung wichtig. Eine Metastasierung erfolgt bevorzugt ins Skelettsystem (v. a. Wirbelsäule, Becken- und Oberschenkelknochen).

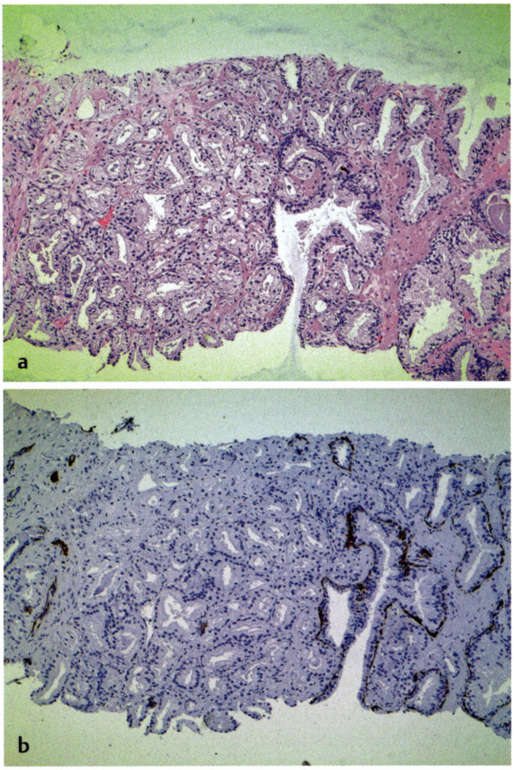

Abb. 18.5 Prostatakarzinom in einer Stanzbiopsie. a Dicht gepackte, überwiegend kleine Drüsen ohne Basalzellschicht und mit vergrößerten Kernen. Im Zentrum des Bildes eine ektatische, nichtneoplastische Drüse. **b Immunhistochemische Markierung der Basalzellschicht** mit Antikörpern gegen Zytokeratin 5. Die nichtneoplastische Drüse im Zentrum des Bildes besitzt eine erhaltene Basalzellschicht (braunes Reaktionsprodukt), während eine solche in den Karzinomdrüsen nicht mehr vorhanden ist.

Tab. 18.2

Gleason-Score

Gleason-Grad	Histologie
1	hoch differenzierte, etwa gleich große Drüsen, knotiges Wachstum, scharfe Begrenzung zum umliegenden Gewebe
2	hoch differenzierte, etwas unterschiedlich große Drüsen, knotiges Wachstum, unscharfe Begrenzung zum umliegenden Gewebe
3	kleine, ungleichmäßige und unterschiedlich große Drüsen mit diffuser Infiltration des umliegenden Gewebes, kribriformes Wachstum, deutliche Kernatypien
4	kleine, ungleichmäßige und unterschiedlich große Drüsen, die „miteinander verschmelzen", deutliche Kernatypien
5	solide Verbände, stark atypische Zellen
Gleason-Score	
1–6	hohe Differenzierung (G1)
7	mittlere Differenzierung (G2)
8–10	geringe Differenzierung (G3)

Tab. 18.3

pTNM-Klassifikation des Prostatakarzinoms

Kategorie	Kriterien
T 1	Tumor weder tastbar noch sichtbar
pT 1a	Tumor umfasst < 5 % des resezierten Gewebes (inzidentelles Prostatakarzinom)
pT 1b	Tumor umfasst > 5 % des resezierten Gewebes
pT 2	Tumor begrenzt auf Prostata
pT 2a	≤ Hälfte eines Lappens
pT 2b	> Hälfte eines Lappens
pT 2c	Tumor in beiden Seitenlappen
pT 3	Tumor durchbricht die Prostatakapsel
pT 3a	Kapseldurchbruch uni- oder bilateral
pT 3b	Kapseldurchbruch mit Infiltration der Samenblase(n)
pT 4	Infiltration von Nachbarstrukturen außer Samenblase(n)
pN1	Metastase(n) in regionären Lymphknoten
pM1	Metastase(n) in nichtregionären Lymphknoten
pM2	Metastase(n) in Knochen
pM3	Metastase(n) anderer Lokalisation

Klinische Aspekte | Neben der manuellen und sonografischen Untersuchung der Prostata ist die Bestimmung des Prostata-spezifischen Antigens (PSA) im Serum zur Routineuntersuchung geworden (normaler Wert: < 4 ng/ml). Beim Prostatakarzinom ist der PSA-Wert im Serum signifikant erhöht (Werte > 10 ng/ml sind auf ein Karzinom verdächtig), erhöhte PSA-Werte finden sich jedoch auch bei entzündlichen Erkrankungen der Prostata, wenn auch nicht im gleichen Maße. Ferner können geringere PSA-Erhöhungen nach forcierter Palpation der Prostata und gelegentlich bei der Prostatahyperplasie vorkommen.

MERKE

Eine Erhöhung des PSA-Wertes ist unspezifisch; der Verdacht auf ein Karzinom ist erst bei einer signifikanten PSA-Erhöhung gerechtfertigt, v. a. in Kombination mit einem karzinomverdächtigen Untersuchungs- und/oder Sonografiebefund.

18

Die Bestimmung der prostatischen alkalischen Phosphatase (PAP) ist gegenüber der PSA-Bestimmung in den Hintergrund getreten, beide Werte eignen sich jedoch als Verlaufskontrolle während/nach einer Tumortherapie.

Die Behandlung des Prostatakarzinoms hängt vom Tumorstadium und histologischem Grading ab. In Betracht kommen eine operative Entfernung der Prostata, eine Bestrahlung oder eine hormonelle Therapie. Die hormonelle Therapie basiert v. a. auf einem Entzug von Androgenen, dies kann zum Beispiel durch eine Hodenentfernung oder durch LHRH-Antagonisten bewirkt werden. Ferner kann das Prostatakarzinom auch durch das Einbringen radioaktiver Substanzen behandelt werden.

Fallbeispiel

Dr. Giemsa mikroskopiert Schnittpräparate von Prostatastanzen eines 65-jährigen Mannes. Die klinischen Angaben auf dem Einsendeschein lauten: PSA-Erhöhung! Zur Untersuchung eingesandt wurden insgesamt 6 Biopsate, 3 vom linken und 3 vom rechten Prostatalappen; biopsiert wurde jeweils apikal, in der Mitte des Lappens und basal. Dr. Giemsa sieht in allen Stanzen unterschiedlich große Prostatadrüsen, die mancherorts ein hyperplastisches, andernorts ein flaches Epithel aufweisen und vereinzelt eingedicktes Sekret enthalten. An einer Stelle findet er dicht beieinanderliegende kleine Drüsen, die etwas vergrößerte Kerne aufweisen. Diese Drüsen kommen Dr. Giemsa karzinomverdächtig vor, und er beschließt, die Schnittpräparate seinem Chef zu zeigen. Auch der Chefarzt sieht verdächtige Drüsen, mahnt allerdings zur Vorsicht: „Wenn wir ein Karzinom diagnostizieren, wird der Patient sofort unters Messer gelegt. Wir sollten daher auf Nummer sicher gehen und überprüfen, ob die verdächtigen Drüsen noch über eine Basalzellschicht verfügen oder nicht. Bei einem Basalzellverlust können wir sicher von einem Karzinom ausgehen."

Dr. Giemsa gibt also im Immunlabor eine immunhistologische Färbung in Auftrag, die spezifisch Basalzellen der Prostatadrüsen nachweist. Das Ergebnis wird für den nächsten Tag erwartet. Am Nachmittag meldet sich der behandelnde Urologe telefonisch im Institut. Er fragt, wo denn die Befunde blieben, der Patient sitze vor ihm und drängele, klinisch sei die Sache klar, das PSA sei erhöht, bei der rektalen Palpation seien fokal Verhärtungen zu tasten. Dr. Giemsa erklärt, dass die 6 Stanzbiopsate den verdächtigen Herd in der Prostata nicht oder nur tangential getroffen haben könnten. Der histologische Befund sei jedenfalls nicht so eindeutig, dass man ohne Weiteres von einem Karzinom sprechen könne. Jetzt müsse man erst einmal der Befund der Immunfärbung abwarten. Dr. Giemsa verspricht dem Urologen, am nächsten Tag wieder anzurufen.

Am Morgen geht Dr. Giemsa gleich ins Immunlabor und holt die immunhistochemischen Färbungen der Prostatastanzen ab. Tatsächlich lassen sich in den verdächtigen Drüsen keine Basalzellen darstellen. Er zeigt die Schnittpräparate seinem Chefarzt, und diesmal ist er überzeugt: Es liegt ein mittelgradig differenziertes Prostatakarzinom vor, der Gleason-Score beträgt 6. Dr. Giemsa teilt das Ergebnis sofort dem Urologen mit.

18.4 Erkrankungen des Penis

Key Point

Erkrankungen des Penis sind meist dermatologischer Natur. Neben viralen Infektionen durch HPV spielen präkanzeröse Veränderungen eine wichtige Rolle.

18.4.1 Fehlbildungen des Penis

Zu den häufigsten angeborenen Erkrankungen des Penis gehört die Verengung der Vorhaut, die **Phimose**. Die Phimose kann allerdings auch erst später im Leben erworben werden, ursächlich ist dann zumeist eine Entzündung mit nachfolgender Vernarbung der Vorhaut. Die Phimose erhöht die Wahrscheinlichkeit einer Entzündung der Glans Penis **(Balanitis)** und der Vorhaut **(Posthitis)**, aufgrund der zumeist simultanen Entzündungsreaktion beider Strukturen spricht man von einer **Balanoposthitis**. Therapeutisch wird die verengte Vorhaut entfernt (Zirkumzision).

Anomalien der Hahnröhrenöffnung sind selten; zu nennen sind die **Epispadie** (die Urethra endet auf dem Penisrücken) und die **Hypospadie** (die Urethra endet auf der ventralen Unterfläche des Penis). Beide Fehlbildungen sind mit einer erhöhten Rate von Urogenitalinfekten assoziiert, ferner bestehen häufig **zusätzliche Fehlbildungen** (Harnblasenekstrophie oder Kryptorchismus). Die genannten Fehlbildungen können meist chirurgisch korrigiert werden.

18.4.2 Sexuell übertragbare Krankheiten

Zu den venerischen Infektionen mit Befall des Penis gehören die Syphilis, die Gonnorrhö, das Granuloma inguinale, das Lymphogranuloma venereum, der genitale Herpes sowie die HPV-Infektionen. Diese werden im Kapitel weiblicher Genitaltrakt behandelt (s. S. 359).

Condylomata acuminata sind HPV-induzierte plattenepitheliale Tumoren. Sie wachsen blumenkohlartig exophytisch nach außen vor, in den meisten von ihnen kann man die HPV-Typen 6 und 11 finden. Mikroskopisch sieht man papillomatöse Wucherungen der Epidermis mit ausgeprägten Hyper- und Parakeratosen. Daneben sind zahlreiche **Koilozyten** zu erkennen. Hierbei handelt es sich um virusbefallene Zellen, die typischerweise eine perinukleäre Aufhellung des Zytoplasmas und ungleichmäßig geformte Zellkerne aufweisen. Therapeutisch können kleine Kondylome lokal (z. B. mit dem Mitosehemmstoff Podophyllotoxin) behandelt werden. Bei größeren oder multiplen Kondylomen kommt eine operative Entfernung in Betracht (mit dem scharfen Löffel oder per Elektrokoagulation).

MERKE

Condylomata acuminata sind gutartig; es handelt sich nicht um Präkanzerosen.

18.4.3 Neoplastische Erkrankungen des Penis

Gutartige Neoplasien

Morbus Peyronie: Es handelt sich um eine umschriebene Fibrosierung der bindegewebigen Hülle des Penisschafts. Die überschüssige Kollagenbildung kann bei der Erektion zu einer Verkrümmung des Penis zur erkrankten Seite führen (Induratio penis plastica).

Penile intraepitheliale Neoplasie und Peniskarzinom

Beim Peniskarzinom handelt es sich überwiegend um ein Karzinom des Plattenepithels von Glans und/oder Präputium penis. Wie bei allen anderen Plattenepithelkarzinomen auch gibt es charakteristische präkanzeröse Veränderungen des Epithels, die auf eine drohende Entartung hinweisen (penile intraepitheliale Neoplasie). Solange die dysplastischen Veränderungen auf das Epithel beschränkt bleiben, spricht man von einem Carcinoma in situ.

Penile intraepitheliale Neoplasie: Das plattenepitheliale Carcinoma in situ des Penis wird in 3 Varianten beschrieben: 2 davon sind der **Morbus Bowen** und die **Erythroplasie Queyrat**. Die beiden zuletzt genannten Varianten unterscheiden sich im Grunde nur hinsichtlich ihres Aussehens (die Erythroplasie ist rötlich gefärbt), wesentliche histologische Unterschiede bestehen ansonsten nicht. Bei beiden Typen der penilen intraepithelialen Neoplasie finden sich atypische Zellen in allen Epithellagen, an der Epitheloberfläche sind Hyper- und Parakeratosen zu erkennen. Die Epidermis ist teilweise papillomatös aufgeworfen, ein invasives Wachstum liegt definitionsgemäß noch nicht vor. Als epithelübergreifende Reaktion des Gewebes sind jedoch direkt subepithelial lokalisierte Zellinfiltrate zu sehen, die auf einen chronischen Entzündungsprozess hindeuten. Der Übergang in ein invasives Plattenepithelkarzinom erfolgt bei beiden Formen der penilen intraepithelialen Neoplasie in weniger als 10 % der Fälle.

Die **bowenoide Papulose** zeigt ein ähnliches histologisches Bild wie der Morbus Bowen und die Erythroplasie Queyrat, die Gefahr der malignen Entartung ist jedoch nochmals geringer; vereinzelt bleibt umstritten, ob es sich bei der bowenoiden Papulose überhaupt um eine Präkanzerose handelt. Mikroskopisch finden sich typische Zeichen eines Carcinoma in situ, die zytologischen Atypien sind jedoch nicht so stark ausgeprägt. Die Mehrzahl der penilen intraepithelialen Neoplasien beherbergt HPV Typ 16 und 18.

Plattenepithelkarzinom: Das Plattenepithelkarzinom des Penis ist insgesamt selten; es kommt überwiegend bei über 60-jährigen Männern vor.

Ätiopathogenese | Pathogenetisch spielt eine Infektion durch **HPV Typ 16 und 18** eine Rolle; darüber hinaus scheint auch eine **mangelnde Genitalhygiene** ausschlaggebend zu sein, da abgeschilferte Keratinlamellen einen chronischen Entzündungsreiz darstellen, der zur fortgesetzten Regeneration (und damit auch Fehlregeneration) des Epithels anregt. Diese Annahme wird dadurch gefestigt, dass das Peniskarzinom nach Zirkumzision praktisch nicht mehr vorkommt.

Morphologie | **Makroskopisch** wächst der Tumor exophytisch von Glans penis oder Präputium vor, häufig ist er ulzeriert. Eine Metastasierung erfolgt in der Regel zuerst in die inguinalen Lymphknoten. **Mikroskopisch** sieht man ein typisches Plattenepithelkarzinom, das meist hoch differenziert ist.

Klinische Aspekte | Die Prognose hängt vom Tumorstadium ab; je nach Ausbreitung wird eine partielle oder komplette Amputation des Penis durchgeführt.

Verruköses Karzinom (Riesenkondylom Buschke-Löwenstein). Das verruköse Karzinom ist eine Sonderform des Plattenepithelkarzinoms; die Prognose ist günstiger, da der Tumor hoch differenziert ist und sehr langsam wächst. Makroskopisch und mikroskopisch imponiert die Läsion als exophytisches Plattenepithelkarzinom. Eine Metastasierung wird nur sehr selten beobachtet. Der Tumor wird operativ entfernt, in der Regel ist der Patient damit geheilt.

18.5 Erkrankungen des Skrotums

Am häufigsten sind **Epidermiszysten** der Skrotalhaut. Daneben können auch alle anderen epithelialen und mesenchymalen Tumoren vorkommen, die ihren Ausgang von den Hautanhängen nehmen (vgl. Kap. 22).

Karzinome des Skrotums sind heutzutage selten, wenn überhaupt kommen sie im höheren Lebensalter vor. Histologisch sieht man überwiegend hoch differenzierte Plattenepithelkarzinome.

19 Weiblicher Genitaltrakt

19.1 Sexuell übertragbare Genitalinfektionen

Key Point
Virale und bakterielle Infektionen des weiblichen Genitaltraktes sind aufgrund ihrer Häufigkeit von großer klinischer Bedeutung. Die wichtigsten werden durch Geschlechtsverkehr übertragen. Infektionen mit humanen Papillomaviren sind ein Paradebeispiel für die tumorinduzierende Wirkung viraler Onkoproteine bzw. Onkogene. Einige bakterielle Infektionen, die in der jüngeren Vergangenheit als selten eingestuft wurden, sind wieder auf dem Vormarsch, z. B. die Syphilis.

19.1.1 Bakterielle Infektionen

Gonorrhö

Die Gonorrhö (Syn: „Tripper") wird durch das gramnegative Diplokokkus **Neisseria gonorrhoeae** verursacht; infiziert werden vor allem die Schleimhäute von Urethra (insb. beim Mann, klinische Folge: **Urethritis**) und Zervikalkanal **(Zervizitis)**, die Vagina bleibt frei. Bei Frauen verläuft die Infektion initial häufig symptomarm, sodass die Gefahr besteht, dass die Erreger entlang der genitalen Hohlorgane aufsteigen und auf den Eileiter übergreifen (**akute Salpingitis**, s. S. 377).

Morphologische Aspekte | Histologisch sieht man in diesem Fall eine schwere **akute fibrinöse Entzündung**, die auf oberflächliche Schichten des Eileiters begrenzt ist. Komplizierend können **tuboovarielle Abszesse** und im Falle einer weiteren Ausbreitung pelvine Entzündungen bzw. Entzündungen der Bauchhöhle (Peritonitis) entstehen. Auch eine systemische Aussaat der Gonokokken mit Sepsis sowie septischer Arthritis sind möglich. Als Residuen der Entzündung verbleiben **fibröse Adhäsionen**, entsprechende Verwachsungen in den Tuben führen oft zur Sterilität.

Lues

Treponema pallidum, der Erreger der Syphilis, ist ein längliches, spiralartiges Bakterium, das zur Gruppe der **Spirochäten** gehört. Die Bakterien gelangen über kleine Haut- und Schleimhautverletzungen in den Organismus, eine transplazentare Infektion ist gleichfalls möglich.

Stadium I: Im Stadium I der Syphilis entsteht nach ca. 3 Wochen an der Eintrittsstelle eine indurierte Papel, die ein bis mehrere Zentimeter im Durchmesser misst und sich innerhalb weniger Tage in ein schmerzloses Geschwür umwandelt **(Ulcus durum)**. Diese Primärläsion bleibt 2–6 Wochen bestehen und heilt dann spontan aus.

Stadium II: Das Stadium II der Syphilis beginnt nach einem freien Intervall von mehreren Wochen bis Monaten: Es kommt zur **hämatogenen Aussaat der Treponemen**, im Falle einer bestehenden Schwangerschaft mit Gefahr der diaplazentaren Übertragung auf den Fetus. Typisch für dieses Stadium sind Fieber, eine generalisierte Lymphadenopathie, ein generalisiertes Exanthem (besonders charakteristisch: das luische Plantar- und Palmarexanthem) sowie an den Schleimhäuten ein typisches Enanthem (Plaques muqueuses); zudem treten die sehr ansteckenden syphilitischen Warzen auf, die Condylomata lata. Im Gegensatz zu den Condylomata acuminata (s. S. 423) handelt es sich um entzündliche Warzen mit Granulomen. Ggf. kommen weitere Symptome als Ausdruck eines Organbefalls hinzu (z. B. Meningitis). Dieses Stadium dauert 2–6 Wochen.

Stadium III: Bei ausbleibender Therapie tritt bei ca. 30 % der Patienten mit einer Latenz von mehreren Jahren das Stadium III auf, das durch den **Befall des Nervensystems** (Tabes dorsalis, progressive Paralyse) sowie **vaskuläre Symptome** gekennzeichnet ist. In diesem Stadium treten auch subkutane Granulome **(Gummen)** auf.

Morphologische Aspekte | Histologisch erkennt man eine **granulomatöse Entzündungsreaktion** sowie eine starke Vermehrung von **Plasmazellen**. Diese Veränderungen sind prinzipiell in allen Stadien der Lues und in allen befallenen Geweben ähnlich. Je länger die Entzündungsreaktion besteht, desto größer wird die fibröse Komponente. Die Spirochäten können im Gewebe mit Spezialfärbungen sichtbar gemacht werden, eine serologische Sicherung ist jedoch unerlässlich.

Granuloma inguinale

Erreger dieser Erkrankung ist das gramnegative Stäbchen **Calymmatobacterium granulomatis**. Typisch sind herpetiforme/ulzeröse Hautläsionen an der Kontaktstelle mit begleitender Lymphadenopathie.

Morphologische Aspekte | Die Erreger gelangen durch kleine Hautdefekte in den Organismus; an der Eintrittspforte bildet sich die **Primärläsion**, ein schmerzloser **ulzerierter Knoten**, der auf dem Genitale, auf der inguinalen oder auf der perianalen Haut sitzt. Die Bakterien dringen von dort aus weiter in den Organismus vor und verbreiten sich kontinuierlich; klinisch sind Geschwüre typisch. **Histologisch** findet man vakuolisierte vergrößerte Histiozyten, die Bakterien beherbergen und **Donovan-Bodies** genannt werden. Das darüber liegende Plattenepithel ist meist hyperplastisch.

Ulcus molle (weicher Schanker)

Der weiche Schanker wird durch das gramnegative Bacillus **Haemophilus ducreyi** verursacht. Diese Erkrankung ist in Entwicklungsländern häufig. Klinisch beobachtet man typische Hautläsionen an der Kontaktstelle (s. u.), eine inguinale Lymphadenopathie, Fieber und Krankheitsgefühl.

Morphologische Aspekte | 3–5 Tage nach der Infektion entstehen einzelne oder mehrere **papulovesikuläre Läsionen** auf der Zervix, der Vagina, der Vulva oder der Analregion. Histologisch erkennt man eine granulomatöse Entzündungsreaktion, zur Oberfläche hin sind die Papeln häufig ulzeriert. Die Papeln wandeln sich in eitrige, **leicht blutende Geschwüre** um **(Ulcus molle)**, die im Gegensatz zum syphilitischen Ulcus durum schmerzhaft sind. Komplizierend können sich **Vernarbungen** ausbilden, möglicherweise mit der Konsequenz einer Urethrastenose.

Gardnerella-Infektionen

Gardnerella vaginalis ist ein gramnegatives, kokkoides Bakterium. Es ist häufigster (Mit)verursacher einer bakteriellen Fehlbesiedlung der Vagina **(bakterielle Vaginose)**. Aus dieser Fehlbesiedlung kann leicht eine Scheidenentzündung **(Kolpitis)** resultieren, in der Regel handelt es sich dann allerdings um eine Mischinfektion mit Gardnerella vaginalis als Leitkeim. Klinisch findet sich lediglich ein dünnflüssiger, weißlicher Fluor, der Amingeruch hat („fischartiger" Geruch).

Morphologische Aspekte | Da die Gardnerella-Bakterien nicht in den Organismus eindringen und nur oberflächlich Plattenepithelien besiedeln, ist histologisch auch keine Entzündungsreaktion zu erkennen. In Abstrichen findet man die charakteristischen **Clue Cells:** Hierbei handelt es sich um abgeschilferte Plattenepithelzellen, die von einem dichten Bakterienrasen umgeben sind.

Chlamydien-Infektionen

Chlamydia trachomatis ist ein gramnegatives, obligat intrazelluläres Bakterium. Chlamydia trachomatis kommt in 15 verschiedenen Serotypen vor, aus diesem Grund kann dieser Erreger zahlreiche verschiedene Erkrankungen bei Männern, Frauen und Kindern hervorrufen. Die Serotypen D bis K sind häufig bei Genitalinfektionen zu finden. Charakteristisch ist insbesondere eine **Infektion/Kolonisation der Zervix**, die bei zahlreichen Frauen klinisch symptomlos bleibt. Von der Zervix aus können die Erreger aufsteigen und eine Infektion des Endometriums, der Tuben und der Ovarien nach sich ziehen. Die **Salpingitis** kann wiederum zur Unfruchtbarkeit führen. Ferner können Chlamydien die Bartholini-Drüsen infizieren **(Bartholinitis)** und eine **akute Urethritis** auslösen. **Perinatale Infektionen** resultieren aus einem Chlamydien-Kontakt des Neugeborenen im Geburtskanal: Mögliche Folgen sind eine Konjunktivis, eine Otitis media und/oder eine Pneumonie.

Morphologische Aspekte | Bei einem Befall der Zervixschleimhaut sind starke entzündliche Infiltrationen typisch, in den endozervikalen Epithelien erkennt man kleine Einschlusskörperchen, die aus Chlamydien in der Vermehrungsphase bestehen.

Lymphogranuloma venereum: Diese Erkrankung ist in tropischen Ländern endemisch und wird von den **Serotypen L1–L3 von Chlamydia trachomatis** hervorgerufen. Die Krankheit verläuft in 3 Stadien:

- Nach einer Inkubationszeit von einigen Wochen bis Monaten entstehen kleine schmerzlose **Vesikel im Bereich der Eintrittspforte** – also meist im Bereich der urogenitalen Schleimhäute. Die Vesikel heilen schnell ab.
- Das 2. Stadium ist durch eine **bilaterale Vergrößerung der inguinalen Lymphknoten** gekennzeichnet; ursächlich ist eine eitrige Entzündungsreaktion. Die befallenen Lymphknoten können rupturieren und untereinander sowie nach außen fisteln.
- Bei unbehandelten Patienten kann nach einigen Jahren das 3. Stadium erreicht werden, dieses ist durch **Vernarbung der befallenen Lymphknoten** mit **Verlegung der Lymphwege** gekennzeichnet, was eine krankhafte Vergrößerung von Penis oder Vulva **(genitale Elephantiasis)** nach sich ziehen kann.

Morphologische Aspekte | Histologisch sieht man im 2. und 3. Stadium nektotisierende Granulome mit neutrophilen Granulozyten, gelegentlich auch Makrophagen mit Einschlusskörperchen.

Aktinomykose

Eine Aktinomykose des Genitaltrakts ist selten, kommt jedoch bei Trägerinnen eines IUP (Intrauterinpessars) vor. Erreger ist das grampositive Stäbchen **Actinomyces israelii**, das bei circa 4% aller Frauen zu finden ist; dieser Befund besitzt per se keinen Krankheitswert. Pathogene Bedeutung erlangt das Bakterium im Allgemeinen nur, wenn durch vorangehende Infektionen oder Gewebeschädigungen ein für dieses obligat anaerobe Bakterium günstiges Milieu geschaffen wird.

Morphologische Aspekte | In diesem Fall kann es **eitrige Entzündungen** im Bereich des Genitaltrakts induzieren, die zu **tuboovariellen Abszessen** fortschreiten können. Als Spätfolge können **Vernarbungen** resultieren, bei Verlegung der Tuben mit der Gefahr der Infertilität.

Mykoplasmen

Mykoplasmen sind kleine, pleomorphe, bakterienähnliche Organismen ohne vollständige Zellwand. Klinisch bedeutsam sind v. a. die Gattungen Mycoplasma und Ureaplasma. Sie sind häufig im Oropharyngeal- und Genitaltrakt zu finden. **Ureaplasma urealyticum** siedelt zum Beispiel bei 40 % aller gesunden Frauen im unteren Genitaltrakt und kann perinatale Infektionen auslösen, z. B. durch Keimaszension nach der Geburt. Nichtschwangere können im Falle einer Infektion unfruchtbar werden. **Mycoplasma hominis** findet sich bei 5 % aller gesunden Frauen und ist für einen Teil der zervikalen und vaginalen Entzündungen verantwortlich. Häufig findet sich eine Koinfektion von Mycoplasma hominis mit Gardnerella vaginalis oder Trichomonaden.

Histologisch ist keine typische Entzündungsreaktion vorhanden.

19.1.2 Virale Infektionen

Humane Papillomaviren (HPV)

Humane Papillomaviren sind doppelsträngige DNA-Viren, die Haut und Schleimhäute infizieren und in unterschiedlichem Ausmaß gut- und bösartige Tumoren induzieren können. Insgesamt sind über 100 verschiedene HPV-Typen bekannt, von denen ca. ein Drittel Veränderungen im Genitaltrakt hervorruft. Die Viren werden durch Sexual- oder ggf. auch nur durch einfachen Hautkontakt übertragen.

Condylomata acuminata: Die **HPV-Typen 6 und 11** sind Auslöser der sog. Feig- oder Genitalwarzen, der Condylomata acuminata; hierbei handelt es sich um gutartige warzenförmige Tumoren, die auf der Vulva, perianal, perineal, zervikal, in der Urethra, in der Harnblase und im Rektum vorkommen.

Morphologische Aspekte | Histologisch erkennt man papillomatös aufgefaltetes Plattenepithel, das charakteristische Zellen mit perinukleärer Aufhellung, so genannte Koilozyten, enthält. An der Oberfläche findet man Hyper-und Parakeratosen.

HPV-Infektion der Zervix: V. a. die **HPV-Typen 16 und 18** spielen bei der Genese der **Zervixkarzinoms** eine Rolle, nähere Informationen hierzu finden sich im entsprechenden Kapitel 19.4.5.

Herpes-simplex-Viren

Es sind 8 humane Herpes-Viren bekannt, von denen Typ 1 und Typ 2 zur Gruppe der Herpes-simplex-Viren gerechnet werden; es handelt sich um doppelsträngige DNA-Viren, die über direkten Körper- bzw. Sexualkontakt Infektionen der Mundschleimhaut (insbesondere **Typ 1**) sowie des Genitaltrakts (insbesondere **Typ 2**) auslösen können. Selten kann Herpes-simplex-Virus Typ 1 auch für genitale Infektionen verantwortlich sein.

Nach der akuten Infektion persistieren Herpes-simplex-Viren tyischerweise in nichtinfektiöser (latenter) Form in neuralen Zellen, Herpes-simplex-Virus-Typ 2 v. a. in den sakralen Ganglien. Von hier aus kann es zur endogenen Reaktivierung des Virus mit erneuter Erkrankung kommen. Eine Reaktivierung kann z. B. während der Schwangerschaft erfolgen. Eine Infektion des Neugeborenen durch Herpesläsionen im Geburtskanal nimmt häufig einen besonders dramatischen Verlauf mit tödlichem Ausgang. Perinatale Infektionen können von der erkrankten Mutter oder von anderen Personen ausgehen.

Morphologische Aspekte | Nach einer Inkubationszeit von 1 bis 3 Wochen entstehen an der Eintrittsstelle kleine Vesikel, die später zu schmerzhaften Ulzera aufbrechen. Histologisch zeigen die infizierten Gewebeareale neben den entzündlichen Veränderungen ballonartige Degenerationen befallener Zellen mit großen eosinophilen Einschlusskörperchen. Ähnliche Läsionen findet man auch bei Herpes-simplex-Typ-1-Infekten.

Zytomegalie-Viren (CMV)

Das Zytomegalie-Virus ist gleichfalls ein doppelsträngiges DNA-Virus, das zur Familie der Herpesviren gehört. Dieses Virus ist sehr verbreitet, mehr als 80 % aller über 35-Jährigen besitzen Antikörper gegen CMV. CMV-Infektionen des Genitaltrakts sind selten, können in der Schwangerschaft allerdings zu einem spontanen Abort oder einer Infektion des Neugeborenen führen (vgl. S. 396).

Morphologische Aspekte | Histologisch zeigen die infizierten Zellen charakteristische große eosinophile intranukleäre Einschlusskörper (**Eulenaugenzellen**).

Molluscum contagiosum

Auch hier handelt es sich um doppelsträngige DNA-Viren, die zur Gruppe der Poxviridae gehören.

Morphologische Aspekte | Bei einer Infektion des Genitalbereichs entstehen multiple, weiche, grauweiße Knötchen mit zentraler Eindellung, prinzipiell können diese Veränderungen aber auch an jeder anderen Stelle des Körpers außer an den Palmar- und Plantarflächen entstehen. Histologisch erkennt man charakteristische grobschollige eosinophile zytoplasmatische Einschlüsse (**Molluscumkörperchen**). Diese Läsionen können spontan regredieren oder unbehandelt für mehrere Jahre symptomlos persistieren.

19.1.3 Protozoeninfektionen: Trichomonaden

Trichomonas vaginalis wird sexuell übertragen; 20 % aller Frauen sind asymptomatische Trägerinnen. Trichomonas löst meist eine Vaginitis (**Kolpitis**) aus, klinisch ist ein faulig riechender Fluor vaginalis mit begleitendem starken Juckreiz und Dyspareunie typisch.

Morphologie | Die Diagnose gelingt meist durch direkten Erregernachweis im mikroskopischen Präparat, in dem die birnenförmigen Flagellaten gut zu erkennen sind (**Abb. 19.1**). Hierfür wird ein Vaginal-/Portioabstrich angefertigt.

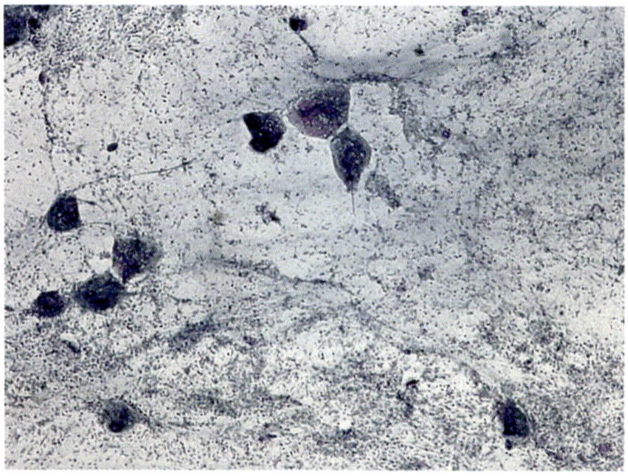

Abb. 19.1 Trichomonaden in einem Portioabstrich. Birnenförmige Flagellaten mit einem Dorn und erkennbaren Binnenstrukturen.

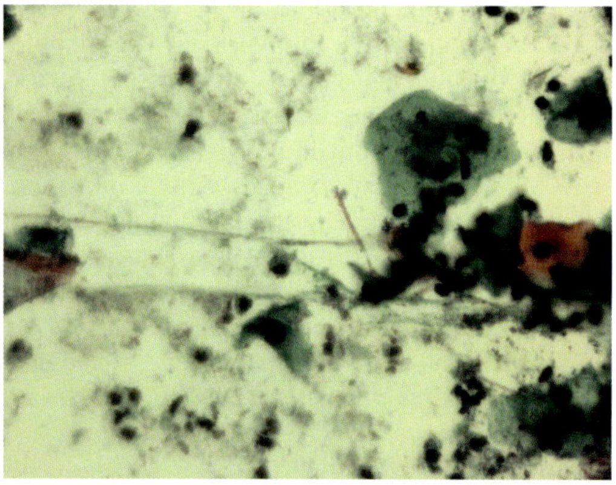

Abb. 19.2 Pilzhyphen in einem Portioabstrich. Längliche leicht rötliche Pilzelemente neben entzündlich überlagerten großen Plattenepithelien.

19.1.4 Mykotische Infektionen: Sprosspilze

10 % aller Frauen sind asymptomatische Träger von Pilzen in Vulva und Vagina, am häufigsten ist **Candida albicans** anzutreffen. Eine symptomatische Candida-Infektion von Vulva und Vagina tritt im Verhältnis zum ubiquitären Vorkommen der Pilze relativ selten auf; prädisponierende Faktoren für eine Candida-Infektion sind Schwangerschaft, ein Diabetes mellitus sowie orale Kontrazeptiva. Klinisch ist ein weißlicher Fluor mit starkem Juckreiz kennzeichnend.

Morphologische Aspekte | Bei der Inspektion sieht man **weißliche Plaques** auf den Schleimhäuten, die sich abstreifen lassen. Histologisch erkennt man ein deutliches Entzündungsinfiltrat sowie zahlreiche Pilze. Die Diagnose gelingt wie bei den Trichomonaden durch direkten Erregernachweis im mikroskopischen Präparat; hier sind vor allem die Hyphen und Sporen auffällig (Abb. 19.2). Als Untersuchungsmaterial genügen meist Fluor vaginalis oder ein Portioabstrich.

19

19.2 Erkrankungen der Vulva

Key Point

Entzündliche und tumoröse Erkrankungen der Vulva sind häufig dermatologischer Natur, da sie überwiegend vom Oberflächenepithel (verhorntes und unverhorntes Plattenepithel) und den ortstypischen Anhangsdrüsen (Schweiß-, Talg- und Duftdrüsen) ausgehen.

19.2.1 Relevante anatomische und funktionelle Aspekte

Die Vulva umfasst den Mons pubis, die großen und kleinen Labien, die Klitoris und den vaginalen Introitus mit dem Scheidenvorhof (Vestibulum vaginae). Die externen Öffnungen der paraurethralen Drüsen (Skene-Gänge) liegen auf beiden Seiten der äußeren Harnröhrenmündung. Die posterolateral des Introitus vaginae gelegenen Bartholin-Drüsen (Glandulae vestibulares maiores) bestehen aus sich verzweigenden, schleimsezernierenden tubuloalveolären Drüsen, die über einen kurzen Ductus nach außen drainieren. Daneben gibt es noch kleinere vestibuläre Drüsen, die ebenfalls in den Scheidenvorhof münden und ein schleimartiges Sekret bilden (Glandulae vestibulares minores).

Die inguinalen und femoralen Lymphknoten sind die primären Abflussstationen der Vulva, eine Ausnahme stellt die Klitoris dar, die über die Lymphwege der Urethra drainiert.

Relevanz für die Pathologie | Aufgrund ihrer exponierten Lage beim Geschlechtsverkehr und ihrer anatomischen Nachbarschaft zum Darmausgang ist die Vulva besonders anfällig für Infektionen und Entzündungen (**Vulvitis**, s. Kapitelabschnitt zu den venerischen Infektionen). Im Zuge einer solchen Infektion kann es auch zur bakteriellen Besiedlung der Glandulae vestibulares kommen **(Bartholinitis)**, insbesondere auf dem Boden eines vorbestehenden Sekretstaus.

Infektionen durch das HPV-Virus begünstigen darüber hinaus die karzinomatöse Entartung des Vulvaepithels; dieses kann über verschiedene Grade der Dysplasie bzw. intraepithelialen Neoplasie zum **Plattenepithelkarzinom** entarten. Vulvatumoren können allerdings auch von den angrenzenden Drüsen ausgehen, die entsprechenden Tumoren sind insgesamt sehr selten (z. B. Bartholin-Drüsen-Karzinom, vulväres Paget-Karzinom, s. u.). Es besteht die Gefahr, dass diese Tumoren als Zysten (einem relativ häufigen Befund im Bereich der vestibulären Drüsen) fehlgedeutet werden.

19.2.2 Fehlbildungen und Zysten im Bereich der Vulva

Ektopes Brustdrüsengewebe erscheint als kleiner dermaler isolierter Knoten im Verlauf der sog. „Milchleiste" (s. S. 399).

Zysten der Bartholin-Drüsen entstehen durch Verlegung der Ausführungsgänge. Das aufgestaute Sekret begünstigt Infektionen, was wiederum Abszesse zur Folge haben kann. Früher entstanden diese meist auf dem Boden einer Gonokokken-Infektion, heute sind eher Staphylokokken- oder Anaerobier-Infektionen ursächlich. Chirurgische Öffnung, Drainage sowie antibiotische Therapie sind angezeigt.

Muzinöse Zysten entstehen ebenfalls durch eine Verlegung von Ausführungsgängen, in diesem Fall sind die kleinen vestibulären Drüsen betroffen. Eine sekundäre (bakterielle) Besiedlung des aufgestauten Sekrets ist auch bei diesen Zysten möglich.

Epidermiszysten, auch **epitheliale Inklusionszysten** genannt, sind im Bereich der Vulva häufig. Sie beinhalten dicht gepackte Keratinlamellen. Einige Zysten entstehen aus verstopften Talgdrüsen mit Plattenepithelmetaplasie.

Endometriosezysten (s. S. 372) können im Bereich der Vulva vorkommen, sind hier aber eher selten.

19.2.3 Dermatologische Erkrankungen der Vulva

Der **Lichen sclerosus** präsentiert sich als weiße, plaqueartige Veränderung der Haut, histologisch liegt eine Atrophie der Epidermis zugrunde. Die Reteleisten der Epidermis sind abgeflacht oder ganz verschwunden. Stattdessen findet man eine ödematöse Zone, der sich zur Tiefe hin ein bandartiges lymphozytäres Infiltrat anschließt. Juckreiz und Dyspareunie sind die typischen Symptome. Der Lichen sclerosus ist keine Präkanzerose.

Neben dem Lichen sclerosus können sich blasenbildende (s. S. 413) und andere Dermatosen im Bereich der Vulva manifestieren.

19.2.4 Benigne Tumoren der Vulva

Das **Hidradenom** ist ein benigner Tumor der apokrinen Schweißdrüsen, der überwiegend in den großen Labien in Form eines umschriebenen Knotens auftritt. Histologisch besteht er aus tubulopapillären Drüsenproliferaten, die eine charakteristische zweilagige Anordnung von Zellen aufweisen: Innen liegen apokrine Zylinderzellen, außen myoepitheliale Zellen.

Beim **Syringom** handelt es sich um einen benignen Tumor der ekkrinen Schweißdrüsen, der ebenfalls in den großen Labien als fleischfarbener Knoten auftritt. Auch hier erkennt man histologisch einen zweischichtigen Aufbau, im Gegensatz zum Hidradenom besteht die innere Lage der Epithelproliferate aus serösen Zellen.

Bindgewebstumoren: Es können alle Tumoren auftreten, die auch in anderen Körperregionen vorkommen, z. B. Leiomyome, Lipome, Fibrome, Histiozytome und Hämangiome.

19.2.5 Maligne Tumoren der Vulva und Vorläuferläsionen

Vulväre intraepitheliale Neoplasie (VIN)

MERKE

Mit dem Begriff „Vulväre intraepitheliale Neoplasie" werden unterschiedlich stark ausgeprägte zelluläre und architekturelle Störungen des Vulvaepithels bezeichnet (analog der leichten, mittelgradigen und schweren Dysplasie); das Stadium der schweren Dysplasie ist mit dem Carcinoma in situ der Vulva identisch. Die VIN stellt die charakteristische Vorläuferläsionen des Plattenepithelkarzinoms dar und ähnelt in Bezug auf Art und Reihenfolge der auftretenden morphologischen Veränderungen der zervikalen intraepithelialen Neoplasie (CIN, s. S. 367).

Hiermit korreliert, dass **humane Papillomaviren** (**Typ 16** und **18**) in fast allen Läsionen nachweisbar sind, sodass ihnen eine kausalpathogenetische Rolle zugeschrieben werden kann. Von der Epidemiologie her bestehen gleichfalls Ähnlichkeiten zum Zervixkarzinom. VINs rezidivieren nach Exzision in einem Viertel der Fälle, zusätzlich können Frauen mit einer VIN auch andere plattenepitheliale Tumoren im unteren Genitaltrakt aufweisen.

Makroskopisch sieht man einzelne oder mehrere Papeln oder plaqueartige Veränderungen. **Mikroskopisch** erkennt man alle Grade der Dysplasie, angefangen von nur vereinzelten atypischen Zellen in den basalen Epithellagen bis hin zur vollständigen Durchsetzung des Vulvaepithels mit entarteten Zellen. Kriterien für die Diagnose einer VIN sind Zell- und Kernatypien, eine erhöhte Mitoserate und der Verlust der zytoplasmatischen Differenzierung.

Plattenepithelkarzinome

Das **Plattenepithelkarzinom** ist der bei weitem häufigste maligne Tumor der Vulva und macht circa 3 % aller genitalen Karzinome bei Frauen aus. Makroskopisch sieht man einen exophytischen Tumor, der ulzerieren kann und in frühen Stadien Juckreiz hervorruft. Die meisten Tumoren sind hoch differenziert und wachsen entsprechend nur langsam, sie können jedoch in die inguinalen, die femoralen und pelvinen Lymphknoten metastasieren. Die Überlebensrate der Betroffenen beträgt fast 90 %, sofern noch keine Lymphknotenmetastasen vorhanden sind; der Differenzierungsgrad des Tumors ist für die Gesamtprognose gleichfalls von Bedeutung.

Das **verruköse Karzinom** ist eine eigenständige Variante des Plattenepithelkarzinoms. Es wächst als großer exophytischer Tumor und ähnelt vom Aspekt her einem großen Kondylom. Tatsächlich findet man häufig HPV Typ 6 in den Tumorzellen. Histologisch ist der Tumor sehr hoch differenziert und zeigt nur eine ganz gering erhöhte mitotische Aktivität mit entsprechend langsamer Wachstumstendenz. Das verruköse Karzinom wächst zwar invasiv, metastasiert jedoch praktisch nie. Aus diesem Grund ist die chirurgische Exstirpation im Gesunden Therapie der Wahl.

Malignes Melanom

Das maligne Melanom ist der zweithäufigste Tumor der Vulva, mit 5 % aller Vulvatumoren dennoch selten. Histologisch sieht man den typischen Aspekt eines Melanoms. Da sich das Melanom sehr aggressiv verhält, ist die Prognose schlecht.

Extramammärer Morbus Paget

Morphologisches Korrelat dieser sehr seltenen Erkrankung ist ein **intraepithelial gelegenes Adenokarzinom**, das überwiegend die großen Labien befällt und in vergleichbarer Form auch in der Achsel und perianal vorkommt. Wahrscheinlich entsteht es aus undifferenzierten Zellen der Epidermis oder aus Schweißdrüsenzellen. Meist sind ältere Frauen betroffen, die häufig schon mehrere Jahre lang über Juckreiz oder Brennen im Bereich der Vulva klagen. **Makroskopisch** erkennt man große, rötliche, oberflächlich feuchte und scharf markierte Läsionen. **Mikroskopisch** ist die Epidermis von einzeln stehenden, großen atypischen Tumorzellen mit blassem Zytoplasma durchsetzt; das Zytoplasma enthält Glykosaminogykane und kann mittels PAS- und Alcian-Reaktion dargestellt werden. Immunhistochemisch ist typischerweise das karzino-embryonale Antigen (CEA) nachweisbar. Da es sich um ein rein intraepitheliales Karzinom handelt, ist eine chirurgische Entfernung im Gesunden ausreichend. Im Gegensatz zum Morbus Paget der Mamille (s. S. 403) besteht im Bereich der Vulva nur selten eine Assoziation mit einem darunter liegenden Karzinom.

19.3 Erkrankungen der Vagina

Key Point

Die Vagina ist wie die Vulva überwiegend von entzündlichen und tumorösen Erkrankungen betroffen. Da das vaginale Epithel hormonabhängig ist, sind Art und Ausprägung krankhafter Veränderungen auch vom Lebensalter bzw. hormonellen Status der Patientin abhängig.

19.3.1 Relevante anatomische und funktionelle Aspekte

Die Vagina ist ein etwa 10 cm langer, dünnwandiger Schlauch, der von einem **hormonsensitiven, unverhornten Plattenepithel** ausgekleidet wird. Im voll ausdifferenzierten Zustand kann man **4 verschiedene Schleimhautschichten** unterscheiden: das Stratum basale und parabasale (Proliferation und beginnende Differenzierung) sowie das Stratum intermedium (mittlere Differenzierung) und superfiziale (höchste Differenzierung). Unter Östrogeneinfluss sind alle 4 Schichten voll ausgebildet, wobei die Superfizialzellen reichlich Glykogen einlagern; aus diesem Grund besitzen sie ein sehr helles Zytoplasma. Unter Gestageneinfluss schilfern die Superfizialzellen ab und zerfallen, wodurch das gespeicherte Glykogen freigesetzt und durch Milchsäurebakterien zu Milchsäure abgebaut wird (Förderung des sauren Scheidenmilieus als Schutz gegen Infektionen). In der Sekretionsphase des Menstruationszyklus oder während der Schwangerschaft (Gestageneinfluss überwiegt) findet man überwiegend intermediäre Zellen im Vaginalabstrich. Der **Lymphabfluss** der Vagina verläuft unterschiedlich: Die obere Vagina drainiert mit der Zervix in die iliakalen Lymphknoten, die hintere Vagina in die pelvinen, rektalen und aortalen Lymphknoten und die untere Vagina in die pelvinen sowie inguinalen Lymphknoten.

Relevanz für die Pathologie | Da die Vagina analog der Vulva eine exponierte Lage beim Geschlechtsverkehr einnimmt, kommt sie mit einer Vielzahl von Erregern in Kontakt, die entlang den genitalen Hohlorganen aufsteigen können. Eine gesundes Scheidenmilieu (saurer pH) erschwert die Ansiedlung pathogener Keime in der Vaginalschleimhaut (nicht aber zwangsläufig deren Aszension!), eine **Kolpitis** trifft daher z. B. eher postmenopausale Frauen, bei denen die zyklusabhängige, östrogeninduzierte Proliferation des vaginalen Epithels mit Glykogeneinlagerung ausbleibt. Eine **HPV-Infektion** des vaginalen Epithels fördert wie im Bereich der Vulva die maligne Transformation des Plattenepithels, das über verschiedene Grade der Dysplasie bzw. intraepithelialen Neoplasie zum **Plattenepithelkarzinom** entarten kann. Die präkanzerösen Veränderungen entsprechen denjenigen der zervikalen intraepithelialen Neoplasie (CIN, s. S. 367), da die Schleimhautverhältnisse der Vagina sowie der Portio uteri der geschlechtsreifen Frau im Allgemeinen identisch sind (vgl. S. 364).

19.3.2 Fehlbildungen der Vagina

Insgesamt sind Fehlbildungen der Vagina selten. Die **Vaginalaplasie** ist meist mit anderen Fehlbildungen vergesellschaftet. Sollte trotzdem ein funktioneller Uterus vorhanden sein, so kommt es nach Einsetzen der Menstruation zum Blutstau. Ferner gibt es die **septierte Vagina** (fehlende Verschmelzung der embryonalen Müller-Gänge), die **Vaginalatresie** und die **Hymenalatresie** (fehlende Hymenalöffnung/Hemmungsfehlbildung; klinische Konsequenz: Blutstau wie bei der Vaginalaplasie).

Die **atrophe Vaginitis** ist erworben und durch ein abgeflachtes und atrophes Vaginalepithel gekennzeichnet, ursächlich ist eine fehlende Östrogenstimulation mit nachfolgender Infektion. Aus diesem Grund tritt die atrophe Vaginitis überwiegend in der Postmenopause auf. Blutungen und Dyspareunie sind häufige klinische Symptome.

19.3.3 Vaginale Tumoren

Gutartige Tumoren

Zu den gutartigen Tumoren zählen die seltenen **fibroepithelialen Polypen**, die aus einem fibrovaskulären Stamm und einer äußeren Plattenepithelschicht bestehen. Weiterhin können fast alle bekannten **gutartigen mesenchymalen Tumoren** in der Vagina auftreten (also z. B. Leiomyome, Neurofibrome, Rhabdomyome etc., s. S. 539). Diese Tumoren liegen submukös.

Maligne Tumoren

Maligne Tumoren der Vagina sind wie die gutartigen selten; in der Mehrzahl der Fälle entstehen sie sekundär infolge einer metastatischen Absiedlung oder durch kontinuierliches Vorwachsen andernorts entstandener Tumoren.

Plattenepithelkarzinom: Das Plattenepithelkarzinom ist das häufigste primäre Karzinom der Vagina und kommt überwiegend in höherem Lebensalter vor. Es entsteht bevorzugt in der Hinterwand des oberen Vaginadrittels. Die Prognose des Plattenepithelkarzinoms hängt von der Ausbreitung ab und ist bei Beschränkung auf die Vagina gut.

Die **vaginale intraepitheliale Neoplasie (VIN)** ist die zugehörige Vorläuferläsion. Sie wird entsprechend der vulvären intraepithelialen Neoplasie (s. S. 363) und der zervikalen intraepithelialen Neoplasie (s. S. 365) in 3 Schweregrade eingeteilt und reicht bis zum Carcinoma in situ. Ursächlich kann meist eine HPV-Infektion bewiesen werden. Da die dysplastischen Zellen in die Vagina abgeschilfert werden, können sie mit dem Papanicolaou-Abstrich (**Pap-Test**, s. S. 365) einfach und verlässlich nachgewiesen werden.

Klarzellen-Adenokarzinom: Das Klarzellen-Adenokarzinom ist sehr selten und kommt fast ausnahmslos bei jungen Frauen vor, deren Mütter in der frühen Schwangerschaft Diethylstilböstrol zwecks Vermeidung eines Aborts eingenommen haben. Der Tumor tritt meist zwischen dem 17. und 22. Lebensjahr in Erscheinung, in der Regel besteht zuvor bereits eine vaginale Adenose (Vermehrung schleimbildender Drüsen in der Vaginalwand; diese sind wahrscheinlich Ausgangspunkt des Klarzellen-Adenokarzinoms). Die vaginale Adenose ist jedoch nicht immer mit einem Klarzellen-Adenokarzinom vergesellschaftet. Wenn der Tumor in einem frühen Stadium erkannt und entfernt wird, ist die Prognose sehr gut.

Embryonales Rhabdomyosarkom: Dieser Tumor wächst exophytisch in die Vagina vor und wird wegen seines traubenförmigen Aussehens auch Sarcoma botryoides genannt. Es handelt sich um einen malignen Tumor, der alle Differenzierungsstufen mesenchymaler Vorläuferzellen bis hin zur quergestreiften Muskulatur nachahmen kann (s. S. 539). Er kommt fast ausnahmslos bei Kindern unter 4 Jahren vor und besteht histologisch aus atypischen spindeligen Zellen. Kleine, lokalisierte Tumoren können komplett entfernt werden und haben eine gute Prognose. Fortgeschrittene Tumoren werden mit Radio- und Chemotherapie behandelt.

Dottersacktumor (endodermaler Sinustumor): Es handelt sich um einen malignen Keimzelltumor (s. S. 347), der fast ausschließlich bei unter 4-jährigen Mädchen vorkommt. Ähnlich dem embryonalen Rhabdomyosarkom wächst auch der Dottersacktumor exophytisch in die Vagina vor. Der Tumor produziert α-Fetoprotein, das als Tumormarker benutzt werden kann. Die Prognose ist schlecht.

19.4 Erkrankungen der Cervix uteri

Key Point

Die Schleimhautverhältnisse im Bereich der Cervix uteri unterliegen je nach Lebensalter und hormonellem Status der Frau starken Schwankungen. Klinisch besonders relevant ist die Verlagerung von ursprünglich endozervikal gelegenem Zylinderepithel auf die Portiooberfläche, wo es sich plattenepithelial umdifferenziert. Das metaplastische Plattenepithel kann über verschiedene Grade der Dysplasie zum Plattenepithelkarzinom entarten. Da die dysplastischen Zwischenstadien sowohl klinisch als auch histologisch gut erkennbar sind und die Entartung zudem langsam (zumeist über Jahre hinweg) vonstatten geht, hat die regelmäßige zytologische Vorsorgeuntersuchung die Karzinomhäufigkeit im Bereich der Zervix deutlich reduziert.

19.4.1 Relevante anatomische und funktionelle Aspekte

Die Zervix verbindet die Vagina mit dem Corpus uteri. Der in die Vagina hineinreichende Teil heißt **Ektozervix** oder **Portio vaginalis** und ist von glykogenreichem Plattenepithel überkleidet. Die Schleimhaut

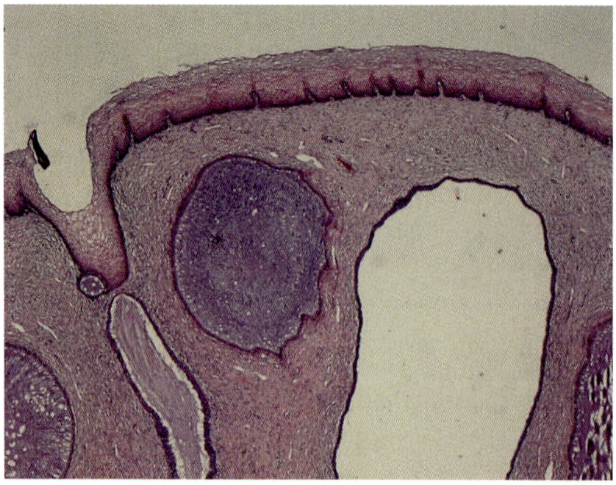

Abb. 19.3 Glanduläre Ektopie der Portio mit plattenepithelialer Metaplasie (Transformationszone). Das metaplastische Plattenepithel wächst über vormals endozervikal gelegene Drüsen und kann so zur Drüsenektasie und zum Sekretstau führen. Die ektatischen Drüsen werden Ovula Nabothi genannt.

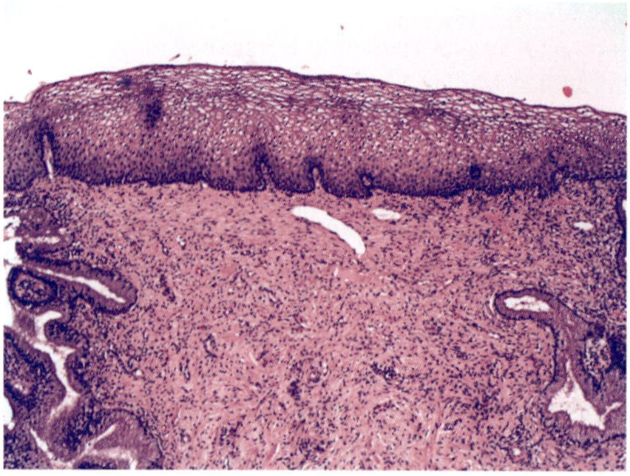

Abb. 19.4 Vollständig ausgereiftes Plattenepithel im Bereich der Portio. Zytologisch regelhafte basale Zellschicht und darüber zur Oberfläche hin ausreifende Zellen.

der **Endozervix** weist Längsfurchen auf, die von einem einschichtigen, schleimproduzierenden Zylinderepithel bedeckt werden. Der **Muttermund** ist die sichtbare Grenze zwischen Ekto- und Endozervix, mikroskopisch-anatomisch ist es die Grenze zwischen Platten- und Zylinderepithel.

Relevanz für die Pathologie | Diese Grenze ist für die Pathologie und die Gynäkologie von besonderer Bedeutung, da sie sich je nach hormoneller Lage verschiebt: Mit Einsetzen der Geschlechtsreife wächst bei jungen Mädchen endozervikales Zylinderepithel auf die Ektozervix vor, was als **glanduläre Ektopie** bezeichnet wird. Mit zunehmendem Alter bewirken jedoch der saure vaginale pH sowie mechanische und entzündliche Reize eine Umwandlung des Zylinderepithels in metaplastisches Plattenepithel (Umwandlungs- oder Transformationszone, Abb. 19.3). Diese **Transfomationszone** ist aufgrund der anhaltenden Umbau-, Reparatur- und Proliferationsprozesse besonders vulnerabel und damit auch besonders anfällig gegen die schädigenden Auswirkungen viraler Infekte. Eine besondere Rolle nimmt dabei die Infektion mit **humanem Papillomavirus** (HPV) ein, da sie die maligne Entartung des metaplastischen Plattenepithels begünstigt und damit Ausgangspunkt der klinisch bedeutendsten Erkrankung der Zervix ist, des **Zervixkarzinoms** einschließlich seiner Vorstufen, der verschiedenen Stadien der **zervikalen intraepithelialen Neoplasie (CIN)**. Diese Stadien können mithilfe eines zervikovaginalen Abstrichs (Exfoliativzytologie) bereits frühzeitig erfasst werden; die zytologischen Befunde werden nach Papanicolaou 5 verschiedenen Gruppen zugeordnet **(Pap-Klassifikation)**, wobei Gruppe I dem Normalbefund, Gruppe V einem manifesten malignen Tumor entspricht.

19

Eine weitere Möglichkeit zur Beurteilung des Portioepithels ist die sog. **Schiller-Jod-Probe:** Das metaplastische Plattenepithel reift normalerweise vollständig aus (vgl. Abb. 19.4) und lagert analog der Vaginalschleimhaut Glykogen in die oberen Schichten ein (vgl. S. 364). Die Glykogeneinlagerung kann mithilfe der Schiller-Jod-Probe nachgewiesen werden: Reifes glykogenreiches Plattenepithel färbt sich mit Jod an und erscheint braun. Wenn die Zellen unreif sind und wenig Glykogen enthalten, erfolgt keine Jodfärbung und die Ektozervix bleibt blass. Dies macht man sich intraoperativ bei der Entfernung eines mangelhaft ausdifferenzierten und damit potenziell malignen Schleimhautareals (Konisation) zunutze, um dessen Flächenausdehnung sichtbar zu machen.

In neuester Zeit ist eine Vakzine gegen häufige HPV-Typen erhältlich. Diese wird aller Voraussicht nach eine Infektion mit bestimmten HPV-Typen verhindern und auf lange Sicht das Auftreten zervikaler Dysplasien stark reduzieren.

19.4.2 Entzündungen der Zervix

Entzündungen der Zervix sind sehr häufig. Generell unterscheidet man **infektiöse**/erregerbedingte und **nichtinfektiöse/**chemisch oder traumatisch bedingte Zervizitiden, der Verlauf kann **akut** (selten) oder **chronisch** sein (häufig).

Die infektiöse Zervizitis wird durch die konstante Exposition der Zervikalschleimhaut gegen die Vaginalflora begünstigt; insbesondere vaginale Streptokokken, Staphylokokken und Enterokokken sind häufige Auslöser einer Zervizitis. Andere mögliche Erreger sind Chlamydia trachomatis, Neisseria gonnorrhoeae und Herpes-simplex-Virus-Typ-2. Da die chronische Zervizitis wesentlich häufiger ist als die akute Zervizitis, dominiert in der Regel ein lymphoplasmazelluläres Infiltrat.

19.4.3 Tumorartige Läsionen und benigne Tumoren der Zervix

Polypen sind die häufigsten gutartigen Tumoren der Zervix; sie können sowohl auf der Endozervix als auch auf der Ektozervix entstehen. Sie wachsen exophytisch breitbasig oder gestielt und bestehen aus einem fibrösen Stroma mit dickwandigen Blutgefäßen, in das z. T. auch Drüsen eingelagert sind. Oberflächlich sind die Polypen je nach „Standort" von einem mehrschichten Plattenepithel **(ektozervikale Polypen)** oder von einem muzinösen Zylinderepithel **(endozervikale Polypen)** überzogen.

MERKE

Zervikale Polypen sind keine Präkanzerosen!

Mitunter bleibt sogar umstritten, ob die Zervixpolypen neoplastischer Natur sind oder lediglich umschriebene Hyperplasien des Zervixgewebes darstellen.

Mikroglanduläre Hyperplasie der Endozervix: Sie ist durch eine lokale oder diffuse Vermehrung kleiner, dicht beieinander liegender Zervixdrüsen gekennzeichnet, die von einem zytologisch unauffälligen Epithel bedeckt sind. Die mikroglanduläre Hyperplasie ist häufig Folge einer vermehrten Gestagenstimulation und klinisch asymptomatisch; klinische Relevanz besitzt sie insofern, als sie vom zervikalen Adenokarzinom (s. S. 370) abzugrenzen ist. Typischerweise entsteht die mikroglanduläre Hyperplasie in der Schwangerschaft und bei Frauen, die orale Kontrazeptiva einnehmen. Im weiteren Verlauf können die beteiligten Drüsen atrophisieren und dabei charakteristische tunnelartige Strukturen ausbilden, die so genannten „tunnel cluster".

Leiomyome der Zervix machen ungefähr 10 % aller Leiomyome des Uterus aus (s. S. 376). Wenn sie submukös liegen, können sie zu Blutungen führen und prolabieren. Histologisch unterscheiden sich die zervikalen Leiomyome nicht von denjenigen anderer Lokalisationen.

Condylomata acuminata (Feigwarzen) oder **Condylomata plana** sind epitheliale Tumoren, die durch HPV ausgelöst werden. Erstere beinhalten ganz überwiegend HPV Typ 6 und 11, letztere sind häufiger mit HPV Typ 16 und 18 assoziiert.

19.4.4 Zervikale intraepitheliale Neoplasie (CIN)

MERKE

Mit dem Begriff „z(c)ervikale intraepitheliale Neoplasie" (CIN) werden dysplastische Veränderungen des Zervixepithels beschrieben, die vornehmlich im Bereich der Umwandlungszone entstehen und als Vorläufer eines Plattenepithelkarzinoms zu werten sind.

Analog der vulvären und vaginalen intraepithelialen Neoplasie (s. S. 363 und S. 365) unterscheidet man 3 Schweregrade der zervikalen Dysplasie (CIN I–III). Sie umfassen die ersten, nur mikroskopisch erkennbaren Veränderungen des metaplastischen Zervixepithels und reichen bis zum plattenepithelialen Carcinoma in situ.

Epidemiologie | Eine CIN I und II (s. S. 367) wird meist im 3. Lebensjahrzehnt manifest, eine CIN III (s. S. 367) im Mittel zwischen 35 und 40 Jahren und damit ca. 10 Jahre vor dem 1. Altersgipfel der Zervixkarzinome (vgl. unten). Jährlich erkranken in Deutschland etwa 300 000 Frauen an einer CIN oder einem Carcinoma in situ.

Ätiopathogenese | Ursächlich liegt sowohl der CIN als auch dem zervikalen Plattenepithelkarzinom eine **HPV-Infektion** zugrunde. Diese wird über den Geschlechtsverkehr erworben. Es sind über 100 verschiedene HPV-Typen bekannt, jedoch nur wenige sind mit der CIN und dem Zervixkarzinom assoziiert. Diese „High-Risk"-HPV sind zum Beispiel die Typen 16, 18, 31, 33, 35, 39, 45, 51, 56, 58, 59, 66 und 68. Das Virusgenom kann episomal (neben dem zellulären Genom) liegen und sich dort replizieren, was zum Zelluntergang führt. Dieser Mechanismus ist für die CIN I bekannt. Bei höhergradigen Stadien der CIN und Karzinomen ist das Virusgenom hingegen in das zelluläre Genom integriert. Hier führt die Expression der viralen Proteine E6 und E7 zur malignen Transformation der infizierten Zelle. Dies geschieht v. a. über Inaktivierung der Tumorsuppressorproteine Rb und p53.

Begünstigend für die Entwicklung einer CIN wirken sich darüber hinaus genetische/immunologische Faktoren aus; sie können die Viruseliminierung beeinträchtigen. Weitere Risikofaktoren für eine CIN sind eine HIV-Infektion, Promiskuität und Nikotinabusus.

Morphologie | Die typischen zytologischen und morphologischen Befunde der zervikalen intraepithelialen Neoplasie bis hin zum invasiven Zervixkarzinom (s. S. 368) sind in der **Tab. 19.1** beschrieben. Hier werden auch die verschiedenen Stadien der Pap-Klassifikation mit den 3 Schweregraden der CIN korreliert. Einige repräsentative Befunde verschiedener Pap-Stadien sind in der **Abb. 19.5** dargestellt.

Prognose | Von allen CIN-I-Läsionen bilden sich ca. 50 % wieder spontan zurück, 10 % entwickeln sich zu einer CIN III und weniger als 2 % verwandeln sich letzten Endes in ein invasives Karzinom. Der restliche Anteil verharrt im Stadium der CIN I. Höhergradige CIN-Läsionen zeigen eine stärkere Tendenz zur Progression und benötigen auch weniger Zeit bis zur Entwicklung eines Carcinoma in situ. Durchschnittlich dauert es 10 Jahre, bis sich aus einer Dysplasie ein Carcinoma in situ entwickelt. Mindestens 20 % aller CIN-III-Läsionen verwandeln sich innerhalb von

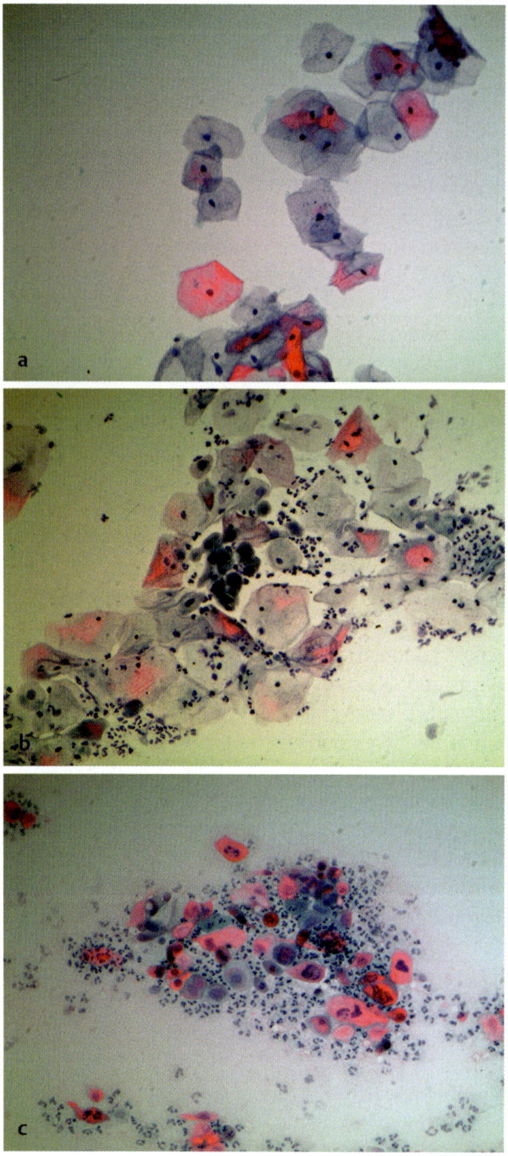

Abb. 19.5 Portioabstriche, Klassifikation nach Pap. a Pap-Gruppe I: Portioabstrich mit reifen Plattenepithelien, die als sog. Superfizialzellen die oberste Schicht des Plattenepithels der Portio bilden und kleine, pyknotische Kerne besitzen. **b Pap-Gruppe IVa:** Portioabstrich mit mittleren und schweren Dysplasien der Zellen. Die kleinen Zellen im Zentrum weisen eine vergrößerte Kern-Plasma-Relation auf und besitzen vergrößerte, hyperchromatische und entrundete Zellkerne. Daneben liegen Superfizialzellen und Intermediärzellen sowie neutrophile Granulozyten. **c Pap-Gruppe V:** Portioabstrich mit Zellen eines invasiven Karzinoms. Stark atypische, vergrößerte Zellen mit verschobener Kern-Plasma-Relation und unterschiedlich stark veränderten Zellkernen.

durchschnittlich weiteren 10 Jahren in ein invasives Karzinom. All diese Zahlen belegen die Bedeutung der jährlichen Vorsorgeuntersuchungen, da sich das Zervixkarzinom in der Regel lange vor seinem Entstehen „ankündigt".

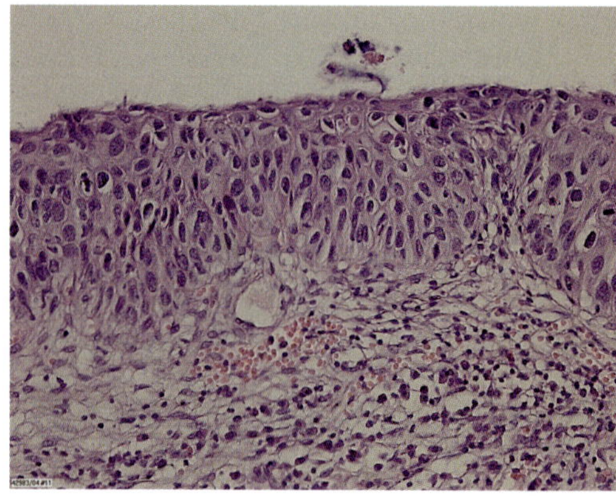

Abb. 19.6 Plattenepitheliales Carcinoma in situ der Zervix (CIN III). Atypische Zellen mit unregelmäßigen Kernen in allen Epithellagen ohne erkennbare Ausreifung und ohne invasives Wachstum.

19.4.5 Maligne Tumoren der Zervix

Zervikales Plattenepithelkarzinom

MERKE

Das Plattenepithelkarzinom ist das häufigste Karzinom der Zervix. Es entsteht generell aus der Vorläuferläsion CIN (s. o.).

Epidemiologie | Das Zervixkarzinom weist 2 Erkrankungsgipfel auf: Es manifestiert sich bevorzugt zwischen dem 40. und 45. Lebensjahr sowie zwischen dem 65. und 75. Lebensjahr. Pro Jahr erkranken in Deutschland etwa 7000 Frauen an einem Zervixkarzinom.

Ätiopathogenese | Sie entspricht derjenigen der CIN, s. dort.

Morphologie | **Makroskopisch** ist das Plattenepithelkarzinom der Zervix ein unscharf begrenzter und zur Oberfläche hin erosiver Tumor. **Histologisch** handelt es sich um ein typisches Plattenepithelkarzinom (Abb. 19.7), meist jedoch ohne Verhornung.

Klinische Aspekte und Komplikationen | Die Ausbreitung des Zervixkarzinoms erfolgt vornehmlich **kontinuierlich** sowie **lymphogen:** das Karzinom dringt früh in Lymphgefäße ein und erreicht die parazervikalen, hypogastrischen und die um die A. iliaca externa herum gelagerten Lymphknoten. Aufgrund seines aggressiv-infiltrativen Wachstums führt es in der Regel auch zu lokalen Komplikationen benachbarter Organe/Organstrukturen (mögliche Folgen: Hydroureter, Hydronephrose mit Nierenversagen, Harnblasen- und Rektumfisteln). Eine hämatogene Metastasierung erfolgt in der Regel erst so spät, dass sie klinisch kaum noch ins Gewicht fällt.

Prognose | Sie hängt vom Ausbreitungsstadium des Tumors ab (vgl. Tab. 19.2), insgesamt beträgt die 5-Jahres-Überlebensrate ca. 60 %, sofern das Karzinom

Tab. 19.1

Pap- und CIN-Klassifikation im Überblick

Pap-Gruppe	CIN-Gruppe	Zytologie	Histologie	Klinisches Vorgehen
I		unauffällige Superfizialzellen und Zylinderepithelien	unauffälliges Plattenepithel, unauffällige Endozervix	jährliche Vorsorgeuntersuchung
II		unauffälliges Zellbild mit entzündlichen, regenerativen, metaplastischen oder degenerativen Veränderungen	entspricht dem zytologischen Befund	jährliche Vorsorgeuntersuchung
IIID	CIN I und II	atypische Superfizial- und Intermediärzellen mit Dyskariosen	verbreiterte Basalzellschicht mit irregulären Zellen sowie vergrößerten, hyperchromatischen Zellkernen im unteren (geringe Dysplasie, CIN I) oder im mittleren (mäßige Dysplasie, CIN II) Epitheldrittel	zytologische Kontrolle nach 3 Monaten, bei wiederholtem Befund eines Pap IIID Konisation, Biopsie
IVa	CIN III (**Abb. 19.6**)	atypische Zellen in allen Epithelschichten inklusive der Basalzellschicht (Dyskariosen)	wie bei Pap IIID, atypische Zellen reichen jedoch bis ins obere Epitheldrittel (schwere Dysplasie), bei aufgehobener Epithelschichtung liegt ein Carcinoma in situ vor	Konisation, Biopsie
IVb	CIN III oder mikroinvasives Zervixkarzinom	wie bei Pap IVa, deutlich pathologische Zellen, invasives Wachstum nicht auszuschließen	schwere Dysplasie oder Carcinoma in situ oder mikroinvasives Karzinom	Konisation
V	invasives Zervixkarzinom	viele eindeutig pathologische Tumorzellen, Blutungen	invasives Karzinom	Konisation, evtl. Hysterektomie

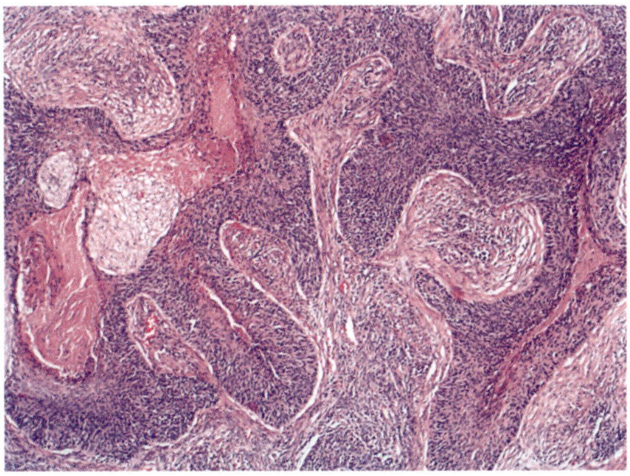

Abb. 19.7 Invasives Zervixkarzinom (Plattenepithelkarzinom). Invasiv wachsende Verbände vergrößerter atypischer Plattenepithelien mit zahlreichen Mitosefiguren als Zeichen des ungehemmten Wachstums.

bereits benachbarte Organe infiltriert oder metastasiert hat, allerdings nur 10 %. Karzinome, die streng auf die Zervix beschränkt sind, werden durch radikale Hysterektomie therapiert. Fortgeschrittene Stadien werden zusätzlich bestrahlt. Mikroinvasive Karzinome (entsprechend dem Stadium pT 1a1, vgl. **Tab. 19.2**) können bei bestehendem Kinderwunsch evtl. durch eine Konisation geheilt werden; nach erfolgter Konisation ist sorgfältig zu überprüfen, ob der Tumor komplett entfernt wurde; darüber hinaus dürfen keine Einbrüche ins Lymphgefäßsystem vorliegen.

Tab. 19.2

pTNM-Klassifikation des Zervixkarzinoms

Kategorie	Kriterien
pTis	Carcinoma in situ
pT 1	Karzinom ist auf Uterus begrenzt
pT 1a	Diagnose nur durch Mikroskopie
pT 1a1	Tiefe ≤ 3 mm, horizontale Ausbreitung < 7 mm
pT 1a2	Tiefe > 3–5 mm, horizontale Ausbreitung ≥ 7 mm
pT 1b	klinisch sichtbar/nur mikroskopisch diagnostiziert/größer als T 1a2
pT 1b1	≤ 4 cm
pT 1b2	> 4 cm
pT 2	Ausdehnung jenseits des Uterus, aber nicht zur Beckenwand und nicht zum unteren Vaginaldrittel
pT 2a	Parametrium frei
pT 2a1	≤ 4 cm
pT 2a2	> 4 cm
pT 2b	Parametrium befallen
pT 3	Ausdehnung bis zum unteren Vaginaldrittel/bis zur Beckenwand/Hydronephrose
pT 3a	unteres Vaginaldrittel
pT 3b	Beckenwand/Hydronephrose, stumme Niere
pT 4	Befall der Harnblasen-/Rektumschleimhaut; Ausbreitung jenseits des kleinen Beckens
pN1	regionale Lymphknoten befallen
pM1	Fernmetastasen

Zervikales Adenokarzinom

Zervikale Adenokarzinome machen circa 10 % aller Zervixkarzinome aus. Das mittlere Erkrankungsalter liegt bei 55 Jahren. Als Vorläuferläsion zählt das **Adenocarcinoma in situ**, das über eine Dysplasie der endozervikalen Drüsen entsteht **(glanduläre Dysplasie)**. Ektozervikal finden sich bei diesem Karzinomtyp zunächst keine Auffälligkeiten, was die Frühdiagnostik erschwert. Auch dieses Karzinom ist eng mit einer **HPV-Infektion** assoziiert. Ausbreitungswege und Behandlung entsprechen den beim Plattenepithelkarzinom genannten Aspekten. Die Prognose ist etwas ungünstiger.

Fallbeispiel

Eine tägliche Aufgabe des niedergelassenen Pathologen Dr. van Gieson ist die Kontrolle positiver Portioabstriche im Rahmen der gynäkologischen Krebsvorsorge. Jeden Nachmittag kommt die Zytologieassistentin Frau Papp und bringt ihm alle auffälligen Präparate. Zusätzlich muss er aus Gründen der Qualitätssicherung noch 10 % aller unauffälligen Präparate überprüfen.

Nach 20 untersuchten Abstrichen ist das 21. Präparat besonders kniffelig, da es einzelne auffällige Zellen enthält, die Dr. van Gieson nicht einordnen kann. Er ordnet diesem Ausstrich die Pap-Gruppe III zu. Am nächsten Tag ruft morgens gleich der behandelnde Gynäkologe an und gibt zu bedenken, dass die Portio der Patientin inspektorisch völlig unauffällig gewesen sei. Dr. van Gieson erläutert seine Beobachtungen und besteht auf einer Biopsieentnahme. In der histologischen Untersuchung des Biopsats kann Dr. van Gieson dann erkennen, dass die endozervikalen Drüsen von atypischen Zellen ausgekleidet sind. Dieser Befund entspricht einer glandulären Dysplasie, kein Wunder also, dass der Gynäkologe kolposkopisch nichts Verdächtiges erkennen konnte. Bei der Patientin wurde daraufhin eine Konisation der Portio durchgeführt. Die histologische Nachuntersuchung des Konus zeigte ein Adenokarzinom in situ, das komplett entfernt wurde.

19

19.5 Erkrankungen des Corpus uteri

Key Point

Erkrankungen und funktionelle Störungen des Endometriums sind häufig, insbesondere die Abklärung von Blutungsstörungen nimmt in der gynäkologischen Praxis einen großen Raum ein. Durch eine Abrasio können genaue Aussagen über hormonelle Effekte auf die Uterusschleimhaut getroffen werden, ferner können endometriale Polypen, Hyperplasien und Karzinome erkannt werden. Das endometriale Karzinom ist der häufigste maligne Tumor des weiblichen Genitaltraktes überhaupt!

19.5.1 Relevante anatomische und funktionelle Aspekte

Das Corpus uteri ist vor der Pubertät noch relativ klein und wird von einem schmalen **Endometrium** ausgekleidet. Nach der Pubertät wird das Corpus uteri größer und das Endometrium dicker. Unterhalb des Endometriums liegt das **Myometrium**, das die Hauptmasse des Uterus stellt und aus einem komplizierten System miteinander vernetzter glatter Muskelzellen besteht.

Relevanz für die Pathologie | Die Erkrankungen des Endometriums sind ausnehmend vielgestaltig (s. u.), da die Uterusschleimhaut – zumindest in der Zeit der Geschlechtsreife – einem steten Umbau unterliegt und daher wie alle stark proliferierenden Gewebe besonders vulnerabel ist. Das Myometrium ist insbesondere als Ausgangspunkt der klinisch häufigen Leiomyome von Interesse.

Endometrium und Menstruationszyklus: Das Endometrium setzt sich aus einem prismatischen Oberflächenepithel, tubulären Drüsen und einer bindegewebigen Lamina propria (Stroma) zusammen. Funktionell unterscheidet man 2 verschiedene Zonen:

- Die **Zona functionalis** ist eine Schicht wechselnder Breite (bis zu 5 mm), die ausgeprägten zyklischen Veränderungen unterliegt und phasenweise gänzlich abgestoßen wird (s. u.).
- Die schmale **Zona basalis** liegt unterhalb der Zona functionalis, zeigt keine zyklischen Veränderungen und wird nicht abgestoßen; von hier aus findet der zyklische Wiederaufbau der Zona functionalis statt.

Die Zona functionalis des Endometriums ist Erfolgsorgan für die ovariellen Follikel- und Gelbkörperhormone (also Östrogene und Gestagene) und mit entsprechenden Hormonrezeptoren ausgestattet; der ovarielle Zyklus mit seinen wechselnden Hormonkonzentrationen (s. S. 364) induziert daher zyklische Schleimhautveränderungen des Endometriums **(Schleimhaut- oder Menstruationszyklus)**:

- **Proliferationsphase:** Unter Östrogeneinfluss proliferieren das endometriale Stroma sowie die Drüsenepithelien.
- **Sekretionsphase:** Unter Gestageneinfluss nehmen die Drüsen ihre sekretorische Aktivität auf, die Stromazellen wandeln sich dezidual um.
- **Desquamation:** Mit Abfall des Progesteronspiegels zum Ende des Menstruationszyklus hin wird die Zona functionalis abgestoßen, um sich anschließend erneut aufzubauen.

Relevanz für die Pathologie | Eine **Störung des Menstruationszyklus** ist ausnehmend häufig und äußert sich klinisch zumeist durch Blutungsstörungen; morphologisch zeigt die Uterusschleimhaut nichtzyklusgerechte Veränderungen. Die Ursachen sind überwiegend hormoneller Natur. Sowohl Störungen des ovariellen Zyklus als auch Störungen der endometrialen Hormonsensiblität (z. B. durch fehlerhafte Rezeptorbestückung der Schleimhautzellen) können zu funktionellen und morphologischen Auffälligkeiten des Endometriums führen: Beeinträchtigungen der Östrogenwirkung/-menge unterbinden die Schleimhautproliferation, Beeinträchtigungen der Progesteronwirkung/-menge deren sekretorische Transformation.

Ein prolongierter übermäßiger Östrogenstimulus kann über die zyklischen Effekte hinaus **tumorartige und tumoröse Veränderungen** des Endometriums begünstigen. So kann es zur polypösen Proliferation vornehmlich stromaler Endometriumanteile **(endometrialer Polyp)** oder auch zur Verlagerung von Drüsenepithelien ins Myometrium kommen **(Adenomyosis)**. Diese Veränderungen sind im Allgemeinen benigne. Die Grenze zur Malignität markiert die **endometriale Hyperplasie**, bei der v. a. das Drüsenepithel lokal überschießend proliferiert. Die endometriale Hyperplasie kann zum häufigsten malignen Tumor des weiblichen Genitaltraktes – dem **endometrioiden Adenokarzinom** – voranschreiten.

Im Vergleich zu den dysfunktionellen und tumorartigen/tumorösen Erkrankungen des Endometriums spielen Entzündungen nur eine untergeordnete Rolle. Von klinischer Relevanz sind jedoch ortswidrige Ansiedlungen von Gebärmutterschleimhaut außerhalb des Uterus **(Endometriose)**.

Nach der Menopause reduzieren sich die Anzahl der endometrialen Drüsen sowie das Volumen des endometrialen Stromas. Häufig kommt es zu einer zystischen Dilatation der verbliebenen Drüsen, dies wird als **senile zystische Endometriumatrophie** bezeichnet.

19.5.2 Fehlbildungen des Uterus

Uterine Fehlbildungen sind selten, lösen im Falle einer Schwangerschaft allerdings häufig Probleme aus, z. B. Implantationsstörungen (s. S. 388). Zu unterscheiden sind **Anlagestörungen (Uterusagenesie** oder **Uterusaplasie)** und **Fusionsstörungen** (Störung bei der Fusion der embryonalen Müller-Gänge, Unterformen sind der **Uterus didelphys/duplex**, der **Uterus septus** sowie der **Uterus bicornis** Abb. 19.8a–c). Leichtere Fehlbildungen des Uterus sind Folge einer Resorptionsstörung, z. B. der **Uterus subseptus** (Abb. 19.8d).

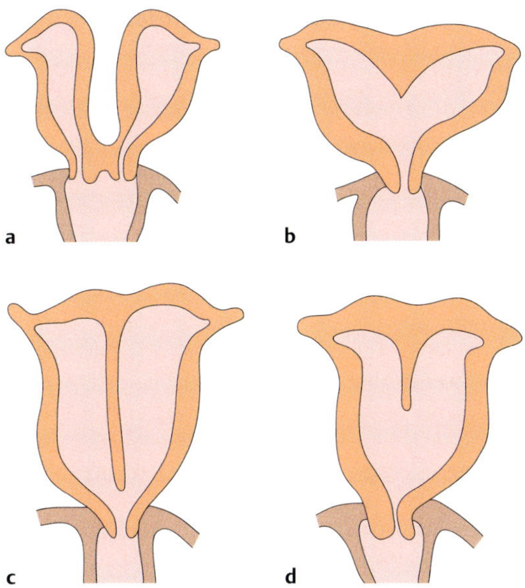

Abb. 19.8 Fehlbildungen des Uterus. **a** Uterus didelphys (duplex). **b** Uterus bicornis. **c** Uterus septus. **d** Uterus subseptus.

19.5.3 Endometritis

Epidemiologie | Die meisten Endometritiden ereignen sich im **Wochenbett**; ansonsten sind sie eher selten.

Ätiopathogenese | Die meisten Entzündungen des Endometriums sind **infektiös** bedingt, in den allermeisten Fällen steigen die Keime aus der Vagina auf. Eine normale Zervixbarriere sowie normale Schleimhautverhältnisse im Uterus unterbinden normalerweise die Keimaszension bzw. die Besiedelung des Endometriums; begünstigende Faktoren für eine Endometritis sind demnach ein unzureichend abgeriegelter Zervikalkanal (z. B. nach einer Geburt, einem Abort oder einem therapeutischen Eingriff) sowie regelwidrige Schleimhautverhältnisse im Uterus (hypoplastisches Endometrium in der Postmenopause oder unter Gestagentherapie). Fremdkörper (z. B. ein Intrauterinpessar) sowie retiniertes Sekret im Gebärmutterlumen (z. B. bei einer Zervixstenose) begünstigen gleichfalls Entzündungsreaktionen.

Morphologie und klinische Aspekte | Die Endometritis verläuft unspezifisch – es ist im Allgemeinen nicht möglich, vom klinischen Erscheinungsbild unmittelbar auf die auslösende Ursache zu schließen, auch wenn bestimmte Verlaufsformen bestimmte Ursachen wahrscheinlicher machen als andere:

- Die **akute Endometritis** ist durch eine Vermehrung neutrophiler Granulozyten in der Gebärmutterschleimhaut gekennzeichnet. Akute Entzündungen sind meist Folge einer Keimaszension (vgl. oben).
- Die **chronische Endometritis** zeichnet sich histologisch durch Lymphozyten, Lymphfollikel und Plasmazellen aus. Die chronische Endometritis kommt bevorzugt bei Trägerinnen eines IUP vor, kann aber wie die akute Endometritis auch durch aufsteigende Keime ausgelöst werden (vgl. oben).
- Als **Pyometra** bezeichnet man eine Eiteransammlung im Cavum uteri. Ursächlich ist v. a. eine Zervikalstenose, z. B. bei einer Vernarbung der Zervix oder bei zervikalen Tumoren.

19

19.5.4 Adenomyosis und Endometriose

MERKE

Endometriale Drüsen samt umgebendem Stroma können auch außerhalb ihrer normalen Lage auftreten. Ektopes Gewebe innerhalb der Gebärmutter wird als Endometriosis genitalis interna oder Adenomyosis, ektopes Gewebe außerhalb der Gebärmutter als Endometriosis genitalis externa/extragenitalis bezeichnet.

Adenomyosis: Ektope Schleimhautinseln im Myometrium (wenigstens 3 mm unterhalb der Endometrium-Myometrium-Grenze) kennzeichnen die Adenomyosis (**Abb. 19.9**), klinisch resultieren eine Verbreiterung des Myometriums sowie eine Vergrößerung des Uterus. Diese Veränderungen sind sehr häufig und betreffen ca. 20 % aller Frauen. Da die ektopen Drüsen an den zyklischen Veränderungen teilnehmen, können verschiedene Schmerzzustände resultieren.

Endometriose: Bei der Endometriose findet sich das ektope endometriale Drüsengewebe samt Stroma außerhalb des Uterus.

Epidemiologie | Die Endometriose betrifft etwa 3 % aller reproduktionsfähigen Frauen und regrediert nach der Menopause.

Ätiopathogenese | Die Pathogenese der Endometriose ist noch nicht abschließend geklärt, diskutiert wird unter anderem eine Verschleppung endometrialen Gewebes während der menstruellen Blutung durch die Tuben; alternativ wird eine in der Embryonal-/Fetalentwicklung stattfindende Versprengung von Gebärmutterschleimhaut und auch eine metaplastische De-novo-Entstehung aus pluripotenten Zellen in Erwägung gezogen.

Lokalisation und Morphologie | Am häufigsten findet sich das ektope endometriale Gewebe in den **Ovarien** und in anderen Strukturen der **Adnexe** (z. B. in den uterinen Bändern). Ferner können Endometrioseherde im Douglas-Raum, auf dem pelvinen Peritoneum sowie auf Rektum, Sigma und Harnblase gefunden werden. Seltenere Lokalisationen sind die Bauchdecke, pelvine Lymphknoten, Lungen, Pleura, Dünndarm und Knochen. Die Endometrioseherde sind meist bis zu 5 mm groß. Da sie am Menstruationszyklus teilnehmen, kommt es auch zu Einblutungen in die Herde; das Blut wird nachfolgend resorbiert und abgebaut. Entsprechend sieht man histologisch häufig **Hämosiderinablagerungen in Makrophagen**. Retiniertes Blut kann darüber hinaus zystische Aufweitungen der ektopen Endometriumdrüsen bedingen, man spricht in diesem Zusammenhang von **Schokoladenzysten**.

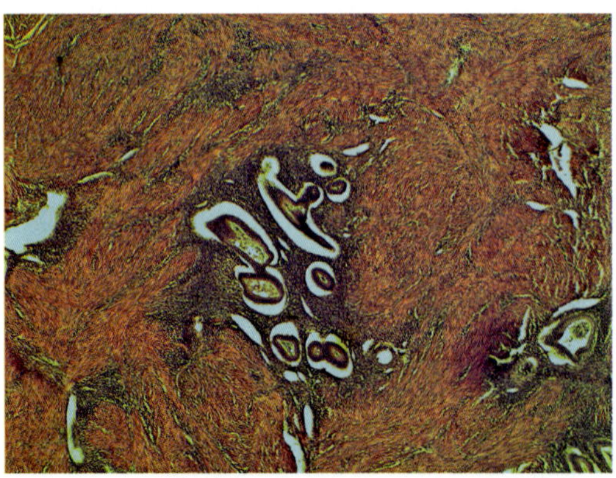

Abb. 19.9 Adenomyosis uteri. Verbände aus endometrialen Drüsen samt umgebendem endometrialem Stroma liegen scheinbar isoliert im Myometrium.

Klinische Aspekte | Klinisch geht die Endometriose mit **Dysmenorrhö** (50 % aller Betroffenen) und **Fertilitätsstörungen** (⅓ aller Betroffenen) einher; je nach Lokalisation der Endometrioseherde können weitere Symptome hinzukommen (z. B. Hämaturie bei Befall der Blase, Bluthusten bei Befall der Lunge), die typischerweise zyklusabhängig in Erscheinung treten.

19.5.5 Blutungsstörungen

Blutungsstörungen in der Gynäkologie umfassen prinzipiell alle Störungen des Menstruationszyklus in Bezug auf

- **Blutungsfrequenz** (zu langer/zu kurzer Zyklus – Polymenorrhö, Oligomenorrhö),
- **Blutungsstärke** (zu starke/zu schwache/ausbleibende Periodenblutungen – Hypermenorrhö, Hypomenorrhö, Amenorrhö),
- **Blutungsdauer** (zu kurze/zu lange Periodenblutung – Brachymenorrhö, Menorrhagie) und
- **Regelmäßigkeit** (nichtzyklusgebundene Zwischenblutungen/Metrorrhagien, prä- und postmenstruelle Blutungen, Ovulationsblutungen, Dauerblutungen).

Die genannten Erkrankungen werden auch unter dem Begriff der „**dysfunktionellen Blutungen**" zusammengefasst und gehören zu den häufigsten gynäkologischen Erkrankungen überhaupt, sind aber in vielen Fällen immer noch nicht vollständig verstanden.

Ätiopathogenese |

MERKE

Blutungsstörungen sind zumeist hormonell bedingt, seltener liegt eine fassbare Erkrankung des Uterus (oder noch seltener anderer Abschnitte des weiblichen Genitaltrakts) zugrunde; dennoch müssen uterine Erkrankungen bei der Abklärung einer regelwidrigen Blutung stets zuerst ausgeschlossen werden.

Hierzu gehören endometriale Polypen, Karzinome und Entzündungszustände sowie die endometriale Hyperplasie. Eine Schwangerschaft oder ein IUP können gleichfalls Blutungen bedingen. Die häufigste Ursache einer dysfunktionellen Blutung ist jedoch eine hormonelle Störung im Bereich der Hypothalamus-Hypophysen-Gonaden-Achse. Als häufigste Formen solcher hormonell bedingten Blutungen sind nachfolgend die anovulatorische Blutung und der Lutealdefekt näher beschrieben.

Anovulatorische Blutung: Der anovulatorische Zyklus ist durch das Ausbleiben des Eisprungs charakterisiert. Es kommt eine Vielzahl unterschiedlicher Ursachen in Frage (psychische und ernährungsbedingte Faktoren, hormonproduzierende Tumoren, Endometriumhyperplasie), häufig handelt es sich um ein multifaktorielles Geschehen. Aufgrund des fehlenden Eisprungs unterbleibt die Entwicklung eines Corpus luteum, folglich wird in der zweiten Zyklushälfte kein Progesteron gebildet. Damit unterbleibt auch die typische gestageninduzierte Transformation der Uterusschleimheit **(keine Sekretionsphase)**. Unter dem anhaltenden Östrogeneinfluss proliferiert das Endometrium so lange, bis die Östrogenkonzentration nicht mehr ausreicht, um die im Übermaß aufgebaute Endometriumschleimhaut aufrechtzuhalten. Es resultiert eine **Durchbruchsblutung**.

Der **Lutealphasendefekt** beschreibt eine **inadäquate Gestagenproduktion** des Corpus luteum; klinisch resultiert ein **verkürzter Menstruationszykus**. Histologisch stimmt der Entwicklungsstand des Endometriums nicht mit dem errechneten Zyklustag überein.

Weitere wichtige Ursachen dysfunktioneller Blutungen sind in der **Tab. 19.3** aufgelistet; die Auflistung erfolgt in Abhängigkeit vom Lebensalter, da für unterschiedliche Altersklassen unterschiedliche Hauptauslöser einer dysfunktionellen Blutung bekannt sind.

Tab. 19.3

Ursachen dysfunktioneller Blutungen

Lebensphase	Ursachen
Kindesalter	Trauma, Infektion, vaginale Tumoren (embryonales Rhabdomyosarkom), funktionelle ovarielle Tumoren
Adoleszenz	Störungen der Hypothalamus-Hypophysen-Achse, Psyche, Lutealphasendefekt
Fortpflanzungsalter	anovulatorisch: Stress, endokrine Störung durch hormonbildende Tumoren, Endometriumhyperplasie gestörte Schwangerschaft ovulatorisch: Tumoren, Infektionen, Zyklusstörungen, Antikoagulanzien, IUD
Menopause	Karzinome, Hyperplasien, Polypen
Postmenopause	Karzinome, Hyperplasien, Polypen, Endometriumatrophie

19.5.6 Tumorartige Läsionen und benigneTumoren des Endometriums

Endometriumpolypen

MERKE

Endometriale Polypen sind Ausdruck einer lokalen Proliferation des Endometriums und in den allermeisten Fälle benigne. Von der endometrialen Hyperplasie (s. u.) unterscheiden sie sich durch ihr polypöses Wachstum sowie durch die Tatsache, dass v. a. die Stromaanteile der Uterusschleimhaut proliferieren, weniger die Drüsen.

Epidemiologie | Endometriale Polypen entstehen meistens in der Postmenopause und kommen praktisch nie vor der Menarche vor.

Ätiopathogenese | Man nimmt an, dass die Polypen aus östrogen-hypersensiblen tiefen Endometriumdrüsen hervorgehen, die nicht auf Progesteron reagieren.

Lokalisation und Morphologie | Die meisten Endometriumpolypen entstehen im Fundus, prinzipiell können sie jedoch überall in der Uterushöhle wachsen. In der Regel handelt es sich um solitäre Polypen, ein multiples Auftreten ist allerdings gleichfalls möglich. Die Polypen können weitgehend unabhängig vom hormonellen Zyklus der Frau wachsen (häufigster Typ) oder die zyklischen Veränderungen mitmachen und auch eine sekretorische Umwandlung zeigen (seltener). **Makroskopisch** sitzen die Polypen dem Endometrium gestielt oder breitbasig auf. Die Größe variiert erheblich – u. U. kann das gesamte Cavum uteri ausgefüllt sein, bei gestielten Polypen ist auch ein Prolabieren des Polyps durch den Zervikalkanal möglich **(Polyp in statu nascendi)**. **Histologisch** sieht man ein fibrosiertes Stroma mit dickwandigen Gefäßen. Anteil und Proliferationszustand des Drüsengewebes sind variabel, entsprechend unterscheidet man verschiedene Typen endometrialer Polypen:

- die Drüsen können rarefiziert sein, das Drüsenepithel ist dann häufig abgeflacht, das Drüsenlumen zystisch erweitert **(fibrös-zystischer Polyp)**;
- alternativ können auch die Drüsen vermehrt sein (allerdings nicht im gleichen Ausmaß wie das Stroma) und von einem proliferierenden Epithel ausgekleidet sein **(drüsenreicher Polyp)**;
- daneben existieren zahlreiche **Mischformen**.

In den hyperplastischen Drüsen können sich zelluläre Atypien oder sogar ein Karzinom entwickeln, dies ist jedoch selten.

MERKE

Endometriumpolypen stellen in der Regel keine präkanzeröse Läsion dar!

Endometriumhyperplasie

Die endometriale Hyperplasie ist durch eine lokal oder diffus überschießend proliferierende Uterusschleimhaut gekennzeichnet; im Unterschied zu den endometrialen Polypen proliferiert v. a. das Drüsengewebe **(glandulär-zystische Hyperplasie):**

MERKE

Entscheidend für die Diagnose ist, dass sich das Verhältnis der Drüsen zum Stroma zugunsten der Drüsen verschiebt und mindestens 1:1 beträgt.

Ätiopathogenese | Der endometrialen Hyperplasie liegt in der Regel eine **unphysiologische Östrogenstimulation** zugrunde, die ein über das Normalmaß hinausgehendes Wachstum der Drüsen bedingt. Endogene Ursachen sind hormonelle Störungen mit Verlängerung der Proliferationsphase, z. B. im Rahmen eines anovulatorischen Zyklus (s. o.), oder ein Östrogenüberschuss (z. B. bei östrogenproduzierenden Tumoren, bei adipösen Frauen, vgl. S. 374, oder beim Syndrom der polyzystischen Ovarien, vgl. S. 374). Exogene Ursachen sind eine Östrogentherapie ohne kompensatorische Gestagengabe.

Morphologie und Schweregrade | Das hyperplastische Schleimhautareal ist verdickt, was bereits makroskopisch – in der Regel sonografisch – erkennbar ist.

Praxistipp

Da die Endometriumhyperplasie Vorläuferläsion eines endometrialen Adenokarzinoms sein kann, werden sonografisch festgestellte Endometriumverdickungen histologisch weiter abgeklärt.

Besonderes Augenmerk wird hierbei evtl. vorhandenen zellulären Atypien und der Drüsenarchitektur geschenkt. Man unterscheidet 3 Schweregrade der endometrialen Hyperplasie:

- **Einfache Hyperplasie** (**Abb. 19.10**): Das Drüsengewebe ist vermehrt (Drüsen-Stroma-Relation mindestens 1:1), die Drüsenarchitektur ist jedoch noch weitgehend geordnet. Zelluläre Atypien kommen nicht vor.
- **Komplexe Hyperplasie** (**Abb. 19.11**): Die Drüsenarchitektur erscheint ungeordnet, da die Drüsen Aussprossungen und Verzweigungen besitzen sowie unterschiedlich große Drüsenlumina ausbilden. Die Drüsen-Stroma-Relation ist noch weiter zugunsten des Drüsengewebes verschoben. Zelluläre Atypien sind nicht vorhanden, dennoch geht ein Teil dieser Läsionen unbehandelt in ein Adenokarzinom über.

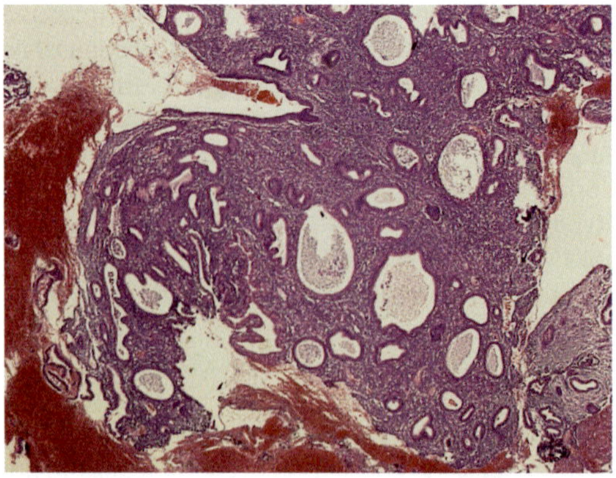

Abb. 19.10 Einfache Hyperplasie des Endometriums. Ektatische endometriale Drüsen mit einem Verhältnis von Drüsen : Stroma > 1; typisches „Schweizer-Käse-Muster".

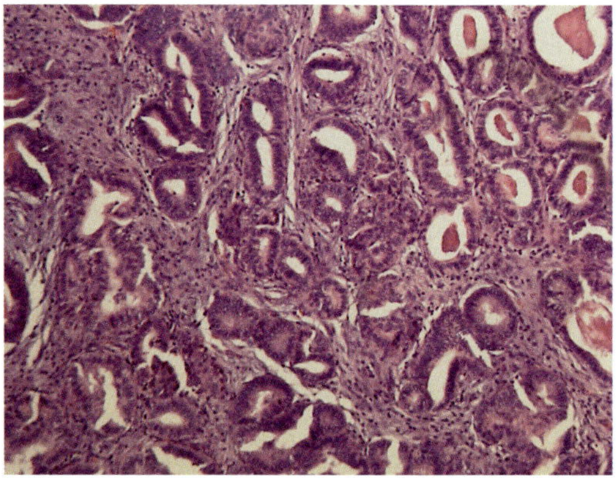

Abb. 19.11 Komplexe Hyperplasie des Endometriums. Unregelmäßige Proliferation dicht beieinanderliegender Drüsen.

- **Atypische Hyperplasie:** Diese Variante kann im Hinblick auf die Drüsenarchitektur eher einer einfachen oder eher einer komplexen Hyperplasie entsprechen, entscheidend ist jedoch, dass zelluläre Atypien nachweisbar sind. In der Mehrzahl der Fälle findet man dicht beieinanderliegende Drüsen mit atypischen Epithelzellen; diese sind durch eine erhöhte Kern-Plasma-Relation und prominente Nukleoli gekennzeichnet.

MERKE

30 % aller Patientinnen mit einer atypischen Hyperplasie des Endometriums entwickeln innerhalb der nachfolgenden Jahre ein Adenokarzinom. 20 % aller Patientinnen weisen bereits zum Zeitpunkt der Diagnose ein endometrioides Adenokarzinom des Uterus auf!

Klinische Aspekte | Wenn die endometriale Hyperplasie auf dem Boden eines Hyperöstrogenismus entstanden ist (polyzystische Ovarien, östrogenproduzierender Tumor oder Adipositas), muss therapeutisch die Östrogenquelle ausgeschaltet werden. In den übrigen Fällen kann nach histologischem Ausschluss eines Karzinoms eine hoch dosierte Progesterontherapie zu einer Remission führen. Im Falle einer atypischen Hyperplasie sollte eine einfache Hysterektomie erfolgen.

19.5.7 Endometriumkarzinom

MERKE

Das endometriale Karzinom ist das häufigste Karzinom des weiblichen Genitaltrakts.

Epidemiologie | Pro Jahr erkranken in Deutschland etwa 10 000 Frauen, der Altersgipfel liegt zwischen 50 und 70 Jahren.

Ätiopathogenese | Analog der endometrialen Hyperplasie als wichtiger Vorläuferläsion spielt ein **prolongierter Östrogenstimulus** bei der Genese des Endometriumkarzinoms eine entscheidende Rolle. Das Endometriumkarzinom ist in diesem Sinne ein „Paradebeispiel" für eine hormonell beeinflusste Kanzerogenese. Dies gilt insbesondere für die endometrioiden Adenokarzinome; man spricht in diesem Zusammenhang auch von den östrogenabhängigen Typ-I-Tumoren. Die häufigsten Risikofaktoren sind Adipositas, Diabetes mellitus, arterieller Hypertonus, Nulliparität und späte Menopause. Die Adipositas führt über eine verstärkte periphere Konversion von Androstendion zu Östron zu einem Hyperöstrogenismus; die hormonelle Konversion findet in Adipozyten statt.

Im Gegensatz zu den östrogenabhängigen Typ-I-Tumoren sind die Typ-II-Tumoren weniger östrogensensibel; zu ihnen zählen v. a. das seröse und das klarzellige Adenokarzinom (vgl. unten).

Morphologie | Makroskopisch kann das Karzinom überall im Uterus auftreten und imponiert meist als exophytisch wachsende, polypöse Masse. **Histologisch** unterscheidet man verschiedene Karzinomtypen. Die häufigste Variante ist das **endometrioide Adenokarzinom** (Abb. 19.12), das in einem Drittel aller Fälle fokale **plattenepitheliale Differenzierungen** (Plattenepithelmetaplasie) aufweist. Das metaplastische Plattenepithel zeigt meistens keine Atypien. Die Kombination aus endometrioiden Adenokarzinom und metaplastischem Plattenepithel wurde früher **Adenoakanthom** genannt. Der histologische Differenzierungsgrad des Adenokarzinoms (Grading) wird nach dem Anteil der Drüsen am Gesamttumor bestimmt:

- **Grad-1-Tumoren** weisen mindestens 95 % drüsige Anteile auf, die soliden Areale nehmen entsprechend weniger als 5 % der Tumormasse ein;

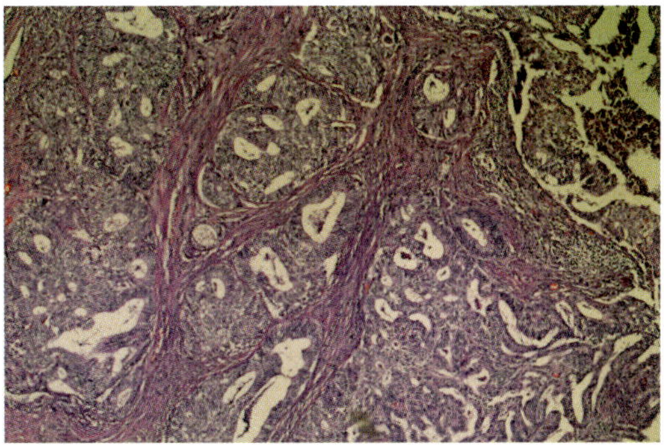

Abb. 19.12 Endometrioides Adenokarzinom des Corpus uteri. Rücken-an-Rücken liegende Drüsen mit Infiltration des Myometriums.

- **Grad-2-Tumoren** sollten mindestens zu 50 % aus drüsigen Strukturen bestehen; die soliden Areale nehmen höchstens 50 % der Tumormasse ein;
- **Grad-3-Tumoren** (schlecht differenziert) zeigen mehr als 50 % solide Tumoranteile.

Weitere histologische Subtypen des Endometriumkarzinoms sind das **seröse Adenokarzinom**, das histologisch dem serösen Adenokarzinom des Ovars (s. S. 383) gleicht, sowie das **klarzellige Adenokarzinom** und das **muzinöse Karzinom.** Ferner gibt es maligne endometriale Tumoren, die aus entarteten epithelialen *und* mesenchymalen Strukturen bestehen. Diese Tumoren heißen **Karzinosarkome** (Synonym: **maligner Müller-Mischtumor**) und treten meist bei postmenopausalen Frauen auf. Ausgangspunkt sind Reste der embryonalen Müller-Gänge. Bei Diagnosestellung sind diese Tumoren in der Regel fortgeschritten und zeigen eine tiefe Infiltration des Myometriums sowie Nekrosen und Einblutungen. Histologisch ist die epitheliale Komponente meist drüsig differenziert (wie ein Adenokarzinom). Die mesenchymale Komponente kann aus ortsständigem Gewebe bestehen (homolog als Leiomyosarkom oder als endometriales Stromasarkom, s. u.) oder ortsfremdes Gewebe beinhalten (heterolog als Chondrosarkom, s. S. 525, Osteosarkom, s. S. 525, oder Rhabdomyosarkom, s. S. 539).

Prognose | Die Prognose des Endometriumkarzinoms variiert je nach histologischem Subtyp, Grading und insbesondere Tumorstadium (Tab. 19.4). Das seröse, das klarzellige, das gering differenzierte endometriale Adenokarzinom mit plattenepithelialer Differenzierung sowie das Karzinosarkom haben jeweils eine schlechte Prognose. Beim endometrioiden Adenokarzinom ist insbesondere das Ausbreitungsstadium prognostisch relevant: Kritische Grenzen sind eine Infiltration der äußeren Myometriumhäfte sowie eine Ausbreitung des Karzinoms jenseits des Uterus. Unbehandelt breitet sich der Tumor kontinuierlich in Myometrium, Perimetrium und Nachbarorgane aus;

19

Tab. 19.4

pTNM-Klassifikation des Endometriumkarzinoms

Kategorie	Kriterien
pTis	Carcinoma in situ
pT 1	begrenzt auf das Corpus uteri einschließlich endozervikaler Drüsen
pT 1a	begrenzt auf das Endometrium oder infiltriert < 50 % des Myometriums
pT 1b	infiltriert ≥ 50 % des Myometriums
pT 2	Ausbreitung auf die Zervix
pT 2a	ausschließlicher Befall endozervikaler Drüsen
pT 2b	Befall des Zervixstromas
pT 3 und/ oder pN1	Befall der nachfolgend spezifizierten Strukturen
pT 3a	Serosa/Adnexe/positive Peritonealzytologie
pT 3b	Vagina/Parametrium
pN1	regionäre Lymphknoten
pT 4	Schleimhaut von Blase/Rektum
pM1	Fernmetastasen

lymphogen metastasiert er in die iliakalen und paraaortalen Lymphknoten, hämatogen v. a. in die Lungen. Die 5-Jahres-Überlebensraten des endometrioiden Adenokarzinoms betragen für das Ausbreitungsstadium 1 (s. **Tab. 19.4**) 90 %, für das Stadium 2 60 % und für das Stadium 3 65 %.

19.5.8 Endometriale Stromatumoren und Tumoren des Myometriums

MERKE

Die endometrialen Stromatumoren entwickeln sich aus dem bindegewebigen Anteil der Uterusschleimhaut. Wichtige Vertreter sind die endometrialen Stromaknoten sowie das endometriale Stromasarkom. Aus dem Myometrium gehen die Leiomyome sowie die Leiomyosarkome hervor. Bei allen genannten Tumoren handelt es sich um mesenchymale Tumoren. Am häufigsten ist das Leiomyom.

Endometriale Stromatumoren

19

Endometriale Stromaknoten: Sie gehen auf knotenförmige, umschriebene Proliferationen des endometrialen Stromaanteils zurück. Histologisch sind weder zelluläre Atypien noch Infiltrationen des umliegenden Gewebes zu erkennen. die Stromaknoten werden meist zufällig entdeckt und sind klinisch unbedeutend.

Endometriales Stromasarkom: Ist hingegen ein invasives Wachstum zu erkennen, liegt definitionsgemäß ein endometriales Stromasarkom vor. Endometriale Stromasarkome wachsen manchmal exophytisch-polypoid und füllen u. U. das gesamte Cavum uteri aus. Alternativ kann ein infiltratives Wachstum mit diffuser Durchsetzung des Myometriums vorliegen. **Mikroskopisch** sieht man atypische Spindelzellen, die u. a. in Gefäße eindringen. Charakteristischerweise sind endometriale Stromasarkome stark vaskularisiert, je nach Differenzierungsgrad variiert das Ausmaß zellulärer Atypien sowie die mitotische Aktivität. Endometriale Stromasarkome können metastasieren und nach Entfernung rezidivieren, dies ist auch noch nach vielen Jahren möglich. Auch hochdifferenzierte Sarkome sind zur Metastasierung fähig. Ferner können stromale Tumoren im wechselnden Ausmaß epitheliale Komponenten beherbergen. Wenn beide Komponenten maligne sind, spricht man von einem **Karzinosarkom** (s. S. 375). Wenn nur das Stroma maligne entartet ist, handelt es sich um ein **Adenosarkom**.

Leiomyome

MERKE

Leiomyome sind gutartige Tumoren der glatten Uterusmuskulatur (vgl. S. 434).

Epidemiologie | Leiomyome sind außerordentlich häufig und kommen bei ca. 75 % aller Frauen über 30 Jahre vor. Vor dem 20. Lebensalter sind sie hingegen selten, nach der Menopause regredieren sie.

Ätiopathogenese | Unter Östrogeneinfluss ist eine Wachstumsbeschleunigung der Leiomyome zu beobachten (z. B. während einer Schwangerschaft); die genaue Ursache der Leiomyomentwicklung ist dennoch bislang ungeklärt.

Morphologie | Leiomyome (**Abb. 19.13**) können eine beachtliche Größe erreichen und einzeln oder multipel auftreten. Jedes Leiomyom für sich stellt dabei einen eigenständigen Zellklon einer einzelnen Mutterzelle dar. Leiomyome sind in der Regel kugelig und gut abgegrenzt sowie von derber Konsistenz; sie zeigen häufig regressive Veränderungen (z. B. in Form von Verkalkungen oder Einblutungen). Je nach anatomischer Lage in der Uteruswand unterscheidet man submuköse, intramurale und subseröse Leiomyome. **Histologisch** erkennt man Bündel von spindelförmigen Muskelzellen, die längs und quer getroffen und in ein kollagenfaserhaltiges Stroma eingebettet sind. Zytologisch sind die Tumorzellen unauffällig, sie zeigen keine oder nur einzelne Mitosen. Sehr selten entwickelt sich in einem Leiomyom ein Leiomyosarkom. Man unterscheidet verschiedene **Varianten des typischen Zellbildes:** Leiomyome können eine erhöhte Zelldichte aufweisen (zelluläres Leiomyom), epitheloide Zellen zeigen (epitheloides Leiomyom), große bizarre Zellen besitzen (symplastisches Leiomyom) oder myxoid aufgelockert sein (myxoides Leiomyom). Wenn Leiomyome epitheloide Elemente in Form von Drüsen besitzen, spricht man von Adenoleiomyomen.

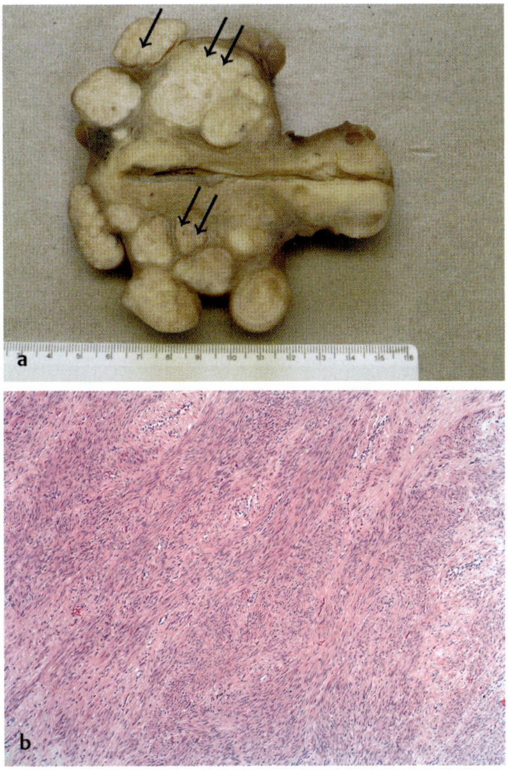

Abb. 19.13 Uterus myomatosus. a Leiomyomknoten können subserosal (Pfeil) oder auch intramural (Doppelpfeile) im Myometrium vorliegen. **b** Mikroskopisches Bild eines Leiomyoms mit länglichen Verbänden glatter Muskelzellen.

Als **Varianten des Wachstumsmusters** sind die **diffuse Leiomyomatose** (Verbreiterung des Myometriums) und die **disseminierte peritoneale Leiomyomatose** zu nennen (sehr selten, hier finden sich kleine Leiomyomknoten im gesamten Peritoneum). Eine **intravenöse Leiomyomatose** liegt vor, wenn sich Myomgewebe in den uterinen und pelvinen Venen ausbreitet, im Extremfall über die untere Hohlvene bis in den rechten Vorhof hinein; eine Metastasierung findet dennoch nicht statt. Dieser Befund ist ausnehmend selten.

Klinische Aspekte und Komplikationen | Leiomyome stellen je nach Größe ein unterschiedlich dringliches Problem dar. Neben lokalen Kompressionseffekten und dysmenorrhöischen Beschwerden können sie Blutungsstörungen (z. B. Hypermenorrhöen, Menorrhagien, s. S. 372) und Schwangerschaftskomplikationen (v. a. Nidationsstörungen) verursachen. Gestielte submuköse Leiomyome können darüber hinaus in die Vagina prolabieren und dann krampfartige Schmerzen auslösen sowie nach Stieldrehung nekrotisch werden. Die Therapie der Leiomyome ist abhängig von der klinischen Symptomatik und erfolgt in erster Linie chirurgisch: Leiomyome können im Rahmen einer Laparotomie enukleiert oder mitsamt dem Uterus entfernt werden. Eine andere Möglichkeit ist die endoskopische (pelviskopische) Myomenukleation. Dabei wird das Leiomyom zerkleinert (morzelliert) und Stück für Stück oder per Bergebeutel aus dem Becken entfernt.

Leiomyosarkome

Leiomyosarkome sind die maligne Variante der Leiomyome.

Epidemiologie | Sie machen ca. 2 % aller uterinen malignen Tumoren aus, ihr Altersgipfel liegt bei ca. 50 Jahren.

Morphologie | Im Schnitt sind Leiomyosarkome 10–15 cm groß und zeigen **makroskopisch** eine weiche, von Nekrosen durchsetzte Schnittfläche. **Histologisch** erkennt man ein diffus infiltrierendes Tumorwachstum in das umgebende Myometrium. Das Tumorgewebe selbst weist zelluläre Atypien und eine gesteigerte mitotische Aktivität auf; diese beträgt 10 oder mehr Mitosen auf 10 mikroskopische Blickfelder.

Klinische Aspekte | Da Leiomyosarkome zum Zeitpunkt der Diagnose meist schon lokal fortgeschritten sind und hämatogen metastasiert haben (v. a. in die Lunge), ist die Prognose schlecht.

19.6 Erkrankungen der Tuben

Key Point

Die Tuben dienen dem Transport der Eizelle, hier finden normalerweise auch die Befruchtung sowie die ersten Teilungsschritte der Zygote statt. Erkrankungen der Tuben behindern die Passage der Eizelle und können Empfängnisprobleme und/oder eine Tubargravidität bedingen. Ursächlich liegt meist eine Entzündung (Salpingitis) vor, Tumoren kommen im Eileiter selten vor.

19.6.1 Relevante anatomische und funktionelle Aspekte

Die Tuben verbinden das Cavum uteri mit den Ovarien. Die Tuben nehmen zum Ovar hin an Umfang zu und umfassen es mit dem Fimbrientrichter. Mithilfe dieses Trichters wird das Ovum aus dem rupturieren Graaf-Follikel aufgenommen und zum Cavum uteri transportiert. Die Tube ist von einer stark gefälteten, zilientragenden Mukosa ausgekleidet; der Zilienschlag ist für den gerichteten Transport der Eizelle in Richtung Uterushöhle ausschlaggebend.

Relevanz für die Pathologie | Da die Tuben über die Gebärmutter und die Vagina mit der Außenwelt kommunizieren, können aufsteigende Erreger aus dem unteren Genitaltrakt die Eileiter infizieren (vgl. S. 377). Aufgrund der starken Faltenbildung der

Mukosa bietet diese eine breite Angriffsfläche für pathogene Keime, darüber hinaus ist sie für entzündlich bedingte Verwachsungen geradezu prädisponiert. Ein partieller Verschluss der Eileiter steigert die Gefahr der Tubargravidität, ein beidseitiger kompletter Verschluss führt zur weiblichen Infertilität.

19.6.2 Salpingitis

Ätiopathogenese | Entzündungen der Tube entstehen in der Regel **aszendierend** auf dem Boden einer Infektion des unteren Genitaltraktes. Die häufigsten Erreger sind Neisseria gonorrhoeae, E. coli, Chlamydien und Mykoplasmen. Clostridien und andere Anaerobier sind weniger häufig beteiligt. Oft ist auch eine Mischinfektion zu beobachten. Sehr viel seltener als aszendierende sind hämatogene Infektionen der Tuben; ein repräsentatives Beispiel ist die tuberkulöse Salpingitis.

Morphologie | Histologisch erkennt man ein dichtes, granulozytenbetontes Entzündungsinfiltrat mit ödematöser Auflockerung der Tubenschleimhaut und Verengung des Lumens. Je nach Krankheitsschwere sind neben der Tubenschleimhaut auch angrenzende Wandschichten (Muskulatur, im Extremfall auch die Adventitia) in den Entzündungsprozess mit einbezogen. Nach mehreren akuten Entzündungsperioden kann eine **chronische Salpingitis** resultieren, histologisch dominieren dann Lymphozyten und Plasmazellen. Die tuberkulöse Salpingitis ist durch die typischen verkäsenden Granulome (s. S. 200) gekennzeichnet.

Klinische Aspekte und Komplikationen | Entzündungsbedingte Vernarbungen und Verwachsungen können zu einem Verschluss der Tuben und nachfolgend zu einer Auffüllung des Lumens mit Eiter **(Pyosalpinx)** oder einem klaren Transsudat **(Hydrosalpinx)** führen. Bei inkomplettem Verschluss können die Vernarbungen ein Passagehindernis für die Eizelle bzw. die Spermien darstellen, klinisch resultieren **Fertilitätsstörungen** bis hin zur **Unfruchtbarkeit**. Gleichermaßen kann die Passage einer Blastozyste erschwert sein, sodass sie nicht in der erforderlichen Zeit die Gebärmutterhöhle erreicht. Die chronische Salpingitis ist daher eine häufige Ursache der **Tubargravidität:** Hier kommt es zur Implantation der Blastozyste in der Tube mit Destruktion der Tubenwand durch den Trophoblasten. Dies verusacht eine Tubenruptur mit u. U. starken Blutungen (vgl. S. 377).

Der Entzündungsprozess kann von den Tuben aus auf Bauchhöhle **(Peritonitis)** und/oder Eierstöcke **(Oophoritis**, in der Summe **Adnexitis)** übergreifen, u. U. mit Ausbildung eines **tuboovariellen Abszesses**. Entzündungsbedingte Adhäsionen zwischen den Tuben und den umgebenden peritonealen Oberflächen können weitere Komplikationen (z. B. einen Bridenileus) nach sich ziehen.

19.6.3 Tumoren des Eileiters

Primäre Tumoren des Eileiters sind insgesamt selten; metastatische Absiedlungen eines Uterus- oder Ovarialkarzinoms sind mit Abstand häufiger anzutreffen. Der häufigste unter den insgesamt seltenen gutartigen Tumoren der Tuben ist der **Adenomatoidtumor**. Es handelt sich um einen mesenchymalen benignen Tumor, der meist klein und umschrieben ist und in der Mesosalpinx vorkommt. Das **primäre Tubenkarzinom** ist histologisch ein Adenokarzinom und kommt bevorzugt zwischen dem 50. und 60. Lebensjahr vor, in einem Viertel der Fälle wächst es bilateral. Da das Tubenkarzinom in der Regel erst in einem fortgeschrittenen Stadium erkannt wird, ist die Prognose schlecht.

19.7 Erkrankungen der Ovarien

Key Point

Funktionsbedingt (zyklische Bereitstellung von Keimzellen und Hormonen) unterliegt das geschlechtsreife Ovar einem steten strukturellen Wandel. Es ist daher besonders anfällig für zystische und tumoröse Erkrankungen. Eierstocktumoren gehen bevorzugt vom Oberflächenepithel aus, darüber hinaus findet man wie im Hoden Keimzelltumoren und Keimstrang-Stroma-Tumoren. Das Ovar ist darüber hinaus bevorzugtes Zielorgan metastatischer Absiedlungen.

19.7.1 Relevante anatomische und funktionelle Aspekte

Die paarig angelegten Ovarien gliedern sich makroskopisch in Kortex und Medulla, histologisch bestehen sie aus einer epithelialen Überkleidung aus modifizierten Mesothelzellen **(Zölomepithel** oder **Müller-Epithel)**, darunter folgt ein **mesenchymales Stroma**, in das in wechselndem Ausmaß (vgl unten) **hormonproduzierende Zellen** (Granulosazellen und Theka-interna-Zellen bzw. Granulosa-Lutein-Zellen und Theka-Lutein-Zellen) sowie **Keimzellen** (Oozyten) eingebettet sind. Analog dem Hoden besitzt der Eierstock reproduktive und endokrine Funktionen.

Morphologisches Korrelat der reproduktiven Funktion | Dieses sind die verschiedenen Reifungsstadien der Follikel (Einheit aus Eizelle und umgebendem Follikelepithel). Das Follikelepithel ist in frühen Reifungsstadien (Primordial- und Primärfollikel) einschichtig. Die weiteren Stadien der Follikelreifung sind durch eine starke Proliferation des Follikelepithels gekennzeichnet: Der Sekundärfollikel ist bereits von einer mehrschichten Follikelepithelschicht umgeben (ab diesem Stadium auch Granulosazellschicht genannt). Schließlich bilden sich flüssigkeitsgefüllte Spalträume im Follikelepithel, die zur Follikelhöhle konfluieren;

der sprungbereite Tertiärfollikel (Graaf-Follikel) ist entstanden. Parallel zur Follikelreifung ordnen sich ovarielle Stromazellen zirkulär um den Follikel herum an und bilden eine Art Hülle **(Theca folliculi)**; diese gliedert sich in die hormonproduzierende **Theca interna** sowie die myofibroblastäre **Theca externa**.

Morphologisches Korrelat der endokrinen Funktion | **Theca-interna- und Granulosazellen des dominanten Follikels** sind Hauptquelle des Östrogens in der Zeit der Follikelreifung. Die Östrogensynthese des dominanten Follikels wird durch das hypophysäre FSH stimuliert. Nach dem Eisprung fällt der Tertiärfollikel in sich zusammen und transformiert sich innerhalb kurzer Zeit zum **Corpus luteum.** Dieses besteht zum größten Teil aus Granulosazellen, die sich unter dem Einfluss von LH zu **Granulosa-Lutein-Zellen** verwandeln und statt vormals Östrogen nun Progesteron bilden. Die Theca-interna-Zellen wandeln sich zu **Theca-Lutein-Zellen** um und bilden gleichfalls Gestagene, z. T. aber auch Östrogen. Das Corpus luteum überlebt etwa 14 Tage, danach verdämmert es, gleichzeitig versiegt die Hormonproduktion; nach ca. 6 Wochen ist nur noch eine bindegewebige Narbe übrig **(Corpus albicans)**.

Relevanz für die Pathologie | Die beschriebenen Umbauvorgänge im Rahmen des ovariellen Zyklus machen verständlich, dass das Ovar häufig zystische Veränderungen aufweist.

MERKE

Zystische Veränderungen besitzen nicht zwangsläufig Krankheitswert, müssen aber stets sorgfältig beobachtet werden, da sich auch zahlreiche ovarielle Tumoren zystisch präsentieren.

Am häufigsten leiten sich ovarielle Zysten vom Follikelepithel in den verschiedenen Stadien der Follikelreifung ab **(Funktionszysten)**. In dieser Gruppe unterscheidet man:

- **Follikelzysten** sowie **Theca-Lutein-Zysten**, die sich vom präovulatorischen Follikel ableiten;
- **Corpus-luteum-** und **Corpus-albicans-Zysten**, die sich vom postovulatorischen Follikel ableiten.

Darüber hinaus gibt es **Inklusionszysten**, die aus einer Einstülpung des Oberflächenepithels resultieren (s. S. 381) und **Retentionszysten** (z. B. im Rahmen einer ovariellen Endometriose, vgl. S. 372). Das Syndrom der polyzystischen Ovarien ist durch eine Vielzahl von Follikelzysten in beiden Eierstöcken gekennzeichnet.
Zystische Veränderungen des Ovars können auch auf eine **Tumorerkrankung** hinweisen; insbesondere die vom Oberflächepithel (Müller-Epithel) ausgehenden Tumoren zeigen eine starke Tendenz zur Zystenbildung, da sie in der Regel sekretorisch aktiv sind (daher auch **Zystadenome** bzw. **Zystadenokarzinome** genannt, entweder mit seröser oder muzinöser Differenzierung). Ovarielle Tumoren können darüber hinaus von den Keimzellen (Keimzelltumoren) sowie den ovariellen Stromazellen ausgehen (s. S. 381). Sofern sie sich von einer hormonproduzierenden Zellfraktion ableiten (z. B. Granulosazellen oder Theca-interna- bzw. -Lutein-Zellen), sind auch die Tumorzellen häufig endokrin aktiv und können dadurch klinisch auffällig werden.

19.7.2 Ovarielle Fehlbildungen und Intersexualität

Gonadendysgenesie: Angeborene Fehlbildungen der Ovarien sind seltene Ursache einer ovariellen Funktionsstörung. Repräsentatives Beispiel ist die Gonadendysgenesie, bei der die Ovarien nur in Form strangförmiger Rudimente angelegt sind. Diese Veränderung kommt z. B. in 50 % der Fälle beim Ulrich-Turner-Syndrom (45,X0) vor, kann sich aber auch bei unauffälligem Chromosomensatz entwickeln. Klinisch ist eine primäre Amenorrhö sowie eine fehlende Ausbildung der sekundären Geschlechtsmerkmale typisch. Histologisch findet man in den strangförmigen Strukturen v. a. fibröses Gewebe, Follikel mit Keimzentren fehlen.

Intersexualität: Fehlbildungen der Gonaden sind in der Regel auch bei intersexuellen Individuen anzutreffen. Typisch für die Intersexualität ist eine Diskrepanz zwischen chromosomalem Geschlecht und phänotypischer Ausprägung der Geschlechtsmerkmale. Es werden 3 Formen der Intersexualität unterschieden (**Tab. 19.5**).

Tab. 19.5

Verschiedene Formen der Intersexualität

	Ursachen/Charakteristika
Hermaphroditismus verus	„echter" Zwitter, meist mit weiblichem Phänotyp, seltener männlichem oder XX/XY-Mosaik; gleichzeitiges Vorkommen von Ovar- und Hodengewebe, entweder in einem Organ (Ovotestis) oder getrennt; meist besteht ein weiblicher Geno- und Phänotyp
Pseudohermaphroditismus masculinus	männlicher Genotyp mit männlichen Gonaden, jedoch weiblichem Phänotyp; ursächlich ist eine fehlende Androgenproduktion oder eine fehlende Wirksamkeit des Androgens am Zielort (Beispiel: testikuläre Feminisierung bei Androgenrezeptordefekt)
Pseudohermaphroditismus femininus	weiblicher Genotyp mit Ovarien, jedoch männlicher Phänotyp; ursächlich ist ein erhöhter Androgeneinfluss auf die sich entwickelnden weiblichen Geschlechtsorgane, z. B. durch Anabolikaeinnahme oder androgenproduzierende Tumoren

19.7.3 Ovarielle Zysten

Follikelzysten treten bis zum Erreichen der Menopause auf; sie entwickeln sich aus fortgeschrittenen Stadien des präovulatorischen Follikels (v. a. aus Graaf-Follikeln), die nicht zum Eisprung gelangen und unter Flüssigkeitseinlagerung unphysiologisch lange persistieren. Es handelt es sich um dünnwandige Zysten, die von Granulosazellen ausgekleidet werden und außen eine Schicht von Theca-interna-Zellen tragen. Die Theca-interna-Zellen können in unterschiedlichem Ausmaß luteinisiert sein. Follikelzysten können einzeln oder multipel vorkommen, sowohl uni- als auch bilateral; sie sind selten größer als 5 cm. Die Zysten können Östrogen produzieren und über den Weg eines prolongierten Östrogenstimulus eine Hyperplasie des Endometriums und anovulatorische Zyklen bedingen. Klinisch resultieren Blutungsstörungen. In der Regel bilden sich die Zysten spontan zurück.

Theca-Lutein-Zysten: Bei den Theca-Lutein-Zysten handelt es sich um Follikelzysten, deren Granulosa- und Theca-interna-Zellen durch LH-Einfluss vollständig luteinisiert sind (ein Eisprung hat dennoch nicht stattgefunden!) und ggf. auch Gestagene bilden (sog. Hyperreactio luteinalis). Sie treten in der Regel multipel und bilateral in Erscheinung und entwickeln sich auf dem Boden hoher Gonadotropinspiegel, wie sie im Rahmen einer Schwangerschaft, einer Blasenmole (s. S. 391), eines Chorionkarzinoms (s. S. 392) oder bei exogener Gonadotropintherapie vorkommen. Die Theca-Lutein-Zysten bilden sich wie die Follikelzysten in der Regel spontan zurück.

Syndrom der polyzystischen Ovarien: Bei dieser Erkrankung findet man beidseitig multiple kleine Follikelzysten unter einer fibrosierten Ovarialrinde. Klinisch geht dieser Befund in wechselndem Ausmaß mit Zyklusstörungen (Oligo-/Amenorrhö), Anovulation und Zeichen einer erhöhten Androgenwirkung (Akne, Hirsutismus etc.) einher. Das Vollbild der Erkrankung wird **Stein-Leventhal-Syndrom** genannt.

19

> **MERKE**
> Das Syndrom der polyzystischen Ovarien ist eine der häufigsten Ursachen der weiblichen Infertilität.

Ätiopathogenese | Charakteristisches Kennzeichen des Stein-Leventhal-Syndroms ist ein **hormonelles Ungleichgewicht zwischen LH und FSH** mit Überwiegen von LH. Am Anfang der Kausalkette steht eine erhöhte Produktion von Androgenen in der NNR; die Androgene werden im Fettgewebe vermehrt in Östrogen konvertiert. Der erhöhte Östrogenspiegel hemmt wiederum die Bildung von FSH in der Hypophyse, wodurch es wiederholt zu anovulatorischen Zyklen kommt: Die Follikelreifung wird in einem präovulatorischen Stadium frühzeitig arretiert.

Morphologie | Makroskopisch erkennt man vergrößerte Ovarien mit glatter Oberfläche. Subkortikal findet man zahlreiche kleine Follikelzysten in perlschnurartiger Aufreihung. Histologisch ist der Kortex fibrös verdickt, morphologische Zeichen eines stattgehabten Eisprungs fehlen (keine Corpora lutea oder Corpora albicantia). Therapeutisch wird versucht, die Hormonspiegel zu normalisieren.

Corpus-luteum- und Corpus-albicans-Zysten: Die Corpus-luteum-Zysten entstehen durch eine verzögerte Rückbildung eines Gelbkörpers. In der Schwangerschaft sind Gelbkörperzysten im ersten Trimenon physiologisch. Sie treten meist einseitig auf und werden bis zu 5 cm groß, makroskopisch besitzen sie eine gelbe Wand. Histologisch bestehen sie aus luteinisierten, gestagenproduzierenden Granulosazellen; diese sind über eine dünne Bindegewebsschicht vom flüssigkeitsgefüllten Zystenlumen abgegrenzt. Die protrahierte Gestagenwirkung führt zu einer verzögerten Abstoßung des Endometriums und dadurch zu einer Verlängerung des Menstruationszyklus. Die Ruptur einer Gelbkörperzyste kann zu einer (leichten) intraabdominalen Blutung führen. Corpus-albicans-Zysten sind „Restzustand" einer Corpus-luteum-Zyste. Sie sind hormonell nicht aktiv und klinisch nur insofern von Bedeutung, als sie gegen einen zystisch wachsenden Tumor abgegrenzt werden müssen.

Stromale Hyperthekose: Es handelt es sich um eine fokale Luteinisierung der ovariellen Stromazellen. Sie findet sich bei ca. einem Drittel aller postmenopausalen Frauen. Klinisch liegt meist eine Virilisierung infolge einer vermehrten Produktion von Androstendion vor. Die Ovarien sind vergrößert, die Schnittfläche gelblich, homogen und fest. Mikroskopisch erkennt man kleine Nester luteinisierter Zellen.

19.7.4 Ovarielle Tumoren

> **MERKE**
> Ovarialkarzinome sind nach dem Endometriumkarzinom die zweithäufigsten bösartigen Tumoren des weiblichen Genitaltraktes.

Da charakteristische Frühsymptome fehlen, werden Ovarialtumoren erst spät erkannt – bei 75 % aller Patienten besteht zum Zeitpunkt der Diagnose bereits eine fortgeschrittene Tumorerkrankung. Da die Ovarien aus vielen verschiedenen Gewebeelementen bestehen, gibt es auch zahlreiche verschiedene Tumortypen. Die häufigsten Tumoren leiten sich vom Ober-

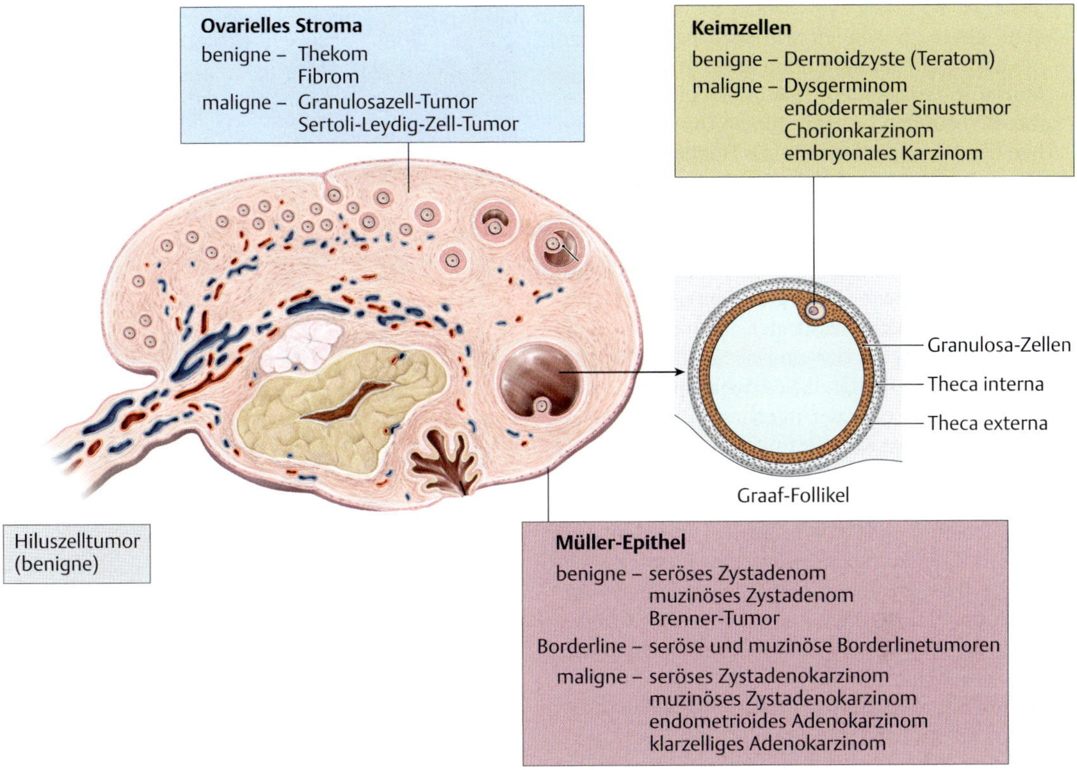

Abb. 19.14 **Ovarialtumoren**, Übersicht. (nach Schünke M., Schulte E., Schumacher U., PROMETHEUS Innere Organe, Thieme, 2012)

flächenepithel (seröses Epithel oder Müller-Epithel) ab **(epitheliale Ovarialtumoren)**, andere wichtige Tumorgruppen sind die **Keimzelltumoren,** die **Keimstrang-Stroma-Tumoren** sowie **unspezifische Bindegewebstumoren**. Darüber hinaus sind die Ovarien häufig von **Metastasen** betroffen. **Abb. 19.14** gibt eine Übersicht.

Epitheliale Tumoren

MERKE

Epitheliale Tumoren sind die häufigsten Ovarialtumoren; sie stellen über 90 % aller bösartigen Ovarialtumoren. Epitheliale Tumoren wachsen häufig bilateral.

Die epithelialen Tumoren leiten sich vom **oberflächlichen Epithel (Müller-Epithel)** ab. Dieses Epithel entstammt dem embryonalen Müller-Gang und kommt somit auch in frühen Entwicklunsstadien innerhalb der Tuben, des Uterus und der Vagina vor. Während der Organentwicklung kann sich das oberflächliche Epithel einstülpen, zu Drüsenepithel differenzieren und Zysten ausbilden (Inklusionszysten). Im Falle einer neoplastischen Proliferation resultieren Tumoren, die das gesamte Spektrum der genitaltrakttypischen Differenzierungen aufweisen können (seröse, muzinöse, endometrioide und klarzellige Tumoren).

Benigne epithelialeTumoren

Es handelt sich ganz überwiegend um **seröse oder muzinöse Tumoren**, die im Alter zwischen 20 und 60 Jahren vorkommen. Sie werden bis zu 30 cm groß, noch größere Varianten sind vereinzelt beschrieben (insbesondere in der Gruppe der muzinösen Tumoren). Die benignen epithelialen Tumoren sind überwiegend zystisch aufgebaut, aus diesem Grund werden sie **Zystadenome** genannt. Der **Brenner-Tumor** ist eine besondere morphologische Variante der benignen Ovarialtumoren; an der Grenze zur Malignität befinden sich die **Borderline-Tumoren**.

Klinische Aspekte | Die benignen epithelialen Tumoren sollten komplett chirurgisch entfernt werden, wobei restliches ovarielles Gewebe stehen gelassen werden kann. Bei Borderline-Tumoren wird zusätzlich eine Netzresektion empfohlen.

19

Nachfolgend sind die **wichtigsten Unterformen der gutartigen epithelialen Tumoren** näher beschrieben:

- **Seröse Zystadenome:** Seröse Zystadenome sind die häufigsten gutartigen Ovarialtumoren (31 % aller epithelialen Tumoren); sie wachsen in bis zu 15 % der Fälle bilateral. Sie weisen einen ein- oder auch mehrkammerigen zystischen Hohlraum mit seröser Flüssigkeit auf, der von einem einschichtigen (serösen) Epithel ohne zelluläre Atypien ausgekleidet wird. Die Zystenwand ist überwiegend glatt, alternativ können sich auch papilläre Proliferationen in das Zystenlumen vorwölben.

- **Muzinöse Zystadenome** (24 % aller epithelialen Tumoren) betreffen häufiger nur ein Ovar und bestehen charakteristischerweise aus Hunderten kleinerer schleimgefüllter Zysten. Die Zystenwandungen sind jeweils dünn und außen und innen glatt, solide Areale fehlen. Mikroskopisch erkennt man ein einschichtiges Zylinderepithel mit Zilienbesatz, das Schleim produziert (muzinöses Epithel). Zelluläre Atypien sind nicht vorhanden. Histologisch entspricht das Epithel der muzinösen Zystadenome entweder der endozervikalen Schleimhaut (endozervikaler Typ) oder der intestinalen Schleimhaut mit Becherzellbesatz (intestinaler Typ).
- **Brenner-Tumor:** Es handelt sich um einen eher seltenen gutartigen Ovarialtumor (3 % aller epithelialen Tumoren), der prinzipiell in jedem Lebensalter vorkommen kann, bevorzugt jedoch Frauen über 50 Jahren betrifft. Der Tumor wird meist bis zu 10 cm groß und setzt sich histologisch aus zwei verschiedenen Gewebekomponenten zusammen: Typisch sind urothelial differenzierte Epitheleinschlüsse (Transitionalzellverbände) in einem dichten fibrösen Stroma. Eine maligne Entartung in Richtung Urothelkarzinom ist äußerst selten, kann jedoch vorkommen.
- **Borderline-Tumoren** (10 % aller epithelialen Tumoren) werden auch als Tumoren mit niedrigem malignen Potenzial bezeichnet, die Prognose ist sehr gut. Ein invasives Wachstum liegt definitionsgemäß nicht vor, interessanterweise können sich die Tumoren dennoch durch nichtdestruierendes Wachstum im Becken- und Bauchraum ausbreiten, man spricht in diesem Fall von **Implantaten**. Histologisch sind bereits Veränderungen eines hoch differenzierten Ovarialkarzinoms nachweisbar: Verbreiterung des Epithels (mehrschichtiges Epithel), erhöhte Mitoserate, ggf. auch zelluläre Atypien. Borderline-Tumoren können serös (**Abb. 19.15**), muzinös oder endometrioid differenziert sein.

19

Das **Pseudomyxoma peritonei (Gallertbauch)** ist häufig mit einem muzinösen Ovarialtumor assoziiert, prinzipiell aber auch im Rahmen anderer Grunderkrankungen (z. B. Mukozele der Appendix, s. S. 266) möglich: Mit diesem Begriff bezeichnet man die Implantation zahlreicher schleimproduzierender Zellen auf der peritonealen Oberfläche. Eine solche Implantation kann Folge einer Tumorruptur sein, tritt aber auch bei intakten Tumoren auf. Da massiv schleimartiges Material gebildet wird, ist in den meisten Fällen ein chirurgisches Vorgehen empfehlenswert. Eine intraperitoneale Instillation wachstumshemmender Medikamente ist gleichfalls möglich. Die 5-Jahres-Überlebensrate beträgt weniger als 50 %.

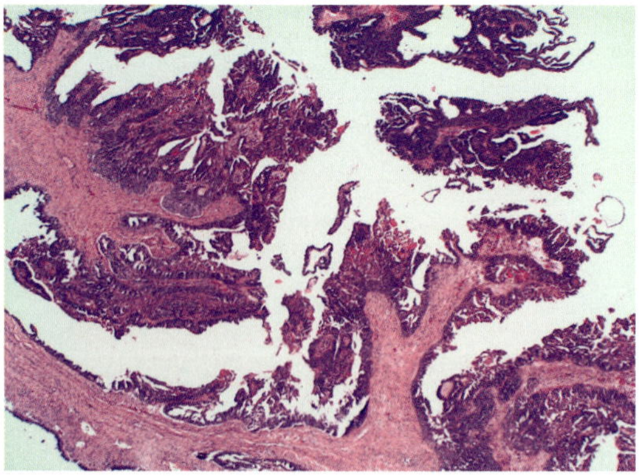

Abb. 19.15 Serös differenzierter Borderline-Tumor des Ovars. Man sieht papilläre Epithelverbände mit knospenartiger Aussprossung und atypischen Kernen. Kein invasives Wachstum in das darunterliegende fibröse ovarielle Stroma.

Fallbeispiel

Der Pathologe Dr. Grocott wird in das Eingangslabor gerufen: intraoperative Diagnostik mit Schnellschnittuntersuchung! Aus dem gynäkologischen OP wurde eine große Zyste einer 28-jährigen Patientin geschickt. Fragestellung: Dignität? Dr. Grocott bemisst den maximalen Durchmesser der Zyste mit 35 cm. Die Wand ist außen glatt, beim Aufschneiden entleert sich heller Schleim, der sich schwierig von der inneren Zystenwand entfernen lässt. Dr. Grocott entnimmt zwei Gewebeproben für die Schnellschnittuntersuchung und fixiert das übrige Gewebe in Formalin für die eigentliche histologische Untersuchung am nächsten Tag. Auf den Gefrierschnitten sieht er die Zystenwand, die von einem schleimbildenden Zylinderepithel ausgekleidet ist. Atypische Zellen sind nicht vorhanden. Sofort ruft er den Operateur an und gibt die Diagnose eines muzinösen Zystadenoms durch. Die Operation wird daraufhin beendet.
Als Dr. Grocott am nächsten Tag das fixierte Restgewebe weiter untersucht, findet er partielle Schleimhautverdickungen, die histologisch einem Borderline-Tumor entsprechen. Da diese Veränderungen jedoch nur an einer kleinen Stelle sichtbar sind, bleibt es bei der Diagnose eines muzinösen Zystadenoms vom intestinalen Typ. Da diese Tumoren mit einem Pseudomyxoma peritonei vergesellschaftet sein können, fragt der Pathologe, ob der Operateur im Peritonealraum weitere Veränderungen oder Schleimablagerungen gesehen habe. Der Operateur versichert, dass der Bauchraum inspektorisch völlig unauffällig gewesen sei. Unter zusätzlicher Berücksichtigung der Tatsache, dass das Zystadenom außen glatt begrenzt war, ist mit ausreichender Sicherheit davon auszugehen, dass der Tumor keine Implantate gesetzt hat. Es sind keine weiteren diagnostischen oder therapeutischen Schritte erforderlich.

Maligne epitheliale Tumoren

Die malignen epithelialen Tumoren manifestieren sich am häufigsten zwischen dem 40. und 60. Lebensjahr. Aufgrund der fehlenden Frühsymptome (vgl. oben) haben die Tumoren zum Zeitpunkt der Erstdiagnose bereits häufig Metastasen gesetzt. Entsprechend beträgt die 5-Jahres-Überlebensrate insgesamt nur 35 %.

MERKE

Der wichtigste prognostische Faktor ist das Tumorstadium. Weniger wichtig sind der histologische Differenzierungsgrad (Grading), der histologische Subtyp sowie die Größe des Residualtumors nach chirurgischer (Teil-)Resektion.

Klinische Aspekte I Maligne Ovarialtumoren werden in erster Linie chirurgisch entfernt. Dabei muss so viel Tumorgewebe wie möglich reseziert werden, ferner sind die regionären Lymphknoten zu entfernen. Da die peritoneale Aussaat der bevorzugte Metastasierungsweg ist, müssen darüber hinaus alle peritonealen Oberflächen, das Netz, subdiaphragmatische Rezessus, die Leber und alle anderen abdominalen Regionen kontrolliert werden. Eine adjuvante Chemotherapie kommt im Falle einer bereits eingetretenen Metastasierung zum Einsatz. Nach angemessener Zeit erfolgt eine zweite explorative Laparotomie („second look") zur Kontrolle des Therapieerfolgs.

Nachfolgend sind die **wichtigsten Unterformen der malignen epithelialen Ovarialtumoren** näher beschrieben:

- **Seröses Zystadenokarzinom:** Das seröse Zystadenokarzinom ist die maligne Variante des serösen Zystadenoms und der **häufigste maligne Ovarialtumor** (16,5 % aller epithelialen Tumoren). Er wächst in 50 % der Fälle bilateral, allerdings nicht notwendigerweise aufgrund einer simultanen (synchronen) Karzinomentstehung in beiden Eierstöcken; gelegentlich liegt auch eine Metastasierung von einem Ovar ins andere vor. **Makroskopisch** zeigen seröse Zystadenokarzinome häufig mehrere zystische Hohlräume sowie unterschiedlich ausgeprägte solide Areale; die Schnittfläche ist verhärtet und gräulich, man sieht Nekrosen und Einblutungen. **Mikroskopisch** weisen hoch differenzierte Karzinome papilläre Epithelproliferationen mit zellulären Atypien auf, die in ca. ⅓ der Fälle von rundlichen Verkalkungsherden, so genannten Psammomkörperchen, umgeben werden (**Abb. 19.16**).
- **Muzinöses Zystadenokarzinom:** Es macht circa 10 % aller Ovarialkarzinome und 3,5 % aller epithelialen Tumoren aus, in ca. einem Viertel der Fälle entsteht es bilateral. Dieser Tumor ist typischerweise polyzystisch und mit Schleim gefüllt, daneben weist er in variablem Umfang solide Karzinomareale auf. Histologisch erkennt man in hoch differenzierten Karzinomen neoplastische Drüsen, die von einem schleimproduzierenden atypischen Zylinderepithel ausgekleidet werden.

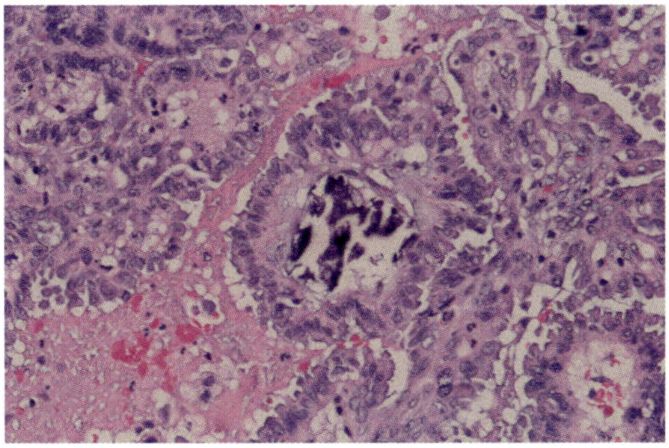

Abb. 19.16 Seröses Zystadenokarzinom des Ovars mit papillären Epithelproliferaten und typischen Verkalkungen.

- **Endometrioides Adenokarzinom:** Dieser Tumor ist histologisch mit dem Endometriumkarzinom des Corpus uteri (s. S. 375) identisch und weist je nach Differenzierungsgrad geringe oder stärkere zelluläre Atypien auf. Das endometrioide Karzinom stellt circa 20 % aller Ovarialkarzinome (5,5 % aller epithelialen Tumoren) und entsteht meist in der Postmenopause, ⅓ der Tumoren wächst bilateral. Die Prognose ist günstiger als bei den übrigen Zystadenokarzinomen.
- **Klarzelliges Adenokarzinom:** Dieses Karzinom wird häufig in Assoziation mit einer Endometriose gefunden. Es ist für 5–10 % aller Ovarialkarzinome verantwortlich (2,5 % aller epithelialen Tumoren) und entsteht meist in der Postmenopause. 40 % der klarzelligen Adenokarzinome wachsen bilateral, die meisten sind zumindest partiell polyzystisch aufgebaut und beherbergen solide Areale mit Einblutungen. Histologisch erkennt man solide Verbände maligner Zellen mit klarem Zytoplasma und starken zellulären Atypien, eine tubuläre Differenzierung ist gleichfalls möglich. Die Zellen springen dann knopfartig in das Tubuluslumen hervor.

19

Keimzelltumoren

MERKE

Keimzelltumoren machen 25 % aller Ovarialtumoren aus. Einteilung, Entwicklung und Histologie der ovariellen Keimzelltumoren entsprechen denjenigen des Hodens (s. S. 347). Der mit Abstand häufigste ovarielle Keimzelltumor ist das reife Teratom (95 % aller ovariellen Keimzelltumoren). Im Gegensatz zum reifen Teratom des Hodens verhält es sich überwiegend benigne.

Maligne Keimzelltumoren sind im Ovar – anders als im Hoden – entsprechend selten; am ehesten sind noch der Dottersacktumor und die unreife Variante des Teratoms anzutreffen. Dysgerminome (gleichzusetzen mit dem Seminom des Hodens) und Chorionkarzinome sind sehr selten, das embryonale Karzinom ist eine Rarität.

MERKE

Die malignen Varianten der Keimzelltumoren treten bevorzugt bei Mädchen und Adoleszenten auf, in dieser Altersgruppe stellen sie die häufigsten malignen Ovarialtumoren überhaupt. Keimzelltumoren bei erwachsenen Frauen sind in der Regel gutartig.

Dysgerminom: Das Dysgerminom des Ovars entspricht nach Ursprung und Aussehen dem Seminom des Hodens (s. S. 348). Der Tumor wächst in ca. 15 % der Fälle bilateral und entsteht meistens zwischen dem 10. und 30. Lebensjahr.
Dysgerminome werden chirurgisch entfernt, im Falle einer Metastasierung erfolgt eine Strahlen- und Chemotherapie. Die 5-Jahres-Überlebensrate beträgt selbst in fortgeschrittenen Stadien 80 %.

Teratome: Histogenese, Aussehen und Einteilung gleichen denjenigen der testikulären Teratome (s. S. 348).

- **Dermoidzyste (reifes zystisches Teratom):** Das reife Teratom ist der häufigste ovarielle Keimzelltumor überhaupt und macht circa ¼ aller Ovarialtumoren aus. Der Altersgipfel liegt in der dritten Lebensdekade. Der Tumor ist zystisch; die allermeisten enthalten neben zahlreichen anderen Gewebeelementen ausdifferenzierte Haut- und Hautanhangsgebilde (daher der Name) (**Abb. 19.17**). Als **Struma ovarii** bezeichnet man Teratome, die überwiegend aus Schilddrüsengewebe bestehen, diese Tumoren können klinisch durch einen Hyperthyreoidismus manifest werden. Weniger als 1 % der Dermoidzysten entarten, die malignen Tumorareale entsprechen dem jeweiligen Ursprungsgewebe – so findet man z. B. häufig Plattenepithelkarzinome, es können jedoch auch Basalzellenkarzinome, Schilddrüsenkarzinome, Adenokarzinome und Karzinoidtumoren entstehen.
- **Unreife Teratome:** Die unreifen Teratome beherbergen in unterschiedlichem Ausmaß unreife bzw. embryonale Gewebe (s. S. 348). Die Pathogenese dieser Tumoren ist unbekannt. Unreife Teratome machen 2 % aller ovariellen Teratome aus. Makroskopisch sind sie überwiegend solide, mikroskopisch findet man zahlreiche verschiedene Gewebeelemente, die teilweise auch ausdifferenziert sein können. Die Metastasen spiegeln die histologische Zusammensetzung des Teratoms im Allgemeinen wider. Die Prognose hängt vom Grading des Tumors ab.

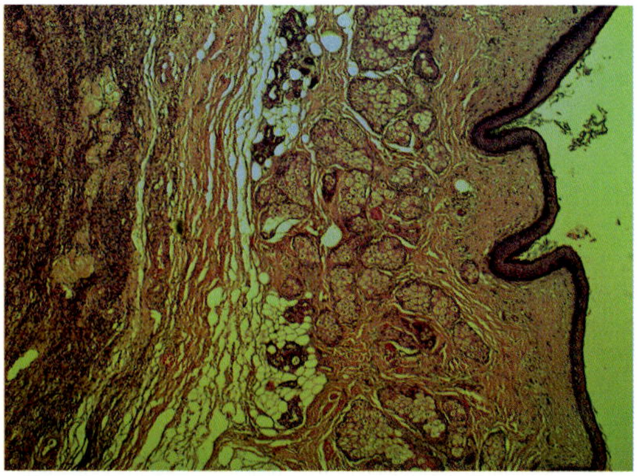

Abb. 19.17 Reifes zystisches Teratom des Ovars. In der rechten Bildhälfte sieht man die von Epidermis ausgekleidet Zyste, darunter liegen Talg- und Schweißdrüsen. In der linken Bildhälfte ist ovarielles Stroma zu erkennen.

Dottersacktumor (endodermaler Sinustumor): Dieser sehr aggressive maligne Tumor kommt überwiegend bei Kindern und jungen Frauen unter 30 Jahren vor. Der Befund gleicht wiederum dem des testikulären Dottersacktumors (s. S. 348). **Makroskopisch** sind Dottersacktumoren groß und zeigen auf der Schnittfläche ausdehnte Nekrosen und Blutungen. **Mikroskopisch** gleichen sie dem Dottersackgewebe, können jedoch verschiedene Wachstumsmuster aufweisen (vgl. S. 348). Wie beim testikulären Dottersacktumor kann der α-Fetoprotein-Spiegel zur Diagnose und Überwachung des Krankheitsverlaufes dienen. Therapeutisch kommt eine Chemotherapie zum Einsatz, die 5-Jahres-Überlebensrate beträgt bei lokalisierten Tumoren 80 %.

Ovarielles Chorionkarzinom: Primäre Chorionkarzinome des Eierstocks, die sich von den Keimzellen ableiten, sind sehr selten – Frauen im gebärfähigen Alter erkranken eher an Metastasen eines schwangerschaftsassoziierten Chorionkarzinoms (s. S. 392). Primäre Chorionkarzinome der Ovarien entstehen meist unilateral, histologisch gleichen sie dem testikulären Chorionkarzinom (s. S. 348) und sezernieren wie dieses β-HCG. Aus diesem Grund können Chorionkarzinome auch falsch positive Schwangerschaftstests bedingen bzw. bei Frauen durch einen solchen auffällig werden. Der Tumor ist sehr aggressiv, spricht jedoch gut auf eine Chemotherapie an.

19

Keimstrang-Stroma-Tumoren

MERKE

Die Keimstrang-Stroma-Tumoren leiten sich vom endokrin differenzierten ovariellen Stroma ab – mögliche Ursprungsgewebe sind Theka-, Granulosa-, Leydig- und Sertoli-Zellen. Ferner können auch Tumoren des nichtendokrinen ovariellen Stromas unter diesem Begriff subsummiert werden. Am häufigsten sind Fibrome und Granulosazelltumoren.

Die Keimstrang-Stroma-Tumoren machen ca. 10% aller Ovarialtumoren aus. Sie sind meist benigne, können jedoch auch ein niedrigmalignes Verhalten zeigen. Da sich die Keimstrang-Stroma-Tumoren überwiegend von hormonproduzierenden Zellen ableiten, werden sie häufig durch eine abnorme Hormonproduktion auffällig.

Fibrom: Fibrome sind die häufigsten ovariellen Stromatumoren. Sie kommen prinzipiell in jedem Lebensalter vor mit einer Häufung in der Postmenopause. Die allermeisten Fibrome sind benigne und von ihrer Histologie her „klassisch" (s. S. 434), große Fibrome können jedoch mit einem Aszites und Pleuraergüssen vergesellschaftet sein (in diesem Fall spricht man vom **Meigs-Syndrom**).

Thekom: Thekome leiten sich von Theka-Zellen des ovariellen Stromas ab, die in unterschiedlichem Ausmaß luteinisiert sein können; da sie über einen variabel ausgeprägten Bindegewebsanteil verfügen, ist der Übergang zum Fibrom fließend (daher wird u. a. auch vom Thekofibrom gesprochen). Thekome entstehen bevorzugt in der Peri-/Postmenopause und produzieren in den allermeisten Fällen Östrogene, die Blutungsstörungen und eine auffällige Brustvergrößerung hervorrufen können.

Morphologie I Makroskopisch erkennt man solide Tumoren mit gelber Schnittfläche (aufgrund der fettbeladenen Theka-Zellen). **Mikroskopisch** sind große Zellen mit einem vakuolisierten Zytoplasma typisch.

Klinische Aspekte I Thekome sind praktisch immer benigne. Aufgrund des unphysiologischen Östrogenstimulus können sie jedoch (Mit-)Verursacher einer Endometriumhyperplasie und/oder eines endometrialen Adenokarzinoms sein.

Granulosazell-Tumor: Diese Tumoren leiten sich von den Granulosazellen ab und produzieren typischerweise Östrogene mit entsprechenden klinischen Folgeerscheinungen (Endometriumhyperplasie, Blutungsstörungen, s. o.). Auch sie kommen überwiegend bei postmenopausalen Frauen vor. Da sie lokal aggressiv wachsen und auch Metastasen setzen können, müssen sie als potenziell maligne Tumoren betrachtet werden.

Morphologie I Makroskopisch sind Granulosazell-Tumoren partiell zystisch bis solide. Die Schnittfläche ist überwiegend gelblich und wird von weißen Arealen und fokalen Einblutungen durchsetzt. **Mikroskopisch** unterscheidet man verschiedene Wachstumsmuster: diffus sarkomatoid, insulär oder trabekulär. Wenn die Tumorzellen konzentrisch um einen zentralen Hohlraum angeordnet sind, nennt man diese Formation **Call-Exner-Bodies**. Die typischen Tumorzellen sind spindelig und haben einen länglichen, gekerbten Kern (in Form einer Kaffeebohne).

Klinische Aspekte I Zum Zeitpunkt der Diagnose sind die meisten Tumoren noch auf das Ovar begrenzt, diese Patienten haben eine 10-Jahres-Überlebensrate von mehr als 90%. Tumoren, die bereits über die Grenzen des Ovars hinaus gewachsen sind, zeigen eine ausgedehnte Rezidivneigung und haben eine schlechte Prognose.

Sertoli-Leydig-Zell-Tumoren: Es handelt sich um seltene mesenchymale Tumoren des Ovars mit geringem malignen Potenzial. Sie entstammen einer frühen Entwicklungsstufe der ovariellen Stromazellen und ähneln embryonalem Hodengewebe. Typischerweise produzieren diese Tumoren **Androgene**, die Patienten zeigen entsprechend Zeichen der Virilisierung (Hirsutismus, vergrößerte Klitoris, tiefe Stimme). Die Tumoren kommen besonders häufig bei jungen Frauen vor, können prinzipiell jedoch alle Altersklassen treffen.

Morphologie I Die Tumoren wachsen meist unilateral und können bis zu 15 cm groß werden. **Makroskopisch** erkennt man lobulierte, solide gelbliche oder gräuliche Tumormassen. **Mikroskopisch** sieht man ein dichtes fibröses Stroma, in das tubulär angeordnete Sertoli-ähnliche Zellen eingelagert sind. Ferner findet man große Leydig-Zellen, darüber hinaus könne auch heterologe Elemente vorkommen (Papillen, Drüsen, Knorpel).

Klinische Aspekte I Therapeutisch werden die Tumoren chirurgisch entfernt, in vielen Fällen ist die Patientin damit geheilt. Gering differenzierte Leydig-Zell-Tumoren können jedoch rezidivieren und metastasieren.

Hiluszelltumor: Es handelt sich um einen kleinen benignen Tumor, der im ovariellen Hilusbereich vorkommt. Er tritt bei Frauen nach der Menopause auf und produziert häufig Testosteron. Dementsprechend zeigen die Frauen Zeichen der Virilisierung. Histologisch ist als Besonderheit das Vorkommen von **Reinke-Kristallen** zu erwähnen.

Gonadoblastom: Es handelt sich um einen seltenen Tumor, der mit verschiedenen Typen der Gonadendysgenesie (s. S. 379) vergesellschaftet ist. Er tritt bei Frauen bis zum 30. Lebensjahr auf, wird jedoch auch bei phänotypisch männlichen Patienten mit Kryptorchismus, Hypospadie und weiblichen inneren Genitalien gefunden. Die betroffenen Frauen zeigen Zeichen der Virilisierung, eine Amenorrhö und Fehlbildungen der Genitalien. **Makroskopisch** ist der Tumor solide und beherbergt häufig ausgedehnte Verkalkungen. **Mikroskopisch** erkennt man Nester aus Keimzellen und Keimstrangzellen (Sertoli- und Granulosazellen). In der Hälfte der Fälle entsteht im Tumor gleichzeitig ein Dysgerminom.

Metastasen

Etwa 3 % aller malignen Ovarialtumoren sind Metastasen. In der Reihenfolge abnehmender Häufigkeit entstammen sie der Brust, dem Dickdarm, dem Magen und den übrigen genitalen Organen. Die Metastasen können sehr klein sein und nur durch eine histologische Untersuchung entdeckt werden. In anderen Fällen erreichen die Metastasen eine beachtliche Größe – dies gilt beispielsweise für Metastasen eines Kolonkarzinoms, die differenzialdiagnostisch immer von primären Ovarialkarzinomen abgegrenzt werden müssen.

Als **Krukenberg-Tumor** bezeichnet man solide wachsende Metastasen im Ovar, die einem schleimproduzierenden Adenokarzinom mit Siegelringzellen entstammen. Der Primärtumor sitzt meistens im Magen (75 % der Fälle), am zweithäufigsten gehen sie vom Kolon aus.

Praxistipp

In 75 % der Fälle sind beide Ovarien simultan von einer Metastasierung betroffen. Bei verifiziertem Befall eines Ovars sollte daher das andere Ovar stets mit entfernt werden.

20 Schwangerschaft

20.1 Erkrankungen des Trophoblasten und der Plazenta

Key Point

Erkrankungen des Trophoblasten und der Plazenta sind außerordentlich vielfältig. Das Spektrum klinischer Folgen ist entsprechend weit gesteckt: von der Bedeutungslosigkeit bis hin zum intrauterinen Kindstod sind alle Abstufungen möglich. Am häufigsten sind Reifungs- und Durchblutungsstörungen der Plazenta. Da die Plazenta über eine gewisse Reservekapazität verfügt, führen erst ausgeprägtere Störungen zur Plazentainsuffizienz. Häufige Konsequenz ist die fetale Wachstumsretardierung.

20.1.1 Relevante anatomische und funktionelle Aspekte

Entwicklung des Trophoblasten: Die befruchtete Eizelle implantiert sich nach ca. 6 Tagen im Endometrium. Zu dieser Zeit hat sich durch fortgesetzte Zellteilungen aus der Zygote die Blastozyste gebildet, die sich in den außen gelegenen Trophoblasten und den innen gelegenen Embryoblasten gliedert. Der Trophoblast wiederum differenziert sich im Zuge der Implantation weiter in Zytotrophoblast, intermediären Trophoblast und Synzytiotrophoblast; alle genannten „Fraktionen" bilden im weiteren Schwangerschaftsverlauf gemeinsam mit dem extraembryonalen Mesoderm die auf der fetalen Seite gelegenen Strukturen der Plazenta: Chorionplatte und Plazentazotten. Die Implantation des Trophoblasten erfolgt normalerweise im Bereich des Corpus uteri, also der oberen zwei Drittel der Gebärmutter. Von hier aus nimmt folglich auch die Entwicklung der Plazenta ihren Ausgang. Im weiteren Verlauf der Schwangerschaft dehnen sich Eihäute und Plazenta dann bis in den Isthmus uteri aus, der als unteres Uterinsegment in den Korpus mit einbezogen wird.

MERKE

Wichtige Funktionen des Trophoblasten sind die Implantation der Blastozyste sowie die Bildung der uteroplazentaren Blutzirkulation (s. u.).

Darüber hinaus dient der Trophoblast der Hormonproduktion (u. a. humanes Choriogonadotropin/β-HCG und humanes plazenares Laktogen/HPL) sowie der Immunbarriere zwischen mütterlichem und fetalem Organismus.

Relevanz für die Pathologie | Sofern sich der Trophoblast am falschen Ort innerhalb der Gebärmutter einnistet **(Implantationsstörung)**, können Komplikationen im Schwangerschaftsverlauf (z. B. Blutungen) sowie bei der Geburt auftreten (Verlegung des Geburtsweges, regelwidrige Plazentalösung), s. S. 389. Eine Implantation außerhalb der Gebärmutter (v. a. Eileiter, Bauchhöhle, s. S. 388) ist lebensgefährlich.

Eine **übermäßige Proliferation** des Trophoblasten führt zur Blasenmole (s. S. 391), ein **maligne Transformation** zum schwangerschaftsassoziierten Chorionkarzinom (s. S. 392). Ein besonderer Tumor des intermediären Trophoblasten ist der Placental-Site-Tumor.

Praxistipp

Da das überschießend proliferierende oder maligne entartete Trophoblastengewebe bei all diesen Erkrankungen sekretorisch aktiv bleibt, können β-HCG und ggf. auch HPL zur Beurteilung des Krankheitsverlaufs bzw. als Tumormarker benutzt werden.

Anatomie der reifen Plazenta: Die **Chorionplatte** und die hieraus entspringenden **Plazentazotten** leiten sich vom Trophoblasten ab (vgl. oben). Der Chorionplatte gegenüber liegt die überwiegend von mütterlichem Gewebe gebildete **Basalplatte**, die ihrerseits in der Gebärmutterschleimhaut **(Dezidua)** verankert ist; gemeinsam begrenzen Chorion- und Basalplatte den **intervillösen Raum**, in den sich mütterliches Blut ergießt. Von der Basalplatte aus ragen bindegewebige Septen in Richtung Chorionplatte vor, die die Plazenta in kleinere Funktionseinheiten **(Kotyledonen)** gliedern (funktionell: Strombahneinheiten, anatomisch: Läppchen). Die voll entwickelte Plazenta (ca. ab dem 4. Schwangerschaftsmonat) enthält ca. 200 dieser Läppchen. Zum Zeitpunkt der Geburt ist die Plazenta etwa 500 g schwer, die Basalfläche umfasst ca. 200 cm^2.

Relevanz für die Pathologie | Formabweichungen der Plazenta sind relativ häufig, aber nicht notwendigerweise mit funktionellen Einschränkungen verbunden. **Entzündungen der Plazenta** und der Eihäute (Chorionamnionitis, Villitis, s. S. 390) entstehend meist aszendierend über den Geburtskanal oder hämatogen (Übertritt von Keimen aus der mütterlichen Blutbahn in die Zottenzirkulation). Ein Übergreifen der Entzündung auf den Fetus ist in beiden Fällen möglich.

Fetomaternaler Stoffaustausch: Die **Plazentazotten** gleichen weit verzweigten, baumartigen Gebilden (bestehend aus Stamm-, Zwischen- und Endzotten), die von der Chorionplatte aus in den intervillösen Raum hineinragen, wo sie von mütterlichem Blut umspült werden. Sie führen fetale Blutgefäße, die über die beiden Nabelschnurarterien (vgl. unten) mit substrat- und sauerstoffarmem Blut gespeist werden. Die Zottengefäße verzweigen sich gemeinsam mit den Zottenbäumen, bis sie im Bereich der Endzotten nur noch durch eine dünne Diffusionsbarriere vom intervillösen Raum getrennt sind. Hier wird das fetale Blut mit Nährstoffen und O_2 angereichert und fließt anschließend über die venösen Gefäße der Zottenbäume und die solitäre Nabelschnurvene wieder zum Fetus zurück.

MERKE

Die Terminalzotten stellen die wichtigste Einheit für den fetomaternalen Stoffaustausch dar.

Die **Nabelschnur** beherbergt zwei Umbilikalarterien, die um eine Umbilikalvene herum gruppiert sind. Die Nabelschnurgefäße sind in die Wharton-Sulze eingelagert und auf diese Weise vor Abknickungen geschützt. Jede Umbilikalarterie versorgt eine Plazentahälfte. Bei der Geburt ist die Nabelschnur etwa 50–70 cm lang.

Relevanz für die Pathologie | Der fetomaternale Stoffaustausch kann durch vielfältige Mechanismen gestört werden:

- **gestörter Zufluss mütterlichen Blutes zur Plazenta:** v. a. bei begünstigenden Erkrankungen der Mutter (Gefäßrisikofaktoren); mögliche Folge: Plazentainfarkte (s. S. 389), je nach Anzahl oder Größe mit der Konsequenz der Plazentainsuffizienz und der fetalen Wachstumsretardierung;
- **unzureichende Verankerung der Plazenta in der Gebärmutterschleimhaut:** vorzeitige Plazentalösung (s. S. 389), retroplazentares Hämatom (s. S. 389); klinisch kritisch jeweils ab etwa einem Drittel der Plazentafläche; mögliche Folgen: intrauteriner Kindstod, Abort (s. S. 391);
- **morphologische Varianten der Plazenta**, insb. der Plazentazotten: v. a. Zottenreifungsstörungen (s. S. 389);
- **morphologische Varianten der Nabelschnur und der Nabelschnurgefäße** (s. S. 388): Fehlbildungen sowie aberrante Verläufe der Nabelschnurgefäße, Abknickungen der Nabelschnurgefäße durch Nabelschnurknoten, -torsion oder -vorfall; nabelschnurbedingte Komplikationen manifestieren sich häufig akut unter der Geburt.

20

20.1.2 Implantationsvarianten der Plazenta

Variationen des Implantationsortes: Die Implantation des Trophoblasten kann regelwidrig primär im unteren Uterinsegment **(tief sitzende Plazenta)**, im Isthmus uteri **(Placenta praevia partialis)**, im Bereich des inneren Muttermundes **(Placenta praevia totalis)** oder in der Zervix erfolgen **(Zervixplazenta)**. Es resultiert eine partielle oder komplette Verlegung des Geburtsweges; die Gefahr von Blutungen während der Schwangerschaft oder einer erschwerten Plazentalösung (Placenta accreta/increta/percreta, vgl. unten) ist in diese Fällen erhöht. Ferner kann sich der Trophoblast auch außerhalb der Gebärmutter einnisten **(ektope Schwangerschaft)**, zumeist in den Tuben, selten im Ovar oder in der Bauchhöhle. An diesen Orten geht die Schwangerschaft frühzeitig zugrunde.

MERKE

Durch Arrosion von mütterlichen Blutgefäßen kann es bei einer ektopen Schwangerschaft u. U. zu lebensgefährlichen Blutungen kommen.

Variationen der Implantationstiefe: Implantationsstörungen im Sinne einer überstarken Implantationstiefe entstehen in der Mehrzahl der Fälle durch eine gestörte Funktion der Dezidua, wie sie durch vorausgegangene Entzündungen und Vernarbungen des Endometriums sowie durch Implantation am falschen Ort entstehen kann. Man unterscheidet die **Placenta accreta** (die Zotten liegen direkt dem Myometrium an), die **Placenta increta** (die Zotten liegen im Myometrium) und die **Placenta percreta** (die Zotten durchsetzen die gesamte Uteruswand). Als Komplikationen sind Störungen der Plazentalösung mit starken Blutungen oder eine Uterusruptur zu nennen. Je nach Infiltrationstiefe muss nach einer Geburt nachkürettiert bzw. der Uterus entfernt werden.

20.1.3 Formvarianten der Plazenta und der Nabelschnurgefäße

Formavarianten der Plazenta sind:

- **Placenta bi- und tripartita:** Plazentainseln, die durch Eihäute und Gefäße miteinander verbunden sind;
- **Placenta succenturiata:** Plazenta mit einer oder mehreren kleinen Nebenplazenten;
- **Placenta circumvallata:** im Verhältnis zum Plazentadurchmesser zu kleine Fläche der Chorionplatte;
- **Placenta membranacea:** zu flache Plazenta.

Die genannten Formabweichungen besitzen per se keinen Krankheitswert, allerdings sind sie häufig mit einem anormalen Nabelschnuransatz und den zugehörigen Komplikationen vergesellschaftet:

Bei einem **anormalen Nabelschnuransatz** ist die Gefahr erhöht, dass die Nabelschnurgefäße abknicken, was plazentare Zirkulationsstörungen zur Folge hat. Man unterscheidet:

- **Insertio lateralis:** die Nabelschnur setzt seitlich an der Plazenta an;
- **Insertio marginalis:** die Nabelschnur setzt ganz am Rand, jedoch noch im Bereich der Plazenta an;
- **Insertio velamentosa:** die Nabelschnur setzt außerhalb der Plazenta in den Eihäuten an;

- **aberrierende Nabelschnurgefäße:** einige Nabelschnurgefäße verlaufen erst eine bestimmte Strecke durch die Eihäute, bevor sie in die Nabelschnur münden.

MERKE

Bei der Insertio velamentosa sowie bei den aberrierenden Nabelschnurgefäßen besteht unter der Geburt die Gefahr der Gefäßruptur. Das Kind kann dabei verbluten!

Die **solitäre Nabelschnurarterie** resultiert aus einer Entwicklungsstörung der Nabelschnurgefäße. Hier kann es aufgrund einer plazentaren Minderperfusion zu einer intrauterinen Wachstumsretardierung kommen, ggf. in Kombination mit kindlichen Fehlbildungen.

20.1.4 Entwicklungsstörungen der Plazenta

Klinisch relevant sind v. a. **Störungen der Zottenentwicklung**, die sowohl qualitativer (Reifungsstörungen) als auch quantitativer Art sein können und entweder lokal oder diffus vorkommen. **Zottenreifungsstörungen** findet man in 25 % der Plazenten normal entwickelter Neugeborener, bei fetaler Wachstumsretardierung ist dieser Anteil auf 65 % der Plazenten erhöht, bei Frühgeborenen gar auf 90 %! Die Zottenveränderungen sind um so ausgeprägter, je früher die Entwicklung der Zotten im Zuge der Embryonal-/Fetalentwicklung gestört wird. Zur Diagnose einer Zottenreifungsstörung werden die Zotten in Bezug auf das Schwangerschaftsalter beurteilt. Die Zotten können relativ zu unreif (verzögerte Zottenreifung: **Maturitas retardata**) oder alternativ zu reif (beschleunigte Zottenreifung: **Maturitas praecox**) sein. Zottenreifungsstörungen treten beispielsweise bei einer Gestose, einem Diabetes mellitus, dem Antiphospholipid-Syndrom und beim Morbus haemolyticus neonatorum auf; die Reifungsstörungen tragen bei diesen Erkrankungen neben anderen Faktoren zu einer Plazentainsuffizienz bei. Eine beschleunigte Zottenreifung ist häufig Ausdruck eines Kompensationsmechanismus (z. B. bei zu geringem O_2-Gehalt des mütterlichen Blutes. Unter einer **Chorangiose** versteht man eine Zottenreifungsstörung mit einer Vermehrung von Kapillaren pro Zotte. Die Chorangiose ist selten und besitzt keinen Krankheitswert.

20.1.5 Durchblutungsstörungen der Plazenta

Plazentainfarkt: Durchblutungsstörungen der Plazenta sind sehr häufig; es können sowohl mütterliche als auch fetale Gefäße betroffen sein.

Ein verminderter oder fehlender Zufluss mütterlichen Blutes zur Plazenta kann einen Plazentainfarkt zur Folge haben. Man unterscheidet 3 Typen:

- **isolierter Kotyledoneninfarkt** (ca. 10 % aller Plazenten): der Infarkt ist auf einen umschriebenen Bereich der Plazenta beschränkt, der in etwa dem Areal einer Kotyledone entspricht;
- **massiver Plazentainfarkt** (ca. 10 % aller Plazenten): das Infarktareal umfasst mehrere Kotyledonen;
- **Fibringitterinfarkt** (ca. 20 % aller Plazenten): das infarzierte Gewebe zeigt keinen Bezug zu den Kotyledonen; die Bezeichnung dieses Infarkttyps folgt dem histologischen Bild, da man im infarzierten Bereich nekrotische Plazentazotten mit gitterartiger Umlagerung durch Fibrin sieht.

Insbesondere im letzten Schwangerschaftsdrittel sind Plazentainfarkte häufig, auch bei gesunden Schwangeren. Da meist nur wenige Infarkte auftreten und die Infarktareale zudem überschaubar bleiben, ist die funktionelle Kapazität der Plazenta nicht wesentlich eingeschränkt, die Versorgung des Kindes bleibt gewährleistet. Mehrere Infarkte und/oder massive Infarkte können jedoch zu einer chronischen Plazentainsuffizienz führen. Ein erhöhtes Risiko besteht bei Müttern mit einem arteriellen Hypertonus, einem Diabetes mellitus und/oder Nikotinabusus.

Morphologie | Makroskopisch erkennt man frische Infarkte an einer roten Färbung, bei älteren Infarkten ist das betroffene Gewebe weißlich. Mikroskopisch findet man nekrotische Chorionzotten, an denen sich im weiteren Verlauf Fibrin niederschlägt, z. T. gitterartig (vgl. oben).

Fetofetales Transfusionssyndrom: Das fetofetale Transfusionssyndrom tritt bei etwa 5 % aller monozygoten Zwillingsschwangerschaften auf. Ursächlich sind mehrere oder größere aberrante Gefäßverbindungen zwischen den beiden Plazentakreisläufen. Dies führt zu einem Blutübertritt (Transfusion) von einem Fetus zum anderen, hieraus resultiert eine Anämie und Unterversorgung des einen Fetus (mit der Konsequenz der Wachstumsretardierung) bei gleichzeitiger Hypervolämie und Überversorgung des anderen Fetus. Therapeutisch wird ein Verschluss der aberranten Gefäße angestrebt, z. B. durch intrauterine Laserkoagulation.

Retroplazentares Hämatom: Beim retroplazentaren Hämatom befindet sich Blut zwischen Basalplatte der Plazenta und Uteruswand, meist infolge einer Ruptur eines in der Dezidua gelegenen mütterlichen Gefäßes (z. B. traumatisch bedingt). Die Verankerung der Basalplatte in der Gebärmutterwand wird durch das expandierende Hämatom auseinandergedrängt und schlimmstenfalls aufgehoben **(vorzeitige Plazentalösung)**. Sofern die deziduale Blutung spontan sistiert und das entstandene Hämatom klein ist, kann es klinisch folgenlos bleiben; bei der Inspektion der

Plazenta im Anschluss an die Geburt fällt dann lediglich ein fest haftendes Blutkoagel an der Basalfläche oder bei einer länger zurückliegenden Blutung ein fester, bräunlicher Bereich auf. Sofern eine ausgedehnte retroplazentare Blutung mit Ablösung einer größeren Fläche der Plazenta erfolgt, sind die Folgen u. U. dramatisch:

MERKE

Sobald ein Drittel (oder mehr) der Plazentafläche abgelöst ist, kann es zum Kindstod kommen; generell ist die vorzeitige Plazentalösung mit einer hohen kindlichen Mortalität verbunden.

Klinisch wird häufig nur über Schmerzen geklagt, vaginale Blutungen können sehr diskret, bei ausgedehnter Plazentablösung aber auch ausgeprägt sein.

20.1.6 Infektionen und Entzündungen der Plazenta und der Eihäute

Man unterscheidet **aszendierende Infektionen** und **hämatogene Infektionen** der Plazenta. Bei der aszendierenden Infektion steigen die Erreger über den Geburtskanal auf und erreichen primär die Fruchthöhle; entsprechend erkranken v. a. das Amnion und die Chorionplatte **(Chorioamnionitis)**. Bei den hämatogenen Infektionen gelangen die Erreger über den Blutkreislauf der Mutter zur Plazenta; es kommt zu einer meist fokal begrenzten entzündlichen Reaktion der Plazentazotten **(Villitis)**. Sehr selten ist eine deszendierende (von den Eileitern absteigende) Infektion, ebenso selten eine iatrogene Infektion im Rahmen einer diagnostischen bzw. therapeutischen Intervention (z. B. Fruchtwasserpunktion).

MERKE

Die Unterscheidung der Infektionswege ist wichtig, da das Erregerspektrum in typischer Weise variiert.

Chorioamnionitis

Ätiopathogenese | Normalerweise sind die Uterushöhle und das darin enthaltene Schwangerschaftsgewebe gegen eindringende Keime geschützt; die Abriegelung erfolgt durch die Zervix und die Eihäute. Eine aufsteigende Infektion wird v. a. durch einen **vorzeitigen Blasensprung** begünstigt. Die Erreger entstammen in der Regel der Vagina, die physiologischerweise von zahlreichen Keimen besiedelt ist.

MERKE

Besonders häufig sind bakterielle Infektionen durch B-Streptokokken, E. coli und Anaerobier (Bacteroides).

Seltener liegt eine Infektion durch Pilze oder Protozoen (z. B. Gardnerella vaginalis) zugrunde.

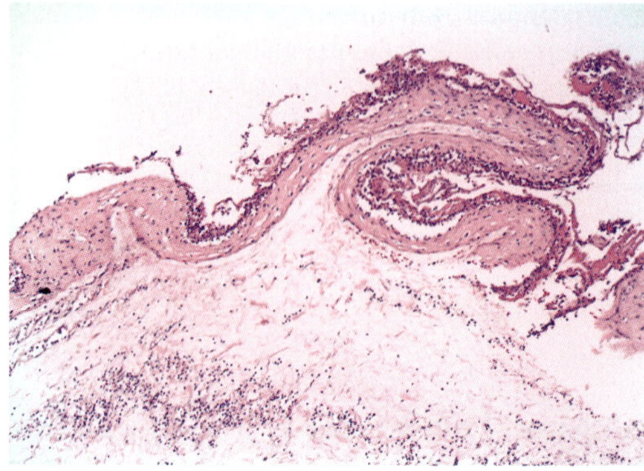

Abb. 20.1 Akute Chorioamnionitis. Auf den Eihäuten sind zahlreiche neutrophile Granulozyten und Fibrin zu erkennen.

Morphologie | Makroskopisch ist das Fruchtwasser trüb und flockig, die Eihäute sind verdickt und (je nach Ausprägung der Entzündung) mit Fibrin und Entzündungszellen belegt. Mikroskopisch sind massenhaft neutrophile Granulozyten und Fibrinniederschläge sichtbar, die membranartig den Eihäuten und der Nabelschnur aufliegen (**Abb. 20.1**). Bei stärkerer Entzündung ist auch das Nabelschnurstroma befallen (Funikulitis), wohingegen die Zotten meist frei von entzündlichen Veränderungen sind.

Klinische Aspekte und Komplikationen | Der Fetus kann durch Aspiration bzw. Verschlucken des infektiösen Fruchtwassers erkranken (**Amnioninfektsyndrom**, häufige Folgen: Pneumonie und/oder Gastritis/Enteritis des Fetus). Die Mutter ist durch Fieber, Endometritis und schlimmstenfalls Sepsis gefährdet.

Villitis

MERKE

Die Villitis ist im Vergleich zur Chorioamnionitis häufiger viral oder durch Protozoen bedingt.

Darüber hinaus kommen natürlich auch bakterielle oder pilzbedingte Infektionen vor. Mögliche Erreger im Einzelnen sind:

- **Viren:** v. a. Rubella-Virus, Zytomegalie-Virus, Herpes-Virus, Parvovirus B19, Hepatitis-Virus B, HIV;
- **Protozoen:** v. a. Toxoplasma gondii;
- **Bakterien:** v. a. Treponema pallidum, Mycobacterium tuberculosis, Mykoplasmen, Chlamydien, Listerien;
- **Pilze:** v. a. Candida.

Die Erreger gelangen über mütterliche Gefäße in die Plazentazotten und führen dort zu einer meist fokalen Entzündungsreaktion. Über die Zottenzirkulation kann die Infektion auf den Fetus übergreifen. Die klinischen Folgen sind im Abschnitt zu den Erkrankungen des Kindesalters beschrieben (s. S. 397).

20.1.7 Abort (Fehlgeburt)

Der Abort als vorzeitige Beendigung einer Schwangerschaft kann zahlreiche Ursachen haben. In vielen Fällen spielen Funktionsstörungen der Plazenta bzw. angrenzender Strukturen eine wichtige Rolle, aus diesem Grund ist der Abort an dieser Stelle des Buches aufgeführt.

Es werden verschiedene Abortformen unterschieden: **therapeutischer Abort** (Abruptio, Interruptio, Schwangerschaftsabbruch) und **natürlicher Abort**. Der natürliche Abort wird weiter aufgeteilt in

- **Abortus imminens:** drohender Abort, Fetus lebt, leichte Blutungen oder Wehen;
- **Abortus incipiens:** beginnender Abort mit geöffnetem Zervikalkanal und Abgang von Schwangerschaftsgewebe;
- **Abortus incompletus:** der Fetus wurde ausgestoßen, es sind jedoch noch Plazentareste im Uterus vorhanden;
- **Abortus completus:** kompletter Ausstoß des Schwangeschaftsgewebes;
- **Missed Abortion:** der Fetus ist abgestorben, befindet sich aber noch in utero.

Ein **habitueller Abort** liegt bei 3 aufeinander folgenden Aborten vor. Beim **septischen Abort** ist die Fehlgeburt von einer Entzündung des intrauterinen Schwangerschaftsgewebes begleitet.

Die **Ursachen** sind sehr vielfältig: Erkrankungen des Fetus oder der Plazenta, Fehlbildungen und Tumoren der mütterlichen Genitalorgane, metabolische und psychische Störungen der Mutter sowie bestimmte Pharmaka oder eine Bestrahlung.

20.1.8 Trophoblasterkrankungen und Tumoren

Blasenmole

MERKE

Der Blasenmole (hydatidiformen Mole) liegt eine übermäßige Proliferation von Trophoblastgewebe zugrunde, die zu einer bläschenförmigen Auftreibung der Chorionzotten führt; ursächlich ist eine regelwidrige Befruchtung.

Bei der **kompletten Blasenmole** ist die Plazenta in ihrer Gesamtheit betroffen, eine Embryonalanlage fehlt; bei der **partiellen Blasenmole** findet sich eine Mischung aus normalen und veränderten Zotten, eine Embryonalanlage kann vorhanden sein. Die Blasenmolen sind gutartig, können aber ein destruierendes Wachstum zeigen **(invasive Blasenmole)**. Die komplette und die invasive Blasenmole bergen eine erhöhte Gefahr der malignen Entartung (Progression zum Chorionkarzinom). Die Entartungsrate ist mit etwa 2 % dennoch gering. Bei allen Blasenmolen können sich Theca-Lutein-Zysten (s. S. 380) bilden.

Komplette Blasenmole

Bei der kompletten Blasenmole sind die Chorionzotten über 1 mm im Durchmesser angeschwollen; embryonales Gewebe fehlt.

Epidemiologie | Die komplette Blasenmole hat 2 Altersgipfel: Mädchen unter 15 Jahren und Frauen über 40 Jahre sind bevorzugt betroffen.

Ätiopathogenese | Pathogenetisch steht die **Befruchtung einer leeren Eizelle** ohne funktionelle DNA am Anfang. Der haploide Chromosomensatz des Spermiums dupliziert sich zu 46,XX oder 46,YY; da jedoch alle Chromosomen väterlichen Ursprungs sind, geht die Embryonalanlage frühzeitig zugrunde. Die extraembryonalen Strukturen proliferieren hingegen überschießend.

Morphologie | Makroskopisch sieht man eine vergrößerte Plazenta mit traubenartig geschwollenen Chorionzotten. Mikroskopisch sind die Zotten ödematös verquollen und von Hohlräumen durchsetzt; da kein fetaler Kreislauf ausgebildet wurde, sind die Zotten überdies gefäßfrei. Der Trophoblast ist stark hyperplastisch und zeigt starke Atypien.

Klinische Aspekte | Klinisch fallen neben der übermäßigen Vergrößerung des Uterus in Relation zum Schwangerschaftsalter vaginale Blutungen oder der Abgang kleiner Gewebestücke auf. Die β-HCG-Werte sind bereits initial erhöht, sie steigen im weiteren Verlauf „der Schwangerschaft" nochmals auffallend stark an. Therapeutisch wird eine komplette Entfernung der Blasenmole durch eine Abrasio angestrebt.

Praxistipp

Da in etwa 2 % der Fälle nach erfolgter Abrasio ein Chorionkarzinom (s. S. 392) entsteht, muss der β-HCG-Spiegel überwacht werden. Sollten nach der Abrasio weiterhin erhöhte oder sogar steigende β-HCG-Werte vorliegen, muss zum Ausschluss von Schwangerschaftsresten eine Nachkürettage erfolgen. Sollten die β-HCG-Werte weiterhin nicht absinken, muss ein Chorionkarzinom erwogen werden.

Die Prognose der Erkrankung ist sehr gut, fast alle Patientinnen überleben.

Partielle Blasenmole

Morphologie und klinisches Erscheinungsbild der partiellen Blasenmole sind ähnlich wie bei der kompletten Blasenmole. Die partielle Blasenmole beinhaltet jedoch im unterschiedlichen Ausmaß embryonales/fetales Gewebe. Die erhöhte Gefahr der malignen Entartung besteht bei der partiellen Blasenmole nicht im gleichen Ausmaß.

Ätiopathogenese | Pathogenetisch liegt die **Befruchtung einer normalen Eizelle mit 2 Spermien** vor. Es resultiert ein triploider Chromosomensatz: 69,XXY, 69,XXX oder 69,XYY. Der Embryo stirbt in der Regel etwa in der 10. Schwangerschaftswoche, in der 14.–15. Schwangerschaftswoche kommt es dann zum spontanen Abort, ggf. aber auch erst später („missed abortion").

Morphologie | Makroskopisch ist der Befund ähnlich wie bei der kompletten Blasenmole (vgl. oben), die morphologischen Veränderungen sind jedoch nicht gleichermaßen stark ausgeprägt (geringerer Anteil blasiger Zotten). Mikroskopisch findet man zwei unterschiedliche Zottenpopulationen: normale Zotten und große, verquollene, gefäßfreie Zotten, die einen zentralen Hohlraum aufweisen und von einem stark proliferierenden Trophoblasten überzogen sind. Zelluläre Atypien liegen nicht vor.

Klinische Aspekte | Die klinischen Symptome ähneln denjenigen bei der kompletten Blasenmole, der sonografische Befund ist jedoch weniger auffällig. Mehrfache Korrekturen der β-HCG-Spiegel sind zum Ausschluss weiterer trophoblastärer Tumoren erforderlich.

Invasive Blasenmole

Von einer invasiven Blasenmole spricht man, wenn der hyperplastische Trophoblast ein infiltratives Wachstum zeigt und zumindest das Myometrium durchdringt. Es handelt sich also um die invasive Variante einer Blasenmole. Dabei können die Zotten schließlich die gesamte Uteruswand durchsetzen und sogar die Serosa durchbrechen.

MERKE

Eine Metastasierung findet nicht statt! Beim Auftreten von Metastasen ist von einem Chorionkarzinom (s. u.) auszugehen!

Mikroskopisch sind die Chorionzotten weniger geschwollen als bei der kompletten Mole, der Trophoblast ist jedoch deutlich hyperplastisch. Als Komplikation ist die Uterusperforation zu nennen. Therapeutisch kann eine Hysterektomie erforderlich werden.

Chorionkarzinom

MERKE

Das schwangerschaftsassoziierte Chorionkarzinom leitet sich von entarteten Trophoblastenzellen einer bestehenden oder auch bereits länger zurückliegenden Schwangerschaft ab. Es ist vom Chorionkarzinom der Keimdrüsen (Ovar und Hoden) abzugrenzen, das sich aus entarteten Keimzellen entwickelt.

Epidemiologie | Ein Chorionkarzinom kommt bei einer von etwa 150 000 Schwangerschaften vor. Die Hälfte der Chorionkarzinome entsteht dabei auf dem Boden einer Blasenmole; eine Blasenmole birgt jedoch ein Risiko von nur 2 %, in ein Chorionkarzinom überzugehen.

MERKE

Chorionkarzinome können sich auch noch Jahre nach einer vorangegangenen Schwangerschaft entwickeln.

Morphologie | Die Größe des Chorionkarzinoms variiert stark – es kann mikroskopisch klein sein oder den Uterus komplett ausfüllen. Sonografisch kann man ein schneegestöberartiges Bild erkennen. **Makroskopisch** sieht man eine stark eingeblutete Schnittfläche. Da die Tumoren analog den Chorionkarzinomen der Keimzellen (s. S. 348) keine eigene Gefäßversorgung besitzen, sondern sich durch Andauung bereits vorhandener Blutgefäße ernähren, sind sie subtotal nekrotisch, vitales Tumorgewebe ist in der Regel nur im Randbereich (Wachstumszone) vorhanden. **Mikroskopisch** sieht man 2 Zellpopulationen: Zytotrophoblasten und Synzytiotrophoblasten. Beide Populationen weisen zelluläre Atypien auf und können mehrkernige Tumorriesenzellen ausbilden (**Abb. 20.2**).

MERKE

Im Gegensatz zur Blasenmole werden beim Chorionkarzinom keine Zotten ausgebildet (wichtiges differenzialdiagnostisches Kriterium!).

Klinische Aspekte | Klinisch sind Blutungsstörungen während oder nach einer Schwangerschaft bzw. nach einem Abort die ersten Symptome. Gleichzeitig finden sich stark erhöhte β-HCG- Werte.

Chorionkarzinome metastasieren primär hämatogen, v. a. in Lungen (90 %), Gehirn, Gastrointestinaltrakt, Leber und Vagina. Die Synzytiotrophoblasten pro-

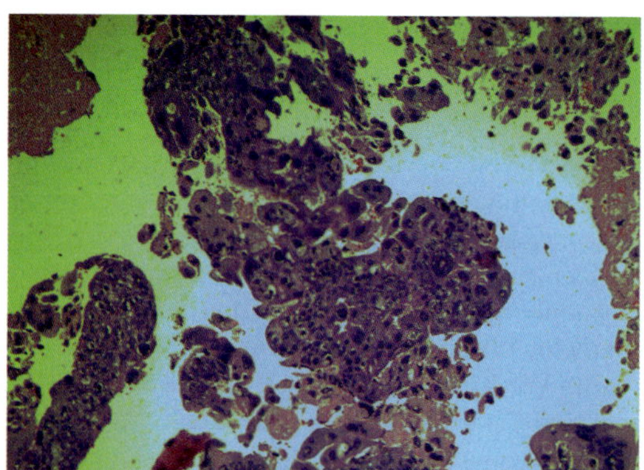

Abb. 20.2 Chorionkarzinom. Synzytiotrophoblastärer Tumor mit atypischen mehrkernigen Riesenzellen, atypischen Mitosen und charakteristischen ausgedehnten frischen Blutungen in der Umgebung.

duzieren β-HCG, das zur Diagnostik und Verlaufskontrolle eingesetzt werden kann. Generell ist die Prognose des schwangerschaftsbedingten Chorionkarzinoms besser als diejenige des Keimzellen-Chorionkarzinoms. Das liegt darin begründet, dass die im Zuge einer Schwangerschaft entstandenen Chorionkarzinome aufgrund ihrer Herkunft (50% der Gene entstammen einem Fremdorganismus – dem Vater) stärker antigen wirken und vom mütterlichen Organismus leichter als Fremdgewebe identifiziert und attackiert werden können. Therapeutisch kommt eine Chemotherapie in Betracht.

Placental Site Trophoblastic Tumor

Dieser sehr seltene Tumor leitet sich vom **intermediären Trophoblasten** ab und entsteht gleichfalls infolge einer Schwangerschaft, allerdings entstehen nur 5% der Tumoren auf dem Boden einer Blasenmole.

Morphologie | Makroskopisch ist der Tumor gelblich-braun und zeigt keine größeren Einblutungen. Mikroskopisch sieht man monomorphe trophoblastäre Zellen ohne Synzytiotrophoblasten-Zellen oder Chorionzotten.

Klinische Aspekte | Die Hälfte der Patienten klagt über eine Amenorrhö, Blutungen sind sehr viel seltener als beim Chorionkarzinom. Die Tumoren produzieren nur wenig β-HCG, dafür aber HPL. Da HPL jedoch nur eine geringe Halbwertszeit hat, eignen sich die β-HCG-Werte dennoch besser für die Verlaufskontrolle.

Die Prognose ist in den meisten Fällen gut; eine Hysterektomie und Chemotherapie sind je nach Ausbreitung des Tumors erforderlich.

20.2 Kindliche Erkrankungen in der Schwangerschaft

Key Point

Kindliche Fehlbildungen und Geburtsdefekte sind sehr häufig – weltweit ist die Inzidenz mit einer auf 50 Geburten anzunehmen. Klinisch können mit modernen bildgebenden Verfahren schon viele Fehlbildungen in utero erkannt werden. Je nach Zeitpunkt der kindlichen Schädigung im Schwangerschaftsverlauf unterscheidet man zwischen Blastopathien, Embryopathien und Fetopathien. Toxische Einwirkungen und Infektionen sind häufige Ursachen, auch wenn die genaue ätiologische Klärung in vielen Fällen nicht gelingt. Gametopathien gehen auf Fehler bei der mütterlichen oder väterlichen Keimzellentwicklung zurück.

Die **Ursachen kindlicher Fehlbildungen** sind vielfältig:

- in ⅔ der Fälle können sie nicht geklärt bzw. nur vermutet, aber nicht bewiesen werden,
- in 20% der Fälle handelt es sich um erbliche Erkrankungen,
- in 4% der Fälle um chromosomale Aberrationen,
- in 1–2% der Fälle um nachgewiesene chemisch-toxische Einflüsse, Infektionen, metabolische Störungen seitens der Mutter sowie intrauterine und geburtstechnische Traumata.

Obwohl Chromosomenanomalien damit nur für einen geringen Prozentsatz der Fehlbildungen verantwortlich sind, zeigen ⅔ der spontanen Aborte numerische oder strukturelle Chromosomenaberrationen. Dies beweist:

MERKE

Die meisten chromosomalen Veränderungen sind nicht mit dem Leben vereinbar.

20.2.1 Prinzipien der kindlichen Fehlbildungen

Während der Embryonalzeit bilden sich die Organanlagen aus und werden zu funktionellen Systemen integriert. Dieses Stadium der Entwicklung ist sehr empfindlich gegenüber teratogenen Einflüssen; zahlreiche Fehlbildungen beruhen auf einer gestörten Genaktivierung oder auf toxischen Einwirkungen während dieser Zeit. Die Fehlbildungen können sich auf der Ebene von Zellen und Geweben, auf der Ebene von Organen oder Organsystemen und/oder auf der Ebene ganzer anatomischer Regionen manifestieren.

In der Tab. 20.1 sind **prinzipielle Fehlbildungsmöglichkeiten** inklusive einiger klinisch häufig anzutreffender konkreter Beispiele genannt. Genaue Definitionen der Fehlbildungsprinzipien finden sich im Grundlagenkapitel sowie im Glossar. Genaue Beschreibungen einzelner Fehlbildungen befinden sich in den jeweiligen Organkapiteln.

Die in der Tab. 20.1 genannten Begriffe dienen der Beschreibung von **Einzelfehlbildungen**. Diese können isoliert in Erscheinung treten oder mit anderen Einzelfehlbildungen kombiniert sein. In diesem Fall liegt definitionsgemäß eine **Mehrfachfehlbildung** vor, die zugrundeliegenden Mechanismen sind unterschiedlich:

- **Felddefekt:** Beim Felddefekt bewirkt eine lokalisierte Störung in der frühen Embryonalentwicklung eine weit reichende Veränderung der Zellorganisation innerhalb einer Organanlage oder eines Organsystems; die Auswirkungen betreffen mehrere anatomische Regionen. Ein repräsentatives Beispiel ist die Holoprosenzephalie: Hier kommt es infolge einer Entwicklungsstörung des Prosenzephalons zu einer variabel ausgeprägten

Tab. 20.1

Prinzipien kindlicher Fehlbildungen

Fehlbildungsprinzip	Definition/klinische Beispiele
Agenesie	Fehlen eines Organs einschließlich der Organanlage, z. B. Nierenagenesie (s. S. 394)
Aplasie	Fehlen eines Organs bei vorhandener Organanlage, z. B. Nierenaplasie mit Gesichtsfehlbildungen bei der Oligohydramnion-Sequenz
Hypoplasie	Verkleinerung eines Organs infolge einer inkompletten Entwicklung, z. B. hypoplastisches Linksherzsyndrom (s. S. 106)
Dysrhaphie	Spaltbildungen aufgrund einer fehlenden Verschmelzung embryonaler Strukturen, z. B. bei der Spina bifida (s. S. 442)
Trennungsstörung	inkomplette Teilung embryonaler Gewebe, z. B. bei der Syndaktylie (fehlende Trennung einzelner oder mehrerer Finger)
Atresie	inkomplette Ausbildung eines Lumens, z. B. bei der Ösophagusatresie (s. S. 232)
Dysplasie	gestörte Organisation von Zellen in einem Gewebeverband, z. B. gestörte Knochenbildung bei thanatophorer Dysplasie (häufigste, tödlich verlaufende Skelettdysplasie mit Zwergenwuchs, kurzen, gekrümmten Extremitäten und engem Thorax); der Begriff „Dysplasie" dient darüber hinaus der Bezeichnung präkanzeröser Veränderungen
Deformation	mechanisch bedingte Veränderung(en) von Form und/oder Position eines Körperteils, z. B. durch eingeschränkte Bewegungsfreiheit des Kindes beim Oligohydramnion (s. S. 394) oder durch Amnionbänder (frei in die Fruchthöhle hineinragende Bindegewebsstränge, die mit anderen Strukturen verwachsen sein können und beim Fetus z. B. zu Abschnürungen führen können; die Ursache ist unklar)

Trennungsstörung der Großhirnhemisphären. Häufig finden sich begleitend kraniofaziale Dysmorphien (z. B. ein Verschmelzen der Augenanlage: Zyklopie).

- **Fehlbildungssequenz:** Bei der Fehlbildungssequenz kommt es aufgrund eines definierten Störfaktors zu einer kaskadenförmig nachfolgenden Beeinträchtigung mehrerer Organe/Organsysteme im Zuge der weiteren Embryonal-/Fetalentwicklung. Der Störfaktor ist immer gleich, die Ursachen können hingegen sehr unterschiedlich sein. So kann der Störfaktor „zu geringe Fruchtwassermenge" (Oligohydramnion) aufgrund der hiermit einergehenden Bewegungseinschränkung des Fetus zu Gesichtsdysmorphien und Extremitätenfehlstellungen führen, darüber hinaus auch zur Lungenhypoplasie. Das Oligohydramnion kann auf einen chronischen Fruchtwasserverlust oder auf eine zu geringe Fruchtwasserproduktion zurückgehen. Da sich ein großer Teil des Fruchtwassers aus dem vom Fetus produzierten Urin rekrutiert, können z. B. auch eine fetale Nierenagenesie oder eine fetale Harnabflussstörung zum Oligohydramnion führen. Die auf eine Nierenagenesie zurückzuführende Fehlbildungssequenz wurde früher „Potter-Sequenz" genannt, heute bevorzugt man aufgrund der ätiologischen Vielfalt den Begriff „Oligohydramnion-Sequenz".
- **Syndrom:** Der Begriff beschreibt eine charakteristische Kombination von Fehlbildungen des äußeren Erscheinungsbildes sowie der inneren Organe/Organsysteme. die auf eine definierte Ursache (in der Regel defektes Gen oder chromosomale Anomalie) zurückgeht (z. B. Down-Syndrom, vgl. S. 394).

20

20.2.2 Einteilung der kindlichen Erkrankungen

Nachfolgend wird die Einteilung der kindlichen Erkrankungen in Abhängigkeit vom Zeitpunkt ihres Entstehens vorgestellt. Schädigende Einflüsse können in sukzessiver Reihenfolge die Keimzellen, die Blastozyste, den Embryo oder den Fetus treffen. Entsprechend spricht man von Gametopathien, Blastopathien, Embryopathien und Fetopathien.

MERKE

Die Auswirkungen sind im Allgemeinen um so dramatischer, je früher die Schädigung erfolgt.

Gametopathien

Gametopathien gehen – wie der Name besagt – auf **Anomalien der Keimzellen** zurück. Die Keimzellen können defekte Gene tragen, die über mehrere Generationen hinweg vererbt werden und ggf. Krankheiten auslösen **(Erbkrankheiten)**. Im engeren Sinne handelt es sich bei den Gametopathien jedoch um Erkrankungen, die auf chromosomale Aberrationen der Keimzellen zurückgehen; diese entstehen meist im Rahmen einer **gestörten Keimzellentwicklung** im mütterlichen (häufiger) oder väterlichen Organismus (seltener). Die Keimzellen weisen entweder **strukturelle Chromosomenaberrationen** auf (z. B. fehlende Chromosomenstücke), oder die Zahl der Chromosomen ist verändert **(numerische Chromosomenaberrationen)**. Hierbei ist zu unterscheiden, ob ganzzahlige Verluste oder Zugewinne von Autosomen (z. B. Trisomie 21, Genotyp 47,XX oder 47,XY) oder von Gonosomen bestehen (z. B. Turner-Syndrom, Genotyp 45, X0). Die chromosomale Anomalie pflanzt sich im Zuge der Individualentwicklung auf alle Zellen des betroffenen Organismus fort. Nur wenige chromosoma-

Tab. 20.2

Die häufigsten angeborenen numerischen Chromosomenaberrationen

Aberration	Klinik
45,X0 (Monosomie X)	**Turner-Syndrom**, 1:3000 Geburten, bei Geburt ein alt wirkendes Gesicht und Ödeme, später Kleinwuchs, fehlende Entwicklung der sekundären Geschlechtsmerkmale und Fehlbildungen des Urogenitaltraktes mit Gonadendysgenesie (Streak-Gonaden) und Sterilität, Herzfehler, Pterygium colli, tiefer Haaransatz, melanozytäre Nävi; unter endokrinologischer Therapie gute Prognose
47,XXX (Trisomie X)	**Triple-X-Syndrom**, 1:2000 Geburten, unauffälliger weiblicher Phänotyp, intellektuelle Einschränkung, Epilepsieneigung
47,XXY 48,XXXY 48,XXYY 49,XXXYY	**Klinefelter-Syndrom**, 1:1000 Geburten, männlicher Phänotyp mit eunuchoidem Hochwuchs, Hodenhypoplasie, Pubertas tarda, Gynäkomastie, intellektuelle Einschränkung
47,XYY	**XYY-Syndrom**, 1:1000 Geburten, männlicher Phänotyp mit Hochwuchs, Hodenhypoplasie, psychiatrische Auffälligkeiten
47,XY oder XX, + 13 (Trisomie 13)	**Pätau-Syndrom**, 1:7000 Geburten, Lippen-Kiefer-Gaumen-Spalte, Mikrophthalmie, Polydaktylie, Herzfehler, Nierenzysten, Hydroureter, schwere geistige Retardierung, mittlere Lebenserwartung 3 Monate
47,XY oder XX, + 18 (Trisomie 18)	**Edwards-Syndrom**, 1:5000 Geburten, kraniofaziale Dysplasie, Herzfehler, Hufeisenniere, solitäre Nabelschnurarterie, schwere geistige Retardierung, mittlere Lebenserwartung 3 Monate
47,XY oder XX, + 21 (Trisomie 21)	**Down-Syndrom**, 1:2500 für 25-Jährige, bis 1:300 für 40-Jährige, typischer Gesichtsausdruck mit breitem Gesicht, Epikanthus, Makroglossie, Vierfingerfurche, bei 50 % der Patienten Herzfehler, erniedrigte T-Lymphozyten, geistige Retardierung und Assoziation mit Alzheimer-Demenz, eingeschränkte Lebenserwartung wegen erhöhtem Leukämierisiko und Herzfehlern
46,XY oder XX,5p-	**Cri-du-Chat-Syndrom**, katzenartiges Schreien, niedriges Geburtsgewicht, Mikrozephalie, Epikanthus, Herzfehler, kurze Hände und Füße, geistige Retardierung
46,XY oder XX,11p-	Aniridie, Wilms-Tumor, Gonadoblastom, geistige Retardierung
46,XY oder XX,13q-	Retinoblastom, niedriges Geburtsgewicht, Mikrozephalie, Herzfehler

le Anomalien sind mit einem (u. U. auch nur kurzzeitigen) Überleben überhaupt vereinbar (die wichtigsten sind in Tab. 20.2 aufgelistet). Klinisch am bedeutsamsten ist die Trisomie 21. Ihre Entstehung kann über 3 verschiedene Mechanismen erklärt werden:

- **Non-Disjunction** während der ersten meiotischen Teilung. Dieser Mechanismus ist für über 90 % aller Trisomie-21-Fälle verantwortlich (das zusätzliche Chromosom stammt in 95 % der Fälle von der Mutter);
- **Translokation eines zusätzlichen langen Arms von Chromosom 21** an ein anderes akrozentrisches Chromosom: Die Translokation kann auf der Ebene der Keimzellentwicklung stattfinden und wird dann von einem Elternteil vererbt. Sie kann aber auch erst im Laufe der ersten Teilungsschritte der Zygote auftreten; in diesem Fall resultiert ein Mosaik (s. u.). Insgesamt werden 5 % der Trisomie-21-Fälle durch eine Translokation bedingt.
- **Mosaik für Trisomie 21**. Hier erfolgt die Non-Disjunction in einer somatischen Zelle der frühen Embryogenese (2 % aller Trisomie-21-Fälle). Der Organismus weist in diesem Fall eine Mischung gesunder und aberranter Zellen auf, die Krankheitsschwere kann je nach Mischungsverhältnis variieren.

Blastopathien

Die Schädigung erfolgt in den ersten 15 Tagen nach Befruchtung der Eizelle. Die Auswirkungen sind meist so schwerwiegend, dass es zu einem spontanen Abort kommt.

Monozygote Zwillingsschwangerschaften entstehen bis zum 12. Tag nach der Befruchtung durch Trennung der Blastozyste in zwei Embryonalanlagen. Sofern diese Trennung nicht vollständig gelingt (**Trennungsstörung**, z. B. bei einer verzögerten Trennung der Embryonalanlagen nach dem 12. Tag), können **siamesische Zwillinge** entstehen. Ferner kann ein Zwilling absterben, während sich der andere normal entwickelt (**asymmetrische** Entwicklung). Der verbleibende Rest wird als Parasit bezeichnet.

Das **Steißbeinteratom** kann als Sonderform der asymmetrischen Trennungsstörung angesehen werden. Hier entwickelt sich eine Embryonalanlage regelrecht, die andere bleibt in ihrer Entwicklung stark zurück und ist nach der Geburt nur noch als parasitäres Anhängsel der Steißbeinregion erkennbar.

Embryopathien

Embryopathien entstehen in den ersten 12 Wochen nach Befruchtung der Eizelle. Die in dieser Zeit heranreifenden Organanlagen und Organsysteme besitzen jeweils besonders vulnerable Phasen für schädigende Einflüsse. Aus diesem Grund entscheidet der *Zeitpunkt* eines teratogenen Reizes maßgeblich darüber, welches Organ/Organsystem beschädigt wird. Als repräsentatives Beispiel hierfür ist nachfolgend die Thalidomid-Embryopathie näher beschrieben: Die **Thalidomid-Embryopathie** tritt bei Kindern von Müttern auf, die zwischen dem 28. und 50. Schwangerschaftstag Thalidomid eingenommen haben. Die Veränderungen betreffen die Ohren (Mikro- und Anotie), das Herz und die Extremitäten. Letztere sind verkürzt oder fehlen ganz (Phokomelie und Amelie). Das ZNS und die intellektuellen Fähigkeiten sind nicht betroffen. Das Medikament wurde 1961 in Deutschland vom Markt genommen, nach dem mehrere Tausend fehlgebildete Kinder geboren waren.

Fetopathien und perinatale Erkrankungen

Da mit dem Beginn der Fetalzeit die strukturelle Organentwicklung weitgehend abgeschlossen ist, führen schädigende Einflüsse in dieser Zeit nicht mehr zu gröberen Fehlbildungen, sondern äußern sich in erster Linie als **Wachstumsstörungen**. Weiterhin ist der Fetus durch **Infektionen** (diaplazentar übertragene oder aszendierende, vgl. S. 390) gefährdet. Da das Gehirn von allen Organen am längsten für seine vollständige Ausreifung benötigt, sind darüber hinaus **zerebrale Schädigungen** typisch.

20.2.3 Klinisch besonders relevante Embryo- und Fetopathien

Nachdem bis zu dieser Stelle generelle Mechanismen und Einteilungsprinzipien der Embryo- und Fetopathien vorgestellt wurden, schließt sich nachfolgend eine Beschreibung einzelner besonders relevanter Krankheitsbilder an.

Stoffwechselbedingte und toxische Embryo-/Fetopathien

Fetopathia diabetica: Bei einem mütterlichen **Diabetes mellitus Typ 1** besteht ein erhöhtes Risiko für kindliche Fehlbildungen, die u. a. Herzfehler beinhalten. Während der Fetalzeit kann die Fruchtwassermenge vermehrt sein (Polyhydramnion), dieser Befund hat für sich genommen keinen Krankheitswert. Die Fetopathia diabetica beschreibt die variable Kombination aus kindlicher Pankreashypertrophie, Surfactant-Mangel, Hyperinsulinismus, Makrosomie und Nierenvenenthrombose. Beim Neugeborenen können eine Hypoglykämie, eine Hyperbilirubinämie, ein Atemnotsyndrom und eine Polyzythämie auftreten. Zur Vermeidung kindlicher Schädigungen ist die Blutzuckereinstellung der Mutter von größter Wichtigkeit.

20

Fetales Hydantoin-Syndrom: Circa 10 % der Neugeborenen von Epileptikerinnen, die in der Schwangerschaft unter Hydantoin- oder Barbiturat-Therapie standen, zeigen charakteristische Veränderungen mit weitem Augenabstand, eingesunkener Nasenwurzel, wulstigen Lippen, Nagel- und Fingerveränderungen sowie verschiedenen Herzfehlern. Da diese Veränderungen allerdings bei behandelten Epileptikerinnen nur 3-mal häufiger sind als bei unbehandelten, ist der ursächliche Effekt der Medikamente nicht eindeutig bewiesen. Da sich eine Epilepsie während der Schwangerschaft häufig verschlimmert, ist von einer Therapieunterbrechung dennoch abzuraten; die Patientinnen sollten über die Gefahr eines Hydantoin-Syndroms aufgeklärt werden. Andere Antiepileptika können gleichfalls teratogene Effekte haben.

Alkoholembryopathie und fetales Alkohol-Syndrom: Ursächlich ist eine gesteigerte mütterliche Alkoholzufuhr während der Schwangerschaft, insbesondere im ersten Trimenon. Das voll ausgebildete Syndrom kommt nur bei Alkoholikerinnen vor: Die betroffenen Kinder zeigen eine Wachstumsretardierung, Herzfehler (u. a. einen Ventrikelseptumdefekt), eine faziale Dysmorphie mit Mikrozephalie, Epikanthus, Maxillahypoplasie und Mikrognathie, eine dünne Oberlippe sowie ein schwach ausgebildetes Philtrum. Ferner sind Intelligenzminderungen sowie emotionale Störungen typisch. Daneben gibt es mildere Formen der Alkoholembryopathie, die in der Summe wesentlich häufiger sein dürften als das voll ausgebildete Syndrom; die Symptomatik ist unspezifischer und umfasst insbesondere Intelligenzminderungen und emotionale Beeinträchtigungen. Da gerade in diesem Bereich Übergänge zum „Noch-Normalen" fließend sind, ist die Grenze für einen schädlichen Alkoholgenuss schwer zu bestimmen und generell umstritten.

Embryo-/Fetopathien infolge von Unverträglichkeitsreaktionen

Rhesusinkompatibilität: Erythroblastosis fetalis. Die Erkrankung wird auch konnatale hämolytische Anämie, Morbus haemolyticus neonatorum oder Hydrops fetalis genannt. Es handelt sich um eine hämolytische Erkrankung des Fetus oder des Neugeborenen, die auf transplazentar übertragenen mütterlichen Antikörpern gegen fetale Erythrozyten beruht.

Ätiopathogenese | Sofern eine Rhesus-negative Frau ein Rhesus-positives Kind austrägt und mit dem Blut des Kindes in Kontakt kommt, bildet sie Antikörper gegen die Antigene der Rhesus-Gruppe aus (das D-Antigen spielt hierbei die wichtigste Rolle, daneben noch das E- und das C-Antigen). Die Antikörperproduktion wird ab etwa 1 ml eingeschwemmten kindlichen Blutes in Gang gesetzt, dies geschieht in der Regel erst während der Geburt, das erste Kind ist somit durch die Antikörperbildung nicht gefährdet. Sollte die Frau allerdings ein zweites Mal mit einem Rhesus-positiven Kind schwanger werden, genügen weit geringere Mengen kindlichen Blutes, um eine starke Antikörperproduktion bei der Mutter auszulösen (Booster-Effekt). In diesem Fall werden IgG-Antikörper gebildet, die plazentagängig sind und bereits im Zuge der Schwangerschaft auf den Fetus übergehen können. Die Auswirkungen auf das Kind variieren stark und reichen von geringer Hämolyse bis zu schwerer Anämie mit intrauterinem Kindstod.

Morphologie | Mikroskopisch sind in vielen Organen **Erythroblasten** als Reaktion auf die Hämolyse nachzuweisen. Von einem Hydrops fetalis spricht man bei einem lebend geborenen Kind mit einem **generalisierten Ödem**. Das Ödem ist Ausdruck eines ausgeprägten Sauerstoffmangels in allen Geweben infolge der Anämie. Als besondere Komplikation der Rhesusinkompatibilität ist der **Kernikterus** zu nennen. Dieser Begriff bezeichnet die Einlagerung von Bilirubin in das Gehirn, v. a. in die Basalganglien, in den Nucleus pontinus und in den Nucleus dentatus des Kleinhirns. Ursächlich ist die starke hämolysebedingte Erhöhung von *unkonjugiertem* Bilirubin im Blut, das ab Werten von mehr als 15 mg/dl die Blut-Hirn-Schranke überwinden und so zum Kernikterus führen kann.

AB0-Inkompatibilität: Eine AB0-Inkompatibilität zwischen Mutter und Kind kann schon während der ersten Schwangerschaft symptomatisch werden. Die Auswirkungen auf das Kind sind jedoch wesentlich geringer, da die kindlichen Erythrozyten nur eine geringe Antikörperbindungsfähigkeit für die Isoagglutinine haben.

Infektiöse Embryo- und Fetopathien

Infektionen während der Schwangerschaft gehören zu den wichtigsten Ursachen neonataler Erkrankungen und Fehlbildungen. Titeruntersuchungen sind jedoch in vielen Fällen nicht aussagekräftig, sodass eine infektiöse Ursache häufig nur vermutet werden kann. Die Erreger erreichen das Kind zumeist über die Plazenta, seltener über den oder im Geburtskanal. Die wichtigsten Erreger einschließlich der möglichen Folgen für das Kind sind nachfolgend näher beschrieben.

Eine **Rötelninfektion** in der **Embryonalzeit** kann zur **Gregg-Trias** führen: Herzfehler, Katarakt, Innenohrschwerhörigkeit. Eine Infektion in der **Fetalzeit** kann eine geistige und körperliche Retardierung sowie Mikrozephalie nach sich ziehen. Eine Schädigung des Kindes tritt nur bei einer Erstinfektion der Mutter auf. Da Rötelnantikörper bei ca. 90 % aller Erwachsenen vorhanden sind, sind nur etwa 10 % der Schwangeren gefährdet.

Die **Zytomegalie-Infektion** gehört zu den häufigsten pränatalen Infektionen und birgt in der Embryonalzeit das Risiko eines Aborts. In der Fetalzeit sind insbesondere zerebrale Schädigungen mit Mikrozephalie, Hydrozephalus und intrazerebralen Verkalkungen zu befürchten. Darüber hinaus können folgende Symptome auftreten: Hepatosplenomegalie, Anämie, Ikterus, Pneumonie, Sepsis, Thrombozythämie und Entwicklungsstörungen.

Eine intrauterine **Toxoplasmen-Infektion** tritt nur selten auf, obwohl nur 25 % aller Frauen im gebärfähigen Alter Antikörper gegen Toxoplasma gondii besitzen. Wiederum ist nur die erstmalige Infektion der Mutter für das Kind gefährlich, die Übertragung erfolgt durch rohes Fleisch und Katzenkot. Folgen einer intrauterinen Infektion sind eine Meningoenzephalitis mit intrazerebralen Verkalkungen, ein Hydrozephalus, Augenschäden und eine Pneumonie.

Herpes genitalis (fast nur Typ II) führt nur ganz selten zu einer intrauterinen Infektion und erhöht dann das Abort- und Frühgeburtsrisiko. Klinisch häufiger ist die Infektion des Kindes im Geburtskanal, mögliche Folge ist eine Sepsis mit hoher Letalität. Eine Sectio caesarea kann dieses Risiko vermindern.

Varizellen führen bei einer Infektion in der Fetalzeit häufig zu einer Extremitätenhypoplasie mit zerebralen Defekten und Katarakt (kongenitales Varizellen-Syndrom), aufgrund der hohen Durchseuchungsrate der Bevölkerung (90 %) ist die Gefahr einer varizellenbedingten kindlichen Schädigung jedoch eher gering; generell ist nur die Erstinfektion der Mutter problematisch. Bei einem Kontakt mit Varizellen in der Peripartalzeit besitzt das Neugeborene ein erhöhtes Risiko für eine Meningitis, eine Pneumonie und eine Sepsis.

Eine intrauterine Infektion mit **Treponema pallidum** erfolgt nur bei einer frischen Infektion der Mutter während der Schwangerschaft (eine reaktivierte oder chronische Lues ab Stadium III birgt demgegenüber keine Gefahr für das Kind, vgl. S. 359); unter den möglichen Folgen sind insb. zu erwähnen: eine erhöhte Frühgeburts- und Totgeburtsrate, der Pemphigus syphiliticus, die Rhinitis syphilitica, eine Meningoenzephalitis und die **Hutchinson-Trias**: Keratitis, Innenohrschwerhörigkeit, tonnenförmige Schneidezähne. Die Hutchinson-Trias kann auch noch „verspätet" nach Ablauf der ersten Lebensjahre manifest werden.

Eine intrauterine **Listeriose** hat eine granulomatöse Entzündung mit Sepsis und Meningitis zur Folge (Granulomatosis infantiseptica). Nur die Erstinfektion der Mutter führt zu Schäden, die Übertragung erfolgt durch rohes Fleisch und nichtpasteurisierte Milch und Milchprodukte. Auch bei zeitgerechter Antibiose besteht eine hohe kindliche Letalität.

Hepatitis-B-Viren können intrauterin auf das Kind übertragen werden und bergen das Risiko einer kindlichen Hepatitis mit allen Folgen. Das Risiko einer intrauterinen Infektion hängt jedoch vom Antikörperstatus der Mutter ab und beträgt bei HBsAg-

Positivität nur 12 %, bei HBeAg-Positivität hingegen 90 %. Eine intrauterine Infektion mit Hepatitis A oder E ist möglich, aber ungefährlich.
Circa 30 % der Kinder von **HIV-infizierten** Müttern stecken sich während der Geburt mit dem Virus an. Aus diesem Grund kann eine Interruptio erwogen werden. Das Ansteckungsrisiko kann allerdings durch die prophylaktische Gabe von Azathioprin, eine Sectio caesarea sowie einen Verzicht auf das Stillen stark gesenkt werden.
Eine Übertragung von **Gonokokken** oder **Chlamydien** im Geburtskanal kann zur Konjunktivitis des Neugeborenen führen. Aus diesem Grund wurde früher routinemäßig die Credé-Prophylaxe durchgeführt, zwischenzeitlich erfolgt eine solche Prophylaxe nur noch in Verdachtsfällen, bevorzugt mit 2,5 %iger Polyvidon-Jod-Lösung, statt der vormals üblichen antibiotikahaltigen Augentropfen oder Silbernitratlösung.

20.3 Mütterliche Erkrankungen in der Schwangerschaft

Key Point

Durch die hormonellen Veränderungen während der Schwangerschaft werden der Stoffwechsel sowie unterschiedliche Organe/Organsysteme der Mutter besonders belastet (v. a. Leber, Niere und Gefäßsystem). Hieraus können sich charakteristische mütterliche Erkrankungen entwickeln. Diese Erkrankungen sind nach Beendigung der Schwangerschaft rückläufig, stellen jedoch für Mutter und Kind eine Gefahr dar.

20.3.1 Gestationsdiabetes

Eine diabetische Stoffwechsellage tritt bei 1–2 % aller Mütter während der Schwangerschaft auf. Nur bei wenigen Frauen entwickelt sich daraus ein manifester Diabetes mellitus. Ursächlich sind die hormonellen Umstellungen, die genauen Umstände sind jedoch nicht eindeutig geklärt. Vor der Einführung von Insulin starben viele Diabetikerinnen während der Schwangerschaft, die Rate intrauteriner Kindstode war hoch. Obwohl die moderne Therapie die Prognose sowohl für die Mutter als auch für das Kind dramatisch verbessert hat, bleibt der Fetus einem erhöhten Risiko einer Erkrankung ausgesetzt (s. S. 396).

20.3.2 Präeklampsie/Eklampsie/schwangerschaftsinduzierte Hypertension

Unter dem Begriff **Gestosen** fasst man schwangerschaftsbedingte Erkrankungen zusammen, deren Ursachen nicht genau geklärt sind. Man unterscheidet **Frühgestosen** im ersten Schwangerschaftsdrittel (wichtigstes Symptom: Hyperemesis gravidarum) und **Spätgestosen** im letzten Drittel, die sich in verschiedenen Abstufungen der Krankheitsschwere als Präeklampsie, Eklampsie oder HELLP-Syndrom manifestieren; selten können diese Erkrankungen auch noch im Wochenbett auftreten. Das zweite Drittel der Schwangerschaft ist meist nicht betroffen.

- Die mildeste Form der Gestose ist eine **leichte Hypertension** mit Werten bis zu 160/110 ohne begleitende Proteinurie.
- Im Stadium der **Präeklampsie** (früher: EPH-Gestose) sind Ödeme, eine Proteinurie und eine Hypertension mit diastolischen Werten > 85 mmHg anzutreffen.
- Im Stadium der **Eklampsie** sind über die genannten Symptome hinaus zusätzlich epileptische Anfälle, Schmerzen, Augenflimmern und eine Hyperreflexie typisch.
- Das **HELLP-Syndrom** (**h**emolysis, **e**levated **l**iver enzymes, **l**ow **p**latelets) ist eine lebensbedrohliche Erkrankung mit Symptomen der Präeklampsie sowie zusätzlich Hämolyse, Transaminasenanstieg und Thrombozytopenie.

Von einer **Pfropfgestose** spricht man, wenn sich eine Präeklampsie/Eklampsie einer bereits vorbestehenden arteriellen Hypertonie „überstülpt".

Pathogenese und morphologische Korrelate | Ursächlich ist eine uteroplazentare Durchblutungsstörung, die auf dem Boden eines gestörten Prostaglandinstoffwechsels und damit einer gesteigerten Gefäßreaktivität mit aktiviertem Gerinnungssystem entsteht. Diese plazentare Minderperfusion führt zur Hypoxämie und intravasaler Gerinnung mit Fibrinablagerungen, v. a. in der Leber, jedoch auch in anderen Organen. In der Leber resultieren Nekrosen, in den Nieren erkennt man ebenfalls hypoxische Schäden, insbesondere eine Vakuolisierung der Mesangium- und Endothelzellen, dies wird als Endotheliose bezeichnet. In der Plazenta finden sich vermehrt Infarkte, die Gefahr eines retroplazentaren Hämatoms (s. S. 389) ist dadurch erhöht. Die Durchblutungsstörungen können eine Plazentainsuffizienz bewirken und kindliche Wachstumsstörungen nach sich ziehen.

20.3.3 Gestationshepatose

Während der Schwangerschaft reagiert die Leber u. a. auf die erhöhten Östrogenspiegel. Dies kann zu einer **intrahepatischen Schwangerschaftscholestase** mit Ausbildung von Gallethromben in den Gallekanälchen führen. Klinisch beobachtet man einen Gallesäureanstieg im Blut, verbunden mit Juckreiz. Die **Schwangerschaftsfettleber** ist wesentlich seltener; histologisch sieht man eine feintropfige Verfettung der zentralen Leberläppchenanteile, die Ursache ist gleichfalls ungeklärt. In der Folge können schwerwiegende Gerinnungsstörungen mit bedrohlichen gastrointestinalen Blutungen auftreten.

21 Mamma

21.1 Relevante anatomische und funktionelle Aspekte

Die **weibliche Brust** besteht aus **Drüsengewebe**, einem **bindegewebigen Stroma** und einem individuell sehr variablen **Fettgewebeanteil**, der über die Größe des Organs entscheidet. Das Drüsengewebe ist in 10–20 Drüsenlappen **(Lobi)** organisiert. Ein Lobus besteht aus einem baumartigen System sich verzweigender Milchgänge **(Ductus lactiferi)** mit einem auf der Mamille endenden Hauptausführungsgang (Ductus lactifer colligens). Gespeist wird der Drüsenbaum aus **Drüsenknospen (Azini)**, die in der nichtlaktierenden Brust nur rudimentär entwickelt sind. Die Azini sind in Gruppen um jeweils einen terminalen Milchgang (Terminalduktus) angeordnet und bilden gemeinsam mit dem umgebenden Stroma (intralobuläres Bindegewebe) die kleinste Funktionseinheit der Brust, den **Lobulus**. Lobulus und zugehöriger Terminalduktus wiederum bilden die **terminale duktulolobuläre Einheit (TDLE)**, die für die Pathologie von besonderer Bedeutung ist.

Relevanz für die Pathologie | Die TDLE unterliegt den stärksten zyklischen Veränderungen durch hormonelle Einflüsse (weiblicher Zyklus, Schwangerschaft) – so gelangt das in der nichtlaktierenden Brust eher unreife Epithel der TDLE beispielsweise erst im Zuge von Schwangerschaft und Laktation zu seiner vollen Ausdifferenzierung und bildet sich nach Beendigung der Stillperiode wieder zurück. Als Ort steter morphologicher Umbau- und Proliferierungsprozesse ist die TDLE besonders anfällig für pathologische Reaktionsweisen. Die TDLE ist damit auch häufigster Ausgangspunkt der klinisch bedeutendsten Erkrankung der Brust, des **Mammakarzinoms** (S. 403) bzw. der entsprechenden Vorläuferläsionen, des **duktalen** und des **lobulären Carcinoma in situ** (S. 403). Darüber hinaus nimmt die noch häufigere **fibrozystische Umwandlung der Brust** (S. 401) von diesem Ort ihren Ausgang. Gutartige proliferierende Erkrankungen der TDLE sind z. B. die sklerosierende Adenose (S. 401) und das duktale Papillom, das allerdings auch von den großen Milchgängen ausgehen kann. Der häufigste benigne Tumor der Brust – das Fibroadenom (S. 402) – zeigt keine direkte Beziehung zur TDLE.

Klinisch im hohen Maße relevant ist auch die Kenntnis der **Lymphabflusswege** der weiblichen Brust, da das Mammakarzinom eine ausgeprägte Neigung zur lymphogenen Metastasierung besitzt und somit bei jeder Karzinomerkrankung gezielt nach Lymphknotenmetastasen gesucht werden muss. Der Lymphabfluss erfolgt über drei Lymphknotengruppen (axilläre, retrosternale und supraklavikuläre Lymphknoten), wobei die unteren axillären Lymphknoten den Hauptanteil der Lymphe (ca. 75 %) aufnehmen; die axillären Lymphknoten sind damit auch am häufigsten von einer Metastasierung betroffen.

Die **männliche Brust** unterscheidet sich hinsichtlich ihrer Struktur und ihrer Reaktionsweise nicht von der weiblichen, sie verbleibt allerdings in einem rudimentären Entwicklungsstadium und ist wesentlich seltener von pathologischen Veränderungen (z. B. einer Karzinomerkrankung) betroffen. Klinisch am bedeutendsten ist die einfache Hypertrophie der männlichen Brust, die Gynäkomastie (S. 399).

21.2 Fehlbildungen der Brust

Key Point

Man unterscheidet Fehlbildungen mit überschüssigem Brustgewebe (Polymastie, verschiedene Formen der hormonell bedingten Hypertrophie der Brust und Gynäkomastie), Fehlbildungen mit mangelhaft ausgebildetem Brustgewebe (sog. Defektbildungen: Amastie, Mikromastie) sowie Fehlbildungen der Brustwarzen (Polythelie, Formvarianten der Brustwarze). Die wichtigsten Fehlbildungen sind nachfolgend näher beschrieben.

Fehlbildungen mit überschüssigem Brustgewebe: Überschüssiges Brustdrüsengewebe (mit oder ohne Brustwarze) wird als **Polymastie** bzw. als aberrantes Brustdrüsengewebe **(Mamma aberrans)** bezeichnet. Es kommt im Verlauf der Milchleiste vor (entlang der vorderen Axillarlinie über die Leistenregion bis auf Höhe des Oberschenkels) und findet sich am häufigsten in der Axilla, kann jedoch auch im Bereich der Vulva vorkommen.

MERKE

Das überschüssige Brustgewebe imponiert als Tumor und kann Ausgangspunkt einer milchdrüsentypischen Erkrankung sein (z. B. eines Mammakarzinoms).

Defektbildungen des Brustgewebes: Das vollständige Fehlen des Drüsenkörpers wird als **Amastie** bezeichnet; bei einer Hypoplasie (Verkleinerung) des Drüsenkörpers spricht man von einer **Mikromastie**.

Fehlbildungen der Brustwarzen: Bei der **Polythelie** finden sich überschüssige Brustwarzen entlang der Milchleiste (s. o.). Es können komplette Warzenanlagen mit Mamille und Areola ausgebildet sein (am häufigsten) oder auch nur isoliert stehende Mamillen (seltener). Die häufigste Formvariante im Bereich der Brustwarzen ist die **Inversion** (nach innen gerichtete Mamille), die zu Schwierigkeiten beim Stillen führen kann.

Hypertrophie der Brust: Man unterscheidet verschiedene Formen der hormonell bedingten Brustvergrößerung:

- Die **neonatale Hypertrophie** der Brust wird kurz nach der Geburt beobachtet und ist auf das Einwirken mütterlicher Hormone, v. a. Östrogene, zurückzuführen. Sie bildet sich innerhalb der ersten Lebenswochen zurück.
- Die **juvenile Hypertrophie** tritt zum Zeitpunkt der Pubertät auf, kommt bei Männern und Frauen gleich häufig vor und kann ein- oder beidseitig ausgebildet sein. Ursächlich ist eine gestörte hormonelle Stimulation des Drüsenepithels im Rahmen der pubertätsbedingten hormonellen Umstellungen.
- Eine **sekundäre Hypertrophie** kann bei hormonaktiven Tumoren auftreten.

Morphologie | Die neonatale und die juvenile Hypertrophie führen zu einer individuell unterschiedlich starken, uni- oder bilateralen Vergrößerung des Drüsenkörpers, die als Schwellung imponiert. Mikroskopisch erkennt man vermehrtes fibröses Stroma und quantitativ vermehrte Gänge. Das Gangepithel ist hyperplastisch, die Gänge zeigen ausgedehnte Verzweigungen. Da die terminalen Drüsenläppchen noch nicht voll ausgebildet sind, bleiben sie von den morphologischen Veränderungen ausgespart. Die juvenile Hypertrophie bildet sich meistens spontan zurück, in Ausnahmefällen ist eine chirurgische Korrektur angebracht.

Gynäkomastie: Eine Vergrößerung der Brust bei männlichen Patienten wird als Gynäkomastie bezeichnet und kann ein- oder beidseitig vorkommen. Histologisch ist sie der juvenilen Hypertrophie ähnlich, ursächlich ist ein absolut erhöhter oder ein im Verhältnis zum Androgenspiegel relativ erhöhter Östrogenspiegel. Demzufolge kann eine Gynäkomastie durch die Einnahme von Östrogenen, durch hormonproduzierende Tumoren, durch paraneoplastische Hormonproduktion sowie durch eine Stoffwechselstörung (z. B. Leberzirrhose mit verzögertem Abbau von Östrogenen) entstehen. Häufig entwickelt sich die Gynäkomastie jedoch ohne erkennbaren Grund (idiopathisch), in diesen Fällen tritt sie meist einseitig auf. Ein erhöhtes Risiko der Entwicklung eines bösartigen Tumors besteht nicht.

21.3 Entzündungen der Brust (Mastitis)

Key Point

Man unterscheidet 2 Hauptformen der Mastitis: die puerperale und die nonpuerperale Mastitis. Die puerperale Mastitis wird im Wochenbett erworben, ist meist durch Staphylokokken ausgelöst und macht ca. 95 % der Mastitiden aus. Die nonpuerperale Mastitis entsteht in der Regel auf dem Boden einer Sekretretention und ist eine seltenere Form der Mastitis.

21.3.1 Puerperale Mastitis

Eine akute Entzündung der Brustdrüsen kann in jedem Lebensalter vorkommen. Am häufigsten ereignet sie sich im Stadium der Laktation und hier wiederum im **Wochenbett**. Die Infektion erfolgt in der Regel über den Säugling oder das Pflegepersonal, Eintrittspforten sind kleine oberflächliche Hautdefekte im Bereich der Mamille (Rhagaden), häufigster Erreger ist **Staphylococcus aureus**. Es resultiert eine phlegmonös-eitrige Entzündung. Eine Sekretretention in dilatierten oder verschlossenen Milchgängen kann durch sekundäre bakterielle Infektion gleichfalls Auslöser einer akuten Mastitis sein, auch nach dem Wochenbett (vgl. unten). Je nach Abwehrlage und Virulenz des Erregers kann die Infektion zu einem Abszess fortschreiten. Dieser muss dann chirurgisch beseitigt werden.

21.3.2 Nonpuerperale Mastitis

Entzündungen bei Duktektasie: Unter dem Begriff „**Duktektasie**" versteht man die zystische Erweiterung von Brustdrüsengängen, meist im Rahmen der Laktation. In den erweiterten Gängen kann es zu einer Sekretretention kommen; sofern es sich bei dem Sekret um Muttermilch handelt, spricht man von einer **Galaktozele**. Eine Duktektasie ist allerdings auch bei der nichtlaktierenden Mamma möglich – ursächlich ist auch hier ein Sekretstau, meist im Rahmen von Umbauvorgängen des Drüsenkörpers oder bei einem Verschluss der mamillären Milchgänge. Bei der Ruptur eines dilatierten Ganges wird eine periduktale Entzündungsreaktion eingeleitet, typisch sind u. a. Makrophagen und gelegentlich Fremdkörperriesenzellen. Entzündliche Reaktionen können allerdings auch ohne Gangruptur auftreten. Es können auch ältere Frauen betroffen sein, die Abgrenzung zu einer Karzinomerkrankung anhand des klinischen Bildes ist in diesen Fällen zumeist schwierig.

Granulomatöse Mastitis: Granulomatöse Entzündungsreaktionen der Brust sind selten. Sie kommen beispielsweise im Zusammenhang mit einer Fremdkörperreaktion, z. B. auf Silikon, vor. Auch die Beteiligung der Mamma im Rahmen einer Tuberkulose oder einer Pilzinfektion geht mit Granulombildungen einher.

Mastitis infolge einer Fettgewebenekrose: Ursächlich für die Fettgewebenekrose ist meist ein Trauma. Histologisch sieht man so genannte Lipophagengranulome, die aus nekrotischen Fettzellen und lipidbeladenen Makrophagen bestehen. Im Verlauf der Heilung kommt es zu einer Vernarbung, die auch dystrophe Verkalkungen enthalten kann. Eine Abgrenzung zum Mammakarzinom kann ebenfalls schwierig sein.

21.4 Tumoren der Brust

Key Point

In diesem Kapitelabschnitt werden die neoplastischen und tumorartigen Erkrankungen der Brust behandelt, wobei das Mammakarzinom aufgrund seiner hohen klinischen Relevanz im Mittelpunkt des Interesses steht. Da die Prognose der Erkrankung eng mit dem Tumorstadium bei Erstdiagnose korreliert, werden große Anstrengungen zur frühzeitigen Erkennung der Brustkrebserkrankung unternommen, z. B. durch die Einführung des bundesweiten Mammografie-Screenings.

21.4.1 Tumorartige Veränderungen der Brust

Fibrozystische Umwandlung: Diese Erkrankung wurde in der Vergangenheit als Mastopathie bezeichnet. Sie tritt am häufigsten im mittleren Lebensalter bis zur Menopause auf. Typisch sind Umbauprozesse des Brustdrüsengewebes mit Zystenbildung und Fibrosierung. Die Erkrankung manifestiert sich schwerpunktmäßig im Bereich der terminalen Drüsengänge und des umgebenden Stromas.

Ätiopathogenese | Ursächlich ist eine endokrine Dysfunktion (z. B. während der Menopause) oder ein Gestagenmangel. Weiterhin gilt als gesichert, dass die Krankheit familiär gehäuft und vermehrt bei Diabetikern auftritt.

Morphologie | Makroskopisch imponieren diffuse Verhärtungen und ggf. auch Knoten der Brust. Mikroskopisch ist folgende Befundkonstellation charakteristisch (**Abb. 21.1a**): **zystische Dilatation terminaler Drüsengänge**, **relative Vermehrung des fibrösen Stromas** sowie wechselnd starke **Hyperplasie des duktalen Epithels**. Einige Zysten können bis zu 5 cm im Durchmesser erreichen. Darüber hinaus findet sich evtl. eine **apokrine Metaplasie:** Man sieht vergrößerte eosinophile Zellen, die apokrinen Schweißdrüsenepithelien ähneln. Die apokrine Metaplasie (**Abb. 21.1b**) tritt meist im duktalen Epithel der TDLE

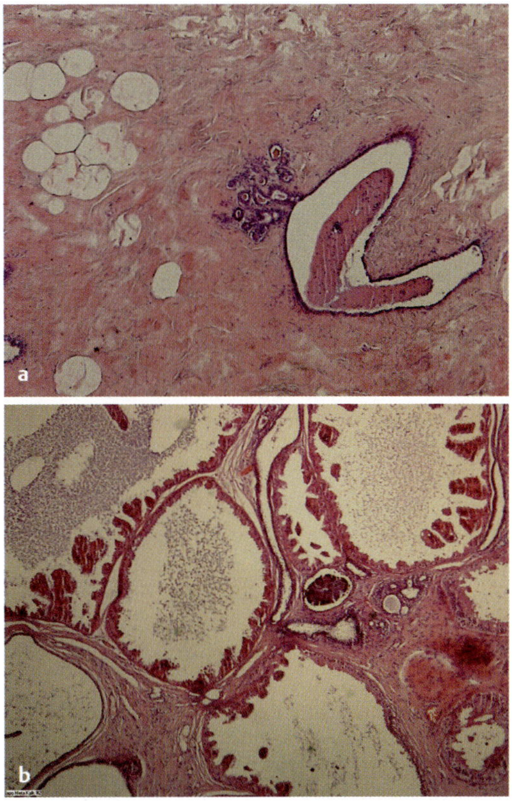

Abb. 21.1 **a** Fibrozystische Umwandlung mit einem ektatischen Milchgang und umgebender starker Fibrosierung. **b** Apokrine Metaplasie und Mikroverkalkungen.

auf, kann jedoch auch in allen anderen Milchgangsabschnitten vorkommen. Generell betrifft die fibrozystische Umwandlung beide Brüste in diffuser Form, wobei die Veränderungen unterschiedlich stark akzentuiert sein können und gelegentlich auch als palpabler Tumor in Erscheinung treten. Häufig treten darüber hinaus **Mikrokalkablagerungen** auf, die mammografisch den Verdacht auf ein Karzinom wecken können; in diesen Fällen wird eine histologische Untersuchung zum Ausschluss einer Krebserkrankung erforderlich.

MERKE

Mammografisch sichtbaren Mikrokalkablagerungen liegt am häufigsten eine fibrozystische Umwandlung oder ein Brustdrüsenkarzinom zugrunde.

Fibrozystische Umwandlung mit Hyperplasien: Einige Formen der fibrozystischen Umwandlung gehen mit einem erhöhten Risiko einer Brustkrebserkrankung einher. Verantwortlich hierfür sind Epithelhyperplasien/-proliferationen im Bereich der terminalen Drüsengänge, die je nach Art und Ausmaß ein unterschiedliches Entartungsrisiko besitzen:

- Bei einer Hyperplasie ohne Atypien ist das Karzinomrisiko auf das 1,5- bis 2-Fache erhöht.
- Liegt bereits eine atypische duktale Hyperplasie vor, so steigt das Risiko auf das 5-Fache an.
- Schlimmstenfalls resultiert ein duktales Carcinoma in situ (DCIS, vgl. S. 403).

Sklerosierende Adenose: Bei der sklerosierenden Adenose sind die kleinen Milchgänge und die myoepithelialen Zellen im Bereich der terminalen Gangsegmente (TDLE) vermehrt. Sie kommt überwiegend auf dem Boden einer fibrozystischen Umwandlung vor, kann jedoch auch isoliert auftreten und zu einem radiologisch sichtbaren Herdbefund führen. Da diese Läsionen sehr ausgedehnt sein können, ist die Abgrenzung zu einem Mammakarzinom unter Umständen schwierig.

21.4.2 Gutartige Tumoren der Brust

Fibroadenom: Das Fibroadenom ist der häufigste benigne Tumor der Brust und tritt bevorzugt zwischen dem 20. und 35. Lebensjahr auf. Über den Entstehungsmechanismus ist wenig bekannt. Auffallend ist jedoch die verstärkte Wachstumstendenz der Fibroadenome während einer Schwangerschaft.

Morphologie | Makroskopisch findet man runde, gut begrenzte Tumoren mit einer weißlich-derben Schnittfläche. Die meisten Fibroadenome sind bis zu 4 cm im Durchmesser groß, so genannte juvenile Fibroadenome können allerdings auch bedeutend größer werden. Mikroskopisch sieht man ein dichtes fibröses Stroma und komprimierte, länglich ausgezogene Milchgänge (**Abb. 21.2**). Das Stroma kann auch locker oder myxödematös sein. Fibroadenome kommen meist einzeln vor, gelegentlich auch multipel.

> **MERKE**
> Ein malignes Potenzial besteht nicht, eine Entartung des Drüsenepithels ist jedoch möglich.

Fibroadenome müssen prinzipiell nicht entfernt werden, da sie gutartig sind. Bei unklarem klinischem/radiologischem Befund sollte jedoch ein bioptische Untersuchung mittels Stanzbiopsie oder gleich eine Tumorentfernung erfolgen.

Tubuläres/laktierendes Adenom: Es handelt sich um einen sehr seltenen gutartigen Tumor, der **makroskopisch** wie ein Fibroadenom aussieht. **Mikroskopisch** sieht man kleine Drüsen, die während der Schwangerschaft auch sekretorisch umgewandelt sein können, in diesem Fall spricht man von laktierenden Adenomen. Über den Entstehungsmechanismus ist nichts bekannt.

Phylloider Tumor: Der phylloide Tumor ist selten und verhält sich meist gutartig. Allerdings besitzt er eine

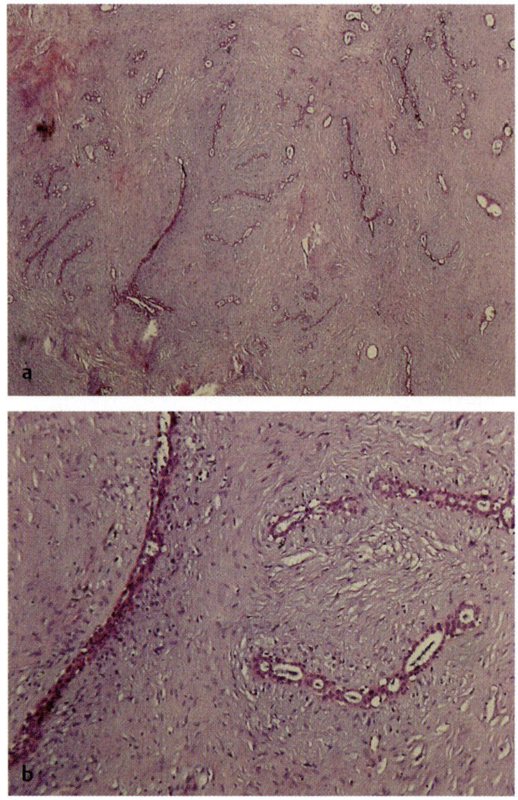

Abb. 21.2 Fibroadenom mit starker Fibrosierung und komprimierten Milchgängen. **a** Überblick. **b** Stärkere Vergrößerung.

ausgeprägte Rezidivneigung, in 15 % der Erkrankungsfälle wird eine Metastasierung beobachtet. **Makroskopisch** sind phylloide Tumoren den Fibroadenomen ähnlich. **Mikroskopisch** sieht man eingeschlossene Milchgänge, die von einem zellreichen Stroma umgeben und komprimiert werden und so teilweise kleeblattartige Strukturen bilden. Das Stroma kann eine erhöhte Zellteilungsrate aufweisen, was auf ein malignes Verhalten des Tumors hindeuten kann. Im Stroma können ferner mesenchymale Anteile wie Knorpel und Fett enthalten sein. Die Tumoren müssen operativ im Gesunden entfernt werden.

Intraduktales Papillom: Das intraduktale Papillom ist ein häufiger Tumor, der in den großen Milchgängen entsteht und aufgrund dieser Lokalisation häufig durch eine seröse oder blutige Sekretion der Mamma in Erscheinung tritt. Er manifestiert sich vorwiegend im mittleren und späten Erwachsenenalter. Intraduktale Papillome sind solitäre Tumoren, die einige Millimeter groß werden; alternativ können aber auch multiple kleine Papillome in peripheren Milchgangsabschnitten und in der TDLE vorkommen. Klinisch fallen die Papillome als tastbarer Knoten oder röntgenologische Verdichtung auf. Mikroskopisch sieht man epitheliale Zellen mit einer darunterliegenden myoepithelialen Schicht. Eine Abgrenzung zum intraduktalen papillären Karzinom (s. u.) kann schwierig sein. Papillome werden operativ entfernt.

21.4.3 Mammakarzinom

MERKE

Das Mammakarzinom ist der häufigste maligne Tumor der Frau. In der Rangliste aller tumorbedingten Todesursachen der Frau belegt das Mammakarzinom den 2. Platz.

Epidemiologie | Die Inzidenz ist die letzten Jahrzehnte ungefähr gleich geblieben: Circa 7 % aller Frauen werden bis zu ihrem 70. Lebensjahr ein Mammakarzinom entwickeln. Von diesen wird ca. ein Drittel am Tumorleiden sterben. Das Risiko, an einem Mammakarzinom zu erkranken, steigt mit dem Lebensalter. Mammakarzinome sind am häufigsten in der 6. und 7. Lebensdekade, vor dem 35. Lebensjahr kommen sie selten vor. Ein Mammakarzinom kann auch in Schwangerschaft und Stillzeit entstehen; die Tendenz ist steigend, da immer ältere Frauen schwanger werden.

Ätiopathogenese | Die Ursache des Mammakarzinoms ist weiterhin unbekannt, es scheinen verschiedene Faktoren eine Rolle zu spielen.

- Bei 10 % der Karzinome liegt eine **genetische Disposition** vor: Das Karzinomrisiko ist bei Verwandten ersten Grades (Mutter, Schwester, Tochter) einer an Krebs erkrankten Frau deutlich erhöht, es beträgt in diesem Fall 25 %. Es wurden zwei Gene identifiziert, die zusammen für 5 % der genetisch bedingten Mammakarzinome verantwortlich sind: **BRCA1** (Chromosom 17) und **BRCA2** (Chromosom 13) (BRCA = **Br**east **Ca**ncer). Beide Gene weisen eine Keimbahnmutation auf: Die Mutationen ist in den Keimzellen und allen Körperzellen vorhanden und wird an alle Nachkommen weitergegeben. BRCA1 und BRCA2 kodieren beide für DNA-Reparaturenzyme. Durch die Mutation kann es zu einem Funktionsverlust der entsprechenden Enzyme kommen, was das Risiko der malignen Entartung erhöht. Das erhöhte Entartungsrisiko betrifft jedoch nur einzelne Organe.
- Auch **hormonelle Faktoren** spielen pathogenetisch eine wichtige Rolle: Eine **frühe Menarche**, eine **späte Menopause** und **Nulliparität** bzw. ein **höheres Alter bei der ersten Geburt** (> 30 Jahre) erhöhen alle das Risiko, an einem Mammakarzinom zu erkranken. Orale Kontrazeptiva scheinen keinen Einfluss auf das Mammakarzinomrisiko zu besitzen. Insgesamt betrachtet ist die hormonelle Beeinflussung des Brustdrüsenepithels (Proliferation und Differenzierung) für das Mammakarzinomrisiko wichtig.
- Weiterhin steigern **Umweltfaktoren** („westlicher Lebensstil") und eine **vorangegangene Strahlenexposition vor dem 40. Lebensjahr** das Risiko eines Mammakarzinoms.

Allgemeine Lokalisation und Morphologie | Mammakarzinome treten in den verschiedenen Quadranten der Brust unterschiedlich häufig auf, die meisten Tumoren manifestieren sich im oberen äußeren Quadranten. Mehrere voneinander getrennte, jedoch simultan in einem Quadranten entstandene Karzinome werden als **multifokale Karzinome** bezeichnet. Karzinome in verschiedenen Quadranten heißen **multizentrische Karzinome**, diese kommen in etwa 15 % der Fälle vor.

Makroskopisch sind Mammakarzinome harte, gräulich weiße, meist unscharf begrenzte Tumoren. Eine Infiltration des umgebenden Fettgewebes führt dort häufig zu einer intensiven Gelbfärbung (Xanthochromie). Im Bereich des infiltrativen Karzinomwachstums kommt es ferner zu einer Vermehrung kollagener Fasern, die für die Verhärtung des Tumors verantwortlich ist.

Histologisch sind fast alle Mammakarzinome **Adenokarzinome**, die sich vom Epithel der terminalen duktulolobulären Einheit ableiten. In Abhängigkeit von ihrer Wachstumstiefe werden die Adenokarzinome in **invasive** und **nichtinvasive Karzinome** (In-situ-Karzinome) eingeteilt. Je nach histologischer Differenzierung und Wachstumsmuster unterscheidet man darüber hinaus zwischen **duktalen** (Tumorgewebe ähnelt dem Milchgangsepithel) und **lobulären Karzinomen** (Tumorgewebe ähnelt den Drüsenläppchen). So resultieren **invasiv-duktale** und **invasiv-lobuläre Karzinome** bzw. als nichtinvasive Formen des **duktale Carcinoma in situ (DCIS)** sowie das **lobuläre Carcinoma in situ (CLIS)**.

Daneben gibt es weitere morphologische Varianten des Mammakarzinoms, die klinisch jedoch keine bedeutende Rolle spielen. Der Vollständigkeit halber sind sie in der **Tab. 21.1** aufgeführt.

Tab. 21.1

Häufigkeit und Prognose der verschiedenen Mammakarzinomtypen

Typ	Häufigkeit	5-Jahres-Überlebensrate
invasiv-duktal	80 %	80 %
invasiv-lobulär	10 %	85 %
medullär	5 %	80 %
muzinös	2 %	95 %
papillär, apokrin, sekretorisch, tubulär	2 %	96 %
übrige Typen	1 %	

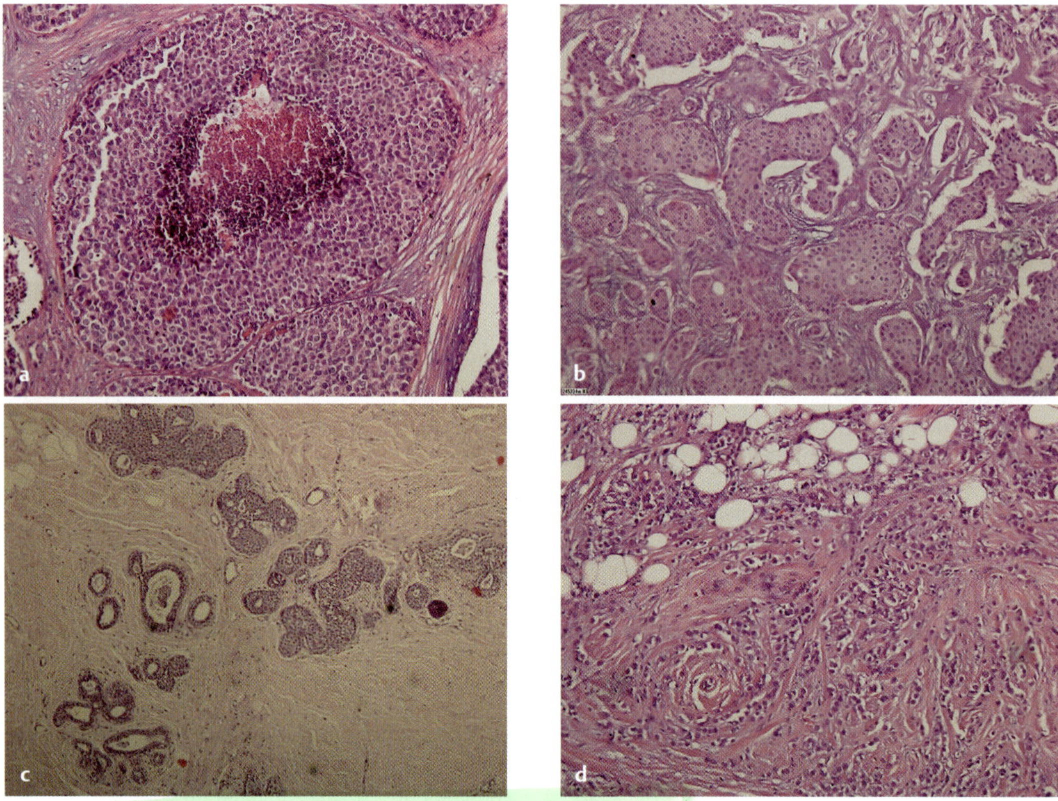

Abb. 21.3 **a Intraduktales Karzinom** mit zentralen Nekrosen (sog. Komedonekrosen), hoher Malignitätsgrad. **b Invasives duktales Karzinom** mit atypischen in die Umgebung vorwachsenden Karzinomdrüsen, mittlerer Differenzierungsgrad. **c Carcinoma lobulare in situ** mit aufgeweiteten Drüsenläppchen und Ausfüllung durch kleine monomorphe Zellen. **d Invasives lobuläres Karzinom** mit typischer „gänsemarschartiger" Infiltration des umgebenden Gewebes.

Invasiv wachsende Mammakarzinome: Der häufigste invasive Typ ist das **invasive duktale Karzinom** (Abb. 21.3a und b), das 80 % aller Mammakarzinome ausmacht (vgl. Tab. 21.1). An zweiter Stelle folgt das bereits wesentlich seltenere **invasive lobuläre Karzinom** (Abb. 21.3c), das 10 % aller Mammakarzinome stellt (vgl. auch Tab. 21.1).

Invasiv-duktale Karzinome erzeugen typischerweise einen tastbaren und radiologisch sichtbaren Tumor (s. o.).

Invasiv-lobuläre Karzinome sind aufgrund ihres Wachstumsmusters sowohl makroskopisch als auch radiologisch meist nur schwer zu erkennen und daher für den Operateur schwieriger zu entfernen: Wesentliches Merkmal der lobulären Karzinome ist ein **Kohäsivitätsverlust**, der dazu führt, dass die Tumorzellen einzeln oder in länglichen Verbänden („Gänsemarsch") diffus das umgebende Gewebe infiltrieren. Ursächlich hierfür ist der Verlust des Kohäsionsmoleküls E-Cadherin. Prognostische Unterschiede zwischen invasiv-duktalem und invasiv-lobulärem Karzinom bestehen dennoch nicht.

Neben den vorherrschenden invasiven Karzinomverbänden sieht man sowohl im invasiven duktalen als auch im invasiven lobulären Karzinom häufig eine nichtinvasive (In-situ-)Komponente. So zeigen invasiv-duktale Karzinome häufig eine begleitende DCIS-Komponente (s. u.), manchmal kann man auch noch den Übergang eines DCIS in ein invasiv-duktales Karzinom erkennen. Auch die invasiv-lobulären Karzinome haben häufig eine CLIS-Komponente (s. u.). Ist die Infiltrationstiefe des invasiven Karzinomanteils gering (< 1 mm), spricht man von einem **mikroinvasiven Karzinom**.

MERKE

Diese Befunde belegen, dass die nichtinvasiven Karzinome als Vorläuferläsionen der invasiven Karzinome angesehen werden müssen.

Nichtinvasiv wachsende Mammakarzinome: Sie werden histologisch in das **duktale Carcinoma in situ (DCIS)** und das **Carcinoma lobulare in situ** (Abb. 21.3d) eingeteilt. Beide Varianten gehen vom **Epithel der TDLE** aus und sind mögliche Vorläufer eines invasiven Karzinoms. Ob und wie schnell die In-situ-Karzinome invasiv werden, lässt sich für den Einzelfall nicht vorhersagen, beim DCIS gibt es allerdings einige morphologische Kriterien, die eine zeitnah drohende Invasion wahrscheinlicher bzw. unwahrscheinlicher machen (vgl. unten). Da nichtinvasive Karzinome auch nicht metastasieren können, haben sie eine sehr gute Prognose mit einer 5-Jahres-Überlebensrate von über 99 %.

- **DCIS** entstehen in der Regel **solitär** in der terminalen duktulolobulären Einheit und breiten sich von dort aus zunächst einmal in den Milchgängen des betroffenen Drüsenlappens aus **(segmentales Wachstum)**; sie können jedoch auch direkt in größeren Milchgängen entstehen (selten) und zu einem **Paget-Karzinom** (s. u.) führen. Ihre Größe kann zwischen einigen Millimetern und mehreren Zentimetern variieren. Ferner bilden sich in den betroffenen Milchgängen häufig **Mikrokalkablagerungen**, die bei der Mammografie auffallen. DCIS stellen **keine einheitliche Neoplasie** dar, sondern unterscheiden sich beträchtlich hinsichtlich ihrer Größe/Ausdehnung (s. o.) und ihres Differenzierungsgrades (Grading, vgl. S. 403). Dies wiederum hat Rückwirkung auf das empfohlene therapeutische Vorgehen (einfache Entfernung des DCIS mit oder ohne Nachbestrahlung/ggf. auch Mastektomie). Wie bei den invasiven Karzinomen gilt auch für die nichtinvasiven: Je größer und undifferenzierter der Tumor, desto gefährlicher (d. h. desto wahrscheinlicher bzw. rascher der Übergang in ein invasives Karzinom). Ein kleiner Zellkern (kleiner als 2 Erythrozytendurchmesser, **niedriger Kernmalignitätsgrad**) spricht für ein weniger aggressives Tumorwachstum mit höherer zellulärer Differenzierung, ein großer Zellkern (größer als 3 Erythrozytendurchmesser, **hoher Kernmalignitätsgrad**) für ein aggressives Tumorwachstum mit niedriger zellulärer Differenzierung, dazwischenliegende Kerngrößen **(intermediärer Kernmalignitätsgrad)** nehmen hinsichtlich Tumorwachstum und Zelldifferenzierung auch eine Mittelstellung ein. Die Gefährlichkeit der DCIS wird ferner durch ihr Wachstumsverhalten mitbestimmt: Es gibt kontinuierlich und diskontinuierlich wachsende DCIS, im letzteren Fall können zwischen den einzelnen Tumornestern bis zu 0,5 cm lange unauffällige Gangabschnitte liegen **(„Skipping“)**. Diskontinuierlich wachsende DCIS sind schwerer resezierbar und erfordern im Allgemeinen ein radikaleres therapeutisches Vorgehen.
- **Sonderform des DCIS: Morbus Paget.** Als Paget-Karzinom oder Morbus Paget wird ein DCIS bezeichnet, das sich in der Epidermis der Mamille ausbreitet. Es imponiert klinisch als ekzemartige Veränderung, histologisch sieht man überwiegend einzeln liegende sekretorische glanduläre Zellen (pagetoides Ausbreitungsmuster).
- Das **CLIS** wird nach WHO-Nomenklatur auch als **lobuläre Neoplasie** bezeichnet. Es entsteht meist **multifokal** (also simultan in mehreren Lobuli unterschiedlicher Drüsenlappen) in den TDLE und breitet sich in 75 % der Fälle entlang der befallenen terminalen Gangsegmente aus, ohne vorerst invasiv zu werden; in 30 % der Fälle tritt das CLIS bilateral auf. Klinisch ist das CLIS meist ein Zufallsbefund, da es keine Beschwerden verursacht, mammografisch meist keine Verkalkungen aufweist und auch sonst keine makroskopischen Veränderungen induziert. Die lobuläre Neoplasie geht nur in ca. 15 % der Fälle in ein invasives Karzinom über; trotz dieser relativ geringen Prozentzahl ist das CLIS natürlich als **Risikofaktor** für die Entstehung eines invasiven Karzinoms zu werten (mit der besonderen Gefahr der simultanen Karzinomentstehung in *beiden* Brüsten). Therapeutisch wird eine lebenslange Kontrolle empfohlen.

MERKE

DCIS und CLIS gehen vom Epithel der TDLE aus und sind mögliche Vorläufer eines invasiven Mammakarzinoms; das DCIS entsteht in der Regel solitär, wächst zunächst segmental innerhalb eines Drüsenlappens und weist je nach Ausdehnung und Differenzierung ein sehr unterschiedliches Risiko auf, invasiv zu werden; das CLIS entsteht in der Regel multifokal, häufig auch bilateral, und verhält sich zumeist weniger aggressiv als ein DCIS.

Prognostisch relevante Aspekte des Mammakarzinoms | Prognose und Therapie des Mammakarzinoms werden hauptsächlich von der Differenzierung (Grading) sowie von Größe und Ausdehnung des Tumors (Staging) bestimmt.

Das **Grading** des Mammakarzinoms (modifiziertes Bloom-Richardson-Grading) wird auf der Grundlage folgender Parameter durchgeführt: **Drüsenbildung**, **Kernpleomorphie** und **mitotische Aktivität** des Tumorgewebes (**Tab. 21.2**). Dabei wird jedem Parameter ein Wert von 1–3 zugeteilt, die summierten Werte erlauben dann eine Einteilung in hoch, mäßig und gering differenzierte Karzinome mit entsprechend günstiger, weniger günstiger und ungünstiger Prognose.

Das **Staging** des Mammakarzinoms laut TNM-System ist wie bei den meisten Tumoren erst postoperativ (pTNM) (**Tab. 21.3**) möglich, da beispielsweise ein Lymphknotenbefall präoperativ nur schwer einzuschätzen ist. Das Mammakarzinom hat eine ausgeprägte Neigung zur lymphogenen Metastasierung, wobei die axillären Lymphknoten aufgrund der anatomischen Verhältnisse besonders häufig betroffen sind; je nach Lokalisation des Primärtumors können

Tab. 21.2

Grading des invasiven Mammakarzinoms		
	Punktwert	
Drüsenbildung im Karzinom		
> 75 %	1	
10–75 %	2	
< 10 %	3	
Kernpleomorphie		
kleine, uniforme Zellen	1	
mäßige Zellvergrößerung und Kernvariation	2	
starke Zellatypien	3	
mitotische Aktivität *(auf 10 High-power-fields = Gesichtsfelder bei stärkster Vergrößerung)*		
< 10	1	
10–20	2	
> 20	3	
Score	**Grading**	**5-Jahres-Überlebensrate**
3, 4 oder 5	hoch differenziert, G1	90 %
6, 7	mäßig differenziert, G2	75 %
8, 9	gering differenziert, G3	50 %

allerdings auch andere Lymphknotengruppen oder Organe (Pleura, Mediastinum, kontralaterale Mamma) betroffen sein (vgl. **Tab. 21.3**). Die Prognose des Tumors korreliert im Allgemeinen recht gut mit der Zahl der betroffenen Lymphknoten. Prognostisch besonders ungünstig sind hämatogene Fernmetastasen (beim Mammakarzinom typischerweise in Lunge, Knochen, Leber und Gehirn); in diesen Fällen sind die Überlebenschancen gering.

Neben Tumorart und Tumorstadium gibt es weitere Faktoren, die für die Prognose des Mammakarzinoms eine Rolle spielen:

- **Hormonrezeptorstatus:** Dieser beschreibt die qualitative und quantitative Verteilung des Östrogen- und Progesteronrezeptors auf den Tumorzellen. Der Hormonrezeptorstatus wird immunhistochemisch bestimmt und mit einem Score angegeben. Ein positiver Hormonrezeptorstatus ist mit einer hohen Differenzierung des Tumorgewebes assoziiert (Ähnlichkeit zum gesunden Brustgewebe ist noch ansatzweise gegeben), außerdem können die entsprechenden Tumoren über ihre Rezeptoren hormonell beeinflusst und am weiteren Wachstum gehemmt werden (z. B. mit Tamoxifen oder Aromatasehemmern). Aus diesen Gründen haben diese Karzinome auch eine günstigere Prognose.
- **Her2-neu (c-erb B2)** ist das Gen, das für einen Rezeptor aus der Familie der Epidermal Growth Factor Receptors (EGF-Rezeptoren) kodiert. Tumoren mit einer Amplifikation dieses Gens (**Abb. 21.4**) wachsen generell aggressiver, weil sie mehr wachstumsstimulierende Signale erhalten; darüber hinaus sind sie mit Hormonrezeptornegativität und geringer Differenzierung assoziiert. Der Her2-neu-Rezeptor kann über einen Antikörper geblockt werden (**Trastuzumab**, Handelsname: **Herceptin**), auf diese Weise kann das Tumorwachstum u. U. gebremst werden.
- **Zellteilungsrate:** Tumoren mit einer stark erhöhten Zellteilungsrate wachsen schneller und verhalten sich biologisch aggressiver als andere Tumoren.
- **Proteasen:** Hierzu zählen Cathepsin D, Urogen Type Plasminogen Activator (UPA) und Plasminogen Activator Inhibitor (PAI1). Das Fehlen oder Vorhandensein dieser Moleküle wird mit einer erhöhten Metastasierungsneigung in Zusammenhang gebracht.

Tab. 21.3

pTNM-Klassifikation des Mammakarzinoms	
Kategorie	**Kriterien**
pTis	Carcinoma in situ
pT 1	≤ 2 cm
pT 1mic	≤ 0,1 cm (Mikrokarzinom)
pT 1a	> 0,1–0,5 cm
pT 1b	> 0,5–1 cm
pT 1c	> 1–2 cm
pT 2	> 2–5 cm
pT 3	> 5 cm
pT 4	Infiltration Brustwand/Haut
pT 4a	Brustwand
pT 4b	Hautödem/Ulzeration, Satellitenknötchen der Haut
pT 4c	4a und 4b
pT 4d	entzündliches Karzinom
pN1mi	Mikrometastasen, > 0,2 ≤ 2 mm
pN1a	1–3 axilläre Lymphknotenmetastasen
pN1b	Lymphknotenmetastasen entlang der A. mammaria interna, klinisch nicht erkennbar
pN1c	pN1a und pN1b
pN2a	4–9 axilläre Lymphknotenmetastasen
pN2b	Lymphknotenmetastasen entlang der A. mammaria interna, klinisch erkennbar/keine axillären
pN3a	> 10 axilläre oder infraklavikuläre Lymphknotenmetastasen
pN3b	axilläre Lymphknotenmetastasen sowie Lymphknotenmetastasen entlang der A. mammaria interna, klinisch erkennbar oder > 3 axilläre Lymphknotenmetastasen sowie Lymphknotenmetastasen entlang der A. mammaria interna, klinisch nicht erkennbar
pN3c	supraklavikulär
pM1	Fernmetastasen

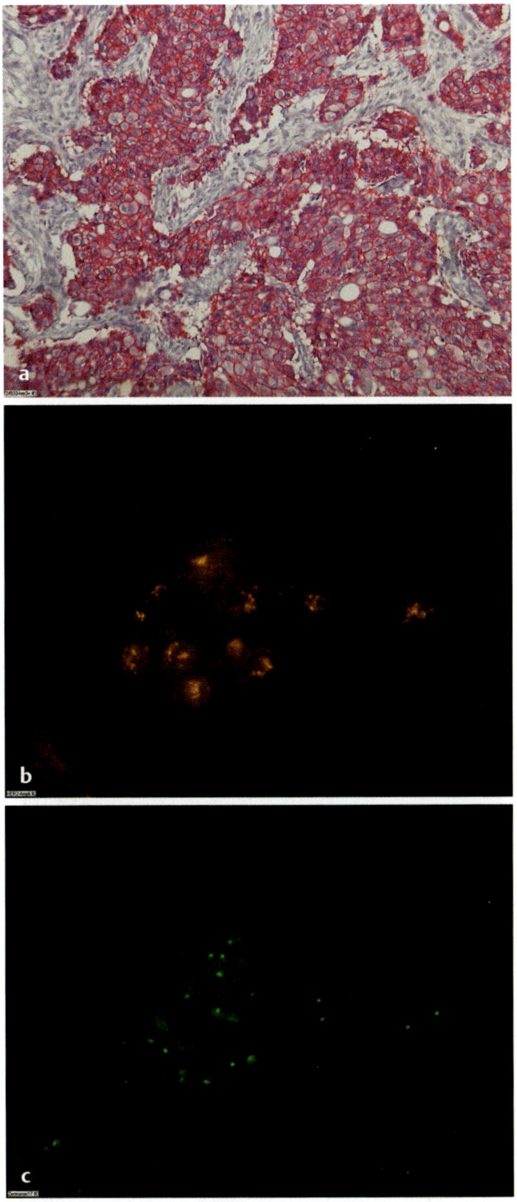

Abb. 21.4 a Starke membranäre Expression des Wachstumsfaktorrezeptors Her2-neu (immunhistochemische Darstellung, rotes Reaktionsprodukt, Score 3), entsprechend einer starken Überexpression. Dieser Befund erlaubt eine Behandlung mit Herceptin. **b, c Darstellung des Her2-neu-Gens mit der Fluoreszenz-in-situ-Hybridisierung.** Starke Vermehrung der roten Signale (b, Her2-neu-Gen) im Vergleich zu den grünen Signalen (c, Zentromer-Chromosom17), dies entspricht einer Her2-neu-Amplifikation.

Als Faustregel kann man sich merken:

MERKE

Prognostisch günstige Tumoren sind kleiner als 2 cm, nodalnegativ und hormonrezeptorpositiv.

Die Prognose der Erkrankung hat sich in den letzten Jahrzehnten nicht wesentlich verbessert, trotz verfeinerter bildgebender Diagnostik (Mammografie, Ultraschall, MRT). Diese Verfahren haben dazu geführt, dass immer kleinere Karzinome in einem frühen Tumorstadium entdeckt werden, was die Heilungsaussichten prinzipiell verbessert. Trotzdem kommt es bei einem Teil der Patientinnen nach Entfernung des Primärtumors zur Metastasierung, obwohl vorher keine Karzinommetastasen in Lymphknoten festgestellt werden konnten.

Klinische und therapeutische Aspekte | Die Therapie richtet sich nach dem Tumorstadium und der Hormonrezeptor- sowie die Her2-neu-Expression. Bei den meisten Patientinnen kann das Karzinom mithilfe einer **brusterhaltenden Therapie** (BET, der Tumor wird komplett entfernt und die Brust evtl. nachbestrahlt) entfernt werden. Unter Berücksichtigung der o. g. biologischen Parameter schließt sich eine **Chemotherapie** und/oder eine **antihormonelle Therapie** (Tamoxifen, Aromatasehemmer) an.
Die Entfernung der axillären Lymphknoten birgt das Risiko eines **Lymphödems** des betroffenen Arms. Um dieses Risiko nicht unnötigerweise einzugehen, wurde das **Prinzip des Sentinel-Lymphknotens** entwickelt: Man geht davon aus, dass der Karzinombefall der axillären Lymphknoten über den ersten im Lymphabfluss gelegenen Lymphknoten erfolgt (Wächter- oder eben Sentinel-Lymphknoten). Dieser Lymphknoten wird intraoperativ untersucht; ist der Sentinel-Lymphknoten bereits vom Karzinom befallen, so werden in Erwartung weiterer Metastasen die übrigen axillären Lymphknoten entfernt. Ist der Sentinel-Lymphknoten metastasenfrei, so kann auf eine weitere Lymphknotenentfernung zunächst verzichtet werden.

Fallbeispiel

Dr. Giemsa hat am 23.11. anhand von Stanzbiopsaten bei einer 55-jährigen Frau ein Mammakarzinom diagnostiziert. Die genaue Diagnose lautete: mittelgradig differenziertes invasives duktales Mammakarzinom mit hohem Östrogen- und Progesteronrezeptorgehalt sowie ohne Her2-neu-Überexpression. Da der Durchmesser des Tumors radiologisch und sonografisch mit nur 1,5 cm bestimmt wurde, ist eine brusterhaltende Therapie mittels Segmentresektion geplant. Am 27.11. wird Dr. Giemsa zur intraoperativen Schnellschnittuntersuchung gerufen. Im Eingangslabor findet er das resezierte Brustdrüsengewebe der Mammakarzinompatientin vor. Ferner wurde der Sentinel-Lymphknoten der gleichseitigen Axilla beigelegt. Dr. Giemsa misst Gewicht und Größe der Exzidate. Das Mammaexzidat wird in Scheiben geschnitten; im Zentrum findet Dr. Giemsa einen weißlichen, harten, unscharf begrenzten Tumor. Er misst die Größe des Tumors und die Abstände des Tumorgewebes zu allen 6 Präparaträndern. Dabei fällt ihm auch ein eingebluteter länglicher Bezirk innerhalb des Tumorgewebes auf – wahrscheinlich eine Folge der vorangegangenen Stanzbiopsie. Der Lymphknoten wird in den Kryostaten gegeben und im gefrorenen Zustand einer Schnellschnittuntersuchung zugeführt. Mirkoskopisch ist der Lymphknoten frei von Metastasen. Dr. Giemsa teilt dem Operateur mit, dass der Tumor vollständig entfernt wurde. Ferner könne auf die Entfernung weiterer axillärer Lymphknoten verzichtet werden, da der Sentinel-Lymphknoten metastasenfrei sei.

I

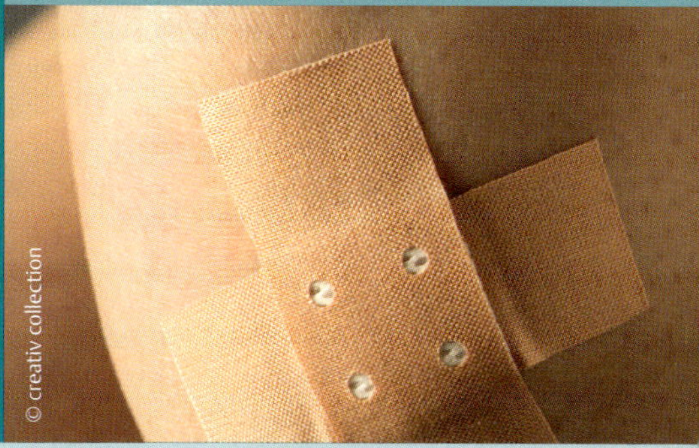

Haut

Fallbesprechung im internistisch-pathologischen Kolloquium

Pathologe: Ich begrüße alle Anwesenden zur heutigen Konferenz. Wir haben heute einen ganz aktuellen Fall eines 71 Jahre alten Patienten aus der Hautklinik, der dort zusammen mit den Kollegen aus der Inneren, der Radiologie und der Onkologie behandelt wird. Wir haben erst gestern Biopsate bekommen, sodass wir die histologischen Befunde in dieser Sitzung vorstellen werden.

Hautarzt: Herr B. ist uns seit 10 Jahren bekannt. Er hatte anfangs an den Oberschenkelinnenseiten juckende und gerötete Flecken von 3–5 cm Durchmesser. Unter der Verdachtsdiagnose eines Ekzems erfolgte eine äußerliche Therapie mit Glukokortikoiden. Die Effloreszenzen waren therapierefraktär und entwickelten sich auch an den Oberarminnenseiten und am Gesäß, später am Rücken. Es bildeten sich Plaques, die zu Schuppung neigten. Allgemeinsymptome bestanden nicht, das Blutbild war unauffällig, keine tastbaren Lymphknoten, die Sonografie des Abdomens war unauffällig. Eine Biopsie vor 8 Jahren zeigte eine Vermehrung von T-Lymphozyten im Epithel. Molekulargenetisch ließ sich eine Monoklonalität der Lymphozyten nicht zeigen. Wir gingen aufgrund der Histologie und Klinik von einer Mycosis fungoides aus, Stadium Ib. Eine PUVA-Therapie wurde eingeleitet und führte zu einer Besserung der Hautveränderungen. Vor 1 Jahr stellte der Patient bei sich einen 2 cm großen Hautknoten am Oberschenkel fest, der auswärts entnommen und untersucht wurde und als Lymphomatoide Papulose interpretiert wurde. Uns liegt keine detaillierte Histologie vor. Jetzt kam der Patient gestern zur Aufnahme in unsere Klinik mit multiplen ulzerierten Knoten von 2–4 cm Durchmesser am Stamm und den unteren Extremitäten sowie am Grundgelenk des Digitus II der rechten Hand. Wir entnahmen Biopsien, über deren Ergebnis wir sicher gleich etwas hören werden. Für uns stellt sich eine progrediente Mycosis fungoides im Tumorstadium dar.

Internist: Wir wurden konsiliarisch von der Hautklinik hinzugezogen zur Abklärung eines auffälligen Blutbildes und unklarer Lymphknotenvergrößerungen, auch palpabel im Inguinalbereich. Im Blutbild fiel eine Lymphozytose auf mit 56 % Lymphozyten bei 9,6/nl Gesamtleukozyten. Die zytologische Beurteilung der Blutausstriche zeigte eine Vermehrung von atypischen Lymphozyten, die vergrößerte Kerne aufwiesen. Wir haben daraufhin eine Flow-Zytometrie veranlasst, deren Ergebnisse leider noch nicht vorliegen. Sonografisch ergaben sich Hinweise auf aortale und illiakale Lymphome. Für uns Befunde vereinbar mit Blut- und Lymphknotenbeteiligung bei Mycosis fungoides, also nach der TNM-Definition ein Stadium B1 und zumindest N1, da wir noch keine Histologie eines Lymphknotens haben. Lymphknotenbefall mit histologischem Nachweis von Lymphominfiltraten wäre dann N3. In der Leber haben wir einzelne kleine Rundherde gesehen, die in Abhängigkeit von den heutigen Ergebnissen punktiert werden sollten, um eine Beteiligung viszeraler Organe auszuschließen.

Pathologe: Die alten Biopsate von vor 8 Jahren zeigen das typische Bild einer Parapsoriasis en plaques. Wir können auch die Diagnose der Lymphomatoiden Papulose vor einem Jahr bestätigen. Aktuell sehen wir in den Hautplaques in der Epidermis atypische T-Lymphozyten und auch subepidermal dichte Infiltrate aus atypischen T-Lymphozyten mit einem Immunphänotyp CD 3^+, CD 4 $^+$, CD 30^-. In den ulzerierten Tumoren ist eine Zellpopulation aus größeren T-Zellen erkennbar, die zusätzlich CD 30 exprimieren und damit als neoplastische Zellen anzusehen sind. Wir haben noch keine molekulargenetische Bestätigung, das wird 2 Tage dauern. Für uns liegen typische Befunde eines kutanen T-Zell-Lymphoms vor.

Hautarzt: Das passt alles gut zu unseren differenzialdiagnostischen Überlegungen. Ich denke, wir können von einer Mycosis fungoides im generalisierten Stadium IVb ausgehen – also einer „disseminated disease". Die Leitlinie Kutane Lymphome der AWMF erfordert eine Stadieneinteilung nach der EORTC-Klassifikation von 2007. Wir würden daher für die Therapieplanung noch gerne eine histologische Untersuchung der Leberrundherde und eines vergößerten Lymphknotens haben, um den Nodalstatus und die viszerale Beteiligung zu verifizieren. Auch brauchen wir dringend die Ergebnisse der molekulargenetischen Untersuchung zur Monoklonalität der T-Zellen. Therapeutisch werden wir nach Entnahme der Histologie eine zytostatische Therapie mit Chlorambucil einleiten. Wir möchten die Strahlentherapeuten bitten, sich den Patienten bezüglich des Einsatzes von Röntgenweichstrahlen für die Hauttumoren anzusehen.

Pathologe: Ich danke Ihnen für Ihr Kommen.

22 Haut

22.1 Relevante anatomische und funktionelle Aspekte

Die Haut als Organ stellt ⅙ des Körpergewichts. Sie setzt sich aus einem epithelialen **(Epidermis)** und einem bindegewebigen Anteil **(Dermis)** zusammen. Darunter liegt das subkutane Fettgewebe **(Subkutis)**. Ebenfalls Bestandteil der Haut sind die **Hautanhangsorgane**, die allesamt epithelialen Ursprungs sind: Haut, Nägel, Schweiß- und Talgdrüsen.

Im Einzelnen unterscheidet man folgende Hautschichten:

Epidermis: Es handelt sich um ein mehrschichtiges verhorntes Plattenepithel, das hauptsächlich aus **Keratinozyten** besteht. Darüber hinaus findet man in der Epidermis die **Melanozyten** (pigmentbildende Zellen) sowie spezifische Zellen des Immunsystems (Merkel-Zellen und Langerhanszellen). Von basal nach apikal unterscheidet man 4 epidermale Zellschichten:

- Stratum basale (enthält das Stammzellreservoir),
- Stratum spinosum (sog. Stachelzellschicht),
- Stratum granulosum (lichtmikroskopisch sichtbare Karatohyalingranula als Ausdruck der Verhornung),
- Stratum corneum („Hornzellen"/Hornplättchen ohne Zellkern/ohne Zellorganellen).

Dermis: Der Epidermis schließt sich die bindegewebige Dermis an. Beide Hautschichten sind in der **dermo-epidermalen Junktionszone**, die typischerweise einen wellenförmigen Verlauf besitzt, eng miteinander verbunden: Von der Dermis aus ragen zapfenartige Bindegewebspapillen in Richtung Epidermis vor; diese werden von den epidermalen Reteleisten umgeben. Die Gesamtheit der dermalen Papillen wird Papillarkörper **(papilläre Dermis)** genannt. Sie enthält Kapillargefäße, freie Nervenendigungen und Mastzellen. Darunter liegt die **retikuläre Dermis**, die aus einem straffen, geflechtartigen Bindegewebe besteht.

Subkutis: Die Subkutis setzt sich aus einem lockeren Bindegewebe und in unterschiedlicher Menge und Verteilung Fettgewebe zusammen, das als Druckpolster und Isolierschicht fungiert.

Relevanz für die Pathologie | Die verschiedenen Hautschichten spielen bei der Kategorisierung der verschiedenen Hauterkrankungen eine wesentliche Rolle: So können blasenbildende Erkrankungen beispielsweise vornehmlich epidermal, dermal oder in der dermo-epidermalen Junktionszone auftreten. Die dermo-epidermale Junktionszone/papilläre Dermis ist darüber hinaus bevorzugter „Schauplatz" entzündlicher Hautreaktionen (sog. Interace-Dermatitis), im Falle chronischer Entzündungsprozesse häufig mit charakteristischen morphologischen Veränderungen des Papillarkörpers (Papillomatose, s. **Tab. 22.1**). Generell reagieren die einzelnen Hautschichten auf schädigende Einflüsse mit spezifischen histomorphologischen Veränderungen, die – ähnlich wie die Effloreszenzen, s. u. – in unterschiedlicher Kombination und Ausprägung bei unterschiedlichen Erkrankungen immer wieder auftauchen; **Tab. 22.1** gibt einen Überblick.

Klinisch sind die Hauterkrankungen durch charakteristische, äußerlich sichtbare Veränderungen der Haut gekennzeichnet **(Effloreszenzen)**. Diese werden bezüglich ihrer Lokalisation, Konfiguration (z. B. anulär = ringförmig), Abgrenzung (z. B. scharf), Beschaf-

Tab. 22.1

Typische pathologische Reaktionsmuster der einzelnen Hautschichten

Hautschicht	typisches histopathologisches Reaktionsmuster	Konkrete Krankheitsbeispiele
Str. corneum	**Hyperkeratose** (Verbreiterung)	Verruca vulgaris, seborrhoische Warze
	Parakeratose (überstürzte Verhornung, Zellkerne bis ins Str. corneum)	Psoriasis, Mycosis fungoides, Ekzeme
Str. granulosum	**Hypergranulose** (vermehrte Keratohyalingranula)	Psoriasis vulgaris, Verruca vulgaris
Str. spinosum	**Akanthose** (Verbreiterung der Epidermis, zumeist durch Verdickung des Stratum spinosum)	Ekzeme, Verruca vulgaris
	Spongiose (interzelluläres Ödem mit Erweiterung der interzellulären Spalten)	Arzneireaktion, Ekzem
	Akantholyse (Auflösung des Stachelzellverbandes mit Spalt- und ggf. Blasenbildung)	Herpes zoster, Pemphigus vulgaris
Papillarkörper	**Papillomatose** (Verlängerung der epidermalen Reteleisten sowie der zapfenförmigen Ausstülpungen der papillären Dermis)	Psoriasis
Dermis	Ödem	Urtikaria, polymorphe Lichtdermatose, Erysipel
	Entzündungszellen	Ekzeme, Abszesse
	Erythem (vermehrter Blutzufluss)	Hautreizung, Verbrennungen
subkutanes Fettgewebe	Nekrose	Dekubitus, Trauma

Tab. 22.2

Primäreffloreszenzen

Primäreffloreszenz	Definition	Beispiele
Macula (Fleck)	umschriebene Farbveränderung ohne Konsistenzveränderung	Pigmentverlust bei Vitiligo; Blutung (Purpura oder Petechie)
Papula (Papel)	stecknadel- bis erbsengroße Erhebung, nicht wegdrückbar; < 0,5 cm	Syphilis, Lichen ruber (Knötchenflechte)
Nodulus (Knötchen)	Gewebeverdickung über das Hautniveau hinaus, 0,5–1 cm	
Tuber/Nodus (Knoten)	Tuber = oberflächlich; Nodus = tief; > 1 cm	z. B. Dermatofibrome und tuberöse Sklerose
Urtica (Quaddel)	wegdrückbare, oft plateauartige Erhebung	Urtikaria (dermales Ödem)
Vesicula (Bläschen)	kleiner (< 1 cm), mit Flüssigkeit gefüllter Hohlraum, erhaben	durch horizontale Spaltbildung in der Epidermis; häufig autoimmun bedingt; z. B. Pemphigus
Bulla (Blase)	großer (> 1 cm), mit Flüssigkeit gefüllter Hohlraum	z. B. subepidermale Bulla bei bullösem Pemphigoid
Pustula (Pustel)	intra- oder subepidermaler eitergefüllter Hohlraum	Impetigo contagiosa mit dicht liegenden Pustulae; Psoriasis pustulosa

Tab. 22.3

Sekundäreffloreszenzen

Sekundäreffloreszenz	Definition	Beispiele
Squama (Schuppe)	losgelöste lamelläre Epidermislagen	Psoriasis
Erosio und Excoriatio	Hautdefekt bis zum Papillarkörper, d. h. nicht über die Basalmembran hinaus	heilt narbenlos, z. B. Schürfwunde
Fissura (Riss)	scharfrandiger Spaltdefekt bis in die Dermis	Rhagade; Analfissur
Ulkus	kraterförmiger Hautdefekt mit Eröffnung der Dermis/tiefer gelegener Hautschichten	heilt unter Narbenbildung ab, z. B. Dekubitus
Cicatrix (Narbe)	kollagenfaserreiches Ersatzgewebe	Sekundärheilung bei Wundinfektion
Lichenifikation	flächenhafte Verdickung der Haut	Lichen simplex
Atrophie	Rückbildung von Hautstrukturen	Lipoatrophie nach Kortikoidinjektion

fenheit (z. B. trocken), Konsistenz und Farbe spezifiziert und sind die Grundlage der dermatologischen Diagnostik. **Primäreffloreszenzen** (Tab. 22.2) entstehen durch die zugrunde liegende Krankheit selbst und besitzen damit eine hohe diagnostische Aussagekraft. **Sekundäreffloreszenzen** (Tab. 22.3) entwickeln sich durch sekundäre Alteration (z. B. Aufkratzen, Superinfektion mit Sekretbildung) aus den Primäreffloreszenzen und sind weniger spezifisch.

Bei der Diagnose einer Hauterkrankung spielen häufig klinische (Beurteilung der Effloreszenzen) *und* histologische Kriterien eine Rolle. Insbesondere bei Tumoren ist die histologische Diagnosesicherung unumgänglich, da sich z. B. hinter ein und derselben Effloreszenz (pigmentierter Fleck/Macula) sowohl ein gutartiger Nävus als auch ein malignes Melanom verbergen können. Auch die Vielzahl der potenziellen Tumortypen zwingt zu einer genauen Abklärung. Tumoren der Haut können sich ableiten von: Keratinozyten (Plattenpithelkarzinome, Basaliome), Melanozyten (z. B. malignes Melanom, Merkel-Zellen, Langerhans-Zellen (Langerhanszellhistiozytose), Mastzellen (Mastozytose), mesenchymalen Zellen (Gefäß- und Bindegewebstumoren) sowie von Zellen der Hautanhangsorgane.

22.2 Angeborene Erkrankungen der Haut

Key Point

Wichtige angeborene Fehlbildungen der Haut betreffen die Keratinozyten der Epidermis, die Melanozyten und die Gefäße. Auch das Kollagen der Dermis kann krankhaft verändert sein (z. B. beim Ehlers-Danlos-Syndrom und bei der Cutis laxa). Angeborene Hauterkrankungen sind z. T. bereits bei der Geburt erkennbar (z. B. Ichthyosis congenita, Epidermolysis bullosa simplex) oder machen sich im Laufe der ersten Lebensjahre bemerkbar (z. B. Ichthyosis vulgaris und Xeroderma pigmentosum).

Die Diagnostik angeborener Hauterkrankungen erfordert häufig eine histologische Untersuchung (Ichthyosen und Epidermolysis). Bei vielen Erkrankungen sind die auslösenden Mutationen bekannt, sodass auch eine molekulargenetische Untersuchung sinnvoll sein kann (z. B. Epidermolysis bullosa dystrophica). Der Nachweis spezieller Mutationen hat prognostische Aussagekraft.

22.2.1 Ichthyosis

MERKE

Die Ichthyosis (griech.: ichtys = Fisch) ist die häufigste angeborene Dermatose. Gemeinsames Merkmal aller Ichthyosen ist die Hyperkeratose (Verdickung der Hornschicht) mit einer generalisierten und zumeist flächenhaften Schuppung der Haut am ganzen Körper. Bei einigen Formen kann die Haut stark gerötet sein (Erythrodermie).

Aufgrund des Erbgangs unterscheidet man **autosomale** und **X-chromosomal rezessive Ichthyosen**. Die wichtigsten Unterformen sind in **Tab. 22.4** aufgeführt. Die lamelläre Ichthyosis und die epidermolytische Ichthyosis werden auch als Ichthyosis congenita zusammengefasst.
Bei den meisten Ichthyosen sind Gendefekte bekannt; die betroffenen Gene sind für die Keratinbildung oder die Synthese verschiedener Keratinozytenenzyme zuständig. Für die Diagnostik wesentlich ist die histologische Untersuchung der Haut. Die einzelnen Unterformen unterscheiden sich hinsichtlich folgender Kriterien:

- Breite des Stratum granulosum,
- Mitoseaktivität sowie
- Vorhandensein/Ausprägung von Epidermolysen (Blasenbildung und vakuoläre Degenerationen).

MERKE

Bis auf die X-chromosomal vererbte Ichthyosis zeigen alle Verhornungsstörungen eine Besserung bis zur Pubertät. Bei einer Erythrodermie sind Kortikosteroide indiziert.

Neben den hereditären gibt es auch erworbene ichthyoseforme Hautveränderungen, z. B. bei der Vitamin-A-Hypovitaminose, bei der Lepra, bei verschiedenen Infektionserkrankungen u. a.

22.2.2 Angeborene bullöse Dermatosen

MERKE

Die Epidermolysis bullosa hereditaria umfasst eine Gruppe von Erkrankungen, bei der sich nach minimalen Traumata – oft bereits bei der Geburt – innerhalb weniger Minuten intraepidermale Blasen mit serösem Inhalt bilden, die schließlich platzen. Histologisch finden sich typische und für die Diagnose der Unterformen charakteristische Spaltbildungen und Blasen innerhalb der Epidermis sowie chronisch-entzündliche Infiltrate in der Dermis.

Bei der **Epidermolysis bullosa simplex** (autosomal dominant) finden sich diese Blasen vor allem über Knochenvorsprüngen an den Extremitäten. Die Blasen heilen ohne Narbenbildung ab. Eine kausale Therapie ist nicht möglich.
Bei der **Epidermolysis bullosa dystrophica** (autosomal rezessiv oder dominant) finden sich flächenhafte Blasenbildungen, die unter starker Narbenbildung verheilen. Bei der rezessiven Form können ausgeprägte Komplikationen der Wundheilung bis hin zur Knochendestruktion und zu schweren Infektionen auftreten.

MERKE

Einzelne Formen der Epidermolysis bullosa hereditaria (z. B. die Herlitz-Krankheit) können durch eine generalisierte Blasenbildung innerhalb der ersten Lebensmonate zum Tod führen.

22.2.3 Xeroderma pigmentosum

MERKE

Bei der autosomal rezessiv erblichen Xeroderma pigmentosum (Melanosis lenticularis progressiva) können durch UV-Strahlen entstandene DNS-Schäden in Epidermis und Dermis nicht repariert werden (angeborener Defekt wichtiger Reparaturenzyme). Dies begünstigt eine frühzeitige maligne Entartung der epidermalen und dermalen Zellen.

Tab. 22.4

Wichtige Unterformen der Ichthyosis

Unterform	klinische Charakteristika
Ichthyosis vulgaris	Beginn nach dem 1. Lebensjahr; feine Schuppung an Rumpf und Extremitäten; autosomal dominanter Erbgang (kein Stratum granulosum!)
lamelläre Ichthyosis (nichtbullöse ichthyoseforme Erythrodermie) (**Abb. 22.1**)	bereits bei Geburt vorhanden; Erythrodermie und Schuppung am gesamten Integument; autosomal rezessiv erblich
epidermolytische Ichthyosis (bullöse ichthyoseforme Erythrodermie)	Erythrodermie mit Schuppung und Blasenbildung
X-chromosomale Ichthyosis	Manifestation bei der Geburt oder im 1. Lebensjahr; nur Jungen betroffen; grobe Schuppung (Palmar- und Plantarflächen frei!); Hornhauttrübung in bis zu 50 % der Fälle; histologisch sieht man ein normales Stratum granulosum, die Hornschicht ist verbreitert

Tab. 22.5

Weitere angeborene epidermale Dermatosen	
Erkrankung	**Beschreibung**
Aplasia cutis circumscripta	bei Geburt einzelne oder multiple **Herde mit fehlender Epidermis und Dermis** (Durchmesser im Schnitt ca. 1 cm), v. a. im Bereich der behaarten Kopfhaut; Fettgewebe liegt frei und erscheint als Wunde; diese Wunden heilen zumeist unter Narbenbildung ab
anhydrotische ektodermale Dysplasie	**Hypoplasie oder Aplasie von Schweißdrüsen**, in der Regel weitere Fehlbildungen wie Hypoodontie sowie Aplasie von Bronchialdrüsen; klinische imponiert v. a. eine Hitzeintoleranz
Ehlers-Danlos-Syndrom (Cutis hyperelastica)	**angeborener Defekt der Kollagensynthese** (vgl. auch S. 529); klinische Folgen: zigarettenpapierartige Verdünnung der Haut mit leichter Verletzbarkeit, Überbeweglichkeit der Gelenke (Genu recurvatum!), ggf. Gefäßaneurysmen; die elastischen Fasern der Haut sind intakt!
Cutis laxa	**angeborene Degeneration der elastischen Fasern**; die Haut ist schlaff und hängt in Falten herab
Neurofibromatosis generalisata (von Recklinghausen)	autosomal dominant erbliche **neuroektodermale Erkrankung** (s. a. S. 525); im Bereich der Haut multiple **Café-au-lait-Flecken** sowie **kutane Neurofibrome**, teilweise mit Entartungstendenz; ggf. auch weitere Veränderungen wie Akustikusneurinome, Meningeome, Iris-Hamartome etc.

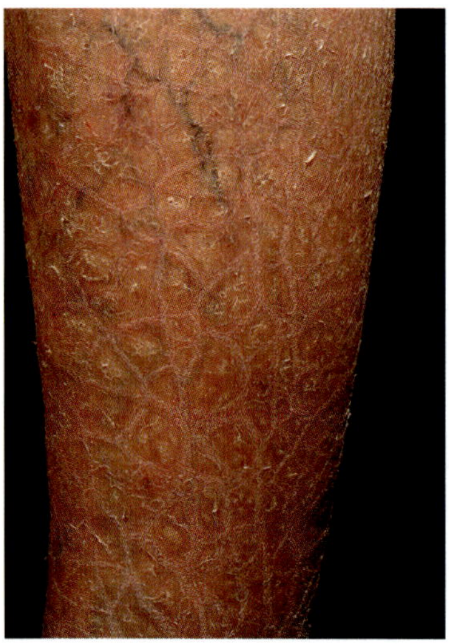

Abb. 22.1 Lamelläre Ichthyosis.

Die Xeroderma pigmentosum ist zwar selten (ca. 200 lebende Patienten in den USA), aufgrund ihrer Pathogenese aber von hoher klinischer Relevanz, da sie die Bedeutung endogener Reparaturmechanismen der genomischen DNA eindrucksvoll illustriert. Typischerweise führt sie innerhalb der ersten Lebensjahre zur Hyperpigmentierung lichtexponierter Hautareale, zu Teleangiektasien, Ulzerationen und schließlich Plattenepithelkarzinomen, Basaliomen oder auch Melanomen. Bereits im Kindesalter können metastasierte Plattenepithelkarzinome auftreten! Die Lebenserwartung ist stark eingeschränkt und beträgt im Mittel 30 Jahre. Wichtigste therapeutische Maßnahme ist der Schutz vor UV-Strahlung.

Weitere Beispiele angeborener Dermatosen sind in **Tab. 22.5** aufgeführt.

22

22.3 Entzündliche Dermatosen

Key Point

Unter dem Begriff „entzündliche Dermatosen" werden nachfolgend (auto)immunologisch oder ätiologisch ungeklärte Hauterkrankungen mit entzündlichen Veränderungen zusammengefasst. Erregerbedingte Erkrankungen der Haut sind hingegen im Kapitelabschnitt zu den Infektionserkrankungen der Haut (s. S. 423) dargestellt.

Die entzündlichen Erkrankungen der Haut sind ausnehmend vielgestaltig. Für die Diagnostik der entzündlichen Dermatosen ist die Beurteilung der Effloreszenzen hinsichtlich Morphologie, Anzahl, Lokalisation und Verteilungsmuster wesentlich, darüber hinaus müssen das Alter und Geschlecht der Patienten sowie weitere klinische Befunde berücksichtigt werden; insbesondere die blasenbildenden Erkrankungen (s. S. 418) erfordern zusätzlich eine histologische *und* immunhistochemische Untersuchung mittels Immunfluoreszenz, vgl. S. 418.

Nur bei einem Teil der entzündlichen Hauterkrankungen ist die Ätiologie bekannt. Die Einteilung der entzündlichen Hauterkrankungen erfolgt daher überwiegend deskriptiv anhand klinischer und histologischer Kategorien.

Die **Kollagenosen** und **Vaskulitiden** betreffen gleichfalls häufig die Haut; sie werden zusammenhängend im Kapitel Immunpathologie besprochen (s. S. 93).

22.3.1 Ekzeme

MERKE

Für ein Ekzem typisch ist das Auftreten von Papeln oder Plaques auf gerötetem Grund, häufig in Verbindung mit Juckreiz. Zugrunde liegen Intoleranzreaktionen der Haut, die durch exogene oder endogene Faktoren ausgelöst werden können. Am häufigsten sind

das Kontaktekzem sowie das atopische Ekzem. Ekzeme zählen zu den wichtigsten Berufskrankheiten.
Histologisch entspricht der klinische Begriff „Ekzem" einer spongiotischen Dermatitis (Spongiose der Epidermis mit entzündlichem Infiltrat in der angrenzenden/oberen Dermis).

Klinisch ist die **frühe Ekzemreaktion** durch juckende Papeln und Bläschen auf gerötetem Grund gekennzeichnet **(akutes Ekzem)**; die Bläschen brechen im Verlauf auf (u. a. auch durch Kratzen) und bilden Krusten, die anschließend abschuppen. Bei wiederholten Ekzemschüben kommt es im Laufe der Zeit zu der für das **chronische Ekzem** typischen Vergröberung des Hautreliefs (sog. **Lichenifikation**). **Histologisch** finden sich beim akuten Ekzem eine Hyperplasie der Epidermis (Akanthose), eine Parakeratose, eine Spongiose **Abb. 22.2** sowie entzündliche Infiltrate aus Lymphozyten in der Dermis. Chronische (lichenifizierte) Ekzeme sind durch eine Verbreiterung der Epidermis gekennzeichnet, die Dichte des entzündlichen Infiltrates nimmt zunehmend ab.
Unter **Lichen simplex chronicus** (Lichen Vidal) versteht man eine durch chronisches Kratzen entstandene Hautverdickung (Plaques), die als Folgestadium eines Ekzems anzusehen ist.

Allergisches Kontaktekzem: Das allergische Kontaktekzem ist das häufigste Ekzem und entsteht durch direkte Exposition der Haut gegen allergene Substanzen (vor allem Nickel, Farbstoffe, Konservierungsmittel). Der Ekzemreaktion liegt eine **Hypersensitivitätsreaktion Typ IV** (zellvermittelte Immunreaktion vom verzögerten Typ, s. S. 49) zugrunde. Die auslösenden Substanzen können aufgrund ihrer spezifischen Eigenschaften in die intakte Epidermis eindringen; sie werden dort von Langerhans-Zellen gemeinsam mit Proteinen gebunden. Die Langerhans-Zellen präsentieren die Antigene besonderen T-Zellen (Th 1-Zellen) in der Haut, die anschließend proliferieren und Zytokine ausschütten, welche die ekzemtypischen Hautveränderungen (s. o. und **Abb. 22.3**) hervorrufen. Neben den Langerhans-Zellen spielen auch die Keratinozyten pathogenetisch eine Rolle, da sie nach Antigenkontakt gleichfalls Zytokine freisetzen. Die Zirkulation der sensibilisierten T-Lymphozyten sowie die Wanderung der antigenbeladenen Langerhans-Zellen von der Haut in die Lymphknoten ermöglichen eine Generalisierung der Hypersensitivitätsreaktion, sodass eine wiederholte Antigenexposition auch an anderen Körperstellen zu einer verstärkten Ekzemreaktion führt.

Atopisches Ekzem: Das atopische Ekzem **(atopische Dermatitis (= AD), Prurigo Besnier, endogenes Ekzem, Neurodermitis)** beruht auf einer genetisch determinierten komplexen Störung des Immunsystems bei Regulationsvorgängen der T-Zellen. Sie zeigt je nach Lebensalter unterschiedliche klinische Manifestationsformen.

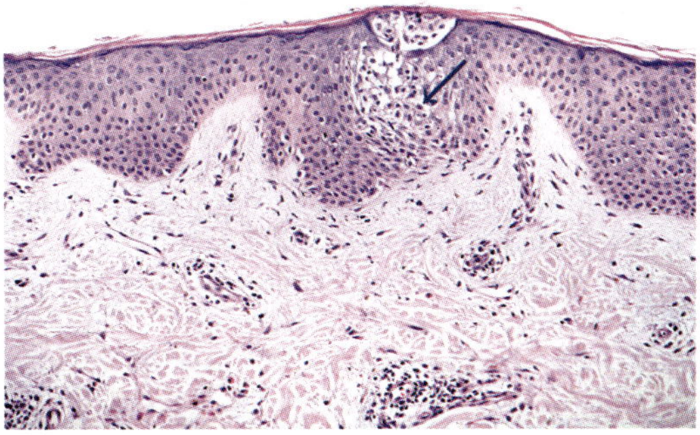

Abb. 22.2 Typischer histologischer Befund beim Ekzem, hier akute Kontaktdermatitis. Charakteristisch sind die Auflösung des Stachelzellverbandes (Spongiose, Pfeil) und die Bildung intraepidermaler Bläschen: spongiotische Dermatitis.

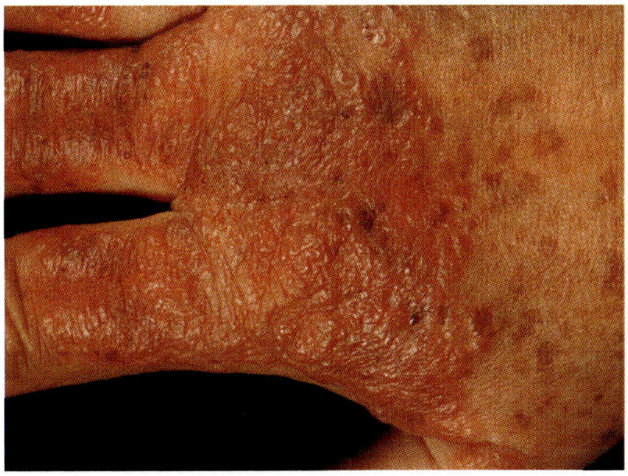

Abb. 22.3 Akutes Kontaktekzem. Kontaktekzeme treten 1–2 Tage nach Allergenkontakt auf. Typisch sind eine Rötung, ein Ödem und Bläschen, die platzen und schließlich verkrusten.

Epidemiologie | In den Industrieländern sind 10 % der Kinder und 3–5 % der Erwachsenen betroffen. Die Inzidenz ist steigend mit einem Altersgipfel im 1. Lebensjahr. Die Erkrankungsaktivität geht in 60 % der Fälle im Laufe des Lebens zurück.
Ätiopathogenese | Die atopische Dermatitis tritt schubweise auf und wird sowohl von endogenen (angeborenen) als auch von umweltbedingten Faktoren beeinflusst. Genetische Veränderungen auf Chromosom 1q21 und 17q25 spielen für eine fehlerhafte Kontrolle der lokalen Entzündungsreaktion durch Langerhans-Zellen in der Haut, Keratinozyten und T-Zellen eine Rolle. Darüber hinaus sind sog. **Superantigene** von Bedeutung, v.a Staphylococcus-aureus-Antigene; hiermit korreliert, dass Staphylococcus aureus bei Patienten mit atopischem Ekzem häufiger als üblich auf der Haut und in den Nasenhöhlen anzutreffen ist.

Morphologische und klinische Aspekte | Das atopische Ekzem kann sich unter folgenden Symptomen präsentieren:
- **Milchschorf (Crusta lactea):** typisches Symptom im Säuglingsalter; betroffen sind Gesicht und behaarter Kopf;
- **Ekzeme an den Beugeseiten der Gelenke** sowie im **Bereich der Handrücken:** typische Manifestation des atopischen Ekzems in der Kindheit; starker Juckreiz und Impetiginisation (bakterielle Infektion durch Aufkratzen);
- **generell trockene, raue und geschuppte Haut:** abgeschwächte Form des atopischen Ekzems im höheren Lebensalter.

Bakterielle Superinfektionen sind häufig.

Toxisches Ekzem: Das toxische Ekzem entsteht durch Kontakt der Haut mit einer irritativen Substanz (wie z. B. Säuren, Lösungsmitteln und Pflanzenschutzmitteln); stark toxische Substanzen lösen dabei ein akutes Ekzem aus, schwach toxische Substanzen nach längerer Einwirkungszeit ein chronisches Ekzem.

Seborrhoisches Ekzem: Das seborrhoische Ekzem findet sich vor allem am behaarten Kopf in Bereichen mit großen Talgdrüsen und bei fettiger Haut. Die Erkrankung tritt zumeist zwischen dem 20. und 40. Lebensjahr auf. Sie ist durch scharf begrenzte Rötungen mit groblamellärer Schuppung gekennzeichnet.

Weitere Ekzemtypen werden anhand von Lokalisation und Form der Läsion unterschieden:
- dyshidroseformes Ekzem: Bläschen und Papeln an Händen und Füßen,
- nummuläres (münzförmiges) Ekzem: bevorzugt bei älteren Männern an den Extremitäten; chronischer Verlauf.

22.3.2 Psoriasis

MERKE

Die Psoriasis (Psoriasis vulgaris) ist eine der häufigsten Hauterkrankungen und eine der häufigsten chronischen Entzündungskrankheiten überhaupt. Sie wird zusammen mit der rheumatoiden Arthritis und dem Morbus Crohn zu den immunvermittelten Entzündungen gerechnet (IMID = immune mediated inflammatory disease). Man unterscheidet einen Typ 1 (familiär, früher Krankheitsbeginn) von einem Typ 2 (sporadisch, später Krankheitsbeginn). Klinisch ist die Psoriasis durch Papeln oder scharf begrenzte, silberschuppende Plaques auf rötlichem Grund (erythrosquamöse Plaques) gekennzeichnet. Bei Entfernung der Schuppen kommt es zu kleinen Blutungen (Auspitz-Zeichen).

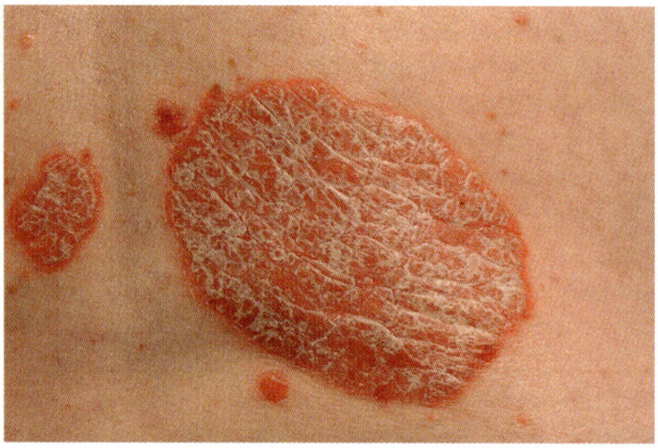

Abb. 22.4 Erythrosquamöse Plaques bei Psoriasis vulgaris. Differenzialdiagnostisch müssen alle erythrosquamösen Dermatosen wie Mykosen, der Lichen ruber und ein diskoider Lupus erythematodes bedacht werden.

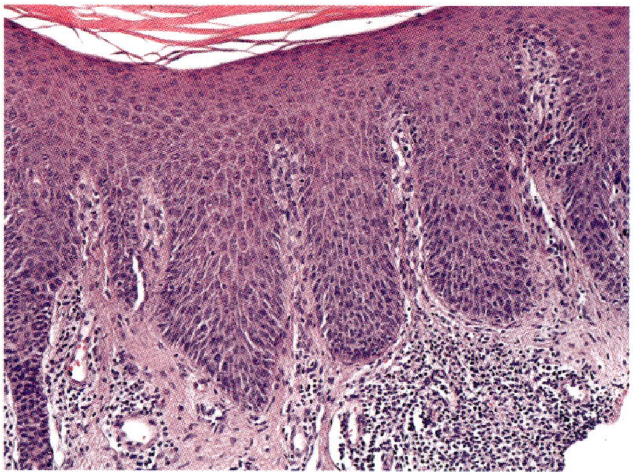

Abb. 22.5 Histologischer Befund bei Psoriasis vulgaris (23-jährige Patientin, Rücken): Typisch sind die plumpe Verlängerung und Vergrößerung der Reteleisten, die weit in die Retezapfen hineinreichenden Gefäße und das entzündliche Infiltrat im Korium.

Epidemiologie | Die Psoriasis hat eine Prävalenz von 3 % und manifestiert sich in 50 % der Fälle vor dem 20. Lebensjahr. Die Typ-1-Psoriasis (60 %) tritt familiär gehäuft auf und ist mit den HLA-Merkmalen Cw6 und DR7 assoziiert. Sie manifestiert sich bis zum 30. Lebensjahr. Der Typ 2 tritt ohne familiäre Häufung nach dem 40. Lebensjahr auf.

Ätiopathogenese | Durch angeborene und erworbene Faktoren kommt es in der Epidermis zu einer Aktivierung von immunkompetenten dendritischen Zellen (Langerhans-Zellen), die über die Beeinflussung von T-Zellen zu einer Entzündung und einer verstärkten Bildung von antimikrobiellen Peptiden (AMP) führen. Diese sind für das Fehlen von bakteriellen Superinfektionen bei der Psoriasis verantwortlich.

Lokalisation und Morphologie | Die erythrosquamösen Plaques (**Abb. 22.4**) sind häufig symmetrisch verteilt und betreffen bei der häufigsten Form (Psoriasis vulgaris) den behaarten Kopf (bis zu 75 % der Fälle), die Streckseiten von Ellenbogen- und Kniegelenk sowie die Sakralregion, häufig (60 %) in Kombination

Tab. 22.6

Unterformen der Psoriasis	
klinische Form	**Eigenschaften**
Psoriasis vulgaris	80 % der Fälle: erythrosquamöse Plaques im Bereich der Streckseiten von Ellenbogen und Knie und der Sakralregion (Analfalte!), bei Kindern auch im Gesicht
Psoriasis guttata	oft nach Streptokokkeninfekt; kleine Papeln (bis zu 1 cm) am Stamm; häufig Kinder
Psoriasis pustulosa	anstelle von Schuppen bilden sich Bläschen, z. B. in Bereich der Handinnenflächen, der Fußsohlen und der Mundhöhle
Psoriasis intertriginosa	Befall der Achseln und der Leisten
Psoriasis inversa	typische Hautveränderungen an den Beugeseiten der Gelenke.
Psoriatische Erythrodermie	Maximalvariante mit Erythrodermie

mit Juckreiz. Das histologische Bild ist charakteristisch: epidermale Hyperplasie, verlängerte Reteleisten, Mikroabszesse in der Epidermis mit Granulozyten (Munro-Abszesse), Parakeratose (Schuppung!) und Lymphozyten in der oberen Dermis (Abb. 22.5).

Klinische Aspekte | Die Erkrankung verläuft chronisch stationär (Plaque-Form) oder akut-eruptiv (Papeln) (Tab. 22.6). Bei 20 % der Patienten tritt eine Psoriasisarthritis auf, für die ein asymmetrischer Gelenkbefall typisch ist: Distale Interphalangealgelenke (DIP-Arthritis), einzelne große Gelenke (Oligoarthritis) und Wirbelsäule sind bevorzugt betroffen (Spondylarthritis). Bei 20 % der Patienten kommt es zur fortschreitenden Gelenkzerstörung (wie bei der rheumatoiden Arthritis, s. S. 532). In 50 % der Fälle sind die Nägel befallen (Nagelpsoriasis). Die Therapie umfasst topische Medikamente (Kortikosteroide, Vitamin-D_3-Analoga), Lichttherapie (UVB) und eine systemische Behandlung mit Fumarsäureestern.

Fallbeispiel

Dr. Goltz erhält Probebiopsien von der Glans penis eines 31-jährigen Patienten. Eingesandt wurden sie von einem Urologen mit der Fragestellung: V. a. auf Erythroplasie Queyrat (Carcinoma in situ der Glans penis). Anhalt für Malignität?

Die Gewebeproben werden in Paraffin eingebettet, anschließend werden mit einem Schlittenmikrotom 5-µm-Schnitte angefertigt, die mit Hämatoxylin-Eosin (H. E.) und PAS gefärbt werden. Unter dem Mikroskop erkennt Dr. Goltz verlängerte Retezapfen der Epidermis (Akanthose, Papillomatose), ein fehlendes Stratum granulosum, Munroe-Mikroabszesse (Granulozytenansammlungen im Stratum corneum), eine Hyperkeratose sowie lymphoplasmazelluläre Infiltrate in der Dermis. All diese Befunde sind hochcharakteristisch für eine Psoriasis. Anzeichen für Malignität ergeben sich nicht.

Dr. Goltz ruft den Hausarzt des Patienten an, da er weitere anamnestische Daten zum Patienten benötigt. Der Hausarzt teilt mit, dass eine Psoriasis bei dem Patienten unbekannt sei. Allerdings habe der Patient in der jüngeren Vergangenheit etliche Monate lang Beschwerden in den Interphalangealgelenken des 2. und 3. Fingers der rechten Hand gehabt mit morgendlicher Schwellung und Schmerzhaftigkeit. Ein Rheumatologe habe eine rheumatische Genese der Beschwerden ausgeschlossen. Unter einer Glukokortikoidtherapie sei die Gelenksymptomatik schließlich abgeklungen, dann seien aber juckende Plaques und Papeln an der Glans penis aufgetaucht, weswegen er den Patienten zum Urologen überwiesen habe. Gemeinsam kommen Dr. Goltz und der Hausarzt zu dem Schluss, dass es sich bei den Gelenkbeschwerden um eine Psoriasisarthritis gehandelt haben könne.

In Anbetracht des pathologischen Befundes untersucht der Hausarzt den Patienten bei der nächsten Vorstellung ausführlicher. Er findet weitere typische – wenn auch diskrete – Manifestationen der Psoriasis vulgaris mit erythrosquamösen Plaques auf der Kopfhaut und Tüpfelnägeln (Nagelpsoriais). Auf Nachfragen stellt sich heraus, dass der Patient als Kleinkind Milchschorf hatte, sein Vater habe als Jugendlicher unter einer stark schuppenden Hauterkrankung gelitten, vermutlich auch einer Psoriasis. Damit steht die Diagnose einer Psoriasis Typ 1 fest. Der Hausarzt leitet eine topische Therapie mit Kortikoiden und Calcipozril (Vitamin-D_3-Analogon) ein, die zu einem schnellen Abklingen der Hautbeschwerden führt. Leider treten nach einigen Monaten wieder Gelenkbeschwerden auf, die jetzt eindeutig als Psoriasisarthritis erkannt werden.

22.3.3 Lichenoide Dermatosen

MERKE

Lichenoide Dermatosen sind histologisch durch bandartige lymphozytäre Infiltrate gekennzeichnet, die sich in der dermo-epidermalen Junktionszone (Übergang von der Epidermis zur Dermis) finden. Klinisch und ätiologisch verbirgt sich in dieser Gruppe eine Vielzahl sehr unterschiedlicher Krankheitsbilder, von denen der Lichen planus das häufigste und wichtigste ist.

Lichen ruber (Knötchenflechte) ist eine häufige Dermatose, die zumeist zwischen dem 40. und 60 Lebensjahr auftritt.

Ätiopathogenese | Ursache ist eine zelluläre Immunreaktion gegen die Basalzellschicht der Epidermis: die basalen Keratinozyten werden durch aktivierte T-Zellen zerstört. Möglicherweise geschieht dies im Rahmen einer virusbedingten Autoimmunreaktion.

Lokalisation und Morphologie | Der Lichen ruber ist durch flache, rötliche Papeln (bis zu 1 cm groß) charakterisiert, die häufig symmetrisch auftreten und

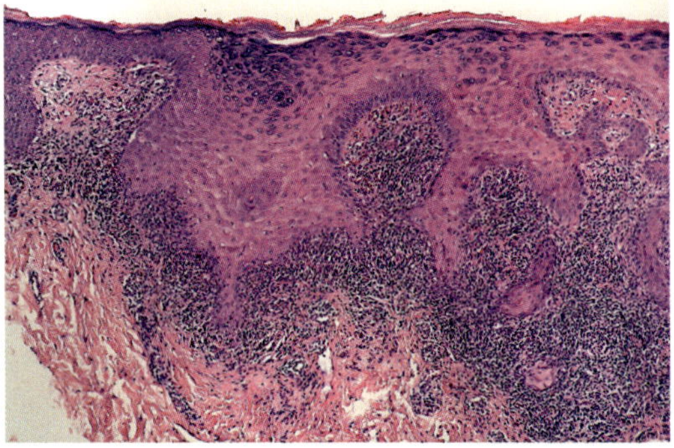

Abb. 22.6 Histologischer Befund bei Lichen ruber Die Epithelveränderungen sind scharf gegenüber der nichtbefallenen Haut abgegrenzt.

stark jucken. Prädilektionsorte sind die Beugeseiten der Unterarme, die Handgelenke und die Lumbalregion. **Histologisch** zeigen sich charakteristische Veränderungen des epidermalen Stratum granulosum (Hypergranulose), eine Hyperplasie der Epidermis (ausgezogene Reteleisten) und ein lichenoides (bandförmiges) Infiltrat, das unmittelbar an die Epidermis grenzt (**Abb. 22.6**). 60 % der Patienten zeigen eine Beteiligung der Mundschleimhaut (Wickham-Streifen). Ein lang andauernder Lichen ruber der Schleimhäute ist mit einem erhöhtem Auftreten von Plattenepithelkarzinomen assoziiert (vgl. S. 430). Die Papeln verschwinden zumeist innerhalb von 1–2 Jahren. Einige Subformen chronifizieren. Man unterscheidet:

- **Lichen ruber planus:** häufigste Form: stark juckende Papeln;
- **Lichen ruber mucosae:** bevorzugte Manifestation in Mundhöhle und Analbereich;
- **atrophischer Lichen ruber:** Endphase der Effloreszenzen;
- **Lichen ruber verrucosus:** manifestiert sich vor allem an den Beinen; es finden sich vermehrt chronische Verläufe und eine familiäre Häufung;
- **Lichen planopilaris:** dunkel pigmentierte Papeln im Bereich der behaarten Haut mit sekundärem Haarverlust (= Pseudopelade Brocq).

22.3.4 Entzündliche Dermatosen mit Blasenbildung

MERKE

Blasen können sich intraepidermal, im dermo-epidermalen Übergangsbereich (Junktionszone) oder subepidermal bilden.

Klinisch lassen sich intraepidermale Blasen von subepidermalen nur schwer unterscheiden, sodass die histologische Untersuchung und der immunhistochemische Nachweis von Immunglobulinablagerungen (Immunfluoreszenz) wesentlich für die Diagnostik der verschiedenen Erkrankungstypen sind. Je nach Größe der Blasen unterscheidet man vesikuläre (< 1 cm) und bullöse (> 1 cm) Effloreszenzen.

Dermatosen mit intraepidermaler Blasenbildung

MERKE

Der intraepidermalen Blasenbildung liegt in der Regel eine Akantholyse zugrunde (daher akantholytische Dermatosen). Dieser Mechanismus kennzeichnet sowohl die autoimmun ausgelösten Pemphiguserkrankungen als auch die angeborenen akantholytischen Dermatosen.

Pemphigusgruppe

MERKE

Wichtigster Vertreter der Pemphigusgruppe ist der Pemphigus vulgaris. Alle Erkrankungen der Pemphigusgruppe sind durch einen chronisch-rezidivierenden Verlauf gekennzeichnet.

Epidemiologie | Die Erkrankungen dieser Untergruppe haben eine Inzidenz von etwa 0,5 pro 100 000 und sind unter Ashkenazi-Juden (hebr.: ashkenas = Bezeichnung für die Juden Ost- und Mitteleuropas) häufiger. Männer und Frauen sind gleichermaßen betroffen.

Ätiopathogenese | Patienten mit einer Pemphiguserkrankung bilden Autoantikörper vom Typ IgG gegen Desmosomenbestandteile (z. B. Desmoglein I, nachweisbar durch Immunfluoreszenz). Im Zuge der Antikörperbindung kommt es wahrscheinlich zu einer Aktivierung des Komplementsystems und möglicherweise auch zu einer antikörperinduzierten Hypersensitivitätsreaktion, bei der T-Lymphozyten eine wichtige Rolle spielen. Eine genetische Prädisposition scheint eine Rolle zu spielen, da die Erkrankungen der Pemphigusgruppe eine HLA-Assoziation zeigen (z B DRβ-1).

Lokalisation und Morphologie | Der Pemphigus vulgaris beginnt in 70 % der Fälle im Mund mit Erosionen und Vesikeln. Innerhalb von einigen Wochen breiten sich die Bläschen auf den ganzen Körper aus (**Abb. 22.7**) und finden sich dann vor allem am behaarten Kopf, im Gesicht und in den Achselhöhlen.

Klinische Aspekte | Die Pemphigusblasen sind schmerzhaft und platzen leicht. Es bleiben ausgedehnte Erosionen, die häufig sekundär infizieren. Charakteristischerweise lassen sich die Blasen durch Reiben an der Haut erzeugen (Nikolski-Zeichen) und vergrößern sich bei Druck auf das Blasenzentrum (Asboe-Hansen-Zeichen). Die Blasen heilen innerhalb einiger Wochen ohne Narbenbildung ab. Trotz moderner Therapie-

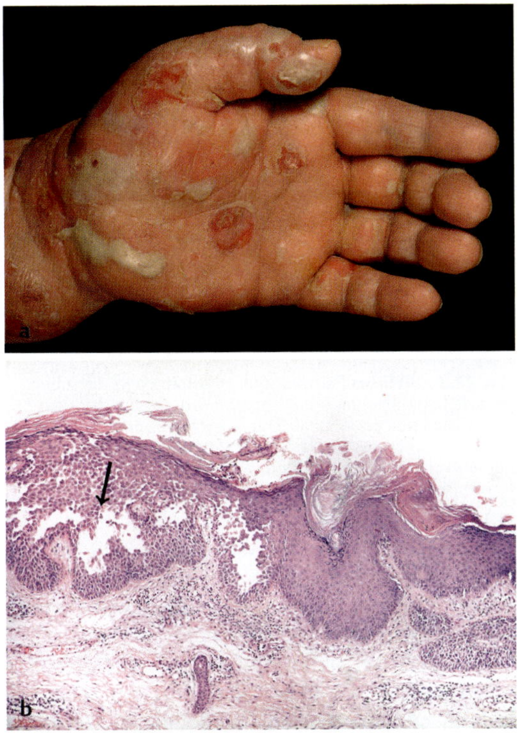

Abb. 22.7 Pemphigus vulgaris. **a** Bei schweren Formen finden sich die Effloreszenzen weit verstreut am gesamten Körper. **b** Histologisch ist eine intraepidermale Spaltbildung (Akantholyse, Pfeil) charakteristisch.

methoden beträgt die Letalität der Erkrankung 5 %; hierfür sind v. a. sekundäre Staphylokokkeninfekte und Auswirkungen der Therapie verantwortlich. Aufgrund der autoimmunen Genese kommen Kortikosteroide und Immunsuppressiva zum Einsatz.

Angeborene akantholytische Dermatosen

Die angeborenen akantholytischen Erkrankungen werden aufgrund ihrer histologischen Besonderheiten und z. T. ihrer Lokalisation unterteilt. Wichtigste Erkrankung dieser Gruppe ist der **Morbus Darier (Dyskeratosis follicularis):** Er zeigt in etwa der Hälfte aller Fälle einen autosomal dominanten Erbgang, insgesamt betrachtet ist er relativ selten. Er ist durch gelb-braune Papeln im Bereich der Kopfhaut, der Stirn und der Nasolabialfalten charakterisiert. Die Papeln zeigen histologisch eine suprabasale Spaltbildung (Akantholyse). Entzündungszeichen finden sich nicht. Die Papeln persistieren i. d. R. lebenslang. Spontane Remissionen sind selten.

Dermatosen mit Blasenbildung in der Junktionszone (Interface-Dermatitis)

MERKE

Die Interface-Dermatitis (Interface-Dermatose) ist durch ein Entzündungsinfiltrat im Übergang zwischen Dermis und Epidermis (dermo-epidermale Junktionszone = Interface) und anschließender Spaltbildung charakterisiert.

Erythema multiforme: Das Erythema multiforme betrifft vor allem junge Erwachsene und Kinder. Es entsteht oft nach einer Herpes-simplex-Infektion oder als Medikamentenreaktion. Klinisch ist das Erythema multiforme durch rötliche Flecken oder Papeln (Makulopapulose) im Bereich der distalen Extremitäten charakterisiert, vor allem an Ellenbogen und Knie. Die Läsionen heilen innerhalb von einigen Wochen ab. Histologisch ist die Erkrankung durch ausgedehnte Nekrosen der Keratinozyten, lymphozytäre Infiltrate und Bläschenbildung charakterisiert.

Toxische epidermale Nekrolyse und Stevens-Johnson-Syndrom: Die toxische epidermale Nekrolyse und das Stevens-Johnson-Syndrom sind sehr seltene Erkrankungen, die Hypersensitivitätsreaktionen auf Medikamente darstellen. Innerhalb weniger Tage entstehen ausgedehnte Erytheme und Blasenbildungen, die ulzerieren und zu Hautnekrosen führen, häufig mit Beteiligung der Schleimhäute. Die Mortalität des Stevens-Johnson-Syndroms beträgt 5 %, bei der toxischen epidermalen Nekrolyse sterben bis zu 40 % der Patienten an einer Sepsis bzw. den Komplikationen einer Sepsis (disseminierte intravaskuläre Gerinnung bzw. hämorrhagische Diathese). Gleichartige Veränderungen wie die bei der toxisch epidermalen Nekrolyse können im Rahmen einer akuten Graft-versus-Host-Reaktion auftreten.

„Staphylococcal scalded skin syndrome“ (SSSS): Dieses Syndrom zeigt ähnliche klinische und histologische Bilder wie die toxische epidermale Nekrolyse. Es betrifft zumeist Kinder und immundefiziente Erwachsene und wird durch Exotoxine von kutanen Staphylococcus aureus hervorgerufen. Hierdurch kommt es zu großflächigen Spaltbildungen innerhalb der Epidermis mit Blasenbildung und Ulzerationen; hieraus können wiederum schwere bakterielle Infekte und eine Sepsis resultieren.

Graft-versus-Host-Disease (GVHD): Die GVHD ist ebenfalls eine Interface-Dermatitis. Sie entsteht durch transplantierte – auf den Empfänger übertragene – T-Lymphozyten des Spenders, die zu einer T-Zell-vermittelten Reaktion gegen den Empfänger führen. Die GVHD entsteht vor allem bei HLA-Inkompatibilität und ist eine mögliche Komplikation der Knochenmarktransplantation. Man unterscheidet die **akute GVHD** (< 3 Monate) von der **chronischen GVHD** (> 3 Monate). Die akute GVHD wird entsprechend dem Ausmaß der Hautbeteiligung und weiterer Parameter (Bilirubinwert, Harnproduktion) in 4 Stadien eingeteilt. In fortgeschrittenen Stadien kann es zur generalisierten Erythrodermie (Stadium 3) und zur toxischen epidermalen Nekrolyse (Stadium 4) kommen. Histologisch entsprechen die klinischen Stadien unterschiedlichen Graden der „Zerstörung": Die Spenderlymphozyten zerstören zunächst die Basalzellschicht **(vakuoläre Alteration, Grad 1)**, im Anschluss kommt es zu einer zunehmenden Auflösung der Epidermis **(Spongiose, Grad 2)**; schließlich entwickeln sich auch **Spalträume unterhalb der Basalzellschicht (Grad 3)**, woraus schließlich ein vollständiger **Verlust der Epidermis (Grad 4)** resultiert. Die histologische Untersuchung ist wichtig für die Einteilung der Schwere einer GVHD.

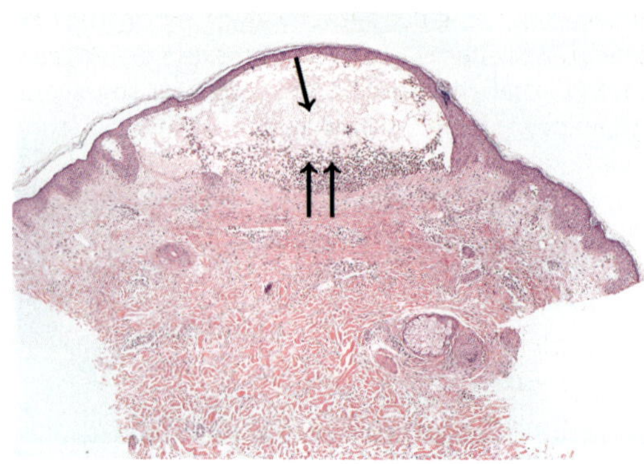

Abb. 22.8 Bullöses Pemphigoid. Histologisch ist die subepidermale Blasenbildung (Pfeil) charakteristisch; innerhalb der Blase finden sich eosinophile Granulozyten (Doppelpfeil). Mithilfe der Immunfluoreszenz lassen sich Immunglobuline und Komplementablagerungen (IgG und C 3) an der Basalmembran nachweisen.

Dermatosen mit subepidermaler Blasenbildung

MERKE

Die Dermatosen mit subepidermaler Blasenbildung sind zumeist durch Autoantikörper ausgelöst oder angeboren. Wichtige Erkrankungen dieser Gruppe sind das bullöse Pemphigoid, der Herpes gestationis, die Dermatitis herpetiformis Duhring sowie die Epidermolysis bullosa acquisita.

Eine subepidermale Blasenbildung kann auch bei Systemerkrankungen wie der Porphyria cutanea tarda oder infolge schwerer Entzündungen der Haut auftreten.

Praxistipp

Zum Nachweis von Autoantikörpern wird die Hautbiopsie in einer molaren NaCl-Lösung inkubiert, wodurch die Blase künstlich vergrößert wird (Split-Skin-Immunofluoreszenz).

Bullöses Pemphigoid (**Abb. 22.8**): Das bullöse Pemphigoid umfasst eine Gruppe unterschiedlicher Erkrankungen, die im Gegensatz zum Pemphigus vulgaris (s. o.) überwiegend ältere Patienten betrifft. Die Erkrankung beginnt klinisch als Erythem oder Ekzem, in der Folge bilden sich Blasen, die z. T. mehrere Zentimeter große sind. Die Blasen sind asymmetrisch verteilt und stehen überwiegend einzeln, vor allem im Bereich des Abdomens, der Oberschenkel und der Unterarme. 20 % der Patienten weisen einen Befall der Mundschleimhäute auf, ein Schleimhautbefall ist ansonsten eher untypisch. Die Blasen heilen ohne Narbenbildung ab.

Herpes gestationis ist eine seltene autoimmunologisch bedingte Komplikation einer Schwangerschaft, die im 4.–7. Monat bei der Mutter auftritt. Am Stamm (Bauchnabel) und später auch an den Extremitäten finden sich Erytheme, Papeln oder Plaques, die stark jucken und im Vollbild der Erkrankung Vesikel- und Blasenbildung zeigen. Die Effloreszenzen heilen langsam ab. Eine Gefährdung des Fetus besteht nicht. Ursache sind Autoantikörper (IgG), die entlang der Basalmembran der Haut nachzuweisen sind und über eine Komplementaktivierung zur subepidermalen Blasenbildung führen. Die Autoantikörper sind auch im Amnion nachweisbar, sodass als Ursache eine Kreuzreaktion antiplazentarer Antikörper angenommen wird. Die Erkrankung endet einige Wochen nach der Schwangerschaft.

Dermatitis herpetiformis Duhring. Es handelt sich um eine chronische Dermatose, bei der Erytheme, Papeln und Blasen am gesamten Körper auftreten können; Männer sind häufiger betroffen als Frauen. Die Erkrankung tritt zwischen dem 20. und 40. Lebensjahr auf. 50 % der Patienten mit einer Dermatitis herpetiformis haben auch eine Zöliakie, die häufig jedoch asymptomatisch ist. Beide Erkrankungen sind mit HLA-B8 und HLA-DR3 assoziiert. Diagnostisch wegweisend ist der Nachweis von IgA-Ablagerungen im Bereich der Basalmembran. Über eine Komplementaktivierung kommt es zur chemotaktischen Anlockung von neutrophilen Granulozyten und zur Ausbildung der Blasen (neutrophiler Mikroabszess). Die histologische und immunhistochemische Untersuchung ist für die Diagnostik unverzichtbar.

Epidermolysis bullosa acquisita (EB). Die EB ist eine chronische blasenbildende Erkrankung des Erwachsenenalters, bei der sich mehrere Verlaufsformen unterscheiden lassen. Auf gerötetem Grund kommt es zur Blasenbildung im Bereich von Stamm und Extremitäten. Der Erkrankung liegen Autoantikörper gegen Kollagenfasern der Basalmembran zugrunde. Für die Identifizierung der verschiedenen Subtypen sind die Verteilung der Blasen, das Lebensalter der Patienten und zusätzliche extrakutane Befunde sowie die immunologische Identifizierung der beteiligten Proteine (z B Typ-VII-Kollagen, Laminin-V, Plectin) ausschlaggebend. Die Blasen entstehen bei der EB durch Druck oder Reibung. Die einzelnen Subtypen zeigen unterschiedliche Erbgänge (dominant oder rezessiv).

22.3.5 Nichtinfektiöse granulomatöse Dermatosen

MERKE

Die granulomatösen Dermatosen sind histologisch durch Granulombildungen gekennzeichnet.

Sarkoidose: Die Sarkoidose ist eine systemische Erkrankung unbekannter Ätiologie, die alle Organsysteme treffen kann. Typischerweise sind die Lunge (s. S. 202) und mediastinale Lymphknoten befallen. 30 % der Patienten weisen darüber hinaus eine sekundäre Hautbeteiligung auf. Eine rein kutane Sarkoidose ist ebenfalls bekannt. Die Sarkoidose ist vor allem in Nordeuropa häufig mit einer Inzidenz von 20 pro 100 000. Insbesondere an den Extremitäten und im Gesicht treten Knoten unterschiedlicher Größe auf (**Lupus pernio** = rötlicher Knoten an der Nase, Abb. 22.9). Selten finden sich erythematöse Plaques und gruppierte Läsionen (anuläre Knoten). Die Effloreszenzen im Bereich der Haut heilen in der Regel spontan im Verlauf einiger Monate ab. Für die Prognose der Erkrankung ist der Organbefall maßgeblicher. Histologisch finden sich Granulome vom Sarkoidosetyp (s. S. 72) mit Langhans-Riesenzellen und Lymphozytensaum. In den Langhans-Riesenzellen sind häufig Schaumann-Körper nachweisbar (Asteroid-Bodies; rundlich-ovale Einschlüsse aus Proteinen im Zytoplasma mit lamellärer Schichtung).

Granuloma anulare (Abb. 22.10): Es handelt sich um eine häufige granulomatöse Dermatose, die vor allem bei Kindern und jungen Erwachsenen auftritt. Klinische Varianten sind die lokalisierte, die generalisierte, die subkutane und die perforierende Verlaufsform. Die häufige lokalisierte Form bevorzugt das weibliche Geschlecht und manifestiert sich vor allem an den Händen (Streckseiten der Finger) und den Unterschenkeln. Typisch sind relativ rasch auftretende, 0,5–1 cm große Papeln, die solitär oder ringförmig (anulär) angeordnet sind. Die Läsionen bilden sich in der Regel innerhalb eines Jahres zurück. Die Ursache ist unbekannt. Nur bei ausgedehntem Befall und Ulzeration (perforierendes Granulom anulare) ist ein therapeutisches Eingreifen notwendig. Dann werden Glukokortikoide oder eine PUVA-Behandlung eingesetzt.

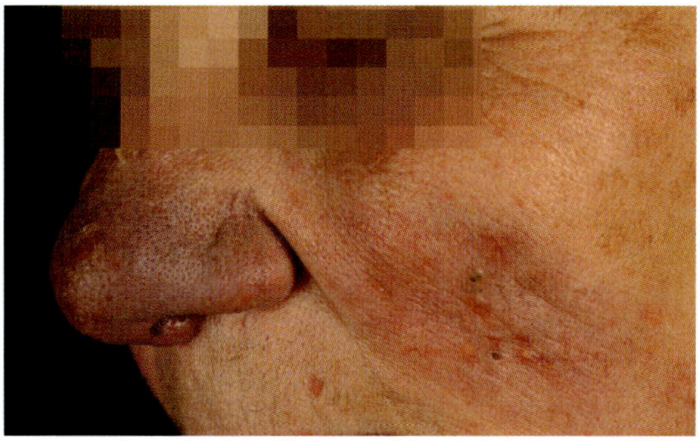

Abb. 22.9 Lupus pernio bei Sarkoidose, 65-jährige Patientin. Hier bestanden zusätzlich multiple Rundherde in der Lunge sowie ein ausgedehnter Befall mediastinaler Lymphknoten. Trotz Kortisontherapie entwickelte sich eine Lungenfibrose.

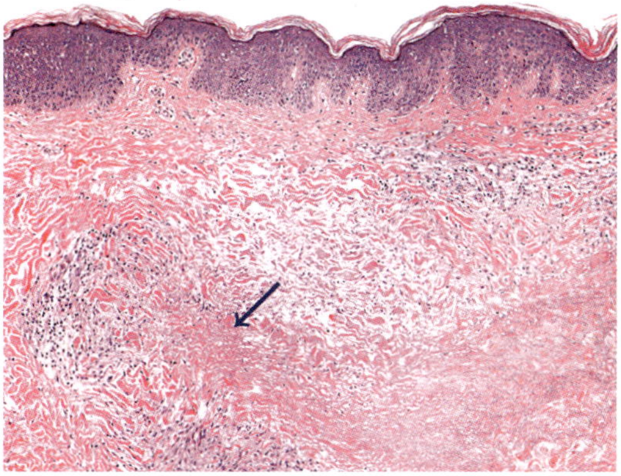

Abb. 22.10 Granuloma anulare, histologischer Befund. Typisch sind herdförmige fibrinoide Nekrosen (Pfeil), umgeben von Histiozyten. Ein ähnlicher Befund findet sich bei Rheumaknoten. Zur Unterscheidung sind klinische Angaben wichtig.

Necrobiosis lipoidica: Die Necrobiosis lipoidica ist durch runde oder ovale, scharf begrenzte und bis einige Zentimeter große, braunrote Farbveränderungen der Haut im Bereich der Unterschenkel charakterisiert. Diese können auch ulzerieren oder eine Knotenbildung zeigen (nodulär-ulzeröse Variante). Die Necrobiosis lipoidica ist häufig mit einem Diabetes mellitus assoziiert (bis 50 % der Fälle) und findet sich sowohl beim juvenilen Typ-1- als auch beim Typ-2-Diabetes (s. S. 494). Die Hautveränderungen können der Entwicklung eines Diabetes mellitus um Jahre vorausgehen. Sie zeigen nur eine geringe Rückbildungstendenz: lediglich 20 % remittieren innerhalb von 10 Jahren. Histologisch finden sich degenerierte Kollagenfasern in der Dermis, die von einem Infiltrat aus Lymphozyten, Makrophagen, mehrkernigen Riesenzellen und auch Fibroblasten umgeben sind.

Rheumaknoten treten bei ca. 30 % der Patienten mit rheumatoider Arthritis (s. S. 532) auf und entstehen bevorzugt an Orten erhöhter Druckbelastung oder nach Traumata. Prädilektionsorte sind die Streckseiten von Ellenbogen, Fingern und Knien. Sie können sich aber auch an anderen Stellen der Haut – und auch in Organen – entwickeln. Rheumaknoten sind schmerzlos und zwischen 5 mm und 2 cm groß. Gleichartige Hautveränderungen können auch beim systemischem Lupus erythematodes und beim Morbus Bechterew auftreten. Histologisch finden sich in der unteren Dermis oder im subkutanen Fettgewebe Kollagennekrosen, die umgeben sind von palisadenförmig angeordneten Makrophagen, Riesenzellen und Lymphozyten. Die Rheumaknoten können sich je nach Krankheitsverlauf und -aktivität in ihrer Größe verändern. Kortikosteroide führen zu einer Verkleinerung der Rheumaknoten.

22.3.6 Urtikaria

MERKE

Die Urtikaria (Nesselsucht) ist ein Oberbegriff für eine Gruppe von Erkrankungen, die klinisch durch das akute oder chronisch-rezidivierende Auftreten von Quaddeln (lat.: urticae) gekennzeichnet sind. Eine Urtika ist eine flüchtige, unscharf begrenzte Schwellung der Haut (**Abb. 22.11**, histologisches Korrelat: Ödem der oberen Dermis), die innerhalb weniger Stunden ohne Residuen abheilt und von einem Erythem sowie Juckreiz begleitet ist.

Ätiopathogenese | Die akute spontane Urtikaria wird v. a. durch Infekte, Medikamente und Nahrungsmittel ausgelöst. Die Urticaria factitia wird durch Hautreiben provoziert (physikalische Urtikaria). Der Quaddelbildung liegt eine **Degranulation von Mastzellen** in der Haut bzw. in den Schleimhäuten zugrunde. Die freigesetzten Histamine und Zytokine bewirken eine Vasodilatation sowie eine Steigerung der Gefäßpermeabilität. Dies wiederum führt zum interstitiellem Ödem der oberen Dermis und damit zur Schwellung. Ursächlich können **immunologische** (v. a. IgE-vermittelte allergische Reaktionen) oder **pseudoallergische** (v. a. komplementvermittelte) Vorgänge zugrunde liegen, eine Urtikaria kann auch durch mikrobielle Infekte getriggert werden.

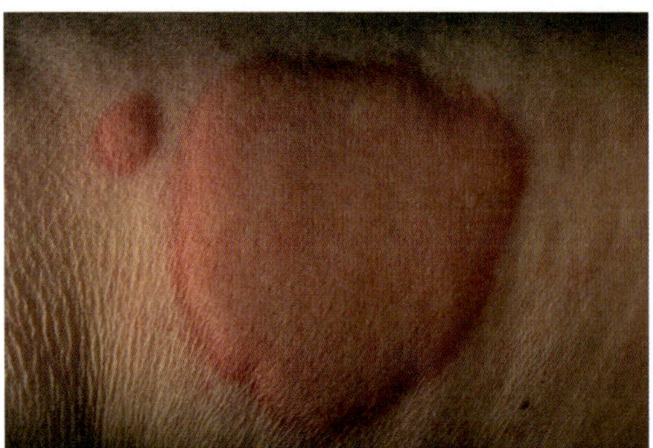

Abb. 22.11 Typische Quaddelbildung bei akuter Urtikaria.

Morphologische Aspekte | Die histologischen Veränderungen sind bei allen Formen der spontanen Urtikaria ähnlich und zeigen insbesondere ein **Ödem der Dermis** mit einem **gemischten Entzündungszellinfiltrat** (Lymphozyten, neutrophilen und eosinophilen Granulozyten). Typischerweise sind die Mastzellen aber nicht vermehrt.

Klinische Aspekte | Bei 50 % der Patienten verschwindet die Erkrankung innerhalb einiger Jahre, seltener persistiert sie über Jahrzehnte.

22.3.7 Entzündliche Erkrankungen des Fettgewebes

MERKE

Entzündliche Erkrankungen des subkutanen Fettgewebes (Panniculus adiposus) können infolge von Traumata und weitergeleiteten Infektionen oder durch Entzündungen des Fettgewebes selbst entstehen. Klinisch sind die meisten Pannikulitiden durch unscharf begrenzte, weiche und sehr druckschmerzhafte Knoten mit einer geringen Hautrötung gekennzeichnet.

Erythema nodosum: Das Erythema nodosum ist die häufigste Pannikulitis und findet sich vor allem bei jungen Frauen im Bereich der Unterschenkel und Unterarme. Die Ursache des Erythema nodosum ist unbekannt. Es tritt bei chronisch-entzündlichen Darmerkrankungen, bei Streptokokkeninfektionen und während der Schwangerschaft auf. Die Knoten treten zumeist multipel auf und haben eine Größe von 1–10 cm. Histologisch ist das Erythema nodosum durch eine septale Pannikulitis charakterisiert (Auftreten von Lymphozyten und Granulozyten innerhalb der Bindegewebssepten des Fettgewebes). Mehrkernige Riesenzellen können vorkommen, ebenso wie lobuläre Entzündungsinfiltrate und Fettgewebenekrosen. Die Erkrankung geht in eine Fibrose der betroffenen Fettgewebeareale über.

Pankreatische Pannikulitis: Bei der pankreatischen Pannikulitis sind Fettnekrosen an den Extremitäten mit einer Pankreatitis oder einem Pankreaskarzinom assoziiert. Die Entstehung ist unklar. Wahrscheinlich treten Pankreasenzyme (Trypsin, Amylase und Lipase) in die Blutbahn über und bewirken auf diese Weise eine „metastatische" Verbreiterung der durch diese Enzyme ausgelösten Fettgewebenekrosen. Ebenso wie bei den anderen Pannikulitiden sind vor allem die unteren Extremitäten betroffen.

Infektiöse Pannikulitis: Bei dieser Pannikulitis kommt es zu Abszessbildungen, Ulzerationen und Veränderungen, die an ein Erythema nodosum erinnern. Vor allem immunsupprimierte Patienten sind

22

für die infektiöse Pannikulitis anfällig. Insbesondere Pseudomonas aeruginosa, atypische Mykobakterien (z B Mycobacterium marinum) und Histoplasma capsulatum können eine infektiöse Pannikulitis auslösen. Histologisch zeigen sich ausgedehnte Nekrosen mit Granulozyten, Histiozyten, mehrkernigen Riesenzellen und Abszessen.

22.4 Infektionskrankheiten der Haut

Key Point

Die Haut ist bei zahlreichen Infektionserkrankungen mitbefallen, entweder lokal (Eintrittspforte der Mikroorganismen) oder generalisiert; in letzterem Fall zeigt die Hautbeteiligung die Generalisierung der Erkrankung an. Die verursachenden Mikroorganismen können unterschiedlichen Erregergruppen angehören: Viren, Bakterien, Protozoen, Pilzen, Arthropoden, Nematoden, Trematoden oder Zestoden.

22.4.1 Virale Infektionen der Haut

MERKE

Viruserkrankungen können die Haut direkt betreffen (Replikation der Viren in epidermalen Zellen, vor allem bei einer Infektion durch humane Papillomaviren = HPV); bei systemischen Viruserkrankungen kann die Haut sekundär/indirekt mitreagieren (z. B. typisches Exanthem bei Röteln oder Masern).

Verruca vulgaris: Die Verruca vulgaris entsteht infolge einer Infektion der Haut mit dem humanen Papillomavirus **(HPV)**. Der HPV-Virus ist ein DNA-Virus, von dem mittlerweile über 100 Genotypen bekannt sind, die sich sowohl molekulargenetisch als auch immunhistochemisch mithilfe monoklonaler Antikörper in Gewebeproben darstellen und differenzieren lassen. Die Verruca vulgaris wird durch die **HPV-Subtypen 1, 2, 4, 7 und 26** hervorgerufen. Sie tritt vor allem an der Hand, den Fingern und den Knien von Kindern auf (Verruca vulgaris juvenilis).

Morphologische Aspekte | Es handelt sich um feste Knoten mit unregelmäßiger Oberfläche und weißlicher Auflagerung (Keratose). Im Bereich von Augenlidern oder Lippen wachsen die Warzen häufig filiform und können als Cornu cutaneum (ein hornartiger, über das Hautniveau erhabener Hauttumor) imponieren. **Histologisch** finden sich typische Hinweise auf einen Virusbefall der Epithelzellen: Koilozytose der Keratinozyten (perinukleärer heller Hof), verplumpte Keratohyalingranula und intranukleäre Viruseinschlüsse. Das Epithel ist stark verbreitet (**Abb. 22.12**).

Condylomata acuminata (Feigwarzen): Es handelt sich um eine sexuell übertragene Erkrankung, die zu 90 % durch HPV 6 und 11 hervorgerufen wird. Sie findet sich bevorzugt an der Glans penis oder um den Introitus vaginae. Nicht jede HPV-Infektion führt zur Ausbildung von Condylomata acuminata (asymptomatische Infektion). Nähere Ausführungen vgl. S. 361.

Herpes-simplex-Virus (HSV) ist Ursache für den Herpes labialis (HSV 1) und den Herpes genitalis (HSV 2). HSV-Viren werden nach der Primärinfektion (klinisches Korrelat: Stomatitis, s. S. 220, Vaginitis, s. S. 364) über afferente Nervenfasern zu sensiblen Nervenzellganglien transportiert, wo sie persistieren und ggf. reaktiviert werden können (Näheres s. S. 220).

Morphologische Aspekte | Makroskopisch sieht man Bläschen auf gerötetem Grund, häufig in Gruppen; nach Eröffnung der Bläschen bilden sich Krusten. Das histologische Bild ist durch eine Akantholyse, eine intraepidermale Blasenbildung sowie zahlreiche mehrkernige Riesenzellen gekennzeichnet. Die Bläschen können aufplatzen, in der Folge bilden sich Erosionen (**Abb. 22.13**).

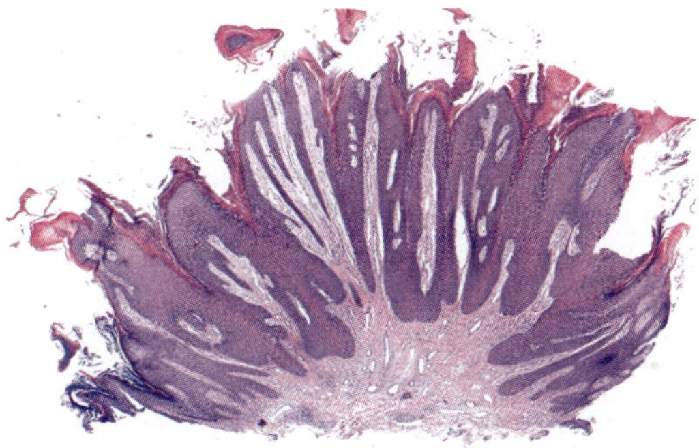

Abb. 22.12 Verruca vulgaris, typischer histologischer Befund. Das Epithel ist verbreitert (Akanthose) und fingerförmig ausgezogen mit einer Verbreiterung des Papillarkörpers (Papillomatose).

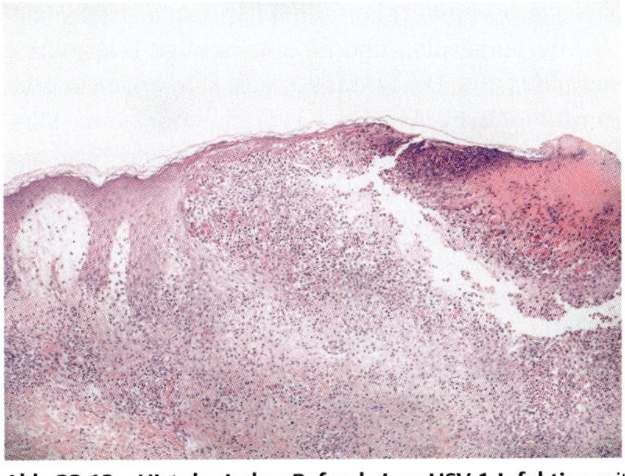

Abb. 22.13 Histologischer Befund einer HSV-1-Infektion mit aufgeplatzten Bläschen und Erosion.

Varicella zoster: Die Windpocken entstehen durch das Varizella-zoster-Virus (VZV), das ebenfalls zur Gruppe der Herpesviren gehört. Windpocken sind hochkontagiös und selbstlimitierend (Heilung nach 1–2 Wochen). Schwere Komplikationen sind insbesondere bei einer Infektion im höheren Lebensalter möglich (z. B. Enzephalitis, Pneumonie). Ebenso wie die HSV-Viren können auch die VZV-Viren über afferente Nervenstränge in die sensiblen Ganglien und von dort aus zurück in die Haut wandern, insb. in Phasen einer geschwächten Immunabwehr (z. B. bei Tumoren, nach Chemotherapie, AIDS). Sie rufen dann das Krankheitsbild **Herpes zoster** (Gürtelrose) hervor. Nach einer Knochenmarktransplantation erleiden 50 % aller Patienten im Laufe der ersten Jahre einen Herpes zoster.

Morphologische Aspekte | Die für die Windpocken typischen Papeln und Bläschen auf gerötetem Grund treten disseminiert am gesamten Körper auf (auch auf den Schleimhäuten); es besteht ein starker Juckreiz. Die Hautveränderungen beim Herpes zoster sind durch ein Erythem, Vesikel sowie Ulzerationen mit Krusten gekennzeichnet und im Gegensatz zu den lediglich juckenden Windpocken sehr schmerzhaft; sie können einige Monate persistieren. Eine antivirale Therapie führt zu einem schnelleren Abheilen der Hautveränderungen.

22.4.2 Bakterielle Infektionen der Haut

Follikulitis: Die häufigste bakterielle Infektion der Haut ist die **Follikulitis**, eine Entzündung im Haarfollikel. Sie wird vor allem durch Staphylococcus aureus hervorgerufen. Ausgedehnte eitrige Follikulitiden werden als **Furunkel** bezeichnet. Sie können 1–2 cm groß werden und finden sich vor allem bei jungen Erwachsenen im Bereich von Gesicht und Nacken. **Karbunkel** sind konfluierte Furunkel. Die **Hidradenitis suppurativa** ist eine schwere eitrige Infektion in der Achselhöhle, bei der es zu Schweißdrüsenabszessen kommt.

Impetigo contagiosa (Grindflechte) wird durch Staphylococcus epidermidis (seltener durch Streptokokken) hervorgerufen und ist eine häufige Erkrankung im Kindesalter. Die Erkrankung ist sehr ansteckend.

Morphologische Aspekte | Typisch sind kleine Bläschen, vor allem im Bereich von Mund und Nase, die sich sehr schnell bilden, aufplatzen und dann von einer honiggelben Kruste bedeckt werden.

Erysipel und Phlegmone sind Ausdruck einer Hautinfektion durch β-hämolysierende Streptokokken. Diese dringen über kleine Hautwunden (z B bei Rhagaden) in die Haut ein und breiten sich über die Lymphgefäße aus.

Morphologische und klinische Aspekte | Eine oberflächliche Ausbreitung der Erreger wird als Erysipel bezeichnet. Histologisch sieht man erweiterte Blutgefäße, Lymphozyten und Granulozyten; klinisch bildet sich innerhalb von Stunden eine flammende Rötung, begleitet von Fieber und allgemeinem Krankheitsgefühl. Bei der Phlegmone breiten sich die Erreger in tiefere Hautschichten aus (tiefe Dermis und subkutanes Fettgewebe). Klinisch steht weniger ein Erythem im Vordergrund als vielmehr die starke Schmerzhaftigkeit eines gering ödematösen Hautareals.

Gonorrhö: Die Gonorrhö ist eine zumeist auf das äußere und innere Genitale beschränkte Erkrankung (Näheres s. S. 359), kann aber auch generalisieren (hämatogene Aussaat von Neisseria gonorrhoeae) und dann häufig die Haut, seltener auch die Gelenke und das Endokard befallen.

Morphologische Aspekte | Vor allem im Bereich der Unterschenkel, Unterarme und Hände finden sich rötliche Flecken (Makula), in denen sich kleine Bläschen (Pustula) bilden, die sehr schmerzhaft sind.

Pest: Die Pest (lat. pestis = Seuche) wird durch Yersinia pestis hervorgerufen und tritt heutzutage nur noch in wenigen Endemiegebieten auf (z. B. in Südafrika und Zentralasien). Erregerreservoir sind frei lebende Nagetiere und Ratten. Die Übertragung der Yersinien auf den Menschen erfolgt durch Parasiten wie Flöhe, Läuse oder Zecken. Neben latenten klinischen Verläufen gibt es die lokal begrenzte Hautpest (Bläschen) und nach lymphogener Ausbreitung die Beulenpest (Bubonenpest). Eine Bakteriämie führt zur Pestpneumonie (Lungenpest).

Morphologische Aspekte | Nach kurzer Inkubationszeit (2–5 Tage) kommt es zur schmerzhaften Vergrößerung der lokalen Lymphknoten, vor allem in der Leiste und in der Axilla („Bubonen"). Die Haut ist ödematös und gerötet; die Lymphknoten abszedieren. Im Bereich der übrigen Haut können sich ein Begleitexanthem sowie vesikopustuläre Effloreszenzen entwickeln. Mikroskopisch finden sich Abszesse und epitheloidzellige Granulome.

Tuberkulose: Die Tuberkulose ist der Prototyp einer granulomatösen Entzündung (Näheres s. S. 200). Die (seltene) Hautbeteiligung kann sekundär im Rahmen einer systemischen Aussaat von Mycobacterium tuberculosis oder primär durch eine direkte Infektion der Haut von außen (sog. Inokulation) entstehen.

Morphologische Aspekte | Die Hautmanifestationen der Tuberkulose sind vielgestaltig: Sofern sie Folge einer systemischen Erregeraussaat ist, tritt die Hauttuberkulose v. a. im Gesicht (Nase und Mund), im Nacken und an den Extremitäten auf **(Lupus vulgaris):** Initial findet man Papeln auf gerötetem Grund, die später unregelmäßig ulzerieren. Ein Befall tieferer

Hautschichten wird als **Erythema induratum** (Bazin) bezeichnet.
Bei der seltenen direkten Inokulation von Mycobacterium tuberculosis entsteht innerhalb von 4 Wochen eine braune Papel, die ulzeriert **(tuberkulöser Schanker)** Bei einer weiteren Ausbreitung der Mykobakterien treten dann regionäre Lymphknotenschwellungen hinzu. Das weitere Schicksal dieses Primäraffektes hängt – wie beim entsprechenden Ghon-Primärkomplex der Lunge (s. S. 200) – von der Immunitätslage des Organismus ab. Die **Tuberculosis verrucosa cutis** findet sich bei Personen mit guter Immunitätslage. Hier bleibt die Infektion in Form einer hyperkeratotischen Warze auf die Haut beschränkt. Das **tuberkulöse Gumma** ist eine Schwellung im subkutanen Gewebe mit Abszessbildung und ggf. auch Fistelung.

Lepra: Es handelt sich um eine durch Mycobacterium leprae hervorgerufene chronische systemische Infektionserkrankung mit einer Inkubationszeit von 3–5 Jahren. Die obligat intrazellulären Erreger befallen Makrophagen und die Nervenscheiden efferenter und afferenter peripherer Nerven und führen so zu Sensibilitätsstörungen (Hypästhesie) und sensomotorischen Störungen. Die Infektion erfolgt durch Wundsekret und Nasenschleim. Man unterscheidet die erregerarme **tuberkuloide Lepra (TT)**, die erregerreiche **lepromatöse Lepra (LL)** und Übergangsformen.
Morphologische Aspekte | Bei der TT findet man weißliche makulöse Effloreszenzen, die histologisch aus epitheloidzelligen Granulomen bestehen; im Bereich der Effloreszenzen besteht eine Hypästhesie. Bei der LL stehen bräunliche Plaques und Knoten (Leprome) im Vordergrund. Histologisch handelt es sich um dicht gelagerte Makrophagen, in denen sich die Mykobakterien als säurefeste Stäbchen (rot) zeigen.

22.4.3 Mykotische Infektionen der Haut

MERKE

Pilzerkrankungen der Haut sind häufig und werden v. a. durch Dermatophyten und Hefepilze (v. a. Candida albicans und Pityrosporum ovale) hervorgerufen. Klinisch unterscheidet man:

- oberflächliche Pilzerkrankungen (Haut, Nägel, Haare, Schleimhäute),
- subkutane Pilzerkrankungen,
- disseminierte (generalisierte) Infektionen.

Alle Mykosen verlaufen ohne adäquate Behandlung chronisch.

Infektionen durch Dermatophyten: Dermatophyten (Microsporum, Trichophyton) dringen mithilfe spezieller Enzyme (Keratinasen, Proteinasen) in das Stratum corneum ein (Keratinschicht) und nutzen die im Stratum corneum gelösten Serumbestandteile zu ihrer Ernährung.
Die **Tinea capitis** wird durch eine Infektion der Haarschäfte mit Dermatophyten hervorgerufen. Sie ist durch Haarverlust (Alopezie), Follikulitis und eitrige Ulzerationen gekennzeichnet. Histologisch ist die Tinea capitis durch eine Parakeratose, ein Ödem des Stratum spinosum (Spongiose), makrophagen- und epitheloidzellhaltige Granulome und Pilzfäden (PAS-Färbung) charakterisiert.
Die **Tinea corporis** und die **Tinea pedis** werden durch verschiedene Trichophyton- Spezies hervorgerufen. Typischerweise kommt es in den befallenen Hautarealen zu Erythemen, Ulzerationen und Bläschenbildungen. Histologisch ist auch hier der Nachweis von Pilzfäden (PAS-Reaktion) maßgeblich.

Infektionen durch Hefepilze: Die **Tinea versicolor** (Pityriasis versicolor) ist eine oberflächliche Infektion durch den Saprophyten Pityrosporum ovale. Am Oberkörper finden sich bräunliche, wenig schuppende Flecken, in denen sich PAS-positive Hyphen und Sporen nachweisen lassen.
Bei der **Candidiasis (Kandidose, Soor)** handelt sich um eine Pilzerkrankung durch Candidapilze (z. B. Candida albicans). Da Candida ein Saprophyt ist, entsteht die Candidiasis v. a. bei Immunschwäche oder nach Antibiotikatherapie. Histologisch finden sich PAS-positive Pilzhyphen (Fäden) in den oberen Schichten des Epithels.

Infektionen durch Schimmelpilze: Die **Aspergillose** entsteht durch direkte Inokulation des Erregers in die Haut oder durch hämatogene Besiedelung der Haut, z. B. im Rahmen einer Lungenaspergillose (v. a. bei immunsupprimierten Patienten). Makroskopisch ist die Aspergillose der Haut durch Flecken oder Papeln charakterisiert, die nekrotisch zerfallen können. Histologisch sind mit Spezialfärbungen Pilzhyphen nachzuweisen.

Spezielle Pilzerkrankungen mit fakultativem Befall der Haut sind die Blastomykose (geografischer Schwerpunkt: USA und Kanada) sowie die Kryptokokkose (v. a. bei Immundefizienz). Die **Kryptokokkose** wird durch Cryptococcus neoformans hervorgerufen, der üblicherweise über die Lunge in den Körper eindringt und v a das ZNS befällt. Die Haut ist in ca. 10 % der Fälle mitbeteiligt: Makroskopisch finden sich Flecken, Papeln, Pusteln oder Ulzerationen. Histologisch sind zum einen Kryptokokken und zum anderen Abszesse und granulomatöse Reaktionen mit Riesenzellen nachweisbar.

22.5 Tumoren der Haut

Key Point

Die häufigsten Tumoren der Haut leiten sich vom Plattenepithel ab; häufig werden sie in einem Krankheitsstadium erkannt, in dem eine kurative Entfernung möglich ist. Darüber hinaus existiert ein breites Spektrum weiterer Hauttumoren, die sich von den unterschiedlichen Zell- und Gewebekomponenten der Haut ableiten. Eine besondere klinische Bedeutung kommt dabei den malignen Melanomen zu, da sie für 90 % der durch einen Hauttumor verursachten Todesfälle verantwortlich sind.

22.5.1 Tumorartige Erkrankungen der Haut: Zysten

Hautzysten sind ein häufiger dermatologischer Befund mit einer Vielzahl klinischer Erscheinungsformen. Die Lokalisation der Zyste ist für die differenzialdiagnostische Beurteilung wichtig.

MERKE

Der überwiegende Teil der kutanen Zysten entsteht aus dem Epithel der Haarfollikel sowie der anhängenden Talgdrüsen. Diese sog. follikulären Zysten (Epidermiszyste, trichilemmale Zyste und Dermoidzyste) werden von den glandulären (z. B. Halszysten) und den entzündlich bedingten Zysten (z B Sinus pilonidalis) unterschieden.

Die **Epidermiszyste** findet sich im Gesicht (unbehaarter Kopf), im Nacken und am Oberkörper. Sie tritt v. a. bei jungen Menschen auf und ist erkennbar an einer bis zu 1–2 cm großen Schwellung mit einem zentralen Punkt. Diese Zyste leitet sich vom Infundibulum des Haarfollikels ab und besteht histologisch aus verhorntem Plattenepithel (mit Stratum granulosum!) und geschichteten Hornlamellen im Inneren. Epidermiszysten sind gutartig. Sie können rupturieren und dann über eine Fremdkörperreaktion abgebaut werden. Sie müssen ansonsten entfernt werden.

Die **laterale Halszyste** (branchiogene Zyste, Kiemengangszyste) findet sich am Vorderrand des Musculus sternocleidomastoideus, ursächlich ist die fehlende Rückbildung einer Schlundtasche während der Embryonalentwicklung. Histologisch ist die Zyste zylinderepithelial ausgekleidet und von lymphatischem Gewebe umgeben. Sie kann fisteln und sekundär infizieren (Abszessbildung).

Die **mediane Halszyste** (Thyreoglossuszyste) findet sich zentral an der Vorderseite des Halses in Höhe des Hyoids. Sie ist bis zu 3–5 cm groß, kann perforieren und sekundär infizieren. Sie ist histologisch durch Zylinderepithel sowie verstreutes Schilddrüsengewebe gekennzeichnet.

Der **Sinus pilonidalis** ist eine zumeist schmerzhafte Zyste im Sakralbreich, typischerweise im Bereich der Rima ani. Ursächlich ist das Einwachsen eines Haares in die Haut und eine hierdurch hervorgerufene Fremdkörperreaktion mit Abszessbildung. Histologisch finden sich eine plattenepithelial ausgekleidete Zyste, Fremdkörperriesenzellen und Granulozyten.

22.5.2 Melanozytäre Tumoren

Bei der Geburt vorhandene Nävi werden häufig „Male“ oder „Muttermale“ genannt. Unter dem Überbegriff Nävus wird eine Vielzahl sehr unterschiedlicher Veränderungen zusammengefasst. Man unterscheidet

- **melanozytische Nävi** (z. B. Lentigo simplex, Mongolenfleck),
- **Nävuszellnävi** (z. B. angeborene dermale Nävi),
- **epidermale Nävi** (z. B. Haarnävi),
- **Blutgefäßnävi** (z. B. Naevus flammeus, s. S. 433).

Melanozytäre Nävi

MERKE

Unter einem Nävus versteht man eine umschriebene, zumeist auch farblich von der Umgebung abgehobene Hautveränderung (häufig von bräunlicher bis schwarzer Farbe, ggf. aber auch pigmentarm/hautfarben).

Lentigo simplex: Sie wird als **Vorstufe eines Nävuszellnävus** aufgefasst. Es handelt sich um braune, scharf begrenzte Flecken in sonnenexponierter Haut. Die Läsion ist gutartig.

Morphologie | Histologisch sind ausgezogene Retezapfen sowie eine verstärkte Pigmentierung und Vermehrung von Melanozyten kennzeichnend.

Nävuszellnävi sind angeborene oder erworbene hamartomartige Hautveränderungen; bei der Genese spielen genetische Faktoren und Sonnenexposition eine Rolle. Nävuszellnävi entstehen – sofern sie nicht angeboren sind, s. u. – im Kindes- und jungen Erwachsenenalter bis in das 3. Lebensjahrzehnt. Nävuszellnävi zeigen oft eine spontane Regression und können sich im Laufe der folgenden Lebensjahrzehnte zurückbilden

MERKE

Die Anzahl der Nävuszellnävi gilt als Risikofaktor für die Entstehung von Melanomen (> 100 Nävuszellnävi).

Morphologie und Lokalisation | Histologisch unterscheidet man 3 Typen:

Beim **Junktionsnävus** finden sich Nävuszellen innerhalb der Epidermis im Bereich der dermoepidermalen Junktionszone (zusammenhängende Aggregate von melanozytären Zellen im Bereich der Retezapfen). Beim **Compoundnävus** finden sich *zusätzlich* Nävuszellen in der Dermis. Der **dermale Nävus** besteht ausschließlich aus Nävuszellen, die in der Dermis liegen – sie besitzen keinen Anschluss an die Junktionszone.

Kongenitale Nävuszellnävi finden sich bei 1 % der Bevölkerung. Sie sind schon bei der Geburt vorhanden und werden aufgrund ihrer Größe eingeteilt in kleine (< 1,5 cm), mittlere (1,5–20 cm) und große (> 20 cm) kongenitale Nävi. Die großen kongenitalen Nävi sind oft stark behaart (Tierfellnävi) und besitzen ein Entartungsrisiko von bis zu 10 %.

Morphologie und Lokalisation | Kongenitale Nävi können am gesamten Körper auftreten. Sofern sie die Haut oberhalb der Wirbelsäule „befallen“, können sie mit Meningomyelozelen assoziiert sein. Histologisch sind bandförmige und periadnexiell angeordnete Melanozyten charakteristisch, d. h., sie umschließen sowohl Hautanhangsgebilde und Haarfollikel als auch ekkrine Drüsen (Unterscheidungskriterium zum erworbenen Nävus). Die Melanozyten können dabei bis in das subkutane Fettgewebe hineinreichen. Eine Beteiligung der Epidermis kommt vor (Junktionszone).

Spitznävus: Der Spitznävus (juveniles Melanom, Spindel- oder Epitheloidzellnävus; **Abb. 22.14**) ist eine gutartige Hautläsion, die v. a. im Kindesalter auftritt (80 % < 20 Jahre). Klinisch manifestiert sich der Spitznävus als solitäre, schnell wachsende Hautläsion, zumeist im Gesicht. Aufgrund des schnellen Wachstums werden Spitznävi häufig unter Melanomverdacht exzidiert.

Morphologie | Die histologischen Veränderungen sind sehr charakteristisch: Man sieht einen scharf begrenzten symmetrischen Tumor in der Junktionszone und der Dermis, der aus spindeligen, runden oder vielgestaltigen Zellen mit weitem Zytoplasma besteht.

Dysplastischer Nävus: Ein dysplastischer Nävus ist durch klinische und histologische Merkmale charakterisiert. Klinische Merkmale eines dysplastischen Nävus sind:

- Durchmesser > 4 mm,
- unscharfe und unregelmäßige Begrenzung,
- Asymmetrie,
- Farbunterschiede.

MERKE

Auf dem Boden dysplastischer Nävi können maligne Melanome entstehen. Patienten mit zahlreichen dysplastischen Nävi haben ein erhöhtes Melanomrisiko (s. dazu **Abb. 22.15**).

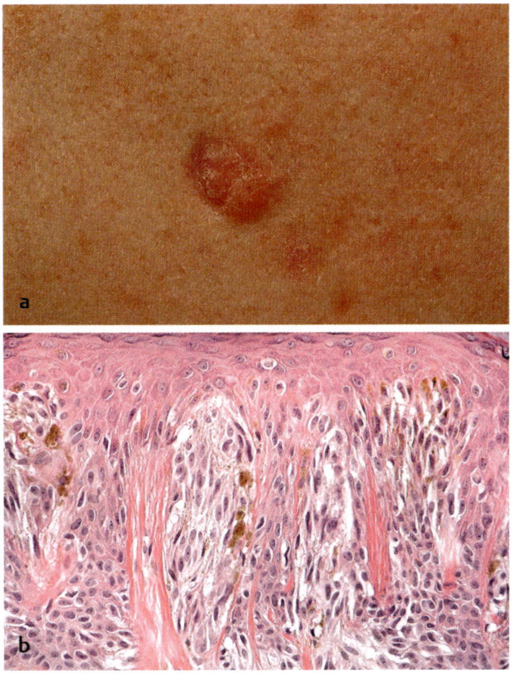

Abb. 22.14 **Spitznävus. a** Makroskopischer Befund. **b** Typische Auffälligkeiten in der Histologie: unregelmäßige Akanthose der Epidermis sowie spindelförmige Melanozyten, deren Kerne senkrecht zur Epidermis angeordnet sind (sog. „hanging bananas“). Stark pigmentierte Spitznävi wie in dieser Abbildung werden als Reed-Nävus bezeichnet.

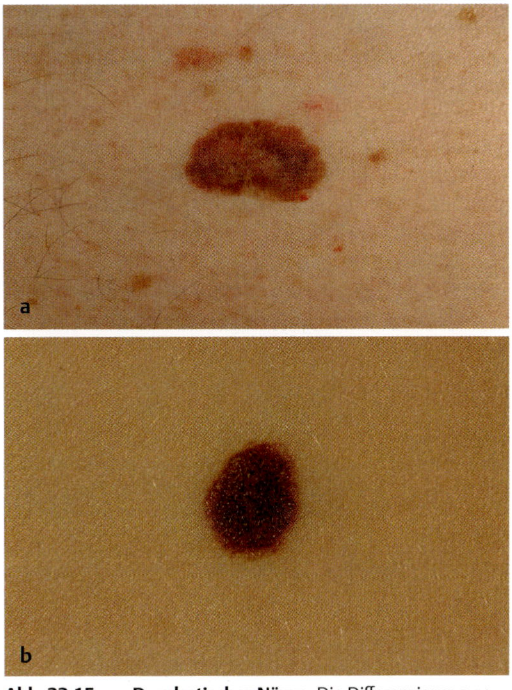

Abb. 22.15 **a Dysplastischer Nävus.** Die Differenzierung gegenüber einem malignen Melanom ist rein vom klinischen Aspekt her häufig schwierig, die histologische Untersuchung entsprechend unverzichtbar. **b** Zum Vergleich: **Malignes Melanom.** (Mit freundlicher Genehmigung von Prof. Dr. Dr. Proksch, Kiel)

Dysplastische Nävi entwickeln sich zumeist zwischen dem 15. und 30. Lebensjahr. Sie können im Rahmen des FAMM-Syndrom (FAMM = familiar atypical multiple mole melanoma syndrome) familiär gehäuft auftreten; das Melanomrisiko Betroffener kann bis zu 100 % betragen!
Morphologie | Histologische Kriterien eines dysplastischen Nävus sind: Aggregation atypischer Melanozyten (atypische Melanozytenhyperplasie), sowohl epidermal als auch dermal, Durchmesser > 4 mm, einzelne Melanozyten oder Melanozytennester an der Spitze der Retezapfen, epidermale Anteile überragen seitlich die dermalen Anteile (sog. Schulterbildung).

Blauer Nävus: Der blaue Nävus **(Naevus coeruleus)** findet sich v. a. am behaarten und unbehaarten Kopf sowie an Füßen, Händen und Oberschenkeln.
Morphologie | Der blaue Nävus entwickelt sich aus während der Embryonalentwicklung nicht vollständig in die Epidermis eingewanderten (neuroektodermalen) Melanozyten. Diese proliferieren in der Dermis und sind stark pigmentiert. Blaue Nävi zeigen sehr selten eine maligne Entartung.

Malignes Melanom

MERKE

Das maligne Melanom ist ein maligner Tumor der Melanozyten. Melanome treten überwiegend in der Haut auf, selten finden sich Melanome auch im Auge (Konjunktiva, Uvea, s. S. 480).

Epidemiologie | Die Inzidenz des malignen Melanoms hat sich seit 1970 jährlich um 5 % erhöht, entsprechend einer Verdoppelung alle 20 Jahre – sie beträgt in Mitteleuropa derzeit 10/100 000 pro Jahr und in Australien bis zu 50/100 000 pro Jahr. Das maligne Melanom kann in jedem Lebensalter auftreten, der Häufigkeitsgipfel liegt zwischen 50. Und 60. Lebensjahr.

Ätiopathogenese | Das Melanomrisiko hängt vom Hauttyp und dem Ausmaß intermittierender Exposition gegenüber UV-Strahlung ab; in dunkelhäutigen Populationen ist das maligne Melanom sehr selten.

MERKE

Eine häufige Sonnenexposition in der Kindheit mit häufigen Sonnenbränden gilt als signifikantester Risikofaktor.

Dies ist besonders an den starken regionalen Unterschieden hinsichtlich der Inzidenz dieser Erkrankung erkennbar (vgl. oben). Eine hohe Zahl dysplastischer Nävi erhöht generell das Melanomrisiko. Die meisten malignen Melanome treten am Kopf, am Hals und an den Unterschenkeln auf.
Klinische Aspekte | In den Frühstadien findet man asymmetrische, unregelmäßig begrenzte Flecken. Später bilden sich Knoten und es kann zu Ulzerationen und Blutungen kommen. Melanome bilden frühzeitig Metastasen. Die **klinische Unterscheidung** maligner Melanome von anderen pigmentierten Nävi erfolgt nach der ABCD-Regel:

- A = Asymmetrie,
- B = Begrenzung unregelmäßig,
- C = Colorit (Farbe) inhomogen,
- D = Durchmesser > 6 mm.

Mithilfe der Dermatoskopie (Auflichtmikroskopie) wird die klinische Beurteilung verdächtiger Läsionen verbessert.
Klassifikation und Prognose | In Abhängigkeit von Wachstumsart und Lokalisation unterscheidet man verschiedene **Subtypen** des malignen Melanoms (**Tab. 22.7** und **Abb. 22.16**).

Die **Prognose** eines Melanoms hängt von mehreren Faktoren ab, von besonderer Bedeutung ist dabei das **Metastasierungsstadium:** Ein malignes Melanom ohne Metastasen hat eine durchschnittliche 10-Jahres-Überlebensrate (JÜR) von 80 %. Bei Nachweis von Satellitenmetastasen (2 cm vom Primärtumor entfernt) und In-Transit-Metastasen (zwischen Haut und erster Lymphknotenstation) verringert sich die 10-

Tab. 22.7

Subtypen des malignen Melanoms

Abkürzung	Bezeichnung	Anteil	Besonderheiten
SSM (**Abb. 22.16a** und **b**)	superfiziell-spreitendes Melanom	60 %	unregelmäßiger dunkel pigmentierter Fleck (nicht erhaben!), v. a. am Stamm und an den Unterschenkeln
NMM (**Abb. 22.16c**)	noduläres Melanom	20 %	Knoten mit Ulzeration, frühzeitige Metastasen
LMM	Lentigo-maligna-Melanom	8 %	v. a. im Gesicht, flache unscharfe braune oder schwarze Läsionen
ALM	akral-lentigonöses Melanom	4 %	bevorzugt palmo-plantar und subungual; kleine braune Flecken, die kaum auffallen(!)
AMM (**Abb. 22.16d**)	amelanotische Melanome	–	hautfarben, sonst wie NMM

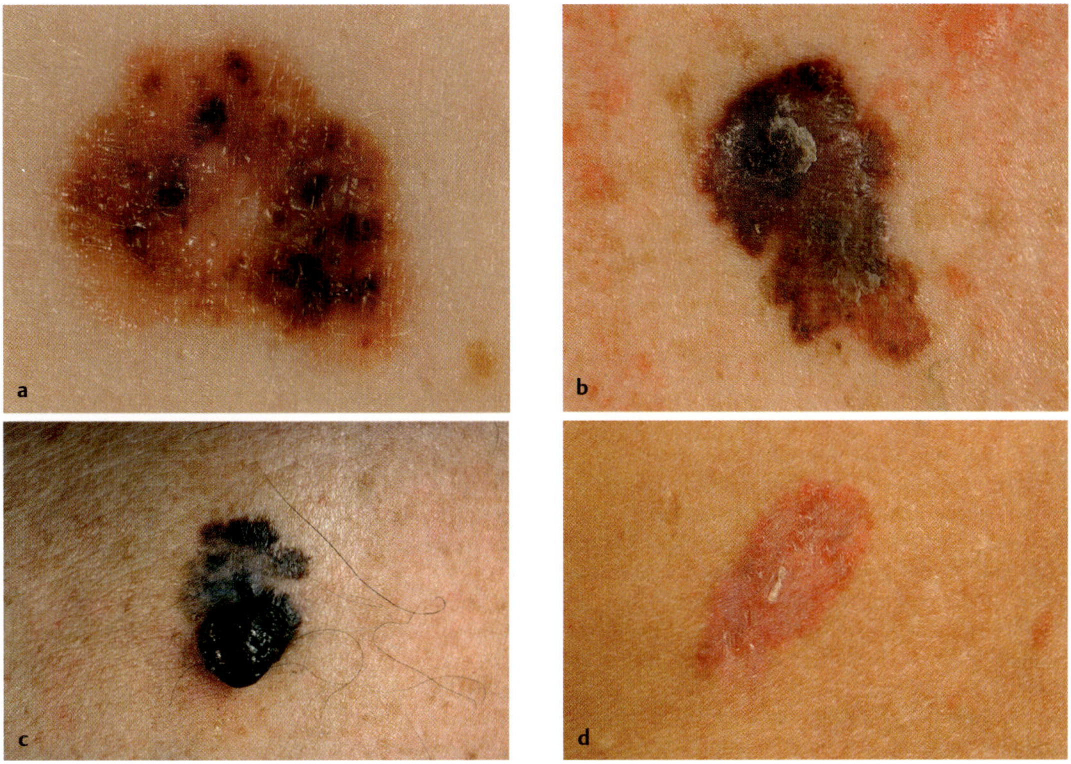

Abb. 22.16 Subtypen des malignen Melanoms. **a** Superfiziell spreitendes Melanom. **b** Superfiziell spreitendes Melanom. **c** Noduläres Melanom. **d** Amelanotisches Melanom. (Mit freundlicher Genehmigung von Prof. Dr. Dr. Proksch, Kiel)

Tab. 22.8

Clark-Level

Level	Eindringtiefe
I	Melanomzellen auf die Epidermis begrenzt (Carcinoma in situ), Abb. 22.17
II	Melanomzellen im Stratum papillare der Dermis
III	Melanomzellen füllen das Stratum papillare vollständig aus
VI	Melanomzellen infiltrieren das Stratum reticulare der Dermis
V	Melanomzellen infiltrieren die Subkutis

JÜR auf 50 %, bei regionären Lymphknotenmetastasen auf 25 %. Bei einem Nachweis von Fernmetastasen liegt die mittlere Überlebenszeit unter einem Jahr.

Neben dem Metastasierungsstadium spielen für die Gesamtprognose des malignen Melanoms folgende Faktoren eine Rolle:

- **vertikale Tumordicke nach Breslow** (histologisch bestimmt): < 1 mm 95 % 10-JÜR; 1–2 mm 80 % 10-JÜR; 2–4 mm 70 % 10-JÜR, > 4 mm 50 % 10-JÜR;
- **Invasionstiefe nach Clark** (Clark-Level: Eindringtiefe der Tumorzellen, s. Tab. 22.8);
- **Lokalisation:** Prognose schlechter für Melanome am oberen Stamm, Oberarm und behaarten Kopf;
- auch eine erhöhte Mitoserate, der immunhistochemische Nachweis proliferierender Zellen (Ki-67) sowie der Nachweis einer Lymphgefäßinvasion sprechen für eine schlechtere Prognose (vgl. TNM-Klassifikation, Tab. 22.9).

Tab. 22.9

pTNM-Klassifikation Malignes Melanom mit Korrelation zur Tumordicke und zum Clark-Level

pTNM-Kategorie	Clark-Level	Tumordicke/Kriterien
pTis	I = Melanoma in situ, Abb. 22.17	(keine Angabe bei In-situ-Melanomen)
pT 1	II	< 0,75 mm
pT 2	III	0,76–1,5 mm
pT 3a	IV	1,5–3,0 mm
pT 3b	IV	3,01–4,0 mm
pT 4a	V	> 4,0 mm
pT 4b	–	Satellitenknoten in der Umgebung
N0		keine Metastasen in regionären Lymphknoten
N1		Metastasen < 3 cm im Durchmesser
N2		> 3 cm
M0		keine Fernmetastasen
M1		Fernmetastasen

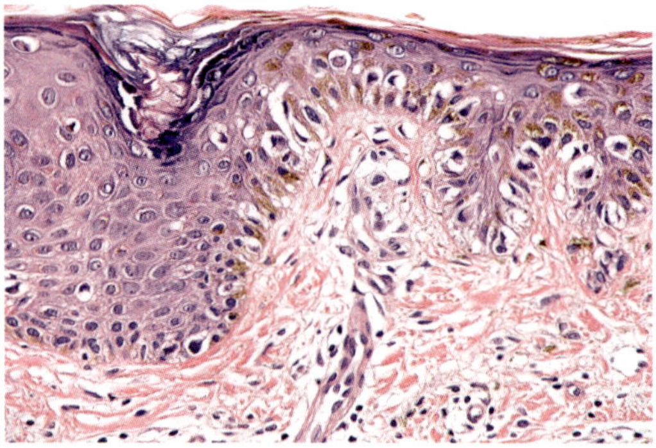

Abb. 22.17 Intraepidermales Melanom (In-situ-Melanom), klinisch als Lentigo-maligna-Melanom in Erscheinung getreten.

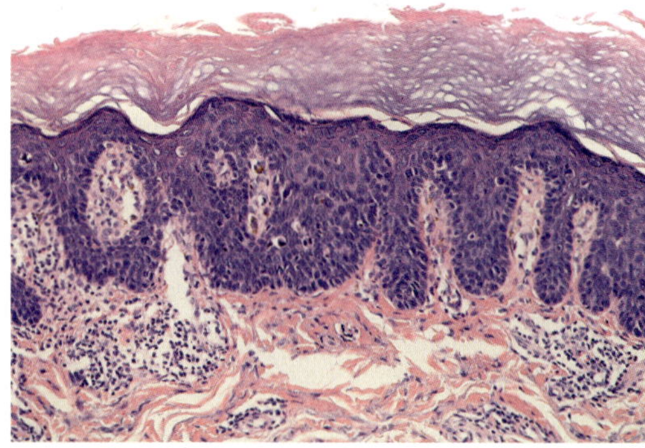

Abb. 22.18 Morbus Bowen.

22.5.3 Epitheliale Tumoren

Benigne epitheliale Tumoren und Präkanzerosen

Seborrhoische Keratose: Die seborrhoische Keratose (Verruca seborrhoica, Verruca senilis) ist ein benigner epidermaler Tumor, der ab dem 4. Lebensjahrzehnt auftritt und durch scharf begrenzte hautfarbene oder bräunliche, z. T. warzenartige Läsionen gekennzeichnet ist. Betroffen sind v. a. Gesicht und oberer Rumpf.

Morphologie | Histologisch ist eine (monoklonale) Proliferation basaloider epidermaler Zellen erkennbar, die in unterschiedlichem Maße plattenepithelial differenziert sind und verhornen. Bei starker Pigmentierung spricht man von einem **Melanoakanthom**. Eine maligne Entartung ist ungewöhnlich.

Aktinische Keratose: Die aktinische Keratose (solare Keratose, senile Keratose) ist eine häufige Hautläsion des mittleren und höheren Lebensalters, die durch multiple, zumeist rötliche und schuppende Hautveränderungen an sonnenexponierter Haut gekennzeichnet ist. Typische Lokalisationen sind: Handrücken, Unterarme, Gesicht.

> **MERKE**
> Die aktinische Keratose ist Ausdruck einer starken Sonnenschädigung der Haut und stellt einen Risikofaktor für die Entwicklung von Plattenepithelkarzinomen dar.

Bei 10 und mehr Hautläsionen mit aktinischer Keratose beträgt die Wahrscheinlichkeit, innerhalb von 5 Jahren ein Plattenepithelkarzinom zu entwickeln, 10 %.

Morphologie | Histologisch ist die aktinische Keratose durch eine Plattenepitheldysplasie gekennzeichnet mit Stachelzellatypien, Verhornungsanomalien (Parakeratose, Hyperkeratose), Atrophie und Epithelverbreiterung. Eine spontane Regression ist möglich.

Plattenepithelkarzinome

Plattenepithelkarzinome der Haut können als Carcinoma in situ (Morbus Bowen) oder als invasives Plattenepithelkarzinom auftreten.

Nichtinvasive Plattenepithelkarzinome

Morbus Bowen: Der Morbus Bowen trifft Patienten im mittleren und höheren Lebensalter ohne Geschlechterbevorzugung. An sonnenexponierten Stellen treten rötliche, schuppende und verhornte Hautläsionen von bis zu mehreren Zentimetern Durchmesser auf. Die histologischen Veränderungen entsprechen einem **Carcinoma in situ des Plattenepithels:** Atypien der Zellkerne, Akanthose, gestörte Schichtung der Epidermis (**Abb. 22.18**). In 5 % der Fälle entwickelt sich hieraus ein invasives Plattenepithelkarzinom. Der Morbus Bowen wird exzidiert.

Sonderformen: Bei jungen Erwachsenen können nichtinvasive Plattenepithelkarzinome anogenital auftreten, z. B. am Penis (Erythroplasie Queyrat, s. S. 357). Der perianale Morbus Bowen findet sich häufiger bei Frauen.

Keratoakanthom: Das Keratoakanthom ist ein schnell wachsender, bis zu 1,5 cm großer Tumor im Bereich der sonnenexponierten Haut (v. a. im Gesicht und an den Händen), der zwar histologisch Charakteristika eines Plattenepithelkarzinoms aufweist, jedoch spontane Remissionen innerhalb von einigen Monaten zeigt. Metastasen kommen nur bei Immunsuppression vor.

Invasives Plattenepithelkarzinom

> **MERKE**
> Das Plattenepithelkarzinom der Haut (Spinaliom, spinozelluläres Karzinom) ist nach dem Basaliom der zweithäufigste maligne Hauttumor.

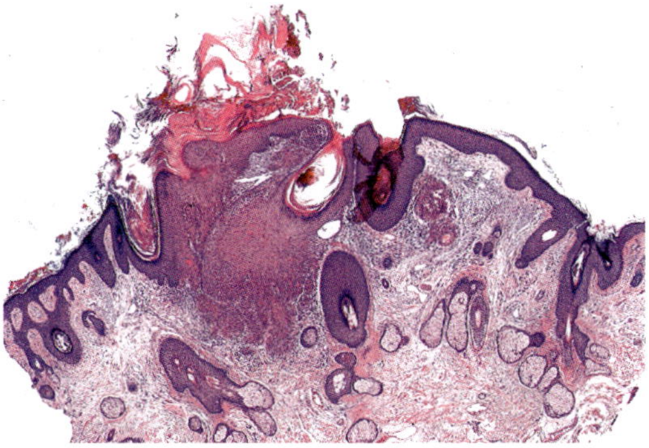

Abb. 22.19 Histologischer Befund eines stark verhornten Plattenepithelkarzinoms von der Wange. Klinisch handelte es sich um einen solitären Herd ohne Lymphknotenmetastasen.

Epidemiologie | Die Inzidenz beträgt 50/100 000 in Europa und bis zu 1300/100 000 in Australien. Plattenepithelkarzinome treten in höherem Lebensalter und bevorzugt bei Männern auf.
Ätiopathogenese | Plattenepithelkarzinome sind häufig mit einer aktinischen Keratose assoziiert und daher häufig im Gesicht, auf den Händen und auf den Unterarmen lokalisiert. Sie können aber auch ohne Bezug zur Sonnenexposition an anderen Körperstellen auftreten. Plattenepithelkarzinome des Anogenitalbereichs sind häufig HPV-assoziiert.
Lokalisation und Morphologie | Makroskopisch handelt es sich um zumeist ulzerierte, flache oder polypöse Hauttumoren. Histologisch ist ein invasives Wachstum der atpyischen Plattenepithelien durch die Basalmembran erkennbar; die atypischen Zellen verhornen häufig (**Abb. 22.19**). Eine Tumordicke von > 4 mm, eine hohe Mitosezahl und eine Ulzeration sind prognostisch ungünstige Kriterien.
Prognose | Die Prognose der Plattenepithelkarzinome nach chirurgischer Entfernung ist günstig mit einer 5-Jahres-Überlebensrate von über 90 %. Anogenitale Karzinome haben eine schlechtere Prognose.

Basaliome

MERKE

Das Basaliom (Basalzellkarzinom, trichoblastisches Karzinom, Basalzellepitheliom) ist in Mitteleuropa einer der häufigsten malignen Tumoren überhaupt. Das Basaliom wächst lokal destruierend, metastasiert aber so gut wie nie (1:1000)! Basaliome treten zu 80 % im Kopf-/Halsbereich auf und sind der häufigste Tumor des Augenlides.

Epidemiologie | Die Inzidenz des Basalioms in Deutschland beträgt 100/100 000. Eine Geschlechterbevorzugung besteht nicht, das Durchschnittsalter beträgt 60 Jahre.

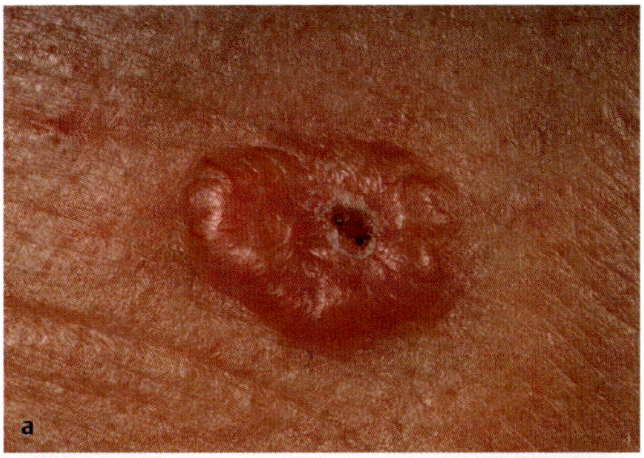

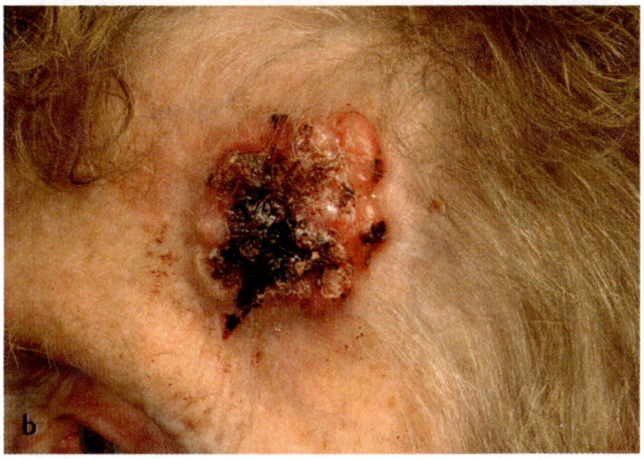

Abb. 22.20 Typische makroskopische Befunde bei einem nodulären Basaliom. a Basaliom mit perlschnurartigem Randsaum. **b** Ausgedehnt ulzeriertes Basaliom.

Ätiopathogenese | Wichtigste Risikofaktoren sind eine verstärkte Sonnenexposition der Haut und eine geringe Hautpigmentierung.

MERKE

In der Haut sind die meisten Basaliome, Plattenepithelkarzinome und Melanome UV-induziert.

Basaliome treten i. d. R. ohne Assoziation zu präkanzerösen Läsionen (z. B. einer aktinischen Keratose) auf. Im Rahmen einer Xeroderma pigmentosum, eines Albinismus oder eines Basalzellnävussyndroms (Gorlin-Goltz-Syndrom, s. S. 223) treten sie gehäuft und häufig multipel auf.
Morphologie | Basaliome leiten sich von der Basalschicht des epidermalen Plattenepithels und der Haarfollikel ab und zeigen häufig histologische Differenzierungen von Hautanhangsorganen (Schweißdrüsen, Haarfollikel u a). Sie entwickeln sich über längere Zeiträume. **Makroskopisch** präsentieren sie sich in den Frühstadien in Form rötlich-gelblicher Papeln, die einen „perlschnurartigen“ Randsaum besitzen (**Abb. 22.20a**) und im Laufe der Zeit ulzerieren (**Ulcus rodens, Abb. 22.20b**); schließlich können sie auch tiefere Gewebestrukturen, v. a. des Gesichtsschädels, zerstören (**Ulcus terebrans**). **Histologisch** finden sich in Tumornestern angeordnete basaloide

22

Epithelzellen, umgeben von Bindegewebe. Typisch sind eine direkte Verbindung der Tumorzellen zur Epidermis, basophile Tumorzellen, eine Palisadenstellung der randlich gelegenen Tumorzellen sowie Spalträume zum umgebenden Bindegewebe hin (Abb. 22.21).

Wichtige **klinische und histologische Subtypen** des Basalioms sind:

- das **sklerodermiforme Basaliom:** es ist durch eine starke Sklerosierung (Bindegewebsbildung) charakterisiert, wodurch die vollständige Entfernung erschwert ist; diese Basaliome erscheinen wie Narben;
- das **oberflächliche Basaliom** (Syn.: multifokales superfizielles Basalzellkarzinom, Rumpfhauttyp; Rumpfhautbasaliom): es erscheint klinisch als roter Fleck ohne Ulzeration; die Ausdehnung des Tumors ist inspektorisch oft schwer zu bestimmen, da mikroskopisch kleine Tumorzellherde vorhanden sein können.

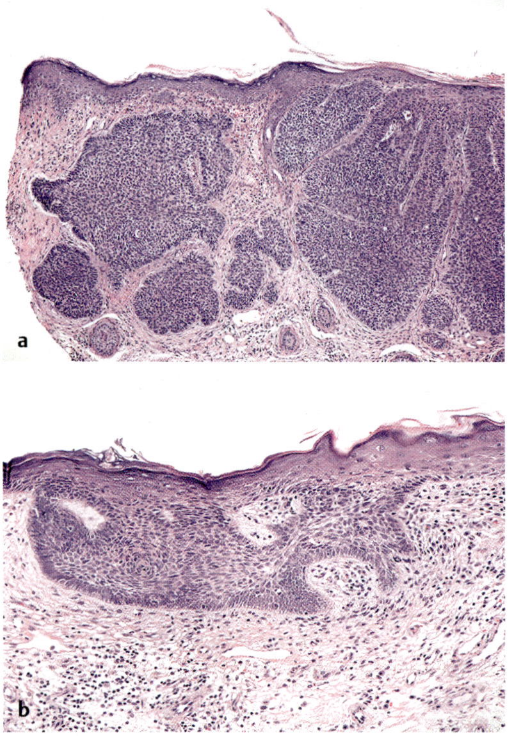

Abb. 22.21 Typische histologische Befunde bei Basaliomen. **a** Solides und knotiges Basaliom. **b** Oberflächliches Basaliom (Rumpfhautbasaliom).

Klinische Aspekte | Die histologische Diagnosesicherung ist zwingend erforderlich, die operative Entfernung Standard. Neuere Therapieansätze umfassen die Strahlentherapie, die Kryotherapie und eine lokale Immuntherapie oder Chemotherapie (5-Fluorouracil). Bei der Exzision wird der Tumor in 95 % der Fälle komplett entfernt und rezidiviert dann üblicherweise nicht. Rezidive treten v. a. auf bei sklerodermiformen Basaliomen (unvollständige Entfernung wegen unscharfer, narbenartiger Randbildung), bei großen Basaliomen und bei ungünstiger anatomischer Lokalisation (z. B. Augenlid).

22.5.4 Tumoren der Hautanhangsgewebe

MERKE

Tumoren der Hautanhangsgebilde können von Haarfollikeln, Talgdrüsen und Schweißdrüsen ausgehen. All diese Tumoren sind relativ selten. Der weit überwiegende Teil der Hautanhangstumoren ist benigne.

Gutartige Tumoren der Hautanhänge sind häufig als dermale oder subkutane Knoten/Knötchen erkennbar, die in der Regel kaum Farbunterschiede zum umgebenden Gewebe aufweisen. Die **malignen Tumoren** der Hautanhangsgebilde sind hingegen zumeist unscharf begrenzt, oft polypös und ausgedehnt ulzeriert. Wie bei allen Hauttumoren ist eine histologische Diagnosesicherung unumgänglich.
Die Klassifizierung der Hautanhangstumoren richtet sich nach dem jeweiligen anatomischen Ursprung. In Tab. 22.10 sind einige Tumoren exemplarisch genannt.

22.5.5 Neuroendokrines Karzinom der Haut (Merkelzellkarzinom)

Das neuroendokrine Karzinom der Haut **(Merkelzelltumor, Merkelzellkarzinom)** leitet sich von den neuroendokrinen Zellen der Haut ab (Merkel-Zellen). Merkelzellkarzinome sind selten und treten zu 90 % im Bereich des Gesichtes und an den Extremitäten

Tab. 22.10

Beispiele für Tumoren der Hautanhangsgewebe

anatomischer Ursprung	Beispiel für eine tumoröse Erkrankung	Besonderheiten
Haarfollikel	Pilomatrixom	tritt solitär und v. a. am Kopf auf; benigne
Talgdrüsen	Talgdrüsenhyperplasie	gelbliche Papeln im Gesicht
	Naevus sebaceus	Hamartom, warzige Oberfläche
Schweißdrüsen	Syringom	multiple Papeln im Gesicht, in der Axilla und/oder im Bereich der Vulva (vgl. S. 363); DD zum Basaliom (!)

22

auf. Sie sind bei Diagnose zumeist 1–2 cm groß, von rötlicher Farbe und gelegentlich ulzeriert. **Histologisch** ist der Tumor durch monomorphe Tumorzellen mit rundlichem Kern, einzelnen Mitosen und einem entweder strangartigen oder soliden Wachstumsmuster gekennzeichnet.

22.5.6 Weichgewebetumoren

MERKE

Zu den Weichgewebetumoren der Haut gehören die Gefäßtumoren, fibrohistiozytische Tumoren (z. B. Dermatofibrome), neurale Tumoren (z. B. Neurofibrome), Tumoren glatter Muskelfasern (Leiomyome) und Tumoren des Fettgewebes (v. a. Lipome).

Gefäßtumoren der Haut

MERKE

Die meisten Gefäßtumoren der Haut sind gutartig (Angiome). Wichtige maligne Gefäßtumoren sind das Angiosarkom und das Kaposi-Sarkom. Der Naevus flammeus (Feuermal, teleangiektatisches Angiom) ist eine kongenitale Hautläsion, die durch dilatierte kapilläre Gefäße gekennzeichnet ist.

Angiome sind häufige gutartige Gefäßtumoren in der Haut. **Kavernöse Hämangiome** (s. S. 97) sind zumeist angeboren und finden sich v. a. im Kopf-/Halsbereich. Sie können sich spontan innerhalb der ersten Lebensjahre zurückbilden. Maligne Entartungen kommen nicht vor. **Senile Hämangiome** (s. S. 97) finden sich im Kopf-, Hals- und Rumpfbereich ab dem mittlerem Lebensalter. Sie sind 1–5 mm groß, intensiv rot und gering polypös. Sie sind gutartig.

Angiosarkome (s. S. 98) sind maligne Tumoren mit vaskulärer Differenzierung, die vor allem im Kopf- und Halsbereich älterer Patienten auftreten (**Abb. 22.22**). Sie sind bei Diagnosestellung oft sehr groß (> 5 cm). Die 5-Jahres-Überlebensrate beträgt nur 10 %. Man findet oft eine ausgedehnte Metastasierung in lokale Lymphknoten sowie Lunge und Leber. Operative Entfernung und Bestrahlung können die Prognose verbessern.

Kaposi-Sarkom: Das Kaposi-Sarkom ist ein viral induzierter maligner endothelialer Tumor. Man unterscheidet folgende Subtypen:

- **Klassisches (oder chronisches) Kaposi-Sarkom:** Es manifestiert sich im höheren Lebensalter an den unteren Extremitäten und verläuft chronisch progredient; v. a. bei Männern osteuropäischer Herkunft.
- **Endemisches Kaposi-Sarkom (afrikanisches Kaposi-Sarkom):** Es betrifft Kinder und junge Erwachsene; verschiedene Verlaufsformen werden unterschieden, u. a. mit ausschließlichem Befall der Lymphknoten und der inneren Organe.
- **Kaposi-Sarkom bei Immunsuppression,** z. B. im Rahmen einer Organtransplantation.
- **Epidemisches oder HIV-assoziiertes Kaposi-Sarkom:** Typisch sind multiple, innerhalb von Wochen entstehende Tumoren in der Haut, in der Mundhöhle, im Bereich des Genitale und der inneren Organe.

Ätiopathogenese | Alle Kaposi-Sarkome sind assoziiert mit einer Infektion durch den humanen Herpesvirus 8 (HHV-8). HHV-8 wird über Blut, Speichel und Sexualkontakt übertragen.

Lokalisation und Morphologie | Das **klassische** Kaposi-Sarkom beginnt an den Unterschenkeln mit lividen Flecken und Knoten, die sich ausbreiten und konfluieren. Die anderen Varianten des Kaposi-Sarkoms zeigen keine Bevorzugung der unteren Extremitäten. Bei allen Formen können im Krankheitsverlauf Lymphknoten und innere Organe mitbefallen werden. **Histologisch** sind Kaposi-Sarkome aller Typen durch bizarre, schlitzförmige Spalten in der Dermis, spindelige Tumorzellen und PAS-positive intrazelluläre Globuli gekennzeichnet (**Abb. 22.23**). Beweisend sind die histologische Untersuchung und der

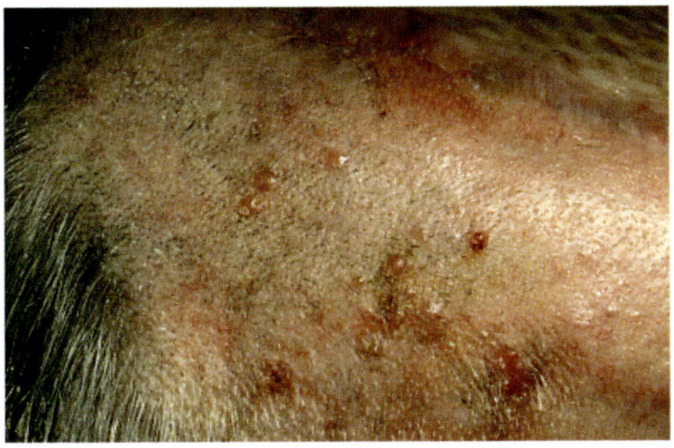

Abb. 22.22 Ausgedehntes Angiosarkom der Kopfhaut, 68-jähriger Mann, klinisch mit ausgedehnter hämatogener Metastasierung in die Lunge.

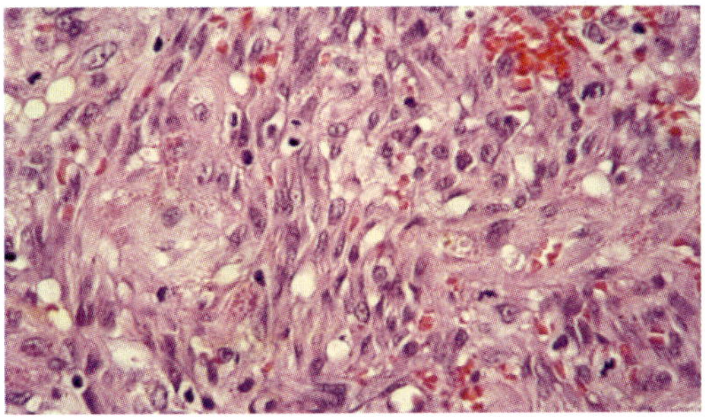

Abb. 22.23 Typischer histologischer Befund eines HIV-assoziierten Kaposi-Sarkoms. Beachte v. a. die spindelförmigen Tumorzellen und die gefäßartigen Spalten.

immunhistochemische Nachweis von HHV-8-Proteinen im Biopsiematerial.

Klinische Aspekte | Das klassische Kaposi-Sarkom zeigt einen sehr langsamen Krankheitsverlauf mit Überlebenszeiten von mehr als 10 Jahren. Die anderen Subtypen verlaufen in der Regel aggressiver, bei AIDS in Abhängigkeit vom CD 4-Status: Je nach CD 4-Status und Krankheitssymptomen unterscheidet man ein Früh- und ein Spätstadium. Vor Einführung der antiretroviralen Therapie (HAART) entwickelten 25 % aller AIDS-Patienten ein Kaposi-Sarkom.

Fibrohistiozytische Tumoren der Haut

MERKE

Häufige fibrohistiozytische Tumoren der Haut sind das Dermatofibrom, das maligne fibröse Histiozytom und das Dermatofibrosarcoma protuberans.

Dermatofibrom: Das **Dermatofibrom** (Syn.: **benignes fibröses Histiozytom**; Abb. 22.24) ist eine zumeist hautfarbene Knotenbildung, die langsam wächst und sich v. a. an den Extremitäten findet. Sie besteht histologisch aus Fibrozyten und Histiozyten, gelegentlich kommen auch Riesenzellen vor. Diese Erkrankung ist gutartig.

Malignes fibröses Histiozytom (MFH): Es handelt sich um die maligne Variante des Dermatofibroms. Das MFH ist einer der häufigsten Tumoren des Weichgewebes im Erwachsenenalter. Bei Manifestation in der Haut spricht man von der oberflächlichen Variante des MFH (Syn.: **atypisches Fibroxanthom**). Es kann rezidiveren, metastasiert jedoch nur sehr selten. Klinisch auffallend ist das lokal aggressive Wachstum.

Dermatofibrosarcoma protuberans: Hierbei handelt es sich um einen fibrös-zytischen Tumor, der v. a. am Rumpf auftritt und durch ein schnelles und lokal aggressives Wachstum gekennzeichnet ist. Metastasierungen sind ungewöhnlich. Der Tumor rezidiviert in bis zu 50 % der Fälle.

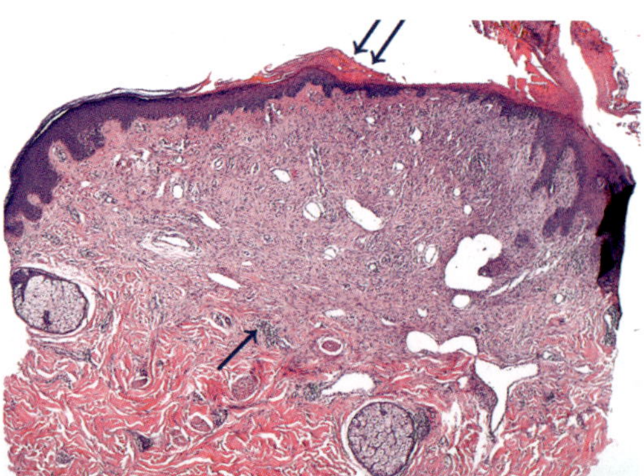

Abb. 22.24 Dermatofibrom, histologischer Befund. Dermatofibrome sind unscharf gegen die Umgebung abgegrenzt (Pfeil) und können zu trophischen Störungen des Oberflächenepithels mit Erosionen führen (Doppelpfeil).

Sonstige Weichgewebetumoren der Haut

Neurofibrom und Neurilemmom: Es handelt sich um gutartige Tumoren der Nervenzellscheiden (Schwann-Zellen). Nähere Erläuterungen finden sich im Kapitel zum Nervensystem auf S. 459.

Tumoren glatter Muskelfasern in der Haut treten auf als Piloleiomyome (Hamartome des Musculus arrector pili), als Angioleiomyome (Gefäßwandtumoren) und als genitale Leiomyome (Skrotum oder Labien). Die genannten Tumoren sind gutartig. Die allgemeine Histologie der Leiomyome ist auf S. 539 erläutert. Leiomyosarkome (s. S. 539) sind selten.

Lipome sind im Kapitel zu den Weichgewebetumoren auf S. 538 beschrieben.

22.5.7 Kutane Lymphome

MERKE

Maligne Lymphome können primär in der Haut entstehen (primär kutane Lymphome = maligne Hautlymphome) oder die Haut sekundär infiltrieren (generalisierte Lymphome mit Befall der Haut).

Eine **Beteiligung der Haut im Rahmen von systemischen Lymphomen** kann bei vielen malignen Lymphomen im Krankheitsverlauf auftreten. In der Gruppe der B-Zell-Lymphome wird die Haut v. a. bei der CLL (s. S. 159) sowie bei den diffusen, großzelligen B-Zell-Lymphomen (s. S. 159) sekundär infiltriert. T-Zell-Lymphome weisen häufig in fortgeschrittenen Stadien eine sekundäre Hautbeteiligung auf. Neben den spezifischen Lymphominfiltraten in der Haut können bei malignen Lymphomen auch unspezifische Hauterscheinungen auftreten, wie Pruritus, Urtikaria, Erytheme u. a. Diese Hautveränderungen sind relativ häufig und Ausdruck immunologischer Vorgänge, die durch die Lymphomzellen hervorgerufen werden.

Primär kutane Lymphome – d. h. solche, die zuerst in der Haut auftreten – sind zu über 90 % T-Zell-Lymphome, allen voran die **Mycosis fungoides** (s. S. 167) und das **Sézary-Syndrom** (s. S. 167).

Kutane CD 30⁺-T-Zell-lymphoproliferative Erkrankungen: Unter diesem Begriff werden die lymphomatoide Papulose und das primär kutane, großzellig anaplastische Lymphom (C-ALCL, s. S. 167) zusammengefasst. Die **lymphomatoide Papulose** ist eine relativ seltene Erkrankung, bei der es zur Proliferation $CD\,30^+$-T-Zellen in der Haut kommt. Klinisch finden

22

sich einzelne oder multiple Papeln, die innerhalb einiger Wochen oder Monate eine spontane Regression zeigen. Die lymphomatoide Papulose ist gutartig, ist jedoch mit der Entstehung von anderen malignen Lymphomen, insbesondere primär kutanen, großzellig anaplastischen Lymphomen assoziiert.

22.5.8 Langerhanszellhistiozytose

MERKE

Die Langerhanszellhistiozytose (LCH) ist eine systemische Erkrankung, bei der Langerhanszell-ähnliche Tumorzellen im Knochen, in der Haut und in anderen Organen proliferieren. Die Erkrankung tritt v. a. im Kindesalter auf und manifestiert sich je nach Verteilung der Tumorzellinfiltrate in 4 Varianten (**Tab. 22.11**). Ursache und Pathogenese der LCH sind unbekannt.

Lokalisation und Morphologie | Die Hautläsionen, die in der Regel multipel auftreten, präsentieren sich in Form von kleinen rötlichen Flecken oder Papeln am behaarten und unbehaarten Kopf sowie am Oberkörper. Die histologische Untersuchung zeigt weit zytoplasmatische Tumorzellen und eosinophile Granulozyten.

Klinische Aspekte | Die Prognose der Langerhanszellhistiozytose hängt von der Anzahl und der Verteilung der Tumorzellinfiltrate ab; letzten Endes sind die Organinfiltrate prognostisch entscheidend, da sie die klinische Symptomatik vorrangig prägen. Die multifokalen Verlaufsformen Abt-Letterer-Siwe und Hand-Schüller-Christian besitzen eine hohe Mortalität.

Tab. 22.11

Klinische Manifestationsformen der Langerhanszellhistiozytose

Manifestationsform	Beschreibung
Hand-Schüller-Christian-Erkrankung	multifokale Tumorzellinfiltrate, Knochenläsionen, Diabetes insipidus; geringe Hautbeteiligung
Abt-Letterer-Siwe-Erkrankung	multifokale Tumorzellinfiltrate; multiple Organbeteiligung, Lymphknoteninfiltrate; akuter Verlauf, hohe Mortalität; Haut ist stets mitbetroffen
Eosinophiles Granulom	fast ausschließlich solitäre Knocheninfiltrate; chronischer Verlauf und gute Prognose; Hautbeteiligung selten
Angeborene selbstheilende Retikulohistiozytose	ausschließliche Manifestation in der Haut; Spontanremissionen sind möglich

22.5.9 Mastozytose

MERKE

Die Mastozytose ist eine monoklonale Erkrankung (hämatopoetischer) Mastzellen, die in einzelnen oder mehreren Organen proliferieren und akkumulieren. 80 % der Patienten entwickeln eine rein kutane Mastozytose, die verbleibenden 20 % eine systemische Mastozytose, bei der das Knochenmark stets mitbeteiligt ist, in der Regel auch andere Organe wie Leber, Milz und Lymphknoten.

Epidemiologie | Eine Mastozytose kann in jedem Lebensalter auftreten. Kinder entwickeln zumeist rein kutane Verlaufsformen (s. u.), die in 50 % der Fälle bis zur Pubertät ausheilen. Bei Erwachsenen kommt es überwiegend zur systemischen Mastozytose.

Ätiopathogenese | Bei der Mastozytose finden sich Punktmutationen des c-KIT-Proto-Onkogens, die familiär gehäuft sind. Durch die c-KIT-Mutation kommt es zur Expression eines Tyrosinkinaserezeptors (Wachstumsrezeptors) auf der Oberfläche der Mastzellen und damit zu einer verstärkten Proliferation der atypischen Mastzellen.

Klassifikation und Morphologie | Die **kutane Mastozytose** wird in 3 Unterformen eingeteilt:

- Bei der **Urticaria pigmentosa** finden sich rötlichbraune Flecken oder Knötchen disseminiert auf der gesamten Körperoberfläche und auf den Schleimhäuten. Das Gesicht, die Palmar- und Plantarflächen bleiben zumeist ausgespart. Durch Druck auf die Haut (Darier-Zeichen) lässt sich eine Schwellung und Quaddelbildung (Urtikaria) hervorrufen. Die dunkle Färbung der Hautläsionen ergibt sich aus einer verstärkten Ablagerung von Melaninpigment.
- Die **diffuse kutane Mastozytose** (DCM) ist durch chronische Erytheme oder eine verdickte, rötlichbraune, pigmentierte Haut gekennzeichnet (Elefantenhaut oder Orangenhaut). In diesen Läsionen findet sich ein hoher Anteil von Mastzellen, was auch systemische Symptome wie z. B. Durchfälle hervorrufen kann.
- Das **Mastozytom** ist ein solitärer Hauttumor, der bis zu 5 cm groß werden kann und v. a. an den Extremitäten auftritt. Ursächlich ist eine lokale Vermehrung von Mastzellen in der Haut.

22.5.10 Metastasen

MERKE

5–10 % aller Karzinome metastasieren hämatogen in die Haut. Zur Unterscheidung von primären Hauttumoren ist eine histologische Untersuchung notwendig.

Die **Lokalisation der Hautmetastasen** kann Hinweise auf den Primärtumor vermitteln: Mammakarzinome und Bronchialkarzinome metastasieren häufig in die Haut des Brustkorbes, des Rückens und des Kopfes; Ovarialkarzinome und Nierenkarzinome metastasieren in die Bauchwand; bei oropharyngealen Karzinomen sind Hautmetastasen am Hals und im Gesicht typisch.

Metastasen in der oberen Dermis sind für die lymphogene Verschleppung von Tumorzellen im Abstromgebiet des Tumors typisch und werden auch als Satellitenmetastasen bezeichnet; sie finden sich v. a. beim Mammakarzinom und beim malignen Melanom. Mit dem Begriff **Carcinoma erysipelatodes** bezeichnet man ein gerötetes und induriertes Hautareal, das durch eine lymphogene Aussaat von Tumorzellen im Rahmen eines Mammakarzinoms entsteht **(inflammatorisches Mammakarzinom)**. Bei fortschreitender Tumorausbreitung kann es zu einer Verfestigung der Haut kommen mit einer Ummauerung von Hals oder Brust **(Cancer en cuirasse)**.

Metastasen in der tiefen Dermis und im subkutanen Fettgewebe entstehen meist infolge einer hämatogenen Streuung von Tumorzellen und finden sich häufig im Bereich der Bauchwand und der Oberschenkel. Sie sind eher typisch für gastrointestinale Karzinome, Bronchialkarzinome und Nierenkarzinome. Diese Metastasen sind zumeist solitär und großknotig.

J

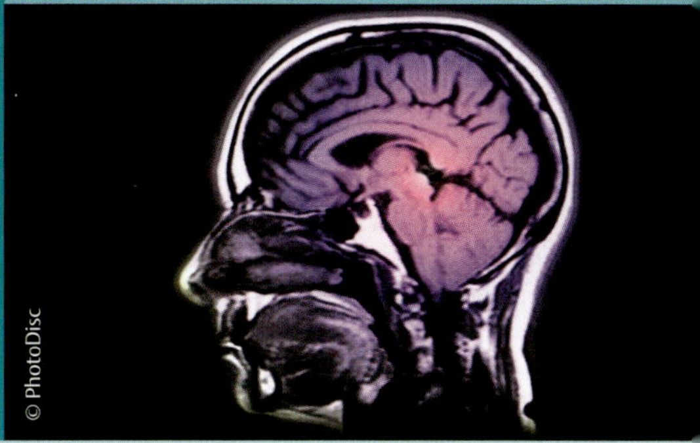

Nervensystem, Muskulatur und Sinnesorgane

Fallbesprechung im Rahmen der allgemeinen Tumorkonferenz

Augenarzt: Frau H., eine 73-jährige Patientin, stellte sich mit schleichend zunehmenden „Sehstörungen" bei uns in der Ambulanz vor. Klinisch konnten wir links eine 60 %ige und rechts eine 40 %ige Einschränkung des lateralen Gesichtsfeldes feststellen (bitemporale Hemianopsie). Eine Stauungspapille als Zeichen eines erhöhten Hirndrucks sahen wir nicht. Hormonelle Symptome, die auf ein Hypophysenadenom hindeuten, bestehen nicht. Angesichts der langsam progredienten bitemporalen Hemianopsie ist dennoch in erster Linie von einer tumorbedingten Kompression des Chiasma opticum auszugehen, daher veranlassten wir ein CT.

Radiologe: Im kraniellen CT mit und ohne Kontrastmittel bestätigt sich ein im Durchmesser ca. 1,5 cm großer Tumor mittelstarker Dichte im Chiasma opticum, der gut und homogen Kontrastmittel anreichert. Dieser Befund passt gut zu einem Meningeom des Tuberculum sellae. Allerdings ist links temporal eine weitere Raumforderung im Hirnparenchym zu sehen. Diese misst 2,5 cm im Durchmesser und reichert lediglich ringförmig Kontrastmittel an. Wir haben es also offensichtlich mit einem zweiten Tumortyp zu tun. Ich kann hier nur empfehlen, ein PET-CT durchführen zu lassen.

Pathologe: Gibt die Anamnese bezüglich eines metastasierenden Tumors etwas her?

Augenarzt *blättert in der Akte.* Frau H. wurde mit 68 Jahren an einem tiefsitzenden Rektumkarzinom operiert, Stadium pT2, pN1, M0. Der Tumor war mäßiggradig differenziert (G2) und wurde im Gesunden reseziert.

Konferenzleitender Internist *an den Augenarzt*: Ist Ihnen bekannt wann das letzte Follow-up stattgefunden hat?

Radiologe: In der Datenbank ist ein Abdomen-CT vorhanden, das vor 2 Jahren durchgeführt wurde. Die Schnittbilder zeigen regelhafte Verhältnisse im Operationsbereich. Die Leber ist tumorfrei. Ein Thorax-CT wurde allerdings nicht angefertigt.

Pathologe: Tiefsitzende Rektumkarzinome können natürlich auch ohne Leberbeteiligung hämatogen metastasieren. Der unklare Befund im Hirngewebe könnte also sehr gut einer Metastase des Karzinoms entsprechen. *An den Neurochirurgen gerichtet*: Ist die potenzielle Metastase kurativ resezierbar?

Neurochirurg: Beide Tumoren sind resezierbar und sollten chirurgisch angegangen werden. Ich denke, dass ein PET-CT aufgrund fehlender therapeutischer Konsequenzen nicht nötig ist, wir erhalten ja das Ergebnis der Histologie.

Pathologe: Die Metastase eines Kolonkarzinoms kann histologisch gut gegen andere Tumoren abgegrenzt werden, auch gegen Metastasen von Adenokarzinomen anderen Ursprungs.

Konferenzleitender Internist: Wir schlagen also eine operative Intervention vor und werden den Fall nach der OP wieder in die Konferenz nehmen. Vor der OP sollte allerdings noch ein Thorax-CT durchgeführt werden.

2 Wochen später

Radiologe: In der Zwischenzeit haben wir ein Thorax-CT vorliegen. Es zeigt keine weiten Rundherde.

Neurochirurg: Vorletzten Freitag haben wir die beiden zerebralen Rundherde entfernt und im Schnellschnitt untersuchen lassen. Der Chiasma-Tumor ging von den Meningen aus, der temporale Tumor lag im Hirnparenchym, war relativ scharf begrenzt und ließ sich relativ gut im Gesunden entfernen. Über die Histologie wird uns PD Dr. Remark sicher etwas erzählen.

Pathologe: Wir erhielten beide Tumoren zum Schnellschnitt. Bei dem Chiasma-Tumor handelt es sich um ein meningotheliales Meningeom. Der temporale Tumor erwies sich bereits im Schnellschnitt als ein Adenokarzinom vom kolorektalen Typ. Diesen Befund konnten wir immunhistochemisch bestätigen, das Gewebe war CK20-positiv. Ist die Anopsie klinisch rückläufig?

Augenarzt: Ich habe die Patientin gestern gesehen. Das Gesichtsfeld hat sich wieder geweitet, der Ausfall beträgt jeweils nur noch ca. 20 %!

Onkologe: Wurde damals im Rahmen der Karzinomtherapie eine neoadjuvante Chemotherapie durchgeführt?

Neurochirurg *blättert in der Akte.* Ja, eine neoadjuvante Therapie ist erfolgt.

Onkologe: Dann empfiehlt sich lediglich eine Nachsorge.

23 Nervensystem und Muskulatur

23.1 Relevante anatomische und funktionelle Aspekte

Anatomie und Funktion des Nervensystems sind außerordentlich komplex, aus diesem Grund sollen an dieser Stelle nur einige wenige grundlegende Aspekte rekapituliert werden:
Das Nervensystem gliedert sich in das zentrale (**ZNS**) und das periphere Nervensystem (**PNS**). Das ZNS umfasst Gehirn und Rückenmark, die von bindegewebigen Hüllen (harten und weichen Hirnhäuten) umschlossen werden. Das PNS umfasst im Wesentlichen die peripheren Nervenbahnen sowie Nervenzellansammlungen (Ganglien) außerhalb des ZNS. Funktionell sind beide Systeme eng miteinander verknüpft, eine enge Verbindung besteht darüber hinaus zur Muskulatur in ihrer Rolle als direktes Erfolgsorgan des motorischen Systems. Die Erkrankungen der Muskulatur sind aus diesem Grund gleichfalls in diesem Kapitel mit abgehandelt.
Die spezifischen Funktionen des ZNS basieren auf den **Nervenzellen** (auch Neuronen oder Ganglienzellen genannt), die eine hohe Stoffwechselaktivität besitzen und entsprechend **extrem sauerstoff- und noxenempfindlich** sind. Unterstützt werden sie von zahlreichen Hilfszellen, den **Gliazellen**, die jeweils unterschiedliche Aufgaben erfüllen (s. u.).
Relevanz für die Pathologie | Die hohe Empfindlichkeit der Nervenzellen erklärt die große Bandbreite neurologischer Erkrankungen: Das Nervensystem ist gleichermaßen „empfänglich" für **zirkulatorische** (ischämie- und blutungsbedingte), **entzündliche, traumatische, metabolisch-toxische und degenerative Schädigungen**. Die verschiedenen Zelltypen des ZNS und PNS können darüber hinaus Ausgangspunkt verschiedener **Neoplasien** sein. Die hochkomplexe Struktur des Nervensystems (insb. des Gehirns) macht es nachvollziehbar, dass **Fehlentwicklungen/ Fehldifferenzierungen** des Nervensystems vergleichsweise häufig vorkommen und wiederum sehr mannigfaltig ausgestaltet sein können.

Für das **Verständnis der klinischen Auswirkungen** einer Läsion des Nervensystems sind folgende Aspekte wichtig: Die Symptomatik wird zum einen von der zugrunde liegenden Störung geprägt (v. a. hinsichtlich der Verlaufsdynamik!), ganz entscheidend aber auch von der Lokalisation und von der Ausdehnung des pathologischen Prozesses:

- **Lokale Erkrankungen des Nervensystems** lösen – unabhängig von der jeweiligen Ursache – charakteristische neurologische Ausfälle hervor, die den Ort der Läsion „repräsentieren" (sog. **fokale Symptome** oder **neurologische Herdzeichen:** v. a. Hirnnervensymptome, Paresen, Störungen von Koordination und Sensibilität, neuropsychologische Symptome).
- **Erkrankungen mit einem diffusen Verlust von Hirngewebe** (wie z. B. bei zahlreichen degenerativen Erkrankungen) führen häufig zu einem **dementiellen Syndrom** und/oder zu **komplexen Bewegungsstörungen**.
- **Metabolische/endokrinologische oder toxische Entgleisungen** (auch Medikamenteneinflüsse) führen häufig zu einer akuten Funktionsstörung des ZNS, häufig unter dem Bild eines akuten Verwirrtheitszustandes bzw. **Delirs (akute organische Psychose)**.
- Erkrankungen, die einen sog. **raumfordernden Effekt** besitzen (z. B. weil die Läsion an sich sehr groß ist wie bei einer akuten Blutung oder – häufiger – aufgrund eines assoziierten Hirnödems), führen aufgrund der anatomischen Besonderheiten des Schädels (enge knöcherne Umgrenzung) rasch zu einer **Erhöhung des Hirndrucks**; hier kommt es über die neurologischen Herdzeichen hinaus rasch zu Hirndruckzeichen (Übelkeit, Erbrechen, Kopfschmerzen, Bewusstseinseintrübung) und einer sekundären Beschädigung ursprünglich intakter Hirnareale. Besonders problematisch ist die Beschädigung vegetativer Zentren im Hirnstamm mit häufig letalem Ausgang.

23.2 Zelluläre Reaktionsformen des ZNS

Key Point
Die verschiedenen Zellfraktionen des ZNS (Neuronen und Gliazellen: Astrozyten, Oligodendrozyten, Mikrogliazellen und Ependymzellen) reagieren mit charakteristischen morphologischen Veränderungen auf einwirkende Noxen. Typische Reaktionsmuster sind nachfolgend kurz beschrieben.

23.2.1 Reaktionen der Neuronen

Neuronaler Zelltod

Der Bestand an Nervenzellen (Syn.: Neuronen, Ganglienzellen) im reifen Gehirn wird auf ca. 100 Milliarden geschätzt. Eine Fülle von Prozessen kann zum Absterben der Nervenzellen, dem neuronalen Zelltod, führen. Dabei wird zwischen dem programmierten, teilweise physiologischen Zelltod (Apoptose) sowie dem vorzeitigen Absterben von Nervenzellen (Nekrose) unterschieden.

- Die **Nekrose** kann auf einem Defizit von Sauerstoff oder Substrat beruhen oder durch toxische Substanzen ausgelöst sein. Der Zelltod stellt sich unter diesen Bedingungen zwangsläufig (passiv) ein.

– Demgegenüber ist die **Apoptose** ein aktiver Prozess. Apoptose spielt im Laufe der ZNS-Entwicklung eine wichtige Rolle für die korrekte Ausbildung der kortikalen Struktur, da hierfür eine gezielte Reduktion der zunächst im Überschuss vorhandenen Nervenzellen nötig ist. Störungen des programmierten Zelltodes führen entsprechend zu verschiedenen Strukturdefekten des ZNS, z. B. zu den **Gyrierungsstörungen** (s. S. 444). Aber auch Schädigungen des reifen Gehirns können mit einer Induktion des aktiven Zelltodes einhergehen. So kann z. B. in der Umgebung eines ischämischen Infarktes („Schlaganfall", s. S. 448) durch übermäßige Freisetzung erregender Neurotransmitter neuronale Apoptose ausgelöst werden; die Verhinderung oder zumindest Reduktion dieses Mechanismus ist ein wesentliches Ziel moderner Schlaganfalltherapien. Auch viele neurodegenerative Erkrankungen (s. S. 466) wie zum Beispiel der Morbus Alzheimer sind unter anderem durch die Induktion neuronaler Apoptose gekennzeichnet.

Morphologische Korrelate definierter Schädigungsmechanismen

Morphologisch findet man in Nervenzellen des ZNS eine Reihe verschiedener Veränderungen, die eine Fehlfunktion oder Schädigung der Nervenzelle anzeigen.

Morphologische Korrelate des Energiedefizits | Ein akutes Energiedefizit der Nervenzelle, wie es zum Beispiel im Rahmen eines ischämischen Infarktes (s. S. 448) entsteht, äußert sich in einer **Schrumpfung der Nervenzelle**, einer **Chromatin-Kondensation** sowie in einer vermehrten **Eosinophilie** (**Abb. 23.1a**). Im Endzustand stirbt die betroffene Nervenzelle ab, wobei manchmal durch Kalkinkrustrationen Nervenzellfragmente erhalten bleiben können. In der Regel gehen nicht einzelne Nervenzellen, sondern ganze Nervenzellgruppen zugrunde. Lokalisation und Ausdehnung des geschädigten Zellareals variieren in Abhängigkeit von mehreren Faktoren: Sofern eine Durchblutungsstörung ursächlich ist, richtet sich die Lokalisation nach dem betroffenen Gefäßgebiet, die Ausdehnung variiert in Abhängigkeit von

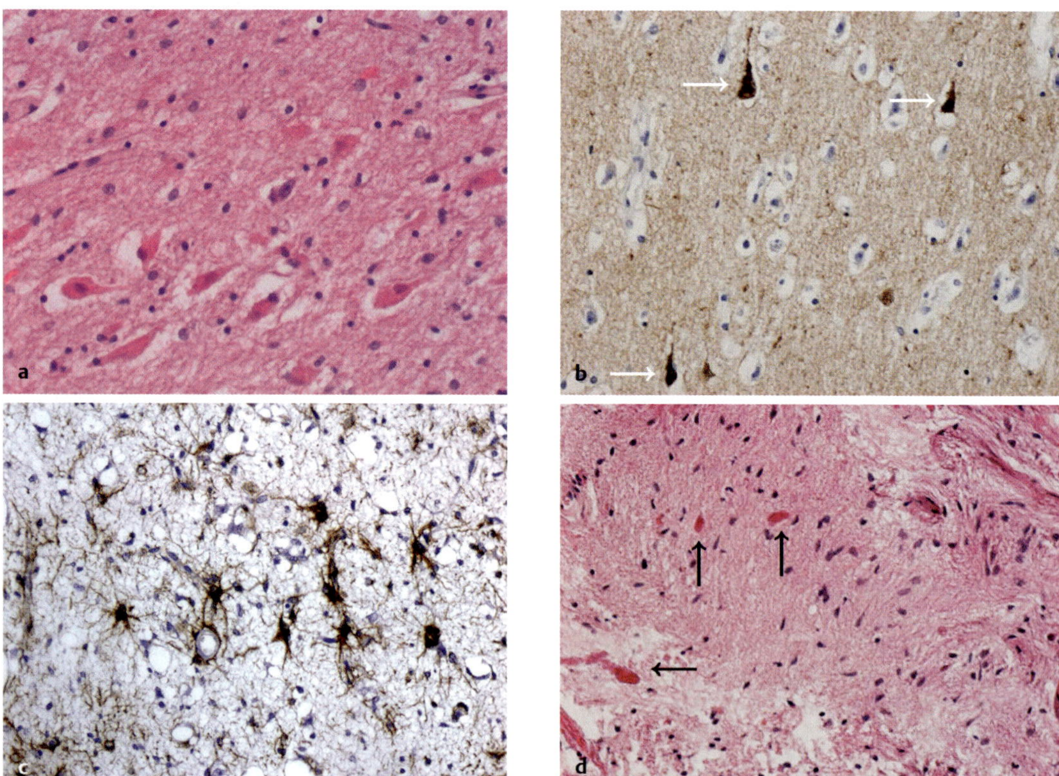

Abb. 23.1 Zelluläre Reaktionsformen des ZNS. a Eosinophilie und Pyknose von Nervenzellen des Thalamus eines Kindes im Rahmen einer hypoxischen Hirnschädigung. **b** Immunhistochemische Darstellung von hyperphosphoryliertem Tau-Protein in Nervenzellen (Pfeile) des Hippocampus bei Morbus Alzheimer. **c** Sternförmige reaktive Astrozyten bei Astrogliose im Randbereich eines ischämischen Hirninfarktes (immunhistochemische Darstellung von GFAP [glial fibrillary acidic protein]). **d** Rosenthal-Fasern (Pfeile) in einem pilozytischen Astrozytom.

der Dauer des Energiedefizits. Die Empfindlichkeit („selektive Vulnerabilität") einzelner ZNS-Regionen variiert darüber hinaus in Abhängigkeit vom Lebensalter: Eine globale Ischämie oder Hypoxie (s. S. 448) geht bei Kindern bevorzugt mit Nervenzellschäden in den Basalganglien sowie im Hippocampus einher, beim Erwachsenen sind über den Hippocampus hinaus häufig auch der zerebrale Kortex sowie das Kleinhirn betroffen. Eine komplette Unterbrechung der zerebralen Perfusion, wie sie beim Herzstillstand oder auch im Rahmen eines Hirnödems (s. S. 452) auftreten kann, führt im ungünstigsten Fall zum weitgehend vollständigen und irreversiblen Absterben kortikaler Neuronen; nach dem eventuellen Wiedereinsetzen der Perfusion resultiert das klinische Bild des **intravitalen Hirntodes** bzw. **diffusen hypoxischen Hirnschadens** mit weitgehendem Fehlen kortikaler Aktivität im EEG.

Morphologische Korrelate der neuronalen Degeneration | Ein Merkmal vieler neurodegenerativer Erkrankungen sind **Einschlusskörper** in Neuronen. Dabei handelt es sich meist um zytoplasmatische Einschlüsse, die u. U. Auslöser für einen nachfolgenden Nervenzelluntergang sein können und mit Spezialfärbungen darstellbar sind. Charakteristische Beispiele sind die **Lewy-Körperchen** (s. S. 469) beim Morbus Parkinson oder die **neurofibrillären Tangles** (NFTs, s. S. 467) beim Morbus Alzheimer („Alzheimer-Fibrillen"), die aus hyperphosphoryliertem Tau-Protein bestehen (**Abb. 23.1b**). In diesen Einschlüssen sind meist fehlerhaft gefaltete oder anderweitig biochemisch abnorm veränderte Proteine enthalten. Schließlich können neuronale Einschlüsse auch bei verschiedenen Virusinfektionen des ZNS gefunden werden.

Morphologische Korrelate der axonalen Schädigung | Bei vielen neuronalen Beschädigungen ist primär das Axon betroffen, der Untergang der Nervenzelle selbst stellt sich sekundär im Sinne einer retrograden Degeneration (Waller-Degeneration, s. S. 471) ein. Häufig resultiert eine **Schwellung der Axone**. So kommt es vor allem bei traumatischen Hirngewebeschäden zur Ausbildung von **axonalen „Sphäroiden"**, wobei es sich um kugelförmige Auftreibungen von Axonen handelt; histologisch sind diese durch Ansammlungen von Zellorganellen und vor allem Neurofilamenten im Bereich des geschädigten Axonabschnitts gekennzeichnet. Axonale Sphäroide können auch oft im Randbereich von ischämischen Infarkten gefunden werden. Bei den seltenen neuroaxonalen Dystrophien sind sie sogar das charakteristische morphologische Korrelat der ZNS-Schädigung (bei den neuroaxonalen Dystrophien handelt es sich um meist erblich bedingte Störungen axonaler Transportvorgänge mit massiven Axonauftreibungen im Nervensystem und vielfältigen neurologischen Symptomen; unterschieden werden infantile/spätinfantile sowie juvenile Formen).

23.2.2 Reaktionen der Gliazellen

Reaktionen der Astrozyten: Die Astrozyten besitzen zahlreiche Aufgaben (v. a. Stützfunktion, Kontrolle der Extrazellulärflüssigkeit: u. a. Aufnahme und Metabolisierung von Transmitter-Substanzen). Sie können im Rahmen von Verletzungen oder verschiedenen Erkrankungen anschwellen **(reaktive Astrozyten)**. Reaktive Astrozyten sind durch ein weit ausladendes Zytoplasma sowie zahlreiche sternförmige Fortsätze gekennzeichnet und können in großer Zahl z. B. in der Umgebung eines ischämischen Infarktes gefunden werden (**Abb. 23.1c**). Die Organisation eines Gewebedefektes im ZNS wird gleichfalls durch die Astrozyten bewerkstelligt, wobei sie mit Hilfe ihrer Fasern eine **Glianarbe** bilden. Reaktive Astrozyten können durch immunhistochemische Färbungen für das gliale fibrilläre saure Faserprotein (GFAP) dargestellt werden. Eine weitere Reaktionsform der Astrozyten ist die Ausbildung von **Rosenthal-Fasern** (**Abb. 23.1d**). Hierbei handelt es sich um wurmartig aufgetriebene Astrozytenfortsätze. Rosenthal-Fasern können im Bereich von geschädigtem ZNS-Gewebe beobachtet werden; besonders auffällig sind sie als charakteristisches Merkmal eines bestimmten Typs astrozytärer Tumoren, den pilozytischen Astrozytomen (s. S. 458).

Reaktionen der Oligodendrozyten: Oligodendrozyten sind im Wesentlichen für die Bildung der Myelinscheiden im ZNS verantwortlich. Entsprechend werden die Oligodendrozyten häufig im Rahmen demyelinisierender Erkrankungen (s. S. 465) auffällig: Hauptsächlich kommt es zu einer **Reduktion der Oligodendrozytenzahl** (im peripheren Nervensystem sind demgegenüber häufiger Beschädigungen der Myelinscheiden selbst anzutreffen ohne zahlenmäßige Reduktion der myelinbildenden Zellen, vgl. S. 465). Darüber hinaus finden sich häufig **intrazytoplasmatische Einschlüsse**, v. a. im Rahmen von Virusinfektionen; auch bei verschiedenen neurodegenerativen Erkrankungen wie der progressiven supranukleären Lähmung (Steele-Richardson-Olszewski-Syndrom, s. S. 468) oder der kortikobasalen Degeneration (CBD, s. S. 468) treten charakteristische Tau-positive Einschlüsse (s. S. 468) in Oligodendrozyten auf.

Reaktionen der Mikrogliazellen: Mikrogliazellen treten als residente Mikroglia des ZNS-Parenchyms sowie als perivaskuläre Mikroglia auf. Sie stellen die professionellen Makrophagen des ZNS dar. ZNS-Beschädigungen verschiedenster Ursache – v. a. entzündliche Prozesse – gehen mit einer **Vermehrung der Mikroglia** einher. Die Vermehrung resultiert aus einer Proliferation der residenten Mikroglia, darüber hinaus wandern aber auch Monozyten aus der Blutbahn in das ZNS ein, wo sie sich in Mikrogliazellen umwandeln.

Reaktionen der Ependymzellen: Die das Ventrikelsystem auskleidenden Ependymzellen können **atrophieren**, z. B. im Rahmen eines Hydrozephalus (s. S. 453). Erkrankungsspezifische Einschlüsse in Ependymzellen sind nicht bekannt.

23.3 Angeborene Fehlbildungen und Entwicklungsschäden des ZNS

Key Point

Die Entwicklung des ZNS einschließlich des Rückenmarks ist ein sehr komplexer Prozess, der auf vielfältige Weise gestört werden kann; die resultierenden ZNS-Schäden variieren in Abhängigkeit von der Art des Störfaktors und ganz maßgeblich auch vom Zeitpunkt seines Einwirkens.

Für viele ZNS-Schäden werden **teratogene Einflüsse** verantwortlich gemacht, z. B. Infekte, Alkohol (Alkoholembryopathie und fetales Alkoholsyndrom, s. S. 396) metabolische Faktoren (mütterlicher Diabetes mellitus, s. S. 444) sowie chemische und physikalische Noxen (z. B. Thalidomid, Röntgenstrahlen, Hyperthermie). Intrauterine Durchblutungsstörungen können gleichfalls strukturelle ZNS-Veränderungen zur Folge haben, ebenso verschiedene chromosomal bedingte Erkrankungen (z. B. Trisomie 21, Trisomie 13). Die resultierenden ZNS-Schäden sind außerordentlich vielgestaltig und häufig unspezifisch. Die entsprechenden Krankheitsbilder werden ausführlicher im Kapitel 20 behandelt (s. S. 387). Nachfolgend werden weitere Fehlbildungssyndrome präsentiert, die schwerpunktmäßig das ZNS betreffen und sowohl klinisch als auch morphologisch gut definiert sind.

23.3.1 Dysraphische Störungen

Eine große und auch klinisch relevante Gruppe stellen die dysraphischen Störungen dar. Es handelt sich hierbei um eine **Störung der Neuralrohrschließung** (etwa in der 3.–4. SSW). Dieser Prozess ist einer komplizierten molekularen Steuerung unterworfen: Es wird angenommen, dass der Schließvorgang zeitlich gestaffelt auf verschiedenen Höhen des Neuralrohrs stattfindet. Entsprechend können sich die Schlussstörungen an unterschiedlichen Orten des ZNS manifestieren; der genaue Ort wird dabei vom Zeitpunkt der einwirkenden Störung mitbestimmt. Als wichtiger pathogenetischer Teilfaktor gilt ein mütterlicher Folsäuremangel. Eine Erhöhung des α-Fetoproteinspiegels (AFP) in Fruchtwasser und mütterlichem Blut ist stets dysraphieverdächtig!

Anenzephalie: Die schwerste Form der Dysraphie ist die mit dem Leben nicht vereinbare Anenzephalie, der eine **Schlussstörung im Bereich des Kraniums** zugrunde liegt. Anstelle des Hirngewebes findet man nur ein histologisch irregulär aufgebautes Gewebe, das im Wesentlichen aus Blutgefäßen und einzelnen glialen bzw. neuronalen Zellelementen aufgebaut ist (so genannte Area cerebrovasculosa). Teile des Hirnstammes können erhalten sein. Ebenso ist meist die Augenanlage ausgebildet, sodass ein charakteristisches makroskopisches Bild entsteht: abgeflachter Gesichtsschädel mit hervorstehenden Augen, die den höchsten Punkt des Kopfes bilden (kein Gehirnschädel).

Enzephalozele: Es handelt sich um eine Herniation von Hirngewebe durch einen Schädeldefekt; der prolabierte Hirnabschnitt ist dabei von meningealem Gewebe und äußerer Haut bedeckt. Eine Enzephalozele entsteht meist **okzipital** (ca. 75 % der Fälle) durch fehlenden Schluss der Squama occipitalis. Es werden jedoch auch frontale Enzephalozelen beobachtet. Das ausgetretene Hirngewebe weist meist strukturelle Auffälligkeiten wie Migrationsstörungen (s. S. 444) auf. Okzipitale Enzephalozelen treten charakteristischerweise im Rahmen des autosomal rezessiv vererbten **Meckel-Gruber-Syndroms** auf, das über den Hirngewebeprolaps hinaus durch Mikrozephalie, Extremitätenfehlbildungen, Leberfibrose und Zystennieren gekennzeichnet ist.

Spina bifida: Dysraphische Störungen im Bereich des Rückenmarks sind häufig und werden unter dem Oberbegriff der Spina bifida zusammengefasst. Bei einer **Spina bifida occulta** ist keine äußere Vorwölbung vorhanden, es liegt lediglich ein Wirbelbogendefekt vor. Inspektorisch kann eine atypische Behaarung auf den Defekt hinweisen. Der Dermalsinus als Minimalform einer Dysraphie wird der Spina bifida occulta zugerechnet und ist durch fistelartige Verbindungen von der Haut in die Tiefe gekennzeichnet. Bei einer **Spina bifida cystica** hingegen ist eine Vorwölbung präsent, die entweder von Haut oder von einer bindegewebigen Membran bedeckt ist. Die Schlussstörung tritt meist **lumbosakral** auf, es werden aber auch zervikale Dysraphien beobachtet. Je nach Ausdehnung des Neuralrohrdefektes unterscheidet man verschiedene Schweregrade der Spina bifida cystica:

- Bei der zystischen **Meningozele** unterbleibt die Fusion der dorsalen Wirbelbögen, das Rückenmark an sich ist regelrecht ausgebildet und befindet sich in korrekter anatomischer Lage. Arachnoidea und Dura mater wölben sich durch den Wirbelbogenspalt hindurch zystisch nach außen vor. Der Defekt ist in der Regel von Haut bedeckt.
- Bei der **Myelomeningozele** prolabiert zusätzlich Rückenmarkgewebe durch den dorsalen Wirbelbogenspalt. Das prolabierte Rückenmarkgewebe ist in der Regel irregulär aufgebaut. Eine Hautbedeckung kann hier unvollständig sein oder sogar ganz fehlen.
- Die schwerste Form der Schlussstörung ist die **Rachischisis**, bei der der gesamte Spinalkanal offen liegt.

Während eine Spina bifida occulta klinisch asymptomatisch bleiben kann, kommt es bei den verschiedenen Formen der Spina bifida cystica, insbesondere bei der Myelomeningozele, regelmäßig zu teilweise schweren neurologischen Defekten (inkomplettes oder komplettes Querschnittssyndrom). Zudem ist die Gefahr aufsteigender Infektionen (Meningitis/Meningoenzephalitis bzw. -myelitis) gegeben. Die Rachischisis ist nicht mit dem Leben vereinbar.

Syringomyelie und Hydromyelie: Eine Höhlenbildung im Rückenmark ohne Verlagerung des Rückenmarkgewebes bezeichnet man als **Syringomyelie**. Diese vorwiegend zervikothorakal lokalisierte Veränderung ist durch längs verlaufende höhlenartige Erweiterungen, welche nicht mit dem Zentralkanal kommunizieren, gekennzeichnet und kann auch posttraumatisch auftreten; Liquorzirkulationsstörungen spielen bei der Genese eine wichtige Rolle. Bei der **Hydromyelie** liegt eine Erweiterung des Zentralkanals vor. Das „Tethered-Cord-Syndrom" beschreibt eine Verkürzung und Verdickung des Filum terminale, wodurch der Konus atypisch tief fixiert wird.

23.3.2 Chiari-Malformationen

MERKE

Die Chiari-Malformationen stellen komplexe Fehlbildungssyndrome dar. Gemeinsames Merkmal der verschiedenen Unterformen ist die Herniation von Kleinhirngewebe durch das Foramen magnum oder einen okzipitozervikalen/zervikalen Knochendefekt.

Im Wesentlichen werden 3 Formen unterschieden:

- Bei der **Chiari-Typ-I-Malformation** prolabieren die Kleinhirntonsillen durch das Foramen magnum. Diese Veränderung kann asymptomatisch bleiben oder alternativ mit Hirnnervenlähmungen, Ataxie und einem Hydrozephalus einhergehen. Assoziierte Fehlbildungen sind oft eine Syringomyelie sowie Skelettdeformitäten.
- Bei der **Chiari-Typ-II-Malformation** werden nicht nur die Kleinhirntonsillen, sondern zusätzlich auch der Kleinhirnwurm nach kaudal verlagert. Diese Malformation ist regelhaft mit einer okzipitalen Myelomeningozele assoziiert. Auch eine Syringomyelie sowie ein Hydrozephalus werden häufig beobachtet.
- Die **Chiari-Typ-III-Malformation** ist selten und beschreibt eine Herniation von Kleinhirngewebe durch eine zerviko-okzipitale Spaltbildung **(zerebelläre Enzephalozele)**.

Die Pathogenese der Chiari-Malformationen ist nicht geklärt. Neben Liquorzirkulationsstörungen und einer Erhöhung des intrakraniellen Drucks wird auch ein eingeschränktes Wachstum der hinteren Schädelgrube als Ursache diskutiert.

23.3.3 Dandy-Walker-Syndrom

MERKE

Das Dandy-Walker-Syndrom (DWS) ist durch eine Agenesie des Kleinhirnwurms, einen zystisch erweiterten IV. Ventrikel sowie eine vergrößerte hintere Schädelgrube charakterisiert.

Das DWS kann asymptomatisch bleiben oder durch zerebelläre Symptome und eine mentale Retardierung in Erscheinung treten; in letzterem Fall ist es üblicherweise mit einem Hydrozephalus assoziiert. Die Ursache des DWS ist unklar, eine genetische Assoziation ist nicht bekannt.

23.3.4 Telenzephalisationsstörungen

MERKE

Die Telenzephalisationsstörungen werden auch Mittelliniendefekte genannt. Ursächlich ist eine fehlerhafte Entwicklung/Differenzierung des Vorderhirnbläschens (des Prosencephalons), woraus unterschiedlich ausgeprägte Trennungsstörungen der Großhirnhemisphären resultieren. Oft sind die Veränderungen von kraniofazialen Anomalien wie z. B. einer Zyklopie (Verschmelzung der Augenanlage) begleitet.

Holoprosenzephalie: Bei der sowohl sporadisch als auch familiär bzw. erblich auftretenden Holoprosenzephalie handelt es sich um eine heterogene Erkrankungsgruppe. Bei der schwersten Form – der **alobären Holoprosenzephalie** – ist keinerlei Trennung der Großhirnhemisphären vorhanden; Corpus callosum, Mittellinienstrukturen (Septum pellucidum und Fornix) sowie der Interhemisphärenspalt fehlen, zudem ist statt der beiden Seitenventrikel nur ein einzelner

Hemisphärenventrikel angelegt; die Basalganglien sind fusioniert, das Riechhirn fehlt (Arhinenzephalie). Sofern es überhaupt zu einer Lebendgeburt kommt, imponieren kraniofaziale Dysmorphien (Zyklopie) sowie schwere neurologische Defizite. Bei der **semilobären Holoprosenzephalie** ist der Interhemisphärenspalt zumindest partiell angelegt, das Riechhirn fehlt jedoch in der Mehrzahl der Fälle, bei der **lobären Holoprosenzephalie** liegt ein normalgewichtiges Hirn mit nur abschnittsweiser ausgebliebener frontaler oder okzipitaler Mittellinientrennung vor. Die **Agenesie des Corpus callosum** („Balkenmangel") stellt eine weitere Abstufung in diesem Spektrum von Fehlbildungen dar.
Neben den sporadischen Formen der Holoprosenzephalie kennt man heute auch mehrere Gendefekte (z.B. im SHH-[Sonic-Hedgehog-]Gen), die als Ursache dieser Entwicklungsstörung in Frage kommen. Der mütterliche Diabetes mellitus sowie intrauterine Infektionen (Röteln, Toxoplasmose) werden gleichfalls als begünstigende Faktoren einer Holoprosenzephalie diskutiert.

23.3.5 Neuronale Migrationsdefekte

MERKE

Es gibt eine Reihe von Erkrankungen, die auf eine Störung der neuronalen Migrationsprozesse während der Hirnentwicklung zurückgehen. Mögliche Konsequenzen sind eine Fehlanlage/Fehldifferenzierung des zerebralen Kortex sowie eine inkorrekte Platzierung von Neuronen (neuronale Heterotopie).

Fehldifferenzierungen des zerebralen Kortex: Die Ausbildung der Gehirnwindungen (Gyrierung) findet üblicherweise zwischen der 14. und 32. SSW statt. Das Spektrum möglicher Fehldifferenzierungn ist weit gesteckt und reicht von der Agyrie mit weitgehendem Fehlen der Gyrierung (morphologisches Korrelat: glatte Gehirnoberfläche, „smooth brain") bis hin zur Polymikrogyrie mit einem Überschuss an Windungen und einem „pflastersteinartigen" makroskopischen Aussehen.

- Der **Agyrie** (auch **Lissenzephalie** oder **Pachygyrie** genannt) liegt eine Störung der späten Neuroblastenmigration zugrunde: diese Neuroblasten können die Neuroblasten früherer Migrationswellen nicht passieren. Folge ist ein verdickter, 4-schichtiger Kortex. Als Ursache der Agyrie/Lissenzephalie wurden inzwischen eine Reihe genetischer Defekte identifiziert.
- Bei der **Polymikrogyrie** handelt es sich oft um einen lokalisierten Defekt, der ätiologisch mit intrauterinen Infektionen (CMV), intrauterinen Durchblutungsstörungen sowie metabolischen Defekten (Zellweger-Syndrome) in Verbindung gebracht wird. In den betroffenen Arealen ist nicht nur die makroskopische, sondern auch die mikroskopische Architektur des Kortex verändert (**Abb. 23.2**).

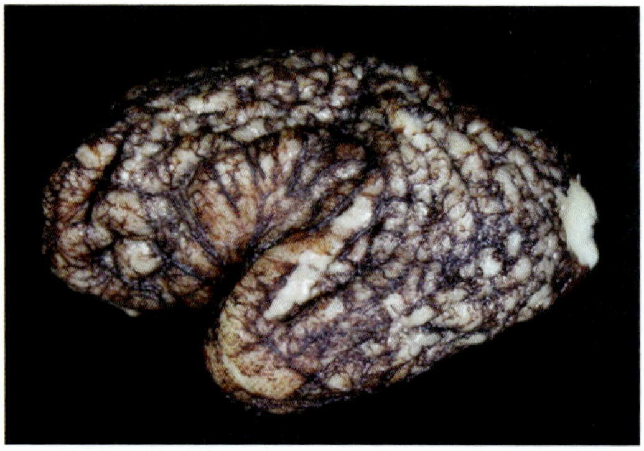

Abb. 23.2 Polymikrogyrie mit „pflastersteinartigem" Aspekt des zerebralen Kortex.

Neuronale Heterotopien: Es handelt es sich um Ansammlungen weitgehend normal differenzierter Nervenzellen an untypischen Orten.

- Bei der **leptomeningealen Heterotopie** findet man glioneuronales Gewebe in den weichen Hirnhäuten;
- bei der **subkortikalen bandförmigen (laminären) Heterotopie** bilden sich knotenförmige Ansammlungen von Nervenzellen im Marklager aus, die auch miteinander konfluieren können (sog. **Doppelkortex**);
- bei der **periventrikulären Heterotopie** sind die ortswidrigen Neuronen in der Umgebung der Hirnventrikel lokalisiert.

23.3.6 Perinatalschäden des ZNS

Von den Embryo- und Fetopathien mit ZNS-Beteiligung (vgl. Kapitel 20, S. 396) müssen die Perinatalschäden des ZNS abgegrenzt werden. Sie entstehen in der Perinatalzeit, die definitionsgemäß von der 28. SSW bis zum 7. Lebenstag reicht. Perinatalschäden treten häufig infolge einer Hypoxie/Ischämie oder Asphyxie (Hypoxämie und Azidose) des Ungeborenen/Neugeborenen auf. Bei Frühgeborenen ist das Risiko einer perinatalen Beschädigung des ZNS höher als bei Reifgeborenen. Neben Kreislaufstörungen spielen in diesem Zusammenhang auch mütterliche Intoxikationen, Infektionen und Geburtstraumata eine Rolle.
Bei Reifgeborenen stehen v.a. Beschädigungen der Großhirnrinde sowie subdurale Blutungen (s.S. 451) im Vordergrund. Bei Unreifgeborenen können zusätzlich periventrikuläre Blutungen auftreten, die Ausdruck einer disseminierten Störung in der Endstrombahn sind. Typische morphologische Folge-

23

Tab. 23.1

Morphologische Korrelate perinatal erworbener ZNS-Schäden

Schadenstyp	morphologisches Korrelat
Ulegyrie	narbig-gliöse Schrumpfung bevorzugt tiefer Hirnwindungen mit pilzartigem Erscheinungsbild im Versorgungsgebiet großer Hirnarterien infolge einer schweren Ischämie/Hypoxie
Porenzephalie	mit dem Liquorraum kommunizierender umschriebener Hirngewebedefekt, häufig hypoxisch bedingt; eine gliale Narbenbildung fehlt
Status marmoratus	„marmorierte" Narben im Bereich der Stammganglien (Ncl. caudatus, Putamen, Thalamus) infolge Hypoxie/Ischämie bis zum 6.–9. Lebensmonat (vor Beginn der aktiven Myelinisierung)
multizystische Enzephalopathie	disseminierte Nekrosen der Hirnrinde mit sekundärer Zystenbildung
periventrikuläre Leukomalazie (PVL)	ursächlich sind Ischämien/Hypoxien primär der Arterienendstrombahn sowie Zytokinaktivierungen mit nachfolgenden Marklagerschäden um die Seitenventrikel herum; begleitend Astrogliose; typische klinische Folge ist die spastische Diplegie
subependymale (= Keimlager) und intraventrikuläre Blutungen	v. a. bei Kindern, deren Geburtsgewicht unter 1500 g liegt; Keimlagerblutgefäße sind besonders fragil (erhöhte Gefahr einer Hypoxie/Ischämie); intraventrikuläre Blutungen werden anhand der Ultraschallbefunde in 3 Schweregrade eingeteilt

schäden einer perinatalen ZNS-Beschädigung sind in **Tab. 23.1** aufgeführt.

23.4 Metabolisch-toxische Schädigungen des ZNS

Key Point

Sowohl angeborene also auch erworbene Stoffwechseldefekte können mit einer Beeinträchtigung des ZNS einhergehen. Angeborene Stoffwechselerkrankungen sind allesamt selten und werden entsprechend nur kurz präsentiert. Erworbene Stoffwechseldefekte (z. B. im Rahmen eines Diabetes mellitus) bzw. erworbene Stoffwechselentgleisungen (z. B. im Rahmen einer Leber- oder Nierenerkrankung) sind wesentlich häufiger. Sofern die Stoffwechselentgleisung über einen längeren Zeitraum persistiert, können ebenfalls charakteristische neuropathologische Veränderungen beobachtet werden. Besondere klinische Bedeutung haben darüber hinaus die alkoholisch sowie toxisch induzierten neurologischen Schäden.

ZNS-Beschädigungen im Rahmen erworbener Stoffwechseldefekte/-entgleisungen

Zentrale pontine Myelinolyse: Die zentrale pontine Myelinolyse (central pontine myelinolysis, CPM) tritt z. B. im Rahmen einer **Hyponatriämie** auf; begleitend sind auch extrapontine zerebrale/zerebelläre Demyelinisierungen möglich. Betroffen sind v. a. Patienten mit Leberfunktionsstörungen einschließlich Lebertransplantatempfängern sowie Alkoholiker. Offensichtlich ist bei der Genese der CPM auch eine zu rasch erfolgte therapeutische Korrektur der Hyponatriämie von Bedeutung. **Morphologisch** ist bereits mit bloßem Auge eine graue Verfärbung und Geweberweichung an der Basis pontis sichtbar, histologisch sieht man eine frische Demyelinisierung (**Abb. 23.3**). Die CPM führt im schlimmsten Fall zum sog. **„Locked-in-Syndrom"** (komplette Bewegungsunfähigkeit der Betroffenen bis auf vertikale Augenbewegungen bei intaktem Bewusstsein) und ist mit einer hohen Mortalität verbunden.

Hepatische Enzephalopathie: Bei der hepatischen Enzephalopathie (s. a. S. 290) finden sich kaum makroskopische Auffälligkeiten, während histologisch insbesondere im Bereich des Ncl. caudatus und des Putamens sowie im Bereich des Kortex so genannte **Alzheimer-Typ-II-Astrozyten** (**Abb. 23.4**, nach dem Erstbeschreiber Alois Alzheimer [1912] benannt) auftreten; hierbei handelt es sich um Astrozyten mit vergrößertem vesikulären Kern. Die Ursache für diese Veränderung ist pathophysiologisch nicht geklärt; der für die hepatische Enzephalopathie typische erhöhte Ammoniakspiegel soll in diesem Zusammenhang allerdings eine Rolle spielen.

Wernicke-Enzephalopathie: Die Wernicke-Enzephalopathie geht auf einen gravierenden **Vitamin-B_1-Mangel** zurück, wie er überwiegend im Rahmen eines chronischen Alkoholismus, aber auch bei Mangelernährung und Tumoren des Gastrointestinaltrakts sowie nach Magenresektion auftreten kann. Klinisch fallen meist akute okulomotorische Symptome (v. a. eine Abduzensparese) sowie eine Ataxie auf, häufig sind die Betroffenen verwirrt. Neuropathologisch findet man v. a. in den Corpora mamillaria, im periaquäduktalen Gewebe, bestimmten Hirnstammkernen (Olive, Vaguskern) und im Hypothalamus Einblutungen unterschiedlichen Alters sowie Nervenzelluntergänge mit Gliose. Die Kombination einer Wernicke-Enzephalopathie mit amnestischen Symptomen wird Wernicke-Korsakow-Syndrom genannt.

Funikuläre Myelose: Die funikuläre Myelose geht auf einen **Mangel an Vitamin B_{12}** zurück (zu den möglichen Ursachen und weiteren Folgeerscheinungen einer Vitamin-B_{12}-Hypovitaminose vgl. S. 131). Der Vitamin-B_{12}-Mangel führt zu Myelinisierungsstörungen, v. a. im Bereich der Hinterstränge, Hinterwurzeln und Pyramidenbahnen des Rückenmarks; in fortgeschrittenen Krankheitsstadien können auch weitere

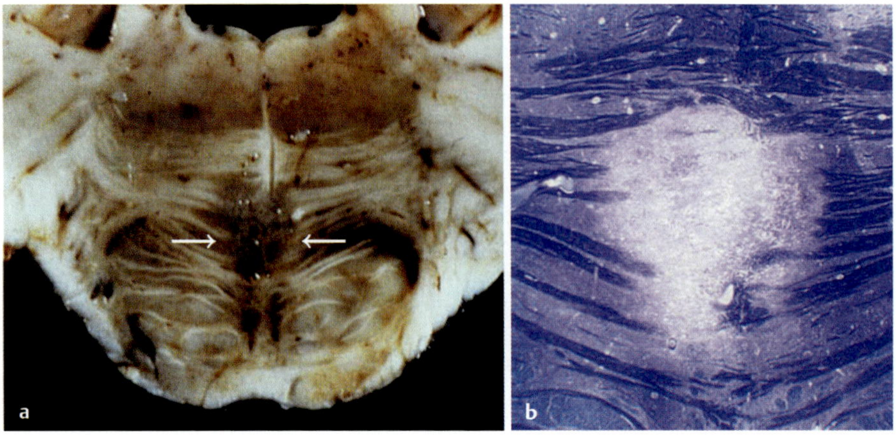

Abb. 23.3 Zentrale pontine Myelinolyse (CPM). **a** Makroskopischer Aspekt. **b** Mikroskopischer Aspekt mit umschriebenem Myelinverlust (Luxol-fast-Blue-Färbung).

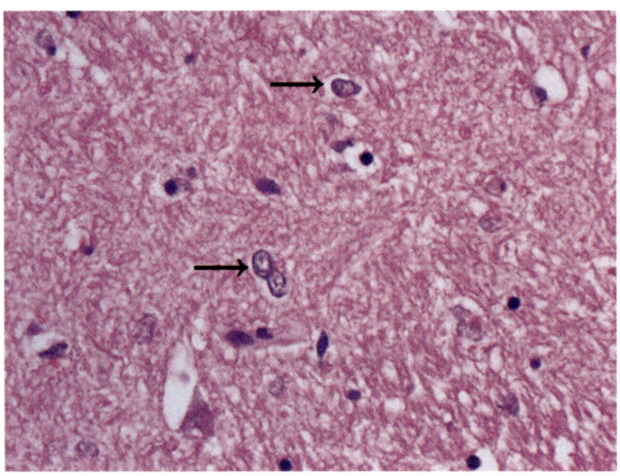

Abb. 23.4 Hepatische Enzephalopathie. Alzheimer-Typ-II-Astrozyten (Pfeile) in den Basalganglien.

Rückenmarksbahnen und das Gehirn betroffen werden. Die erkrankten Areale sind durch herdförmige Demyelinisierungen mit reaktiver Gliose (Vernarbung) charakterisiert. Klinische Folgen sind abgeschwächte Muskeleigenreflexe, eine sensorische Ataxie und in fortgeschrittenen Stadien auch Psychosen.

Toxische ZNS-Schädigungen

Toxische ZNS-Schädigungen können durch anorganische oder organische Noxen sowie akut oder chronisch hervorgerufen werden. Die resultierenden strukturellen ZNS-Schädigungen sind häufig unspezifisch.

Kohlenmonoxidvergiftung: Hier kommt es zu einer Bindung von Kohlenmonoxid an Hämoglobin und damit zu einer Abnahme der Sauerstoffsättigung im Blut. Im ZNS entsteht daraufhin **akut** ein zytotoxisches Hirnödem mit besonderer Bevorzugung des Globus pallidus, wo sich oft symmetrische Nekrosen ausbilden. Die übrigen histopathologischen Veränderungen sind unspezifisch (allgemeine Zeichen der zerebralen Hypoxie mit Nervenzelluntergang).

Bleienzephalopathie: Zu den **chronischen** Intoxikationen zählen u. a. Vergiftungen durch Blei und Bleiverbindungen (Encephalopathia saturnina). Makroskopisch kann ein Hirnödem auftreten, die mikroskopischen Veränderungen sind abermals unspezifisch und umfassen Entmarkungen, Gliaproliferationen – v. a. im Kleinhirn – sowie einen Verlust von Purkinje-Zellen.

Aluminiumenzephalopathie: Sie ist durch eine progressive Demenz gekennzeichnet, die klinisch derjenigen beim Morbus Alzheimer (s. S. 467) ähnelt, weitere Symptome (Epilepsie, Myoklonus und Sprachstörungen) können hinzukommen. Die morphologischen Befunde sind uncharakteristisch. Die Aluminiumenzephalopathie trat in der Vergangenheit im Rahmen einer Nierenersatztherapie (aluminiumhaltige Dialyseflüssigkeit) auf.

Neben dem Aluminium können auch eine Reihe anderer Metalle (Cadmium, Gold, Quecksilber) unspezifische ZNS-Veränderungen hervorrufen.

ZNS-Schädigungen im Rahmen angeborener Stoffwechselerkrankungen

Hepatolentikuläre Degeneration: Die hepatolentikuläre Degeneration (Morbus Wilson, s. S. 489) beruht auf einer autosomal rezessiv erblichen Störung des Kupfertransportes, vor allem in Gehirn und Leber. Im ZNS sind v. a. Pallidum und Putamen morphologisch auffällig: Makroskopisch besteht hier eine braune Verfärbung des Gewebes. Mikroskopisch sind in den verfärbten Regionen Nervenzelluntergänge, eine Gliose sowie Makrophagenansammlungen zu sehen. Auch können Alzheimer-Typ-II-Astrozyten (s. o.) auftreten.

Störungen der Kalzium-Homöostase äußern sich selten in Form eines **Fahr-Syndroms**, bei dem insbesondere die Basalganglien zum Teil exzessiv verkalken.

Lysosomale Speichererkrankungen: Angeborene Defekte der lysosomalen Funktion führen zu den seltenen lysosomalen Speichererkrankungen. Gemeinsames Merkmal dieser Erkrankungen ist die intrazelluläre Speicherung abnormen Materials, was letztendlich zum Zelluntergang führt.

- **Gangliosidosen:** Es handelt sich um eine große Erkrankungsgruppe, bei der es aufgrund verschiedener lysosomaler Enzymdefekte zur intrazellulären Speicherung von Gangliosiden kommt. Ursächlich ist ein genetisch bedingter Mangel bzw. eine genetisch bedingte unzureichende Funktion der Hexosaminidase A (GM2-Gangliosidose) oder der β-Galactosidase (GM1-Gangliosidose). Die neuropathologischen Veränderungen sind je nach Manifestationsalter sehr unterschiedlich.
- **Neuronale Zeroidlipofuszinosen (NCL):** Diese Erkrankungsgruppe ist durch eine exzessive intraneuronale Ablagerung von Zeroidlipofuszin gekennzeichnet; auch hier ist die Bandbreite der möglichen neuropatholgischen Schäden groß.
- **Mukopolysaccharidosen:** Bei den Mukopolysaccharidosen handelt es sich um eine heterogene Erkrankungsgruppe, bei der intralysosomal Mukopolysaccharide abgelagert werden. Neuropathologisch kommt es zur Hirnatrophie mit Entmarkung und Hydrozephalus.
- Beim **Morbus Fabry** handelt es sich um eine X-chromosomal-vererbte **Sphingolipidose**. Es werden generalisiert Sphingolipide abgelagert, bevorzugt in Blutgefäßendothelien und in glatten Muskelzellen. Ursächlich ist ein Defekt der α-Galactosidase A. Neben den Nervenzellen sind besonders die weichen Hirnhäute von den Lipidablagerungen betroffen.
- **Lysosomale Leukodystrophien:** Beim **Morbus Krabbe** kommt es zur exzessiven Ablagerung von Galaktozerebrosiden in der weißen Substanz, was sich histologisch in einer Anhäufung von so genannten Globoid-Zellen widerspiegelt; bei diesen Zellen handelt es sich um Makrophagen, die PAS-positives Material beinhalten. Dieses Material zeichnet sich durch charakteristische, ultrastrukturelle Besonderheiten aus, die sog. „Krabbe-Spieße“. Eine weitere Form lysosomaler Leukodystrophien ist die **metachromatische Leukodystrophie**, bei der ein Defekt der Arylsulfatase A zur Anhäufung von Sulfatid im Gehirn führt. Durch Affektion der Oligodendrozyten kommt es zu einer schwerwiegenden Demyelinisierung.

Mitochondriale Enzephalomyopathien: Störungen der Mitochondrienfunktion haben Rückwirkungen auf den Stoffwechsel aller Zellen; aufgrund ihres hohen Energiebedarfs sind Gehirn- und Muskelzellen jedoch am meisten beeinträchtigt. Aus diesem Grund äußern sich mitochondriale Funktionsstörungen häufig in Form von Enzephalomyopathien. Ursächlich für diese Syndrome sind Veränderungen der mitochondrialen DNA (mtDNA) oder alternativ Defekte der nukleär kodierten mitochondrialen Enzyme. Diagnostisch kann eine Muskelbiopsie hilfreich sein. Wichtige Laboruntersuchungen sind biochemische Analysen mitochondrialer Enzymfunktionen wie z. B. der Atmungskettenenzyme (Komplex I–IV), Blutlaktatbestimmungen (ggf. unter Belastung) sowie Untersuchungen auf eventuelle Punktmutationen oder Deletionen der mtDNA.

- **MELAS-Syndrom:** Dem MELAS-Syndrom (mitochondrial myopathy, encephalopathy, lactat acidosis, stroke-like episodes) liegt zumeist (80 %) eine Punktmutation (3243A > G-Transition) der mitochondrialen tRNA für Leuzin zugrunde; klinisch kommt es bereits in der Kindheit zu kortikalen Infarkten und im weiteren Verlauf häufig zur Demenz. Typisch sind die Laktatazidose sowie Ragged red Fibres (Vermehrung von Mitochondrien in Muskelfasern, eine Darstellung der Ragged red Fibres ist mithilfe von Spezialfärbungen möglich, **Abb. 23.5**).
- **MERFF-Syndrom:** Beim MERFF-Syndrom (Myoclonic Epilepsy with ragged red Fibres) ist histopathologisch besonders der Ncl. dentatus betroffen; hier kommt es zum Nervenzellverlust und zur Fasergliose. Typisch sind Myoklonien, epileptische Anfälle und eine Demenz. Ursächlich ist ebenfalls eine Mutation (8344A > G-Transition) der mitochondrialen tRNA für Lysin.
- **LHON-Erkrankung:** Bei der LHON-Erkrankung (Leber's hereditary optic neuropathy) erleiden Patienten mittleren Alters einen progressiven Visusverlust, der durch eine Punktmutation der mtDNA verursacht ist.
- **Kearns-Sayre-Syndrom (KSS):** Dem Kearns-Sayre-Syndrom liegen mtDNA-Deletionen zugrunde; typisch sind eine Vakuolisierung der weißen Sub-

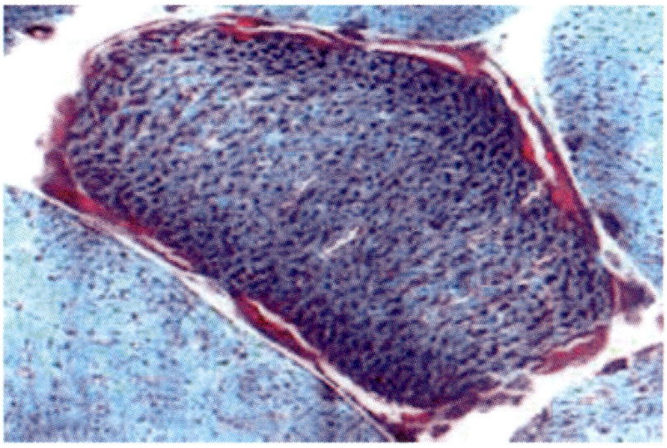

Abb. 23.5 Mitochondriale Myopathie mit „Ragged red Fibres“. Muskelfaser mit typischen Veränderungen (modifizierte Gomori-Trichrom-Färbung).

stanz, eine Retina-Degeneration, eine proximale Myopathie, eine Kardiomyopathie sowie eine externe Ophthalmoplegie.

- **Chronisch-progressive externe Ophthalmoplegie (CPEO):** Die externe Ophthalmoplegie kann auch als isoliertes Symptom im Rahmen der CPEO auftreten. Auch hier liegen meist mtDNA-Deletionen zugrunde.
- **Morbus Leigh** (auch subakute nekrotisierende Enzephalomyopathie genannt): Ursächlich können Deletionen der mtDNA sein. Im Gehirn sind symmetrische, braun gefärbte Läsionen – insbesondere im Hirnstamm sowie in den Basalganglien – zu sehen. Histologisch handelt es sich hierbei um kleine gefäßbezogene Nekrosen unterschiedlichen Alters. Klinisch manifestiert sich der Morbus Leigh innerhalb der ersten beiden Lebensjahre mit psychomotorischer Retardierung, Ataxie, Epilepsie und Hypotonie; die Erkrankung führt innerhalb weniger Jahre zum Tode.

23.5 Zirkulatorische Erkrankungen des ZNS

Key Point

Man unterscheidet ischämisch und blutungsbedingte Erkrankungen des ZNS. Beide Erkrankungsgruppen manifestieren sich gleichermaßen unter dem Bild des akut oder subakut auftretenden zentral-neurologischen Defizits.

23.5.1 Zerebrale Ischämie

Key Point

Bei der zerebralen Ischämie kommt es zur kritischen Minderperfusion der Hirnsubstanz. Prinzipiell unterscheidet man die globale von der lokalen Ischämie. Bei der *globalen* Ischämie ist die Durchblutung des gesamten Gehirns gedrosselt/aufgehoben, entweder infolge eines Herz-Kreislauf-Stillstandes oder eines massiven Anstiegs des intrakraniellen Druckes über den arteriellen Perfusionsdruck hinaus. Ein Sonderfall ist die globale zerebrale Hypoxie infolge einer ungenügenden O_2-Sättigung des Blutes (z. B. im Rahmen einer Kohlenmonoxid-Vergiftung). Häufigste Ursache der *lokalen* Ischämie ist eine Blockade der arteriellen Blutzufuhr, entweder infolge einer arteriosklerotisch bedingten Gefäßstenose oder einer Embolie (kardiogen oder arterio-arteriell). Seltener sind venöse Abflussstörungen ausschlaggebend (z. B. im Rahmen einer Sinusvenenthrombose).

Ätiopathogenese | Ursachen für ischämische Infarkte sind in der Mehrzahl der Fälle die Arteriosklerose der größeren zerebralen Gefäße (**arteriosklerotisch bedingte zerebrale Makroangiopathie** mit der Folge direkter/thrombotischer Gefäßverschlüsse oder arterio-arterieller Embolien) oder die **zerebrale Mikroangiopathie**, v. a. im Rahmen einer arteriellen Hypertonie. Relativ häufig sind auch **kardioembolisch** bedingte Infarkte, z. B. bei Vorhofflimmern mit absoluter Arrhythmie. Seltenere Ursachen für ischämische Infarkte, häufig auch bei jüngeren Patienten, können Gefäßwanddefekte (z. B. fibromuskuläre Dysplasie), Dissektionen von Arterien, entzündliche Gefäßwanderkrankungen (Vaskulitiden), genetische Syndrome (CADASIL [zerebrale autosomal dominante Arteriopathie mit subkortikalen Infarkten und Demenz]) u. a. sein.

Eine **Hirnvenen-/Sinusvenenthrombose** kann im Zusammenhang mit entzündlichen Prozessen angrenzender Knochen/Knochenhöhlen entstehen (z. B. bei Mittelohr- und/oder Nasennebenhöhlenentzündungen, oft durch Staphylococcus aureus bedingt). Betroffen ist in diesen Fällen häufig der Sinus cavernosus. Darüber hinaus können auch hormonelle Einflüsse (z. B. orale Kontrazeptiva, Schwangerschaft) Thrombosen der Hirnvenen/Sinus begünstigen.

Infarkttypen/Einteilung | Bei der **globalen Ischämie** kommt es zum Bild des diffusen ZNS-Schadens, der im Bereich der Grenzzonen der großen hirnversorgenden Arterien besonders akzentuiert ist (sog. **Grenzzonen- oder Wasserscheideninfarkte**, **Abb. 23.6**). Bei der **lokalen Ischämie** ist entweder ein arterielles Versorgungsgebiet komplett infarziert (**Territorialinfarkt**, z. B. beim Verschluss der A. cerebri media), oder es entwickeln sich kleinere Erweichungsherde (**lakunäre Infarkte**), die auf einen Verschluss kleinerer Arterienäste/Arteriolen zurückgehen (zerebrale Mikroangiopathie). Häufig treten lakunäre Infarkte multipel in Erscheinung; in Abhängigkeit von der schwerpunktmäßigen Lokalisation der Lakunen definiert man unterschiedliche Krankheitsbilder:

- **Multiinfarktenzephalopathie:** Beim alten Menschen beobachtet man häufig multiple kleinere ischämische Nekrosen in Marklager, Stammganglien *und* Kortex.
- **Binswanger-Krankheit:** Bei dieser Erkrankung findet man multiple kleinere Marklagernekrosen *ohne* wesentliche Schädigung des Kortex; häufig weisen die Patienten gleichzeitig arteriosklerotische Gefäßwandveränderungen und eine arterielle Hypertonie auf.
- **Status lacunaris:** Mit dem Begriff „Status lacunaris“ (**Abb. 23.7**) beschreibt man kleine ischämische Läsionen im Versorgungsgebiet der Aa. striatolen-

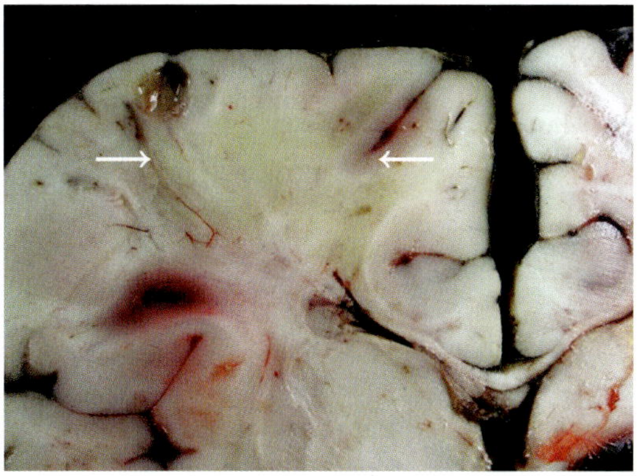

Abb. 23.6 Frischer „Grenzzoneninfarkt" im Bereich zwischen A. cerebri media und A. cerebri anterior. Man beachte die gelbliche Gewebefarbe (Ödem; Pfeile) sowie die Einblutungen in der Umgebung.

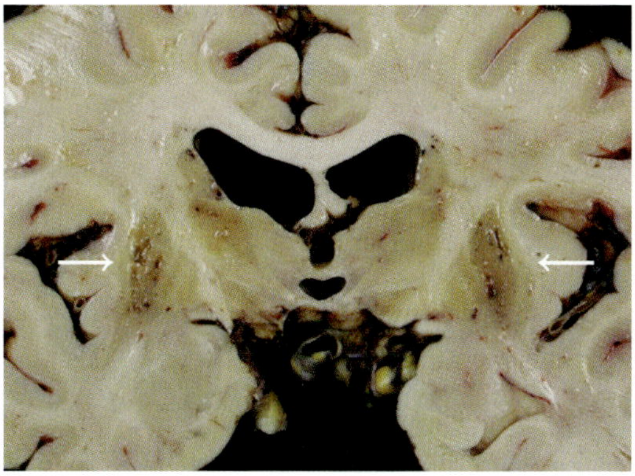

Abb. 23.7 Status lacunaris mit multiplen kleinen Zysten in den Basalganglien (Pfeile). Man beachte die ausgeprägte Arteriosklerose im Bereich des Circulus arteriosus Willisii.

ticulares mit multiplen Läsionen in Striatum und Thalamus, die bereits makroskopisch sichtbar sind. Ursache ist meist eine arterielle Hypertonie, aus diesem Grund spricht man auch von einer **hypertensiven Enzephalopathie** (alternative Manifestationsform: hypertone Massenblutung, vgl. S. 450).

Ischämische Läsionen können auch in Kleinhirn, Hirnstamm und Rückenmark auftreten. **Hirnstamminfarkte** sind häufig lakunär; repräsentatives Beispiel für einen Territorialinfarkt ist das Wallenberg-Syndrom, bei dem es infolge eines Verschlusses der A. cerebelli inferior posterior zu einer Schädigung dorsolateraler Abschnitte der Medulla oblongata kommt. Territorialinfarkte im Hirnstamm sind jedoch eher selten. Bei einer **spinalen Ischämie** resultieren in der Regel nekrotische Läsionen zentraler Rückenmarksabschnitte, die sich über mehrere Höhen erstrecken. Ursächlich ist häufig ein Aneurysma der Aorta oder eine Kompression der spinalen Gefäße durch Tumoren; auch Traumata kommen als Ursache in Frage.

Morphologie | Der morphologische Befund variiert in Abhängigkeit vom Alter des Gewebedefekts:

Beim **frischen ischämischen Infarkt** (Stadium I: 12–48 h) sind keinen nennenswerten makroskopischen Veränderungen erkennbar, allenfalls können eine Gewebeerweichung sowie ein Verschwimmen der Kortex-Marklager-Grenze auffallen. Mikroskopisch finden sich eine Eosinophilie und Pyknose von Neuronen, begleitet von einer Vakuolisierung des Gewebes.

Beim **subakuten Infarkt** (Stadium II: etwa 3 Tage bis 3 Wochen alt) ist makroskopisch v. a. ein Gewebeödem erkennbar; mikroskopisch sind eine Einwanderung von Neutrophilen, eine Mikrogliaaktivierung sowie ein vermehrtes Auftreten von Makrophagen („Schaumzellen") sichtbar. Erste Gefäßneubildungen sind erkennbar. Nach etwa 14 Tagen manifestieren sich die charakteristischen Zeichen der Astrozytenaktivierung; oft dominieren jetzt lipidbeladene Makrophagen das histologische Bild.

Beim **chronischen Infarkt** (Stadium III: ab etwa 3 Wochen) kommt es zur Gewebeverflüssigung (Kolliquationsnekrose) und nachfolgend zur Ausbildung einer oft zystischen Läsion (**Abb. 23.8a**); mikroskopisch bestimmen reaktive Astrozyten mit Ausbildung einer Fasergliose sowie vor Ort verbleibende Makrophagen und neu gebildete zarte Blutgefäße das Bild (**Abb. 23.8b**). In der Umgebung des Infarktareals können gelegentlich verkalkte Neuronen beobachtet werden. Auch lassen sich als Reaktion auf Axondurchtrennungen axonale Sphäroide („Axonkugeln", s. S. 440) nachweisen.

MERKE

Kolliquationsnekrosen sind das übliche morphologische Korrelat der ZNS-Beschädigung mit Gewebeuntergang; Koagulationsnekrosen sind demgegenüber sehr selten. Eine mögliche Ursache können Strahlenschäden sein.

Hämorrhagische Infarkte sind durch zusätzliche kleinere, punktförmige Blutungen gekennzeichnet, wobei als Ursache u. a. eine Erhöhung des venösen Drucks anzuführen ist, v. a. im Rahmen einer **Sinusvenenthrombose**. Häufigste Lokalisationen sind der Sinus sagittalis superior (ca. 70 %), die Sinus laterales und der Sinus rectus, in der Mehrzahl der Fälle sind mehrere Sinus und/oder Venen betroffen. Morphologisch kommt es zu den bereits erwähnten Einblutungen und infolge des stagnierenden Blutflusses auch zur Ausbildung eines vasogenen Ödems.

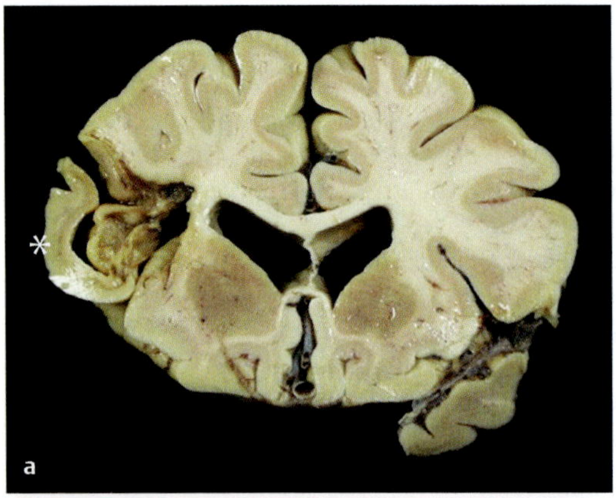

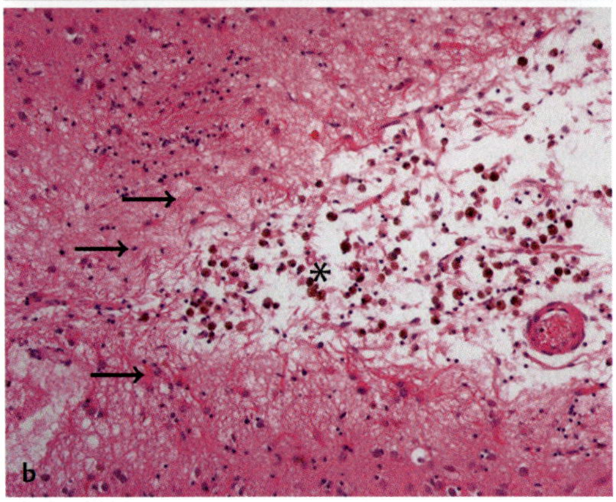

Abb. 23.8 Residualzustände bei ischämischem Hirninfarkt. **a** Zystische Nekrose (Stadium III) im Versorgungsgebiet der A. cerebri media. Man beachte, dass obere Kortexanteile (*) erhalten sind, da eine Rest-Blutversorgung über piale Gefäße gegeben ist. **b** Mikroskopisches Bild eines ischämischen Infarktes Stadium III mit Ausbildung einer zystischen Nekrose, Ansammlung lipidhaltiger Makrophagen (*) sowie reaktiver Astrogliose (Pfeile) im Randbereich.

23.5.2 Intrakranielle Blutungen

Key Point

Pathomorphologisch-anatomisch lassen sich verschiedene Formen der intrakraniellen Blutung unterscheiden: Einblutungen in die Hirnsubstanz (intrazerebrale Blutungen) sowie Einblutungen in die angrenzenden Kompartimente der weichen und harten Hirnhäute (subarachnoidale, subdurale und epidurale Blutungen).

Intrakranielle Blutungen stellen eine Herausforderung im Bezug auf Diagnostik und Therapie dar. In der Akutsituation ist insbesondere die differenzialdiagnostische Abgrenzung zur zerebralen Ischämie vordergründig. Das therapeutische Vorgehen variiert je nach Blutungstyp, Lokalisation und Ausdehnung des Hämatoms sowie Alter/Begleiterkrankungen des Patienten.

Tab. 23.2

Gefäßmalformationen, die eine intrakranielle Blutung auslösen können

Malformations-typ	neuropathologische Merkmale
arteriovenöse Malformation	häufigste Form; besteht aus Arterien, Venen und intermediären Gefäßstrukturen; in der Umgebung alte Blutungen, Rosenthal-Fasern, Verkalkungen, Astrogliose; zwischen den Blutgefäßen ist Hirngewebe erhalten
kavernöses Hämangiom	beerenartiges Gefäßmuster, eng aneinanderliegende hyalinisierte Blutgefäße ohne zwischengelagertes Hirngewebe; in der Umgebung alte Blutungen und Astrogliose
venöses Angiom	ektatische dünnwandige Gefäße in der weißen Substanz der Hemisphären; umgebendes Hirngewebe ist kaum verändert
kapilläre Teleangiektasien	meist im Hirnstamm, selten symptomatische Blutungen; viele kleinkalibrige Gefäßkanäle, umgebendes Hirngewebe unauffällig

Intrakranielle – insb. intrazerebrale – Blutungen sind häufig **traumatisch** oder **hypertensiv** bedingt. Besonders kritisch sind hypertensiv/arteriosklerotisch vorgeschädigte Hirngefäße in Kombination mit einer akuten hypertensiven Belastung/Krise; in diesem Fall ist die Gefahr einer spontanen intrazerebralen Massenblutung (Rhexisblutung) signifikant erhöht.

Darüber hinaus können auch **vaskuläre Malformationen** zu einer intrakraniellen Blutung führen, die in Tab. 23.2 in Form einer Übersicht zusammengestellt sind. Die Malformationen können isoliert oder im Kontext komplexer Fehlbildungssyndrome auftreten (z. B. beim Sturge-Weber-Syndrom oder bei den hereditären hämorrhagischen Teleangiektasien/Rendu-Osler-Weber-Syndrom).

Epidurale Blutung

MERKE

Bei der epiduralen Blutung sammelt sich zumeist arterielles Blut zwischen Schädelknochen (Periost) und Dura.

Ätiopathogenese | Ursache ist eine meist **traumatisch bedingte Zerreißung der A. meningea media** bzw. ihrer Äste. Seltener (10 %) ist ein traumatischer Einriss venöser Blutleiter ursächlich. Epidurale Blutungen sind meist mit einer Schädelfraktur assoziiert. Beim Erwachsenen sammelt sich das Blut vorzugsweise in der vorderen Schädelgrube, bei Kindern in der hinteren.

Klinische Aspekte | Da es sich in der Regel um eine arterielle Blutung handelt, kommt es sehr rasch zur Kompression intrakranieller Strukturen: So wird z. B. der N. oculomotorius häufig an der Hirnbasis abgedrückt mit der Folge der herdseitigen Mydriasis.

23

Kontralateral kann sich eine Halbseitensymptomatik ausbilden. Ferner kommt es zur Erhöhung des Hirndrucks mit entsprechenden Symptomen: nach einem kurzen symptomfreien Intervall trüben die Patienten rasch ein. Eine sofortige neurochirurgische Intervention (Hämatomausräumung) ist dringend indiziert!

Subdurale Blutung

MERKE

Bei der subduralen Blutung sammelt sich venöses Blut zwischen Dura und Arachnoidea.

Das subdurale Hämatom kann sich rasch/akut oder langsam/chronisch entwickeln. Subdurale Blutungen sind 3- bis 5-mal häufiger als Epiduralblutungen.

Ätiopathogenese | Ursächlich ist eine meist **traumatisch bedingte Zerreißung von Brückenvenen**. Beim Kind zählen Geburtstraumata oder forensisch relevante Schütteltraumata zu den häufigeren Auslösern. Im höheren Erwachsenenalter können neben der traumatischen Genese auch Gerinnungsstörungen oder Tumoren ursächlich sein. Chronische bzw. mehrzeitige Subduralhämatome sind durch eine Abfolge von Blutung, Organisation und Re-Blutung gekennzeichnet und können gelegentlich auch beidseitig über den Hemisphären liegen. Hier spielt oft die im Alter auftretende Hirnatrophie eine (mit)entscheidende Rolle, da sie eine Zerreißung von Brückenvenen begünstigen oder sogar auslösen kann.

Klinische Aspekte | Klinisch manifestiert sich die akute subdurale Blutung ähnlich wie die epidurale Blutung, allerdings besteht häufiger ein längeres symptomfreies Intervall, bevor die Patienten eintrüben Chronische Subduralhämatome können sich durch Hirndrucksymptome (s. S. 462) bemerkbar machen, alternativ kann auch ein hirnorganisches Psychosyndrom im Vordergrund stehen. In der Regel wird das Hämatom operativ ausgeräumt.

Subarachnoidale Blutung (SAB)

MERKE

Bei der subarachnoidalen Blutung sammelt sich arterielles Blut zwischen Arachnoidea und der von Pia mater überzogenen Hirnoberfläche. Subarachnoidale Blutungen machen etwa 5–9 % aller Schlaganfälle aus.

Ätiopathogenese | Subarachnoidale Blutungen sind traumatisch bedingt oder treten spontan auf. Die häufigere **spontane** SAB wird hauptsächlich durch Ruptur eines an der Hirnbasis im Bereich des Circulus arteriosus Willisii gelegenen **Gefäßwandaneurysmas** ausgelöst. Diese Rupturen betreffen bevorzugt Patienten mittleren Alters und haben eine signifikante Morbidität und Mortalität. Die Ursache der Aneurysmabildung liegt wahrscheinlich in strukturellen Gefäßwandanomalien. Prädisponierende Faktoren sind angeborene Störungen der Kollagensynthese, Bluthochdruck und intrakranielle Druckerhöhungen.

Lokalisation und Morphologie | Von der Aneurysmabildung sind bevorzugt Verzweigungsstellen im Bereich der A. cerebri anterior (A. communicans anterior) und der A. cerebri media (zusammen ca. 95 % der Fälle) betroffen, Aneurysmen der A. cerebri posterior (A. communicans posterior) sind sehr viel seltener (ca. 5 % der Fälle). Der Durchmesser der Aneurysmen variiert zwischen wenigen Millimetern und mehreren Zentimetern (max. 4–5 cm). Makroskopisch wölben sie sich ballonförmig/sackförmig in die äußeren Liquorräume vor. Histologisch ist die Aneurysmawand dadurch charakterisiert, dass im Wesentlichen kollagene Fasern mit nur wenigen Muskelzellen und Fragmenten elastischer Fasern vorhanden sind; im Vergleich zur normalen Gefäßwand fehlen Tunica media und Lamina elastica interna weitestgehend. Beim frisch rupturierten Aneurysma sind der Aneurysmawand Blut und Fibrin aufgelagert.

Das ausgetretene Blut sammelt sich bevorzugt in den basalen Abschnitten der äußeren Liquorräume (v. a. in den basalen Zisternen), bei massiver SAB kann das Blut jedoch das gesamte Gehirn umspülen und sogar in die inneren Liquorräume (also in das Ventrikelsystem) einbrechen (Haematocephalus internus).

Klinische Aspekte | Typische klinische Kennzeichen der SAB sind schlagartig einsetzende Kopfschmerzen mit meningitischen Symptomen (vgl. S. 462), je nach Schwere der Blutung trüben die Patienten unterschiedlich rasch ein. Fokale neurologische Symptome oder Halbseitensymptome können auftreten, sind aber nicht obligat. Therapeutisch wird ein Verschluss der Blutungsquelle angestrebt, entweder neuroradiologisch-interventionell oder neurochirurgisch, v. a. zwecks Verhinderung einer Rezidivblutung, die infolge der durch die Primärblutung bedingten „Verklebung" des Subarachnoidalraumes häufig nach intrazerebral einbricht (Folge: intrazerebrale Massenblutung, s. o.).

MERKE

Rezidivblutungen sind besonders gefürchtet und besitzen eine hohe Letalität!

Weitere Komplikationen der SAB sind Spasmen der intrakraniellen Gefäße (ggf. mit der Komplikation der zerebralen Ischämie, s. S. 448) sowie die Ausbildung eines Hydrocephalus malresorptivus (s. u.) infolge einer Verklebung der Arachnoidalzotten.

Intrazerebrale Blutung

> **MERKE**
> Bei der intrazerebralen Blutung sammelt sich das Blut unmittelbar im Hirnparenchym. Intrazerebrale Blutungen machen etwa 10% aller „Schlaganfälle" aus (s. S. 448).

Ätiopathogenese | Die intrazerebralen Blutungen sind auf eine Vielzahl von Ursachen zurückzuführen. Sehr häufig (ca. 35%) entstehen intrazerebrale Blutungen beim älteren Menschen auf dem Boden einer langjährigen **arteriellen Hypertonie („hypertone Massenblutung")**, welche zu strukturellen Veränderungen kleiner Blutgefäße führt, insbesondere im Bereich der Basalganglien. Weitere Ursachen intrazerebraler Blutungen sind Gerinnungsstörungen (auch medikamentös bedingte), Hirntumoren einschließlich ZNS-Metastasen, ferner Gefäßwandentzündungen (Vaskulitiden), Gefäßmissbildungen, Traumata und eine zerebrale Amyloidangiopathie (CAA, s. S. 467).

Lokalisation und Morphologie | Morphologisch-anatomisch kann man zerebrale, zerebelläre und im Hirnstamm lokalisierte Blutungen unterscheiden. Typische Lokalisationen speziell der hyperton bedingten Massenblutungen sind die Basalganglien (**Abb. 23.9**), darüber hinaus auch Kleinhirn und Pons. Des Weiteren können kleine Kugelblutungen – oft an der Mark-Rinden-Grenze – beobachtet werden.

Klinische Aspekte | Klinisch ist die intrazerebrale Blutung wie die zerebrale Ischämie durch schlagartig oder subakut auftretende neurologische Defizite gekennzeichnet („Schlaganfall"). Im Vergleich zur Ischämie kommt es bei der Blutung darüber hinaus häufiger zu Kopfschmerzen, Erbrechen sowie Bewusstseinsstörungen, da eine Blutung in der Regel schneller und stärker raumfordernden Effekt entfaltet als eine Ischämie. Komplizierend kann sich ein Hirnödem entwickeln, ferner kann die Blutung sekundär in den Subarachnoidalraum oder in das Ventrikelsystem einbrechen. Letzteres ist mit einer hohen Mortalität assoziiert.

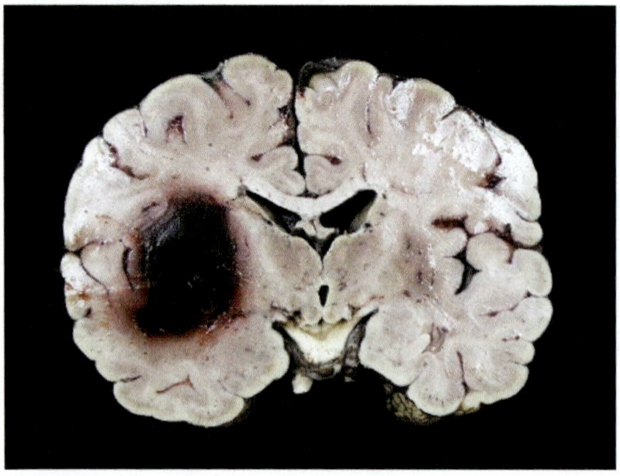

Abb. 23.9 Hypertone Massenblutung im Bereich der Stammganglien.

23.6 Hirnödem und Hydrozephalus

Key Point

Das Hirnödem ist durch eine übermäßige, diffuse oder lokale Einlagerung von Flüssigkeit in das Gehirn gekennzeichnet, die mit einer Zunahme des intrakraniellen Volumens und damit des intrakraniellen Druckes verbunden ist. Beim Hydrozephalus ist die zirkulierende Liquormenge erhöht; der intrakranielle Druck kann, muss aber nicht erhöht sein.

23.6.1 Hirnödem

Ätiopathogenese | Formalpathologisch lassen sich 3 Ursachen für ein Hirnödem abgrenzen:

- Das **vasogene Hirnödem** beruht auf einer **Schädigung der Blut-Hirn-Schranke**. Diese Ödemform tritt häufig in der Umgebung von herdförmigen ZNS-Prozessen wie Tumoren, Metastasen, ischämischen Infarkten, Blutungen und entzündlichen Läsionen (z. B. einem Abszess) auf (sog. **perifokales Ödem**), kann aber auch durch toxische Schäden der Blut-Hirn-Schranke bedingt sein. Das Ödem befindet sich primär extrazellulär.
- Das **zytotoxische Hirnödem** resultiert aus einer **Schädigung der Nerven- und Gliazellen** selbst; ursächlich sind toxische Einwirkungen, aber auch akuter Sauerstoff- und Substratmangel (akute Ischämie). Die Flüssigkeitsansammlung beruht auf einem Zusammenbruch der Membranfunktionen und erfolgt sowohl intra- als auch extrazellulär.
- Beim **hydrozephalen Ödem** kommt es zu einem Übertritt von Liquor durch das Ependym hindurch in die periventrikuläre weiße Substanz; ursächlich ist meist eine Liquorabflussstörung mit Aufstau von Liquor im Ventrikelsystem (Hydrocephalus occlusus, s. S. 453).

Morphologische Aspekte | Das Hirnödem führt durch seinen raumfordernden Effekt zu einer Erhöhung des intrakraniellen Druckes; da der Schädel aufgrund der engen anatomischen Gegebenheiten nur wenige Reserveräume besitzt (Hirnventrikel, Subarachnoidalraum, basale Zisternen) und diese sehr rasch aufgebraucht sind, kommt es nachfolgend zu Gewebeeinklemmungen und -verschiebungen (sog. Gewebeherniationen, s. **Abb. 23.10**). Besonders typisch sind:

- **Verlagerung von Mittellinienstrukturen**;
- **transtentorielle/axiale Verlagerung von Großhirnabschnitten:** insb. Herniation mediobasal gelege-

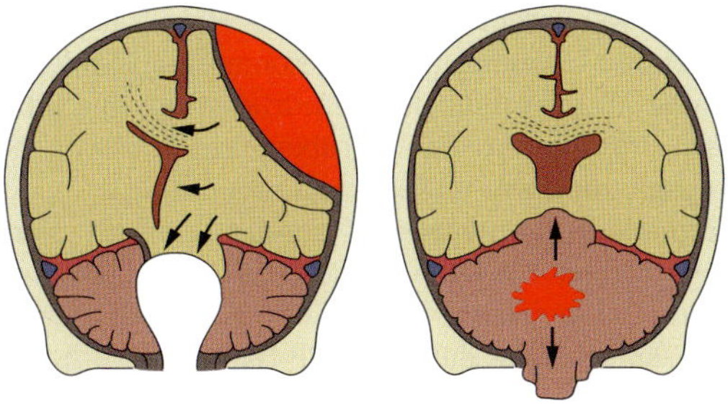

Abb. 23.10 Typische Verlagerungen von Hirngewebe beim Hirndruck, Schema. Näheres s. Text.

ner Temporallappenanteile durch den Tentoriumsschlitz (z. B. in Form der „Unkushernie"); hierdurch bedingt kommt es zur Kompression des Hirnstamms;

- **Verlagerung der Kleinhirntonsillen**, im Extremfall auch des Kleinhirnwurms durch das Foramen occipitale magnum in den Spinalkanal (sog. Kleinhirndruckkonus);
- bei sehr hohem Druck kann Hirngewebe auch unmittelbar durch einen evtl. Frakturspalt der Schädeldecke oder einen Kraniotomie-Defekt nach außen prolabieren (sog. **„Hirnpilz"**).

23.6.2 Hydrozephalus

MERKE

Der Hydrozephalus ist durch eine Volumenzunahme der inneren (Hydrocephalus internus) und/oder äußeren Liquorräume (Hydrocephalus externus) gekennzeichnet. Ursächlich ist eine Erhöhung der zirkulierenden Liquormenge. Der intrakranielle Druck kann erhöht, aber auch normal sein.

Ätiopathogenese | Der Liquor cerebrospinalis wird in den Plexus choroidei der Hirnventrikel gebildet und nach Zirkulation durch die inneren und äußeren Liquorräume hauptsächlich über die Pacchioni-Granulationen der Arachnoidalzotten in das venöse System (Sinus) resorbiert. Insgesamt zirkulieren etwa 110–160 ml Liquor. Eine Erhöhung dieser Liquormenge resultiert aus einem **Ungleichgewicht zwischen Produktion und Resorption**. Die zugrunde liegenden Mechanismen einschließlich der daraus resultierenden Hydrozephalus-Formen sind in **Tab. 23.3** genannt.

Morphologische Aspekte | Makroskopische Zeichen eines Hydrozephalus sind erweiterte Hirnventrikel (insbesondere im Bereich der Vorder- und Hinterhörner der Seitenventrikel), abgerundete Ventrikelhörner, eine Atrophie des Corpus callosum, ggf. auch eine Aufweitung der äußeren Liquorräume u. a. Ein lang dauernder Hydrozephalus kann eine nahezu vollständige Atrophie des Marklagers hervorrufen (**Abb. 23.11**).

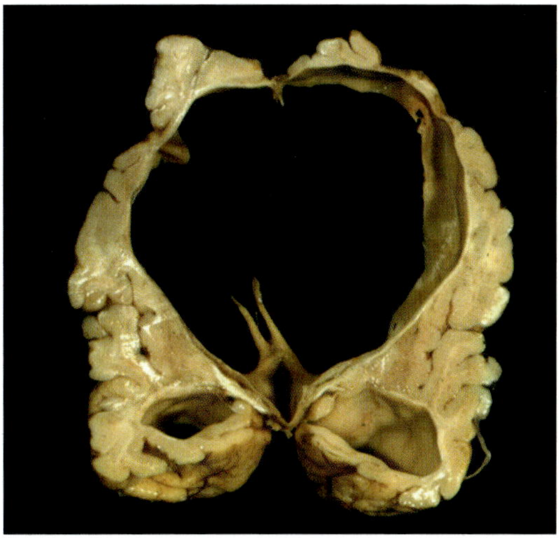

Abb. 23.11 Extremer Hydrozephalus mit druckbedingtem, weitestgehend vollständigem Verlust der weißen Substanz bei einem Kind mit postentzündlicher Liquorzirkulationsstörung.

Tab. 23.3

Einteilung des Hydrozephalus

Pathomechanismus	Ätiologie
Hydrocephalus hypersecretorius (Überproduktion von Liquor)	Tumoren des Plexus choroideus
Hydrocephalus malresorptivus (mangelnde Resorption von Liquor)	Fehlbildungen des ZNS/des Schädels Z. n. Hirnblutung (posthämorrhagisch) Z. n. intrakranieller Infektion (postentzündlich)
Hydrocephalus occlusus (Blockierung der Liquorzirkulation)	Tumoren Blutungen Traumata Entzündung Malformationen
Normaldruckhydrozephalus	unklar
Hydrocephalus e vacuo	Hirnatrophie (Alter, neurodegenerative Erkrankungen u. ä.)

Klinische Aspekte | Sofern die Schädelnähte noch nicht geschlossen sind (wie z. B. beim Säugling), kann ein Hydrozephalus mit einer erheblichen Vergrößerung des Kopfes einhergehen, bevor klinische Symptome auftreten. Nach Schluss der Schädelnähte dominieren wie auch beim Erwachsenen Kopfschmerzen, Erbrechen und Vigilanzminderungen. Der Normaldruckhydrozephalus des älteren Menschen ist durch psychische Veränderungen, Gangstörungen und Inkontinenz gekennzeichnet. Die Therapie erfolgt normalerweise neurochirurgisch: Anlage eines Shuntsystems mit Ableitung des überschüssigen Liquors.

23.7 Traumatische Läsionen des Nervensystems

Key Point

Hirnverletzungen können nach verschiedenen Kriterien klassifiziert werden: gedeckt/offen, Schweregrad (Commotio, Contusio) sowie nach dem Vorhandensein von Begleitverletzungen (v. a. Blutungen). Traumatische Hämatome können auch isoliertes Symptom einer Hirnverletzung sein.

Die intrakraniellen Hämatome sind auf S. 454 näher beschrieben. V. a. das epidurale und das subdurale Hämatom sind überwiegend traumatisch bedingt.

23.7.1 Gedecktes und offenes Schädel-Hirn-Trauma

Offene Hirnverletzung: Bei den offenen Hirnverletzungen ist die **Dura mater defekt**, häufig z. B. bei Verkehrsunfällen, aber auch bei Schuss-, Hieb- oder Stichverletzungen. Es besteht die Gefahr einer intrakraniellen Infektion, z. B. in Form einer Meningitis (s. S. 461) oder eines Hirnabszesses (s. S. 462). Spätabszesse können u. U. noch nach mehreren Jahren in Erscheinung treten. Das Ausmaß der Schädigung hängt von Intensität, Ort sowie Art der Gewalteinwirkung ab. Oft entwickelt sich als Komplikation ein Hirnödem (s. S. 452).

Gedeckte Hirnverletzung: Bei einer gedeckten Hirnverletzung bleibt die **Dura mater intakt**, es kommt zu einer Druckschädigung (Kontusion) des zerebralen Kortex (s. u.). Eine gedeckte Hirnverletzung entsteht überwiegend durch Einwirkung stumpfer Gewalt, z. B. bei einem Sturz oder einem Schlag. Hierbei entstehen Hirnsubstanzschäden sowohl am Ort der Gewalteinwirkung **(Coup-Herd)** als auch auf der gegenüberliegenden Seite (Gegenstoßstelle = **Contre-Coup-Herd**). Der Contre-Coup-Herd entsteht durch den plötzlichen Unterdruck, der beim abrupten Abbremsen des Kopfes entsteht, wobei Blut sowie in der Gewebeflüssigkeit gelöste Gase freigesetzt werden.

MERKE

Die Hirnsubstanzschäden im Bereich des Contre-Coup-Herdes sind häufig gravierender als diejenigen an der Stoßstelle (Coup-Herd).

Wird ein Schädel-Hirn-Trauma überlebt, bilden sich teilweise ausgedehnte Narbengeflechte. Im Gehirn verbliebene Fremdkörper (z. B. Schussprojektile) können eine granulomatöse Reaktion (s. S. 462) auslösen.

23.7.2 Schweregrade des Schädel-Hirn-Traumas

Commotio cerebri: Beim Kommotionssyndrom kommt es zur minimalen Hirndrucksteigerung; klinisch imponieren eine vorübergehende Bewusstlosigkeit mit retro- und anterograder Amnesie.

Morphologische Aspekte | Neuropathologisch sind kaum Veränderungen nachzuweisen; vereinzelt sind Mikrogliaaktivierung, petechiale Blutungen sowie axonale Schäden durch β-APP-Nachweis (β-Amyloid-Precursor-Protein) berichtet worden.

- **Contusio cerebri:** Bei der Kontusion kommt es zur Quetschung (Kontusion) der Hirnsubstanz (s. o.), häufig in Kombination mit Blutungen; klinisch sind eine längere Bewusstlosigkeit sowie Zeichen eines Hirnödems typisch.

Morphologisches Korrelat: Kontusionsherde | finden sich bevorzugt frontobasal sowie an den Temporalpolen, da in diesen Bereichen ein Liquorkissen weitestgehend fehlt. Häufig sind darüber hinaus **Blutansammlungen** im Bereich der Hirnoberfläche (v. a. Epidural- oder Subduralhämatome) und/oder im Marklager. Größere Kontusionsherde mit Zerstörung des Marklagers können zu zystischen oder schlitzförmigen Defekten **(Schizogyrie)** führen. Alte Rindenprellungsherde sind nicht selten Zufallsbefund bei einer Autopsie: Die differenzialdiagnostische Abgrenzung gegenüber einer alten ischämischen Läsion ergibt sich anhand der Tatsache, dass Kontusionsherde häufig Zeichen einer stattgehabten Einblutung aufweisen; darüber hinaus sind bevorzugt die oberen Kortexareale im Bereich der Hirnwindungskuppen beschädigt. **Histologische** Kennzeichen der Kontusion sind nekrotische Gewebeareale sowie z. T. ausgedehnte axonale Beschädigungen, die als traumatischer oder diffuser axonaler Schaden (traumatic/diffuse axonal injury [**TAI/DAI**]) bezeichnet werden. Unter diesem Begriff fasst man sowohl direkte Axonzerreißungen mit Ausbildung charakteristischer Axonauftreibungen als auch ischämieassoziierte Axonschäden zusammen.

Sonderformen der Contusio cerebri: Im Rahmen frühkindlicher Schädel-Hirn-Traumata (häufig Schütteltraumata, so genanntes **Shaken-Baby-Syndrome**) lassen sich typischerweise DAI, Subduralblutungen sowie intraretinale Blutungen nachweisen, Schädelfrakturen sind nicht zwangsläufig vorhanden (relative Verformbarkeit des kindlichen Schädels). Gravierende ZNS-Schäden können weiterhin auch durch wiederholte kleinere Traumata ausgelöst werden. Klinisch ist ein progressives demenzielles Syndrom eindrücklich, histopathologisch sind Veränderungen wie bei einem Morbus Alzheimer (s. S. 467) oder einem Morbus Parkinson (s. S. 469) zu finden; derartige Krankheitsbilder sind u. a. als **Boxerdemenz** (Dementia pugilistica) bekannt geworden.

23.8 Epilepsie

Key Point

Epileptische Anfälle werden durch eine zeitlich begrenzte Funktionsstörung zerebraler Neuronen ausgelöst (Synchronisation der Nervenzelldepolarisation, Störungen der Erregungsleitung). Bei den fokalen Epilepsien beschränkt sich die Funktionsstörung auf ein umschriebenes Hirnareal, bei den generalisierten Epilepsien werden beide Hemisphären simultan ergriffen. Morphologische Veränderungen der Hirnsubstanz sind v. a. bei den fokalen Epilepsien nachweisbar (symptomatische Epilepsien).

Neuropathologische Korrelate fokaler Epilepsien: So können im Temporallappen (Temporallappenepilepsie, TLE) Veränderungen der kortikalen Schichtung sowie neuronale Heterotopien (s. S. 444) in der weißen Substanz gesehen werden. Vergrößerte oder ballonierte Nervenzellen sind ein weiterer möglicher Befund in Resektionspräparaten. Sofern ein Tumor für die Epilepsie ursächlich ist, handelt es sich häufig um niedriggradige hirneigene Tumoren (z. B. Gangliogliome des Temporallappens, s. S. 456, pilozytische Astrozytome, s. S. 458, und dysembryoplastische neuroepitheliale Tumoren, DNT s. S. 456). Schließlich zählt auch eine Ammonshornsklerose zu den häufigen Befunden bei der Temporallappenepilepsie: Das Ammonshorn (Cornu ammonis) ist eine Region des Hippocampus, die besonders empfindlich auf den anfallsbedingten Sauerstoffmangel reagiert: Es kommt zum Nervenzellverlust sowie zu einer Vermehrung der Astrozyten (Gliafasernarbe). Die Ammonshornsklerose kann ihrerseits als Auslöser epileptischer Anfälle fungieren. Weitere Ursachen fokaler Epilepsien sind Dysplasien in anderen Hirnregionen (wie z. B. eine Polymikrogyrie, s. S. 444, oder eine fokale kortikale Dysplasie/FCD, s. S. 26).

23.9 Tumoren des Nervensystems

Key Point

Hirneigene Tumoren leiten sich von den verschiedenen Zellpopulationen und Gewebeelementen des ZNS ab und spielen in der Klinik eine große Rolle. Die Tumoren des Erwachsenenalters differieren deutlich von denjenigen des Kindesalters. Die Therapie hirneigener Tumoren ist schwierig, da die hirneigenen Tumoren häufig ein diffuses infiltratives Wachstum zeigen; außerdem neigen ZNS-Tumoren dazu, im Laufe der Zeit in aggressivere Tumorformen überzugehen (sog. maligne Progression).

23.9.1 Allgemeine Charakteristika hirneigener Tumoren

Allgemeine epidemiologische Aspekte | Tumoren des zentralen Nervensystems repräsentieren insgesamt zwar nur etwa 2 % aller tumorösen Neubildungen des Menschen, sind jedoch gerade im Kindesalter mit ca. 20–25 % aller Neoplasien relativ häufig anzutreffen.

Allgemeine ätiopathogenetische Aspekte | Über die Ursachen von ZNS-Tumoren ist insgesamt nur wenig bekannt. In der weitaus überwiegenden Zahl der Fälle handelt es sich um **sporadische** Tumoren. Ein Zusammenhang zwischen Tumorerkrankung und Umweltfaktoren ist nur für das Meningeom nachgewiesen (als Bestrahlungsfolge, u. a. bei Überlebenden der Atombombenabwürfe auf Hiroshima und Nagasaki). Weiterhin bevorzugen Meningeome das weibliche Geschlecht. Ganzhirnbestrahlungen im Kindesalter erhöhen das Risiko einer späteren Hirntumorerkrankung. Eine manifeste AIDS-Erkrankung ist mit einem gehäuften Auftreten primärer ZNS-Lymphome (s. S. 459) assoziiert. Selten entwickeln sich ZNS-Tumoren im Rahmen hereditärer Tumorsyndrome (s. S. 459).

Allgemeine klinische Aspekte | Die klinischen Symptome eines Hirntumors sind vielfältig und von der Lokalisation und Wachstumsgeschwindigkeit abhängig. Häufige Symptome sind fokale oder generalisierte **Krampfanfälle**, **Zeichen eines erhöhten Hirndrucks** (Kopfschmerz, Übelkeit, Erbrechen, s. S. 439) sowie **fokale neurologische Ausfälle**. Verallgemeinernd kann man festhalten, dass ein Tumor umso maligner ist, je schneller er symptomatisch wird. Bei langsam wachsenden (und daher eher gutartigen) Tumoren können die klinischen Symptome so diskret sein, dass die Tumoren nur als Zufallsbefund (z. B. bei ca. 1–2 % aller Autopsien) auffallen. Tumoren des Kindesalters werden häufig durch einen erhöhten Hirndruck bzw. einen Hydrozephalus (s. S. 453) symptomatisch, da kindliche Hirntumoren bevorzugt in der hinteren Schädelgrube wachsen und dort frühzeitig Liquorzirkulationsstörungen verursachen (z. B. durch Verlegung des Aquädukts).

Allgemeine Klassifikation und Diagnose von Hirntumoren | Die Klassifikation der Hirntumoren (auf Zysten und tumorähnliche Läsionen soll hier nicht näher eingegangen werden) basiert auf den einzelnen Zellpopulationen des ZNS. Weiterhin wird jedem Tumortyp ein Tumorgrad gemäß der WHO (World-Health-Organization)-Klassifikation für Hirntumoren zugeordnet, der für die Prognoseabschätzung sowie die

Therapieentscheidung von großer Bedeutung ist. Insgesamt werden 4 Malignitätsgrade unterschieden:

- **Grad I:** niedrige Proliferationsaktivität, geringe Kernpleomorphie, relativ gutartiger Krankheitsverlauf;
- **Grad II:** erhöhte Mitoserate und Kernpleomorphie, höheres Rezidivrisiko;
- **Grad III und Grad IV:** hohe Mitoserate, hohes Rezidivrisiko und maligner Krankheitsverlauf.

Allerdings werden nicht für jeden Tumortyp alle 4 möglichen Gradierungen vergeben.

MERKE

Die Diagnosesicherung erfolgt durch eine detaillierte und fachgerechte neuropathologische Aufarbeitung von Tumormaterial. Dieses kann im Rahmen einer offenen oder stereotaktischen Biopsie gewonnen werden; Letztere kommt insbesondere bei Hirnstammprozessen oder bei Verdacht auf ein primäres ZNS-Lymphom zum Einsatz. In vielen Fällen ist eine enge Zusammenarbeit zwischen Neurochirurgen, Neuroradiologen und Neuropathologen für die korrekte Diagnosefindung unerlässlich.

Allgemeine prognostische Aspekte | Die Prognose von Hirntumoren hängt vom **histologischen Subtyp** und vom **Malignitätsgrad** (s. o.) ab. Weiterhin spielen das **Erkrankungsalter** und bestimmte **zelluläre und genetische Eigenschaften des Tumorgewebes** eine Rolle, da diese Eigenschaften z. B. auch das Ansprechen auf eine Chemotherapie beeinflussen können. Schließlich kommt auch dem **Ausmaß der maximal möglichen Tumorresektion** eine prognostische Bedeutung zu (insbesondere bei Grad-IV-Tumoren); gerade im ZNS sind eloquente Hirnregionen im Hinblick auf die Lebensqualität der Patienten unbedingt zu schonen, was der Tumorresektion häufig enge Grenzen setzt. Prognostisch nachteilig wirkt sich ferner aus, dass der Großteil der hirneigenen Tumoren ein diffuses, infiltratives Wachstumsmuster mit Schwerpunkt entlang der Fasersysteme des Gehirnes zeigt, was eine neurochirurgische Komplettresektion von vorneherein ausschließt. Die Erreichbarkeit des Hirngewebes für Chemotherapeutika ist darüber hinaus durch die Blut-Hirn-Schranke limitiert. Schließlich entwickeln insbesondere Glioblastome rasch Resistenzmechanismen gegen Chemotherapeutika. Letztlich stellt auch die **biologische Heterogenität** besonders der Glioblastome (unterschiedlich reagierende Gewebeanteile innerhalb ein und desselben Tumors) ein therapeutisches Problem dar.

MERKE

Eine Metastasierung von hirneigenen Tumoren kommt hingegen so gut wie nicht vor (Ausnahme: Aussaat von Tumorzellen in den Liquorraum des Spinalkanals beim Medulloblastom), eine lymphogene Ausbreitung findet nicht statt.

Allgemeine Differenzialdiagnose hirneigener Tumoren | Generell gilt es zu bedenken, dass intrakranielle Tumoren relativ häufig metastatischer Natur sind. Oft ist die **ZNS-Metastase** sogar erste klinische Manifestation eines zuvor unbekannten Tumorleidens. Insbesondere Tumoren des Gastrointestinaltraktes, maligne Melanome sowie Mamma-, Nieren- und Lungenkarzinome metastasieren bevorzugt in das ZNS. Selten können im Rahmen derartiger Karzinomerkrankungen auch **paraneoplastische ZNS-Syndrome** beobachtet werden; eine ZNS-Metastasierung muss in diesem Fall nicht zwingend vorliegen. Bei den paraneoplastischen Syndromen handelt sich um immunologisch vermittelte Phänomene, bei denen Antikörper gegen neuronale Zellbestandteile gebildet werden. Erwähnenswert sind die paraneoplastische Enzephalomyelitis (v. a. beim kleinzelligen Lungenkarzinom, s. S. 206) mit lymphozytären Infiltraten in verschiedenen Hirnregionen sowie die paraneoplastische Kleinhirndegeneration (Karzinome der Brust/Ovarien), bei der selektiv Purkinje-Zellen zugrunde gehen.

23.9.2 Neuroepitheliale Tumoren

MERKE

Die meisten primären Hirntumoren sind neuroepithelialen Ursprungs und leiten sich von Astrozyten, Oligodendrozyten, Ependymzellen oder auch Neuronen ab. Die astrozytären Tumoren (Astrozytome) stellen mit mehr als 30 % aller Hirntumoren im Erwachsenenalter die größte Gruppe dar.

Astrozytome: Neben den selteneren Astrozytomen WHO-Grad II treten hauptsächlich **aggressive anaplastische Astrozytome WHO-Grad III** sowie das **Glioblastom WHO-Grad IV** auf. Während beim Astrozytom WHO-Grad II nur eine gering erhöhte Mitoseaktivität sowie eine geringe Kernpleomorphie zu beobachten sind und der Krankheitsverlauf sich über Jahre erstreckt, werden beim Glioblastom lediglich Überlebenszeiten zwischen 6 und 12 Monaten erzielt. Ursache ist das rapide Tumorwachstum mit oft ausgedehnter Infiltration des ZNS bis hin zum sog. **„Schmetterlingsgliom“** (Ausbreitung des Tumors über den Balken in beide Hemisphären, **Abb. 23.12a**). Anhand des Krankheitsverlaufes sowie bestimmter genetischer Merkmale des Tumorgewebes kann zwi-

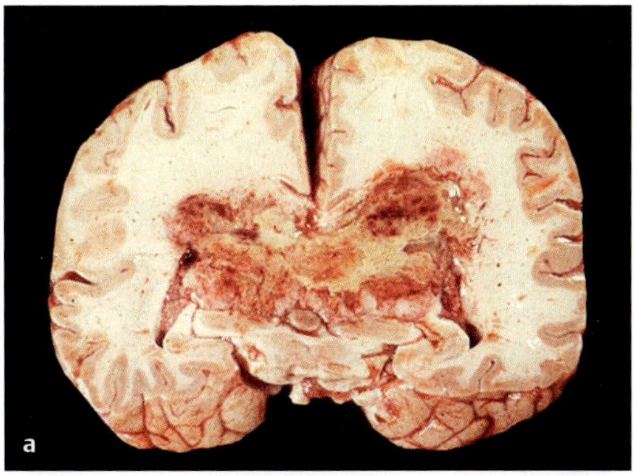

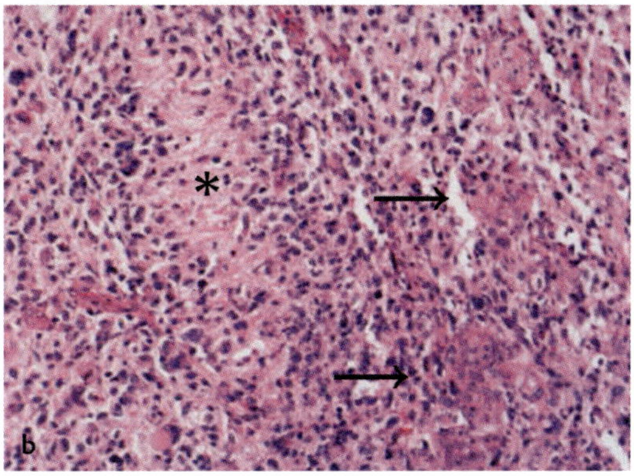

Abb. 23.12 Glioblastome. a Glioblastoma multiforme mit diffuser Infiltration beider Hemisphären („Schmetterlingsgliom") (Mit freundlicher Genehmigung von Prof. Dr. Dietzmann ,Gübs). **b** Glioblastom mit Ausbildung strichförmiger Nekrosen (*) und „glomeruloiden" Blutgefäßneubildungen (Pfeile).

schen einem primären und einem sekundären Glioblastom unterschieden werden: Das **primäre Glioblastom** entwickelt sich rasch im höheren Lebensalter und ist v. a. durch Veränderungen des EGF-(Epidermal-Growth-Factor-)Rezeptors gekennzeichnet; das **sekundäre Glioblastom** entwickelt sich im Sinne einer malignen Progression aus einem Astrozytom WHO-Grad II im jüngeren Lebensalter und weist oft Veränderungen im TP53-Tumorsuppressor-Gen sowie im Gen für die Isozitratdehydrogenase (IDH) 1 und 2 auf.

Morphologie | Astrozytäre Tumoren manifestieren sich überwiegend in der weißen Substanz der Großhirnhemisphären. Histopathologisch sind beim Glioblastom insbesondere die **exzessive Neubildung von tumorversorgenden Blutgefäßen** sowie ausgedehnte **Nekrosen** charakteristisch (Abb. 23.12b); darüber hinaus imponiert - wie der Name bereits zum Ausdruck bringt – eine ausgesprochene **Vielfalt der Tumorzellmorphologie** („Glioblastoma multiforme").

Klinische Aspekte | Die Therapie des Glioblastoms umfasst neben der neurochirurgischen Tumorreduktion eine kombinierte Radiochemotherapie; prospektiv werden zunehmend molekulare Tumormerkmale (z. B. der Methylierungsstatus des MGMT-[O^6-Methylguanine-DNA Methyltransferase-]Promotors) in die Therapieentscheidung mit einbezogen.

Oligodendrogliome: Sie stellen eine weitere große Gruppe neuroepithelialer Tumoren dar und werden als WHO-Grad-II- oder WHO-Grad-III-Tumoren klassifiziert. Oligodendrogliome treten bevorzugt im mittleren Lebensalter auf.

Morphologie | Oligodendrogliome sind häufig **verkalkt** und bevorzugt im Frontallappen lokalisiert. Histologisch sind meist typische **„Honigwaben"-Strukturen** mit Ausbildung perinukleärer Aufhellungen zu erkennen. Darüber hinaus kann ein charakteristisches **Chicken-Wire-Gefäßmuster** (dichtes Netzwerk dünnwandiger Gefäße) beobachtet werden. Gar nicht so selten werden **Mischgliome** gefunden, die sich histologisch sowohl durch astrozytäre als auch oligodendrogliale Merkmale auszeichnen.

Klinische Aspekte | Die Prognose ist etwas günstiger als diejenige der Glioblastome. Prognose und Therapieerfolg werden auch hier von molekularen Tumormerkmalen mitbestimmt, wobei Allelverluste auf Chromosom 1p und 19q eine Rolle spielen.

Ependymome: Weitere häufige neuroepitheliale Tumoren sind die Ependymome, die sowohl intrakraniell als auch spinal auftreten.

Morphologie | Ependymome können je nach WHO-Grad in unterschiedlichem Ausmaß Ependymstrukturen ausbilden (ependymale Schläuche, häufig auch Pseudorosetten). Aggressive Ependymome zeigen eine hohe Mitoseaktivität, eine Kernpleomorphie sowie oft Nekrosen.

Klinische Aspekte | Während spinale myxopapilläre Ependymome des WHO-Grades I eine gute Prognose haben, weisen die Ependymome WHO-Grad II und insbesondere das anaplastische Ependymom WHO-Grad-III eine ungünstige Prognose auf.

Gangliozytome/Gangliogliome: Neben den glialen Tumoren gibt es auch Tumoren mit neuronaler Differenzierung. Reine Ganglienzelltumoren werden **Gangliozytome** genannt und sind selten; etwas häufiger sind Mischtumoren, die sowohl neuronale als auch astrozytäre Tumoranteile aufweisen **(Gangliogliome)**.

Morphologie | Histopathologisch sind die Tumoren durch dysplastische, oft mehrkernige neuronale Zellen gekennzeichnet.

Klinische Aspekte | Die Tumoren fallen bevorzugt als Ursache einer Epilepsie im Kindes- und jungen Erwachsenenalter auf und sind bevorzugt im Temporallappen zu finden.

Tumoren der Hirnhäute

Meningeome: Etwa 20 % aller intrakraniellen Tumoren sind Meningeome, die sich von den arachnoidalen Deckzellen ableiten. Sie treten fast ausschließlich als WHO-Grad I-Tumoren auf, wobei eine erhebliche Vielfalt histologischer Varianten möglich ist. Selten können Meningeome auch als atypische Meningeome WHO-Grad II oder als sehr aggressive anaplastische Meningeome WHO-Grad III auftreten. Meningeome sind Tumoren des höheren Erwachsenenalters.

Lokalisation und Morphologie | Bevorzugte Lokalisationen sind die Falx, das Tentorium sowie Keilbein und Kleinhirnbrückenwinkel; Meningeome können auch im Spinalkanal wachsen, Frauen sind von dieser Manifestationsart bevorzugt betroffen. Molekulargenetisch finden sich vor allem Veränderungen im NF2-Gen.

Histologisch können Meningeome vielgestaltig sein; typisch sind zwiebelschalenartige Wirbelbildungen, Psammomkörperchen (Verkalkungen) und Kollagenablagerungen.

Klinische Aspekte | Meningeome wachsen meist langsam und verdrängend, selten ist eine Knochen- oder Hirninvasion vorhanden. Klinische Symptome entstehen entsprechend erst relativ spät durch Kompression benachbarter anatomischer Strukturen. Meningeome können häufiger rezidivieren.

Tumoren des Kindes- und Jugendalters

Eine Reihe von Hirntumoren tritt charakteristischerweise bevorzugt im Kindes- und Jugendalter auf.

Pilozytisches Astrozytom (PA): Aus der Gruppe der astrozytären Tumoren ist hier das pilozytische Astrozytom (PA) zu erwähnen. Es handelt sich um einen langsam wachsenden Tumor, der abhängig von der Lokalisation eine sehr gute Prognose aufweist. Im Rahmen einer NF1 (s. S. 460) treten gehäuft PAs auf.

Lokalisation und Morphologie | Die Tumoren sind relativ gut abgegrenzt und wachsen nur selten infiltrativ. Sie treten vor allem im Bereich des N. opticus („Optikusgliom"), im Chiasma opticum, Thalamus, Kleinhirn und Hirnstamm auf.

Histopathologisch sind neben einem biphasischen Wachstumsmuster (Wechsel von faszikelartigen Formationen elongierter Tumorzellen und zellarmen, mikrozystischen Abschnitten, **Abb. 23.13**) häufig charakteristische Rosenthal-Fasern (s. S. 441) und eosinophile granuläre Körperchen im Tumorgewebe nachweisbar. Eine wahrnehmbare mitotische Aktivität fehlt meistens.

Klinische Aspekte | Pilozytische Astrozytome sind, im Gegensatz zu den diffusen Astrozytomen (s. o.), nur höchst selten durch eine maligne Progression gekennzeichnet.

23

Plexuspapillom: Auch Tumoren des Plexus choroideus können im Kindesalter beobachtet werden, wobei es sich meist um **Plexuspapillome WHO-Grad I** handelt. Diese treten vor allem im Seiten- und im dritten Ventrikel auf und manifestieren sich durch Zeichen des erhöhten Hirndruckes; ursächlich hierfür ist eine Liquorüberproduktion („Überproduktions-Hydrozephalus", Hydrocephalus hypersecretorius, s. S. 453).

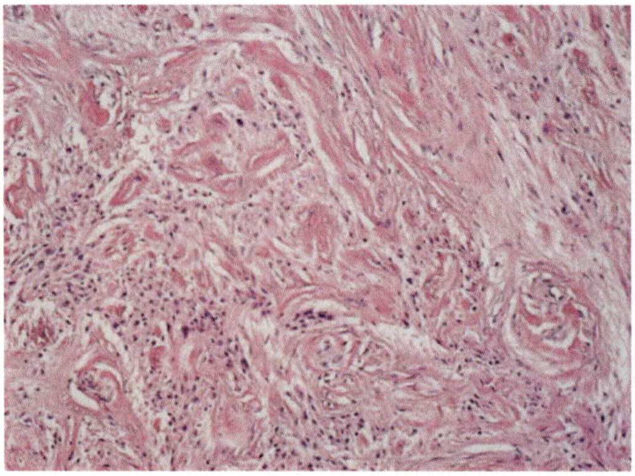

Abb. 23.13 Pilozytisches Astrozytom.

Morphologie | Histopathologisch ahmen Plexuspapillome das Ursprungsgewebe – also den Plexus choroideus – nach, eine signifikante Mitoseaktivität fehlt meistens. Selten können auch intermediäre (Grad II) oder aggressive Tumoren (Grad III; Plexuskarzinome) beobachtet werden.

Embryonale Tumoren: Eine große und klinisch sehr wichtige Gruppe kindlicher Tumoren sind die embryonalen Tumoren.

> **MERKE**
> Es handelt sich ausnahmslos um hochaggressive WHO-Grad-IV-Tumoren, die einer aggressiven Therapie zugeführt werden müssen.

Morphologie | Gemeinsame histologische Kennzeichen der embryonalen Tumoren sind undifferenzierte oder schlecht differenzierte neuroepitheliale Tumorzellen mit hoher mitotischer Aktivität. Formal unterscheidet man das **Medulloblastom**, das im Kleinhirn und hier wiederum insbesondere im Kleinhirnwurm (75 %) lokalisiert ist, von Tumoren mit vergleichbarer Histologie, aber Manifestation im Bereich der Großhirnhemisphären, des Hirnstamms oder des Rückenmarks. Die zuletzt genannten Tumoren werden kollektiv unter dem Begriff **„primitive neuroektodermale Tumoren des ZNS (ZNS-PNET)"** zusammengefasst.

- Das **Medulloblastom** ist ein maligner, schlecht differenzierter, invasiv wachsender Tumor, der überwiegend in der ersten Lebensdekade in Erscheinung tritt.
  Morphologie: Histopathologisch handelt es sich

um zelldichte Tumoren mit hoher Mitoseaktivität und hyperchromatischen Kernen, in manchen Fällen finden sich darüber hinaus **neuroblastische Rosetten** (Homer-Wright-Rosetten: ringförmig angeordnete Tumorzellkerne um ein fibrilläres Zentrum aus Zytoplasmafortsätzen). Zeichen der neuronalen Differenzierung können häufig nachgewiesen werden, v. a. mithilfe geeigneter immunhistochemischer Marker. Medulloblastome können in verschiedenen histologischen Varianten in Erscheinung treten: Ein Beispiel ist das desmoplastische Medulloblastom, das charakteristische noduläre Strukturen aufweist. Es wird zunehmend klarer, dass die histologischen Varianten beim Medulloblastom von prognostischer Relevanz sind.

Klinische Aspekte | Klinisch imponieren Zeichen einer intrakraniellen Raumforderung im Bereich der hinteren Schädelgrube mit Liquorzirkulationsstörungen sowie zerebellärer Ataxie. Die Prognose hängt vom Alter, einer evtl. spinalen Metastasierung sowie vom histologischen Subtyp ab.

Keimzelltumoren mit primärer Manifestation im ZNS sind ebenfalls vornehmlich für das Kindesalter typisch. Die Keimzelltumoren wachsen v. a. im Bereich der Sella turcica und der Glandula pinealis, selten in anderen Regionen.

Morphologie | Histologisch handelt es sich überwiegend um **Dysgerminome** (Syn. Germinom, Seminom, s. S. 348), **gemischte Keimzelltumoren** (Kombinationen aus embryonalen Karzinomen, Dottersacktumoren, Chorionkarzinomen und Seminomen/Germinomen, s. S. 383) und **Teratome** (s. S. 383). Die histologischen Befunde entsprechen den Keimzelltumoren in Hoden und Ovar und werden dort besprochen.

Klinische Aspekte | Klinisch kommt es häufig zu einem Hydrozephalus und zu Funktionsstörungen der Adenohypophyse (mögliche klinische Folgen: z. B. Diabetes insipidus, Pubertas praecox, vgl. S. 509).

Pinealistumoren und Kraniopharyngeome: Pinealistumoren und Kraniopharyngeome stellen wichtige Differenzialdiagnosen von Hirntumoren dar, die im Bereich der Mittellinie lokalisiert sind. Pinealistumoren gehen von der Zirbeldrüse aus und umfassen die langsam wachsenden **Pinealozytome**, intermediäre Formen sowie die aggressiven **Pinealoblastome**. Klinisch stehen Hirndruckerhöhungen sowie Sehstörungen im Vordergrund. **Kraniopharyngeome** (s. a. S. 178) sind Tumoren im Bereich der Sella turcica, die etwa 5 % aller Tumoren im Kindes- und Jugendalter ausmachen und ebenfalls durch erhöhten Hirndruck sowie Sehstörungen manifest werden. Man unterscheidet adamantinöse und papilläre Subtypen. Weitere häufige tumorartige Läsionen der Sella sind Epidermoid- und Dermoidzysten.

Primäre ZNS-Lymphome

Primäre ZNS-Lymphome (zur Definition des Lymphoms vgl. S. 155) sind generell sehr selten, im Zuge der AIDS-Epidemie hat man allerdings einen deutlichen Anstieg der Inzidenz beobachtet. Auch eine Immunsuppression nach Organtransplantation begünstigt das Auftreten dieser Tumoren. Es handelt sich überwiegend um isolierte ZNS-Lymphome ohne Metastasierung/Generalisierung. Hiervon abzugrenzen ist der sekundäre/metastatische Befall des ZNS im Rahmen einer primär andernorts entstandenen Lymphomerkrankung, vgl. S. 155.

Lokalisation und Morphologie | ZNS-Lymphome wachsen meist supratentoriell, v. a. im Frontallappen, in der Nähe der Seitenventrikel sowie im Balkenbereich. Histopathologisch handelt es sich um hochproliferative lymphoblastäre Tumoren, die diffus infiltrieren und oft ein betontes Wachstum um Blutgefäße herum zeigen. Es handelt sich weit überwiegend um B-Zell-Neoplasien.

Klinische Aspekte | Die Diagnostik primärer ZNS-Lymphome ist eine Domäne der stereotaktischen Biopsie. Trotz Radio-Chemotherapie ist die Prognose dieser Tumoren insgesamt sehr schlecht.

Tumoren des peripheren Nervensystems

Neben den zuvor aufgelisteten Tumoren des zentralen Nervensystems gibt es auch Tumoren des peripheren Nervensystems, die insgesamt nicht selten sind.

MERKE

Von den „echten" Tumoren sind tumorartige Proliferationen peripherer Nervenbahnen zu unterscheiden: So ist z. B. das Neurom durch eine nichtneoplastische Proliferation von Schwann-Zellen und Fibroblasten gekennzeichnet; häufig ist es Ausdruck einer Fehlregeneration nach (traumatischer) Nervendurchtrennung.

Schwannom WHO-Grad I/Neurinom: Von besonderer Relevanz sind die Schwannome WHO-Grad I (auch Neurinome genannt). Es handelt sich um benigne Tumoren der Nervenscheiden, die von den Schwann-Zellen ausgehen und nur höchst selten eine maligne Progression aufweisen.

Lokalisation und Morphologie | Intrakraniell manifestieren sich Schwannome v. a. im Kleinhirnbrückenwinkel entlang des VIII. Hirnnervs; ein beidseitiges Auftreten ist dabei hochverdächtig auf eine Neurofibromatose Typ 2 (NF2), ein hereditäres Tumorsyndrom (s. S. 459). Schwannome können auch im Bereich der Spinalnerven sowie in der Haut und im

Subkutangewebe auftreten. **Mikroskopisch** sieht man zelldichte Tumorabschnitte mit spindelförmigen Kernen (Antoni-A-Muster), die sich mit zellarmen, myxoiden Antoni-B-Abschnitten abwechseln (**Abb. 23.14**). Mitosen fehlen üblicherweise, es kann aber eine teilweise erhebliche Kernpleomorphie sichtbar sein. Typisch ist auch die Bildung von Kernpalisaden in den Antoni-A-Abschnitten. Hyalinisierte Blutgefäße sowie Einblutungen gehören gleichfalls zum histologischen Bild.

Klinische Aspekte | Insbesondere die kranialen Schwannome (sog. „Akustikusneurinome") fallen durch Gleichgewichts- und Hörstörungen auf. Spinale Schwannome führen zu medullären Kompressionssymptomen.

Neurofibrome: Von den Schwannomen sind die Neurofibrome abzugrenzen, bei denen es sich um zellarme, teilweise myxoid aufgebaute Tumoren handelt, die in der Haut, in peripheren Nerven (intraneurales Neurofibrom) sowie als plexiformes Neurofibrom im Bereich der größeren Nervenwurzeln auftreten können. Sie bestehen aus Schwann-Zellen, Perineuralzellen und Fibroblasten. Im Gegensatz zum Schwannom weist das Neurofibrom keine typischen Wachstumsmuster wie Antoni-A/B-Bautyp und keine degenerativen Veränderungen auf. Multiple Neurofibrome sind wesentliches Merkmal der Neurofibromatose Typ 1 (NF1) (s. S. 155). Während es sich beim lokalisierten Neurofibrom um einen gutartigen Tumor handelt, der kurativ entfernt werden kann, besteht bei den plexiformen Neurofibromen im Rahmen einer NF1 ein hohes Risiko der malignen Entartung mit Ausbildung eines malignen peripheren Nervenscheidentumors (MPNST; auch malignes Schwannom genannt).

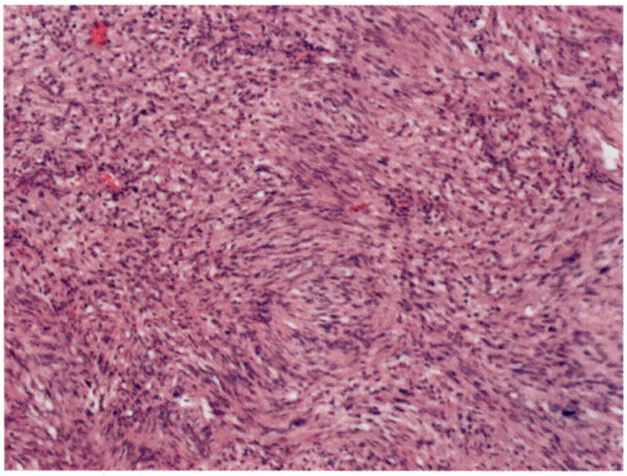

Abb. 23.14 Schwannom des N. vestibularis. Man beachte den Wechsel von spindelzelligen Tumorarealen und weniger zelldichten, myxoid aufgebauten Anteilen.

Maligne periphere Nervenscheidentumoren (MPNST) sind aggressive Tumoren, die häufig metastasieren und insbesondere bei NF1-Patienten wesentlich die Prognose bestimmen. Es handelt sich um zelldichte spindelzellige Tumoren mit meist faszikulärer Architektur und hoher Mitoserate.

Perineurinom: Dieser benigne Tumor leitet sich von den Perineuralzellen ab und tritt sowohl intraneural als auch im Weichgewebe auf.

Hereditäre Tumorsyndrome

Bereits mehrfach wurden die hereditären Tumorsyndrome (aufgrund der häufigen simultanen Affektion der Haut auch **neurokutane Syndrome** genannt) erwähnt; in dieser Gruppe gibt es einige Erkrankungen, die bevorzugt durch Tumorbildungen im Bereich des zentralen und/oder peripheren Nervensystems auffallen (**Tab. 23.4**). Die entsprechenden Tumoren können nahezu ausschließlich im Rahmen eines hereditären Tumorsyndroms auftreten, z. B. das **dysplastische Gangliozytom** des Kleinhirns beim Lhermitte-Duclos-Syndrom oder das SEGA **(subependymales Riesenzellastrozytom)** bei tuberöser Sklerose. Darüber hinaus gibt es einige Tumoren, die nicht

Tab. 23.4

Hereditäre Tumorsyndrome/Neurokutane Syndrome

Syndrom	betroffenes Gen/Protein	Tumoren/tumorartige Läsionen mit Bezug zum Nervensystem
Neurofibromatose Typ 1 (NF1)	NF1 17q11 / Neurofibromin	Neurofibrom, MPNST, Astrozytom, Optikus-Gliom, Rhabdomyosarkom, Phäochromozytom, Karzinoid
Neurofibromatose Typ 2 (NF2)	NF2 22q12 / Merlin (Schwannomin)	Schwannom (bilateral N. VIII), Neurofibrom, Ependymom, Meningeom (multiple Meningeome!), Astrozytom
Von-Hippel-Lindau-Syndrom (VHL)	VHL 3p25 / pVHL	kapilläres Hämangioblastom
Tuberöse Sklerose	TSC 1 9q34 / Hamartin oder TSC 2 16p13 / Tuberin	subependymales Riesenzellastrozytom (SEGA), kortikale Tuber, subependymale Knötchen
Cowden-Syndrom	PTEN 10q23 / Pten	Dysplastisches Gangliozytom des Kleinhirns (Synonym: Lhermitte-Duclos)
Gorlin-Syndrom	PTCH 9q23 / Patched	Medulloblastom
Turcot-Syndrom	APC 5q21 / APC	Glioblastom, Medulloblastom
Li-Fraumeni-Syndrom	TP53 17p13 / p53	Astrozytom, PNET

zwangsläufig Ausdruck eines hereditären Tumorsyndroms sein müssen, deren Vorliegen aber zumindest einen entsprechenden Verdacht wecken und eine weiterführende Abklärung nach sich ziehen sollte (z. B. Hämangioblastom beim Von-Hippel-Lindau-Syndrom). Bereits erwähnt wurde die häufige Assoziation bilateraler Akustikusneurinome mit einer NF2; multiple Meningeome ohne Hinweis auf eine Strahlenexposition in der Vorgeschichte können gleichfalls auf eine NF2 hinweisen.

23.10 Entzündliche Erkrankungen des ZNS

Key Point

Entzündliche ZNS-Erkrankungen spielen im klinischen Alltag eine wichtige Rolle; sie sind überwiegend infektiös bedingt, in selteneren Fällen immunologisch. In Abhängigkeit vom Alter der Betroffenen, dem Krankheitsverlauf (akut, subakut, chronisch) und den betroffenen Hirnarealen kann häufig auf den verursachenden Erreger rückgeschlossen werden.

Allgemeine Charakteristika entzündlicher ZNS-Erkrankungen: Entzündungen des ZNS lassen sich anhand des **Zeitverlaufs** in akute, subakute und chronische Erkrankungen einteilen. Dabei ist zu beachten, dass einige Erreger sowohl akute als auch subakute Veränderungen auslösen können (z. B. Masernvirus).

Auch die **Lokalisation** ist für die Klassifikation entzündlicher ZNS-Erkrankungen wesentlich: So ist die Enzephalitis durch einen schwerpunktmäßigen Befall des Gehirns (und hier üblicherweise wiederum der grauen Substanz: Polioenzephalitis) charakterisiert, während bei der Meningitis vornehmlich die Hirnhäute betroffen sind. Der Begriff Myelitis (analog Poliomyelitis bei einem bevorzugten Befall der grauen Substanz) kennzeichnet den Befall des Rückenmarks. Bei entzündlichen Veränderungen der weißen Substanz spricht man von einer Leukoenzephalitis/Leukoenzephalopathie (häufig mit der Folge eines Marklagerschwundes infolge von Markscheidenverlusten/Demyelinisierungen und Nervenfaseruntergängen: Leukodystrophie). In der Praxis kommt es häufig zu kombinierten Erkrankungsbildern (Meningoenzephalitis/Meningoenzephalomyelitis/Enzephalomyelitis) bzw. zum Übergreifen einer Infektion, z. B. von den Hirnhäuten auf das angrenzende Hirngewebe. Bei einer Infektion von grauer *und* weißer Substanz liegt eine Panenzephalitis vor.

Je nach **Alter der Betroffenen** sind bestimmte Erreger (und damit auch klinische Verläufe) einer ZNS-Infektion wahrscheinlicher als andere. Man unterscheidet fetale/neonatale Infektionen, kindliche Infektionen und Infektionen des Erwachsenenalters.

Zahlreiche Infektionen sind oft mit einer vorhersagbaren **Prognose** behaftet, wobei selbstlimitierende (Begleitmeningitis, z. B. bei Impfungen), therapeutisch gut zu beeinflussende und regelhaft fatale (Tollwut-Enzephalitis) Krankheitsverläufe möglich sind.

Auch der **Immunstatus** der Betroffenen spielt eine große Rolle. So treten opportunistische Infektionen wie eine zerebrale Toxoplasmose überwiegend im Rahmen einer Immunschwäche auf (z. B. bei einer AIDS-Erkrankung oder iatrogen nach einer Organtransplantation oder einer Knochenmarksuppression im Rahmen einer Malignombehandlung). Neugeborene besitzen aufgrund des unreifen Immunsystems gleichfalls eine erhöhte Empfänglichkeit für bestimmte Erreger.

Schließlich kann jede ZNS-Infektion nach dem verursachenden **Erreger** klassifiziert werden. Bei einigen ZNS-Infektionen – insb. bei einigen Meningitiden – lassen sich jedoch gar keine Erreger nachweisen (aseptische Meningitis). Hierbei handelt es sich meist um eine immunologisch entstandene unspezifische Begleitentzündung (parainfektiöse Entzündung), meist nach einer akuten viralen Infektion oder einer Impfung.

Von klinischer Relevanz ist darüber hinaus der **Infektionsweg** einer ZNS-Entzündung. So können die Erreger **direkt** bei einem offenen Schädel-Hirn-Trauma in die Hirnhäute/Hirnsubstanz eindringen: Bei einer Osteomyelitis der Schädelknochen kann es durch kontinuierliche Erregerausbreitung zu einem Befall der Hirnhäute/des Hirngewebes kommen **(fortgeleitete Infektion)**. Viele Erreger erreichen das Gehirn **hämatogen**, z. B. im Rahmen einer Sepsis oder bei einer infektiösen Endokarditis. Insbesondere Viren können **retrograd** nach Persistenz in Ganglien zum ZNS wandern. Schließlich werden auch Shunt-Infektionen mit sekundärer Entzündung der Hirnhäute oder des ZNS beobachtet oder iatrogen bedingte nach Liquorpunktion.

23.10.1 Meningitiden

MERKE

Unter einer Meningitis versteht man, unabhängig vom verursachenden Erreger, eine (überwiegend) die Hüllen des ZNS betreffende Infektion. Bei der Pachymeningitis sind vornehmlich die harten Hirnhäute (Dura mater) betroffen, bei der Leptomeningitis die weichen (Entzündung der Pia mater mit Übergreifen auf den Liquorraum).

Pachymeningitis

MERKE

Die harten Hirnhäute werden meist bakteriell infiziert, häufig im Rahmen einer Osteomyelitis der Schädelknochen oder eines infizierten subduralen Hämatoms (fortgeleitete Infektion).

Die Pachymeningitis kann (septische) Thrombosen venöser Gefäße oder der Hirnsinus nach sich ziehen. Entzündungen des Epiduralraums im Rückenmark können Epiduralabszesse mit weiträumiger Ausbreitung zur Folge haben.

Morphologische Aspekte | Es können eitrige, eitrig-fibrinöse, hämorrhagische oder eitrig-abszedierende Entzündungsbilder entstehen. Je nach Ausmaß der Entzündung kann es zu Fibrosierungen von Dura mater, Pia mater und Arachnoidea kommen.

Leptomeningitis

MERKE

Unter einer Leptomeningitis wird im klinischen Sprachgebrauch üblicherweise die akute bakteriell bedingte, eitrige (granulozytäre) Meningitis (Leptomeningitis purulenta) mit Beteiligung der Liquorräume verstanden. Darüber hinaus unterscheidet man die lymphozytäre Meningitis (häufig viral bedingt) und die granulomatöse Meningitis (v. a. im Rahmen einer Tuberkulose).

Akute bakterielle Meningitis: Etwa 80 % der eitrigen Meningitiden treten vor dem 10. Lebensjahr auf, häufigste Erreger sind Haemophilus influenzae, Pneumokokken und Meningokokken. Die Erreger erreichen das Gehirn zumeist hämatogen im Rahmen der erregertypischen Bakteriämie oder einer Sepsis. Es resultiert ein **granulozytäres Infiltrat der weichen Hirnhäute** mit Ausbreitung in den Liquorraum, wobei üblicherweise die Häute im Bereich der Hirnkonvexität bevorzugt befallen sind (sog. **Haubenmeningitis**); bei einem Befall der Hirnbasis ist eher eine tuberkulöse Genese (s. u.) zu erwägen. Komplizierend entwickelt sich ein generalisiertes Hirnödem. Klinisch stehen daher Zeichen des erhöhten Hirndrucks (Übelkeit, Erbrechen, Kopfschmerzen), ein Meningismus und eine Bewusstseinstrübung im Vordergrund. Bei einer Meningokokkensepsis kann ein Waterhouse-Friderichsen-Syndrom (Nebennierenblutungen und petechiale Hautblutungen) mit hoher Letalität auftreten. Sofern der Entzündungsprozess auf leptomeningeale Blutgefäße übergreift, kann es zu einer Sinusvenenthrombose (fortgeleitete Thrombophlebitis) kommen. Da die Liquorzirkulation beeinträchtig ist (u. U. wird der Aquaeductus cerebri sogar vollständig verlegt), kann ein Hydrocephalus internus occlusus entstehen.

Akute virale Meningitiden werden meist durch Coxsackie- oder Mumpsviren ausgelöst. Sie verlaufen in der Regel benigne, die klinische Symptomatik ist häufig unspezifisch. Histopathologisch kennzeichnend ist ein **lymphozytäres Infiltrat**. Dieses findet sich auch bei den aseptischen Meningitiden.

Tuberkulöse Meningitis: Unter den spezifischen ZNS-Infektionen ist insbesondere die tuberkulöse Meningitis/Meningoenzephalitis zu nennen, auch wenn sie nur bei relativ wenigen Tuberkuloseerkrankungen entsteht (< 5 %). Sie tritt bevorzugt als **basale Meningitis** in Erscheinung, die klinischen Zeichen sind variabel. Histologisch findet man die typischen Zeichen einer **granulomatösen Entzündung** mit Ausbildung mehrkerniger Riesenzellen (s. S. 71). Gelegentlich gelingt auch der Nachweis säurefester Stäbchen im Liquor bzw. autoptisch im Hirngewebe; die Mykobakterien können auch mittels PCR im Liquor nachgewiesen werden. Tuberkulome des ZNS (s. S. 70) sind extrem selten. Komplizierend kann eine tuberkulöse Arteriitis auftreten, die wiederum Zirkulationsstörungen und sekundäre ischämische Läsionen provozieren können.

Kryptokokken-Meningitis: Im Rahmen einer HIV-Infektion tritt nicht selten eine Kryptokokken-Meningitis auf (s. S. 464).

23.10.2 Meningoenzephalitiden/ Enzephalomyelitiden

MERKE

Entzündungen der Hirnsubstanz (Enzephalitiden, Meningoenzephalitiden) können durch eine Vielzahl unterschiedlicher Erreger bedingt sein. Gelegentlich ist auch kombiniert oder schwerpunktmäßig das Rückenmark befallen (Enzephalomyelitiden). Morphologie und Verteilung der entzündlichen Läsionen sowie die klinischen Manifestationen variieren entsprechend.

Bakteriell bedingte ZNS-Infektionen

Hirnabszess: Beim Hirnabszess handelt es sich um eine **fokale Entzündung der Hirnsubstanz** mit Gewebeeinschmelzung und Eiterbildung; Hirnabszesse können solitär oder multipel auftreten. Die Ursachen sind vielfältig: Meist handelt es sich um eine fortgeleitete Infektion, alternativ können die eiterbildenden Erreger auch über die Blutbahn eingeschwemmt werden, z. B. im Rahmen einer Sepsis. Als Erreger kommen vor allem Streptokokken, Enterokokken sowie Staphylococcus aureus in Frage. Klinisch steht die entzündlich bedingte Raumforderung mit entsprechenden Hirndruckzeichen (s. S. 439) im Vordergrund. Komplizierend kann es zum Abszessdurchbruch in den inneren Liquorraum mit Ausbildung eines Pyozephalus kommen.

Morphologische Aspekte | Während frische Abszesse durch eine Gewebenekrose sowie reichlich neutrophile Granulozyten charakterisiert sind, kommt es im weiteren Verlauf zu einer Organisation des Abszesses mit reaktiver Gliose.

Metastatische Herdenzephalitis: Bei dieser Erkrankung sind die entzündlichen Läsionen vornehmlich in der Umgebung kleinerer und größerer Blutgefäße zu finden. Ursächlich sind septische Embolien – also eingeschwemmte infizierte Thromben aus anderen Körperregionen, wie z. B. den Herzklappen (im Rahmen einer bakteriellen Endokarditis, s. S. 117) oder der Lunge (z. B. im Rahmen eines Lungenabszesses).

Morphologische Aspekte | Histologisch sind disseminierte kleine Herde aus Granulozyten, Lymphozyten und Mikrogliazellen typisch, die sich im Verlauf zu Mikroabszessen ausweiten können.

Neurolues: Die Neurolues (Neurosyphilis) ist durch eine Ausbreitung von Treponema pallidum in Gehirn, Rückenmark, Nervenwurzeln und Meningen gekennzeichnet. Der Befall des Nervensystems tritt erst im Rahmen des Tertiärstadiums (vgl. S. 359) Monate oder Jahre nach unbehandelter Erstinfektion in Erscheinung. Histologisch ist ein chronisch-entzündlicher Prozess im Bereich der Hinterwurzeln und Spinalganglien mit Degeneration der Hinterstränge zu sehen (Tabes dorsalis). Die progressive Paralyse beschreibt das Bild einer frontotemporal-betonten Enzephalitis.

Parasitär- und protozoenbedingte ZNS-Infektionen

Toxoplasmose-Enzephalitis: Die **konnatale Toxoplasmose** ist durch die klassische Trias Hydrozephalus, zerebrale Verkalkungen und Chorioretinitis charakterisiert. Ursächlich ist eine transplazentare Ausbreitung der Protozoen im Rahmen einer Erstinfektion der Mutter, v. a. im 2. und 3. Trimenon der Schwangerschaft. Symptomatische **Infektionen im Erwachsenenalter** treten in der Regel nur bei immunsupprimierten Patienten auf. Morphologisch findet man Toxoplasmose-Abszesse, die histologisch oft durch Tachyzoiten im Randbereich charakterisiert sind. Die klinische Symptomatik ist in Abhängigkeit von der Lokalisation der Herde sehr variabel.

Parasitäre Infektionen des ZNS durch Bandwürmer (Zystizerkose, Echinokokkose) sind sehr selten, sie können zu Meningitiden, Enzephalitiden sowie lokalen ZNS-Läsionen führen.

Mykotisch bedingte ZNS-Infektionen

Pilzinfektionen des ZNS treten weit überwiegend im Kontext einer geschwächten Immunabwehr auf. Die Infektionen erfolgen am häufigsten hämatogen oder durch Fortleitung aus der Nachbarschaft, z. B. bei einer mykotischen Sinusitis oder Otitis. Pilzinfektionen manifestieren sich entweder als **basale Meningitis** und/oder als **Hirnabszess(e)**, teilweise auch mit Granulombildung. Der Nachweis gelingt oft mithilfe von Spezialfärbungen, wie z. B. Versilberungen, anhand derer man die Pilze grob-morphologisch nach ihrem Wachstumsmuster (Verzweigungsmuster der Pilzhyphen etc.) einteilen kann. Kleine Pilze (z. B. Candida) führen bevorzugt zu einer Meningitis, während größere, hyphenbildende Pilze (wie z. B. Aspergillus) Gefäßverschlüsse mit nachfolgenden ischämischen Läsionen hervorrufen können, die sich sekundär zu Hirnabszessen ausweiten können. Unter den einzelnen Spezies sind vor allem Aspergillus, Mucor, Kryptokokken, Histoplasmen und Candida als mögliche Auslöser einer ZNS-Infektion zu nennen.

Viral bedingte ZNS-Infektionen

MERKE

Virale ZNS-Infektion treten unter dem Bild einer Meningitis, einer Polioenzephalomyelitis, einer viralen Leukoenzephalopathie oder einer Panenzephalitis auf. Weiterhin sind akute von subakuten und chronischen Infektionen zu unterscheiden.

Akute virale ZNS-Infektionen

Poliomyelitis anterior acuta: In der Gruppe der akuten Virusinfektionen ist v. a. die Poliomyelitis anterior acuta (spinale Kinderlähmung) zu nennen. Es handelt sich um eine durch verschiedene Enteroviren bedingte, klinisch meist unspezifisch („grippeartig“) verlaufende Erkrankung. Etwa 2 % der Infizierten entwickeln jedoch das Vollbild der paralytischen Poliomyelitis, die klinisch durch schlaffe Paresen und Lähmungen gekennzeichnet ist. Ursache ist ein Befall von Motorneuronen des Rückenmarks (Poliomyelitis), eventuell auch von motorischen Kerngebieten des Hirnstammes, v. a. der Formatio reticularis, sowie des Großhirns (Polioenzephalomyelitis). **Morphologisch** finden sich ausgedehnte Nekrosen der Vorderhörner im Rückenmark sowie von Nervenkernen in Hirnstamm und Großhirn. Typischerweise tritt eine Neuronophagie (Abbau von Neuronen durch Mikroglia) auf. Schließlich werden die befallenen Neuronen zerstört, reaktiv kommt es zur glialen Narbenbildung. Das Postpoliosyndrom beschreibt eine progrediente Muskelschwäche und -atrophie im Spätstadium nach einer Polioinfektion.

Herpes-simplex-Enzephalitis: Die akute Herpes-simplex-Enzephalitis ist eine schwere und gefürchtete Komplikation der primären Infektion mit Herpes-simplex-Virus Typ1. Klinisch sind Kopfschmerzen, Übelkeit, Verwirrtheit und Herdsymptome mit epileptischen Anfällen typisch. Meist entwickelt sich ein Hirnödem. **Morphologisch** handelt es sich um eine nekrotisierende, hämorrhagische Enzephalitis, die bevorzugt den Temporallappen betrifft und auch bilateral in Erscheinung treten kann. Gelegentlich sind in den befallenen Nervenzellen intranukleäre Viruseinschlüsse nachweisbar. Im chronischen Stadium verbleiben oft zystische Nekroseherde. Als mögliche Eintrittspforten der Erreger werden olfaktorische Nerven diskutiert; alternativ zieht man eine Reaktivierung latenter Viren (v. a. in den trigeminalen Ganglien) oder direkt im ZNS-Gewebe in Betracht (vgl. hierzu auch S. 361). Ohne Therapie besteht eine hohe Letalität.

Zytomegalie-Enzephalitis: Eine ZNS-Infektion durch Zytomegalie-Viren tritt entweder kongenital oder im Rahmen einer Immunsuppression auf. **Morphologisch** handelt es sich um eine nekrotisierende Enzephalitis oder Ventrikuloenzephalitis mit Manifestation zytomegaler Zellen in der Ventrikelwand bzw. im Ependym, Letzteres vor allem bei einer AIDS-Erkrankung.

Rabies-Enzephalitis: Bei der Tollwut dringen die Tollwut-Viren durch eine Bisswunde in den Körper ein und werden intraaxonal nach Vermehrung im Muskelgewebe über periphere Nerven in das ZNS sowie in Speichel- und Tränendrüsen weitergeleitet. Innerhalb von 3–8 Wochen (gelegentlich auch erst nach längerer Zeit) kommt es zu Atemmuskel- und Schlundkrämpfen (Exzitationsstadium), welche charakteristischerweise bereits durch den Anblick von Wasser/Getränken hervorgerufen werden (Hydrophobie). Innerhalb weniger Tage folgen dann Lähmungen (paralytisches Stadium), die regelhaft zum Tode führen. Sichere Hilfe bietet allein die rechtzeitige Impfung. **Morphologisch** finden sich v. a. im Hirnstamm virale zytoplasmatische Einschlusskörper (Negri-Körper) und Infiltrate aus Lymphozyten und Monozyten.

Encephalitis epidemica (Encephalitis lethargica, Economo-Enzephalitis): Es handelt sich um eine akute Hirnstammenzephalitis, die in den 20er Jahren des 20. Jahrhunderts wahrscheinlich nach einer Influenza-Epidemie auftrat und bei einem Teil der Patienten nach Jahren zu einem Parkinson-ähnlichen Krankheitsbild geführt hat.

Frühsommer-Meningoenzephalitis (FSME): In etwa 20 % der Fälle kommt es nach Übertragung des FSME-Virus zu einer manifesten Meningitis oder Meningoenzephalitis, die sich in der Mehrzahl der Fälle folgenlos zurückbildet. Histologisch findet man lymphozytäre Infiltrate in Rückenmark und Hirnstamm.

Rassmussen-Enzephalitis: Mit diesem Begriff bezeichnet man eine seltene, bei Kindern auftretende Enzephalitis, die durch den Befall nur einer Hemisphäre gekennzeichnet ist und meist im Temporallappen beginnt; klinisch kommt es zu epileptischen Anfällen und im Verlauf auch zu Halbseitensymptomen. Die Ursache der Erkrankung ist unbekannt.

Para- und postvakzinale Enzephalomyelitis: Schließlich können akute Infektionen des ZNS auch nach Impfungen beobachtet werden, vor allem nach Pocken-, Mumps-, Masern- und Rötelnimpfungen; ursächlich sind immunologische Prozesse.

Subakut und chronisch verlaufende virale ZNS-Infektionen

Subakute sklerosierende Panenzephalitis: In der Gruppe der subakuten bzw. chronischen Virusinfektionen des ZNS ist vor allem die oft viele Jahre nach einer Maserninfektion auftretende, seltene subakut-sklerosierende Panenzephalitis (SSPE) zu nennen. Sie tritt überwiegend bei Kindern auf und ist klinisch durch einen stadienhaft progressiven Verlauf bis hin zu Koma und Tod gekennzeichnet. **Morphologisch** imponiert das Bild einer chronischen Meningoenzephalitis. Es werden sowohl Nervenzellen als auch Astrozyten und Oligodendrozyten befallen, es resultieren Nervenzellverluste sowie eine Leukoenzephalopathie. Läsionen unterschiedlichen Alters können unmittelbar nebeneinander bestehen. Oft lassen sich virale Einschlusskörper in den befallenen Zellen nachweisen. Zusätzlich werden gelegentlich auch neurofibrilläre Tangles (s. S. 467) ausgebildet.

Progressive multifokale Leukoenzephalopathie (PML): Die PML ist eine durch JC-Viren verursachte Leukoenzephalopathie, die bevorzugt die Oligodendrozyten betrifft und v. a. bei Immunsupprimierten sowie im Rahmen einer HIV-Infektion (s. u.) vorkommt. **Morphologisch** sind multiple Demyelinisierungsherde sowie auffällige pleomorphe, oft mehrkernige reaktive Astrozyten typisch.

HIV-assoziierte ZNS-Erkrankungen: Abschließend sollen noch die im Rahmen einer HIV-Infektion auftretenden entzündlichen und nichtentzündlichen ZNS-Veränderungen vorgestellt werden; diese Veränderungen sind in der beschriebenen Form/Aus-

Tab. 23.5

Opportunistische ZNS-Infektionen bei HIV/AIDS
Infektionen
Kryptokokken-Meningitis
Aspergillose
Kokzidioidomykose
CMV-(Ventrikulo)-Enzephalitis
VZV-Enzephalitis
Infektion mit Mykobakterien (Mycobacterium avium-intracellulare, Mycobacterium tuberculosis)
Toxoplasmose
Progressive multifokale Leukoenzephalopathie (JC-Virus)

gestaltung nur im Rahmen einer AIDS-Erkrankung mit einer gewissen Häufigkeit anzutreffen. Die direkte Infektion des ZNS durch HIV führt zur **HIV-Enzephalitis**, die durch eine ausgedehnte, aber oft nur moderate Entzündungsreaktion des Hirngewebes mit Ausbildung mikroglialer Knötchen sowie mehrkerniger Riesenzellen gekennzeichnet ist. In Letzteren lässt sich das HIV-Virus immunhistochemisch nachweisen. Weiterhin besteht eine **Leukoenzephalopathie**. Darüber hinaus begünstigt eine AIDS-Erkrankung eine Reihe **opportunistischer ZNS-Infektionen** (**Tab. 23.5**). Einige ZNS-Neoplasien – wie z. B. das primäre ZNS-Lymphom (s. S. 459) – sind gehäuft bei HIV-Patienten zu finden. Schließlich kann es zur **HIV-Arteriopathie** mit zerebrovaskulären Läsionen, zur **vakuolären Myelopathie** sowie selten zu einer **nekrotisierenden Leukoenzephalopathie** kommen.

23.11 Entzündlich-demyelinisierende Erkrankungen

Key Point

Demyelinisierende ZNS-Erkrankungen sind durch einen progredienten Verlust oder einen mangelhaften Aufbau von Markscheiden im ZNS charakterisiert. Ursachen und Manifestationsformen dieser Erkrankungen sind sehr vielfältig: So können demyelinisierende Erkrankungen infektiös (s. o.) oder angeboren sein (gestörte Markscheidenbildung bei bestimmten Stoffwechseldefekten). Häufig sind auch neurodegenerative Erkrankungen (s. S. 466) durch einen sekundären Markscheidenverlust gekennzeichnet, in diesem Fall infolge primärer Nervenzellverluste mit Beschädigungen der Axone. Am häufigsten und damit für die Klinik auch am relevantesten sind jedoch die autoimmun-entzündlich bedingten demyelinisierenden Erkrankungen aus dem Formenkreis der multiplen Sklerose.

MERKE

Die Multiple Sklerose (MS) ist die häufigste demyelinisierende ZNS-Erkrankung. Klinisch ist sie durch initial schubförmige und im weiteren Verlauf häufig progrediente (oder bereits primär-progrediente) neurologische Ausfälle charakterisiert, die durch Summation eine progrediente Behinderung der Betroffenen zur Folge haben.

Anhand morphologischer (und klinischer) Befunde kann man **5 Haupttypen der MS** unterscheiden:

- klassische MS (Typ Charcot),
- akute MS (Typ Marburg),
- Neuromyelitis optica (Typ Dévic),
- konzentrische Sklerose (Typ Baló),
- diffuse Sklerose (Typ Schilder).

Am häufigsten ist die klassische MS. Alle anderen Formen sind insgesamt selten; sie zeichnen sich jeweils durch bestimmte Charakteristika aus, z. B. durch einen besonders rapiden Verlauf (Typ Marburg), durch bestimmte morphologische Auffälligkeiten (Typ Baló, Typ Schilder) oder durch die besondere Verteilung der Läsionen (bevorzugter Befall des N. opticus und des Rückenmarks beim Typ Dévic). Für die Neuromyelitis optica konnte kürzlich der Pathomechanismus aufgeklärt werden. Die Betroffenen besitzen häufig Autoantikörper gegen den astrozytären Wasserkanal Aquaporin-4 (AQP4); im betroffenen Gewebe ist immunhistochemisch ein verminderter AQP4-Gehalt nachweisbar.

23.11.1 Klassische MS

Epidemiologie | Die Multiple Sklerose betrifft deutlich mehr Frauen als Männer und manifestiert sich üblicherweise zwischen dem 20. und 40. Lebensjahr.

Ätiopathogenese | Pathogenetisch handelt es sich am ehesten um einen multifaktoriell bedingten **Autoimmunprozess**. Auch besteht eine genetisch determinierte Suszeptibilitätskomponente.

Morphologie | Makroskopisch können am frischen Autopsiepräparat unterschiedlich große, scharf begrenzte graue Läsionen gefunden werden (**Abb. 23.15**), v. a. im Marklager, Kortex, Hirnstamm und Rückenmark. Bevorzugt sind sie im Randbereich der Seitenventrikel zu finden. Diese sog. **MS-Plaques** können sowohl von fester Konsistenz sein (infolge einer sekundären glialen Vernarbung), im Falle einer frischen Läsion aber auch das Bild einer Nekrose mit Gewebeerweichung bieten. **Histologisch** findet man in diesen Plaques – je nach Alter der Läsion in jeweils unterschiedlichem Ausmaß – Lymphozyten (T-Zellen), lipidbeladene Makrophagen, Demyelinisierungen sowie eine reaktive Astrogliose. Auch liegt ein unterschiedlich ausgeprägter Oligodendrozyten- und Axonverlust vor. Je nach „Zusammensetzung“ der

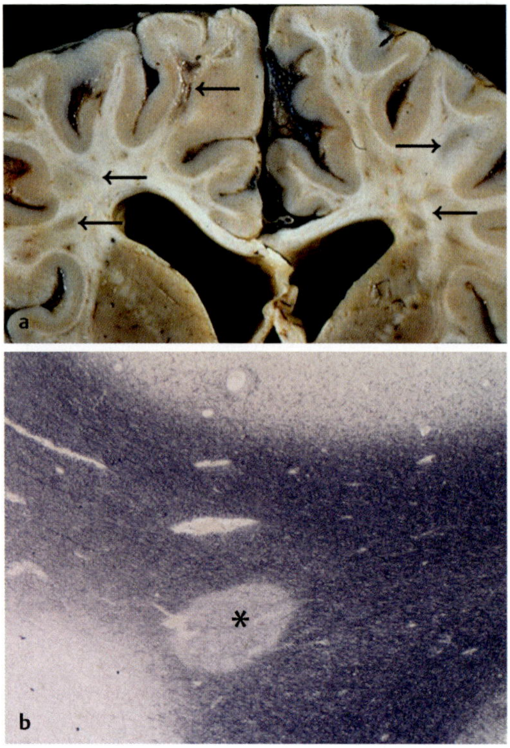

Abb. 23.15 Multiple Sklerose, typische pathologische Befunde. a Zahlreiche, teilweise zystisch veränderte MS-Läsionen (Pfeile). Man beachte die begleitende Hirnatrophie mit Verschmälerung des Balkens. **b** Scharf begrenzte MS-Läsion (*) mit weitestgehender Demyelinisierung (Markscheiden-Färbung).

Plaques unterscheidet man entsprechend **aktive Plaques** (makrophagen- und lymphozytenreich), **inaktive Plaques** (hypozelluläre Läsionen mit Astrogliose und Oligodendrozytenverlust) sowie so genannte **Shadow-Plaques** (verminderter Myelingehalt, aber keine vollständige Demyelinisierung). Anhand des histologischen Gesamtaspekts einer Läsion sind verschiedene Staging-Systeme zur Einteilung der MS etabliert worden, die mit dem klinischen Verlauf korreliert werden können; wesentliche Grundlagen der Beurteilung sind der Gehalt an Makrophagen sowie der Zustand der Oligodendrozyten. Gelegentlich ist auch das periphere Nervensystem unter dem Bild einer CIDP (s S. 472) mit befallen.

23.11.2 Weitere demyelinisierende Erkrankungen

Akute disseminierte Enzephalomyelitis (ADEM): Die ADEM – auch perivenöse Enzephalomyelitis genannt – ist eine multifokale ZNS-Entzündung, die nach Virusinfekten oder seltener nach Impfungen auftritt. Typisch ist ein akuter klinischer Verlauf mit Kopfschmerzen, Schwäche, Fieber sowie Sehstörungen und epileptischen Anfällen, die bis zu mehreren Wochen persistieren können. Die Erkrankung kann vollständig ausheilen, bei einem Teil der Patienten verbleiben allerdings neurologische Defizite. **Morphologisch** ist neben einem Hirnödem die perivenöse Ansammlung von Lymphozyten und Makrophagen typisch, begleitet von einer ringförmigen Demyelinisierungszone.

Akute hämorrhagische Leukoenzephalopathie (AHL): Es handelt sich um eine fulminant verlaufende, normalerweise fatale hämorrhagische Leukoenzephalitis unbekannter Ursache.

23.12 Neurodegenerative Erkrankungen des ZNS

Key Point

Neurodegenerative Erkrankungen werden aufgrund der zunehmenden Alterung der Bevölkerung immer häufiger diagnostiziert. Am häufigsten ist der Morbus Alzheimer. Gemeinsames Merkmal aller neurodegenerativen Erkrankungen ist der progressive Untergang von Nervenzellen. Viele neurodegenerative Erkrankungen zeichnen sich darüber hinaus durch intrazelluläre Einschlusskörperchen/Proteinablagerungen aus (z. B. Ablagerung von Tau-Protein oder Lewy-Körperchen). Bemerkenswert ist, dass vergleichbare morphologische Veränderungen auch im Rahmen normaler Alterungsprozesse entstehen können. Art, Ausmaß und Lokalisation der morphologischen Veränderungen sind häufig für die neuropathologische Diagnose maßgeblich.

Allgemeine Einteilungsprinzipien | Die Anzahl beschriebener neurodegenerativer Erkrankungen ist derzeit stetig steigend. Bei der „Identifizierung" einzelner Krankheitsbilder können verschiedene Kriterien berücksichtigt werden.

- **Klinisches Erscheinungsbild:** Es gibt Erkrankungen, die – zumindest initial – vordergründig durch ein **demenzielles Syndrom** gekennzeichnet sind, und andere, bei denen **Bewegungsstörungen** im Vordergrund stehen. Die Demenzerkrankungen lassen sich je nach anatomischem Schwerpunkt der Hirnatrophie weiter in einen **frontotemporalen**, einen **temporoparietalen** und in einen **diffusen/multifokalen Typ** untergliedern. Den motorischen Auffälligkeiten liegen häufig Störungen einzelner funktioneller Systeme im ZNS zugrunde – z. B. des extrapyramidal-motorischen oder des zerebellären Systems, was als Basis einer Krankheitsklassifikation dienen kann. Allerdings muss hierbei bedacht werden, dass im Krankheitsverlauf, gelegentlich auch schon initial, Überlappungen mit anderen Erkrankungen entstehen können – Demenzerkrankungen werden im Verlauf häufig von Bewegungsstörungen, Bewegungserkrankungen häufig von demenziellen Symptomen begleitet. Eine befriedigende Krankheitsklassifikation allein anhand des klinischen Bildes erweist sich somit als schwierig.

- **Art und Verteilung der neuropathologischen Veränderungen:** Neurodegenerative Erkrankungen können auch anhand des neuropathologischen Befundes klassifiziert werden, wobei die Typisierung pathologischer Proteinablagerungen eine herausragende Rolle spielt. Allerdings gilt es in diesem Zusammenhang zu beachten, dass das klinische Erscheinungsbild einer Erkrankung eher durch den Ort der Proteinablagerung als durch den jeweiligen Typ des Proteins bestimmt wird – so können Lewy-Körperchen (s. S. 469) z. B. je nach Ablagerungsort einen Morbus Parkinson (s. S. 469) oder eine Lewy-Körperchen-Demenz (s. S. 469) provozieren. Hieraus wiederum folgt, dass die genaue ätiopathogenetische Klärung eines Krankheitsbildes häufig erst post mortem im Rahmen einer detaillierten neuropathologischen Aufarbeitung des Hirngewebes gelingt.
- **Vererbungsmodus:** Schließlich unterscheiden sich neurodegenerative Erkrankungen hinsichtlich der Tatsache, ob sie erblich sind oder nicht. Der weitaus größte Teil der Erkrankungen tritt erbunabhängig – also **sporadisch** – auf, für einige dieser Erkrankungen gibt es allerdings auch **erbliche Varianten**, die insgesamt selten sind. Letztere ermöglichen allerdings oft erst die detaillierte Untersuchung pathogenetischer Mechanismen, die auch bei den sporadischen Erkrankungsformen wirksam sind. Die erblichen Varianten zeichnen sich üblicherweise durch einen frühen Krankheitsbeginn sowie eine rasche Krankheitsprogression aus.

Allgemeine Ätiopathogenese | Für die meisten Erkrankungen sind die zugrunde liegenden Mechanismen bislang nur unzureichend verstanden. Für den Nervenzelltod verantwortlich sind u. a. die Induktion des programmierten Zelltodes (Apoptose), eine exzessive Aktivierung des glutatamergen Systems (Exzitotoxizität), oxidativer Stress bzw. das ungenügende Funktionieren antioxidativer Verteidigungsmechanismen sowie entzündliche Vorgänge und eine Überproduktion von Zytokinen. Häufig sind sicherlich mehrere dieser Faktoren für den Nervenzelltod verantwortlich.

Andere Faktoren wie Umwelteinflüsse, Infektionen, toxische Substanzen oder Traumata spielen für die Pathogenese neurodegenerativer Erkrankungen offenbar keine wesentliche Rolle, wobei jedoch immer wieder interessante epidemiologische Zusammenhänge beschrieben werden (z. B. Motoneuron-Erkrankungen als Folge von Leistungssport).

23.12.1 Neurodegenerative Erkrankungen mit Ablagerung von Tau-Protein

Morbus Alzheimer

MERKE

Die häufigste Ursache einer progressiven Demenz ist der Morbus Alzheimer (Alzheimer's Disease [AD]). Initial sind v. a. Gedächtnisstörungen typisch, im weiteren Verlauf kommen multiple Hirnleistungsstörungen (wie z. B. eine Aphasie und Apraxie) sowie Bewegungsstörungen hinzu. Die Erkrankung schreitet fort bis hin zur vollständigen Pflegebedürftigkeit der Patienten. Histopathologisch ist der Morbus Alzheimer v. a. durch Ablagerungen von Tau-Protein in Form von neurofibrillären Tangles (NFTs) sowie durch Amyloidplaques charakterisiert.

Epidemiologie | AD ist für ca. 50–75 % aller Demenzen verantwortlich und betrifft ca. 20 % aller über 80-Jährigen.

Ätiopathogenese | Während ca. 90 % der Alzheimer-Erkrankungen **sporadischen** Ursprungs sind, treten die restlichen 10 % **familiär gehäuft mit frühem oder spätem Beginn** auf. Bei den familiären Formen finden sich genetische Auffälligkeiten, v. a. Mutationen in den Genen Presenilin-1 und -2 sowie in Genen, die für APP (amyloid precursor protein) kodieren (Chromosom 21). In diesem Zusammenhang interessant: Patienten mit einer Trisomie 21 (Down-Syndrom) entwickeln gleichfalls histopathologische Veränderungen wie bei einem Morbus Alzheimer. Das Vorhandensein des Apolipoprotein-ε4-Allels scheint darüber hinaus die Empfänglichkeit für die sporadische Alzheimer-Demenz zu erhöhen (genetisch bedingte erhöhte Erkrankungsdisposition).

Morphologie | Bei der Autopsie sind eine **Verringerung des Hirngewichtes** sowie eine unterschiedlich ausgeprägte, bevorzugt **frontotemporale Atrophie der Großhirnrinde** eindrücklich. Die beiden wesentlichen mikroskopischen Befunde sind:

- die extrazelluläre Ablagerung von Amyloid (s. S. 467) in Form so genannter **Amyloidplaques** (**Abb. 23.16b**);
- eine **intraneuronale Akummulation neurofibrillärer Tangles (NFTs)** (**Abb. 23.16a**); bei den NFTs handelt es sich um paarige, helikal angeordnete Filamente aus hyperphosphoryliertem Tau-Protein, einem Mikrotubuli-bindenden Protein; weiterhin findet man **dystrophe Neuriten**, die ebenfalls Tau-Protein enthalten.

Amyloidplaques: Die Amyloidplaques beim Morbus Alzheimer können in verschiedenen Formen auftreten, wobei besonders die klassische oder „reife" Plaque Bedeutung für das Staging (s. u.) eines Morbus Alzheimer hat. Der Amyloidablagerung liegt

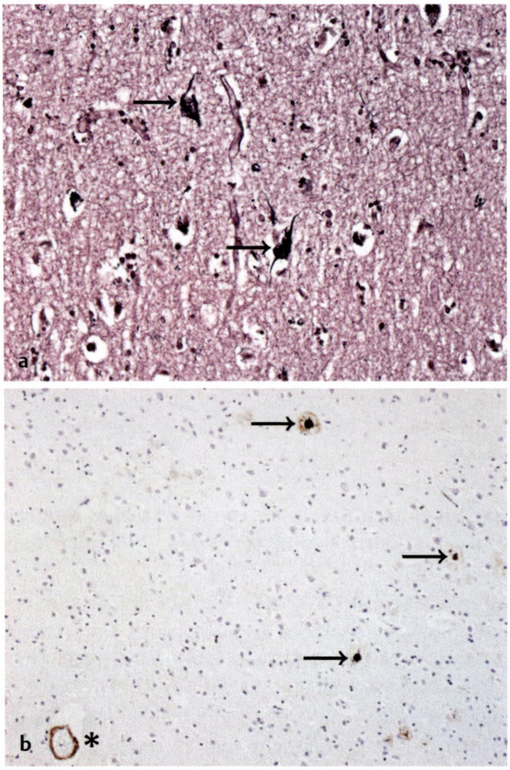

Abb. 23.16 Morbus Alzheimer, typische histopathologische Befunde. a Darstellung neurofibrillärer Tangles („Alzheimer-Fibrillen") (Pfeile). **b** Amyloidplaques (Pfeile) sowie Amyloidablagerung (*) in einer Blutgefäßwand (Amyloidangiopathie).

nach heutigem Erkenntnisstand eine Fehlprozessierung des Amyloid-Precursor-Proteins durch bestimmte Sekretasen zugrunde, wodurch ein schwer lösliches, 42–43 Aminosäuren langes Aβ-Peptid generiert wird, das in den Plaques hauptsächlich gefunden wird. Amyloidplaques, die abnorme neuronale Fortsätze enthalten, werden als neuritische Plaques bezeichnet. In den Wänden von Arterien und Arteriolen lagert sich ebenfalls Amyloid ab. Diese zerebrale Amyloidangiopathie (CAA) kann jedoch auch unabhängig von einem Morbus Alzheimer entstehen.

Ablagerungen von NFTs: Normalerweise wird das überwiegend axonal lokalisierte Tau-Protein durch Phosphatasen im Gehirn schnell dephosphoryliert; beim Morbus Alzheimer erweist es sich jedoch als „resistent" und wird in hyperphosphorylierter Form in Nervenzellen und z.T. auch in Neuriten abgelagert, was nach einer gewissen Zeit zur Formation der bereits lichtmikroskopisch sichtbaren NFTs führt.

Diagnostisch-klinische Aspekte | Für die neuropathologische Diagnostik des Morbus Alzheimer ist in den letzten Jahren neben den klassischen Versilberungsmethoden vor allem die immunhistochemische Darstellung von $A\beta_{42-43}$-Peptid sowie hyperphosphoryliertem Tau-Protein bedeutsam geworden. Mit diesen Verfahren kann man die neuropathologischen Veränderungen bestimmten Stadien (Braak- Stadien) zuordnen, die ihrerseits mit bestimmten Krankheitsstadien korrelierbar sind:

- Die Ablagerung der NFTs beginnt transentorhinal, ohne dass eine klinische Symptomatik vorliegen muss **(transentorhinales Stadium I und II)**.
- Im Anschluss breiten sich die pathologischen Veränderungen über das limbische System aus **(Stadium III und IV)**, was nun auch mit klinischen Symptomen assoziiert ist (beginnender Morbus Alzheimer).
- In späten isokortikalen Stadien **(Stadium V und VI)** sind die NFTs weit verbreitet (inklusive Basalganglien und Hirnstamm), klinisch ist die Erkrankung vollständig ausgeprägt.

Die anatomische Verteilung/Ausbreitung der Amyloidplaques ist – anders als bei den NFTs – weniger gut mit dem klinischen Schweregrad einer Alzheimer-Erkrankung korrelierbar. Zur Einordnung wird hier ein alterskorrigierter Plaque-Score erstellt (CERAD-Protokoll). Eine weitere mögliche Klassifikation ist die NIA-Einteilung.

MERKE

In geringer Zahl können NFTs sowie Amyloidplaques auch im Zuge der normalen Alterung gefunden werden.

Weitere Erkrankungen mit Ablagerung von Tau-Protein

Kortikobasale Degeneration: Zu den Erkrankungen mit Ablagerung von Tau-Protein gehört auch die kortikobasale Degeneration (CBD). Klinisch handelt es sich um eine in verschiedenen Stadien verlaufende Erkrankung mit Dystonie, Akinesie sowie Demenz.

Morphologie | Makroskopisch sind eine frontoparietal betonte Hirnatrophie sowie eine Abblassung der Substantia nigra und des Locus coeruleus typisch. Histologisch fallen geschwollene kortikale Nervenzellen auf, in denen sich neben Tau-Protein auch Ubiquitin nachweisen lässt. Darüber hinaus ist eine ausgeprägte Vakuolisierung des Kortex sichtbar, der erhebliche Nervenzellverluste aufweist. Tau-positive Einschlüsse werden auch in Gliazellen beobachtet.

Progressive supranukleäre Lähmung: Die progressive supranukleäre Lähmung (progressive supranuclear palsy [PSP], auch Steele-Richardson-Olszewski-Syndrom genannt) ist klinisch durch eine parkinsonähnliche Akinesie und Rigidität gekennzeichnet; wesentliches Merkmal ist darüber hinaus eine supranukleäre Blicklähmung.

Morphologie | Makroskopisch fallen eine frontale Atrophie sowie eine Abblassung der Substantia nigra auf. Mikroskopisch findet man neben einem Nervenzellverlust und einer Fasergliose wiederum Tau-positive Ablagerungen in Nervenzellen und Gliazellen, wobei die Hirnstammkerne, der Hippocampus sowie der Nucleus dentatus des Kleinhirns bevorzugt betroffen sind.

Frontotemporale Lobärdegenerationen: Schließlich sind auch in der Gruppe der frontotemporalen Lobärdegenerationen (FTLD) Erkrankungen bekannt, die durch Tau-Ablagerungen gekennzeichnet sind, wobei insbesondere der Morbus Pick sowie die FTLD mit Parkinsonismus und Mutationen im Tau-Gen zu erwähnen sind. Andere FTLD-Formen sind mit Motoneuronerkrankungen (s. u.: FTLD-MND) kombiniert oder durch Ubiquitin-positive Ablagerungen gekennzeichnet (FTLD-U). Beim **Morbus Pick** handelt es sich um eine häufigere frontotemporale Lobärdegeneration, die klinisch v. a. durch Verhaltensauffälligkeiten gekennzeichnet ist.

Morphologie | Makroskopisch ist der Morbus Pick durch eine ausgeprägte frontotemporale Atrophie gekennzeichnet. Histologisches Kennzeichen sind die **Pick-Körperchen** (basophile Einschlüsse, vor allem in den Schichten II und III des Kortex). In diesen Einschlüssen lässt sich unter anderem auch Tau-Protein nachweisen. Der Nervenzellverlust ist sehr ausgeprägt.

23.12.2 Neurodegenerative Erkrankungen mit Ablagerung von Lewy-Körperchen

MERKE

Lewy-Körperchen sind sphärische, blass-eosinophile intrazytoplasmatische Ablagerungen, die im Wesentlichen α-Synuclein enthalten. Sie kennzeichnen sowohl den Morbus Parkinson als auch die Lewy-Körperchen-Demenz, aus diesem Grund bestehen auch ausgeprägte Überlappungen zwischen diesen beiden Erkrankungen. Die vergleichsweise seltenen Multisystem-Atrophien (MSA) sind gleichfalls durch Lewy-Körperchen charakterisiert.

Morbus Parkinson

MERKE

Der Morbus Parkinson (Parkinson's disease [PD]) ist die häufigste Lewy-Körperchen-Erkrankung. Klinisch ist der Morbus Parkinson durch die Trias Rigor, Ruhetremor und Bradykinese/Akinese gekennzeichnet, zusätzlich finden sich häufig Störungen des autonomen Nervensystems sowie ein demenzielles Syndrom. Pathogenetisch liegt ein progredienter Untergang dopaminerger Neuronen in der Substantia nigra vor.

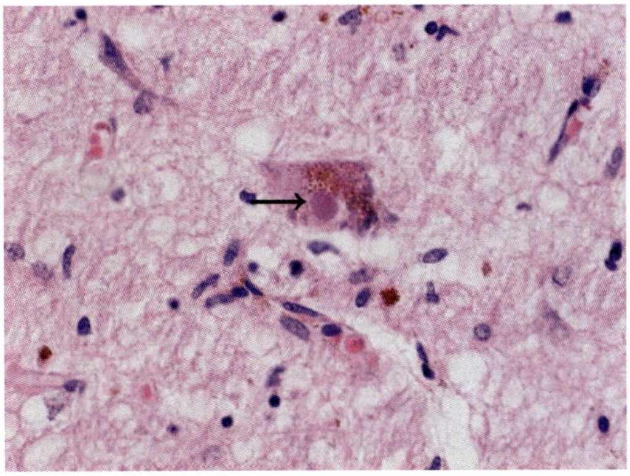

Abb. 23.17 Lewy-Körperchen (Pfeil) bei Morbus Parkinson in einem pigmentierten Neuron der Substantia nigra.

Ätiopathogenese | Auch beim Morbus Parkinson kann man zwischen einer **sporadischen** Erkrankungsform und dem seltenen **erblich** bedingten Morbus Parkinson unterscheiden. Hiervon abzugrenzen sind symptomatische Parkinson-Syndrome, die z. B. auf eine vaskuläre Schädigung des ZNS zurückzuführen oder medikamenteninduziert sind (v. a. durch Neuroleptika); im Zuge der Encephalitis lethargica zu Beginn des vorigen Jahrhunderts (s. S. 463) beobachtete man den postenzephalitischen Parkinsonismus. Als Ursache des „eigentlichen – sporadischen – Morbus Parkinson werden Hirnsubstanzschäden durch freie Sauerstoffradikale sowie eine gestörte oxidative Phosphorylierung diskutiert. Eine Intoxikation mit MPTP (Methylphenyltetrahydropyridin) kann gleichfalls einen Morbus Parkinson verursachen. Erbliche Parkinson-Erkrankungen sind z. T. durch eine Mutation im α-Synuclein-Gen charakterisiert.

Morphologie | Neuropathologisch kann bereits makroskopisch eine Abblassung der Substantia nigra zu erkennen sein. Mikroskopisch sind Lewy-Körperchen (**Abb. 23.17**) in den pigmentierten Neuronen der Substantia nigra sowie anderen pigmentierten Hirnstammkernen nachweisbar; die Lewy-Körperchen lassen sich mithilfe einer konventionellen H.-E.-Färbung gut darstellen. Immunhistochemisch kann α-Synuclein als Bestandteil der Lewy-Körperchen nachgewiesen werden.

Lewy-Körperchen-Demenz

MERKE

Die Lewy-Körperchen-Demenz (Dementia with Lewy Bodies [DLB]) liegt etwa 25 % aller demenziellen Syndrome zugrunde und ähnelt klinisch dem Morbus Alzheimer, ist jedoch zusätzlich durch optische Halluzinationen, Fluktuationen der kognitiven Leistungsfähigkeit sowie extrapyramidale Symptome gekennzeichnet.

Morphologie | Histologisches Merkmal der DLB sind diffus in kortikalen Neuronen verteilte Lewy-Körperchen. Sie treten bei der DLB vor allem in tieferen Kortexschichten, im limbischen System, in der Substantia nigra sowie im Ncl. basalis Meynert auf. Immunhistochemisch können sie durch Antikörper gegen α-Synuclein oder gegen Ubiquitin dargestellt werden; hierbei lassen sich auch zusätzlich Ablagerungen in Neuriten demonstrieren (Lewy-Neuriten).

Diagnostische Aspekte | Zur Diagnosesicherung werden mehrere Hirnregionen hinsichtlich der Anzahl der Lewy-Körperchen evaluiert (Newcastle-Kriterien). In vielen Fällen sind auch Alzheimer-typische neuropathologische Veränderungen zu finden (Nachweis von Amyloidplaques und NFTs).

23.12.3 Motoneuron-Erkrankungen

Unter dem Begriff „Motoneuron-Erkrankungen" fasst man alle neurodegenerativen Erkrankungen zusammen, die präferenziell motorische Nervenzellen betreffen. Im engeren Sinne, vor allem im angloamerikanischen Sprachraum, wird hierunter v. a. die amyotrophe Lateralsklerose (ALS) verstanden.

Amyotrophe Lateralsklerose (ALS)

MERKE

Bei der ALS handelt es sich um eine weit überwiegend sporadisch auftretende progressive Degeneration von Motorneuronen sowohl im Rückenmark als auch kortikal und im Hirnstamm. Klinisch sind sowohl Paresen (Untergang der motorischen Vorderhornzellen) als auch spastische Symptome (Untergang weiter zentral gelegener motorischer Nervenzellen) prominent.

Ätiopathogenese | Die Ursache der ALS ist unklar; von den seltenen erblichen ALS-Formen mit Mutationen im SOD 1-(Superoxiddismutase)-Gen weiß man, dass freie Sauerstoffradikale bzw. deren gestörte Entgiftung zumindest ein ätiopathogenetischer Teilfaktor sind. Weiterhin gibt es Berichte über Defekte von astrozytären Glutamattransportern.

Makroskopie | Makroskopisch kann man eventuell eine graue Verfärbung und Schrumpfung der motorischen Vorderwurzeln beobachten. Histologisch finden sich Nervenzellverluste im Rückenmark (v. a. im Bereich der Vorderhörner), im motorischen Kortex und im Hirnstamm, begleitet von einer reaktiven Astrogliose. Gelegentlich können neuronale Einschlüsse, sogenannte Bunina-Körperchen, beobachtet werden, darüber hinaus finden sich auch Ubiquitin-immunreaktive Einschlüsse. Im Krankheitsverlauf können über die motorischen Nervenzellen hinaus auch andere ZNS-Regionen wie Kleinhirn und Basalganglien in den Erkrankungsprozess miteinbezogen werden.

Spinale Muskelatrophien (SMA)

MERKE

Gemeinsames Charakteristikum der spinalen Muskelatrophien (SMA) ist die progressive Degeneration motorischer Vorderhornzellen im Rückenmark.

Je nach Verteilungsmuster der resultierenden schlaffen Paresen sowie dem Manifestationsalter werden **3 Typen der SMA** unterschieden: SMA 1 (Werdnig-Hoffmann; akut-infantiler Typ), SMA 2 (chronisch-infantiler Typ), SMA 3 (Kugelberg-Welander; proximaler Typ). Die SMAs haben meist einen genetischen Hintergrund, wobei sowohl autosomal rezessive als auch autosomal dominante Erbgänge beschrieben sind. Bei der X-chromosomalen spinobulbären Muskelatrophie (Kennedy-Erkrankung) liegt eine Triplet-Repeat-Expansion (CAG) im Androgenrezeptor-Gen vor, welche eine Degeneration von Motorneuronen im Rückenmark *und* von motorischen Hirnnervenkernen bedingt.

23.12.4 Spinozerebelläre Ataxien (SCA)

MERKE

Die spinozerebellären Ataxien (SCA) sind durch eine progressive zerebelläre Ataxie gekennzeichnet. Im Übrigen handelt es sich um eine sehr heterogene Krankheitsgruppe.

SCA können sowohl sporadisch oder im Rahmen einer Multisystematrophie auftreten oder erblich bedingt sein. Unter den autosomal rezessiven Formen ist insbesondere die Friedreich-Ataxie (FA) zu erwähnen.

- **Friedreich-Ataxie (FA):** Diese im Kindesalter auftretende Erkrankung ist u. a. durch eine sensible Ataxie, Muskelatrophien, Areflexie, Pyramidenbahnzeichen, Kleinhirnsymptome sowie eine Muskelschwäche gekennzeichnet. Zusätzlich treten häufig eine Kardiomyopathie sowie ein Diabetes mellitus auf. Ursächlich ist eine Triplet-Repeat-Expansion (GAA) des Frataxin-Gens. **Makroskopisch** zeigt sich eine Rückenmarksatrophie mit bevorzugter Degeneration des Fasciculus gracilis/cuneatus, der Pyramidenbahn sowie spinozerebellärer Faserverbindungen. Der Ncl. dentatus des Kleinhirns ist gleichfalls von ausgeprägten Nervenzellverlusten betroffen.

23.12.5 Chorea Huntington

MERKE

Die Chorea Huntington (Huntington's disease, HD) ist wie die FA eine Triplet-Repeat-Erkrankung, die klinisch durch ein hyperkinetisches Syndrom mit choreiformen Bewegungen und psychiatrischen Störungen gekennzeichnet ist; selten kann auch eine akinetisch-rigide Manifestationsform vorliegen.

Ätiopathogenese | Die HD wird autosomal dominant vererbt. Die Betroffenen zeigen entsprechend genetische Auffälligkeiten: Es kommt zur Expansion eines CAG-Repeats im Huntingtin-Gen auf Chromosom 4. Normalerweise sind hier 9–37 Repeats vorhanden, bei der HD finden sich hingegen bis zu 100 Kopien des CAG. HD ist weiterhin mit einer Antizipation verbunden, d. h., dass spätere Generationen einer Familie früher und schwerer von der Erkrankung betroffen sind.

Morphologische Aspekte | Makroskopisch ist neben einer allgemeinen Hirnatrophie vor allem eine Atrophie von Ncl. caudatus, Putamen und Pallidum eindrücklich. Histologisches Korrelat sind Nervenzellverluste sowie eine ausgeprägte Fasergliose, darüber hinaus finden sich Ubiquitin-positive Einschlüsse sowie Akkumulationen des Huntingtin-Proteins in Nervenzellen und Neuriten.

23.12.6 Prionenerkrankungen

MERKE

Die Prionenerkrankungen stellen eine heterogene Gruppe sporadischer oder genetisch determinierter neurodegenerativer Erkrankungen dar, deren gemeinsames Merkmal die spongiforme Gewebedystrophie ist (daher auch die Bezeichnung spongiforme Enzephalopathien). Alle Erkrankungen sind durch eine abnorme Konfiguration und Ablagerung des Prionproteins (PrP) charakterisiert, darüber hinaus durch einen ausgeprägten Nervenzellverlust, eine Vakuolisierung des Gewebes und eine Fasergliose. Die PrP-Ablagerungen können auch in Form von Amyloidplaques in Erscheinung treten. Die häufigste sporadische Form ist die Creutzfeldt-Jakob-Erkrankung (CJD).

Ätiopathogenese | PrP kommt normalerweise als Membranprotein im ZNS vor. Bei den Prionen-Erkrankungen akkumuliert sowohl intra- als auch extrazellulär ein unlösliches PrP, das gegen Proteinase-K-Degradation resistent ist. Dieses abnorm gefaltete PrP wird als PrP^{sc} (sc für scrapie) bezeichnet. Die Mechanismen, die für die Konversion des normalen PrP zum PrP^{sc} verantwortlich sind, sind bislang nicht vollständig aufgeklärt. PrP^{sc} ist ein übertragbares (infektiöses) Agens, da iatrogene Erkrankungen nach Hypophysenhormonbehandlung oder Duratransplantaten beschrieben sind. Schließlich können auch Mutationen im PrP-Gen eine spongiforme Enzephalopathie induzieren.

- **Creutzfeldt-Jakob-Erkrankung (CJD):** Klinisch sind eine progressive Demenz mit typischen EEG-Veränderungen sowie Bewegungsstörungen typisch. Im Liquor kann als Marker das Protein 14-3-3 nachgewiesen werden. Die sporadische Erkrankungsform ist in 90 % der Fälle durch einen Polymorphismus im Codon 129 des Prionproteingens gekennzeichnet, wodurch an Position 129 des Prionproteins Methionin oder Valin gebunden werden, was einen Suszeptibilitätsfaktor für die Erkrankung darzustellen scheint. Bei der so genannten neuen Variante (vCJD) tritt die Erkrankung in deutlich jüngerem Alter auf und verläuft länger als bei der klassischen CJD. Histologisch sind besonders zahlreiche und auffällig geformte Amyloidplaques im Kleinhirn vorhanden. Im MRT fallen ausgeprägte Signalveränderungen im Pulvinar thalami auf.
- **Weitere Prionenerkrankungen** sind die autosomal dominant vererbte fatale familiäre Insomnie (FFI) sowie die Gerstmann-Sträussler-Scheinker-Erkrankung (GSS). Kuru als regionales Phänomen (Südsee-Inseln) auf der Basis von rituellem Kannibalismus spielt heute keine Rolle mehr.

23.13 Erkrankungen der peripheren Nerven sowie der Skelettmuskulatur

Key Point

Muskel- und Nervenerkrankungen können entweder eigenständige Krankheitsbilder oder sekundäre Manifestation einer anderen Grunderkrankung oder einer Intoxikation sein. Grundlage der Diagnostik sind Biopsien; Nerven- und Muskelbiopsien sind bei der Diagnostik zahlreicher neurologischer Krankheitsbilder unverzichtbar.

23.13.1 Relevante anatomische und funktionelle Aspekte

Der periphere Nerv besteht aus einem Bündel von Nervenfasern in einer bindegewebigen Hülle, die sich von außen nach innen in das Epineurium, das Perineurium und das Endoneurium gliedern lässt. Die äußerste Schicht (das **Epineurium**) führt größere Blut- und Lymphgefäße, die der Ernährung des jeweiligen Nervs dienen. Das Epineurium umhüllt mehrere Nervenfaserbündel (die Faszikel), die vom **Perineurium** umgeben sind. Die einzelnen Faszikel wiederum enthalten mehrere Nervenfasern, die in

23

das **Endoneurium** eingebettet sind. Die Nervenfasern sind ihrerseits überwiegend von **Myelinscheiden** umgeben, die von den Schwann-Zellen gebildet werden. Ganz innen befinden sich schlussendlich einzelne **afferente und efferente Axone**, deren zugehörige Perikaryen im ZNS (motorische Vorderhornzellen, motorische Hirnnervenkerne) oder PNS (sensible Ganglien) liegen. Darüber hinaus findet man auch Axone des autonomen Nervensystems.

Relevanz für die Pathologie | Entsprechend den verschiedenen Bestandteilen der peripheren Nerven lassen sich verschiedene Formen der Nervenschädigung (Neuropathie) unterscheiden. Art und Lokalisation der pathomorphologischen Befunde können dabei manchmal Hinweise auf die Ursache vermitteln:

- **Neuronale Neuropathie:** Hier sind ursächlich die Perikaryen beschädigt (häufig medikamentös-toxisch bedingt); die peripheren Nervenfortsätze sterben nach distal hin fortschreitend ab.
- **Axonale Neuropathie:** Hier ist das Axon lokal (z. B. traumatisch) oder über eine längere Strecke – häufig distal – beschädigt (z. B. bei verschiedenen metabolischen oder toxischen Erkrankungen). Es kommt zur Axondegeneration des distalen Nervenfaserabschnittes mit retrograder Degeneration der zugehörigen Nervenzelle (sog. Waller-Degeneration). Diese tritt 2–3 Tage nach Unterbrechung von Axonen bei erhaltenem Bindegewebsgerüst auf und führt zu einem Markscheidenuntergang sowie reaktiv zur Schwann-Zell-Proliferation und Makrophageneinwanderung. Bei erhaltener Markscheide kann eine Regeneration des Axons erfolgen.
- **Demyelinisierende Neuropathie:** Sie geht primär auf eine Beschädigung der Schwann-Zellen zurück, wodurch es zu einer wiederholten Abfolge von De- und Remyelinisierungen mit charakteristischen morphologischen Folgeerscheinungen kommt (s. S. 471); häufig bei autoimmunologisch-entzündlichen und hereditären Neuropathien.
- **Interstitielle Neuropathie:** Hier werden primär die bindegewebigen Hüllen des Nervs beschädigt, häufig infolge pathologischer Prozesse der versorgenden Blutgefäße (v. a. im Rahmen einer Vaskulitis oder einer diabetischen Mikroangiopathie). Sekundär degenerieren auch die Markscheiden und die Nervenfasern.

So klar wie es anhand der obigen Auflistung erscheint, präsentieren sich die Neuropathien in der Praxis jedoch nicht: Häufig sind in der Nervenbiopsie keine spezifischen Veränderungen nachzuweisen, sodass weder die Identifizierung der Schädigungsart noch der Schädigungsursache gelingt. Daher ist bei der diagnostischen Abklärung einer Neuropathie stets das klinische Gesamtbild führend. Erst die integrierende Interpretation anamnestischer, laborchemischer *und* elektrophysiologischer Daten ermöglicht – evtl. in Kombination mit dem morphologischen Befund – die exakte Klärung einer Neuropathie. Die Aussagekraft einer Muskelbiopsie ist demgegenüber deutlich höher einzuschätzen (s. S. 476).

23.13.2 Neuropathien

Eine Klassifikation der Neuropathien ist insgesamt schwierig, da häufig sowohl die Ursache als auch das genaue morphologische Korrelat einer Funktionsstörung trotz Nervenbiopsie ungeklärt bleiben. Im Folgenden werden daher lediglich einige pathogenetische Prinzipien der Nervenschädigung vorgestellt, ohne dass definitive Einordnungen in Krankheitsklassifikationen vorgenommen werden. Prinzipiell ist zwischen **angeborenen (hereditären)** und **erworbenen** (v. a. entzündlichen und metabolisch-toxischen) Neuropathien zu unterscheiden. Häufig sind mehrere Nerven simultan betroffen; in diesem Fall spricht man von einer **Polyneuropathie**.

Allgemeine diagnostische Aspekte | Grundlage der morphologischen Diagnostik ist die **Nervenbiopsie.** Für die Beurteilung des Biopsats stehen eine Reihe hoch spezialisierter Techniken bis hin zur Elektronenmikroskopie zur Verfügung.

Praxistipp

Biopsieort der Wahl ist üblicherweise der N. suralis, der in ausreichender Länge entnommen werden muss (ca. 5–6 cm), um eine optimale Aufarbeitung im neuropathologischen Labor zu ermöglichen.

Das Nervengewebe wird dabei sowohl für die Routineparaffineinbettung als auch für eine Kunststoffeinbettung (Semidünnschnitt/Elektronenmikroskopie) aufgearbeitet. Hilfreich ist auch die Kryoasservierung nativen Nervenmaterials für die Fluoreszenzmikroskopie sowie für weitere molekulargenetische Untersuchungen.

Entzündliche Neuropathien

MERKE

Am häufigsten ergibt sich die Frage nach einer entzündlichen Neuropathie. Diese kann im Rahmen einer systemischen Erkrankung (z. B. bei einem systemischen Lupus erythematodes oder beim Sjögren-Syndrom) oder als eigenständige immunologisch bedingte Neuropathie auftreten. Infektiöse Neuropathien – also Nervenschädigungen durch direkten Erregerbefall – sind vergleichsweise selten.

Vaskulitisch bedingte Neuropathien: Bei den Vaskulitiden (Näheres s. S. 93) findet man entzündliche lymphoplasmazelluläre Zellinfiltrate in der Wand meist epineuraler Blutgefäße sowie perivaskulär.

Immunologisch bedingte Neuropathien: Eine eigenständige immunologisch bedingte Neuropathie ist die **chronische inflammatorische demyelinisierende Neuropathie (CIDP)**. Sie verläuft chronisch-rezidivierend oder chronisch-progredient. Klinisch ist sie durch asymmetrisch verteilte, überwiegend motorische Ausfälle (u. a. auch im Hirnnervenbereich) gekennzeichnet, histologisch durch hypertrophische Veränderungen myelinisierter Nervenfasern (sog. **Zwiebelschalenformationen**). Die Zwiebelschalenformationen sind Ausdruck einer wiederholten Abfolge von De- und Remyelinisierung, was mit einer verstärkten Proliferation endoneuraler Schwann-Zellen einhergeht; diese bilden darüber hinaus vermehrt Kollagen. Entzündliche Zellen müssen nicht zwangsläufig nachweisbar sein.

Guillain-Barré-Syndrom (GBS): Beim GBS handelt es sich um eine immunologisch bedingte Läsion vorwiegend motorischer Nervenwurzeln und -fasern, die durch symmetrisch verteilte, aufsteigende Paresen gekennzeichnet ist. Die Paresen sind vollständig reversibel, können aber durch einen Befall der Atemmuskulatur lebensbedrohlich werden. Histopathologisches Korrelat sind lymphoplasmazelluläre und histiozytäre Entzündungszellinfiltrate im Endoneurium, begleitet von einer **segmentalen Demyelinisierung vornehmlich motorischer Nervenfasern sowie motorischer Spinalnervenwurzeln**; auch hier proliferieren die Schwann-Zellen. Die Erkrankung verläuft akut oder subakut. Ursache ist eine sogenannte „molekulare Mimikry“: Hier löst ein bislang nicht identifiziertes myelinverwandtes Fremdantigen eine T-Zell-vermittelte Kreuzreaktion gegen periphere Myelinbestandteile aus. Häufig ist diese immunologische Kreuzreaktion mit Infekten des Respirations- und Gastrointestinaltraktes (insb. mit einer Infektion durch Campylobacter jejuni) assoziiert.

Infektiöse Neuropathien: Verschiedene infektiöse Erkrankungen (Lepra, HIV, Herpes zoster) können zu einer entzündlichen Schädigung peripherer Nerven führen. Beim Herpes zoster breiten sich die Viren nach Reaktivierung in den Ganglien zentrifugal entlang der sensorischen Nerven aus; entzündliche Infiltrate und Nekrosen sowie Einblutungen können in Spinalganglien gefunden werden. Bei der Lepra-Neuropathie kann eine lymphozytäre Vaskulitis peripherer Nerven nachgewiesen werden.

Hereditäre Neuropathien

Praxistipp
Die Mehrzahl der hereditären Neuropathien wird vornehmlich durch eine molekulargenetische Untersuchung diagnostiziert.

Hereditäre motorisch-sensorische Neuropathien (HMSN): Diesen Erkrankungen liegen **genetisch bedingte Defekte verschiedener Strukturproteine** peripherer Nerven (v. a. für Myelinproteine und Axonproteine) zugrunde; man spricht auch von Charcot-Marie-Tooth-Neuropathien (CMT). Grob lassen sich diese Strukturdefekt-bedingten Neuropathien in **demyelinisierende Formen** (HMSN Typ I) und **axonale Formen** (HMSN Typ II) untergliedern.

- **HMSN Typ I:** So führen Punktmutationen oder Duplikationen im Genort für das periphere Myelinprotein P22 (PMP22) auf Chromosom 17p11 zur HMSN Typ Ia, welche mit etwa 70 % die häufigste CMT ist. Histopathologisch findet man vergleichbare Befunde wie bei der CIDP (Zwiebelschalenformationen aufgrund wiederholter De- und Remyelinisierungen (**Abb. 23.18**) sowie eine Proliferation von Schwann-Zellen mit Vermehrung des endoneuralen Kollagens).
- **HMSN Typ II:** Bei der HMSN Typ II kommt es bevorzugt zur Axondegeneration, histopathologisches Korrelat sind entsprechend Nervenfaserverluste sowie regenerierende Faserbündel.

Neben diesen häufigeren Formen gibt es eine große Zahl seltenerer HMSN-Typen, auf die hier nicht weiter eingegangen werden kann.

Tomakulöse Neuropathie (HNPP): Diese Erkrankung wird auch hereditäre Neuropathie mit Neigung zu Drucklähmungen genannt; sie geht wie die HMSN-Typ-Ia-Erkrankung auf einen genetisch bedingten Defekt des Myelinproteins P22 zurück (Deletion im Genort für PMP22). Klinisch resultiert eine morpho-

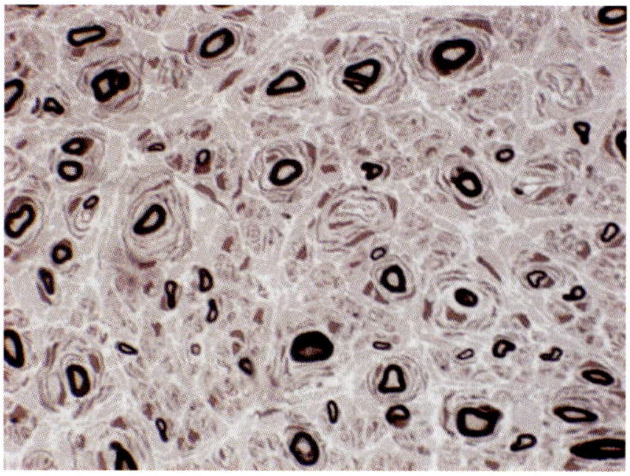

Abb. 23.18 Zwiebelschalenartige Schwann-Zell-Proliferate bei HMSN Typ Ia. Biopsat des N. suralis.

logisch eindrucksvolle, wurstartige Verdickung der Markscheiden, die bereits äußerlich als „Nervenverdickung" auffällt. Klinisch neigen die betroffenen Patienten zur Entwicklung von Paresen ohne adäquates Trauma, insb. bei Druckbelastung.

Weitere hereditäre Neuropathien entwickeln sich sekundär im Rahmen angeborener Stoffwechselerkrankungen; eine Nervenbiopsie wird in diesen Fällen eher selten durchgeführt, da sie häufig ohne Konsequenz für das weitere diagnostische und/oder therapeutische Vorgehen bleibt. Eine Beteiligung der peripheren Nerven findet man bei der metachromatischen Leukodystrophie (s. S. 446), dem Morbus Krabbe (Globoidzell-Leukodystrophie, s. S. 446), bei den Sphingolipidosen und bei der Adrenoleukodystrophie, um nur einige zu nennen. Morphologisch sind charakteristische (u. U. auch nur ultrastrukturell sichtbare) Einschlüsse im Nervengewebe zu erkennen. Ein seltenerer, dann aber diagnostisch wegweisender Befund ist der Nachweis einer Amyloidablagerung im Nervengewebe, wie er bei der primäre Amyloidose zu finden ist. Bei mitochondrialen Defekten (s. S. 471) ist häufig eine axonale Neuropathie vorhanden.

Metabolisch und nutritiv-toxische Neuropathien

Nutritiv-toxisch bedingte Neuropathien treten als Vitaminmangel-Neuropathien (v. a. bei Mangel an Vitamin B_1 und B_{12}) sowie als alkoholische Neuropathie auf. Letztere manifestiert sich unter dem Bild der axonalen Neuropathie.

Toxische Neuropathien treten bei Kontakt mit Gewerbegiften wie Quecksilber, Blei oder Arsen auf. Auch Insektizide (DDT) schädigen periphere Nerven. Klinisch wichtig sind **medikamentenassoziierte** toxische Neuropathien; diese werden vor allem bei Anwendung von Thalidomid, Chloroquin (Antimalariamittel) und Isonikotinsäurehydrazid (INH; Tuberkulostatikum) beobachtet. Auch zahlreiche Zytostatika (v. a. Adriamycin, Vincristin) wirken neurotoxisch.

Diabetische Neuropathie: Das periphere Nervensystem wird häufig im Rahmen eines Diabetes mellitus mitbetroffen.

> **MERKE**
> Die diabetische Neuropathie ist die häufigste metabolisch bedingte Neuropathie.

Klinisch kann sie als symmetrische, distal betonte Polyneuropathie oder fokale/multifokale Neuropathie in Erscheinung treten. Histopathologisch findet man einen Verlust markhaltiger *und* markloser Nervenfasern; der Verlust der marklosen Nervenfasern kann nur in der Elektronenmikroskopie nachgewiesen werden. Auffällig sind darüber hinaus Wandverdickungen kleiner endoneuraler Blutgefäße.

Weitere stoffwechseldefektbedingte Neuropathien treten bei Nierenfunktionsstörungen (urämische Neuropathie) oder bei der Hypothyreose auf. Schließlich kann sich Rahmen einer Intensivtherapie die sog. Critical-Illness-Neuropathie ausbilden.

Paraneoplastische Neuropathien

Abschließend soll noch kurz auf die paraneoplastischen Neuropathien eingegangen werden, die bereits im Kapitel zu den Tumoren angesprochen wurden. Hier spielen vor allem Neuropathien bei Dys- oder Paraproteinämien eine Rolle, wie sie beim Morbus Waldenström (s. S. 159) oder bei einer Kryoglobulinämie auftreten. Die monoklonale Gammopathie unbekannter Signifikanz (MGUS) sowie das multiple Myelom (s. S. 162) sind ebenfalls häufig mit einer Neuropathie assoziiert.

Morphologie | Die MGUS und der Morbus Waldenström führen meist durch IgM-Ablagerungen zu einer Neuropathie. Histologisch imponiert das Bild einer chronisch-demyelinisierenden Neuropathie (typische Zwiebelschalenformationen, vgl. S. 473), darüber hinaus kann elektronenoptisch eine Aufweitung der Myelinlamellen gesehen werden. Beim Plasmozytom können die Nervenbahnen durch Plasmazellen infiltriert werden; ebenso kann es hier sekundär zur Amyloidablagerung und Ausbildung einer entsprechenden Neuropathie kommen (s. o.).

23.13.3 Tumoren der peripheren Nerven

Tumoren der peripheren Nerven wurden bereits auf S. 459 besprochen.

23.13.4 Myopathien

Allgemeine diagnostische Aspekte | Biopsien der Skelettmuskulatur werden deutlich häufiger zur Klärung eines neurologischen Krankheitsbildes durchgeführt als Nervenbiopsien. Dies liegt u. a. auch daran, dass die Aussagekraft einer Muskelbiopsie diejenige einer Nervenbiopsie meist übertrifft – im Allgemeinen ist die Korrelierung von morphologischem und klinischem Befund hier leichter möglich.

> **MERKE**
> Als Biopsieort wählt man einen Muskel, der eindeutig klinisch betroffen ist, aber noch nicht vollständig durch Fett- oder Bindegewebe ersetzt ist. Häufige Biopsieorte sind die Mm. quadriceps femoris, biceps brachii, tibialis anterior und gastrocnemius.

Analog zu den Nervenbiopsien gilt, dass Qualität und Menge des Biopsats ausreichend zur Durchführung verschiedener neuropathologischer diagnostischer Methoden sein müssen.

Allgemeine Klassifikation der Myopathien | Bei den **primären Muskelerkrankungen** ist der Muskelbefall Leitsymptom der Erkrankung. Die Klassifikation der primären Myopathien orientiert sich vornehmlich an strukturellen Veränderungen des Muskelgewebes. Sie sind überwiegend genetisch bedingt.

Bei den **sekundären Muskelerkrankungen** wird die Skelettmuskulatur sekundär in den Krankheitsprozess mit einbezogen, dies ist v. a. bei entzündlichen (v. a. autoimmunologischen) und endokrinologischen Erkrankungen der Fall.
Die **neurogene Muskelatrophie** resultiert aus einem Verlust des 2. Motoneurons im ZNS oder aus einer Beschädigung motorischer Nervenwurzeln und/oder Nervenbahnen. Ursächlich können degenerative ZNS-Erkrankungen sein, v. a. die spinale Muskelatrophie (s. S. 470) und die amyotrophe Lateralsklerose (s. S. 470). Auch Erkrankungen der Vorderwurzeln (z. B. entzündlich im Rahmen eines GBS, s. S. 472, oder mechanisch bei einem Bandscheibenvorfall) sowie Erkrankungen der peripheren motorischen Nervenbahnen (z. B. bei der Polyneuropathie oder bei einer traumatischen Nervenläsion) können zur neurogenen Muskelatrophie führen
Die histopathologische Untersuchung des Muskelbiopsates umfasst eine breite Palette histologischer, histochemischer und immunhistochemischer Methoden, welche durch feinstrukturelle Untersuchungen komplettiert werden. Nur die Gesamtheit der einzelnen Methoden erlaubt eine weitgehende Einschätzung des muskelpathologischen Prozesses.

Kongenitale Myopathien

MERKE

Bei den kongenitalen Myopathien handelt es sich um seltene, genetisch bedingte Erkrankungen, die sich histologisch durch besondere Strukturanomalien des Muskelgewebes auszeichnen.

Das klinische Bild ist eher unspezifisch – die betroffenen Kinder fallen bereits bei der Geburt oder in der frühen Kindheit durch eine Muskelhypotonie auf. Die Progredienz der Erkrankung sowie die Prognose sind jedoch je nach Myopathie-Typ sehr verschieden. Man unterscheidet folgende Typen:
Zentronukleäre Myopathie: Bei dieser Erkrankung befinden sich die Muskelkerne nicht – wie normal – an der Peripherie der Muskelfaser, sondern in der Mitte.
Central-Core-Disease: Sie ist durch eine Störung der Myofibrillenarchitektur charakterisiert (Central-Core- oder Multicore-Erkrankungen). Typischerweise fehlen Zellorganellen und Myofibrillen im Zentrum der Muskelfaser.
Nemaline-Myopathie: Bei dieser Erkrankung finden sich zahlreiche kleine Stäbchen (Nemaline-Körperchen) innerhalb der Muskelfaser.

Muskeldystrophien

MERKE

Bei den Muskeldystrophien handelt sich um eine heterogene Gruppe überwiegend genetisch bedingter Muskelerkrankungen, die durch eine progressive Zerstörung von Muskelfasern und einen reaktiven Muskelumbau (Proliferation von Binde- und Fettgewebe) gekennzeichnet sind.

Muskeldystrophie Typ Duchenne: Hervorzuheben ist v. a. die X-chromosomal erbliche Muskeldystrophie Typ Duchenne.

MERKE

Die Muskeldystrophie Typ Duchenne ist neben der zystischen Fibrose die häufigste Erbkrankheit mit Manifestation im Kindesalter. Aufgrund des Erbgangs sind überwiegend Jungen betroffen.

Pathogenetisch besteht ein Mangel an einem bestimmten Plasmamembranprotein, dem Dystrophin **(Dystrophinopathie)**, der einen progressiven **Muskelfaserzerfall** zur Folge hat (laborchemisch fassbar durch eine Erhöhung der Kreatinkinase/CK). Je nach Erkrankungsstadium findet man bei der histologischen Untersuchung Schwankungen der Muskelfaserkaliber, z. T. zentral gelagerte Muskelfaserkerne, disseminierte Faserdegenerationen (ohne Bezug zur Muskelinnervation!) sowie eine **reaktive Proliferation von Fett- und Bindegewebe**; hierdurch kann der erkrankte Muskel manchmal dicker erscheinen als im ursprünglichen Zustand (sog. Pseudohypertrophie, v. a. im Bereich der Waden). Die Herzmuskulatur ist typischerweise in den Krankheitsprozess mit einbezogen, was im Allgemeinen den limitierenden Faktor für die Lebenserwartung darstellt (Entwicklung einer dilatativen Kardiomyopathie mit Herzinsuffizienz, vgl. S. 101). Diagnostisch wegweisend ist der immunhistochemische Nachweis einer verminderten Dystrophinmenge mittels spezifischer Antikörper (**Abb. 23.19**). Dieser Befund wird im Western Blot bestätigt, hieran schließt sich ein Mutationsscreening für das Dystrophingen an. Diagnostisch hilfreich ist auch, dass Mütter in ihrer Rolle als Konduktorinnen neben einer milden klinischen Sympto-

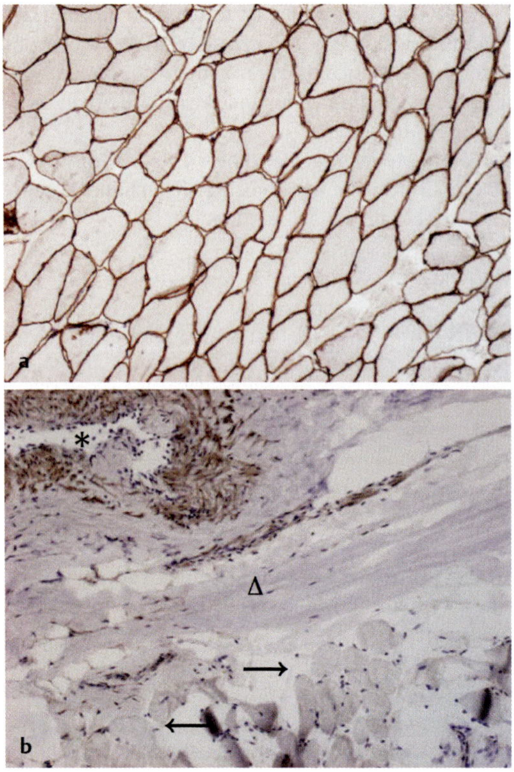

Abb. 23.19 Muskeldystrophie vom Typ Duchenne. a Im Kontrollmuskel lässt sich immunhistochemisch eine homogene membranständige Dystrophin-Expression nachweisen. **b** Beim erkrankten Muskel fehlt die Dystrophin-Expression in den Muskelfasern vollständig (Pfeile). Man beachte die erhaltene Dystrophin-Expression in den Blutgefäßen (*) sowie die deutliche Vermehrung von Bindegewebe (Δ).

matik ebenfalls eine verminderte Dystrophinexpression im Muskelgewebe aufweisen können, ohne im eigentlichen Sinne krank zu werden.

Becker-Dystrophie: Bei der Becker-Dystrophie handelt es sich ebenfalls um einen X-chromosomal vererbten Defekt im Dystrophin-Gen; das klinische Bild ähnelt demjenigen der Duchenne-Dystrophie, allerdings manifestiert sich die Erkrankung später (um das 7. Lebensjahr herum), der Krankheitsverlauf ist insgesamt weniger schnell und aggressiv.

Muskeldystrophien vom Gliedergürteltyp: Unter diesem Begriff wird eine heterogene Gruppe von Myopathien zusammengefasst, die durch einen vorzugsweisen Befall des Beckengürtels/des Oberschenkelbereichs mit späterem Aufsteigen in den Schultergürtel gekennzeichnet ist. Man spricht in diesem Zusammenhang auch von einer LGMD (limb girdle muscular dystrophy). Wie bei den Dystrophinopathien handelt es sich auch hier um genetisch bedingte Defekte von Muskelfaser-Membranproteinen; es sind unterschiedliche Proteine betroffen, die auch als Dystrophin-assoziierte Glykoproteine bezeichnet werden. Gemeinsame **morphologische Kennzeichen** aller Erkrankungen des Gliedergürteltyps sind Schwankungen des Muskelfaserkalibers, ein degenerativer Muskelumbau mit Fett-/Bindegewebsersatz sowie begleitend Störungen der Myofibrillenarchitektur, die oft nur ultrastrukturell fassbar sind. Die verminderte Proteinexpression lässt sich bei einigen Krankheitsbildern mithilfe spezifischer Antikörper nachweisen.

23

Fazioskapulohumerale Muskeldystrophie (FSHD): Bei der FSHD sind klinisch vorwiegend der Schultergürtel und das Gesicht betroffen. Auch hier sind histologisch deutliche Faserkaliberschwankungen typisch; zusätzlich können Entzündungszellen nachweisbar sein, wodurch die Abgrenzung gegen einer Myositis (s. u.) schwierig sein kann.

Emery-Dreifuss-Muskeldystrophie: Dieser Muskeldystrophie liegt ein Defekt des Emerin-Gens zugrunde, klinisch sind v. a. die Muskulatur des Schulterblatts und des Oberarms betroffen (skapulohumerale Muskeldystrophie); der Verlust der Emerin-Expression in Muskelfaserkernen kann auch in diesem Fall immunhistochemisch nachgewiesen werden.

Myositiden

MERKE

Muskelbiopsien werden am häufigsten unter der Frage einer entzündlichen Erkrankung durchgeführt. Entzündliche Muskelerkrankungen können durch direkten Erregerbefall (infektiöse Myositis, **Tab. 23.6**) oder – häufiger – autoaggressiv (Autoimmunmyositis) bedingt sein.

Nichtinfektiöse Myositiden: In dieser Erkrankungsgruppe unterscheidet man 3 Entitäten, die morphologisch gut voneinander abgegrenzt werden müssen: Polymyositis, Dermatomyositis, und die Einschlusskörperchenmyositis. Darüber hinaus kann das Muskelgewebe auch im Rahmen anderer systemischer Autoimmunerkrankungen entzündlich mitreagieren, typischerweise unter dem Bild der **interstitiellen Myositis**. Hier sind die entzündlichen Zellinfiltrate im Muskelgewebe bevorzugt perivaskulär zu finden.

- **Polymyositis:** Leitsymptom ist die Schwäche der proximalen Extremitätenmuskulatur (v. a. Schulter- und Beckengürtelmuskulatur). Histologisch ist ein entzündliches lymphozytäres Infiltrat im Muskelgewebe zu sehen, das charakteristischerweise auch scheinbar intakte Muskelfasern „invadiert“. Als unspezifische Befunde erkennt man darüber hinaus Muskelfasernekrosen sowie Regeneratfasern. Es dominieren CD 8^{+}-T-Zellen.

Tab. 23.6

Infektiöse Myositiden (Beispiele)	
Erkrankungstyp	**Merkmale**
virale Myositis	bei Coxsackie-B-Virus-Infektion, Influenza, CMV, AIDS
bakterielle Myositis	selten, evtl. fortgeleitete Infektion (z. B. bei Dekubitus, äußeren Wunden); mikroskopisch eitrige Entzündung mit Muskelfasernekrosen
Clostridienmyositis	bevorzugt in traumatisch geschädigtem Muskelgewebe; Erweichung und Zerfall der Muskulatur („Gasbrand", Erreger: Clostridium perfringens)
granulomatöse Myositis	tuberkulöse Myositis durch fortgeleitete Infektion (z. B. einer Knochentuberkulose)
parasitär bedingte Myositis, z. B. Trichinose	rheumaähnlicher Muskelschmerz durch Eindringen von Trichinella-Larven, geringe Begleitentzündung
Trypanosomiasis (Chagas-Krankheit)	direkter Parasitenbefall des Muskelgewebes mit Polymyositis; es kommt zum Muskelfaseruntergang mit begleitender entzündlicher Reaktion
Zystizerkose	Muskelbeteiligung meist klinisch inapparent; keine spezifischen Muskelveränderungen

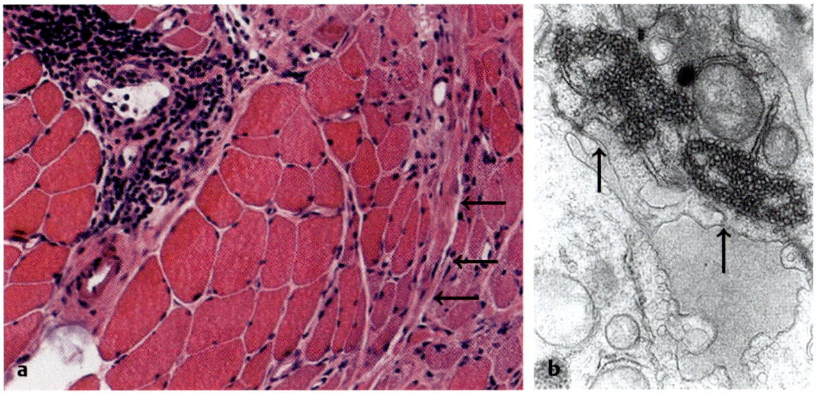

Abb. 23.20 Muskelveränderungen bei der Dermatomyositis. a Typische perifaszikuläre Muskelfaseratrophie (Pfeile) sowie dichte entzündliche Infiltrate in der Umgebung von Blutgefäßen (linker Bildrand). **b** Elektronenmikroskopische Darstellung tubulärer Strukturen (Pfeile) in Endothelzellen.

- **Dermatomyositis:** Die Dermatomyositis ist wie die Polymyositis durch eine proximal betonte Muskelschwäche gekennzeichnet, darüber hinaus finden sich auffällige Hautveränderungen. Histologisch sind gleichfalls Lymphozyten im Muskelgewebe zu sehen, häufig allerdings in deutlich geringerer Zahl als bei der Polymyositis. Spezifische Befunde bei der Dermatomyositis sind eine betonte Atrophie von Muskelfasern im Bereich des perimysialen Bindegewebes (perifaszikuläre Atrophie, **Abb. 23.20a**) sowie Veränderungen des Kapillarnetzes. In den entzündlichen Infiltraten dominieren B-Zellen sowie CD 4^{+}-T-Zellen. Ultrastrukturell sind fast immer sog. undulierende Tubuli (elektronendichte tubuläre Einschlüsse, **Abb. 23.20b**) in den Kapillarendothelien des Muskelgewebes zu sehen. Die Dermatomyositis kann auch paraneoplastisch bedingt sein.
- **Einschlusskörperchenmyositis** (Inclusion Body Myositis, IBM): Bei der IBM finden sich neben entzündlichen Infiltraten charakteristische filamentöse Einschlüsse innerhalb der Muskelfasern (**Abb. 23.21a**), die vor allem ultrastrukturell nachgewiesen werden können. Ein weiteres Merkmal der IBM sind mitochondriale Auffälligkeiten (**Abb. 23.21b**).

Neurogene Muskelatrophie

Zahlreiche verschiedene Erkrankungen können zu einem Verlust des 2. motorischen Neurons/der motorischen Vorderwurzeln und/oder der motorischen Nervenbahnen führen (die wichtigsten sind auf S. 472 genannt). Unabhängig von der jeweiligen Ursache ist der Effekt auf die Muskulatur jeweils gleich:

MERKE

Die von den beschädigten Neuronen/Nervenwurzeln/Nervenbahnen innervierten Muskelfasern atrophieren, da der trophische Effekt der Nervenimpulse auf das Muskelgewebe entfällt. Typischerweise gehen ganze Muskelzellgruppen gemeinsam zugrunde (alle von einer Nervenfaser/einer Axonkollaterale versorgten Muskelzellen), was als felderförmige Atrophie bezeichnet wird. Dies unterscheidet die neurogene Muskelatrophie z. B. von den Muskeldystrophien, bei denen die Muskelfasern disseminiert zugrunde gehen.

Histologisch erkennt man im Muskelgewebe entsprechend eine Vielzahl schmaler atropher Fasern in felderförmiger Anordnung sowie Kernhaufen, die Ausdruck einer vollständigen Atrophie von Muskelfasern sind (**Abb. 23.22a**). Reinnervationsphänomene bewirken eine Fasertypenneugruppierung mit Ver-

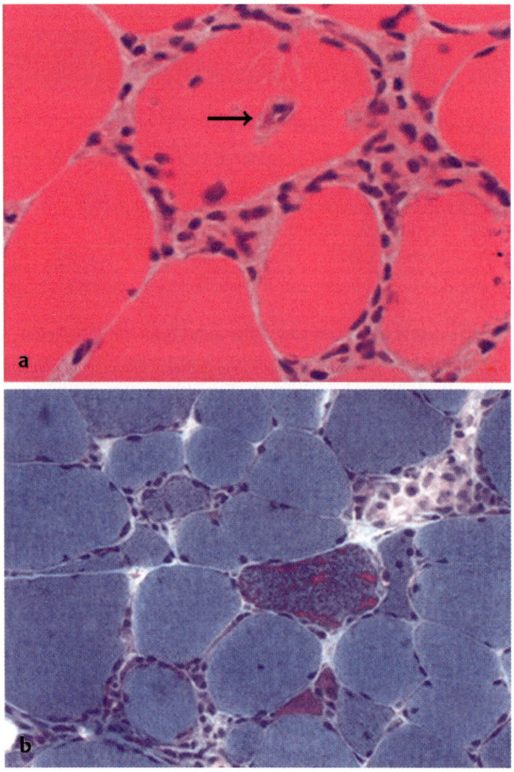

Abb. 23.21 Einschlusskörperchenmyositis (*Inclusion Body Myositis* [IBM]). **a** Neben entzündlichen Infiltraten im Muskel lassen sich Einschlüsse (Pfeil) nachweisen. **b** Ragged red Fibres als Ausdruck einer gestörten Mitochondrienfunktion bei der IBM.

lust der sonst typischen schachbrettartigen Verteilung von Typ-I- Muskelfasern (Fasern mit aerobem/oxidativem metabolischen Profil) und Typ-II-Muskelfasern (Fasern mit bevorzugt anaerob-glykolytischem Metabolismus [Typ IIB] sowie intermediärem Stoffwechseltyp [Typ IIA]) (**Abb. 23.22b**).

Metabolische Myopathien

Angeborene oder erworbene Stoffwechselerkrankungen können gleichfalls die Muskulatur mit betreffen. Unter Umständen können die Symptome seitens der Muskulatur sogar klinisch führend sein.

Glykogenosen: So kommt es bei den Glykogenspeichererkrankungen (Glykogenosen) zu einer Ablagerung von Glykogen im Muskelgewebe; aus dem jeweiligen Ablagerungsmuster kann man häufig Hinweise auf das zugrunde liegende Krankheitsbild erhalten. Eine Muskelbeteiligung ist v. a. bei den häufigeren Glykogenosen anzutreffen, z. B. beim Morbus Pompe (Typ II) oder bei der McArdle-Krankheit (Typ V, s. S. 492).

Lipidspeichermyopathien treten im Rahmen mitochondrialer Störungen sowie als eigenständige Krankheitsbilder auf. Auf die **mitochondrialen Enzephalomyopathien** wurde bereits auf S. 446 eingegangen. Das Muskelbiopsat ist bei den mitochondrialen Myopathien oft diagnostisch wegweisend: Hier lassen sich auffällige histochemische Befunde infolge veränderter Aktivitäten der mitochondrialen Enzyme feststellen. Besonders charakteristisch sind sog. „Ragged red Fibres", die Ausdruck einer Ansammlung veränderter Mitochondrien in den Muskelfasern sind, sowie ein Verlust der Cytochrom-Oxidase-(Cox-)Aktivität. Auch elektronenoptisch sind sowohl quantitative als auch strukturelle Auffälligkeiten der Mitochondrien fassbar. Eine weiterführende molekulargenetische Untersuchung auf Defekte genomischer oder mitochondrialer DNA ist in diesen Fällen indiziert.

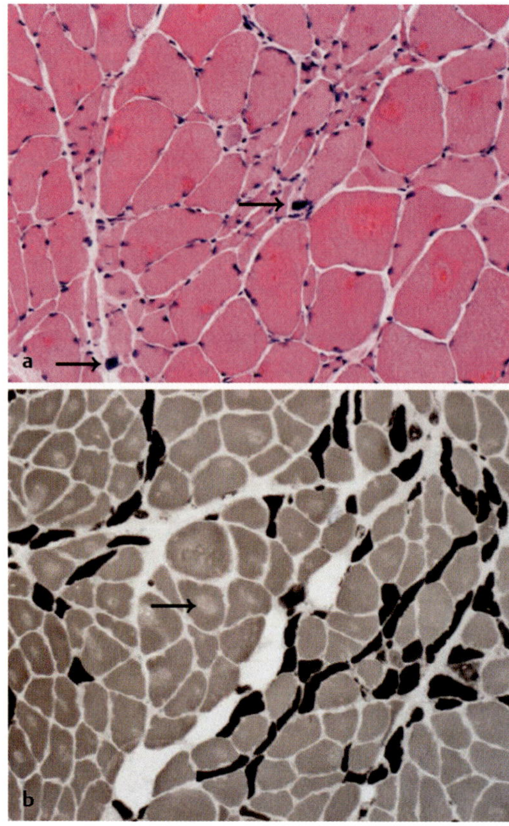

Abb. 23.22 Neurogene Muskelatrophie. **a** Es dominieren erhebliche Schwankungen der Fasergröße sowie Bildung von Muskelkern-Konglomeraten (Pfeile) als Zeichen einer denervationsbedingten Muskelfaseratrophie. **b** In der Enzymhistochemie lassen sich ein Verlust des sonst typischen Schachbrettmusters der Hauptmuskelfasertypen I und II sowie so genannte Target-Veränderungen (Pfeil) als Zeichen der Denervierung nachweisen (Färbung: enzymhistochemische Darstellung der ATPase).

Weitere metabolische Myopathien: Eine Beteiligung der Muskulatur findet sich schließlich auch bei Schilddrüsenfunktionsstörungen, beim Diabetes mellitus sowie iatrogen als Steroidmyopathie.

Myotonien

Myotonische Erkrankungen sind im Allgemeinen durch eine verzögerte Erschlaffung der Muskulatur gekennzeichnet. Teilweise beruhen sie auf Ionenkanalstörungen (hyper- oder hypokaliämische periodische Paralysen). Die autosomal dominant vererbte **myotonische Dystrophie** (Curschmann-Steinert) beruht auf einer Triplet-Repeat-Expansion eines CTG-Repeats. Zusätzlich zur Myotonie treten im Krankheitsverlauf eine Katarakt, eine Stirnglatze, eine Kardiomyopathie sowie eine Demenz auf. Muskelbioptisch finden sich starke Muskelfaserkaliberschwankungen sowie eine Vermehrung der Muskelfaserkerne. Auch Myofibrillenstörungen treten auf.

Myasthenien

Eine Reihe von Erkrankungen ist zwar durch muskulären Funktionsstörungen charakterisiert, zeigt jedoch in der Muskelbiopsie überwiegend keine oder keine spezifischen Befunde. Bei der immunologisch bedingten **Myasthenia gravis** kommt es zu einer abnormen Muskelschwäche nach wiederholter Aktivierung der Muskulatur/bestimmter Muskelgruppen. Ursache ist eine autoimmun bedingte Zerstörung des Acetylcholinrezeptors im Bereich der motorischen Endplatte. Mikroskopisch können lymphozytäre Infiltrate beobachtet werden. Beim **Lambert-Eaton-Syndrom** tritt im Zusammenhang mit einem kleinzelligen Bronchialkarzinom v. a. eine vorzeitige Ermüdbarkeit proximaler Extremitätenmuskeln auf.

24 Sinnesorgane

24.1 Einleitung

Key Point
Erkrankungen von Auge und Ohr sind aufgrund der komplexen Struktur dieser beiden Sinnesorgane besonders vielfältig. In diesem Kapitel werden die für die Klinik und/oder die Pathologie besonders relevanten Erkrankungen kurz vorgestellt.

Ausführlichere Informationen finden sich in den klinischen Lehrbüchern der entsprechenden Fachbereiche.

24.2 Erkrankungen des Auges

Im Gegensatz zur bisherigen Systematik des Buches werden die Erkrankungen des Auges in Abhängigkeit von der jeweils betroffenen anatomischen Struktur vorgestellt. Die zugrunde liegenden Pathomechanismen sind ebenso vielfältig wie die Erkrankungen des Auges selbst.

24.2.1 Erkrankungen der Augenlider

Hordeolum (Volksmund: Gerstenkorn): Es handelt sich um eine **akut entzündliche Erkrankung der Lidranddrüsen**, zumeist der an der Lidrandinnenseite gelegenen Meibom-Talgdrüsen (Glandulae tarsales), es können aber auch die nach extern im Bereich der Wimpern mündenden apokrinen Moll-Drüsen (Glandulae ciliares conjunctivales) oder die Zeis-Drüsen betroffen sein; Letztere sind talgproduzierende Hautanhangsdrüsen, die im Winkel zwischen Haar und Haarbalgmuskel münden (Glandulae sebaceae). Morphologisch handelt es sich um eine akute, bakteriell bedingte, eitrig einschmelzende Entzündungsreaktion des Drüsengewebes. Die Erkrankung tritt gehäuft im Jugendalter im Rahmen der akneiformen Hautentzündungen sowie im fortgeschrittenen Alter im Rahmen der Rosazea auf.

Chalazion (Volksmund: Hagelkorn): Eine chronische, granulomatös-entzündliche Erkrankung, in der Regel das Spätstadium eines Hordeolums. Der Faserknorpel, der die entzündete Meibom-Drüse umgibt, ist nur spärlich vaskularisiert. Daher unterbleibt – im Gegensatz zu akneformen Pusteln – die Resorption der eitrig eingeschmolzenen Talgdrüse. Histologisch sind Epitheloidzellgranulome mit histiozytären Riesenzellen charakteristisch. Darüber hinaus kommen in unterschiedlicher Dichte Plasmazellen, Lymphozyten, Granulozyten und histiozytäre Riesenzellen vor (**Abb. 24.1**).

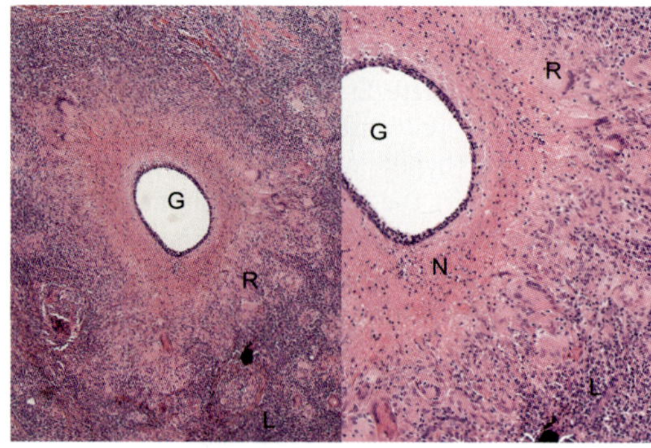

Abb. 24.1 Chalazion im histologischen Schnitt. a Übersicht 1:4. **b** Im Detail 1:20. **G:** ehemaliger Gang; **N:** Nekrose mit Granulozyten in der Umgebung des Ganges; **R:** histiozytäre Riesenzellen (Fremdkörper-Riesenzellen); **L:** Lymphozyten.

Molluscum contagiosum: Diese virusbedingte Hautläsion manifestiert sich bevorzugt auch an den Augenlidern. Das entsprechende Krankheitsbild ist genauer im Kapitel 19 (s. S. 361) beschrieben.

Xanthelasma: Im Bereich der Lider findet man häufig oberflächlich gelegene, leicht erhabene gelbliche Hautverdickungen. Histologisch sind in diesen Arealen schaumzellig transformierte (also lipidbeladene) Makrophagen anzutreffen. Das Xanthelasma besitzt für sich genommen keinen Krankheitswert, kann aber Indikator einer Fettstoffwechselstörung sein. Darüber hinaus kann es kosmetisch stören.

24.2.2 Erkrankungen der Bindehaut

Entzündungen der Bindehaut

Die Bindehaut ist ein aus Epithel, Bindegewebe und lymphatischen Zellen vergleichsweise einfach aufgebautes Gewebe. Die relativ gleichförmige, entzündliche Reaktion auf unterschiedliche exogene Noxen besteht aus Hyperämie („konjunktivale Injektion"), Ödem und lymphatischer Hyperplasie („rotes Auge"). Daher ist klinisch der Rückschluss von der Morphologie auf die Ätiologie oftmals schwierig. Die Einteilung der Konjunktivitiden erfolgt in Abhängigkeit von der Ätiologie oder der Morphologie:

Ätiopathogenese | Ätiologisch ist die Konjunktivitis meist **erregerbedingt**, ursächlich kommen v. a. folgende Erregertypen in Frage:

- Bakterien,
- Viren (z. B. die Keratoconjunctivitis epidemica durch Adenoviren),
- Pilze,
- Parasiten (Schistosomen).

Als **nichterregerbedingte** Konjunktivitiden seien genannt:

- allergische Konjunktivitis (Heuschnupfen),
- Autoimmunkonjunktivitis oder Keratoconjunctivitis sicca (Sjögren-Syndrom),

- gigantopapilläre Konjunktivitis (durch jahrelanges Tragen weicher Kontaktlinsen).

Morphologie | Man unterscheidet:

- diffuse unspezifische Konjunktivitis,
- follikuläre Konjunktivitis (zumeist Adenovirus-8-bedingt), histologisch durch Lymphfollikel charakterisiert;
- papilläre Konjunktivitis (zumeist allergisch bedingt), histologisch durch eine papilläre Verdickung der Konjunktiva mit lymphoplasmazellulärem Infiltrat charakterisiert;
- membranöse Konjunktivitis (zumeist bakteriell bedingt), histologisch durch Fibrinexsudate charakterisiert;
- die granulomatöse Konjunktivitis (Fremdkörper-, Sarkoidose- oder Tuberkulose-bedingt).

Bei Neugeborenen wurde 1881 die sog. Credé-Prophylaxe eingeführt, die die Inzidenz der potenziell zur Erblindung führenden Gonoblenorrhoe (eitrige, bei der Geburt übertragene Gonokokken-Keratokonjunktivitis) signifikant herabsetzte. Die ursprünglich verwendete 1 %ige Sibernitratlösung (ein stark ätzendes Salz der Salpetersäure) ist jedoch recht schmerzhaft und führt zu einer kräftigen Irritation von Bindehaut und Cornea. Gegen die danach verwendeten antbiotikahaltigen Augentropfen entwickelten die Erreger zunehmend Resistenzen, weshalb nun 2,5 %ige Polyvidon-Jod-Lösung als Antiseptikum empfohlen wird.

Degenerative Erkrankungen der Bindehaut

Pterygium (Volksmund: Flügelfell): Die am Limbus gelegenen kornealen Stammzellen sezernieren Hemmstoffe, die das gefäßfreie, langsam proliferierende Hornhautepithel davor schützen, vom wesentlich regenerationsfreudigeren Bindehautepithel überwuchert zu werden. Werden die limbalen Stammzellen geschädigt (durch UV-Stahlen, Verätzung oder Trauma) schwindet die Hemmung, und fibrovaskuläres subkonjunktivales Gewebe proliferiert in Richtung auf das Hornhautzentrum (Pterygium, „Flügelfell"). Eine einfache Exzision des degenerativen Narbengewebes provoziert oft hartnäckige Rezidive. Eine Transplantation von hemmenden limbalen Stammzellen oder von pluripotenten Amnionmembranzellen kann diesen Pathomechanismus unterbrechen.

Pinguecula (Volksmund: Fettfleck): Dieser Begriff beschreibt eine im höheren Alter auftretende gelbliche Verdickung der Konjunktiven, die klinisch bedeutungslos ist. Pathogenetisch liegt eine Degeneration von Kollagenfasern vor. Entgegen ihrer volkstümlichen Bezeichnung hat die Erkrankung nichts mit dem Fettstoffwechsel zu tun.

24.2.3 Erkrankungen der Hornhaut

Entzündungen der Hornhaut (Keratitis): Im Gegensatz zu den meist harmlosen Entzündungen der Bindehaut sind Keratitiden stets potenziell visusbedrohende Entzündungen, die aggressiv therapiert werden müssen. Bereits geringfügige Narben nach bakteriellen, viralen oder mykotischen Infektionen, Traumata oder Immunreaktionen können die Sehfähigkeit drastisch reduzieren, wenn sie in der optischen Achse gelegen sind. Gewebeverlust durch Ulzeration oder die reaktive Einsprossung von Gefäßen kann den Visus noch dramatischer herabsetzen.

Degenerative Veränderungen der Hornhaut: Beim **Arcus lipoides** handelt es sich um eine im höheren Alter auftretende Erkrankung mit ringförmiger, gelblich weißer Einlagerung von Fetten. Korneale Pigmentierungen können auch nach Einblutungen (Eisenablagerung) oder im Rahmen eines Morbus Wilson (Kupferablagerung, s. S. 489) vorkommen.

Hornhautdystrophien: Die Krankheitsgruppe der Hornhautdystrophien ist erblich bedingt. Wichtige Vertreter sind:

- **Keratokonus:** progrediente Herabsetzung der Festigkeit des Hornhautgewebes mit Verdünnung und Vorwölbung des Hornhautzentrums. Vor allem im Frühstadium kann die Festigkeit des Stromas durch eine therapeutische Vernetzung der Kollagenfibrillen (sog. UVA-Crosslinking, bei dem die Hornhaut mit Riboflavin und UV-Licht behandelt wird) erhöht werden.
- **Cornea guttata:** Langsame Degeneration mit fortschreitendem Verlust der Pumpfunktion des Hornhautendothels. Der physiologische Einstrom des Kammerwassers führt zu Ödemen von Stroma und Hornhautepithel mit progredienter Sehminderung. Eine Transplantation neuen Spender-Endothels ist aktuell die einzig mögliche Therapie.

24.2.4 Erkrankungen der Linse

Linsenluxation: Die Augenlinse kann luxieren, wenn der Aufhängeapparat (Zonulafasern) beschädigt wird, sei es durch Trauma, Operationen oder – am häufigsten – durch Degenerationen (z. B. beim Pseudoexfoliationssyndrom oder beim Marfan-Syndrom).

Grauer Star (Katarakt): Transparenzminderungen der eigentlich klaren Linse können angeboren (aufgrund intrauteriner Noxen oder Stoffwechselstörungen) oder erworben (Trauma, Degeneration; Abb. 24.2) sein. Degenerative Linsentrübungen (senile Katarakt) sind eine praktisch obligate Altersveränderung, wie Falten und graue Haare. Dies verwundert nicht, da auch die Linse ektodermalen Ursprungs ist. Die Inzidenz jenseits des 75. Lebensjahres beträgt über 70 %. Daher ist die Katarakt-Opera-

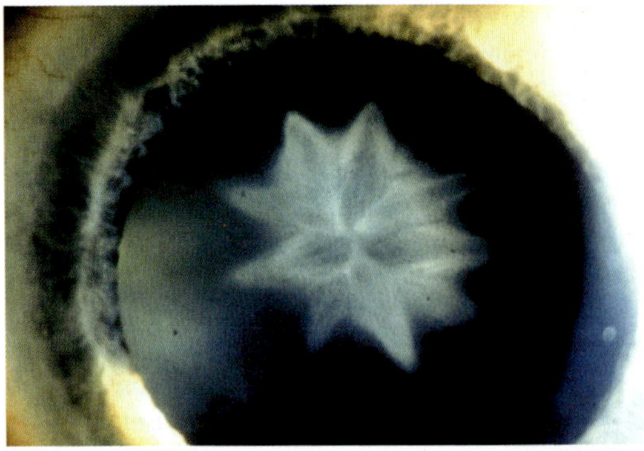

Abb. 24.2 Traumatische Katarakt (Kontusionsrosette) nach stumpfer Bulbusprellung.

tion der häufigste Eingriff aller chirurgischen Fachdisziplinen. In jüngerem Lebensalter sind Traumata, Augenoperationen, Stoffwechselerkrankungen oder ionisierende Stahlen mögliche Ursachen für das vorzeitige Auftreten der Katarakt. **Morphologisch** ist eine Zerstörung der normalen Linsenstruktur kennzeichnend, entweder durch Degeneration von Linsenfasern mit gleichzeitiger Wassereinlagerung (**Kolliquationskatarakt**) oder alternativ durch eine übermäßige Proliferation und Sklerosierung (Zusammensinterung) von Linsenfasern (**Proliferationskatarakt**). **Tab. 24.1** listet weitere Erkrankungen verschiedener anatomischer Untereinheiten des Auges auf.

Tab. 24.1

Weitere anatomische Untereinheiten des Auges mit spezifischen Erkrankungen

Anatomische Region des Auges	Erkrankungen
Augenmuskulatur	**Augenmuskellähmung**, z. B. infolge einer Läsion der Augenmuskelnerven oder einer Hirnstammläsion; klinische Folge: Doppelbilder, insb. bei Blick in die Funktionsrichtung des betroffenen Augenmuskels **Entzündung/**Myositis, häufig im Rahmen einer endokrinen Orbitopathie **Myogene Augenmuskelschwäche,** z. B. Myasthenia gravis, mitochondriale Erkrankungen
Augenvorderkammer	**Abnormer Inhalt:** Störungen der Sehkraft durch Ansammlung von Blut, Eiter, Tumorzellen oder Eiweißpräzipitaten in der normalerweise optisch transparenten Vorderkammer **Winkelblock:** Verlegung des Kammerwinkels durch Anlagerung der Iriswurzel an die Hornhaut und das Trabekelwerk; klinische Folge: Störung des Kammerwasserabflusses mit intraokulärer Druckerhöhung (Engwinkelglaukom)
Lederhaut (Sklera)	Entzündungen **(Skleritis** und **Episkleritis)**, insb. im Rahmen rheumatischer Erkrankungen; mögliche Komplikation: **Sklerastaphylom** (umschriebene Vorwölbung der Sklera infolge einer lokalen Atrophie)
Gefäßhaut (Uvea) mit ihren Bestandteilen Iris, Ziliarkörper, Choroidea	**Entzündungen (Uveitis):** man unterscheidet primäre und sekundäre, akute und chronische Uveitiden; häufig im Rahmen rheumatischer Erkrankungen **Tumoren:** malignes Melanom der Uvea
Netzhaut (Retina)	**altersbedingte Makuladegeneration (AMD):** häufigste Ursache für eine hochgradige Sehbehinderung in entwickelten Ländern – **trockene AMD**: Altersbedingte Atrophie von retinalem Pigmentepithel und der Retina; subretinale degenerative Ablagerungen (Drusen). – **feuchte AMD:** zustäzlich choriodale Neovaskularisation durch reaktive Sekretion von VEGF; Therapie mit Anti-VEGF. **Retinopathia pigmentosa:** genetisch bedingte Degeneration der Netzhaut mit Zerstörung der Photorezeptoren, v. a. der Stäbchen (progredienter Verlust von Dämmerungssehen und peripherem Gesichtsfeld) **Erkrankungen der Netzhautgefäße**, z. B. bei (generalisierter) Arteriosklerose mit Gefäßverschlüssen und reaktiver Gefäßneubildung (z. B. im Rahmen eines Diabetes mellitus); Aneurysmen der Netzhautgefäße und Netzhautblutungen, im Falle eines Bluthochdrucks ggf. mit interstitiellen Exsudaten **Netzhautablösung:** Trennung der sensorischen Retina vom Pigmentepithel infolge von Verletzungen, Prellungen, einer senilen Myopie, einer Minderdurchblutung (z. B. bei Diabetes mellitus) u. a. **Tumoren:** Retinoblastom (maligne, s. S. 484), Retinozytom (benigne) **Proliferative Vitreoretinopathie:** Retinale Minderperfusion führt zu reaktiver Synthese von VEGF und nachfolgender Gefäßneubildung (Neovaskularisation). Mögliche Folgen: Blutungen in retinale Strukturen und in den Glaskörper, narbige Schrumpfungen epiretinalen Gewebes sowie Netzhautablösungen.
Glaskörper (Vitreus)	**Physiologische Degeneration des Glaskörpers:** obligate Verflüssigung des gelförmigen Glaskörpers mit Verklumpung der darin enthaltenen Faserbestandteile, die dann als „Mouches volantes" (fliegende Mücken) darin „herumschwappen". Die assoziierte Abhebung der posterioren Glaskörpergrenzmembran kann gelegentlich durch Traktionen zu Einrissen der Netzhaut und zur Netzhautablösung führen.
Augenhöhle (Orbita)	**Entzündungen,** v. a. im Rahmen autoimmuner/rheumatoider Erkrankungen wie bei verschiedenen Arteriitiden, Sarkoidose, okulärer Myositis und Myasthenia gravis; bei infektiöser – v. a. bakterieller – Genese Gefahr der Orbitalphlegmone **Endokrine Orbitopathie** bei Morbus Basedow (s. S. 502): Stimulation von Fibroblasten, die Glykosaminoglykane und Kollagen bilden; in der Folge kommt es zum Exophthalmus **Tumoren:** Lymphome, inflammatorischer Pseudotumor
Sehnerv (N. opticus)	**Papillitis** mit Ödem des interzellulären Raums (ursächlich häufig autoimmune Genese im Rahmen einer Neuritis n. optici) **Optikusatrophie:** Verlust der Axone und Markscheiden des N. opticus, z. B. durch: Glaukom, Blutungen, Gefäßverschlüsse oder Traumata **Tumoren:** Gliome, Meningeome

24.2.5 Erkrankungen, die mehrere Anteile des Auges betreffen

Glaukom

Diese chronisch-progrediente Erkrankung wird auch **grüner Star** genannt und ist in der Regel durch eine **Erhöhung des Augeninnendrucks** gekennzeichnet. Sekundär resultiert eine fortschreitende **Atrophie der Sehnervenfasern** mit progredienten Gesichtsfeldausfällen und bei (sub-)totaler Optikusatrophie schließlich der Erblindung. Bei extremen Erhöhungen des Augeninnendrucks (**Glaukomanfall**) können ein Hornhautödem (durch übermäßigen Einstrom von Kammerwasser in das Stroma bzw. relative Insuffizienz der Endothelzellpumpfunktion), ischämische Nekrosen der Iris und eine Druckschädigung des anterioren Linsenepithels (Glaukomflecken) auftreten.

Die Einteilung der Glaukome ist in **Tab. 24.2** dargestellt.

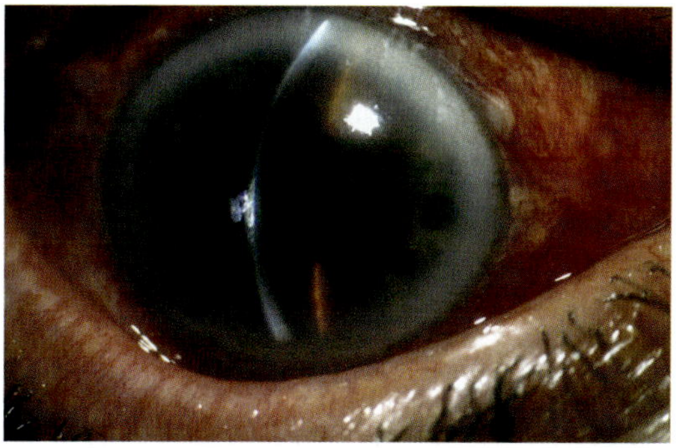

Abb. 24.3 Neovaskularisationsglaukom. Gefäßproliferation im Bereich der Irisbasis und des Trabekelmaschenwerks führen zu massiver Augendruckerhöhung. Die Hyperämie der Bindehautgefäße („rotes Auge“) ist ein Sekundärphänomen.

Tab. 24.2

Einteilung der Glaukome

Glaukomform/Ursache	Beschreibung/Besonderheiten
Offenwinkelglaukom	
primär chronisches Glaukom	Am häufigsten ist das primäre Offenwinkelglaukom; die Patienten haben sehr lange keine Beschwerden, da der Augendruck meist nur mäßig erhöht ist. **Sonderform: „Normaldruckglaukom“::** Morphologische/klinische Veränderungen wie bei einem Glaukom, bei Messung des Augendrucks liegt dieser jedoch im Normalbereich; die Pathogenese wird kontrovers diskutiert: Erklärung 1: Bei arterieller Hypotonie ist der normale Augendruck relativ zu hoch, damit der Augapfel ausreichend durchblutet wird. Erklärung 2: Der Augeninnendruck ist nur in der Nacht erhöht.
angeborenes Glaukom (kongenital oder juvenil)	missgebildestes Trabekelwerk oder missgebildeter Schlemm-Kanal; Folge: Das Kammerwasser kann nicht richtig abfließen.
sekundäres Offenwinkelglaukom ***(tritt infolge von Verletzungen oder anderen Erkrankungen auf)***	
Neovaskulationsglaukom (**Abb. 24.3**)	Bei ausgeprägten Durchblutungsstörungen der Retina (Venenverschluss, diabetische Retinopathie) wird im Bereich der Netzhaut der Gefäßwachstumsfaktor VEGF gebildet. Dieser bewirkt nicht nur im Bereich der Retina, sondern auch auf der Iris die Neubildung von Gefäßen. Diese Neovaskularisationsgefäße führen zur Verklebung und Verlegung des Trabekelwerks mit starken Augendruckerhöhungen. Durch rechtzeitige Gabe von Anti-VEGF-Antikörpern und eine Laserbehandlung kann dieses Sekundärglaukom verhütet werden.
Ablagerungen (Pseudoexfoliation, Pigmentdispersion)	Das Trabekelmaschenwerk kann durch Ablagerungen verstopft werden. Beispielsweise durch Pigmentzellen der Iris, Pseudoexfoliationsmaterial, Erythrozyten (nach Blutungen) oder Linseneiweiß (nach Kataraktoperationen).
Entzündungen (Uveitis)	Bei einer Uveitis kann der Abflusswiderstand im Trabekelmaschenwerk durch ödematöse Schwellung, Entzündungszellen, Fibrin oder Verklebungen erheblich erhöht sein.
Steroidglaukom	Lokal oder systemisch verabreichte Kortikosteroide können bei entsprechender Veranlagung (Steroidresponder) erhebliche, passagere Augendruckerhöhungen provozieren.
Engwinkelglaukom (Glaukomanfall)	
Enger Kammerwinkel, häufiger bei kurzen Augen weitsichtiger Patienten; der enge Kammerwinkel kann sich bei einer weiten Pupille völlig verschließen; dies führt zu einem schmerzhaften Glaukomanfall mit sehr hohen Druckwerten; Folge des Glaukomanfalls: Hornhauttrübung, um Lichtquellen werden Farbringe gesehen, verschwommenes Sehen, evtl. Erblindung innerhalb von Stunden bis wenigen Tagen.	

MERKE

Säuglinge und Kleinkinder mit besonders großen Augen („schöne große Augen/Kuhaugen") müssen auf jeden Fall von einem Augenarzt untersucht werden, da nicht selten ein angeborenes Glaukom vorliegt; da die Augenhüllen noch dehnbar sind, führt der erhöhte Augeninnendruck zu einer Vergrößerung des Bulbus.

EXKURS

Vaskuläres Gewebe und VEGF

Das Gefäßsystem des Auges weist gegenüber dem vaskulären System des übrigen Körpers einige Besonderheiten auf. Die Erforschung der Hömöostase der Gefäßproliferation und hier insbesondere des Vascular Endothelial Growth Factor (VEGF) hat in den letzten Jahren die Behandlung vasoproliferativer Erkrankungen des Auges revolutioniert.

Da die Netzhaut ein Teil des Gehirns ist, existiert auch im retinalen Gefäßsystem eine Blut-Retina-Schranke, analog zur Blut-Hirn-Schranke. Auch im Bereich der Iris und der Uvea finden sich spezialisierte Gefäße. Die Kornea ist gefäßfrei, weil sie kontinuierlich vasoinhibitorische Substanzen freisetzt. Im Rahmen von Wundheilung und Ischämie wird VEGF sezerniert, wodurch neue Gefäße aussprossen, die dem im übrigen Körpergewebe vorherrschenden Standardtypus entsprechen. Im Rahmen der Wundheilung und der Geweberegeneration ist dies erwünscht. Die neu gebildeten Gefäße sind jedoch relativ porös und brüchig, und erfüllen nicht die speziellen Anforderungen des autochthonen, okulären Gefäßsystems.

Solche fehlgeleiteten Neovaskularisationsgefäße treten typischerweise auf im Gefolge von retinalen Ischämien (Thrombosen, diabetischen Gefäßschäden) oder durch korneale Immunreaktionen (z. B. Transplantatabstoßung nach Keratoplastik). Sie können durch anti-VEGF-Antikörper gehemmt werden. Die Gabe von anti-VEGF ist jedoch so lange erforderlich, wie aufgrund von Ischämie, Inflammation oder Trauma der VEGF vom Gewebe im Rahmen der Wundheilungsreaktion sezerniert wird.

Verletzungen des Auges

Die äußeren Augenhüllen (Cornea, Sklera) bestehen aus sehr widerstandsfähigem Gewebe. Um diese Strukturen zu verletzen, ist eine **hohe kinetische Energie** notwendig. **Stumpfe Verletzungen** mit hoher kinetischer Energie können zu **Berstungen des Augapfels** führen, meist werden hierbei jedoch die dünnen knöchernen Wände der Orbita, vor allem der Orbitaboden, eingedrückt (Orbitabodenfraktur, sog. **„Blow-out-Fraktur"**). Durch die Kompression des Augapfels in axialer Richtung mit ausgleichender Dehnung der Augenhüllen können außerdem Einblutungen in die Vorderkammer, die Iris, die Retina oder die Aderhaut auftreten. Seltener sind Verletzungen durch scharfe Gegenstände oder Fremdkörper.

Bei relevanten Gewebezerstörungen der Aderhaut eines Auges kann aufgrund einer immunologisch vermittelten Entzündung gegen uveales Gewebe nach Monaten bis Jahren eine **chronische Uveitis des Partnerauges** auftreten (**sympathische Ophthalmie**); eine Enukleation des primär verletzten Auges kann zur Eindämmung dieser Opthalmie erforderlich werden.

Atrophia und Phthisis bulbi

Eine **Atrophie** einzelner **okulärer Gewebe** tritt häufig auf, etwa infolge einer Degeneration (z. B. Maculadegeneration) oder einer Noxe (z. B. Optikusatrophie bei Ischaemie oder Augeninnendruckerhöhung). Die **Phthisis Bulbi** ist eine Schrumpfung des gesamten Bulbus mit narbigem Umbau der okulären Strukturen. Ursächlich ist zumeist eine Atrophie des Ziliarkörpers (z. B. aufgrund von schwerem Trauma, Entzündung oder Ischaemie), wodurch die Produktion des Kammerwassers unter ein Minimum absinkt und der erblindete Bulbus schrumpft, atrophiert und vernarbt.

Augentumoren

Von den unterschiedlichen anatomischen Einheiten des Auges können jeweils verschiedene Tumoren ausgehen, etliche davon sind nicht für das Auge spezifisch und daher in anderen Kapiteln beschrieben (Bindehaut und Aderhaut: malignes Melanom, s. S. 428 sowie **Abb. 24.4** und **Abb. 24.5**; Augenlider: Tumoren mit Verwandtschaft zu Speicheldrüsentumoren, s. S. 228; Plattenepithel- und Basalzellkarzinome, s. S. 430 und 431). Einige Tumoren wurden bereits in der **Tab. 24.1** erwähnt.

Als spezifischer Tumor der Netzhaut ist nachfolgend lediglich das Retinoblastom näher beschrieben.

Retinoblastom: Dieser embryonale Tumor der Retina kommt überwiegend im Kindesalter vor (1.–3. Lebensjahr). Das Tumorsuppressorgen RB-1 ist beim Retinoblastom mutiert, was eine Kaskade von Effekten nach sich zieht, die in der Summe zur Entartung führen. Ca. 40 % der Tumoren sind erblich bedingt, ein kleiner Teil der Patienten bekommt metachron ein Osteosarkom. 20 % der Tumoren treten doppelseitig auf. Die Tumoren können **endophytisch** (ins Bulbusinnere) und/oder **exophytisch** (nach außen) wachsen. Morphologisch sind Rosettenformationen der Tumorzellen typisch (benannt nach Flexner-Winterstein), darüber hinaus auch Kalzifikationen, die in der Röntgendarstellung nachweisbar sind. Klinisch fällt zunächst eine weißliche Pupille auf (Leukokorie). Bei rechtzeitiger Diagnose ist die Überlebenschance mit 80–90 % gut.

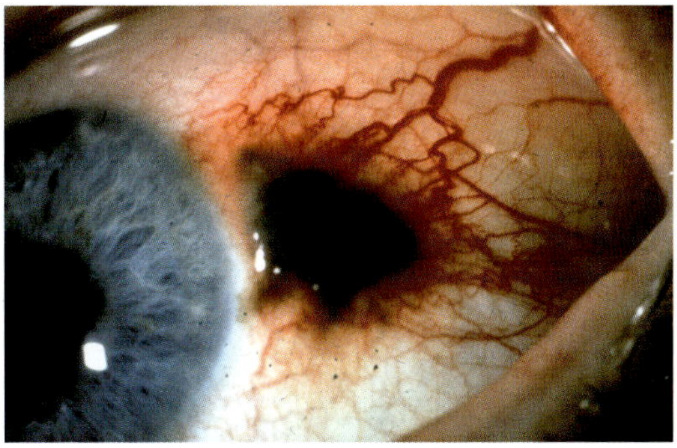

Abb. 24.4 Bindehautmelanom. Dunkel pigmentiert und unscharf begrenzt. Der erhöhte Metabolismus der Tumorzellen erfordert eine vermehrte Durchblutung (ektatische Tumorgefäße).

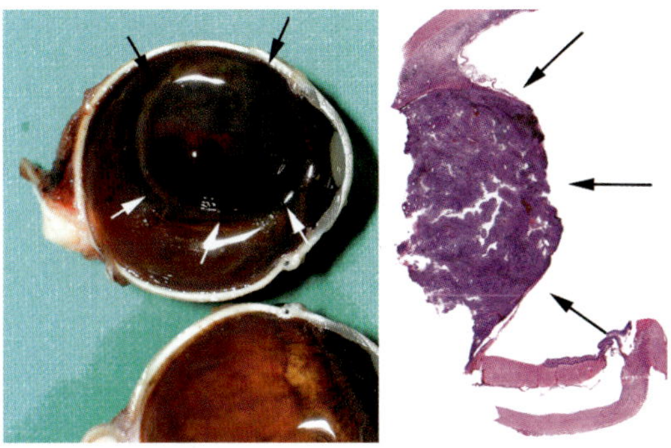

Abb. 24.5 Aderhautmelanom. a Blick auf einen pigmentierten, in der Retina gelegenen Tumor. **b** In der histologischen Übersicht stellt sich der Tumor braun pigmentiert dar; er wölbt sich in den Augapfel vor.

MERKE

Das Retinoblastom-Gen (RB-1) war das erste entdeckte Tumorsuppressorgen.

24.3 Erkrankungen des Ohrs

Otitis: Man unterscheidet Entzündungen im Bereich der Ohrmuschel und/oder des äußeren Gehörgangs (Otitis externa) von Entzündungen des Mittelohrs (Otitis media).

- **Akute Otitis media:** Die Mittelohrentzündung kommt gehäuft im Kindesalter vor. Es handelt sich in der Regel um eine **bakteriell** bedingte Entzündung. Häufig steigen die Erreger über die Tuba auditiva aus dem Nasopharynx auf. Dieser Infektionsweg ist v. a. für das Kindesalter typisch, da er durch vergrößerte Rachenmandeln (Adenoide, vgl. S. 485) begünstigt wird. Die „Adenoide" können die Tubenöffnungen verlegen und damit die Belüftung des Mittelohrs sowie den Sekretabfluss beeinträchtigen. Virale Infektionen sind seltener, aber gleichfalls möglich. Bei der bakteriellen akuten Otitis media findet sich Eiter im Mittelohr, der das Trommelfell polypenartig vorstülpen und zur Ruptur bringen kann. Eine gefürchtete **Komplikation** der akuten Otitis media ist eine Ausweitung der eitrigen Entzündung mit Übergriff auf Nachbarstrukturen, insb. auf die Cellulae mastoideae (Mastoiditis) und auf die Schädelhöhle mit den darin enthaltenen Hirnhäuten, großen Blutleitern und dem Gehirn (otogene Osteomyelitis/Sinusthrombose/Meningitis/otogener Hirnabszess). Das Labyrinth kann gleichfalls erkranken (Labyrinthitis). Bei einer hämatogenen Aussaat der Erreger resultiert eine otogene Sepsis.
- **Chronische Otitis media und Cholesteatom:** Die akute Otitis media kann chronifizieren. Komplizierend kann sich dann ein Cholesteatom entwickeln: Hierbei findet sich verhorntes Plattenepithel in der Paukenhöhle, das reichlich Hornsubstanzen produziert und zumeist aus dem äußeren Gehörgang über einen Trommelfelldefekt eingeschleppt wurde (alternativ kann es auch auf dem Boden eines kongenitalen Einschlusses von Plattenepithel im Os temporale entstehen: primäres Cholesteatom). Das Cholesteatom kann einen chronischen Entzündungsprozess, ggf. mit Ausbildung von Granulomen, induzieren und zur Drucknekrose des angrenzenden Knochens (u. U. auch der Gehörknöchelchen!) führen. Es neigt nach operativer Entfernung zu Rezidiven.
- **Otitis externa:** Als Unterformen der externen Otitis seien das Gehörgangsfurunkel und die Entzündung des Ohrknorpels genannt. Infektionen des Gehörgangs sind wie die Otitis media überwiegend bakteriell bedingt, ggf. auch mykotisch.
- **Chondrodermatitis nodularis helicis:** Es handelt sich um eine Entzündung der Ohrmuschel mit multifaktorieller Ätiologie (u. a. UV-Licht, Erfrierungen, Druckbelastung, Minderperfusion), die am oberen Pol der Ohrmuschel über der schmalen Kante des Helixknorpels entsteht. Klinisch ist eine Ulzeration der Haut typisch, die bis auf den Knorpel reicht. Diese Erkrankung ist sehr schmerzhaft und kommt im höheren Alter vor – gehäuft bei Männern (m:w 5:1). Therapie der Wahl ist die Exzision im Gesunden. Die histologische Untersuchung erlaubt dann auch die differenzialdiagnostische Abgrenzung gegen ein Karzinom der Ohrmuschelhaut, das sich klinisch ähnlich präsentiert.

Otosklerose: Es handelt sich um eine relativ häufige Erkrankung ungeklärter Ätiologie; sie ist durch eine Degeneration der Innenohrknochen gekennzeichnet und führt letzten Endes zu einer Fixierung des Steigbügels im ovalen Fenster. Klinisch resultiert hieraus eine Schwerhörigkeit bis hin zur Taubheit.

Tumoren des Ohrs: Ähnlich wie im Auge kommen im Ohr zahlreiche Tumoren vor, die auch andernorts auftreten und damit nicht für das Ohr spezifisch sind; häufig leiten sich diese Tumoren von der Epidermis (Plattenepithelkarzinome und Basalzellkarzinome des äußeren Ohrs) oder vom Knochen ab (z. B. Osteom des Innenohrs). Paragangliome (s. S. 511) sind eine selten anzutreffende Besonderheit des Mittelohrs (Glomus jugulare oder tympanicum). Ein spezifischer Tumor des Innenohrs ist das **Zeruminaladenom**, das sich von Zeruminaldrüsen ableitet.

Erkrankungen des Innenohrs spielen in der Pathologie keine große Rolle (unspezifische Morphologie). Als Schädigungsursachen kommen v. a. toxische Einflüsse (v. a. auch bestimmte Medikamente, z. B. Aminoglykoside), Infektionen und Traumata in Frage. Eine spezielle Erkrankung des Innenohrs ist der Morbus Menière, der auf einen Hydrops des endolymphatischen Raums zurückgeht.

K

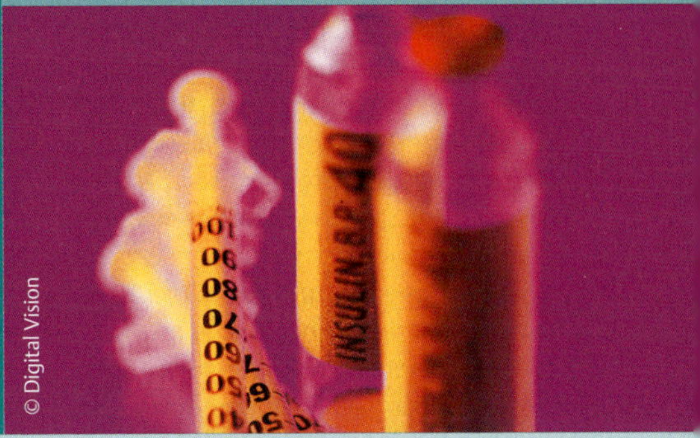

© Digital Vision

Stoffwechsel-erkrankungen und neuroendokrines System

Fallbesprechung im Rahmen der internistischen Fortbildungskonferenz für PJ-Studenten

Internist: Wir berichten über die 38 Jahre alte Frau F., die schon im Alter von 4 Jahren an einem insulinpflichtigen Diabetes mellitus Typ 1 erkrankte. Die Patientin kommt aus Kasachstan und wurde bereits dort mit Schweine-Insulin eingestellt. Allerdings war die Patientin immer wieder hyperglykämisch. Den Blutzucker konnten wir in den letzten 2 Jahren durch Diät-Schulungen, eigene Blutzuckermessungen sowie Einstellung einer flexiblen Dosierung mit kombinierten lang- und kurzzeitwirksamen Insulinen gut einstellen. Leider hat die Patientin schon jetzt neurologische Störungen im Sinne einer Polyneuropathie. Außerdem wurde vor einem Jahr der Vorfuß amputiert. In der letzten Zeit ist das Kreatinin auf 3 mg/dl angestiegen, welches bei der Gesamtkonstellation auf die diabetische Glomerulopathie zurückzuführen ist. Allerdings liegt auch eine grenzwertige Proteinurie vor. Ohne Proteinurie würden wir keine Nierenbiopsie durchführen – wegen der Möglichkeit z. B. einer Minimal-Change-Glomerulopathie, die zu einer anderen Therapie führen würde, haben wir allerdings doch eine Biopsie durchgeführt.

Pathologe: Wir erhielten vor 12 Monaten zunächst das Vorfußamputat mit einer feuchten Gangrän. Die A. dorsalis pedis zeigte eine nur gering stenosierende Arteriosklerose. Allerdings sind die kleinen arteriellen Gefäße stark wandverbreitert und eingeengt. Wenn man die Vorgeschichte betrachtet, ist es ja unwahrscheinlich, dass Langzeit-Serummarker wie das $HbA1_c$ erhöht sind.

Internist: In der Tat ist der Blutzucker in den letzten 2 Jahren, seither ist die Patientin in Deutschland, gut eingestellt. Das $HbA1_c$ liegt entsprechend im oberen Normbereich.

Pathologe: Zur Nierenbiopsie: Wir erhielten zwei je 15 mm lange Stanzzylinder in Paraformaldehyd. Beide Zylinder haben wir in der Lupenvergrößerung angeschaut. Dabei waren in beiden Zylindern Nierenkörperchen zu sehen. Entsprechend konnten wir einen Stanzzylinder für die Elektronenmikroskopie aufarbeiten. Dieses ist besonders wichtig bei der gegebenen Fragestellung mit der Möglichkeit einer Minimal-Change-Glomerulonephritis. Interessant – wenn auch nicht überraschend – sind Veränderungen, die sowohl für eine beginnende diabetische Nephropathie als auch für Veränderungen im Sinne einer Minimal-Change-Glomerulonephritis sprechen. Zum Diabetes: Zum einen sind Intimaverbreiterungen mitgetroffener kleiner arterieller Gefäße zu sehen. Die Glomeruli zeigen typische Veränderungen, die von Kimmelstiel und Wilson erstbeschrieben wurden: extrakapilläre Glomerulosklerose mit Ablagerungen von „Hyalinkugeln" und „fibrinoide Schlingenklappen". Diese Veränderungen können an sich schon zu einer milden Proteinurie führen. Wie berichtet liegt diese jedoch bereits bei 7 g/d, also haben wir im Elektronenmikroskop nach weiteren Veränderungen geschaut, zumal immunhistologisch keine Immunkomplexablagerungen oder Antibasalmembran-Antikörper gefunden werden konnten. Im Elektronenmikroskop zeigte sich allerdings eine diffuse Verbreiterung der Podozyten mit Verschmelzung der Fußfortsätze. Die Mesangiumzellen sind praktisch nicht vermehrt. Diese Befunde entsprechen einer minimal-change-Glomerulonepritis (MCGN).

An den Internisten: Wie sind Sie auf diese Differenzialdiagnose gekommen, wo diese Erkrankung doch häufiger bei Kindern vorkommt?

Internist: Richtig, bei kleinen Kinder liegt der Anteil der MCGN als Ursache eines nephrotischen Syndroms bei 90 %, aber auch bei Erwachsenen liegt der Anteil bei bis zu 15 %. Die Patientin hatte für diabetische Veränderungen auch untypische Symptome: Ödeme und Hypalbuminurie sowie eine Hyperlipoproteinämie. Die Kreatinin-Erhöhung war schon in geringerer Ausprägung vor einem Jahr nachzuweisen und würde passen zur Grunderkrankung und den histopathologisch beschriebenen, diabetisch verursachten Veränderungen.

Wir werden die Patientin weiterhin mit Insulin so gut es geht einstellen und die MCGN mit Prednison behandeln, was bei 90 % der erwachsenen Patienten zu einer Remission der Erkrankung führt!

25 Stoffwechselerkrankungen

25.1 Allgemeine Charakteristika

Key Point
Stoffwechselerkrankungen werden durch Störung der Aufnahme, Metabolisierung und/oder Eliminierung eines Stoffes verursacht; die durch die „Umsatzstörung" bedingten klinischen Auffälligkeiten sind Leitsymptome der Erkrankungen.

Da derartige „Umsatzstörungen" auf vielfältige Art entstehen und zahlreiche Substanzen/Intermediärprodukte des Stoffwechsels betreffen können (man denke nur an die ungeheure Vielzahl unterschiedlicher Proteine!), ist diese Erkrankungsgruppe sehr groß. Dabei unterscheiden sich Stoffwechselerkrankungen untereinander z.T. sehr. Einzelne Stoffwechselerkrankungen sind sehr häufig und im klinischen Alltag wichtig (z.B. der Diabetes mellitus), während andere Erkrankungen eine extreme Rarität darstellen (zahlreiche angeborene Stoffwechselerkrankungen, die auf einem Enzymdefekt beruhen). Prinzipiell können alle Altersgruppen betroffen sein; genetisch determinierte Erkrankungen treten häufig bereits im Säuglings-/Kleinkindalter klinisch in Erscheinung.

Allgemeine Einteilungsprinzipien | Stoffwechselerkrankungen können nach verschiedenen Kriterien eingeteilt werden:
- **Ursache:** Stoffwechselerkrankungen können exogen/erworben oder endogen/angeboren sein.
- **Stoffklasse:** Der Umsatz anorganischer (z.B. Eisen, Kupfer, Kalzium) oder organischer Verbindungen (Proteine, Kohlenhydrate, Fette) kann gestört sein.
- **Organbeteiligung:** Die Stoffwechselstörung kann vorzugsweise die Funktion bestimmter Organe/Gewebe oder auch „nur" einzelner Zellorganellen treffen (z.B. die Mitochondrienfunktion bei den mitochondrialen Enzephalomyopathien, s.S. 446).
- **Mangel- oder Überschusssyndrom:** Die Erkrankung kann durch einen Mangel oder Überschuss bestimmter Stoffe/Metaboliten auffällig werden.

Aufgrund der Fülle von Stoffwechselerkrankungen sollen hier lediglich exemplarisch die wichtigsten dargestellt werden. Zunächst werden genetisch determinierte und im darauffolgenden Kapitelabschnitt überwiegend erworbene Erkrankungen vorgestellt.

MERKE
Bei einzelnen Stoffwechselerkrankungen (insbesondere bei den überwiegend seltenen isolierten Enzymopathien) war die Störung häufig Ausgangspunkt der Erforschung eines zuvor unbekannten Stoffwechselweges.

Allgemeine Diagnostik | Zahlreiche Stoffwechselstörungen können bereits klinisch und laborchemisch sicher diagnostiziert werden. Andere wiederum erfordern eine histologische, histochemische und u.U. auch elektronenmikroskopische Untersuchung betroffener Gewebe. Zahlreiche Stoffwechselerkrankungen können mittlerweile bereits pränatal mithilfe humangenetischer Verfahren diagnostiziert werden (Chromosomen- und DNA-Analyse im Fruchtwasser).

25.2 Genetisch bedingte Stoffwechselerkrankungen

Key Point
Frühkindliche Stoffwechselerkrankungen gehen in der Regel auf einen angeborenen Gen- bzw. Enzymdefekt zurück.

Schweregrad und **Manifestationsalter** ein und derselben angeborenen Stoffwechselerkrankung können bei verschiedenen Patienten erheblich variieren, obwohl bei diesen Patienten das gleiche Gen defekt ist. Dies kann mehrere Gründe haben:
- Ein Gen kann prinzipiell unterschiedlich mutiert sein, was das Genprodukt (zumeist ein Enzym oder Strukturprotein) unterschiedlich stark in seiner Funktion beeinträchtigt.
- Die Penetranz eines Gendefektes kann variieren, da ja ein doppelter Chromosomensatz vorliegt und bei den häufigeren heterozygoten Mutationen auch ein nichtmutiertes („gesundes") Gen vorhanden ist.
- Ein genetisch bedingter Enzymdefekt kann durch die gesteigerte Aktivität anderer Enzymsysteme zumindest teilweise kompensiert werden; ein Beispiel hierfür ist der α-1-Antitrypsinmangel, dessen Auswirkungen (Enthemmung der körpereigenen Proteolyse, s.S. 491) durch andere Proteaseinhibitoren gemildert werden können.
- Infolge des Enzymdefektes akkumuliert das nichtumsetzbare Substrat; je nach Geschwindigkeit der Akkumulation und Art der akkumulierten Substanz treten klinische Symptome bereits sehr frühzeitig oder auch erst relativ spät in Erscheinung.

MERKE
Auch bei genetisch determinierten Stoffwechselerkrankungen können Krankheitssymptome erst im Erwachsenenalter auftreten.

25.2.1 Gestörter Umsatz von Spurenelementen

Gestörter Umsatz von Kupfer: Beim **Morbus Wilson (hepatikolentikuläre Degeneration)** handelt es sich um eine autosomal rezessiv erbliche Erkrankung mit Schädigung der Leber, der Basalganglien und der

Kornea infolge einer verminderten Kupferausscheidung.

Epidemiologie I Mit einer Häufigkeit von 1:50 000 ist diese Erkrankung selten. Sie manifestiert sich zwischen dem 5. und 45. Lebensjahr (Häufigkeitsgipfel zwischen dem 13. und 24. Lebensjahr) und zeigt eine große Heterogenität bezüglich des Schweregrades.

Ätiopathogenese I Ursächlich ist ein erblich bedingter **Defekt der p-Typ-ATPase**, eines auf der Hepatozytenmembran gelegenen **kupferbindenden Transportproteins**. Dieser Defekt bedingt, dass Kupfer nicht in ausreichender Menge in die Galle ausgeschieden werden kann, was zur Akkumulation von Kupfer in den Leberzellen und im Laufe der Jahre zu einer erheblichen Kupferüberladung des gesamten Organismus (v. a. in den Basalganglien) führt. Die Kupferausscheidung über die Niere ist kompensatorisch erhöht. Der Kupferserumspiegel kann gleichfalls erhöht sein – häufig ist er allerdings auch erniedrigt, da der Morbus Wilson mit einer Verminderung des Zäruloplasminspiegels (eines kupferbindenden Transportproteins) assoziiert sein kann.

Morphologie I Bereits im Kindesalter entwickelt sich eine großtropfige Verfettung der Leber, im Erwachsenenalter resultiert eine **chronische Hepatitis** mit **Leberzirrhose**, gelegentlich auch ein **hepatozelluläres Karzinom**. In den Stammganglien kommt es zur **Nervenzelldegeneration**, reaktiv proliferieren Astrozyten (Gliose) und Kapillaren. Durch Kupferablagerungen in der Hornhaut (Descemet-Membran) bildet sich der **Kayser-Fleischer-Kornealring** (s. **Abb. 25.1**).

Klinische Aspekte I Im Kindesalter stehen Zeichen der Leberschädigung (s. S. 301) im Vordergrund, später gesellen sich neuropsychiatrische Symptome (Rigor, Tremor, Ataxie, psychische Veränderungen) hinzu. Therapeutisch werden kupferbindende bzw. komplexbildende Substanzen (u. a. Penicillamin) gegeben. Auch eine Lebertransplantation kommt in Betracht.

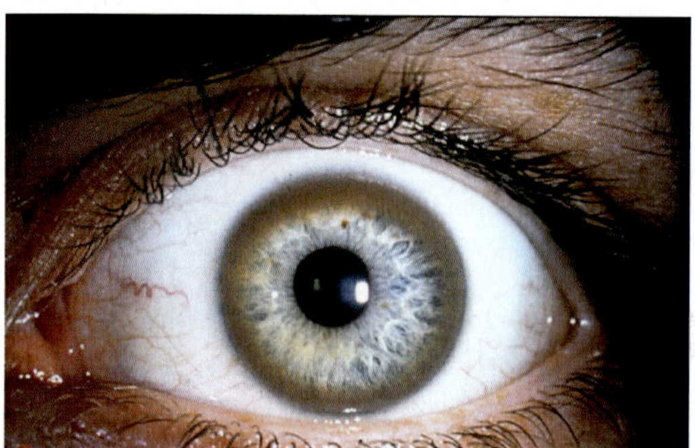

Abb. 25.1 Kayser-Fleischer-Kornealring. Braune Ablagerungen in der Korneaperipherie durch Kupfer. (Mit freundlicher Genehmigung von Dr. Schmidtborn, Waiblingen)

Gestörter Umsatz von Eisen: Die **Hämochromatose** ist eine Eisenspeicherkrankheit mit einer Siderose verschiedener Organe: Leber, Zellen des retikulohistiozytären Systems, Myokard und Haut sowie endokrine Organe u. a.

Epidemiologie I Mit einer Häufigkeit von 1:600 bis 1:25 000 (je nach Geografie) ist diese autosomal rezessive Krankheit sehr viel häufiger als der Morbus Wilson. In Deutschland sind 5–10 % der Bevölkerung Träger eines defekten Hämochromatose-Gens. Je nach genauem Gendefekt unterscheidet man verschiedene Subtypen, die mit einem bestimmten Erkrankungsalter korrelieren: Erwachsene erkranken bevorzugt am Typ 1 mit Mutation des HFE-Gens auf Chromosom 6p21.3, am Typ 3 mit Mutation des Transferrin-Rezeptors 2 auf Chromosom 7q22 und am Typ 4 mit Mutation des Ferroportins auf Chromosom 2q32 **(adulte Erkrankungsformen)**. Das durchschnittliche Erkrankungsalter dieser heterogenen Gruppe liegt bei jeweils 40–50 Jahren. Darüber hinaus gibt es eine **juvenile Form** der Hämochromatose (Typ 2), die sich zwischen dem 20. und 30. Lebensjahr manifestiert und durch eine Mutation des Hepcidin-Gens (HAMP; Typ 2B) oder des Hemojuvelin-Gens (HJV; Typ 2A) gekennzeichnet ist. Schließlich ist auch eine **Neugeborenen-Form** mit bislang unbekanntem Erbgang bekannt.

Männer erkranken generell früher als Frauen, da diese von Natur aus einen erhöhten Eisenverlust durch Menstruation und ggf. auch Gravidität/Stillzeit aufweisen.

Ätiopathogenese I Infolge der Gendefekte kommt es zu einer **Verstärkung von Eisentransportsystemen** und damit zu einer übermäßigen Aufnahme von Eisen über das Darmepithel (Aufhebung der sog. „Eisensperre"/auch Mukosablock genannt). Sekundäre Hämochromatosen können durch wiederholte Bluttransfusionen oder eine ineffektive Erythropoese (s. S. 128) bedingt sein.

Morphologie und klinische Aspekte I Das überschüssige Eisen akkumuliert wie beim Morbus Wilson primär intrazellulär in der Leber. In der Folge kommt es zur Hepatomegalie, zur Leberzellnekrose, zur Leberfibrose und schlussendlich zur **Leberzirrhose** (s. S. 289), die Gefahr eines **hepatozellulären Karzinoms** ist auch bei dieser Erkrankung erhöht. Fibrosierende Prozesse finden sich schließlich auch im Myokard und im Pankreas. Die **Myokardfibrose** kann zu Reizleitungsstörungen (klinische Folge: Herzrhythmusstörungen) und zur sekundären Kardiomyopathie mit der Gefahr einer Herzinsuffizienz führen, die **Pankreasfibrose** zu einem Diabetes mellitus. Atrophien endokriner Organe sind möglich (v. a. der Hypophyse; klinische Folge: Hypopituitarismus mit Hypogonadismus s. S. 498). Das ZNS ist im Gegensatz zum Morbus Wilson nicht betroffen, da das

Eisen selbst die Blut-Hirn-Schranke nicht überwinden kann, hierfür sind spezielle Transporter notwendig. Aufgrund einer Überstimulation der Melanozyten entwickeln die Patienten frühzeitig ein bräunliches Hautkolorit.

MERKE

Die für die Hämochromatose typische Kombination aus bräunlichem Hautkolorit und Diabetes mellitus wird auch „Bronzediabetes" genannt.

Die primäre Hämochromatose kann durch Aderlässe behandelt werden.

25.2.2 Störungen im Elektrolythaushalt

MERKE

Elektrolytstörungen entstehen häufig sekundär im Rahmen zahlreicher Grunderkrankungen, primäres Leitsymptom einer Erkrankung sind sie hingegen selten. Ein repräsentatives Beispiel für eine primäre Elektrolytstörung ist die zystische Fibrose, die auf einem angeborenen Gendefekt beruht.

Zystische Fibrose (Mukoviszidose): Ursächlich ist eine **genetisch bedingte Transportstörung für Chloridionen**, die zu einer **erhöhten Viskosität exokriner Drüsensekrete** führt. Auch diese Erkrankung ist autosomal rezessiv erblich mit einer Häufigkeit von 1:2000, 4–5 % der Bevölkerung sind Träger des Gendefektes.

Ätiopathogenese | Defekt ist das „cystic fibrosis transmembrane regulator gene" (CFTR-Gen), das auf Chromosom 7q31 liegt. Bisher sind über 300 verschiedene Mutationen dieses Gens bekannt, 70 % der Fälle zeichnen sich jedoch gleichermaßen durch eine Mutation von 3 Basenpaaren im Exon 10 aus. Diese Mutation bedingt einen Aminosäureverlust und damit eine **fehlerhafte Synthese des CTFR-Proteins**, das für den regelrechten Aufbau transmembranärer Chloridkanäle benötigt wird. Die verminderte Chloridsekretion wiederum bedingt eine eingeschränkte Flüssigkeitssekretion.

Morphologische und klinische Aspekte | Die Erkrankung manifestiert sich häufig bereits im Säuglings- bzw. Kleinkindalter. Bei Neugeborenen kann es zu einem **Mekoniumileus** kommen. Im weiteren Verlauf sind dann v. a. **pulmonale Symptome** sowie eine **Verdauungsinsuffizienz** (Malassimilation) führend: Infolge des Sekretstaus in der Lunge entwickeln sich Bronchiektasien und Atelektasen mit rezidivierenden Bronchopneumonien, längerfristig kommt es dann zu irreversiblen strukturellen Veränderungen des Lungengewebes (Lungenfibrose, Lungenemphysem), woraus sich weitere Komplikationen ergeben (Entwicklung einer pulmonalen Hypertonie mit chronischer Rechtsherzbelastung, Cor pulmonale, s. S. 189). Typisch ist darüber hinaus die **zystische Pankreasfibrose**, die zunächst das exokrine (Verdauungsinsuffizienz!) und später auch das endokrine Pankreas trifft; selten resultiert hieraus ein Diabetes mellitus. In der Leber kann sich infolge der Cholestase eine **biliäre Zirrhose** (s. S. 299) entwickeln, männliche Patienten sind aufgrund der erhöhten Viskosität des Ejakulates häufig steril.

25.2.3 Störungen im Proteinstoffwechsel (Aminosäuren, Polypeptide und Proteine)

Diese Erkrankungsgruppe umfasst Umsatzstörungen komplexer Proteine/Polypeptide sowie einzelner Aminosäuren. Für zahlreiche Aminosäuren sind spezifische Aufnahme- bzw. Metabolisierungsstörungen bekannt, die resultierenden Krankheitsbilder sind sehr charakteristisch.

α_1-Antitrypsinmangel: Das von den Leberzellen produzierte α_1-Antitrypsin (AAT) hemmt physiologischerweise die Aktivität verschiedener körpereigener Proteasen; es bietet demnach eine Schutzfunktion gegen proteolytisch bedingte Gewebeschädigungen. Ein AAT-Mangel ist autosomal rezessiv erblich: Ursächlich ist eine Punktmutation des kodierenden Gens auf Chromosom 14q32.1, wodurch das AAT derart verändert wird, dass es nicht mehr aus dem Golgi-Apparat und dem endoplasmatischen Retikulum in den Extrazellulärraum gelangen kann. Mit einer Häufigkeit von 1:2500 bis 1:10 000 ist dieser Gendefekt relativ oft anzutreffen. Je nach genauer Lokalisation der Mutation ist die Enzymaktivität um 10–60 % des Ausgangswertes eingeschränkt. Entsprechend kommt es zu einer **Enthemmung der körpereigenen Proteolyse** und über diesem Weg v. a. zu einem **Lungenemphysem** (s. S. 186) und zu einer **Leberzirrhose** (s. S. 289).

MERKE

Bei Kindern mit Lebersymptomen sollte stets an einen AAT-Mangel gedacht werden! Rauchen verstärkt Geschwindigkeit und Schwere der Lungenemphysem-Entwicklung!

Phenylketonurie: Diese autosomal rezessiv erbliche Erkrankung weist in Deutschland eine Häufigkeit von 1:12 000 auf und ist damit die häufigste Aminosäurestoffwechselstörung. Ursächlich ist die **fehlende Aktivität der Phenylalanin-Hydroxylase** (in 97–99 % der Fälle): Phenylalanin kann nicht zu Tyrosin verstoffwechselt werden und entfaltet mit zunehmender Konzentration schädigende Wirkungen. Dringlichste Maßnahme ist daher eine strikte Diät mit Re-

Tab. 25.1

Weitere angeborene Proteinstoffwechselstörungen

Krankheitsbild	Erbgang	betroffenes Gen/ Enzym	Chromosom	Symptomatik
Alkaptonurie (Ochronose)	autosomal rezessiv	Homogentisat-Dioxygenase (HGD – Enzym des Tyrosinstoffwechsels)	3q21–q23	Kristallablagerung in den Gelenken, gichtartige Synovialitiden, Schwarzfärbung des Knorpels (Ochronose); kann auch durch eine erhöhte Phenolzufuhr erworben werden (sekundäre Ochronose)
Homozystinurie (HCU)	autosomal rezessiv	Cystathionin-β-Synthetase (CBS)	21q22.3	exzessiv erhöhte Homocystein-Plasmakonzentrationen, Atherosklerose, thromboembolische Komplikationen, Demenz und Osteoporose
Oxalose	autosomal rezessiv	Alanin-Glyoxylat-Aminotransferase (AGT)	2q36-37	ausgeprägte Hyperoxalurie; Erkrankung manifestiert sich zu 90 % im Kindes- bis Jugendalter; Symptome: Urolithiasis, progrediente Nephrokalzinose; bis zu 35 % der Patienten werden erst im Stadium des terminalen Nierenversagens diagnostiziert

duzierung der Phenylalaninzufuhr; die Diät muss unmittelbar nach der Geburt begonnen werden. Andernfalls drohen schwere **ZNS-Schäden**, u. a. mit Krampfanfällen und mentaler Retardierung. Darüber hinaus fallen die betroffenen Kinder durch eine generelle **Pigmentarmut** auf: Sie sind hellhäutig, blond und meist blauäugig.

Zystinose: Diese ebenfalls autosomal rezessive Erkrankung mit Defekt des CTNS-Gens auf Chromosom 17p13 weist eine Häufigkeit von 1:100 000 auf. Mutationen des CTNS-Gens führen zu einer **transmembranären Transportstörung für Zystin**, das sich intrazellulär in Lysosomen anreichert. Da die lysosomalen Membranen rupturieren können, kann Zystin in das Zytoplasma freigesetzt werden, wo es die Aktivität schwefelhaltiger Enzyme hemmt. Während die Zystinspeicherung in den meisten Organen/Geweben zunächst keine gravierenden klinischen Symptome verursacht, reagiert die Niere frühzeitig: Typischerweise resultiert bereits im Säuglings-/Kleinkindalter eine **interstitielle Nephritis**, die im Laufe der nachfolgenden Jahre in eine Schrumpfniere mit Funktionsverlust (Urämie) übergehen kann. Morphologisch sind in allen Geweben **hexagonale lichtbrechende Kristalle** typisch, insbesondere im Nierengewebe. Die Kristalle der Retina können unmittelbar mithilfe einer Spaltlampenuntersuchung nachgewiesen werden.
Weitere Proteinstoffwechselstörungen sind in **Tab. 25.1** zusammengefasst.

25.2.4 Störungen des Kohlenhydratstoffwechsels

Störungen des Kohlenhydratstoffwechsels umfassen die **Monosaccharidosen** (z. B. die Galaktosämie) sowie die **Glykogenosen**. In der Gruppe der Glykogenosen wiederum unterscheidet man bis heute 15 verschiedene Subtypen. Die Häufigkeit für alle Typen gemeinsam beträgt ca. 1:20 000, am häufigsten sind die Typen Ia (Morbus von Gierke), VI (Morbus Hers) und speziell der Typ VIII mit 25 % aller Glykogenosen, bei dem mehrere, auf unterschiedlichen Chromosomen gelegene Isoenzyme betroffen sein können. Entweder ist der gewebe-/oganspezifische Abbau normalen Glykogens auf unterschiedlichen Ebenen gestört (Typ I–III, V–VI), oder es wird ein atypisches, mangelhaft verzweigtes Glykogen aufgebaut (fehlendes „Brancher“-Enzym), das sich in unterschiedlichen Geweben anreichert (Typ IV). Die Glykogenosen Ia bis XIII sind in der **Tab. 25.2** in Form einer Übersicht zusammengefasst.

25.2.5 Störungen des Lipidstoffwechsels

Zu den Lipiden gehören Triglyzeride, Phospholipide und Glykolipide. Bei den **Lipidspeicherkrankheiten** ist der Abbau einzelner Lipide gestört – Intermediärprodukte des Lipidstoffwechsels lagern sich in verschiedenen Organen – v. a. im retikulohistiozytären System von Leber und Milz sowie im Nervensystem – ab. Hierbei können die Nervenzellen selbst **(Lipidosen)** und/oder die weiße Substanz betroffen sein, was zu ausgeprägten Demyelinisierungen des Marklagers/der Nervenscheiden führen kann (**Leukodystrophien**, s. S. 446). Die wichtigsten Stoffwechselerkrankungen beeinträchtigen den Metabolismus des Sphingomyelins, der Ganglioside, der Zerebroside sowie der Mukolipide.
Es gibt nur wenige Lipidspeicherkrankheiten, die *nicht* das ZNS mitbetreffen – so kommt es beim Morbus Wolman, einer Cholesterinspeichererkrankung, zu einer vornehmlichen Ablagerung von Triglyzeriden in der Leber; die Mukolipidose Typ 3 führt zu Gesichtsdysmorphien (Ablagerungen von Oligosacchariden, Mukopolysacchariden und Lipiden).
Aus der Gruppe der insgesamt seltenen Lipidspeichererkrankungen sollen an dieser Stelle lediglich 2 gesondert herausgestellt werden. Im Kapitel zum ZNS sind darüber hinaus die Gangliosidosen (s. S. 446) näher erwähnt.
Morbus Gaucher: Diese auf einem Mangel an Glukozerebrosidase beruhende Erkrankung führt zu Ablagerungen von Glukozerebrosiden in Phagozyten des

Tab. 25.2

Einteilung und Charakteristika der Glykogenosen. – = normal, ? = nicht bekannt

Typ	Name	Enzymdefekt	Genlokus	Organbefall	Symptome	Glukose im Serum
I a + b	von Gierke	Glukose-6-Phosphatase	17q21	Leber	Hepatomegalie, Hyperlipidämie, Hyperurikämie, Xanthome	↓
II	Pompe	Lysosomale -1,4-Glukosidase	17p23-25	Herz, Muskulatur	Kardiomegalie, Herzinsuffizienz, Hyporeflexie, Muskelschwäche und Hypotonie	(↓)
III	Forbes Cori	Amylo-1,6-Glukosidase	1p21	Leber	mäßige Hepato- und Kardiomegalie, Epilepsie	↑
IV	Andersen	Amylo-1,4-1,6-Transglukosidase, Amylopektinose	3p12	Leber, Herz, Neuromuskuläres System	Leberzirrhose	–
V	McArdle	Muskelphosphorylase	11q13	Skelettmuskulatur	Muskelschwäche	–
VI	Hers	Leberphosphorylase	14q21-22	Leber	Hepatomegalie	↓
VII	Tarui	Phosphofruktokinase	12q13.3	Skelettmuskulatur	schnelle Muskelerschöpfung Störung der Glykolyse	–
VIII a + b	X-chromosomale Glykogenose Typ I (hepatische Glykogenose)	Phosphorylase-B-Kinase (PHK)	Xp22 22q22 16q12-13 14q24	Leber (Typ a) Leber, Muskulatur, Leukozyten (Typ b)	Hepatomegalie	↓
IX	X-chromosomale Glykogenose Typ II	DF-Untereinheit der Phosphorylase-B-Kinase (PHK)	mehrere Xq13	Leber	ähnlich wie Glykogenose Typ III, aber milder Verlauf Störung der Glykolyse	(↓)
X	Defekt der Phosphoglycerat-Mutase (PGM)		7p12	Muskel Leber	schnelle Muskelerschöpfung, Myalgie, Hepatomegalie Störung der Glykolyse	?
XI	Defekt der Laktat-Dehydrogenase		11	Muskel	schnelle Muskelerschöpfung Störung der Glykolyse	?
XII	Defekt der Aldolase		16	Muskel	schnelle Muskelerschöpfung chronische Hämolysen Störung der Glykolyse	?
XIII	Defekt der Enolase		17p11	Muskel	schnelle Muskelerschöpfung chronische Hämolysen Störung der Glykolyse	?

retikulohistiozytären Systems (sog. Gaucher-Zellen) und Nervenzellen. Klinisch resultierten v. a. eine Hepatosplenomegalie und ZNS-Symptome. Man unterscheidet eine adulte und eine juvenile Form; letztere untergliedert sich wiederum in 2 Typen.

MERKE

Die adulte Form des Morbus Gaucher stellt die häufigste lysosomale Speicherkrankheit dar.

Am gravierendsten verläuft die infantile Typ-2-Form: Bereits in den ersten 3 Lebensmonaten kommt es zu Krampfanfällen, Spastik und Lähmungen. Bei insgesamt rascher Krankheitsprogression tritt der Tod innerhalb der ersten beiden Lebensjahre ein.

Morbus Niemann-Pick: Diese autosomal rezessiv erbliche Sphingomyelin-Speicherkrankheit betrifft ebenfalls die Nervenzellen, darüber hinaus auch die Gliazellen sowie die Zellen des retikulohistiozytären Systems. Es kommt zu einer vermehrten Speicherung von Sphingomyelin, Glykosphingolipiden und Cholesterin. Die speichernden Zellen degenerieren zu Schaumzellen. Klinisch werden 2 Typen mit jeweils 3 Untergruppen unterschieden. Auch hier kommt es wie beim Morbus Gaucher zu einer Hepatosplenomegalie sowie schweren ZNS-Beschädigungen.

25.2.6 Störungen des Porphyrin-Stoffwechsels

Porphyrine sind Zwischenprodukte der Hämoglobinsynthese. Störungen der Hämoglobinsynthese sind meist durch **angeborene Enzymdefekte** bedingt und gehen mit einer **Anhäufung verschiedener Vorstufen des roten Blutfarbstoffs** in verschiedenen Organen/Geweben einher. Insgesamt sind 7 verschiedene En-

zymdefekte bekannt, die zumeist autosomal dominant vererbet werden; die entsprechenden Erkrankungen werden unter dem Begriff der **Porphyrien** zusammengefasst.
Selten gibt es auch **erworbene Formen** der Porphyrie; sie resultieren aus Vergiftungen durch aromatische, halogenierte und schwermetallhaltige Verbindungen.

MERKE

Zu den wichtigsten Manifestationen gehören die akute sowie die chronische hepatische Porphyrie.

Letztere ist mit einer Inzidenz von 20 bis 50 Erkrankungen pro 100 000 Einwohner und Jahr die häufigste Porphyrieform. Typisch sind rezidivierende, kolikartige Bauchschmerzen, ggf. in Kombination mit neurologischen/psychiatrischen Symptomen und schmerzhafter Lichtempfindlichkeit der Haut (Bläschenbildung im Bereich lichtexponierter Hautareale). Auslösende Faktoren einer akuten Krise sind zumeist Alkohol, Östrogene und Chemikalien.
Weitere Porphyrieformen sind die erythropoetische Fotoporphyrie sowie die kongenitale erythropoetische Porphyrie.

25.2.7 Umsatzstörungen komplexer Verbindungen

In diese Gruppe fallen **Umsatzsstörungen von Glykosaminoglykanen und Mukolipiden**. Beispielhaft sollen hier die Mukopolysaccharidosen besprochen werden.
Mukopolysaccharidosen: Ursächlich sind enzymatisch bedingte Defekte im Abbau von Glykosoaminglykanen, die vorwiegend in der Interzellularsubstanz des Knorpel- und Bindegewebes vorkommen; die nichtabbaubaren Metaboliten werden lysosomal in verschiedenen Geweben gespeichert. Typisch sind **Störungen des Knorpel- und Knochenwachstums** mit Knochendeformierungen, darüber hinaus Symptome seitens des Nervensystems (v. a. eine **geistige Retardierung**) sowie eine **Hepatosplenomegalie**. Die Mukopolysaccharidosen sind insgesamt sehr selten. 10 verschiedene Enzymdefekte sind beschrieben. Gemeinsames Merkmal der Erkrankungen ist, dass es sich überwiegend um autosomal rezessive Erbgänge handelt mit Ausnahme des Typs 2 nach Hunter: diese Erkrankung ist X-chromosomal rezessiv. Die häufigste Krankheit ist der Typ 3 nach **M. San Filippo** mit einer Häufigkeit von 1:200, während der Typ 1 S nach **M. Scheie** mit 1:600 000 sehr selten ist. Für den Typ VII und IX sind bislang nur einzelne Fälle beschrieben.

25.3 Überwiegend erworbene Stoffwechselerkrankungen

Key Point

Erworbene Stoffwechselerkrankungen sind sehr viel häufiger als die angeborenen: man denke nur an den Diabetes mellitus, die Gicht oder die Hypercholesterinämie. Ursächlich ist meist ein Zusammenwirken genetischer und umweltbedingter/exogener Faktoren, wobei das Gewichtungsverhältnis variieren kann. Alimentäre Faktoren (z. B. eine zu hohe Fett-, Kohlenhydrat- oder Purinzufuhr) spielen als unmittelbarer Krankheitsauslöser häufig eine wesentliche Rolle, daher sind zahlreiche Erkrankungen auch diätetisch beeinflussbar.

25.3.1 Störung des Kohlenhydratstoffwechsels: Diabetes mellitus

MERKE

Leitsymptom des Diabetes mellitus ist die Hyperglykämie; ursächlich ist eine unzureichende Insulinproduktion oder eine mangelhafte Insulinwirkung.

Mit einer Prävalenz von 2–3 % ist der Diabetes mellitus häufig und damit eine volkswirtschaftlich wichtige Erkrankung; insbesondere die ältere Bevölkerung ist betroffen. Unterschieden werden der **insulinabhängige Typ-1-Diabetes** (**IDDM:** insulin dependent diabetes mellitus) mit einer Häufigkeit von 4–9 % der Diabeteserkrankungen und der **insulinunabhängige Typ-2-Diabetes** (**NIDDM:** non-insulin dependent diabetes mellitus), der mit 90–95 % am häufigsten ist. Selten sind **sekundäre Diabetesformen** (1 %), die infolge anderer Grunderkrankungen mit einem sekundären Verlust von Pankreasgewebe und damit auch der insulinbildenden β-Zellen entstehen (z. B. im Rahmen einer Hämochromatose oder einer Mukoviszidose, vgl. oben). Selten kann es auch durch eine **Überproduktion insulinantagonistischer Hormone** zur Hyperglykämie kommen, z. B. durch eine Überproduktion von Glukokortikoiden im Rahmen eines Cushing-Syndroms, s. S. 508, oder durch eine Überproduktion von Wachstumshormon im Rahmen einer Akromegalie, s. S. 499.

Typ-1-Diabetes: Beim Typ-1-Diabetes kommt es zur **selektiven Zerstörung insulinproduzierender β-Zellen** des endokrinen Pankreas; die genaue Ursache ist immer noch ungeklärt. Diskutiert werden autoimmunologische Prozesse auf dem Boden einer genetischen Veranlagung, ggf. getriggert durch virale Infekte. Da Kinder bereits ab dem 4. Lebensjahr betroffen sein können, wird auch von einem **juvenilen**

Diabetes gesprochen. Eine Geschlechterbevorzugung besteht nicht. Aufgrund des Insulinmangels ist eine exogene Zufuhr von Insulin notwendig.

Morphologische Aspekte | Typisch sind lymphozytäre Infiltrate des endokrinen Pankreas **(lymphozytäre Insulitis)**; im Serum lassen sich Autoantikörper gegen Inselzellen nachweisen. Das Inselgewebe kann reaktiv hyperplastisch sein, die Zahl der β-Zellen ist jedoch deutlich reduziert (weniger als 10 % der Norm). Außerhalb der Inselorgane kommt es durch eine vermehrte Bildung und Speicherung von Glykogen zur Ausbildung von sog. Glykogenlochkernen: In der HE-Färbung sieht man wie ausgestanzt wirkende vesikuläre Einschlüsse in hepatozytären Zellkernen. Ähnliche Veränderungen finden sich auch im Tubulussystem der Nieren.

Typ-2-Diabetes: Bei diesem Diabetestyp sprechen die Insulinrezeptoren der peripheren Erfolgsorgane/-gewebe mangelhaft auf Insulin an (sog. **Insulinresistenz** oder **Endorganresistenz**), darüber hinaus liegt auch eine Störung der β-Zell-Funktion vor. Auch der Typ-2-Diabetes tritt familiär gehäuft auf. Die Patienten sind zumeist älter als 40 Jahre („Altersdiabetes"). Die Häufigkeit des Typ-2-Diabetes korreliert mit der Häufigkeit der Adipositas innerhalb einer Bevölkerungsgruppe (80 % der Typ-2-Diabetiker haben eine Fettleber und sind übergewichtig – was wiederum Ursache einer Diabetes sein kann, da die Adipositas in den Fett- und Muskelzellen das Glukose-Transportprotein Typ 4 herabreguliert. Es folgt eine Insulinresistenz.

MERKE

Da die Adipositas zu einer Insulinresistenz der Fettzellen führt, ist sie häufig mit einem Diabetes mellitus Typ 2 assoziiert.

Morphologische Aspekte | Die β-Zellen des Pankreas sind im Gegensatz zum Typ-1-Diabetes nicht vermindert. Im fortgeschrittenen Stadium lagert sich häufig (bei ca. 80 % der Patienten, insb. im höheren Lebensalter) **Amyloid** in den Pankreasinseln ab (s. S. 162). In der Leber kommt es durch eine vermehrte Synthese von Triglyzeriden zu einer diabetesbedingten Verfettung der Leber – bzw. eine eventuell vorbestehende Fettleber wird verstärkt.

Klinische Aspekte | Die Hyperglykämie führt im Langzeitverlauf zu typischen morphologischen Veränderungen zahlreicher Gewebe und Organe und damit zu typischen Folgeerkrankungen. **Tab. 25.3** gibt einen Überblick.

Tab. 25.3

Folgeerkrankungen des Diabetes mellitus

Folgeerkrankung	Beispiele/Besonderheiten
diabetische Makroangiopathie	erhöhtes Risiko kardiovaskulärer Erkrankungen: v. a. Myokardinfarkt, Hirninfarkt und periphere arterielle Verschlusskrankheit (pAVK), insb. der Füße („diabetischer Fuß")
diabetische Mikroangiopathie	diabetische Retinopathie, diabetische Nephropathie (Kimmelstiel-Wilson, s. S. 331), diabetische Neuropathie (v. a. Polyneuropathie, s. S. 472)
Leberveränderungen	vermehrte Speicherung von Fett (Fettleber) und Glykogen (morphologisches Korrelat: Glykogenlochkerne)
weitere organspezifische Veränderungen	Auge: diabetische Katarakt (s. S. 481) Fettgewebe: Nekrosen (Necrobiosis lipoidica, s. S. 421)
erhöhte Infektanfälligkeit	insb. für Dermatomykosen; Pyelonephritiden treten gehäuft auf

25.3.2 Störung des Purinstoffwechsels: Gicht

MERKE

Bei der Gicht ist der Harnsäurespiegel im Blut pathologisch erhöht (Hyperurikämie). Ab einer Grenzkonzentration von 7 mg/dl lagern sich Uratkristalle in verschiedenen Geweben ab, v. a. in Gelenken, Weichteilen und in der Niere. Im Bereich der Gelenke können die Kristalle akute, sehr schmerzhafte Entzündungsschübe induzieren, das Großzehendgrundgelenk ist gehäuft betroffen (Podagra).

Man unterscheidet die **primäre** Gicht von der **sekundären** Gicht (s. a. S. 534). Der primären Gicht liegt eine erblich bedingte Störung des Harnsäurestoffwechsels (meist eine gestörte renale Elimination) zugrunde, die sekundäre Gicht ist v. a. durch eine übermäßige endogene Harnsäureproduktion (v. a. im Rahmen eines erhöhte Zellzerfalls) bedingt, alternativ auch durch eine sekundäre Eliminiationsstörung im Rahmen einer anderen Grunderkrankung (azidotische Stoffwechsellage, Medikamenteneinnahme, vorbestehende Nierenerkrankung).

Morphologie | Typisch ist die Ausbildung von sog. **Gichttophi** (**Abb. 25.2**); diese entsprechen büschelförmigen Natrium-Urat-Kristallen mit umgebendem Fremdkörpergranulationsgewebe (s. S. 534). Im **akuten Gichtanfall** (s. S. 534) ist das periartikuläre Gewebe geschwollen und schmerzhaft, es resultieren Arthritiden (s. S. 534), Bursitiden und Tendovaginitiden. Die Gicht-Nephrophatie ist auf S. 534 näher beschrieben.

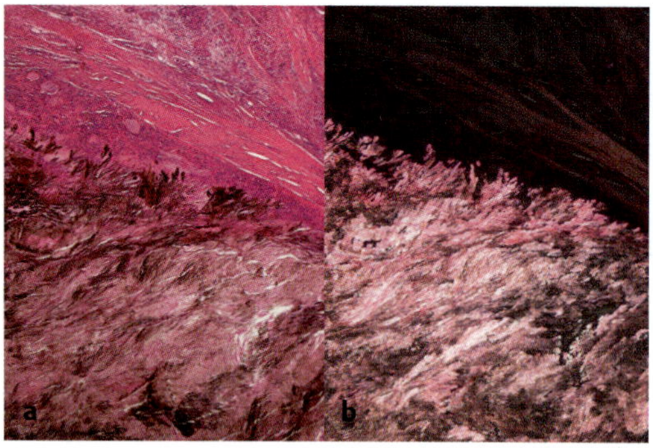

Abb. 25.2 Gichttophus mit büschelförmigen Kristallen. **a** Die Kristalle stellen sich braun dar. **b** Polarisationsoptisch verhalten sie sich doppelbrechend.

25.3.3 Störungen des Fettstoffwechsels

Hyperlipoproteinämien werden ausführlicher in den Lehrbüchern der Klinischen Chemie und Pathophysiologie besprochen, hier seien nur einige wenige Charakteristika erwähnt. Generell wird zwischen primären und sekundären Hyperlipoproteinämien unterschieden.

Primäre Hyperlipoproteinämien beruhen im Wesentlichen auf genetisch bedingten Defekten des Lipidstoffwechsels. Nach Fredrickson werden in dieser Gruppe 5 verschiedene Typen unterschieden. Da bei der Genese arteriosklerotischer Veränderungen insbesondere das Ausmaß der Cholesterinerhöhung ausschlaggebend ist (wesentlicher Bestandteil des LDL), sind die verschiedenen genetisch bedingten Typen der Hyperlipoproteinämie mit einem jeweils sehr unterschiedlichen Arterioskleroserisiko behaftet.

MERKE

Besonders hoch ist das Arterioskleroserisiko bei der familiären Hypercholesterinämie (Typ IIa) nach Fredrickson, die auf einem genetisch bedingten LDL-Rezeptordefekt beruht.

Erworbene (sekundäre) Hyperlipoproteinämien/Hyperlipidämien beruhen auf alimentären Faktoren oder anderen Grunderkrankungen. Zu nennen sind v. a.: Alkoholismus, Über- und Fehlernährung, Diabetes mellitus, nephrotisches Syndrom, Pankreatitis, Cholestase, Lebererkrankungen und andere Stoffwechselerkrankungen wie Hyperurikämie, Hypothyreose, Glykogenosen, Hyperkalzämie u. a.

25.3.4 Amyloidose

MERKE

Bei der Amyloidose kommt es zu einer hyalinen Eiweißablagerung im Extrazellulärraum verschiedener Organe und Gewebe. Chemisch betrachtet handelt es sich um abnormes, unlösliches, fibrilläres Protein mit β-Faltblattstruktur. Je nach Ablagerungsort/-ausmaß resultieren lokale oder generalisierte Krankheitssymptome. Die Amyloidose tritt im Rahmen zahlreicher Grunderkrankungen auf, hauptsächlich bei tumorösen und chronisch-entzündlichen Erkrankungen.

Amyloid bedeutet an sich „stärkeähnlich". Das Amyloid wurde ursprünglich so bezeichnet, da es sich analog der Stärke nach einer Behandlung mit Jodlösung und Schwefelsäure blau anfärbt. Zwischenzeitlich ist klar geworden, dass Amyloidosen auf einer Proteinstoffwechselstörung beruhen, dennoch hat sich die Bezeichnung Amyloidose behauptet. Die Einteilung der Amyloidosen in verschiedene Untergruppen erfolgt nach den jeweiligen Vorläuferproteinen des Amyloids, die sich immunhistochemisch unterscheiden lassen (**Tab. 25.4**).

MERKE

Wichtige physikalisch-chemische Eigenschaften des Amyloids sind seine spezifische Anfärbbarkeit mit Kongorot sowie die grüne Doppelbrechung im polarisierten Licht (s. **Abb. 25.3**). Dies macht man sich beim Nachweis des Amyloids zunutze.

Ätiopathogenese | Die Ursachen der Amyloidfibrillenbildung ist weitgehend unbekannt. Hauptsächlich werden Amyloidablagerungen im Rahmen bestimmter **Tumorerkrankungen** (v. a. multiples Myelom oder Immunozytom) sowie im Rahmen **chronisch-entzündlicher Erkrankungen** beobachtet. Darüber hinaus gibt es **familiäre** (erblich bedingte) Amyloidosen. Auch eine Langzeithämodialyse, ein medulläres Schilddrüsenkarzinom sowie ein Typ-2-Diabetes können zu dieser Erkrankung führen. Amyloidablagerungen können auch Ausdruck von Alterungsprozessen sein (senile Amyloidose, bevorzugt in Gehirn und/oder Herzmuskel). Die Einteilung der Amyloidosen ist in **Tab. 25.4** zusammengestellt.

Morphologie | Das Amyolid lagert sich bevorzugt in Blutgefäßen, Milz, Myokard, Niere, Leber, Darm und Nebennieren ab. Die betroffenen Organe sind häufig vergrößert, verfestigt und blass. Mikroskopisch ist eine strukturlose Substanz zu erkennen, die extrazellulär in die jeweiligen Organe/Gewebe eingebettet ist, bevorzugt interstitiell, perivaskulär und/oder entlang von Basalmembranen. Sie lässt sich mithilfe der oben genannten Spezialfärbungen als Amyloid

Tab. 25.4

Einteilung und Charakteristika der Amyloidosen

Amyloidose-Typ	Manifestationsorte	ursächliche Erkrankungen
AA-Amyloidose: Amyloid mit Akute-Phase-Proteinen als Vorläuferprotein; typisch für entzündungsbedingte Amyloidosen	Niere, Leber, Milz, Nebenniere	Tumoren, chronische Entzündungen
AL-Amyloidose: Amyloid mit Leichtketten als Vorläuferprotein; typisch für tumorbedingte Amyloidosen	Herz, Niere, Leber, Milz, Muskelgewebe, Gefäße	multiples Myelom/Plasmozytom, Immunozytom
ATTR: Transthyretin als Vorläuferprotein	Menisken, Gelenkkapsel, Herz, Lunge	genetisch
Aβ: β-Vorläuferprotein	ZNS	Morbus Alzheimer
Aβ2M: β2-Mikroglobulin als Vorläuferprotein	Sehnenscheiden, Bänder, Knochen, Gefäße, Haut, weitere Organe	Langzeit-Hämodialyse
AE: Amyloid mit endokrinem Protein als Vorläuferprotein: Inselzellamyloidpeptid, Kalzitonin, atriales natriuretisches Hormon (AE)	Pankreasinseln, Vorhofmyokard, Karzinomgewebe	Typ-2-Diabetes, medulläres Schilddrüsenkarzinom

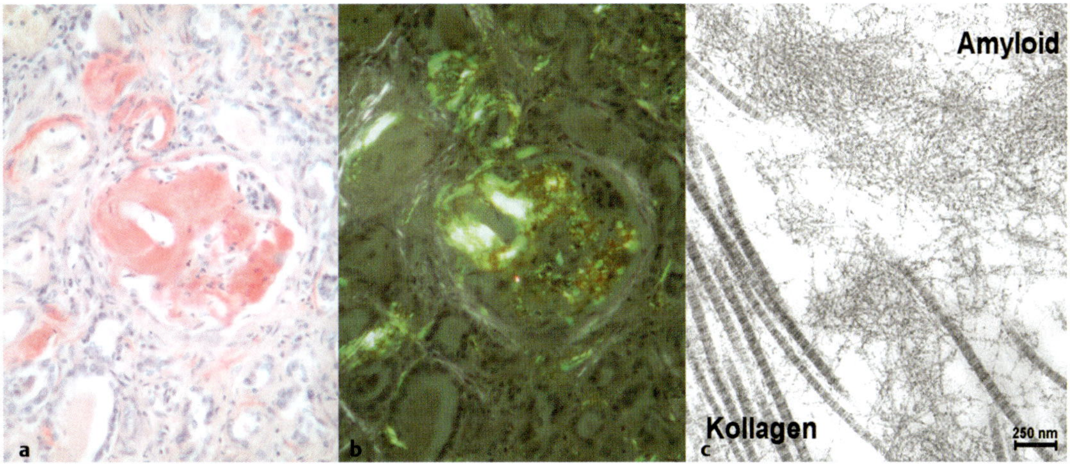

Abb. 25.3 AL-Amyloidose der Nierengefäße und Glomeruli. **a** Rote Amyloidablagerungen in der Kongorot-Färbung. **b** Grüne Doppelbrechung in der Polarisationsoptik. **c** Elektronenmikroskopische Darstellung. (Mit freundlicher Genehmigung von Prof. Dr. C. Röcken, Kiel)

identifizieren und immunhistochemisch hinsichtlich ihres Ursprungs differenzieren. Amyloidablagerungen in den Endstromgebieten können zu Mikrozirkulationsstörungen und ggf. Mikroinfarkten führen.

In der **Niere** kommen v. a. glomeruläre Amyloidablagerungen vor, die zu einer Niereninsuffizienz führen können (s. a. S. 323). In der **Leber** lagert sich das Amyloid bevorzugt im Dissé-Raum sowie entlang der Portalgefäße ab; in der Folge können Leberzellen atrophieren, was aufgrund der großen funktionellen Reserve der Leber jedoch in der Regel symptomlos bleibt. Makroskopisch ist die Leber dennoch vergrößert und verfestigt. In der **Milz** lagert sich das Amyloid in der roten Pulpa und/oder in den B-Follikeln ab. Makroskopisch erhält die Milz dadurch ein blass-rotes Aussehen mit wachsartigem Glanz und hellen Knötchen (Schinkenmilz bzw. Sagomilz). Im **Herz** finden sich in erster Linie AL-Amyloidablagerungen um die Muskelfasern herum. Es resultieren eine Atrophie des Muskelgewebes (sekundäre Kardiomyopathie mit der Gefahr der Herzinsuffizienz) sowie Störungen des Reizleitungssystems (klinische Folge: Herzrhythmusstörungen).

MERKE

Bei einer Niereninsuffizienz muss immer auch an eine Amyloidose gedacht werden! Generell ist die Amyloidose eine häufig unterschätzte Erkrankung, nach klinischer Manifestation einer AL-Amyloidose beträgt die durchschnittliche Lebenserwartung lediglich zwischen 12 und 24 Monaten.

26

26 Neuroendokrines System

26.1 Hypophyse

Key Point

Die Hypophyse ist gemeinsam mit dem Hypothalamus übergeordnetes Steuerorgan des endokrinen Systems – Erkrankungen der Hypophyse gehen entsprechend häufig mit endokrinen Auffälligkeiten einher. Durch ihre besondere anatomische Lage – insb. durch ihre Nähe zum Chiasma opticum – können Erkrankungen der Hypophyse darüber hinaus zu Gesichtsfeldausfällen, Hirnnervenausfällen und Hirndruckzeichen (v. a. Kopfschmerzen) führen.

26.1.1 Relevante anatomische und funktionelle Aspekte

Die Hypophyse befindet sich in der Sella turcica, die an der Schädelbasis im Os sphenoidale liegt. Die Hypophyse gliedert sich in 2 funktionell und entwicklungsgeschichtlich unterschiedliche Drüsenanteile: die Adenohypophyse (Vorderlappen) und die Neurohypophyse (Hinterlappen).

Anatomie und Funktion der Adenohypophyse | Der vordere Lappen ist epithelialen Ursprungs und macht ca. 80 % der Drüse aus. Er entwickelt sich aus dem Ektoderm der primitiven Mundbucht, das sich in Form der Rathke-Tasche (oder des Rathke-Gangs) hirnwärts ausstülpt. Entlang dieses Gangs kann plattenepitheliales Gewebe im Os sphenoidale zurückbleiben, hieraus können sich später Kraniopharyngeome (s. S. 178) entwickeln. Die Adenohypophyse verfügt über 5 verschiedene endokrine Zelltypen und produziert 6 verschiedene Hormone: 4 glandotrope und 2 nichtglandotrope Hormone (Tab. 26.1). Die glandotropen Hormone beeinflussen die Funktion nachgeschalteter endokriner Drüsen, die nichtglandotropen Hormone besitzen direkte Wirkungen auf verschiedene Zielgewebe. Die Hormonproduktion in der Adenohypophyse untersteht ihrerseits einer Regulierung durch hypothalamische Steuerhormone (Tab. 26.1).

Anatomie und Funktion der Neurohypophyse | Der hintere Lappen (**Neurohypophyse**) ist eine Ausstülpung des Hypothalamus und damit neuralen Ursprungs. In der Neurohypophyse werden keine Hormone gebildet – sie dient als Speicher- und Sekretionsort zweier hypothalamischer Hormone: des antidiuretischen Hormons (ADH) sowie des Oxytocins.

26.1.2 Relevanz für die Pathologie: Funktionsstörungen der Hypophyse

MERKE

Erkrankungen der Hypophyse können zu einem Überschuss (Hyperpituitarismus) oder Mangel (Hypopituitarismus) an hypophysären Hormonen führen. Hypersekretionssyndrome sind insgesamt häufiger.

Hyperpituitarismus: Eine vermehrte Inkretion einzelner (selten mehrerer) Hypophysenhormone ist fast ausnahmslos durch **Hypophysenadenome** (s. S. 499) bedingt. Je nach proliferierendem Zelltyp (s. Tab. 26.1) resultieren unterschiedliche Hypersekretionssyndrome. Klinisch relevant sind v. a. die Auswirkungen einer erhöhten Produktion von Prolaktin, Wachstumshormon (Akromegalie, s. S. 499), ACTH (Morbus Cushing, s. S. 508) oder Gonadotropinen, also LH und FSH. Eine erhöhte Produktion von TSH spielt klinisch kaum eine Rolle. Eine erhöhte ADH-Sekretion geht in der Regel nicht auf eine Funk-

Tab. 26.1

Hormone des Hypothalamus und der Adenohypophyse

hypothalamische Hormone	hypophysäre Hormone	Zielgewebe der hypophysären Hormone
PRF (Prolactin releasing Factor) **PRIF** (Prolactin inhibiting Factor: Dopamin)	**Prolaktin** PRF stimuliert, PRIF hemmt Sekretion Sekretionsort: laktotrophe/mammotrophe azidophile Zellen	Brustdrüse
GHRH (Growth Hormone releasing Hormone/Somatorelin) **SRIH** (Somatotropin release inhibiting Hormone/Somatostatin)	**Wachstumshormon** (GH: Growth Hormone oder STH: Somatotropes Hormon) GHRH stimuliert, SRIH hemmt Sekretion Sekretionsort: somatotrope azidophile Zellen	v. a. Leber, Skelettmuskulatur, Knochen, Knorpel, z. T. unter Vermittlung von sog. Somatomedinen
CRH (Corticotropin releasing Hormone/Kortikoliberin)	**ACTH** (Adrenokortikotropes Hormon, Kortikotropin) CRH stimuliert Sekretion Sekretionsort: kortikotrope basophile Zellen	Nebennierenrinde: stimuliert die Synthese von Kortikosteroiden
TRH (Thyrotropin releasing Hormone, Thryoliberin)	**TSH** (Thyroidea-stimulierendes Hormon, Thyrotropin) TRH stimuliert Sekretion Sekretionsort: thyrotrope basophile Zellen	Schilddrüse: stimuliert die Synthese von Schilddrüsenhormonen
GnRH (Gonadotropin releasing Hormone, LHRH, Gonadoliberin)	**Gonadotropine: FSH** (Follikel-stimulierendes Hormon/Follitropin) und **LH** (Luteinisierendes Hormon/Lutropin) GnRH stimuliert die Sekretion Sekretionsort: gonadotrope basophile Zellen	Ovar und Hoden: stimulieren die Synthese geschlechtsspezifischer Sexualhormone

tionsstörung des Hypothalamus/der Hypophyse zurück, sondern ist Ausdruck einer paraneoplastischen Hormonproduktion, z. B. im Rahmen eines kleinzelligen Bronchialkarzinoms (s. S. 206).

Hypopituitarismus: Mit diesem Begriff wird eine eingeschränkte inkretorische Aktivität der Hypophyse bezeichnet. Häufig ist lediglich die Produktion eines oder weniger Hormone vermindert **(partieller Hypopituitarismus)**, selten kann die gesamte Hormonproduktion zum Erliegen kommen **(Panhypopituitarismus)**. Die Symptome eines Hypopituitarismus variieren entsprechend, meist sind die Schilddrüse, die Nebennieren und die Ovarien in ihrer Funktion beeinträchtigt. Besondere klinische Bedeutung hat darüber hinaus die verminderte Sekretion von ADH über die Neurohypophyse, die zum Krankheitsbild des zentralen Diabetes insipidus führt. Der Diabetes insipidus ist durch eine massive Polyurie und Polydipsie charakterisiert. Differenzialdiagnostisch ist der renale Diabetes insipidus abzugrenzen, der durch eine Resistenz der Niere gegen die ADH-Wirkung entsteht.

Ätiopathogenese | Die Ursachen eines Hypopituitarismus sind vielfältig. In erster Linie sind **Hypophysentumoren** zu nennen (meist Adenome mit Kompression des gesunden Hypophysengewebes oder des Hypophysenstiels). Dem Sheehan-Syndrom liegt eine **ischämische Nekrose** der Hypophyse zugrunde, meist infolge eines Blutdruckabfalls bei einer massiven postpartalen Blutung; da sich die Adenohypophyse in der Schwangerschaft vergrößert, reagiert sie auf den Blutdruckabfall besonders empfindlich. Eine **hämorrhagische Infarzierung** der Hypophyse kann beim Schock, bei der disseminierten intravasalen Gerinnung und beim Diabetes mellitus vorkommen und gleichfalls zum Hypopituitarismus führen, meist bleibt jedoch noch genügend funktionstüchtiges Hypophysengewebe erhalten. **Weitere Ursachen** eines Hypopituitarismus sind Traumata, Entzündungen, eine Bestrahlung der Hypophyse, eine Hämochromatose sowie das **Empty-Sella-Syndrom:** Hier findet man eine vergrößerte Sella turcica mit einer abgeflachten Hypophyse an der Basis. Ursächlich ist ein angeborener Defekt des Diaphragma sellae, das dem intrakraniellen Flüssigkeitsdruck nachgibt und eine Herniation der Arachnoidea samt Liquor cerebrospinalis in die Sella turcica bedingt. Es resultiert eine Druckatrophie der Hypophyse.

Sonderformen des partiellen Hypopituitarismus: Ein **isoliertes Fehlen des Wachstumshormons (GH)** kommt bei mehreren familiär auftretenden Syndromen vor und führt bei Manifestation in der Kindheit zu einem hypophysären Zwergwuchs. Das **Kallmann-Syndrom** ist durch eine mangelnde Ausbildung der Geschlechtsorgane (Hypogonadismus) in Kombination mit weiteren Fehlbildungen charakterisiert (Kieferspalte, fehlender Geruchssinn). Ursächlich ist eine Mutation in einem Gen auf dem X-Chromosom, das für eine neurales Zelladhäsionsmolekül kodiert. Dieser Defekt führt u. a. zu einer fehlenden Wanderung GnRH-produzierender Neurone in den Hypothalamus. Hieraus resultiert eine mangelnde Stimulierung der LH- und FSH-Produktion in der Adenohypophyse, was zum Hypogonadismus führt **(hypogonadotroper Hypogonadismus)**.

26.1.3 Neoplasien der Hypophyse

Hypophysenadenome: Es handelt sich um benigne, überwiegend hormonaktive Tumoren der Adenohypophyse. In der Regel dominiert die Proliferation eines endokrinen Zelltyps und damit die Produktion eines Hormons. Plurihormonale Adenome sind seltener. Aufgrund der adenombedingten Kompression des gesunden Hypophysengewebes kann die Synthese anderer Hypophysenhormone beeinträchtigt werden. Auf diese Weise können Hyperpituitarismus und partieller Hypopituitarismus simultan in Erscheinung treten.

Epidemiologie | Hypophysenadenome bevorzugen weder ein bestimmtes Geschlecht noch ein bestimmtes Lebensalter. Sie machen 10 % aller operierten intrakraniellen Tumoren aus.

Ätiopathogenese | Die Ursache der Adenomentstehung ist unklar. In seltenen Fällen liegt eine multiple endokrine Neoplasie Typ 1 vor (MEN1: Kombination aus Hypophysenadenom, Nebenschilddrüsenhyperplasie oder -adenom sowie Inselzelladenom des Pankreas, s. a. S. 315).

Morphologie | Hypophysenadenome können sehr klein sein: Als **Mikroadenome** bezeichnet man Tumoren unter 10 mm Größe; sie werden oft erst durch die Auswirkungen der gesteigerten Hormonsekretion symptomatisch. **Makroadenome** fallen über die hormonelle Hypersekretion hinaus durch lokale Verdrängungseffekte auf (Kompression des Chiasma opticum mit Gesichtsfeldausfällen, Kopfschmerzen etc.). Histologisch können Hypophysenadenome nach dem vorherrschenden Zelltyp in azidophile, basophile und chromophobe Adenome eingeteilt werden. Diese Klassifikation korreliert jedoch nicht mit der Produktion bestimmter Hormone oder mit definierten Krankheitsbildern, daher werden die Hypophysenadenome heute eher nach dem Typ des produzierten Hormons eingeteilt. Entsprechend unterscheidet man Prolaktinome (33 % aller Hypophysenadenome), STH-produzierende Adenome (15 %), ACTH-produzierende Adenome (10 %) und Gonadotropin-produzierende Adenome (8 %); 19 % sind anderweitig hormonell aktiv, 15 % endokrinologisch stumm.

Klinische Aspekte | Ein **Überschuss an Prolaktin** führt bei der Frau zur Amenorrhö und (selten) zur Galaktorrhö, beim Mann zu Libido- und Potenzverlust. Eine Hyperprolaktinämie ist nicht zwangsläufig auf ein Prolaktinom zurückzuführen, sondern häufig auch medikamentös oder durch eine Störung des Dopaminstoffwechsels bedingt.
Ein **Überschuss an Wachstumshormon** führt bei Kindern zum Riesenwuchs (**Gigantismus**), bei Erwachsenen zur **Akromegalie:** diese ist durch eine Vergrößerung der knöchernen Akren sowie einem Wachstum von Weichgeweben und inneren Organen gekennzeichnet. Begleitend findet sich eine verminderte Glukosetoleranz.
Ein **Überschuss an ACTH** führt zum **Morbus Cushing**. Dieser ist auf S. 508 näher beschrieben.

26.2 Erkrankungen der Schilddrüse

Key Point

Die Ursachen einer Schilddrüsenvergrößerung (Struma) sind vielfältig. Neben Stoffwechselstörungen (Jodmangelstruma!) und Entzündungen muss differenzialdiagnostisch stets an ein Schilddrüsenkarzinom gedacht werden! Aufgrund der oberflächennahen Lage der Schilddrüse können leicht Proben für die zytologische Diagnostik entnommen werden. Diese erlauben die Diagnose eines Tumors, eine verlässliche Unterscheidung zwischen Karzinom und Adenom kann jedoch erst mithilfe einer histologischen Untersuchung gelingen.

26.2.1 Relevante anatomische und funktionelle Aspekte

Die Schilddrüse wiegt insgesamt ca. 20 g und besteht aus 2 Lappen, die über einen Isthmus miteinander verbunden sind. Jeder Lappen misst ungefähr 4 cm in größter Ausdehnung. Histologisch besteht die Schilddrüse aus Follikeln, kugelförmigen Gebilden, die von einem einschichtigen Follikelepithel ausgekleidet werden und in ihrem Inneren Kolloid speichern. Das Kolloid enthält Thyreoglobulin, aus dem die Schilddrüsenhormone (Trijodthyronin, T3 und Tetrajodthyronin, T4) freigesetzt werden. Als weiteren endokrinen Zelltyp beherbergt die Schilddrüse die calcitoninproduzierenden C-Zellen.

26.2.2 Relevanz für die Pathologie: Funktionsstörungen der Schilddrüse

Hyperthyreoidismus: Mit diesem Begriff wird der Zustand gesteigerter zirkulierender Schilddrüsenhormonmengen bezeichnet. In der Regel bewirkt der Hyperthyreoidismus einen erhöhten metabolischen Umsatz der Zielorgane. Häufige Symptome sind z. B. Gewichtsverlust, vermehrtes Schwitzen, Heißhunger, Nervosität und Herzjagen. Ursächlich ist meist eine Überfunktion der Schilddrüse selbst **(primäre Hyperthyreose)**, entweder infolge eines hormonproduzierenden Adenoms (s. S. 499) oder einer abnormen Stimulierung der Hormonproduktion durch zirkulierende Autoantikörper, die an den TSH-Rezeptor binden (Morbus Basedow, s. S. 502). Selten ist demgegenüber die **sekundäre Hyperthyreose** infolge eines TSH-sezernierenden Adenoms der Hypophyse oder einer ektopen TSH-Produktion.

MERKE

Differenzialdiagnostisch ist stets an die Möglichkeit einer inadäquaten exogenen Zufuhr von Schilddrüsenhormonen zu denken (Hyperthyreosis factitia).

Hypothyreose: Die Hypothyreose resultiert aus einem Verlust funktionstüchtigen Schilddrüsengewebes (**primäre Hypothyreose**), z. B. nach einer Operation oder Bestrahlung der Schilddrüse oder infolge einer Atrophie. Atrophien der Schilddrüse sind häufig mit entzündlichen Schilddrüsenerkrankungen (v. a. der Hashimoto-Thyreoiditis, s. S. 501, und der Thyreoiditis Riedel, s. S. 501) assoziiert. Ein weiterer wichtiger Auslöser der Hypothyreose sind Hormonsynthesestörungen, diese gehen am häufigsten auf einen Jodmangel zurück. Reaktiv wird die TSH-Synthese gesteigert, was langfristig zur Struma führt (Jodmangelstruma). Sofern der Schilddrüsenhormonmangel von Geburt an besteht, wird das heranwachsende Kind schwer geschädigt (Kretinismus: Kleinwüchsigkeit und Schwachsinn); im fortgeschrittenen Lebensalter führt der Hormonmangel v. a. zu Müdigkeit, Apathie, teigiger Haut und langsamem Herzschlag (sog. Myxödem).
Die **sekundäre Hypothyreose** beruht auf einem Mangel an TSH (z. B. im Rahmen eines Hypophysenadenoms).

Struma:

MERKE

Unter dem Begriff „Struma" versteht man ganz allgemein eine Vergrößerung der Schilddrüse, die weder neoplastischer noch entzündlicher Natur ist und mit einem Organgewicht von über 60 g einhergeht. Der Begriff ist rein morphologisch definiert; funktionell kann die Struma sowohl mit einer euthyreoten, einer hyper- als auch hypothyreoten Stoffwechsellage kombiniert sein.

Ätiopathogenese | Jodmangel und die hierdurch bedingte Ankurbelung der TRH- bzw. TSH-Produktion ist die häufigste Ursache einer Struma (**Jodmangel-**

struma, etwa 90% aller Schilddrüsenvergrößerungen). TSH führt zu einer Hypertrophie und Hyperplasie der Follikelepithelzellen, sodass trotz reduzierter Jodkonzentration ausreichend Schilddrüsenhormon gebildet werden kann (euthyreote Struma). Eine Hypothyreose tritt erst dann in Erscheinung, wenn dieser Kompensationsmechanismus versagt (hypothyreote Struma). Dies ist z. B. bei einigen hereditären Defekten der Schilddrüsensynthese der Fall; hier kann die erhöhte Stimulation der Schilddrüse durch TSH letzten Endes nichts bewirken. Eine Jodmangelstruma birgt stets die Gefahr, in eine Hyperthyreose umzuschlagen, da sich autonome – d. h. von den normalen Regulationsmechanismen entkoppelte – Schilddrüsenareale bilden können. Dieser „Umschlag" ist allerdings erst dann möglich, wenn plötzlich in größeren Mengen Jod zugeführt wird.

Morphologische Aspekte | Man unterscheidet eine diffuse (Struma diffusa) und eine knotige Struma (Struma nodosa). Die **diffuse Struma** (auch Struma parenchymatosa genannt) ist Ausdruck einer gesteigerten Stoffwechselaktivität der Follikelzellen; histologisches Korrelat sind kleine und große kolloidgefüllte Follikel. Sofern die diffuse Struma über einen längeren Zeitraum besteht, kann sie in eine **Knotenstruma** (Struma colloides nodosa) übergehen. Die Knotenstruma kann sehr groß werden und dabei groteske Formen annehmen, ggf. mit der Folge lokaler Verdrängungserscheinungen (Kompression der Trachea!). Sie besteht aus unterschiedlich großen Knoten, die teils gekapselt sein können und häufig regressive Veränderungen in Form von Zysten, Blutungen, Vernarbungen und Verkalkungen aufweisen. Die einzelnen Knoten sind in sich monoklonal, d. h., sie entsprechen einem Zellklon.

MERKE

Die Knotenstruma ist im Gegensatz zur diffusen Struma irreversibel; die Differenzialdiagnose gegenüber einer benignen (Adenom) oder malignen Neoplasie der Schilddrüse (Karzinom) kann schwierig sein.

26.2.3 Fehlbildungen der Schilddrüse

Die Schilddrüse wächst vom Entoderm des Schlunddarms aus (Foramen caecum des Zungengrunds) nach kaudal. In der Regel geht während dieser Wanderung ihre Verbindung zum Zungengrund (Ductus thyreoglossus) verloren. Etliche Fehlbildungen der Schilddrüse gehen auf eine gestörte Wanderung von Schilddrüsengewebe während der Embryogenese zurück. Schilddrüsengewebe kann im Verlauf des Ductus thyreoglossus oder in der Zunge, selten sogar im Perikard oder Mediastinum vorkommen. Ektopes Schilddrüsengewebe kann darüber hinaus auch innerhalb von Lymphknoten oder neben der eigentlichen Schilddrüse im umliegenden Weichgewebe auftreten. Eine fehlende Involution des Ductus thyreoglossus kann schließlich zur Bildung einer medianen Halszyste führen (s. a. S. 426), diese wird bis zu 3 cm groß. Histologisch besteht die Zystenwandung aus Plattenepithel oder respiratorischem Epithel sowie Schilddrüsenfollikeln.

26.2.4 Entzündungen der Schilddrüse (Thyreoiditis)

Klinisch relevant sind v. a. 3 Formen der Schilddrüsenentzündung, die durch spezifische histologische Befunde gekennzeichnet sind. Entsprechend unterscheidet man:

- die **chronische lymphozytäre Thyreoiditis** (Hashimoto-Thyreoiditis),
- die **granulomatöse Thyreoiditis** (Thyreoiditis de Quervain)
- und die **chronische fibrosierende Thyreoiditis** (Thyreoiditis Riedel; eisenharte Struma Riedel).

MERKE

Akute (infektiöse, traumatisch oder physikalisch bedingte) Entzündungen der Schilddrüse sind eine Rarität!

Hashimoto-Thyreoiditis: **Autoimmunmechanismen** scheinen eine entscheidende Rolle zu spielen: es finden sich zirkulierende Antikörper gegen verschiedene Schilddrüsenantigene (z. B. gegen die mikrosomale Fraktion der Follikelepithelzellen oder gegen Thyreoglobulin), zudem ist die Hashimoto-Thyreoiditis oft mit anderen Autoimmunerkrankungen/-phänomenen assoziiert (sog „Overlap-Syndrome") und tritt familiär gehäuft auf. Die Erkrankung betrifft bevorzugt Frauen und kumuliert in der 4. und 5. Lebensdekade.

Morphologie | **Makroskopisch** erkennt man eine diffuse Vergrößerung der Schilddrüse mit verhärteter Schnittfläche. Die Schilddrüse wiegt bis zu 200 g. **Mikroskopisch** ist ein **dichtes lymphoplasmazelluläres Infiltrat** mit Ausbildung von Lymphfollikeln typisch. Das Entzündungsinfiltrat greift auch auf die Follikel über, wodurch es zur Zerstörung der follikulären Organstruktur kommt. Es resultiert eine Atrophie der Follikelepithelien mit oxyphiler Metaplasie (Zellen mit zahlreichen Mitochondrien und gelegentlichen Kernatypien, so genannte Onkozyten oder **Hürthle-Zellen**).

Klinische Aspekte | Die Erkrankung beginnt schleichend und verläuft häufig lange Zeit unbemerkt. Die Patienten werden zumeist erst im fortgeschrittenen Krankheitsstadium durch die aus dem fortgesetzten Parenchymverlust resultierende **Hypothyreose** auffällig.

Subakute Thyreoiditis de Quervain: Es handelt sich um eine seltene und selbstlimitierende **granulomatöse Entzündung** der Schilddrüse ungeklärter Ätiologie. Sie tritt meist im Anschluss an eine virale Infektion des oberen Respirationstraktes auf. Darüber hinaus scheint es eine genetische Disposition zu geben.

Morphologie | Makroskopisch ist die Schilddrüse vergrößert und besitzt eine feste, blasse Schnittfläche. **Mikroskopisch** erkennt man in der frühen Phase ein granulozytäres Entzündungszellinfiltrat, häufig bilden sich kleinere Abszesse aus. Im weiteren Krankheitsverlauf wird das granulozytäre durch ein lymphoplasmazelluläres Infiltrat mit Makrophagen abgelöst. Die Zerstörung der Follikel mit Freisetzung von Kolloid bedingt dann eine granulomatöse Entzündungsreaktion mit Auftreten von Epitheloidzellen und zahlreichen mehrkernigen histiozytären Riesenzellen (**Abb. 26.1**).

Klinische Aspekte | Im Gegensatz zur Hashimoto-Thyreoiditis beginnt die Erkrankung relativ akut mit Krankheitsgefühl, Fieber und Druckschmerzhaftigkeit der Schilddrüse. Initial kann sich eine Hyperthyreose und anschließend eine Hypothyreose ausbilden, bis die Erkrankung nach mehreren Wochen/Monaten spontan ausheilt.

Thyreoiditis Riedel: Diese ebenfalls seltene Entzündung ist durch eine **starke Fibrosierung** der Schilddrüse charakterisiert. Die Erkrankung tritt gehäuft im mittleren Lebensalter auf, Frauen sind 3-mal so häufig betroffen wie Männer. Die Ätiologie ist unklar.

Morphologie | Makroskopisch ist die Schilddrüse holzhart und asymmetrisch befallen. **Mikroskopisch** sieht man fibrosiertes Gewebe mit lymphoplasmazellulären/histiozyträen Entzündungsinfiltraten. Die nicht betroffenen Areale zeigen unauffällige Follikel. Die Fibrosierung betrifft nicht nur die Schilddrüse, sondern auch das umgebende Weichgewebe, wodurch es zur Fixierung der Schilddrüse an die umgebende Muskulatur und die Trachea kommt. Häufig besteht gleichzeitig eine Fibrose an anderen Stellen (Retroperitoneum, Mediastinum, Orbita).

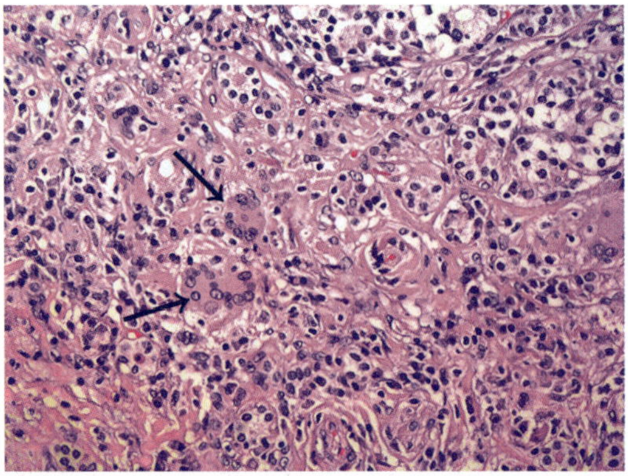

Abb. 26.1 Subakute Thyreoiditis de Quervain. Destruierte Follikel mit granulomatöser Entzündungsreaktion und mehrkernigen histiozytären Riesenzellen (Pfeile).

Klinische Aspekte | Die klinischen Symptome resultieren aus dem Parenchymverlust (progrediente **Hypothyreose**) und der lokalen Problematik: Einengung der Trachea mit Stridor und schließlich Dyspnoe, ggf. auch Dysphagie.

26.2.5 Nichtneoplastische Erkrankungen der Schilddrüse

Morbus Basedow (Syn. **Immunogene Hyperthyreose**): Es handelt sich um eine Autoimmunerkrankung, die durch eine diffuse Struma, Hyperthyreoidismus und Exophthalmus charakterisiert ist.

MERKE

Der Morbus Basedow ist die häufigste Ursache eines Hyperthyreoidismus und tritt überwiegend bei Frauen auf.

Ätiopathogenese | Die Ursache der Erkrankung ist nicht vollständig geklärt, es spielen immunologische, erbliche, geschlechtsgebundene und möglicherweise auch emotionale Faktoren eine Rolle. Der Hyperthyreoidismus wird durch Antikörper verursacht, die an den TSH-Rezeptor binden und dort eine intrinsische Aktivität entfalten. Durch diesen Stimulus wird die Schilddrüse diffus hyperplastisch und stark vaskularisiert. Die Autoantikörper sind jedoch heterogen, und nur ein Teil von ihnen bindet an den TSH-Rezeptor. Die Augensymptome (endokrine Orbitopathie) sind wahrscheinlich auf einen anderen Mechanismus zurückzuführen und korrelieren nicht mit den Schilddrüsenhormonspiegeln.

Morphologie | Makroskopisch ist die Schilddrüse meist symmetrisch vergrößert, die Schnittfläche ist fest und dunkelrot. **Mikroskopisch** sieht man hyperplastisches Follikelepithel, welches teilweise papillär in die Follikellumina vorwächst. Daneben sieht man Lymphozyten und Plasmazellen mit Ausbildung von Lymphfollikeln.

Klinische Aspekte | Therapeutisch werden Thyreostatika angewandt, diese führen jedoch aufgrund der gegenregulatorischen TSH-Erhöhung zu einer weiteren Schilddrüsenvergrößerung. Der Exophthalmus wird durch eine Einlagerung muzinösen Materials und somit Vergrößerung der extraokulären Augenmuskeln hervorgerufen.

26.2.6 Neoplastische Erkrankungen der Schilddrüse

Benigne Tumoren

Schilddrüsenadenome sind gutartige Tumoren der Schilddrüse, die sich vom Follikelepithel ableiten und szintigrafisch meist als „kalte" Knoten auffallen (d. h., sie produzieren häufig *kein* Schilddrüsenhormon). Sie kommen bevorzugt im mittleren Lebensalter vor; Frauen sind 7-mal häufiger betroffen als Männer.

> **MERKE**
> Das Schilddrüsenadenom ist der häufigste Schilddrüsentumor!

Morphologie |

> **MERKE**
> Adenome sind im Gegensatz zum Karzinom durch eine Kapsel scharf gegen das umliegende Gewebe abgegrenzt; Zeichen des invasiven Wachstums (wie z. B. Gefäßeinbrüche) fehlen (wichtiges differenzialdiagnostisches Kriterium gegenüber dem follikulären Karzinom).

Makroskopisch sind follikuläre Adenome meist solitäre umschriebene Knoten, die bis zu 3 cm groß werden und eine weiche, blasse Schnittfläche besitzen; diese weist häufig Einblutungen, fibrotische Areale und Zysten auf. **Mikroskopisch** erkennt man meist dicht beieinanderliegende follikuläre Strukturen (**Abb. 26.2**), die unterschiedlich weit sein können; entsprechend unterscheidet man **mikro-** und **makrofollikuläre Adenome**.

Klinische Aspekte | Solange die Adenome hormoninaktiv sind, machen sie häufig auch keine klinischen Symptome. Hormonaktive Adenome hingegen können eine Hyperthyreose auslösen (sog. dekompensiertes oder toxisches Adenom, szintigrafisch „heißer" Knoten).

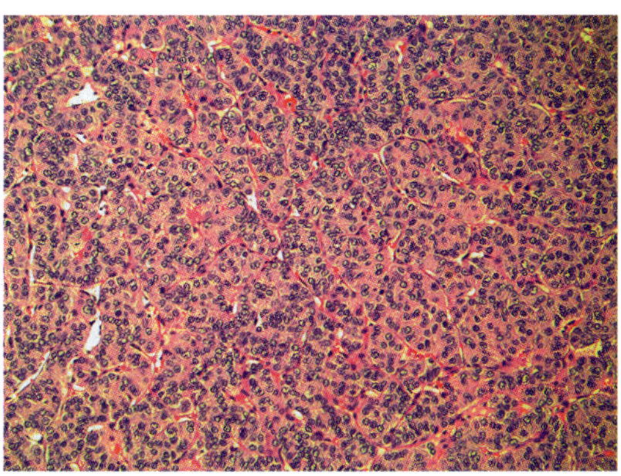

Abb. 26.2 Follikuläres Schilddrüsenadenom. Solide Verbände mittelgroßer Zellen in teils mikrofollikulärer Anordnung mit gering atypischen Kernen.

> **MERKE**
> Generell ist die Gefahr gegeben, dass follikuläre Adenome in ein follikuläres Karzinom (s. u.) übergehen, dies passiert jedoch erst nach langjährigem Verlauf.

Maligne Tumoren

Die malignen Tumoren der Schilddrüse sind ganz überwiegend epithelialen Ursprungs (Schilddrüsenkarzinome). In der Gruppe der nichtepithelialen Tumoren sind v. a. maligne Lymphome und metastatische Absiedlungen relevant.

> **MERKE**
> Schilddrüsenkarzinome gehen vom Follikelepithel oder den calcitoninproduzierenden C-Zellen aus und sind die häufigsten malignen endokrinen Tumoren. Sie machen dennoch nur 1 % *aller* malignen Tumoren des Menschen aus und sind nur für ca. 0,5 % aller karzinombedingten Todesfälle verantwortlich. Die meisten Schilddrüsenkarzinome entstehen zwischen der 3. und 4. Lebensdekade. Die Prognose variiert stark in Abhängigkeit vom histologischen Subtyp (s. u.) sowie von der Differenzierung des Tumorgewebes. Mithilfe der Feinnadelpunktion können Knoten der Schilddrüse einfach und schnell abgeklärt werden. In einem Teil der Fälle kann die zytologische Untersuchung jedoch keine abschließende Klärung bringen, da mit ihr keine Beurteilung der Kapsel gelingt. Da die Kapselperforation jedoch ein wesentliches Kriterium eines follikulären Schilddrüsenkarzinoms darstellt, wird in diesen Fällen die Diagnose „follikuläre Neoplasie" verwendet.

Die wichtigsten histologischen Subtypen des Schilddrüsenkarzinoms sind nachfolgend näher beschrieben.

Papilläres Schilddrüsenkarzinom:

> **MERKE**
> Das papilläre Schilddrüsenkarzinom ist der häufigste *maligne* Schilddrüsentumor.

Epidemiologie | Es entsteht meist zwischen dem 20. und 50. Lebensjahr, kann aber prinzipiell alle Altersklassen – auch Kinder – treffen. Bei Frauen tritt es im Vergleich zu Männern 3-mal häufiger auf.

Ätiopathogenese | Die Ursache des papillären Schilddrüsenkarzinoms ist weiterhin unklar; die Auswirkungen einer radioaktiven Bestrahlung sowie genetische Faktoren spielen bei der Tumorgenese eine Rolle.

Morphologie | Makroskopisch ist die Schnittfläche blass und hart, eine Kapsel fehlt. Einige Tumoren sind zystisch umgewandelt. Häufig wachsen sie multipel in einem oder beiden Schilddrüsenlappen. **Mi-**

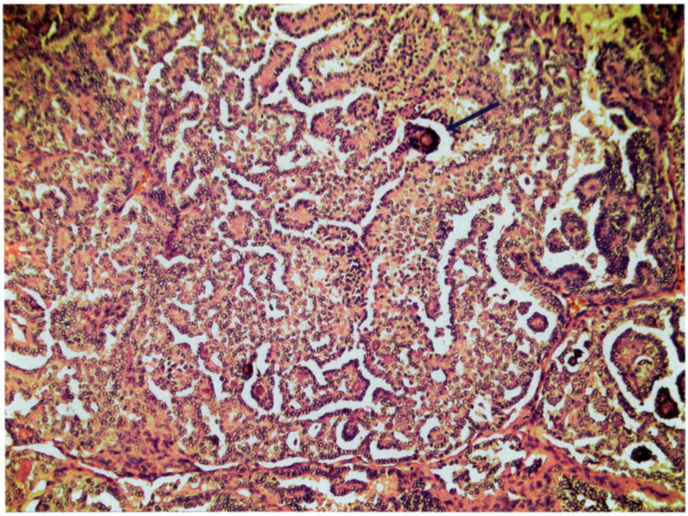

Abb. 26.3 Papilläres Schilddrüsenkarzinom: Teils papillär gewachsene Zellverbände mit Verkalkungen (Pfeil) und typischen hellen Zellkernen mit Furchen und Einkerbungen.

kroskopisch sind stark proliferierende epitheliale Tumorzellen eindrücklich, die in Form einfacher oder auch verzweigter Papillen in das Follikellumen hineinragen (papilläres Wachstumsmuster). Die Tumorzellen besitzen einen blassen, vergrößerten Zellkern (**Abb. 26.3**), der ein typisches milchglasartiges Chromatin, Kerneinschnitte und charakteristische eosinophile Inklusionen aufweist. Die meisten papillären Schilddrüsenkarzinome beherbergen darüber hinaus rundliche Verkalkungen (**Psammomkörper**). Eine Variante des papillären Schilddrüsenkarzinoms ist durch ein follikuläres Wachstum charakterisiert (follikuläre Variante, **Lindsay-Tumor**).

Klinische Aspekte | Typischerweise werden frühzeitig Lymphgefäße infiltriert und Metastasen in regionäre Lymphknoten (Halslymphknoten) gesetzt – dies kann bereits bei mikroskopisch kleinen Karzinomen der Fall sein! Hämatogene Metastasierungen sind gleichfalls möglich, kommen jedoch seltener vor als bei anderen Schilddrüsenkarzinom-Subtypen.

Die Prognose ist generell sehr gut, bei Kindern verschlechtert selbst eine Metastasierung in die Lymphknoten oder Lungen die Prognose nicht wesentlich.

Follikuläres Schilddrüsenkarzinom: Dieses Schilddrüsenkarzinom wächst rein follikulär ohne papilläre oder andere Anteile. Es macht ca. 15 % aller Schilddrüsenkarzinome aus.

Epidemiologie | Das follikuläre Schilddrüsenkarzinom kommt meist bei über 40-Jährigen vor. Frauen erkranken 3-mal häufiger als Männer.

Ätiopathogenese | Die Ursache des follikulären Schilddrüsenkarzinoms ist umstritten; auch der Einfluss einer radioaktiven Bestrahlung ist nicht genau geklärt.

Morphologie | Follikuläre Schilddrüsenkarzinome werden in minimal-invasive und grob-invasive Karzinome eingeteilt. Mikroskopisch ist das **minimal-invasive Karzinom** durch adenomähnliche, von einer Kapsel umgebene Tumorzellverbände gekennzeichnet, die im Gegensatz zum Adenom jedoch die Kapsel durchbrechen und/oder in Blutgefäße eindringen. Diese Zeichen des invasiven Wachstums unterscheiden das follikuläre Karzinom vom follikulären Adenom, mit dem es ansonsten leicht verwechselt werden kann (vgl. oben). Das **grob-invasive Karzinom** besitzt überhaupt keine Kapsel und verhält sich entsprechend aggressiv: es kann die gesamte Schilddrüse durchsetzen und auch in die umliegenden Weichgewebe eindringen. Es ist aus diesem Grund sehr leicht zu diagnostizieren.

Klinische Aspekte | Im Gegensatz zu papillären Schilddrüsenkarzinomen wachsen follikuläre Karzinome eher solitär und metastasieren in erster Linie hämatogen in das Skelettsystem. Die Metastasierungsrate der minimal-invasiven Karzinome ist mit weniger als 5 % jedoch eher gering – die Metastasen können dabei so hoch differenziert sein, dass histologisch der Eindruck eines gutartigen Tumors entsteht. Minimal-invasive Tumoren haben eine 10-Jahres-Überlebensrate von 85 %, diejenige der grob-invasiven Variante beträgt dagegen nur 45 %.

Medulläres Schilddrüsenkarzinom: Das medulläre Schilddrüsenkarzinom leitet sich von den C-Zellen ab, die physiologischerweise das Hormon Calcitonin produzieren. Diese Tumoren machen weniger als 5 % aller Schilddrüsenkarzinome aus.

Ätiopathogenese | Medulläre Schilddrüsenkarzinome können **sporadisch** oder **familiär gehäuft** auftreten. Die familiäre Form (im Rahmen eines MEN 2 in Kombination mit einem Phäochromozytom und einer Nebenschilddrüsenhyperplasie, s. S. 507) ist für ca. 20 % der Fälle verantwortlich.

Epidemiologie | Das mittlere Alter der an der sporadischen Form Erkrankten beträgt 50 Jahre; die familiäre Form manifestiert sich wesentlich früher (um das 20. Lebensjahr herum); der Erbgang ist autosomal dominant. Frauen sind etwas häufiger betroffen.

Morphologie | Medulläre Karzinome entstehen eher in den kranialen Teilen der Schilddrüse, da diese Regionen die meisten C-Zellen beherbergen. **Makroskopisch** sind die Tumoren meist gut umschrieben, eine eigentliche Kapsel fehlt jedoch. Die Schnittfläche ist fest und grau-weiß. Der **histologische Befund** ist variabel, man sieht solide, trabekuläre, follikuläre, tubuläre oder pseudopapilläre Verbände polygonaler (rund-oval oder spindeliger) Zellen. Das Stroma ist sehr gefäßreich und enthält häufig Amyloid (dieses entspricht Procalcitonin-Ablagerungen). Häufig finden sich zusätzlich Verkalkungen.

Klinische Aspekte | Medulläre Karzinome wachsen in das umgebende Weichgewebe ein und metastasieren in die regionären Lymphknoten sowie in Lunge, Leber und Knochen. Die Vorläuferläsion des medullären Karzinoms ist die **C-Zell-Hyperplasie**. Aus diesem Grunde wird bei Patienten mit einer multiplen endokrinen Neoplasie Typ 2A oder 2B (s. S. 512) regelmäßig der Calcitoninspiegel bestimmt. Bei steigenden Werten wird die Schilddrüse entfernt. Die 5-Jahres-Überlebensrate des medullären Schilddrüsenkarzinoms beträgt 75 %.

Anaplastisches Schilddrüsenkarzinom: Beim anaplastischen Schilddrüsenkarzinom handelt es sich um einen undifferenzierten, sehr aggressiven Tumor, der üblicherweise schnell zum Tode führt.

Epidemiologie | Frauen sind 4-mal häufiger betroffen als Männer, die meisten Patienten sind über 60 Jahre alt. Anaplastische Karzinome machen 10 % aller Schilddrüsenkarzinome aus.

Ätiopathogenese | Anaplastische Karzinome können sowohl de novo als auch aus einem papillären oder follikulären Karzinom entstehen. Der Entstehungsmechanismus selbst ist nicht geklärt.

Morphologie | **Makroskopisch** sieht man schlecht umschriebene große Karzinome, deren Schnittfläche hart und grauweiß ist. Der **mikroskopische Befund** ist variabel, häufig findet man ein sehr pleomorphes Bild mit Spindelzellen, atypischen Riesenzellen, Nekrosen, Fibrosen und atypischen Mitosen. Gefäßeinbrüche sind häufig zu beobachten, entsprechend hoch ist auch die Metastasierungsrate (hämatogen und lymphogen in zahlreiche unterschiedliche Organe). Die 5-Jahres-Überlebensrate beträgt weniger als 10 %.

Lymphome der Schilddrüse: Ein Lymphom der Schilddrüse ist sehr selten (weniger als 2 % aller bösartigen Schilddrüsentumoren).

MERKE

95 % aller Lymphome sind primär extranodale B-Zell-Lymphome, die auf dem Boden einer chronischen Thyreoiditis entstehen.

Die Patienten sind meist weiblich, das mittlere Erkrankungsalter liegt in der 7. Lebensdekade.

Morphologie | Lymphome sind große, weiche, leicht bräunliche Tumoren. **Mikroskopisch** sieht man den für das jeweilige Lymphom histologischen Befund, wie er auch an anderen Orten vorkommt (vgl. hierzu S. 155). Am häufigsten sind **diffuse großzellige B-Zell-Lymphome** (s. S. 158).

Klinische Aspekte | Die Prognose hängt von der Ausbreitung des Lymphoms ab – also vom Tumorstadium. Sofern das Lymphom auf die Schilddrüse beschränkt ist, beträgt die 10-Jahres-Überlebensrate 75 %. Bei einem sekundären Befall der Schilddrüse im Rahmen einer systemischen Erkrankung entspricht die Prognose dem jeweiligen Lymphomtyp.

Metastasen: Die Schilddrüse ist ein häufiges Zielorgan metastatischer Absiedlungen. Die häufigsten Primärtumoren sind das maligne Melanom, Bronchial- und Mammakarzinome. Eine Sonderstellung nehmen Metastasen eines klarzelligen Nierenzellkarzinoms ein (s. S. 335): Diese können bereits klinisch manifest werden, bevor der Primärtumor Symptome verursacht hat und auf diese Weise die Diagnose in die entsprechende Richtung lenken.

26.3 Nebenschilddrüsen

Key Point

Die Nebenschilddrüsen sind oft im Rahmen chronischer Nierenerkrankungen hyperplastisch. Vergrößerungen der Nebenschilddrüsen können jedoch noch zahlreiche andere Ursachen haben. Eine häufige Aufgabe des Pathologen ist die Differenzierung zwischen einer Hyperplasie und einem Adenom.

26.3.1 Relevante anatomische und funktionelle Aspekte

Anatomie der Nebenschilddrüsen | Die Nebenschilddrüsen sind auf der Rückseite der Schilddrüse zu finden, üblicherweise gibt es 4 Epithelkörperchen (die Anzahl kann allerdings zwischen 2 und 12 Epithelkörperchen variieren). Nebenschilddrüsen können auch innerhalb der Schilddrüse, im Thymus oder andernorts in ektoper Lage vorkommen. Alle Neben-

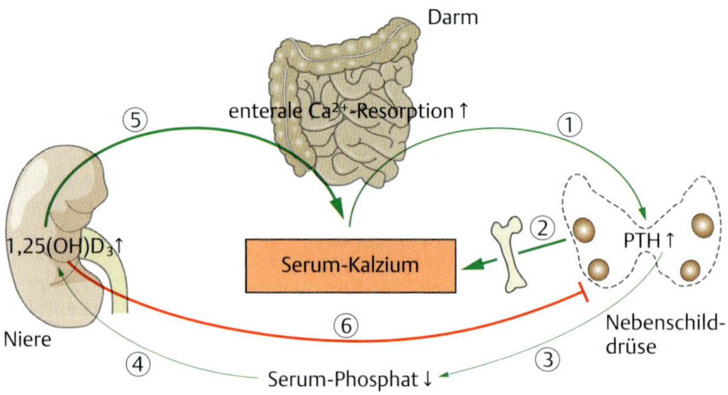

Abb. 26.4 Regulation des Kalziumstoffwechsels durch Parathormon und Vitamin D_3. Ein niedriger Kalziumspiegel aktiviert die Sekretion von Parathormon (PTH) in der Nebenschilddrüse **(1)**. PTH induziert die Kalziummobilisierung aus dem Knochen **(2)**. Gleichzeitig steigert PTH die Phosphatausscheidung in der Niere, wodurch der Serum-Phosphat-Spiegel sinkt **(3)**. Ein niedriger Serum-Phosphat-Spiegel wiederum stimuliert die Produktion von Calcitriol (1,25(OH)D_3) in der Niere **(4)** und fördert die enterale Kalzium- und Phosphatresorption **(5)**. Calcitriol hemmt außerdem die PTH-Sekretion **(6)** und damit die weitere Mobilisierung von Kalzium aus dem Knochen.

schilddrüsen gemeinsam wiegen ungefähr 130 mg. Histologisch besteht die Nebenschilddrüse aus Hauptzellen und oxyphilen Zellen sowie Fett.

Funktion der Nebenschilddrüsen | Die Hauptzellen produzieren **Parathormon**, das gemeinsam mit dem Vitamin D_3 als primärer Regulator des Kalziumstoffwechsels fungiert (**Abb. 26.4**). Parathormon wirkt in erster Linie einem übermäßigen Absinken des Kalziumspiegels im Blut entgegen. Hierbei kommen 3 unterschiedliche Mechanismen zum Tragen:

- Mobilisierung von Kalzium aus der Knochenmatrix,
- Steigerung der tubulären Kalziumreabsorption,
- Steigerung der intestinalen Kalziumresorption (indirekt über eine Steigerung der Phosphatausscheidung in der Niere und einer hierdurch bedingten Aktivierung von Calcitriol, s. **Abb. 26.4**).

26.3.2 Relevanz für die Pathologie: Funktionsstörungen der Nebenschilddrüsen

Hypoparathyreoidismus: Beim Hypoparathyreoidismus ist die Sekretion von Parathormon vermindert. Es resultiert eine Hypokalzämie. Klinische Korrelate sind: erhöhte neuromuskuläre Erregbarkeit, Krampfanfälle/hypokalzämische Tetanie, Depressionen, Reizbarkeit, im Extremfall auch Psychosen.

MERKE

Die häufigste Ursache eines Hypoparathyreoidismus ist die (versehentliche) Resektion der Nebenschilddrüsen im Rahmen einer Thyreoidektomie.

Alle anderen Formen des Hypoparathyreoidismus sind sehr selten: Er kann **idiopathisch** auftreten und ist dann häufig mit Autoimmunerkrankungen assoziiert, was eine autoimmune Genese der endokrinen Funktionsstörung nahelegt. Einem ähnlichen Mechanismus entsprechend kann er Teilsymptom eines polyendokrinen Autoimmunsyndroms (PAS) sein, bei dem definitionsgemäß mehrere endokrine Organe in ihrer Funktion beeinträchtigt sind. Ebenfalls selten ist eine **Aplasie der Nebenschilddrüsen**, die mit einer Aplasie des Thymus kombiniert sein kann (Di-George-Syndrom, s. S. 53). Ein **Pseudohypoparathyreoidismus** ist durch eine Resistenz der Endorgane gegen Parathormon gekennzeichnet; er tritt bei einzelnen seltenen familiären Erkrankungen auf.

Hyperparathyreoidismus (HPT): Beim Hyperparathyreoidismus ist die Sekretion von Parathormon erhöht, laborchemisch resultiert eine Hyperkalzämie in Kombination mit einer Hypophosphatämie. Die klinischen Auswirkungen können unterschiedliche Organe/Gewebe treffen: das Skelettsystem (Osteodystrophia fibrosa cystica, s. S. 521), die Nieren (Nierensteine), das Nervensystem (Wesensveränderungen, Depressionen, Gedächtnisstörungen, Hyperreflexie, periphere Neuropathie), den Gastrointestinaltrakt (peptische Ulzera, chronische Pankreatitis, Verstopfung) und das Gefäßsystem (arterielle Hypertension).

Je nach Ursache der PTH-Erhöhung unterscheidet man einen primären, einen sekundären und einen tertiären Hyperparathyreoidismus.

Primärer HPT: Der primäre HPT resultiert aus einer Funktionsstörung der Nebenschilddrüsen selbst und ist meist durch ein Nebenschilddrüsenadenom (s. S. 507) bedingt, seltener durch eine primäre Hyperplasie der Nebenschilddrüse (s. S. 507). Ein hormonaktives Nebenschilddrüsenkarzinom kommt nur sporadisch vor.

Sekundärer HPT: Der sekundäre Hyperparathyreoidismus ist Ausdruck einer kompensatorisch erhöhten Produktion von Parathormon infolge eines erniedrigten Serumkalziumspiegels. Der sekundäre HPT wird überwiegend bei Patienten mit chronischer Niereninsuffizienz und entsprechend eingeschränkter Produktion des biologisch aktiven Vitamins D_3 (Calcitriol) beobachtet, kommt jedoch auch bei anderweitig bedingten Vitamin-D-Mangelzuständen vor (z. B. bei intestinaler Malabsorption, Fanconi-

Anämie und tubulärer Azidose). Aufgrund des verminderten Calcitriolspiegels ist die enterale Kalziumresorption vermindert, was die PTH-Sekretion ankurbelt und zu einer **Hyperplasie aller Nebenschilddrüsen** führt. Darüber hinaus entfällt der hemmende Effekt von Calcitriol auf die PTH-Synthese. Langfristig erhöhte PTH-Spiegel führen am Knochen zu charakteristischen morphologischen Veränderungen (s. S. 521); aufgrund der überwiegend renalen Verursachung spricht man auch von einer renalen Osteopathie.

Tertiärer HPT: Der tertiäre Hyperparathyreoidismus entwickelt sich auf dem Boden einer lang anhaltenden Nebenschilddrüsenhyperplasie; hier kommt es zu einer Entkopplung der Parathormon-Produktion aus allen physiologischen Regelkreisen **(autonome PTH-Produktion)**; die autonome Hormonproduktion ist auch nach Beseitigung der ursprünglich auslösenden Ursache nicht mehr reversibel.

26.3.3 Neoplastische Erkrankungen der Nebenschilddrüsen

Nebenschilddrüsenadenom: Das Nebenschilddrüsenadenom ist für 80 % aller Erkrankungen mit einem primären Hyperparathyreoidismus verantwortlich. Therapie der Wahl ist die chirurgische Entfernung des Adenoms.

Morphologie | Makroskopisch sieht man einen zumeist 1–3 cm großen knotigen braunen Tumor. Mikroskopisch sind monomorphe Verbände neoplastischer Hauptzellen mit dichter Vaskularisierung typisch (**Abb. 26.5**). Wasserhelle Zellen (s. u.) oder onkozytäre Zellen können vorkommen, sind jedoch – wenn überhaupt – nur in kleiner Zahl anzutreffen und eher für die primäre Hyperplasie charakteristisch. Am Rande erkennt man häufig noch normales Nebenschilddrüsengewebe. Gelegentlich findet man auch bizarr geformte, polymorphe Zellkerne oder mehrkernige Zellen, dies ist jedoch nicht als Hinweis auf Malignität zu deuten. Da das Nebenschilddrüsenadenom überwiegend sekretorisch aktiv ist, ist die Hormonproduktion der übrigen Epithelkörperchen supprimiert. Sie sind entsprechend verkleinert und atrophisch.

Nebenschilddrüsenhyperplasie: Die primäre Hauptzellhyperplasie der Nebenschilddrüse ist für 15 % aller Erkrankungen mit einem primären Hyperparathyreoidismus ursächlich. Ungefähr ein Drittel dieser Fälle manifestieren sich im Rahmen eins familiären Hyperparathyreoidismus oder einer multiplen endokrinen Neoplasie (MEN. Typ 1 und 2A, s. S. 512).

Morphologie | Makroskopisch sind alle 4 Nebenschilddrüsen vergrößert, das Gesamtgewicht variiert zwischen 1 und 10 g. Eine asymmetrische Vergrößerung kommt in ca. 50 % der Fälle vor. **Mikroskopisch** ist eine Hyperplasie der Hauptzellen mit eingestreuten kleinen Fettgewebearealen typisch. Die mikroskopische Differenzierung gegenüber einem Nebenschilddrüsenadenom kann schwierig sein: das Fehlen einer Zellpleomorphie spricht eher für eine Hyperplasie. Eine seltene Variante ist die Hyperplasie der wasserhellen Zellen (große Zellen mit optisch leerem, wasserklarem Zytoplasma), die mit einer Vergrößerung mehrerer Nebenschilddrüsen einhergeht.

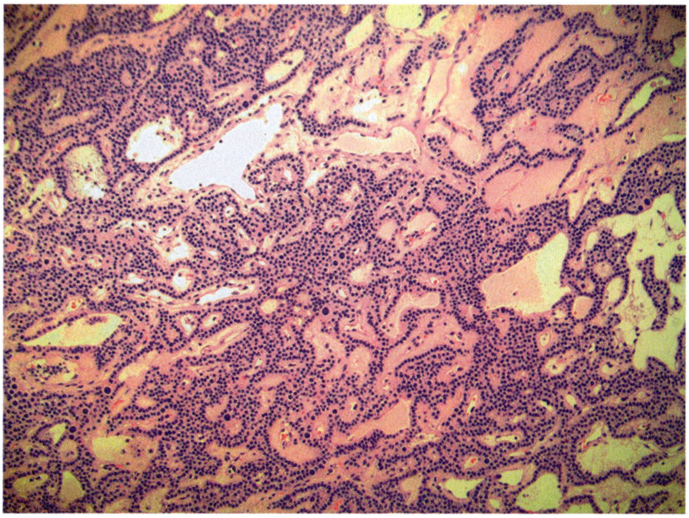

Abb. 26.5 Nebenschilddrüsenadenom. Teils solide, teils drüsig wachsende mittelgroße monomorphe Zellen mit einzelnen Atypien und vergrößerten, hyperchromatischen Zellkernen.

Fallbeispiel

Aus dem Zentral-OP kommt ein Bote mit einer Probe vom rechten Schilddrüsenlappen. Auf dem Untersuchungsauftrag steht die Frage: NSD-Adenom? Dr. Giemsa findet ein rundliches Exzidat mit bräunlicher Schnittfläche vor, dessen Durchmesser 1,1 cm beträgt. Bei der Schnellschnittuntersuchung sieht er mittelgroße Zellen, die in breiten länglichen trabekulären Verbänden angeordnet sind. Einige Zellkerne sind vergrößert und etwas hyperchromatisch, polymorphe Zellkerne oder mehrkernige Zellen findet er jedoch nicht. Mancherorts sind größere Verbände von Fettzellen eingelagert. Dr. Giemsa ist sich nicht sicher, ob es sich um ein Adenom oder eine Hyperplasie handelt, da weder für die eine noch die andere Differenzialdiagnose wegweisende Befunde vorliegen. Er ruft daher den Operateur an und erfährt, dass die anderen Nebenschilddrüsen inspektorisch nicht vergrößert, eher klein sind. Mit dieser Zusatzinformation stellt Dr. Giemsa die Diagnose eines Nebenschilddrüsenadenoms. Diese Diagnose bestätigt sich auch postoperativ anhand eines abfallenden PTH-Spiegels.

Nebenschilddrüsenkarzinom: Nebenschilddrüsenkarzinome sind insgesamt selten, in der Regel aber hormonaktiv; sie können daher wie das Adenom und die primäre Hyperplasie einen primären Hyperparathyreoidismus bedingen. Nach chirurgischer Resektion rezidiviert das Nebenschilddrüsenkarzinom häufig. Ein Viertel aller Patienten weist zum Zeitpunkt der Diagnose Metastasen in regionale Lymphknoten, Lungen, Leber und Knochen auf.

Morphologie | Makroskopisch sind die Karzinome meist etwas größer als Adenome, besitzen aber keine Kapsel. Aus diesem Grunde sind sie auch schwierig aus dem umgebenden Gewebe herauszulösen. **Mikroskopisch** sieht man solide und trabekulär wachsende Tumorzellverbände mit erhöhter mitotischer Aktivität und mit dicken Fibrosebändern. Zellpleomorphien und Atypien (die man häufig bei Adenomen findet) sind bei Karzinomen eher ungewöhnlich.

26.4 Erkrankungen der Nebennierenrinde

Key Point

Erkrankungen der Nebennieren sind insgesamt selten; eine akute Nebenniereninsuffizienz ist jedoch potenziell lebensbedrohlich!

26.4.1 Relevante anatomische und funktionelle Aspekte

Jede Nebenniere besteht aus 2 unterschiedlichen endokrinen Organen: der Nebennierenrinde und dem Nebennierenmark. Beide Systeme sind nicht nur anatomisch und funktionell, sondern auch von ihrer Embryonalentwicklung her betrachtet voneinander unabhängig. Sie werden daher in 2 getrennten Unterkapiteln behandelt.

Anatomie der Nebennierenrinde | Jede Nebenniere ist 4–6 cm groß und wiegt ca. 4 g. Histologisch lassen sich in der Nebennierenrinde 3 Zonen unterscheiden:

- **Zona glomerulosa:** äußere Schicht, Produktion von Mineralokortikoiden (Hauptvertreter: Aldosteron);
- **Zona fasciculata:** mittlere Schicht;
- **Zona reticularis:** innerste Schicht; gemeinsam mit der Zona fasciculata Produktion von Glukokortikoiden (Hauptvertreter: Kortisol) sowie Androgenen (Hauptvertreter: Androstendion, Dehydroepiandrosteron); die Glukokortikoidproduktion steht unter Kontrolle der hypophysären ACTH- und hypothalamischen CRH-Produktion (s. S. 498).

Funktion der Nebennierenrinde | Die Nebennierenrinde ist der Hauptproduzent der Steroidhormone (vgl. oben). Im Einzelnen erfüllen die Hormone folgende Aufgaben:

- **Mineralokortikoide:** Sie fördern die Na- und Wasserresorption in der Niere und sind somit wesentlich für die Homöostase des Wasser- und Elektrolythaushalts; gleichzeitig fördern sie die Kaliumausscheidung.
- **Glukokortikoide:** Als klassisches „Stresshormon" besitzen die Glukokortikoide weit reichende Effekte auf zahlreiche Stoffwechselprozesse: Sie fördern die Bereitstellung von Glukose (Förderung der Glukoneogenese, Erhöhung des Blutzuckerspiegels), wirken eiweißkatabol und lipolytisch und erhöhten den Blutdruck. Gleichzeitig drosseln sie die Aktivität des Immunsystems.
- **Androgene:** Sie sind nur bei der Frau von erkennbarer Wirkung (sekundäre Körperbehaarung), da beim Mann die gonadale Androgenproduktion überwiegt.

26.4.2 Relevanz für die Pathologie: Funktionsstörungen der Nebennierenrinde

Nebennierenrindeninsuffizienz: Eine Nebennierenrindeninsuffizienz kann durch eine Erkrankung der Nebennieren selbst (primäre NNR-Insuffizienz) oder durch eine hypophysäre Erkrankung mit mangelnder Produktion von ACTH (sekundäre NNR-Insuffizienz) bedingt sein. Sehr selten ist die tertiäre NNR-Insuffizienz im Rahmen einer hypothalamischen Erkrankung (Mangel an CRH).

- **Primäre NNR-Insuffizienz:** Die primäre NNR-Insuffizienz ist im Vergleich zur sekundären selten und entsteht häufig auf dem Boden einer autoimmunologischen Zerstörung der Nebennierenrinde (Morbus Addison, s. S. 509). Bei der primären NNR-Insuffizienz versiegt die Produktion aller NNR-Hormone (auch des Aldosterons), das ACTH ist gegenregulatorisch erhöht.

- **Sekundäre NNR-Insuffizienz:** Die sekundäre NNR-Insuffizienz entwickelt sich häufig im Rahmen eines Hypophysenadenoms (s. S. 499) mit Drosselung der ACTH-Produktion (z. B. durch Verdrängung der ACTH-produzierenden Zellen). Im Gegensatz zur pimären ist die sekundäre NNR-Insuffizienz vordergründig durch den Kortisolmangel geprägt, da die Aldosteronproduktion in der Zona glomerulosa im Wesentlichen durch das Renin-Angiotensin-Aldosteron-System reguliert wird, das ACTH-unabhängig funktioniert.

Nebennierenrindenüberfunktion: Bei der NNR-Überfunktion unterscheidet man die Auswirkungen einer gesteigerten Glukokortikoidproduktion (Hyperkortisolismus) von den Auswirkungen einer gesteigerten Aldosteronproduktion (Hyperaldosteronismus). Eine Steigerung der Androgenproduktion ist meist Folge angeborener Enzymdefekte.

Hyperkortisolismus (Cushing-Syndrom): Eine gesteigerte Produktion von Steroiden führt klinisch zum Cushing-Syndrom, das durch Stammfettsucht, Vollmondgesicht, Striae rubrae, Muskelschwund, Osteoporose, einen Steroiddiabetes sowie eine arterielle Hypertonie gekennzeichnet ist. Ursächlich kann ein Adenom der Nebennierenrinde selbst (**adrenales Cushing-Syndrom**) oder – häufiger – eine übermäßige Stimulierung der NNR durch ACTH (**zentrales Cushing-Syndrom = Morbus Cushing**) zugrunde liegen. Die erhöhte ACTH-Produktion kann paraneoplastisch (häufig z. B. im Rahmen eines kleinzelligen Bronchialkarzinoms) oder durch ein ACTH-produzierendes hypophysäres Adenom bedingt sein.

MERKE

Die häufigste Ursache eines Cushing-Syndroms ist jedoch die chronische Einnahme von Glukokortikoiden in therapeutischer Absicht (iatrogenes Cushing-Syndrom).

Morphologische Aspekte des Hyperkortisolismus | Das zentrale Cushing-Syndrom ist durch eine bilaterale, meist diffuse, stellenweise aber auch knotige Hyperplasie beider Nebennieren – vornehmlich der Zona fasciculata und reticularis – gekennzeichnet. Jede Nebenniere wiegt dabei durchschnittlich 10 g, die Nebennieren können jedoch auch unterschiedlich groß sein.

Hyperaldosteronismus: Der Hyperaldosteronismus kann durch ein aldosteronproduzierendes Adenom der NNR bedingt sein (**primärer Hyperaldosteronismus = Conn-Syndrom**). Selten tritt das Conn-Syndrom im Rahmen einer primären Hyperplasie der NNR auf, ein Aldosteron-produzierendes Karzinom ist eine Rarität! Klinisch resultiert infolge der übermäßigen Salz- und Wasserretention eine arterielle Hypertonie, darüber hinaus imponieren eine Hypokaliämie sowie eine metabolische Alkalose. Der **sekundäre Hyperaldosteronismus** ist Folge einer übermäßigen Aktivierung des Renin-Angiotensin-Aldosteron-Systems, physiologisch bei Hypovolämie/Hyponatriämie (z. B. bei Diuretikaabusus), pathologisch z. B. bei einem reninproduzierenden Tumor.

Morphologische Aspekte des Hyperaldosteronismus | Der primäre Hyperaldosteronismus ist entweder mit einem Adenom oder einer (teils knotigen) Hyperplasie der Zona glomerulosa assoziiert. Beim sekundären Hyperaldosteronismus liegt eine rein diffuse Hyperplasie der Zona glomerulosa vor.

Steigerung der Androgenproduktion: Eine erhöhte Androgenproduktion in der NNR-Rinde kann sehr selten durch einen hormonproduzierenden Tumor bedingt sein. Wesentlich häufiger beruht sie auf einem angeborenen Enzymdefekt (in diesem Zusammenhang sind mindestens 8 verschiedene Enzymdefekte bekannt), aus dem ein teilweiser oder vollständiger Verlust der Kortisol- und bei einigen Formen auch der Aldosteronproduktion resultiert. Die hypothalamische CRH- sowie die hypophysäre ACTH-Produktion sind kompensatorisch gesteigert, wodurch es zu einer Stimulation der intakten Synthesewege in der NNR (vornehmlich der Androgenproduktion) und zur NNR-Hyperplasie kommt. Klinische Folge ist die Virilisierung weiblicher Individuen (**adrenogenitales Syndrom,** Näheres s. S. 509).

26.4.3 Nichtneoplastische Erkrankungen der Nebennierenrinde

Morbus Addison (primäre NNR-Insuffizienz): Der Morbus Addison umfasst die Symptome einer fehlenden Glukokortikoid- *und* Mineralokortikoid-Produktion infolge eines Funktionsverlustes der Nebennierenrinde selbst.

Ätiopathogenese | 75 % der Fälle beruhen auf einer **Autoimmunadrenalitis**, entweder als isoliertes Phänomen oder als Teilsymptom eines polyglandulären Autoimmunsyndroms (s. S. 498). Weitere mögliche Ursachen eines Morbus Addison sind Metastasen (insb. eines Bronchialkarzinoms), die Amyloidose, Einblutungen (hämorrhagische Infarzierung der NNR im Rahmen eines Waterhouse-Friderichsen-Syndroms) sowie granulomatöse Entzündungen der NNR (v. a. im Rahmen einer Sarkoidose, einer Tuberkulose oder einer Pilzinfektionen). Ferner kommen verschiedene familiäre Erkrankungen in Betracht

(Adrenoleukodystrophie, kongenitale adrenale Hypoplasie, familiäre Glukokortikoidefizienz).

Morphologie | Eine Autoimmunadrenalitis führt zu einer makroskopisch blassen und irregulär geschrumpften Nebenniere. Mikroskopisch ist die Medulla von fibrosiertem Gewebe umgeben, welches nur kleine Reste atropher kortikaler Zellen enthält. Je nach Stadium der Erkrankung sieht man zusätzlich dichte lymphozytäre Infiltrate.

Klinische Aspekte | Die Erkrankung ist durch allgemeine Schwäche, Gewichtsverlust, gastrointestinale Symptome, arterielle Hypotonie, Elektrolytentgleisungen und Hyperpigmentierung gekennzeichnet. Klinische Symptome treten erst bei einem Verlust von mindestens 90 % der Nebennierenrinde auf. Therapeutisch werden die fehlenden Hormone substituiert.

Akute NNR-Insuffizienz (Addison-Krise): Die Addison-Krise ist ein lebensbedrohender Notfall, deren Symptome in erster Linie auf den akuten Ausfall der Mineralokortikoide zurückzuführen sind: massiver Wasser- und Elektrolytverlust bis hin zur Schocksymptomatik mit Exsikkosefieber; hinzu kommt eine durch den Glukokortikoid-Mangel bedingte Hypoglykämie. Ursächlich ist meist ein plötzliches Absetzen einer länger dauernden Kortisonmedikation. Eine weitere Ursache ist das Waterhouse-Friderichsen-Syndrom (akute, bilaterale hämorrhagische Nebennierenrindennekrosen, meist nach Meningokokken- oder Pseudomonas-Sepsis). Therapeutisch ist neben der symptomatischen Korrektur des Flüssigkeits- und Elektrolytverlustes eine sofortige Hormonsubstitution indiziert!

Kongenitale Nebennierenrindenhyperplasie (Adrenogenitales Syndrom): Die angeborene Nebennierenrindenhyperplasie beruht auf einer enzymatisch bedingten Störung der Kortikosteroidsynthese mit gegenregulatorisch gesteigerter Sekretion von ACTH.

Ätiopathogenese | Die häufigste Ursache einer angeborenen Nebennierenrindenhyperplasie ist ein **Defekt der 21-Hydroxylase**. Die 21-Hydroxylase katalysiert die Umsetzung von 17-Hydroxyprogesteron zu 11-Deoxykortisol. Im Falle einer eingeschränkten Enzymaktivität ist die Kortisolsynthese reduziert. 17-Hydroxyprogesteron akkumuliert und wird stattdessen zu Androgenen umgewandelt.

Ein weiterer Enzymdefekt mit Nebennierenrindenhyperplasie betrifft die **11-β-Hydroxylase**. Biochemisch ist die letzte Hydroxylierung zu Kortison gestört und es kumuliert 11-Deoxykortison (mit geringer mineralokortikoider Wirkung). Weitere Enzymdefekte betreffen die 17-α -Hydroxylase, die 3-β-Dehydrogenase u. a.

Morphologie | Makroskopisch sind die Nebennieren vergrößert und wiegen bis zu 30 g. Die Schnittfläche ist entweder diffus oder knotig. Mikroskopisch ist die Rinde verbreitert, wobei diese Verbreiterung v. a. die Zona fasciculata und reticularis betrifft.

Klinische Aspekte | Klinisch führt der 21-Hydroxylase-Defekt zur Virilisierung weiblicher Individuen **(unkompliziertes AGS)**. Je nach zusätzlicher Beeinträchtigung der Aldosteronproduktion kann sich ein Salzverlustsyndrom hinzugesellen **(AGS mit Salzverlustsyndrom)**; diese Form des AGS ist häufiger. Beim 11-β-Hydroxylasedefekt ist die Virilisierung hingegen von einer Hypertonie begleitet, da das vermehrt produzierte 11-Desoxykortikosteron mineralokortikoide Wirkung entfaltet. Je nach Ausprägung der Enzymdefekte kann sich das AGS unmittelbar nach der Geburt oder erst im fortgeschritteneren Lebensalter manifestieren **(„Late-onset-Erkrankungen")**.

Bei Jungen führt die erhöhte Androgenproduktion zu einer Pubertas praecox; das Längenwachstum der Knochen ist zunächst gegenüber der Altersnorm beschleunigt, aufgrund des erhöhten Androgeneinflusses kommt es allerdings zu einem vorzeitigen Verschluss der Epiphysenfugen mit bleibendem Minderwuchs.

26.4.4 Neoplasien der Nebennierenrinde

Nebennierenrindenadenome kommen in jedem Lebensalter vor und sind im Sektionsgut selten.

Morphologie | Nebennierenadenome sind meist gekapselt und von fester Konsistenz. Die Schnittfläche ist gelblich (fettreiche steroidproduzierende Zellen!), der Durchmesser eines Adenoms beträgt im Schnitt 4 cm, das Gewicht meist zwischen 10 und 50 g. Es sind jedoch auch schwerere Exemplare beschrieben. Am Tumorrand sind dünne Streifen komprimierten Nebennierenrindengewebes zu erkennen. Mikroskopisch sieht man große Zellen mit klarem Zytoplasma, das Lipide enthält. Die Zellen ähneln denjenigen der normalen Nebennierenrinde. Die übrige Nebennierenrinde ist reaktiv atrophisch.

Klinische Aspekte | Adenome sind in der Mehrzahl der Fälle hormonell aktiv und verursachen je nach zellulärem Ursprung (aldosteronproduzierende Zellen, kortisolproduzierende Zellen) verschiedene Überfunktionssyndrome (Cushing-Syndrom, Conn-Syndrom, vgl. oben). Ca. 10 % der Adenome sind hormonell inaktiv.

Nebennierenrindenkarzinome: Nebennierenrindenkarzinome sind zu ca. 80 % hormonaktiv und wiegen meist mehr als 100 g. Extremvarianten mit bis zu 5 kg Gewicht sind beschrieben.

Morphologische Aspekte | **Makroskopisch** handelt es sich um weiche gekapselte Tumoren, auf der Schnittfläche erkennt man Einblutungen und zystische Umwandlungen. Der Tumor wächst lokal destruierend. **Mikroskopisch** sieht man eine ausgeprägte Zellpleomorphie und Atypien – prinzipiell sind alle Abstufungen vom fast normal differenzierten bis zum völlig entdifferenzierten NNR-Gewebe möglich. Entsprechend findet man auch eine wechselnd stark erhöhte mitotische Aktivität.

Klinische Aspekte | Die meisten Nebennierenrindenkarzinome können nicht komplett reseziert werden, da das Karzinom zum Zeitpunkt der Diagnose bereits in andere Organe metastasiert hat. Aus diesem Grund überleben die Patienten nach der Operation im Schnitt nur 1–3 Jahre. Nichthormonaktive Karzinome sind meist schwerer als 1 kg und zeigen aufgrund ihrer schlechteren Differenzierung eine noch schlechtere Prognose.

Weitere Tumoren/tumorartige Veränderungen: In der Nebennierenrinde kommen selten **Myelolipome** vor, die eine Mischung aus unreifem Fettgewebe und hämatopoetischem Knochenmark darstellen und benigne sind. **Nebennierenrindenzysten** sind ebenfalls selten, bei den meisten handelt es sich um regressive Veränderungen im Rahmen einer Tumorerkrankung (Pseudozysten). Die Nebennierenrinde kann darüber hinaus Zielorgan **metastatischer Absiedlungen** sein; am häufigsten metastasieren Bronchial- und Mammakarzinome sowie das maligne Melanom in die NNR.

26.5 Nebennierenmark und Paraganglien

Key Point

Tumoren des Nebennierenmarks sind insgesamt selten; im Erwachsenenalter entwickeln sich überwiegend Phäochromozytome, bei Kindern gehören Neuroblastome zu den häufigsten Tumoren. Entsprechend ihrer Histogenese können klinisch Symptome der vermehrten Adrenalinproduktion auftreten.

26.5.1 Relevante anatomische und funktionelle Aspekte

Das Nebennierenmark macht circa 10 % des Gewichts der Nebennieren aus. Es besteht aus neuroendokrinen Zellen, die chromaffine Zellen genannt werden. Sie entstammen der Neuralleiste und sind Bestandteil des sympathischen Nervensystems. Ihrer Herkunft entsprechend sezernieren die Zellen Katecholamine (v. a. Adrenalin und Noradrenalin).

26.5.2 Neoplasien des Nebennierenmarks

Phäochromozytom: Es handelt sich um einen seltenen neuroendokrinen katecholaminproduzierenden Tumor der chromaffinen Zellen des Nebennierenmarks. Diese Tumoren entstehen auch außerhalb der Nebennieren und werden dann **Paragangliome** genannt. Die Tumoren sezernieren überwiegend Noradrenalin und Adrenalin, ggf. auch Dopamin.

Epidemiologie | Phäochromozytome sind etwas häufiger bei Frauen als bei Männern und kommen grundsätzlich in jedem Lebensalter vor.

Ätiopathogenese | Die Ursache dieser Tumoren bleibt meist unbekannt, einige Tumoren entstehen im Rahmen einer familiären Belastung und kommen alleine oder als Teilsymptom der multiplen endokrinen Neoplasie Typ 2A oder 2B (s. S. 512) vor.

Lokalisation und Morphologie | Das sporadische Phäochromozytom wächst in 80 % der Fälle unilateral, in 10 % der Fälle bilateral, in weiteren 10 % der Fälle ist es extraadrenal lokalisiert. Tumoren, die sich im Rahmen einer multiplen endokrinen Neoplasie entwickeln, wachsen in ⅔ der Fälle bilateral. Der Durchmesser der Phäochromozytome beträgt im Mittel 5–6 cm, die Tumormasse wiegt 80–100 g. Meist sind die Tumoren von einer Kapsel umgeben, auf der Schnittfläche sieht man häufig deutliche Einblutungen und partiell auch zystische Degenerationen. **Mikroskopisch** erkennt man als charakteristischen Befund so genannte Zellballen. Die Tumorzellen selbst haben ein granuläres eosinophiles Zytoplasma und zeigen geringe Atypien. Das Tumorgewebe ist von zahlreichen kapillären Gefäßen durchsetzt.

MERKE

Das Phäochromozytom verhält sich überwiegend benigne, nur 5–10 % aller Phäochromozytome sind bösartig. Verlässliche histologische Kriterien zur Identifizierung maligner Varianten existieren jedoch nicht.

Klinische Aspekte | Klinisch kennzeichnend ist ein dauerhaft oder episodisch erhöhter Blutdruck; durch Sekretionsspitzen der Katecholamine kann der Blutdruck krisenhaft entgleisen (hypertensive Krise), insbesondere kardial vorbelastete Patienten können dadurch vital gefährdet werden (akute Herzinsuffizienz, Herzinfarkt, Schlaganfall etc.).

Neuroblastome sind Tumoren des sympathischen Nervensystems und können demzufolge an verschiedenen Stellen des Körpers vorkommen. Am häufigsten sind sie in der Nebennierenrinde und im Abdomen lokalisiert. Neuroblastome sind die häufigsten extrakraniell auftretenden malignen Tumoren des Kindesalters; in dieser Gruppe stellen sie 10 % aller Tumoren.

MERKE

Neuroblastome sind für ca. 15 % aller Krebstodesfälle bei Kindern verantwortlich.

Epidemiologie | Neuroblastome entstehen meist in den ersten 3 Lebensjahren. Gelegentlich kommt der Tumor auch bei Jugendlichen und Erwachsenen vor.
Ätiopathogenese | In seltenen Fällen ist eine familiäre Belastung erkennbar, im Übrigen gibt es keine gesicherten Erkenntnisse zur Ätiologie.
Lokalisation und Morphologie | Makroskopisch sind Neuroblastome meist gekapselte Tumoren, auf der Schnittfläche sind Nekrosen und Einblutungen zu erkennen. Ferner findet man pseudozystische Degenerationen und Verkalkungen. **Mikroskopisch** kann der Tumor alle Differenzierungsstufen vom Neuroblasten bis hin zur reifen Ganglienzelle zeigen. Je differenzierter ein Tumor ist, desto häufiger trifft man reife neuronale Strukturen an. Häufig sind die Tumoren jedoch undifferenziert, in diesem Fall ähneln die Tumorzellen Lymphozyten.
Klinische Aspekte | Neuroblastome sind für ihren sehr variablen klinischen Verlauf bekannt. So gibt es Neuroblastome, die aggressiv wachsen, rasch metastasieren und früh zum Tode des Patienten führen. Andere Neuroblastome dagegen zeigen eine hohen Differenzierungsgrad mit guter Prognose. Ferner scheint ein Teil der Neuroblastome trotz ausgedehnter Metastasierung zu einer spontanen Remission fähig (sog. Stadium 4S: das „S" steht für „Spezial" aufgrund der Möglichkeit der Spontanremission). Als wichtigster Prognosefaktor gilt die Amplifikation des Onkogens MYCN.
Neuroblastome metastasieren in regionale Lymphknoten, Leber, Lungen, Knochen und andere Organe. Sie produzieren Katecholamine, die über ihre Metaboliten (Vanillinmandelsäure) als Tumormarker und zur Therapieüberwachung genutzt werden können.

26.6 Poylglanduläre Erkrankungen

Key Point

Beim Syndrom der multiplen endokrinen Neoplasien kommt es zu einer neoplastischen Proliferation mehrerer endokriner Organe/Zellsysteme. Je nach beteiligten Organen und zugrunde liegenden Gendefekten werden 3 Typen unterschieden.

26.6.1 Multiple endokrine Neoplasien (MEN)

Man unterscheidet **3 Typen** der multiplen endokrinen Neoplasie:

- **MEN Typ 1 (Wermer-Syndrom):** Kombination aus Hypophysenadenom, Nebenschilddrüsenhyperplasie oder Nebenschilddrüsenadenom sowie Inselzelltumor des Pankreas. Zwei Drittel der Patienten haben Adenome von zwei oder mehr endokrinen Systemen. Das Gen für MEN Typ 1 liegt auf Chromosom 11q13.
- **MEN Typ 2A (Sippel-Syndrom):** Kombination aus Phäochromozytom, medullärem Schilddrüsenkarzinom und Nebenschilddrüsenhyperplasie. Zusätzlich findet man gelegentlich Gliome, Glioblastome und/oder Meningeome. Das Gen für MEN Typ 2A liegt auf Chromosom 10.
- **MEN Typ 2B:** Kombination aus Phäochromozytom, medullärem Schilddrüsenkarzinom und Neuromen der Schleimhäute (Neurome der Konjunktiva, der Mundhöhle, des Larynx und des Gastrointestinaltrakts). Viele Patienten haben einen Marfan-ähnlichen Habitus.

L

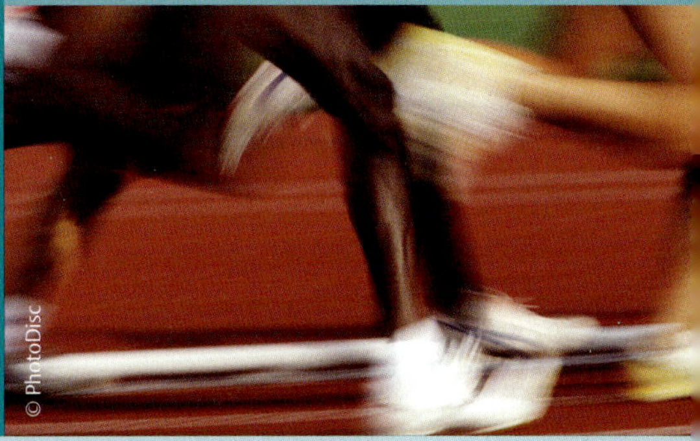

Bewegungssystem und Weichgewebe

Sektionskonferenz

Intensivmediziner: Der verstorbene 63-jährige Patient wurde bei uns notfallmäßig mit den Zeichen eines Schocks eingeliefert. Wegen einer starken Reduktion des Pulses, insbesondere der unteren Extremitäten, haben wir an ein rupturiertes oder disseziertes Aneurysma der Bauchaorta gedacht. Im Notfall-CT stellte sich die Aorta jedoch unauffällig dar. Mögliche behandelbare Ursachen für den Schock ergaben sich weder klinisch noch in der Bildgebung. Trotz intensivmedizinischer Maßnahmen inklusive der Gabe von Katecholaminen verstarb der Patient leider einen Tag nach der Aufnahme.

Pathologe: Bei der äußeren Leichenschau waren v. a. eine ausgeprägte Blässe sowie starke generalisierte Ödeme auffallend. Weiterhin fanden sich eine 3 cm lange alte Narbe im Bereich des linken Kniegelenkes und eine 2 cm lange, gleichfalls alte Narbe inguinal links.

Bei der inneren Leichenschau fanden wir typische morphologische Zeichen eines Schocks: Schocknieren mit deutlicher Mark-Rinden-Grenze, eine Schockleber und flüssigkeitsreiche Lungen.

Im Symphysenbereich stellte sich eine Abszedierung mit Arrodierung des Schambeins dar. Da keine Verbindung zum Rektum oder eine Perianalfistel bestanden, konnte die Eiterstraße bis in das Weichgewebe weiterverfolgt werden, sie verlief nach links inguinal bis in das linke Kniegelenk. Wahrscheinlich besteht eine Assoziation zu einer Kniegelenksoperation oder einer Arthroskopie.

Intensivmediziner *blättert in den Akten.* Ja, nach Aktenlage wurde bei dem Patien0ten vor einem halben Jahr aufgrund einer Polyarthritis eine Arthroskopie durchgeführt. Es wurden degenerative Veränderungen sowie eine leichte Proliferation der Synovialis beschrieben. Laut Fremdanamnese durch die Ehefrau trat nach der Arthroskopie für 2 Wochen eine leichte Besserung ein. Dann verstärkten sich die Gelenkschmerzen wieder, betont im linken Kniegelenk, und ihr Mann wurde bei einem ambulanten Rheumatologen unter dem Verdacht einer seronegativen primären Polyarthritis behandelt. Er bekam Kortikosteroide und nichtsteroidale Antiphlogistika.

Pathologe: Es ist davon auszugehen, dass es zu einer eingriffsbedingten bakteriellen Arthritis gekommen ist, die offensichtlich durch die Schmerz- und Kortisontherapie klinisch kaschiert wurde. Im Verlauf der vergangenen Monate kam es dann zu einem Übergriff der eitrigen Entzündung auf das Weichgewebe; die Entzündung breitete sich über die Faszienräume bis in den Symphysenbereich aus. Von dort ist der Erreger dann wohl in die Blutbahn übergetreten.

Es ist daher anzunehmen, dass der Patient an einem septikopyämischen Schock verstorben ist. Als Zeichen einer Septikopyämie konnten wir eine sog. spodogene Milz entdecken, d. h. eine entzündlich bedingte Milzauflockerung.

Eine anderweitige Ursache des Schocks konnten wir nicht finden – auch wir sahen keinen Anhalt für den primär geäußerten klinischen Verdacht auf eine Bauchaortendissektion oder einen akuten Gefäßverschluss.

Im Zuge der Septikopyämie ist es offensichtlich zu einer starken schockbedingten Zentralisation des Kreislaufs gekommen. Hieraus resultierten die Hyperämie und Stauung in den zentralen Organen: der Lunge, der Leber und z. T. auch der Niere.

Intensivmediziner an den Pathologen: Vielen Dank für diese sehr aufschlussreichen Ergebnisse. Sie zeigen leider, dass auch das ärztliche Handeln mit „Nebenwirkungen“ verbunden sein kann.

Pathologe an Intensivmediziner: Wir werden noch eine bakteriologische Untersuchung durchführen lassen und über das Ergebnis gemeinsam mit dem endgültigen Sektionsbefund berichten.

Der bakteriologische Befund ergab eine Infektion durch Staphylococcus aureus.

27 Knochen

27.1 Relevante anatomische und funktionelle Aspekte

Anatomie und Funktion des Knochens | Das Skelettsystem prägt Form und Stabilität der menschlichen Gestalt **(Stützorgan)**; in dieser Funktion unterliegt es lebenslangen Umbauprozessen, die der optimalen Adaptierung des Skelettsystems an die jeweils gegebenen Belastungsanforderungen dienen **(Remodeling)**.

Makroskopisch unterscheidet man spongiöses und kompaktes Knochengewebe. Die Spongiosa besteht aus Knochenbälkchen und ist insbesondere für die Wirbelkörper typisch. Das kompakte Knochengewebe bildet die Kortikalis der Knochen, sie kann bis zu 4 mm dick sein (z. B. Tibia).

Histologisch setzt sich das Knochengewebe aus verschiedenen zellulären Bestandteilen sowie aus Extrazellulärmatrix zusammen.

Die **Extrazellulärmatrix** besteht aus Kollagenfibrillen (überwiegend Kollagen Typ I) und Hydroxylapatit-Kristallen; hierbei handelt es sich um Komplexe aus Kalzium-, Phosphat- und Hydroxyl-Ionen. Je nach räumlicher Ausrichtung der Kollagenfibrillen unterscheidet man den eher unreifen **Geflechtknochen** (auch Faserknochen genannt) vom reifen **Lamellenknochen**. Im Geflechtknochen sind die Kollagenfibrillen ungeordnet miteinander vernetzt, im Lamellenknochen sind sie in flächigen oder konzentrischen Schichten (Lamellensystemen) geordnet. Der Lamellenknochen ist wesentlich stabiler als der Geflechtknochen; sowohl spongiöser als auch kompakter Knochen bestehen üblicherweise aus Lamellen. Geflechtknochen kommt nur in der Frakturheilung oder in frühen Stadien der Knochenentwicklung vor.

Die **knochentypischen Zellen** sind:

- **Progenitorzellen:** Es handelt sich um das knocheneigene Stammzellreservoir.
- **Osteoblasten:** Diese Zellen bilden die unverkalkte Knochengrundsubstanz, das Osteoid; das Osteoid besteht aus Kollagenfibrillen (Kollagen Typ I) und weiteren nichtkollagenen Proteinen (z. B. Proteoglykanen), in die nachfolgend Mineralien (insb. Hydroxylapatit) eingelagert wird; die Osteoblasten sind in diesem Sinne für den Knochenaufbau zuständig.
- **Osteozyten** gehen aus Osteoblasten hervor; sie liegen „eingemauert" im neu gebildeten Osteoid (bzw. nach Mineralisation in der knochentypischen Extrazellulärmatrix) und sind insbesondere für die Regulation des Knochen- und Kalziumstoffwechsels zuständig.
- **Osteoklasten:** es handelt sich um multinukleäre Riesenzellen, die für den Knochenabbau und das Remodeling zuständig sind; darüber hinaus spielen sie eine wichtige Rolle bei der Frakturheilung (s. S. 522). Sie entstehen aus der Fusion von Osteoblasten mit Makrophagen. Die Osteoklasten liegen v. a. am Rand der Knochenbälkchen.

Wesentlicher Bestandteil eines Knochens ist darüber hinaus das **Knochenmark;** aufgrund seiner starken Vaskularisierung (insbesondere im Bereich des roten Knochenmarks) spielt es eine wichtige Rolle bei der Sauerstoff- und Substratversorgung des Knochens. Darüber hinaus beherbergt es in bestimmten Regionen des Skelettsystems die hämatopoetischen Stammzellen und die verschiedenen Entwicklungsstufen der myeloischen Blutzellreihen (s. S. 123). Diese sind insbesondere als Ausgangsort der häufigen Tumoren des hämatopoetischen Systems (s. S. 136) von pathologischer Relevanz. Der Knochen wird im Rahmen dieser Erkrankungen häufig sekundär mitbeschädigt.

Die **Entwicklung des Knochens (Osteogenese)** kann auf 2 verschiedenen Wegen ablaufen:

- Bei der **desmalen Osteogenese** differenziert sich mesenchymales Gewebe zu Knochengewebe; dies ist insbesondere für die Schädelknochen typisch.
- Bei der **chondralen Osteogenese** wird zunächst ein „Modell" des zukünftigen Knochens aus Knorpel vorgefertigt, das nachfolgend verknöchert; diese Form der Osteogenese ist insbesondere für die meisten Röhrenknochen typisch und bleibt bis zum Abschluss des Wachstums in den Epiphysenfugen (Wachstumszonen) erhalten (enchondrale Ossifikation).

Relevanz für die Pathologie | Störungen der Knochenentwicklung sowie des Knochenumbaus (Remodeling) gehen mit einer verminderten Belastbarkeit des Skelettsystems (erhöhte Frakturgefahr) und ggf. auch Knochendeformierungen einher. Ursächlich können **Störungen der primären Knochenentwicklung** (z. B. Achondroplasie) oder ein **Ungleichgewicht zwischen Knochenaufbau und Knochenabbau** vorliegen. Diesem Ungleichgewicht liegt meist eine Fehlfunktion oder Fehlregulation von Osteoblasten und/oder Osteoklasten zugrunde. Die Knochenbildung kann überschießend (z. B. Osteopetrosis) oder vermindert sein (z. B. durch erhöhten Knochenabbau bei der Osteoporose). In beiden Fällen entsteht mechanisch minderwertiger Knochen (kein optimales Remodeling; eine Störung des Remodeling ist auch in der Schwerelosigkeit festzustellen, dies kann nach einem längeren Weltraumaufenthalt für den Astronauten ein Problem sein). Eine „fehlerhafte" Grundsubstanz kann gleichfalls die Stabilität des Knochens beeinträchtigen, z. B. eine fehlerhafte Kollagensynthese bei der Osteogenesis imperfecta oder eine mangelnde Mineralisierung bei der Rachitis/Osteomalazie. Gerade die Auswirkungen einer „Proteinarmut“ des Knochens sind nicht zu unterschätzen, da ein minrealreicher, aber proteinarmer Knochen aufgrund der mangelnden Elastizität viel frakturanfälliger ist. Der Grad der Mineralisierung allein ist also nicht entscheidend für die Knochenstabilität!

Es gibt zahlreiche angeborene, aber auch erworbene Erkrankungen, die das Skelettsystem über einen der erwähnten Pathomechanismen schädigen. Typischerweise ist bei all diesen Erkrankungen das *gesamte* Skelett betroffen. **Lokalisierte Erkrankungen des Skelettes** sind demgegenüber eher entzündlich (Osteomyelitis), zirkulatorisch (z. B. Knochennekrose), traumatisch (Fraktur) oder neoplastisch bedingt und in der Regel erworben. Die knocheneigenen Tumoren leiten sich überwiegend von den verschiedenen Zell- und Gewebekomponenten des Skelettsystems ab. Man unterscheidet entsprechend knochenbildende (osteogene) und knorpelbildende (chondrogene) Tumoren. Daneben gibt es seltenere Tumoren, die sich von anderen (nichtknöchernen) Gewebekomponenten ableiten (z. B. das Ewing-Sarkom und das Chordom). Häufiger als primäre Knochentumoren sind metastatische Absiedlungen ins Skelettsystem und hämatopoetische Tumoren (s. Kapitel 5).

27.2 Angeborene Anomalien des Knochengewebes

Key Point

Unter dem Begriff der Osteochondrodysplasien fasst man angeborene Fehlbildungen des Knochen- und Knorpelgewebes zusammen, die Rückwirkungen auf Struktur und Funktion des *gesamten* Skelettsystems haben. Bei den Dysostosen handelt es sich demgegenüber um angeborene Fehlbildungen einzelner Skelett*abschnitte*. Knorpel- und Knochengewebe können darüber hinaus bei chromosomalen Anomalien oder angeborenen Stoffwechselerkrankungen Schaden nehmen.

27.2.1 Osteochondrodysplasien

Die Wachstums- und Entwicklungsstörungen des Knochengewebes können sehr vielschichtige Ursachen haben. Es werden mind. 39 Erkrankungen unterschieden. Nachfolgend sind einige repräsentative Beispiele genannt.

Achondrogenesis: Dieser autosomal rezessiv erblichen Erkrankung liegt eine (nahezu) **vollständige Hemmung der desmalen und chondralen Ossifikation** zugrunde. Darüber hinaus ist keine intramedulläre Blutbildung möglich. Die Erkrankung ist daher nicht mit dem Leben vereinbar: Der Tod tritt während der Schwangerschaft oder kurz nach der Geburt ein.

Morphologie | Die betroffenen Feten fallen durch einen dysproportionierten Minderwuchs mit kurzem Rumpf, verkürzten Extremitäten (Mikromelie) sowie einem tonnenähnlichen Thorax auf. Radiologisch ist die (nahezu) fehlende Ossifikation der Wirbelkörper und des Os sacrum diagnostisch wegweisend.

Achondroplasie: Die Achondroplasie (auch **Chondrodystrophie** genannt) ist die häufigste Knochenfehlbildung (1:40 000 Neugeborene), die zu einem Minderwuchs führt. Sie wird autosomal dominant vererbt; häufiger jedoch liegt eine sporadische Neumutation zugrunde. Die Ursache der Erkrankung ist eine Punktmutation im Fibroblasten-Wachstumsfaktor-Rezeptorgen (FGFR-3). Pathogenetisch liegt eine (morphologisch in der Regel nicht fassbare) **Störung der chondralen Ossifikation** mit einem **gestörten Längenwachstum der Röhrenknochen** vor; die desmale (periostale) Ossifikation ist hingegen kompensatorisch gesteigert. Die Lebenserwartung der Betroffenen ist normal.

MERKE

Die Achondroplasie ist die häufigste Skelettdysplasie und die häufigste Ursache für einen dysproportionierten Minderwuchs.

Morphologie | Typisch ist ein normal langer Rumpf mit zu kurzen Gliedmaßen (gestörtes Längenwachstum) und einem überdurchschnittlich großen Schädel (Steigerung der desmalen Ossifikation). Die Betroffenen erreichen im Erwachsenenalter durchschnittlich eine Größe von 117 cm (Frauen) bzw. 122 cm (Männer). Mikroskopisch ist die Wachstumszone der Knochen regelrecht aufgebaut, die desmale Verknöcherung ist verstärkt. Aufgrund der vermehrten Knochenneubildung am Rand der Wachstumszone erscheint diese becherförmig aufgetrieben.

Thanatophore Dysplasie: Die thanatophore Dysplasie ist eine nicht mit dem Leben vereinbare Osteochondrodysplasie, bei der es zu einer extremen Einengung des Thoraxraumes kommt: Die Lunge kann sich nicht im erforderlichen Maße entwickeln und entfalten, die betroffenen Neugeborenen versterben daher nur wenige Stunden bis Tage nach der Geburt. Typisch für die thanatophore Dysplasie sind darüber hinaus Fehlbildungen des Herzens und des Gehirns.

Osteogenesis imperfecta: Der Osteogenesis imperfecta liegt eine **Störung des Kollagenstoffwechsels** zugrunde: Kollagen Typ I ist vermindert, Kollagen

Typ III relativ hierzu vermehrt. Es resultiert eine generalisierte Beeinträchtigung des Binde- und Knochengewebes; klinisch eindrücklichste Folge ist ein erheblicher Stabilitätsverlust des Knochens mit Skelettdeformierungen und erhöhter Brüchigkeit (**„Glasknochenkrankheit"**, brittle bone disease). Die Osteogenesis imperfecta weist ein breiteres Variationsspektrum auf als die beiden zuvor genannten Erkrankungen und kann aufgrund des Erbganges in eine rezessive und eine dominante Form unterteilt werden. Die rezessive Form ist schon bei Geburt vorhanden, während sich die dominante Form in der Regel erst später manifestiert und verschlechtert.

- Bei der **rezessiven Form** erreichen nur wenige Patienten das Erwachsenenalter; typisch sind extreme Skelettdeformitäten und ein dysproportionierter Zwergenwuchs, es können Frakturen auftreten und Blutungen (aufgrund der durch den gestörten Kollagenstoffwechsel bedingten Fragilität der Gefäße). Nur wenige Patienten erreichen das Erwachsenenalter.
- Die **dominante Form** ist mit weiteren extraskelettalen Fehlbildungen (u.a. am Herzen) vergesellschaftet. Der Knochen ist wie bei der rezessiven Form abnorm brüchig. Somit besteht eine erhöhte Frakturneigung bei gleichzeitig gestörter Frakturheilung; typischerweise resultieren Pseudarthrosen und Knochen-/Skelettdeformierungen. Zusätzlich bestehen kraniofaziale Deformierungen, Zahnmissbildungen, eine Otosklerose und wie bei der rezessiven Form eine erhöhte Blutungsneigung. Die Prognose ist deutlich besser als bei der rezessiven Form.

Osteopetrosis: Die Osteopetrosis kann wie die Osteogenesis imperfecta autosomal dominant oder autosomal rezessiv vererbt werden und manifestiert sich bereits im Kindesalter. Bei dieser Erkrankung **(„Marmorknochenkrankheit")** liegt eine **architekturell gestörte Knochenbälkchenvermehrung infolge einer verminderten Osteoklastenaktivität** vor; enchondrale und desmale Ossifikation sind ungestört. Aufgrund des fehlenden Knochenabbaus kommt es zu einer langsamen Auffüllung der spongiösen Knochenmarkräume mit primärer Knochensubstanz; klinische Folge ist eine zunehmende Verdrängung der Blutbildung (aplastische Anämie), z.T. mit einer Reaktivierung extramedullärer Blutbildungsstätten. Der physiologische Knochenumbau ist gleichermaßen beeinträchtigt – hieraus folgt, dass sich der Knochen trotz vermehrter Masse nur mangelhaft an veränderte Belastungsbedingungen anpassen kann. Klinisch resultieren eine erhöhte Frakturgefahr sowie Kleinwüchsigkeit, aber keine Knochendeformitäten.

Dysostosen

Lokalisierte Fehlbildungen des Skelettes werden Dysostosen genannt. Die Einteilung in verschiedene Unterformen ergibt sich aus der jeweiligen Lokalisation und Ursache der Fehlbildung. So fasst man unter dem Begriff „Dysmelie" z. B. eine Fehlbildung der Extremitäten zusammen. Die Ursachen hierfür können wiederum endogen (genetisch) oder exogen (toxisch, z. B. Thalidomid) sein.

27.3 Entzündliche Knochenerkrankungen

Key Point

Entzündliche Erkrankungen von Knochen und Knochenmark sind überwiegend bakteriell bedingt. In Abhängigkeit von der Verlaufsform unterscheidet man akute und chronische Osteomyelitiden, in Abhängigkeit vom Infektionsweg endogene (hämatogene) und exogene Osteomyelitiden (die Erreger werden direkt von außen eingeschleppt, z. B. bei einer offenen Fraktur oder einer operativen Intervention). Schließlich wird zwischen unspezifischen, in der Regel eitrigen, und spezifischen Osteomyelitiden unterschieden. Letztere gehen stets auf einen definierten Erreger zurück und zeigen morphologische Besonderheiten (z. B. Epitheloidzellgranulome). Eine weitere chronische Knochenerkrankung entzündlicher Genese ist die Osteitis deformans, deren genauer Pathomechanismus unbekannt ist.

27.3.1 Osteomyelitis

Epidemiologie | Von der akuten Verlaufsform sind insbesondere Kinder und Jugendliche betroffen mit einer Inzidenz von 40 auf 100 000 Kinder pro Jahr. In dieser Zahl sind auch die infektiösen Arthritiden enthalten, die häufig mit einer Osteomyelitis vergesellschaftet sind.

Ätiopathogenese | Die *akute* Osteomyelitis ist fast ausnahmslos bakteriell bedingt, in ⅔ der Fälle handelt es sich um eine exogene, in den restlichen Fällen um eine hämatogene Infektion.

MERKE

2 % aller operativen Eingriffe am Knochen ziehen eine Osteomyelitis nach sich!

Häufigster Erreger einer *akuten* endogenen Osteomyelitis mit bis zu 85 % der Erkrankungen ist Staphylococcus aureus. Chronische Osteomyelitiden sind entweder Folgezustand einer akuten Entzündung oder entwickeln sich im Sinne einer spezifischen Infektion im Rahmen einer Sarkoidose, Tuberkulose oder Lues. Für die Sarkoidose und die Tuberkulose sind Epitheloidzellgranulome typisch.

Morphologie | Am häufigsten sind bei der **akuten** Osteomyelitis die Röhrenknochen und hier wiederum mit Abstand die langen Röhrenknochen betroffen. Makroskopisch sieht man auf der Schnittfläche eine graurote Verfärbung, mikroskopisch ein entzündliches Exsudat (bestehend aus Fibrin, reichlich neutrophilen Granulozyten, Makrophagen und Plasmazellen), das vom Markraum aus durch die Kortikalis bis unter das Periost vordringen kann. Infolge des erhöhten Binnendrucks im Markraum wird die Knochendurchblutung gedrosselt, Knochenmark und Knochen können nekrotisch zerfallen, im eitrigen Exsudat finden sich dann typischerweise knöcherne Sequester.

Bei der **chronischen** Osteomyelitis stehen fibrosierende Prozesse im Vordergrund; hier werden kaum noch neutrophile Granulozyten gefunden, Lymphozyten und vor allen Dingen Plasmazellen überwiegen.

Klinische Aspekte | Therapie der Wahl ist eine lang andauernde Antibiose ggf. auch chirurgische Ausräumung mit lokaler Antibiotikatherapie (Einlage von Antibiotikaketten). Gefürchtete Komplikationen der akuten Osteomyelitis sind Einbrüche in benachbarte anatomische Regionen (u. a. auch in Gelenke); im Falle einer Chronifizierung kann der Verlauf sehr hartnäckig sein.

27.3.2 Morbus Paget

MERKE

Beim Morbus Paget liegt ein lokal oder multifokal erhöhter Knochenumbau vor, der zu Knochenschmerzen und im ungünstigen Fall auch zu Knochendeformierungen führen kann; aus diesem Grund wird die Erkrankung auch Osteitis deformans genannt.

Epidemiologie | Radiologisch ist diese Erkrankung bei bis zu 10 % der Mitteleuropäer nachweisbar, sie verläuft allerdings in etwa 90 % der Fälle klinisch stumm. Das typische Lebensalter bei Diagnosestellung liegt um die 40 Jahre.

Ätiopathogenese | Die Erkrankung ist wahrscheinlich entzündlicher Genese („Slow-Virus-Infekt"), die genaue Ätiologie ist jedoch nicht geklärt.

Morphologie | Bei 80 % der Erkrankten sind mehrere Knochen betroffen (polyostotische Verlaufsform), am häufigsten im Bereich des Achsenskeletts, des Schädels sowie der langen Röhrenknochen. Die Erkrankung kann in mehrere Stadien unterteilt werden:

- in der Frühphase sind lytische Veränderungen des Knochengewebes typisch (**Abb. 27.1**); ursächlich ist ein **vermehrter Knochenabbau** durch auffallend große Osteoklasten (Riesenosteoklasten);

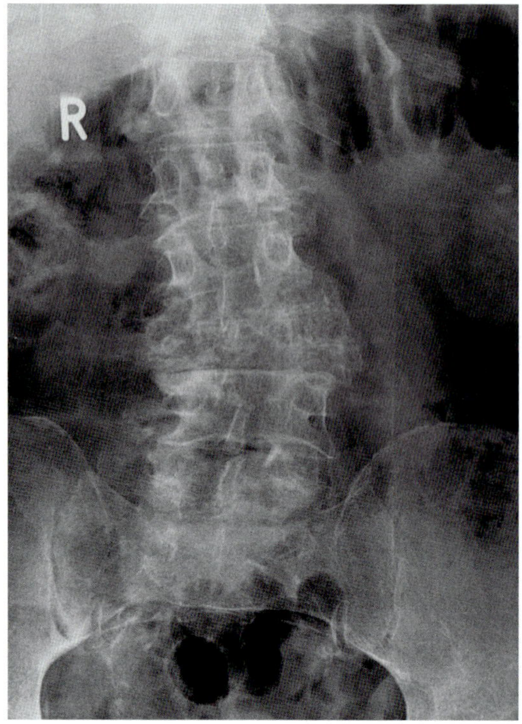

Abb. 27.1 Morbus Paget. Lytische Phase mit Knochendeformitäten, hier der Wirbelsäule.

- in der mittleren Phase ist zusätzlich die Osteoblastentätigkeit erhöht, es kommt zu einem **ungeordneten Aufbau von Faserknochen**, der nachfolgend z. T. wieder resorbiert wird;
- in der Spätphase dominieren **sklerosierende Umbauprozesse**.

Typischerweise sind die Umbauprozesse entlang der Belastungszonen der betroffenen Knochen am ausgeprägtesten. Das radiologische Bild ist sehr typisch, eine histologische Abklärung daher in der Regel nicht erforderlich: Der Knochen besitzt eine irreguläre Struktur mit sog. **Kittlinien**, die aus dem ungeordneten Knochenauf- und -abbau resultieren. Sofern eine histologische Untersuchung erfolgt, sieht man eine Markraumfibrose mit dilatierten Knochenmarkgefäßen sowie typischerweise vergrößerte Osteoklasten mit bis zu 100 Zellkernen („Riesenosteoklasten").

Klinische Aspekte | Im Verlauf der Erkrankung kann es zu Skelettschmerzen und -deformierungen kommen, bevorzugt des Schädels, der Wirbelsäule sowie der langen Röhrenknochen (z. B. „Säbelscheidentibia"); in bis zu 9 % der Fälle treten Frakturen auf. Die dilatierten Knochenmarkgefäße bedingen eine nicht unerhebliche Querschnittsvergrößerung des Körperkreislaufs; die resultierende Hyperzirkulation kann im Krankheitsverlauf zur Herzinsuffizienz führen! Eine weitere Komplikation des Morbus Paget ist die

Entwicklung eines sekundären Osteosarkoms (= Paget-Sarkom). Aufgrund der erhöhten Vaskularisierung der betroffenen Skelettabschnitte soll die Ansiedelung eventueller Metastasen zudem begünstigt sein.

27.4 Osteopathien

Key Point

Unter dem Begriff „Osteopathien“ fasst man generalisierte, nichtentzündliche Erkrankungen des Knochens zusammen. Ursächlich sind ein veränderter Knochenmetabolismus mit Knochenschwund (Osteoporose), Mineralisationsstörungen der Knochensubstanz (Rachitis, Osteomalazie) oder endokrine Störungen (endokrine Osteopathien, z. B. parathormonbedingte Osteopathie).

27.4.1 Osteoporose

Die Osteoporose ist eine systemische Erkrankung, die durch einen **Verlust von Knochenmasse** sowie **Mikroarchitekturstörungen des Knochens** gekennzeichnet ist. Beide Faktoren gemeinsam bedingen eine erhöhte Brüchigkeit des Knochens mit einer **erhöhten Frakturgefahr**.

MERKE

Der Verlauf der Osteoporose variiert je nach Krankheitsaktivität und individueller Ausgangslage: Je mehr Knochenmasse ursprünglich erworben wurde, desto weniger gravierend sind die Auswirkungen der Erkrankung. Für den Krankheitsverlauf ist die bis zum 30. Lebensjahr erworbene Knochengesamtmasse ausschlaggebend. Diese ist überwiegend genetisch bedingt.

Allgemeine pathogenetische Aspekte | Der Knochenschwund resultiert aus einem Ungleichgewicht zwischen osteoklastärem Knochenabbau und osteoblastärem Knochenanbau. Da zahlreiche Zytokine, Hormone und Wachstumsfaktoren stimulierend oder hemmend auf Rekrutierung, Aktivität und Lebensdauer der Osteoblasten bzw. Osteoklasten einwirken, sind die genauen Mechanismen des Knochenschwunds komplex und nur teilweise geklärt. Dies gilt insbesondere für die **primären Osteoporoseformen**, bei denen der Knochenschwund Leitsymptom der Erkrankung ist. Bei den **sekundären Osteoporoseformen** ist der Knochenschwund Begleit- bzw. Folgeerscheinung einer bereits manifesten Erkrankung/endokrinen Störung. In diesen Fällen ist die auslösende Ursache des Knochenschwundes also konkret identifizierbar und ggf. auch behandelbar.

Primäre Osteoporose-Erkrankungen

In der Gruppe der primären Osteoporoseformen unterscheidet man die **postmenopausale Osteoporose (Typ I)** sowie die **Altersosteoporose** (auch Involutionsosteoporose genannt, **Typ II**). Eine dritte, nichterbliche und eher seltene Form ist die einige Jahre vor der Pubertät einsetzende **juvenile Osteoporose**, die in der Regel folgenlos ausheilt.

Osteoporose Typ I: Die postmenopausale Osteoporose tritt schon ab dem 50. Lebensjahr auf; etwa jede 5. Frau ab dem 60. Lebensjahr ist mehr oder weniger stark betroffen.

Ätiopathogenese | Ein wichtiger Faktor in der Kausalkette der Erkrankung ist der postmenopausal reduzierte Östrogenspiegel. Sowohl Osteoklasten als auch Osteoblasten besitzen Östrogenrezeptoren und sind damit gegenüber Änderungen des Östrogenspiegels sensibel; an dieser Stelle ist wohl der pathogenetische Zusammenhang zwischen abfallendem Östrogenspiegel und verändertem Knochenmetabolismus anzusiedeln, auch wenn die genauen Details nicht geklärt sind.

Morphologie | Histologisch erkennt man eine verringerte Anzahl von Osteoblasten, die osteoklastäre Aktivität ist dagegen unverändert. Bei der postmenopausalen Osteoporose schwindet v. a. der spongiöse Knochen, da er generell stärkeren Umbauprozessen unterliegt als kortikaler Knochen und daher „empfindlicher“ reagiert. Entsprechend manifestiert sich die postmenopausale Osteoporose bevorzugt im spongiosareichen Achsenskelett (Wirbelsäule, Brustkorb und Becken), Schädel und distale Extremitätenknochen bleiben weitestgehend intakt. Radiologisch ist insbesondere eine Rarefizierung der Trabekel sowie der Deckplatten typisch.

Klinische Aspekte | Klinisch resultieren häufig Wirbelkörperkompressionsfrakturen. Therapeutisch kann eine Östrogensubstitution erwogen werden (konsequente Nutzen-Risiko-Abwägung!), darüber hinaus haben sich Bisphosphonate etabliert.

Osteoporose Typ II: Es handelt sich um eine Erkrankung des fortgeschrittenen Lebensalters. Bei der Altersosteoporose ist das gesamte Skelett mehr oder minder gleichmäßig vom Knochenschwund betroffen. Dieser Prozess ist der altersbedingten Atrophie anderer Organe gleichzusetzen.

Morphologie | Radiologisch ist eine diffuse Aufhellung des *gesamten* Skeletts nachweisbar ohne Bevorzugung des Achsenskeletts.

Klinische Aspekte | Auffällig wird die Erkrankung häufig durch Frakturen (insbesondere die Schenkelhalsfraktur des älteren Menschen!) (**Abb. 27.2**). Prophylaktische Maßnahmen mit Östrogengabe sind

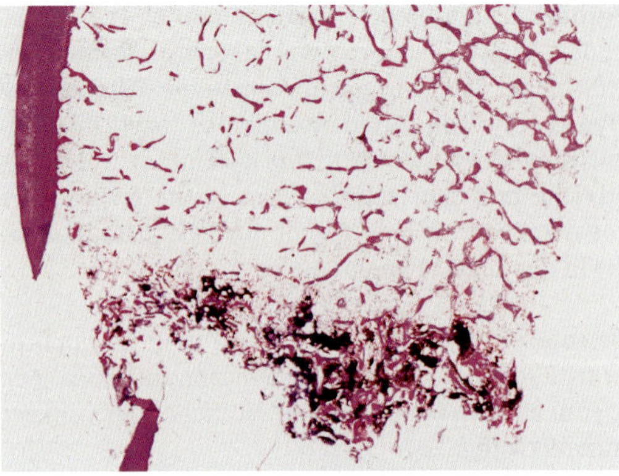

Abb. 27.2 Osteoporose und Hüftkopffraktur. Rarefizierung und Verschmälerung der Knochenbälkchen, unten frische Hämorrhagien und Fraktur im histologischen Bild.

wirksam. Da die Altersosteoporose jedoch meist erst in einem fortgeschritteneren Stadium entdeckt wird, kommen prophylaktische Maßnahmen nicht mehr in Frage. Helfen sollen in diesem Fall Fluoride, die die osteoblastäre Aktivität steigen.

Sekundäre Osteoporose-Erkrankungen

Die sekundäre Osteoporose ist auf bekannte Ursachen zurückzuführen und somit Folge anderer Erkrankungen. Nachfolgend sind einige Beispiele genannt:

Steroidosteoporose: Nichtöstrogene Steroide hemmen die Aktivität der Osteoblasten und damit die Knochenneubildung sowie den Knochenumbau. Diese Art der Osteoporose wird bei einer endogen erhöhten Steroidsynthese (z. B. im Rahmen eines Morbus Cushing) oder durch exogene Applikation von Steroiden, u. a. auch Androgenen ausgelöst. Am häufigsten manifestiert sich die Steroidosteoporose im Bereich der Wirbelkörper mit Deckplatteneinbrüchen und Kompressionsfrakturen. Die betroffenen Wirbel präsentieren sich radiologisch unter dem Bild von „Fischwirbeln".

Hyperthyreose: Beim Hyperthyreoidismus (Schilddrüsenüberfunktion oder eine über das therapeutische Maß hinausgehende Einnahme von Schilddrüsenhormonen) kommt es sowohl zu einer Stimulation der Knochenneubildung als auch des Knochenabbaus; da der Knochenabbau letzten Endes überwiegt, ist die Knochenbilanz in der Summe negativ.

Immobilisationsosteoporose: Bei verminderter Belastung oder veränderter Belastung des Skelettes z. B. durch Bettlägerigkeit oder längeren Aufenthalt im Weltraum, kommt es physiologischerweise zu einer Reduktion der Knochenmasse. Hieraus resultiert typischerweise eine Hyperkalzämie, die evtl. auch zu Nierensteinen führen kann.

27.4.2 Mineralisationsstörungen des Knochens

Rachitis

MERKE

Die Rachitis ist eine Erkrankung des Säuglingsalters, die durch eine verminderte Verfügbarkeit von Vitamin D_3 gekennzeichnet ist, entweder durch ungenügende Aufnahme mit der Nahrung oder durch eine mangelhafte Bildung von Vitamin D_3 in der Haut (fehlende Sonneneinstrahlung).

Epidemiologie | In Europa kommt die Rachitis durch die konsequente Vitamin-D-Prophylaxe bei Neugeborenen so gut wie gar nicht mehr vor. Vormals waren v. a. Säuglinge in den ersten Lebensmonaten betroffen.

Ätiopathogenese | Die aktive Form, das Vitamin D_3 (1,25-Dihydroxycholecalciferol), steigert die Resorption von Kalzium und Phosphat aus dem Dünndarm für die Knochenmineralisation, u. a. durch eine Stimulation des Kalziumtransportproteins. Ferner fördert es die Kollagen- und Proteoglykansynthese des Knorpelgewebes. Bei einem Vitamin-D-Mangel wird die Knochenbildung also auf 2 Wegen beeinträchtigt:

- Das für die Knochenmineralisation erforderliche Kalzium sowie Phosphat stehen aufgrund der eingeschränkten Resorption nur unzureichend zur Verfügung (Osteoid wird dennoch in ausreichender Menge gebildet).
- Das Knorpelgewebe bildet vermindert Grundsubstanz, die nachfolgend mineralisiert werden könnten (v. a. im Bereich der Epiphysenfugen).

Beide Faktoren gemeinsam bedingen ein gestörtes Längenwachstum der Knochen (Epiphysenfugen nicht voll funktionstüchtig) sowie eine verminderte Belastbarkeit des Skeletts (mangelhafte Mineralisation und damit Härte des Knochens).

Morphologische und klinische Aspekte | Klinische Folgen des Vitamin-D-Mangels sind der **rachitische Zwergwuchs**, weiche Schädelknochen **(Kraniotabes)** und ggf. eine Verbiegung der langen Röhrenknochen. Die Epiphysenfugen sind aufgetrieben, dies äußert sich insbesondere im Rippenbereich am Knorpel-Knochen-Übergang **(rachitischer Rosenkranz)**. Aufgrund der verminderten Belastbarkeit der Wirbelsäule kommt es zur **Kyphoskoliose**. Die Zahnbildung ist gleichfalls gestört. Da der klinische Aspekt eindrücklich ist, ist die bioptische Beurteilung des Knochens zur Diagnosesicherung in der Regel nicht erforderlich. Sofern eine histologische Untersuchung erfolgt, ist v. a. die vermehrt gebildete Grundsubstanz mit unzureichender Mineralisierung eindrücklich (sog. **Osteoidose**, s. a. S. 521).

Osteomalazie

MERKE

Mit dem Begriff der „Osteomalazie" beschreibt man die Auswirkungen eines Vitamin-D-Mangels auf das Skelettsystem jenseits des Kindes-/Jugendalters – also *nach* Abschluss des Knochenwachstums. Die Epiphysenfugen bleiben im Gegensatz zur Rachitis (vgl. oben) von pathologischen Veränderungen ausgespart, da sie bereits geschlossen sind.

Ätiopathogenese I Ursächlich ist wie bei der Rachitis eine verminderte Verfügbarkeit des biologisch aktiven Vitamins D_3:

- infolge einer **Fehlernährung**;
- und/oder infolge einer **verminderten intestinalen Aufnahme** von Vitamin D_3; da es sich um ein fettlösliches Vitamin handelt, können alle Erkrankungen mit einer beeinträchtigen Fettresorption (Malassimilation) zu einem Vitamin-D-Mangel führen: Zöliakie, Dünndarm- und Magenteilresektionen, Gallesäuremangel (Lösungsvermittler!), chronische Pankreatitiden;
- und/oder infolge einer **Nieren- oder Lebererkrankung**; beide Organe sind daran beteiligt, das biologisch unwirksame Vitamin D_3 in das biologisch aktive 1,25-Dihydroxycholecalciferol zu überführen.

Morphologie I Charakteristisch ist v.a. die verminderte Mineralisation neu gebildeter Knochengrundsubstanz, aus diesem Grund bilden sich wie bei der Rachitis ausgedehnte Osteoidsäume **(Osteoidose)**, die zu einer Verbreiterung und Verplumpung der Knochentrabekel führen (verwaschene Trabekel im Röntgenbild). Der Knochen wird insgesamt weicher und biegsamer, wodurch sich in Zonen erhöhter Beanspruchung inkomplette Minimalfrakturen ausbilden können (im Röntgenbild als spaltförmige Aufhellungslinien erkennbar, sog. **Looser-Umbauzonen**).

Klinische Aspekte I Klinisch sind unspezifische Skelettschmerzen und im fortgeschrittenen Stadium Knochendeformierungen möglich. Diese können sich durch eine therapeutische Vitamin-D-Gabe geringfügig zurückbilden. Komplizierend können Frakturen auftreten.

27.4.3 Endokrin bedingte Osteopathien

Zahlreiche Hormone beeinflussen den Knochenmetabolismus (z.B. Schilddrüsenhormone, Parathormon, Kortikoide, Androgene, Östrogene), endokrine Erkrankungen sind daher häufig mit Skelettveränderungen assoziiert. Die Steroidosteoporose wurde bereits weiter oben beschrieben, als weiteres repräsentatives Beispiel ist nachfolgend die Parthormon-Osteopathie näher erläutert.

Parathormon-Osteopathie

Die Parathormon-Osteopathie entsteht infolge einer Überproduktion von Parathormon in den Nebenschilddrüsen **(Hyperparathyreoidismus)**.

Ätiopathogenese I Beim **primären** Hyperparathyreoidismus liegt der erhöhten Hormonproduktion eine Erkrankung der Nebenschilddrüsen selbst zugrunde (am häufigsten ein Adenom, vgl. S. 507). Beim **sekundären** Hyperparathyreoidismus ist die Hormonproduktion infolge eines verminderten Kalziumspiegels im Blut kompensatorisch erhöht; häufigste Ursache der Hypokalzämie ist die chronische Niereninsuffizienz; hier kommt es zum erhöhten Kalziumverlust über die Nierentubuli, darüber hinaus ist die Synthese von aktivem Vitamin D_3 beeinträchtigt, wodurch die enterale Kalzium- und Phosphatresorption vermindert ist.

Morphologie I Makroskopisch können zystische Pseudotumoren in den Diaphysen der langen Röhrenknochen gefunden werden. Mikroskopisch imponieren eine **Osteoidose** (vermehrter Osteoidanbau an die vorhandenen Knochentrabekel), eine **Fibroosteoklasie** (Fibrose im Knocheninneren mit einer Zunahme von Osteoblasten, die das vermehrte Osteoid bilden) sowie eine **Auflockerung der Kortikalis**, während die Spongiosa mit ihrer netzartigen Struktur weitestgehend erhalten bleibt. Man spricht in diesem Zusammenhang auch von der Osteodystrophia fibrosa cystica generalisata/Morbus von Recklinghausen.

27.5 Knochennekrosen und -frakturen

Key Point

Traumatische Läsionen des Knochens können Knochenfrakturen und sekundär über eine Behinderung der Blutzirkulation auch Knochennekrosen bedingen. Häufiger sind Knochennekrosen allerdings Folge einer nichttraumatischen Durchblutungsstörung oder einer Entzündung (s. S. 517), häufig bleibt die Ursache auch gänzlich ungeklärt (sog. idiopathische oder aseptische Knochennekrosen).

27.5.1 Knochennekrosen

Entzündliche (septische) Knochennekrose: Der Knochen kann im Rahmen einer Osteomyelitis nekrotisch zerfallen, s. S. 517.

Durchblutungsbedingte Knochennekrose: Die arterielle Blutzufuhr zum Knochen kann durch eine Fraktur, eine Luxation, einen operativen Eingriff oder auch durch einen Tumor (Weichgewebe- und/oder Knochentumor) behindert werden. Thrombosen und Embolien größerer Gefäße sind weitere (wenn auch eher seltene) Auslöser einer Knochennekrose, darüber hinaus auch multiple Verschlüsse kleinerer Gefäße, z. B. im Rahmen einer Vaskulitis/Kollagenose, eines Hyperkortisolismus (endogen: Morbus Cushing; exogen: Steroidtherapie), einer Gasembolie (z. B. Taucherkrankheit) oder einer Sichelzellanämie (s. S. 132).

Aseptische (idiopathische) Knochennekrose: Bei dieser Form der Knochennekrose bleibt die auslösende Ursache unbekannt. Ein Beispiel für eine **juvenile Form** der aseptischen Knochennekrose (von denen etwa 90 unterschiedliche bekannt sind) ist der Morbus Perthes (Calvé, Legg, Perthes 1910): Hier kommt es zu einer Nekrose des Hüftkopfes ungeklärter Ätiologie. Betroffen sind v. a. Kinder zwischen dem 4. und 12. Lebensjahr, die Inzidenz beträgt 10 Neuerkrankungen auf 10 000 Kinder pro Jahr. Genetische Faktoren spielen bei der Genese der Erkrankung möglicherweise eine Rolle. Die Erkrankung kann folgenlos ausheilen oder zu mehr oder minder schweren Beeinträchtigungen der Hüftgelenksfunktion führen. Eine Hüftkopfnekrose ungeklärter Ursache kann auch im Erwachsenenalter auftreten **(adulte Form)**, hier bleibt als letzte therapeutische Möglichkeit oft nur der prothetische Gelenkersatz.

Osteochondrosis dissecans: Es handelt sich um eine weitere Form der aseptischen Knochennekrose mit der Besonderheit, dass es hier zur intraartikulären Absprengung eines Knorpel-Knochen-Fragmentes kommt (Erstbeschreibung durch König 1888). Betroffen ist überwiegend die mediale Femurkondyle. Als Auslöser wird eine Überbeanspruchung des entsprechenden Gelenkteils vermutet (im Sinne einer Ermüdungsfraktur). Das Knorpel-Knochen-Fragment verbleibt als „Gelenkmaus" in der Gelenkhöhle und kann dort Beschwerden verursachen.

Allgemeine Morphologie der Knochennekrose | Makroskopisch ist das nekrotische Knochenareal durch eine gelbliche Schnittfläche (Fettmark!) und im Frühstadium durch einen hämorrhagischen Randsaum charakterisiert. Alte Nekrosen zeigen eine weiße Schnittfläche mit einer Sklerosezone. Mikroskopisch sind in der frischen Nekrose noch Reste der ehemaligen Zellpopulationen zu erkennen (Osteozyten, mesenchymale Zellen, Gefäße etc.). Später kommt es zu einer bindegewebigen Organisation mit Fibroblasten, einsprießenden Gefäßen u. a. Zum Schluss kann es zur Absprengung des Knochens in das Gelenk (Osteochondrosis dissecans) oder zu einer zystischen Umwandlung kommen.

27.5.2 Knochenfrakturen

Bei einer Fraktur kommt es zur **Kontinuitätsunterbrechung** des Knochens.

Ätiopathogenese | Knochenbrüche sind am häufigsten durch direkte oder indirekte Gewalteinwirkung **(traumatische Fraktur)** bedingt. Sog. **Ermüdungsfrakturen** entstehen infolge einer übermäßigen Beanspruchung des Knochens über einen längeren Zeitraum oder infolge wiederholter Mikrotraumata. **Pathologische Frakturen** entstehen ohne adäquates Trauma, ursächlich liegt hier eine Schwächung der Knochensubstanz vor, entweder im Rahmen einer Osteopathie (vgl. oben), eines Knochentumors, einer Zyste oder Knochennekrose.

Frakturformen | Man unterscheidet **einfache** (glatter Bruch) und **komplexe Frakturen** (Trümmerfrakturen); ferner **geschlossene** (Weichteildeckung intakt) und **offene Frakturen**. Geschlossene Frakturen können von unterschiedlichen Graden des Weichteilschadens (z. B. Kontusion) begleitet sein. Frakturen mit Gelenkbeteiligung (partielle oder vollständige **artikuläre Frakturen**) sind generell problematischer als **extraartikuläre Frakturen**, da das Arthroserisiko erhöht ist.

Frakturheilung | Im Rahmen der Frakturheilung erfolgt in der Regel eine Restitutio ad integrum. Komplexe, offene und gelenknahe bzw. intraartikuläre Frakturen weisen allerdings eine erhöhte Komplikationsrate auf (s. u.). Man unterscheidet die primäre und die sekundäre Frakturheilung:

- **Primäre Frakturheilung:** Sie ist nur bei einer optimalen und mechanisch stabilen Adaptation der Frakturenden möglich (v. a. bei Frakturen ohne Dislokation der Frakturenden oder bei osteosynthetisch versorgten Frakturen). Hier fehlt die für die sekundäre Frakturheilung charakteristische ausgeprägte Kallusbildung (s. u.); die Frakturenden verbinden sich direkt knöchern über die „normalen" Wege des Knochenum- und -anbaus (sog. Kontaktheilung oder auch kortikale Frakturheilung).
- **Sekundäre Frakturheilung:** Bei einer dislozierten Fraktur bildet sich zunächst ein ausgedehntes Hämatom um die Frakturenden, in das nachfolgend Granulationsgewebe einwächst. Hieraus entwickelt sich im weiteren Verlauf eine Manschette aus Faserknorpel (bindegewebiger Kallus), der nachfolgend verknöchert (knöcherner Kallus). Der Kallus besteht zunächst aus Faserknochen; letzter Schritt der Knochenheilung ist die Umdifferenzierung des Faserknochens zum mechanisch weitaus stabileren Lamellenknochen.

Komplikationen | Komplikationen der Frakturen sind **Infektionen** (insbesondere bei offenen Frakturen), **Pseudarthrosen** (bleibende Dehiszenz des Frakturspaltes), eine **überschießende Kallusbildung** (der Kallus weist eine geringere Stabilität auf und führt durch Einwachsen in die Umgebung zu einer Verminderung der Funktion/Beweglichkeit); **Beeinträchtigungen des Knochenwachstums** bei Frakturen der kindlichen Wachstumszonen, **Fehlstellungen** sowie **Knochennekrosen** (s. o.). Die Entwicklung einer

Pseudarthrose wird durch folgende Faktoren begünstigt: ungenügende Stabilisierung/zu frühe Belastung einer Fraktur, ungenügende Kallusbildung sowie Interposition von Weichteilen in den Frakturspalt.

27.6 Tumoren und tumorähnliche Erkrankungen des Knochens

Key Point

Man unterscheidet primäre und sekundäre Knochentumoren (bei letzteren handelt es sich in der Regel um Skelettmetastasen). Die primären Knochentumoren leiten sich vom ortsständigen Knochen- und/oder Knorpelgewebe ab (osteogene und chondrogene Tumoren). Insgesamt betrachtet sind die primären Knochentumoren mit etwa 1 % aller menschlichen Tumorerkrankungen selten. Relativ betrachtet sind die gutartigen Knochentumoren (einschließlich der tumorähnlichen Läsionen) häufiger als die bösartigen, Letztere verhalten sich jedoch häufig sehr aggressiv und müssen frühzeitig erkannt werden!

Bei der Abklärung von primären Knochentumoren sind stets zahlreiche Aspekte gemeinsam zu berücksichtigen, um zu einer korrekten Diagnose zu gelangen. So ist der histopathologische Befund allein häufig nicht aussagekräftig genug – wichtig für die Gesamtbeurteilung sind auch das **Alter** des Patienten, der konventionelle **Röntgenbefund** sowie die genaue **Tumorlokalisation**, da unterschiedliche Tumoren bestimmte Altersgruppen sowie bestimmte „Orte" im menschlichen Skelett bevorzugen. Die Lokalisation des Tumors ergibt sich aus dem radiologischen Befund und ist v. a. hinsichtlich der folgenden Kriterien zu beurteilen:

- Lokalisation des Tumors im Hinblick auf das Gesamtskelett: Wächst der Tumor im Achsenskelett (Wirbelsäule und Becken), in den großen Röhrenknochen oder in den kleinen Röhrenknochen?
- Lokalisation des Tumors im Hinblick auf den jeweils betroffenen Knochen: Liegt der Tumor epiphysär, metaphysär oder diaphysär? Ist er zentral oder exzentrisch lokalisiert?

Praxistipp

Die korrekte histopathologische Beurteilung von Knochentumoren ist nur in Kenntnis des Röntgenbildes sowie wesentlicher anamnestischer Daten (v. a. Patientenalter) möglich.

Nachfolgend sind die wichtigsten Knochentumoren sowie tumorähnlichen Läsionen näher beschrieben.

27.6.1 Tumorähnliche Läsionen

Aneurysmatische Knochenzyste: Diese Erkrankung kommt überwiegend im jüngeren Lebensalter vor (um das 20. Lebensjahr). Es handelt sich um eine aggressiv wachsende Zyste, die primär metaphysär auftritt, sekundär allerdings – insb. nach Wachstumsabschluss – auch in die Epiphysen vordringen kann. Die Zyste wird durch kavernöse Blutgefäße gebildet und ist in der Regel septiert/gekammert (**Abb. 27.3**). Hauptlokalisationen sind die langen Röhrenknochen und die Wirbelkörper. Therapeutisch sollte die Läsion en bloc reseziert werden, da die Zyste andernfalls häufig rezidiviert (in bis zu 30 % der Fälle).

Morphologie | Makroskopisch ist die Zyste septiert und mit Blutkoageln gefüllt. Histologisch dominieren Makrophagen und Hämosiderinablagerungen, reaktiv treten vermehrt Riesenzellen und Fibroblasten auf, im Randbereich der Zyste ist die Neubildung von Osteoid kompensatorisch gesteigert. Die Blutgefäßkavernen werden im Zuge der Zystektomie (Kürettage) zumeist zerstört und sind dann nicht mehr histologisch erkennbar.

Juvenile Knochenzysten (**Abb. 27.4**) sind häufig und stellen einen Großteil der primären Knochentumoren. Im Gegensatz zur aneurysmatischen Knochenzyste handelt es sich um eine solitäre (d. h. nichtgekammerte) Zyste, die lokal expandierend in den Metaphysen der langen Röhrenknochen (Humerus und Femur) wächst. Die Zyste betrifft bevorzugt männliche Patienten in der 1. und 2. Lebensdekade. Die Abgrenzung gegenüber einer aneurysmatischen Knochenzyste ist schwierig.

Morphologie | Die Histomorphologie ist derjenigen der aneurysmatischen Knochenzyste sehr ähnlich; die juvenile Knochenzyste wird jedoch von einer bindegewebigen Membran ausgekleidet.

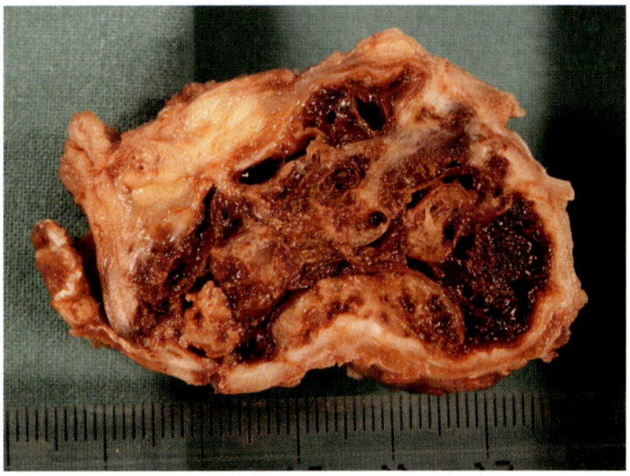

Abb. 27.3 Komplett exzidierte aneurysmatische Knochenzyste mit multiplen blutgefüllten Hohlräumen.

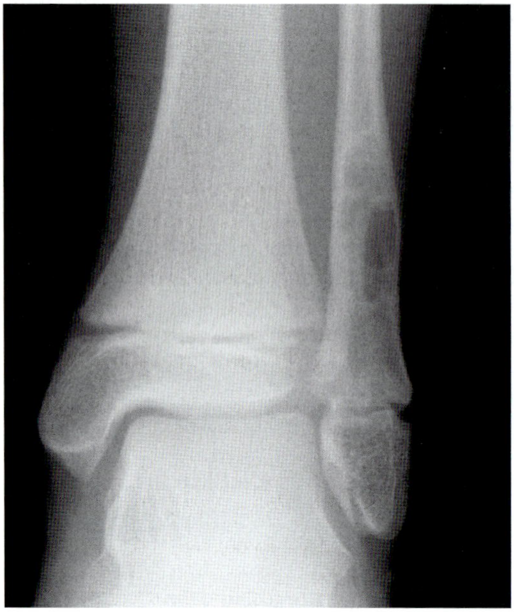

Abb. 27.4 Juvenile (solitäre) Knochenzyste im Röntgenbild, hier der distalen Fibula.

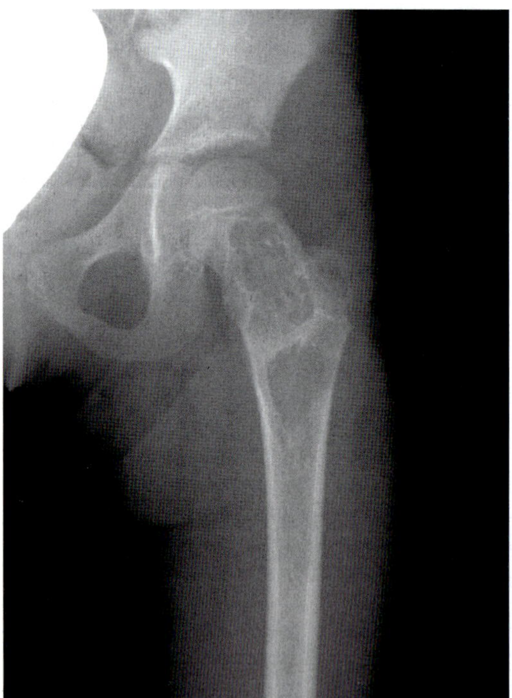

Abb. 27.5 Fibröse Dysplasie im Röntgenbild: zystenartige Aufhellungen im oberen Femur.

Fibröse Dysplasie (**Abb. 27.5**): Von dieser Erkrankung sind überwiegend jüngere Menschen betroffen (ø 24 Jahre). Sie kann im Rahmen des Albright-Syndroms genetisch bedingt sein. Es kommt zu einer vermehrten Einlagerung faserreichen Bindegewebes in einzelne oder mehrere Knochen, vor allem in das Femur (metaphysär und diaphysär); alternativ oder kombiniert können Tibia, Humerus und Schädelknochen betroffen sein. Die Ursache ist unbekannt.

Morphologie | Radiologisch sind Osteolysen sowie eine verdünnte Kortikalis sichtbar. Histologisch stellt sich reichlich Bindegewebe mit irregulären Faserknochenbälkchen ohne Osteoblastensäume dar.

27.6.2 Benigne Knochentumoren

Osteoidosteom: Es handelt sich um einen osteoblastischen Tumor in der Kortikalis der langen Röhrenknochen, der hauptsächlich bei jüngeren Menschen vorkommt (Altersdurchschnitt 19 Jahre). Betroffen sind in erster Linie Femur, Tibia sowie die kleinen Röhrenknochen. Klinisch typisch sind frühzeitig, bereits bei sehr kleinen Tumoren einsetzende und dann lang anhaltende, v. a. nächtliche Schmerzen, die sehr gut auf Acetylsalicylsäure ansprechen.

Morphologie | Radiologisch findet sich eine charakteristische ovale Aufhellung (sog. Nidus) inmitten eines sklerotisch verdichteten Knochenareals (sog. perifokale Sklerose); die ovale Aufhellung entspricht dem Tumor. Histologisch zeigen sich unterschiedlich breite Trabekel mit Osteoidsäumen, reichlich Osteoblasten und im Randgebiet des Tumors auch reichlich osteoklastäre Riesenzellen, ferner eine Markraumfibrose.

Osteoblastom: Dieser Tumor ähnelt dem Osteoidosteom und betrifft wie dieses bevorzugt das frühere Lebensalter. Das Osteoblastom wächst überwiegend in der Wirbelsäule, aber auch in Femur und Tibia, es besitzt keinen Bezug zur Kortikalis. Auch bei diesem Tumor sind klinisch Schmerzen typisch, bei einem Befall der Wirbelsäule können neurologische Ausfälle hinzutreten.

MERKE

Aufgrund der sehr großen Ähnlichkeit des Osteoblastoms mit dem Osteoidosteom ist die Differenzialdiagnose dieser beiden Tumoren sehr schwierig bis unmöglich. Ein hilfreiches Unterscheidungskriterum ist die Tumorgröße: Osteoblastome erreichen einen Durchmesser von 2–10 cm, während das Osteoidosteom im Allgemeinen viel kleiner ist.

Morphologie | Der an den Tumor grenzende Sklerosesaum entspricht weitestgehend demjenigen des Osteoidosteoms, ist allerdings geringer ausgeprägt. Die für das Osteoidosteom typische Perifokalsklerose fehlt. Ein Nidus ist wie beim Osteoidosteom vorhanden.

Osteochondrom: Es handelt sich um einen weiteren Knochentumor, der bevorzugt im jüngeren Lebensalter auftritt (ø 17 Jahre). Das Osteochondrom wächst pilzförmig von den Metaphysen der langen Röhrenknochen aus in das umgebende Weichgewebe vor; bedeckt ist das Osteochondrom von einer Knorpelkappe (Proliferationszone), man spricht daher auch von einer **kartilaginären Exostose**. Betroffen sind überwiegend proximaler Humerus oder distales Femur.

Morphologie | Makroskopisch ist ein Knochensporn mit partieller knorpeliger Überkleidung zu sehen. Histologisch stellt sich unterhalb der Knorpelkappe normal differenziertes spongiöses Knochengewebe dar, das nur leichte Irregularitäten aufweist.

Enchondrom: Das Enchondrom ist ein knorpeliger Tumor, der überwiegend im jüngeren bis mittleren Lebensalter in Erscheinung tritt (ø 38 Jahre). Das Enchondrom kommt überwiegend in den Diaphysen der **kleinen** Röhrenknochen vor, seltener sind die Metaphysen von Femur oder Humerus betroffen. Man nimmt an, dass sich das Enchondrom in seiner Eigenschaft als Knorpelgewebstumor aus Resten der Metaphysenfugen (Wachstumsfugen) entwickelt.

Morphologie | Radiologisch stellen sich Osteolysen dar, histologisch findet sich ein reifes, aber irreguläres Knorpelgewebe.

MERKE

Seltener findet man enchondromtypische Veränderungen auch in den Beckenknochen; trotz vergleichbarer Morphologie diagnostiziert man in diesem Fall eher ein Chondrosarkom (s. S. 525), da der Tumor in diesem Fall eine ausgesprochene Rezidivneigung besitzt.

Chondroblastom: Das Chondroblastom ist ein Tumor überwiegend des jüngeren Lebensalters (ø 20 Jahre) und wächst bevorzugt in den Epiphysen der großen Röhrenknochen. Er entwickelt sich im Bereich der enchondralen Verknöcherungszonen *vor* Verschluss der Wachstumsfugen.

Morphologie | Radiologisch sieht man eine scharf begrenzte, epiphysär lokalisierte Osteolyse mit Skleroserandsaum. Histologisch imitiert der Tumor die Knorpelbildung mit chondroider Matrix und osteoklastären Riesenzellen.

Nichtossifizierendes Knochenfibrom: Mit einem Durchschnittsalter von 15 Jahren sind überwiegend Kinder und Jugendliche betroffen. Das Knochenfibrom wächst bevorzugt in den Metaphysen der langen Röhrenknochen und ist charakteristischerweise exzentrisch (randständig) gelagert.

Morphologie | Die Kortikalis ist im Bereich des Tumors durch fibrös umdifferenziertes Gewebe ersetzt (daher auch die Bezeichnung **fibröser Kortikalisdefekt**). Radiologisch ist der Tumor scharf begrenzt und imponiert als exzentrisch gelagerte, scharf begrenzte Osteolyse der Metaphyse mit Sklerosesaum. Histologisch finden sich eisenspeichernde Histiozyten, Schaum- und Riesenzellen sowie Fibroblasten.

Chondromyxoidfibrom. Dieser gutartige, jedoch lokal invasiv wachsende Tumor ist sehr selten. Aufgrund seiner Wachstumsart wurde er früher für ein Chondrosarkom gehalten.

27.6.3 Maligne Knochentumoren

MERKE

Malignen Knochentumoren ist gemeinsam, dass sie gegenüber den benignen 1–2 Dekaden später auftreten, was jedoch nicht ausschließt, dass sie auch im Kindesalter vorkommen können.

Osteosarkom (**Abb. 27.6**): So tritt das Osteosarkom überwiegend im jüngeren Lebensalter auf (ø 19 Jahre). Es handelt sich um einen hoch malignen, osteo-

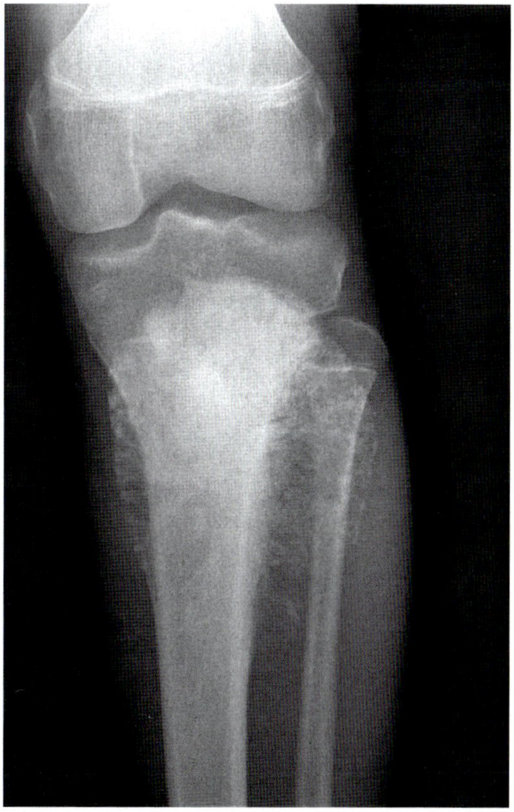

Abb. 27.6 Osteosarkom (Röntgenbild) mit typischen Spiculae am Tumorrand und Zeichen der Knochenbildung.

blastischen (osteoidproduzierenden) Tumor, der sich bevorzugt zentral in den Metaphysen der langen Röhrenknochen entwickelt und zu 60 % in der Knieregion lokalisiert ist (ausgehend vom distalen Femur oder der proximalen Tibia).

MERKE

Das Osteosarkom ist der häufigste primäre maligne Knochentumor.

In Familien mit Retinoblastom-Erkrankungen (s. S. 484) tritt das Osteosarkom gehäuft auf; in diesen Fällen liegt eine genetische Disposition vor. Das Osteosarkom kann sich ferner sekundär im Rahmen eines Morbus Paget manifestieren (Paget-Sarkom, s. a. S. 518). Generell neigt es zur frühzeitigen hämatogenen Metastasierung in die Lunge. Therapie der Wahl ist eine prä- und postoperative Chemotherapie mit einer Tumorresektion im Gesunden.

Morphologie | Im radiologischen Bild erkennt man typische Zeichen der Malignität: unscharfe Begrenzung des Tumors, fehlender Sklerosesaum sowie mottenfraßartige Auflockerung der Knochenstruktur. Als Zeichen einer heftigen Periostreaktion sind die sog. Spiculae („sunburst") oder das Codman-Dreieck zu sehen. Histologisch fallen atypische Zellen auf, die Knochenmatrix (Osteoid) bilden.

Chondrosarkom (Abb. 27.7): Das Chondrosarkom stellt 20 % aller malignen Knochentumoren und ist damit der zweithäufigste Tumor dieser Gruppe. Das mittlere Lebensalter (Altersdurchschnitt der Patienten: 46 Jahre) ist bevorzugt betroffen. Das Chondrosarkom wächst in der Regel langsam und verhält sich damit niedrig maligne. Knochen des zentralen Achsenskeletts wie Femur, Becken und Humerus sind bevorzugt betroffen, dagegen kommt es in den Hand- und Fußwurzelknochen so gut wie gar nicht vor. 1 % der Chondrosarkome gehen aus den an und für sich gutartigen Chondromatosen hervor, nicht jedoch aus Enchondromen. Therapie der Wahl ist die Resektion.

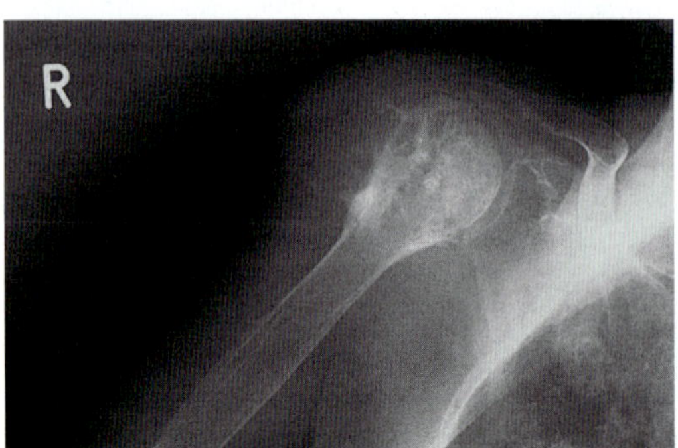

Abb. 27.7 Chondrosarkom (Röntgenbefund) mit mottenfraßartigen Osteolysen.

Morphologie | Radiologisch fallen mottenfraßartige meta- und/oder diaphysär lokalisierte Osteolysen auf, z. T. mit Verkalkungen. Histologisch besteht der Tumor aus Chondrozyten, die eine Knorpelmatrix bilden können und je nach Malignität des Tumors mehr oder weniger starke zelluläre Atypien aufweisen. Hoch differenzierte Chondrosarkome sind histologisch schwer von Enchondromen zu unterscheiden.

Riesenzelltumor: Dieser Tumor wird auch Osteoklastom genannt, da er reichlich Osteoklasten beherbergt. Die betroffenen Patienten sind durchschnittlich 31 Jahre alt. Es handelt sich um einen lokal aggressiv wachsenden und rezidivfreudigen Tumor, der v. a. epiphysär in Knochen des zentralen Achsenskeletts (Femur, Tibia, BWS und Becken) vorkommt. Trotz des lokal aggressiven Wachstums metastasiert der Tumor nur selten, er wird daher den semimalignen Tumoren zugerechnet.

Morphologie | Radiologisch fallen Osteolysen auf, die epi- und/oder metaphysär gelegen sind. Histologisch dominieren entsprechend der Bezeichnung des Tumors osteoklastäre Riesenzellen sowie Histiozyten, ferner sind Eisenablagerungen zu finden.

Gruppe des Ewing-Sarkoms: Unter dem Begriff des Ewing-Sarkoms werden nach WHO mehrere Tumoren neuroektodermalen Ursprungs zusammengefasst, die keine Matrix bilden und im Zytoplasma Glykogen einlagern. Zu dieser Gruppe gehören der namengebende Tumor selbst (das **Ewing-Sarkom**, die am wenigsten differenzierte Entität) sowie die mit dem Ewing-Sarkom verwandten, aber höher differenzierten **peripheren neuroektodermalen Tumoren (PNET)**. Sowohl das Ewing-Sarkom als auch die PNET entwickeln sich überwiegend im Knochen und hier wiederum in den Diaphysen der langen Röhrenknochen (Tibia, Femur, Humerus), können aber auch im Becken und extraossär auftreten. Alle Tumoren treten durchschnittlich um das 17. Lebensjahr herum in Erscheinung, nach dem 30. Lebensjahr sollte diese Diagnose nur noch mit äußerster Zurückhaltung gestellt werden.

Therapie der Wahl ist die vollständige Resektion mit prä- und postoperativer Polychemotherapie, wodurch sich die Überlebensrate dieser hoch malignen Tumoren in den letzten Jahren erheblich verbessert hat (60–70 % nach 5 Jahren). Die Gesamtüberlebensrate liegt jedoch auch bei moderner Therapie „nur" bei 41 %.

Morphologie | Die Tumoren der Ewing-Gruppe verhalten sich hoch maligne und bestehen histologisch aus kleinen, dicht gepackten Zellen mit wenig Zytoplasma, großen Zellkernen und PAS-positiven Glykogenablagerungen. Bei den PNET können sich Rosettenformationen ausbilden, ansonsten weisen diese Tumoren keine speziellen morphologischen Merkmale auf, die sie vom Ewing-Sarkom unterscheiden. Im Gegensatz zum Ewing-Sarkom exprimieren PNET-Tumoren jedoch neuroendokrine Marker (Chromogranin A, Synaptophysin, u. a.). Molekularpathologisch ist bei allen Tumoren der Ewing-Gruppe die Translokation von fly1-Gen nachgewiesen worden (t (11;22)).

Chordom: Das Chordom ist mit 2 % aller malignen Knochentumoren selten. Es entwickelt sich aus Resten der Chorda dorsalis (embryonale Wirbelsäulenanlage) und ist daher stets mittelliniennah entlang der Wirbelsäule anzutreffen, insbesondere im Kreuzbein, Steißbein oder auch im Bereich des Schädelansatzes. Das Durchschnittsalter der Betroffenen liegt bei 45 Jahren.

Morphologie | Radiologisch fallen Osteolysen auf. Die Tumorzellen sind vakuolisiert und bilden eine myxoide Matrix, was die Abgrenzung zum Chondrosarkom mitunter erschwert.

MERKE

Chordome sind im Gegensatz zu allen anderen primären Knochentumoren positiv für epitheliale Marker wie Zytokeratin und das epitheliale Membran-Antigen (EMA). Immunhistochemisch ist daher eine zweifelsfreie Abgrenzung der Chordome von einem Chondrosarkom möglich!

Plasmozytom: Das Plasmozytom soll hier nur kurz erwähnt werden, da es sich zwar häufig im Knochen manifestiert, seinen Ursprung allerdings – wie auch das eosinophile Granulom – im hämatopoetischen System hat (s. S. 162). Beweisend für ein Plasmozytom ist eine monoklonale Leichtkettenexpression (λ oder κ). Diese ist mittels mRNA-in-situ-Hybridisierung nachweisbar, welche sensitiver als die früher eingesetzte immunohistochemische Methode ist.

In der Tab. 27.1 sind die wichtigsten Informationen zu den primären Knochentumoren in Form einer Übersicht zusammengestellt.

Metastasen im Knochen

Knochen und Knochenmark sind häufige Zielorgane metastatischer Absiedlungen. Die Metastasierung erfolgt dabei so gut wie ausschließlich hämatogen. Häufig in den Knochen metastasierende Tumoren sind das Bronchial-, Mamma-, Prostata-, Nieren- und Schilddrüsenkarzinom.

Morphologie | Die Metastasen können radiologisch osteoblastisch imponieren, d. h., der Knochen reagiert mit Knochenneubildung, während andere Tumoren Osteolysen ausbilden.

Praxistipp

Gelegentlich sind Skelettmetastasen das erste fassbare klinische Symptom einer malignen Tumorerkrankung. Die bioptisch-histologische Untersuchung der Metastase kann in diesem Fall Hinweise auf die eigentliche Grunderkrankung geben.

Tab. 27.1

Knochentumoren, Übersicht

Tumor	ø-Alter	Lokalisation	diagnostische Charakteristika
benigne Knochentumoren			
Osteoidosteom	19	große und kleine Röhrenknochen	Sklerose; Nidus; ASS-sensitiver Schmerz
Osteoblastom	20	Wirbelsäule, Tibia, Femur	Sklerose mit zentraler Lyse
Osteochondrom	17	große Röhrenknochen	metaphysäre Knochenfortsätze (Sporn)
Enchondrom	38	kleine Röhrenknochen	lobulierte Osteolysen, ungeordnetes reifes Knorpelgewebe
Chondroblastom	20	große Röhrenknochen	epiphysäre Osteolyse mit Randsklerose, Riesenzellen, chondroide und osteoide Matrix
Nichtossifizierendes Knochenfibrom	15	große Röhrenknochen	metaphysäre Osteolyse, Fibroblasten, Riesenzellen, Siderophagen
maligne Knochentumoren			
Osteosarkom	19	große Röhrenknochen, Knie!	Osteolyse, Spiculae, Auftreibung der Kortikalis, atypische Zellen mit Osteoidbildung
Chondrosarkom	46	zentrale Knochen	lobulierte Osteolysen (ähnlich dem Enchondrom), Chondrozyten mit mehr oder weniger starken Atypien
Riesenzelltumor	31	Femur, Tibia, WS, Becken	mottenfraßähnliche Osteolysen, Osteoklasten (Riesenzellen), Makrophagen, Eisen
Ewing-Sarkom	17	Becken, Schultergürtel, Femur	Mottenfraßosteolysen, Kortikalisanhebung, kleine runde blaue Zellen (wie Kleinzeller)
Chordom	45	untere und obere WS	Osteolysen, mukoide Matrix, keratinpositive Zellen

Fallbeispiel

Prof. Azan erhält den Hüftkopf eines 74 Jahre alten Patienten mit frischer Schenkelhalsfraktur bei Minimaltrauma. Klinisch besteht der Verdacht auf eine pathologische Fraktur, jedoch ohne wegweisenden radiologischen Befund (keine nachweisbare Tumormasse). Schichtaufnahmen liegen nicht vor.

Nach Präparation des Hüftkopfs für die mikroskopische Untersuchung schaut sich Prof. Azan zunächst die konventionelle H.-E.-Histologie an und sieht dort in kleinen Herden gelagerte, relativ undifferenzierte basaloide/epitheloide Tumorzellen, die in der PAS-Färbung keine Schleimbildung aufweisen. Eine drüsige oder eine plattenepitheliale Differenzierung kann Prof. Azan nicht erkennen. Die kleinen Tumorherde befinden sich in direkter Nachbarschaft zum Fakturspalt, der Fibrinexsudate enthält sowie vereinzelt auch von Granulozyten infiltriert wird. Prof. Azan gelangt zur folgenden vorläufigen Diagnose: Frische pathologische Fraktur durch einen undifferenzierten, vermutlich epithelialen Tumor. Prof. Azan kommentiert: Differenzialdiagnostisch kommen hier in erster Linie ein wenig differenziertes Bronchialkarzinom – speziell ein kleinzelliges Bronchialkarzinom –, ein undifferenziertes Adenokarzinom mit neuroendokriner Differenzierung aus dem Gastrointestinaltrakt, ein wenig differenziertes Prostatakarzinom (Gleason-Score 5 + 5 = 10) oder entfernt auch ein malignes Melanom in Frage.

Prof. Azan setzt daher folgende immunhistochemischen Färbungen an: TTF1 (positiv bei 90 % der kleinzelligen Bronchialkarzinome), Zytokeratin 7 (positiv bei Adenokarzinomen mit Ausnahme des kolorektalen Karzinoms), Zytokeratin 20 (positiv bei kolorektalen Karzinomen), CD 56 (positiv bei neuroendokrinen Karzinomen, aber auch bei NK-Zell-Lymphomen), PSA und PSAP (PSA = prostataspezifisches Antigen, PSAP = prostataspezifische alkalische Phosphatase) (jeweils positiv bei Prostatakarzinomen), HMB45 und Melan A (jeweils positiv bei malignen Melanomen) sowie Ki67, ein Proliferationsmarker, der bei im Zellzyklus befindlichen Zellen den Zellkern positiv darstellt.

Nach Erhalt des Pathologieberichtes meldet sich Prof. Ellis aus der Unfallchirurgie bei seinem Kollegen Prof. Azan und teilt mit, dass in Anbetracht der histologischen Ergebnisse eine ergänzende Anamnese bei dem Patienten erhoben wurde. Der Patient habe jetzt erstmals von einem Prostatakarzinom berichtet, dass vor 4 Jahren operiert worden sei; der Patient habe damals im Ausland gewohnt. Dr. Ellis fordert umgehend das Entlassungsschreiben der damaligen Klinik an: Das Prostatakarzinom war im Stadium pT 2c, pN1, Mx, R0 – G 3, Gleason 3 + 5 = 8 (vgl. S. 354) entfernt worden. Prof. Ellis teilt mit, dass er bei dem Patienten den PSA-Wert bestimmen werde.

Einen Tag später erhält Prof. Azan die Ergebnisse der immunhistochemischen Färbungen, die folgendermaßen ausfallen: Schwache Positivität für Zytokeratin 7, sehr schwache Positivität für PSA, aber stärkere Positivität für PSAP, Proliferationsaktivität für Ki67 40 %, darüber hinaus Positivität der Tumorzellen für CD 56. Alle anderen angesetzten Marker fallen negativ aus.

Aufgrund der CD 56-Positivität diagnostiziert Prof. Azan die Metastase eines neuroendokrin differenzierten Prostatakarzinoms. Am Folgetag telefoniert Prof. Ellis mit seinem Kollegen Prof. Azan und teilt ihm mit, dass der PSA-Wert mit 3,5 ng/ml weitgehend im Normbereich liege, ein Prostatakarzinom sei dann wohl auszuschließen. Prof. Azan weist Prof. Ellis darauf hin, dass dies nicht stimme, da die PSA-Negativität typisch sei für neuroendokrin differenzierte Prostatakarzinome: Neuroendokrine Prostatakarzinome wachsen aggressiv, bilden aber nur sehr wenig PSA oder sind PSA-negativ. Diese Tumoren sind leider im Vergleich zum klassischen Karzinom der Prostata nicht Antiandrogen- und radiosensitiv.

Der Patient wird endoprothetisch versorgt, eine anschließend durchgeführte Skelettszintigrafie ergibt keine weiteren Herdbefunde, so dass dem Patienten lediglich eine weitere engmaschige Tumornachsorge empfohlen wird.

28 Gelenke, Sehnen und Faszien

28.1 Relevante anatomische und funktionelle Aspekte

Gelenke, Sehnen, Sehnenscheiden, Schleimbeutel und Faszien/Bänder hängen strukturell und funktionell eng zusammen; gemeinsam ermöglichen sie den reibungslosen Ablauf einer Bewegung. Zu diesem Zweck sind die Gelenke, die Schleimbeutel und die Sehnenscheiden von speziellen Deckzellen – den Synoviozyten oder Synovialisdeckzellen – ausgekleidet. Die Synovialisdeckzellen produzieren die Synovialflüssigkeit, die der Ernährung des Gelenkknorpels/der Sehnen sowie als Schmiermittel für Bewegungen dient. Die Synovialzellen weisen ähnlich den Mesothelzellen sowohl epitheliale als auch mesenchymale Charakteristika auf.

Relevanz für die Pathologie | Generell sind Gelenke und die funktionell mit ihnen verknüpften Strukturen aufgrund der permanenten mechanischen Beanspruchung besonders anfällig für **degenerative** und **entzündliche Erkrankungen**. Beide Erkrankungsarten bedingten sich häufig gegenseitig; so können entzündliche Gelenkprozesse **(Arthritis)** zu einer Beschädigung des Gelenkknorpels und damit zu einem fortschreitenden strukturellen Umbau des Gelenks mit Funktionsverlust **(Arthrose)** führen; andererseits ist ein arthrotisch vorgeschädigtes Gelenk wesentlich anfälliger für Entzündungen.

Im Gegensatz zu den degenerativen und arthrotischen Erkrankungen sind „echte" tumoröse Erkrankungen der Gelenke, der Sehnen/Sehnenscheiden und Faszien eher selten. **Tumorartig imponierende Veränderungen** sind am ehesten Ausdruck einer pseudozystischen Degeneration der Sehnenscheiden oder Gelenkkapseln **(Ganglion)** oder einer zystischen/u. U. auch entzündlichen Auftreibung von Schleimbeuteln **(Hygrom, Bursitis)**. Repräsentatives Beispiel eines „echten" Tumors im Gelenkbereich ist das hoch maligne **Synovialsarkom**, das sich vermutlich aus den Synovialisdeckzellen ableitet, insgesamt aber sehr selten ist. Entsprechend der „Zwitternatur" der Synovialzellen weist auch das Synovialsarkom ein „biphasisches Muster" aus epithelialen und mesenchymalen Strukturen auf. Es ist in dieser Hinsicht dem Mesotheliom (s. S. 210) ähnlich.

28.2 Erkrankungen der Gelenke

28.2.1 Angeborene Erkrankungen mit Auswirkungen auf die Gelenke

Key Point
Das Marfan-Syndrom sowie das Ehlers-Danlos-Syndrom sind autosomal dominant erbliche Bindegewebserkrankungen, die durch eine Hyperelastizität sowie eine erhöhte Vulnerabilität – insb. der Gelenke und der Haut – gekennzeichnet sind.

Da die Gelenkbeteiligung neben der Hautmanifestation führendes Symptom ist, werden die Erkrankungen an dieser Stelle genannt. Prinzipiell sind alle bindegewebigen Strukturen des Körpers mehr oder minder beeinträchtigt.

Ehlers-Danlos-Syndrom: Es werden mehrere Subtypen unterschieden, denen jeweils eine bestimmte autosomal dominant erbliche Genmutation zugrunde liegt (Tab. 28.1). Im Gegensatz zum Marfan-Syndrom, bei dem die elastischen Fasern betroffen sind, sind hier verschiedene Kollagene (I–IV) in ihrer Struktur verändert. Mit 80 % aller Erkrankungen sind die Typen I und II am häufigsten. Klinisches Leitsymptom des Ehlers-Danlos-Syndroms ist die **Hyperelastizität der Haut** (Cutis hyperelastica, s. a. S. 413).

Marfan-Syndrom: Diesem gleichfalls autosomal dominanten Syndrom liegt eine Mutation auf Chromosom 15q (langer Arm) zugrunde, speziell ist das Gen für Fibrillin betroffen. Die Patienten fallen durch einen Hochwuchs mit langen Extremitäten und lange, dünne Finger (Spinnenfingrigkeit: Arachnodaktylie)

Tab. 28.1

Subtypen des Ehlers-Danlos-Syndroms

Typ	nähere Bezeichnung	betroffene anatomische Regionen, Symptome	mutiertes Gen
I + II	Haupttyp	Haut, Gelenke, Gefäße	COL 5A1:α1-Kette des Kollagens V
III	hypermobiler Typ	Gelenke, Haut	TNXB-Gen
IV	vaskulärer Typ	Gefäße, dünne Haut, Gelenke	COL 3A1-Gen (α1-Kette des Typ-III-Kollagens)
V		wie Typ II, aber milder	unbekannt, in jedem Fall aber X-chromosomaler rezessiver Erbgang
VI	kyphoskoliotischer Typ	Skoliose, Netzhautablösung, erhöhte Verletzbarkeit	Lysylhydroxylase-Gen
VII A + B	Arthrochalasie-Typ	überdehnbare und dünne Haut, Gelenke	α1(I)-Pro-Kollagen (Typ A) α2(I)-Pro-Kollagen (Typ B)
VII C	Dermatosparaxis-Typ	schlaffe Haut, Gelenke	Pro-Kollagen-N-Protease

auf, die Gelenke sind abnorm dehnbar. Darüber hinaus können eine Luxation der Augenlinse, Netzhautablösungen und Gefäßanomalien (Aneurysmen) auftreten. Eine Ruptur der Aneurysmen endet nicht selten tödlich.

28.2.2 Degenerative Erkrankungen der Gelenke (Arthrose)

Key Point

Gelenke sind insbesondere von degenerativen Erkrankungen betroffen; ursächlich ist häufig eine verstärkte mechanische Abnutzung infolge von Fehlstellungen (z. B. angeboren bei Hüftgelenksluxation, erworben bei Traumata) oder einer übermäßigen Belastung (z. B. durch schwere/einseitige körperliche Arbeit oder Übergewicht). Degenerative Gelenkerkrankungen nehmen generell mit fortschreitendem Lebensalter an Häufigkeit zu. Vorbestehende Erkrankungen mit einer Beeinträchtigung von Knorpel-, Knochen- und/oder Bindegewebe begünstigen arthrotische Prozesse. Diese besondere „Empfänglichkeit" kann auch ohne nachweisbare Grunderkrankung konstitutionell (genetisch) mitbedingt sein.

Arthrosis deformans

MERKE

Bei der Arthrosis deformans kommt es durch fortschreitende Degeneration des Gelenkknorpels zu einer sekundären Beschädigung des gelenkbildenden Knochens.

Ätiologie | Die Arthose kann **primär** ohne erkennbare Ursache auftreten; ursächlich für diese Arthroseform sind z. B. endogene Knorpelfehlbildungen. Die primäre Arthrose kommt entsprechend familiär gehäuft vor und entwickelt sich im Allgemeinen erst im höheren Lebensalter.

Die **sekundäre** Arthrose geht auf bekannte Ursachen zurück, wobei die im einleitenden Key Point genannten mechanischen Faktoren (Fehlstellungen, übermäßige Belastungen) die Hauptrolle spielen. Weitere mögliche Ursachen der sekundären Arthrose sind entzündliche Gelenkprozesse (s. S. 529), intraartikuläre Kristallablagerungen (v. a. bei der Gicht und der Pseudogicht, s. S. 534) sowie chronisch-rezidivierende Einblutungen (z. B. bei der Hämophilie).

Morphologie und Lokalisation | Hüft- und Kniegelenke sind am häufigsten betroffen, seltener das Schultergelenk. Es können auch kleinere Gelenke erkranken, insbesondere das Großzehengrundgelenk.

Morphologie | Morphologisch können **4 Stadien** unterschieden werden:

- **Stadium 1:** oberflächliche Knorpeleinrisse;
- **Stadium 2:** tiefere Knorpeleinrisse bis in den basalen (knochennahen) Knorpel, als Reaktion Nachweis von sog. Knorpelbrutkapseln; diese entsprechen Chondrozytenproliferaten;
- **Stadium 3:** tiefe Knorpelfissuren bis auf die knöcherne Gelenkfläche; durch Eindringen von Synovialflüssigkeit werden einzelne Knorpelstücke mobilisiert, die frei im Gelenkraum liegen; reaktiv kommt es zur Granulationsgewebebildung (Fremdkörperreaktion) und Entzündung der Synovia;
- **Stadium 4:** Knorpeldefekte mit Freilegung der knöchernen Oberfläche im Gelenk; reaktiv Verdickung und Sklerosierung der subchondralen Knochenplatte; zusätzlich metaplastische Knochen- und Knorpelbildung im Randbereich der Gelenke unter Ausbildung von sog. **Osteophyten**; Knorpelstücke können in den oberflächlichen Knochen einbrechen und dort eine reaktive Fibrose und Entzündung induzieren **(Geröllzysten)**.

Klinische Aspekte | Hauptsymptome der Arthrose sind der sog. **Anlaufschmerz** zu Beginn einer körperlichen Belastung sowie der **belastungsabhängige Dauerschmerz,** der sich nach Beendigung der Belastung wieder zurückbildet.

Besondere Arthroseformen der Wirbelsäule

Spondylosis deformans: Hierbei handelt es sich um eine **degenerative Erkrankung der Zwischenwirbelscheiben**. Makroskopisch sind Knochenwülste seitlich des vorderen Längsbandes typisch. Mikroskopisch sind Nekrosen und reaktive Veränderungen der Zwischenwirbelscheiben (Knorpelzellproliferationen) zu erkennen. Im Krankheitsverlauf kann der Zwischenwirbelraum komplett verknöchern.

Spondylarthropathia deformans: Die **Degeneration der kleinen Wirbelbogengelenke** ist sehr häufig und kann schon im mittleren Alter mit Rückenschmerzen nach längeren Tätigkeiten in gebeugter Körperhaltung (z. B. Gartenarbeit) beobachtet werden. Morphologisch sind eine Reduktion des Gelenkknorpels sowie Knochenvorsprünge im Bereich der kleinen Wirbelbogengelenke typisch. Die Gelenke können schlussendlich versteifen.

Degenerative Diskopathie/Bandscheibenvorfall: Degenerative Erkrankungen der Bandscheiben können dazu führen, dass sich Risse im Anulus fibrosus bilden, wodurch Anteile des weichen Nucleus pulposus nach außen vordringen können. Das prolabierte Gewebe kann sich in 3 Richtungen bewegen:

- Klinisch relevant ist v. a. die **Verlagerung von Bandscheibengewebe nach lateral/dorsal:** Folge ist die Kompression von Rückenmarkwurzeln (oder im Falle eines massiven Bandscheibenvorfalls auch des Rückenmarks selbst). Klinisch resultiert ein radikuläres Syndrom mit Schmerzen und Sensbilitätsstörungen im Innervationsbereich der komprimierten Nervenwurzel; Reflexausfälle und Lähmungen können hinzutreten.

- **Verlagerung nach kranial und kaudal:** Bandscheibengewebe kann in die kaudal oder kranial angrenzenden Wirbelkörperplatten einbrechen unter Ausbildung von sog. **Schmorl-Knötchen**; dies kann zum reaktiven Knochenabbau führen.
- **Verlagerung nach ventral:** Sie leitet häufig eine Spondylosis deformans (s. o.) ein.

28.2.3 Entzündliche Erkrankungen der Gelenke

Key Point

Arthritiden können infektiös, chemisch-physikalisch und immunologisch-rheumatisch bedingt sein. Je nach Anzahl der betroffenen Gelenke unterscheidet man die Monarthritis von der Polyarthritis. Diese Unterscheidung ist insofern wichtig, als sie bereits Hinweise auf die zugrunde liegende Ursache vermittelt: Monarthritiden sind eher infektiös bedingt, Polyarthritiden eher immunologisch/rheumatisch.

Infektiöse Arthritis

MERKE

Infektiöse Arthritiden sind überwiegend bakteriell, selten durch Viren oder Pilze bedingt. Klinisches Leitsymptom ist in der Regel das schmerzhaft geschwollene, überwärmte Gelenk. Im Krankheitsverlauf kann es zur Destruktion der Gelenkflächen und zur Versteifung/Ankylose kommen.

Unspezifische bakterielle Arthritis: Die wichtigsten Erreger der bakteriellen, zumeist eitrigen Arthritis sind **Staphylokokken** und **Streptokokken**, es kommen aber auch Gonokokken oder anaerobe Bakterien in Frage. Der Erregereintritt erfolgt zumeist **per continuitatem**, aus diesem Grund ist in der Regel nur ein Gelenk betroffen **(Monarthritis)**. Mögliche Ursachen sind z. B. eine offene Gelenkfraktur oder ein therapeutischer Eingriff (Gelenkpunktion, Arthroskopie); alternativ kann auch ein osteomyelitischer Prozess zugrunde liegen, der in den Gelenkraum einbricht (s. S. 517).

Morphologie | Histologisch finden sich reichlich Granulozyten sowie Fibrinexsudate; die Synovialisdeckzellschicht weist zahlreiche Defekte auf. Die morphologischen Befunde sind unabhängig vom jeweiligen Erreger relativ gleichförmig **(unspezifische Arthritis)** – aus dem Entzündungsbild kann also nicht auf den verursachenden Erreger geschlossen werden. Dies unterscheidet die unspezifische von der spezifischen Arthritis, die im Zusammenhang mit einer definierten Grunderkrankung entsteht.

Spezifische bakterielle Arthritis: Die spezifische Arthritis weist morphologische Besonderheiten auf, die auf den verursachenden Erreger rückschließen lassen. Wichtige Beispiele sind die Arthritis tuberculosa, die Arthritis luica sowie die borrelienbedingte Lyme-Arthritis.

Arthritis tuberculosa: Die Arthritis tuberculosa ist Hauptvertreter der granulomatösen Arthritiden, zu denen auch die sehr seltenen Gelenkaffektionen im Rahmen einer Bruzellose sowie die Pilzarthritiden gehören. Insgesamt ist 1 % der Arthritiden tuberkulös bedingt. Gemeinsam mit der Knochentuberkulose stellt die Arthritis tuberculosa die zweithäufigste (extrapulmonale) Manifestation der Tuberkulose dar. Sie entsteht bei einer hämatogenen Aussaat der Mykobakterien, befällt aber trotz dieses Ausbreitungsweges in der Regel nur 1 Gelenk (Monarthritis). Die Mykobakterien induzieren eine rasch fortschreitende Synovialitis, bevorzugt in Knie- und Hüftgelenk. Mikroskopisch dominieren Fibrinexsudate, Gewebenekrosen sowie Granulome, die keine Kristalle enthalten. Nicht immer sind vitale Erreger nachzuweisen.

Arthritis luica: Destruierende Knochen- und Gelenkprozesse können auch im Rahmen einer Syphilis auftreten.

Lyme Disease: Erreger der Lyme-Arthritis ist Borrelia burgdorferi aus der Gruppe der Spirochäten; es wird durch einen Zeckenbiss in den Organismus eingeschleppt. Relevante Frühsymptome der Borreliose sind das ringförmig expandierende Erythema migrans im Bereich der Eintrittsstelle, meningitische und/oder radikulitische Symptome sowie die sog. Lyme-Arthritis. Überwiegend betroffen sind Knie- und Sprunggelenke (> ⅔ der Fälle). In 95 % der Fälle liegt eine Oligoarthritis vor (< 4 Gelenke).

Morphologie | Im Gegensatz zur granuloyztenreichen unspezifischen Arthritis finden sich lymphoplasmazelluläre Infiltrate im Gelenksbereich sowie Lymphfollikel. Ein direkter Erregernachweis ist in der Regel nicht möglich.

MERKE

Eine durch Zeckenbiss verursachte Borreliose wird am häufigsten anhand der Lyme-Arthritis diagnostiziert.

Nichtinfektiöse Arthritiden

Die nichtinfektiösen Arthritiden sind überwiegend **immunologisch** bedingt; sie sind Teilsymptom zahlreicher Erkrankungen des rheumatischen Formenkreises. Bei der **rheumatoiden Polyarthritis**, beim

akuten rheumatischen Fieber sowie beim **Morbus Bechterew** sind die arthritischen Prozesse Leitsymptome der Erkrankung.

Ein weiterer, relativ häufiger Auslöser entzündlicher Gelenkerkrankungen sind **intraartikuläre Kristallablagerungen**, v. a. im Rahmen einer **Gicht** (s. S. 534) oder **Pseudogicht** (s. S. 534). Generell können pathologische Ablagerungen jedweder Art einen Entzündungsprozess induzieren, so z. B. auch chronisch-rezidivierende Hämatome bei der **Hämophilie** (s. S. 83), Eisenablagerungen bei der **Hämochromatose** (s. S. 489), Ablagerungen von Homogentisinsäurepolymeren bei der **Ochronose** (sehr seltene Störung des Phenylalanin- und Tyrosinstoffwechsels mit Ablagerung eines braunschwarzen Pigmentes in Knorpel, Haut und Bindegewebe) oder Knochen- und/oder Knorpelsequester, die im Rahmen verschiedener Gelenkerkrankungen (z. B. bei der Arthrosis deformans, bei der Polyarthritis, bei der Chondrokalzinose etc.) in die Gelenkhöhle gelangen können. Man spricht in diesem Zusammenhang von einer **Detritus- oder Abriebsynovialitis.**

Selten sind nichtinfektiöse Arthritiden im Rahmen einer Nahrungs- und/oder Medikamentenallergie (durch intraartikulärer Ablagerung von Immunkomplexen).

Rheumatoide Polyarthritis (RA)

Es handelt sich um eine **chronisch-entzündliche Erkrankung der Synovialis**, die mit einer Zerstörung mehrerer Gelenke **(Polyarthritis)** einhergeht; initial sind bevorzugt die distalen kleinen Gelenke (insb. die Hand-, Finger- und Fußgelenke) betroffen, die Erkrankung schreitet anschließend zentripetal fort; Bursen und Sehnenscheiden sind aufgrund ihrer synovialen Auskleidung mitbetroffen.

Epidemiologie | Frauen erkranken 3-mal häufiger als Männer. Die rheumatoide Arthritis kann bereits im jüngeren Lebensalter vorkommen, ist allerdings häufiger bei älteren Menschen. Die Abgrenzung von primär degenerativen Veränderungen gelingt bei älteren Menschen jedoch nicht immer sicher.

Ätiopathogenese | Die Ätiologie ist noch nicht vollständig geklärt; generell spielen wie bei zahlreichen Erkrankungen des rheumatischen Formenkreises **genetische Faktoren** sowie **Autoimmunmechanismen** eine Rolle – so ist bei 80 % der Patienten im Serum sowie in der Synovia der **Rheumafaktor** (Autoantikörper gegen das Fc-Fragment des IgG) nachweisbar. Klinisch und histomorphologisch muss diese Erkrankung von primär degenerativen Prozessen abgegrenzt werden. In diesem Zusammenhang ist zu beachten, dass die RA selten (initial) nur ein Gelenk betreffen kann.

Morphologie | Die morphologischen Veränderungen sind nicht pathognomonisch; mithilfe eines **Score-Systems** kann die Diagnose allerdings mit hinreichender Sicherheit gestellt werden. (**Tab. 28.2** und **Abb. 28.1**). Zur Ermittlung dieses Scores müssen anhand eines aus dem Gelenk entnommenen Biospsats 3 Kategorien beurteilt werden: 1. Höhe bzw. Anzahl der Synovialisdeckzellschichten, 2. Ausmaß des entzündlichen Infiltrates sowie 3. Vorhandensein stromaler Gewebeelemente als Ausdruck einer beginnenden Fibrosierung/Ankylosierung des Gelenkes. Je nach Ausprägung der Veränderungen wird den einzelnen Kategorien ein Punktwert zugeordnet (0–3), die Werte werden anschließend addiert. Ab einer Summe von einschließlich 4 ist eine rheumatoide Genese der Erkrankung sehr wahrscheinlich. Der maximal mögliche Score beträgt 9. Die viel zitierten Rheumaknoten sind nur in seltenen Fällen morphologisch nachzuweisen.

Klinische Aspekte | Bei 50 % der Patienten kommt es zu einer fortschreitenden, schweren Deformierung und Versteifung der Gelenke. In 25 % der Fälle sind nur geringe Veränderungen zu erkennen; weitere 25 % der Fälle heilen spontan aus.

Eine besondere Verlaufsform der RA ist das sog. **Felty-Syndrom**: Der Gelenkbefall ist ausgeprägt, zusätzlich finden sich eine Splenomegalie, Lymphknotenschwellungen und eine Neutropenie.

MERKE

Fortgeschrittene Formen der rheumatoiden Arthritis sind histologisch kaum von anderen Formen der fortgeschrittenen nichtinfektiösen Arthritis (z. B. der Detritus-Arthritis) zu differenzieren; eine Klärung der Ursache allein anhand des histologischen Bildes ist bei stark arthritisch veränderten Gelenken generell nicht möglich.

Rheumatisches Fieber (RF)

Es handelt sich um eine durch β-hämolysierende Streptokokken ausgelöste pathologische Immunreaktion mit kreuzreagierenden Antikörpern gegen körpereigene Antigene, meist im Anschluss an eine Infektion des oberen Respirationstraktes. Neben Herz, Haut und Nieren (Poststreptokokken-Glomerulonephritis, s. S. 322) werden auch die Gelenke befallen. Typisch ist die akute, „wandernde" Polyarthritis der großen Gelenke. Der mikroskopische Befund ist uncharakteristisch: Im Bereich der betroffenen Gelenke finden sich Fibrinniederschläge, nekrotische Gewebeareale, Knorpeldestruktionen sowie ein lymphozytäres Infiltrat. Rheumagranulome können vorkommen.

Spondylitis ankylosans

Die Spondylitis ankylosans (auch Morbus Bechterew genannt) ist eine chronisch-entzündliche Erkran-

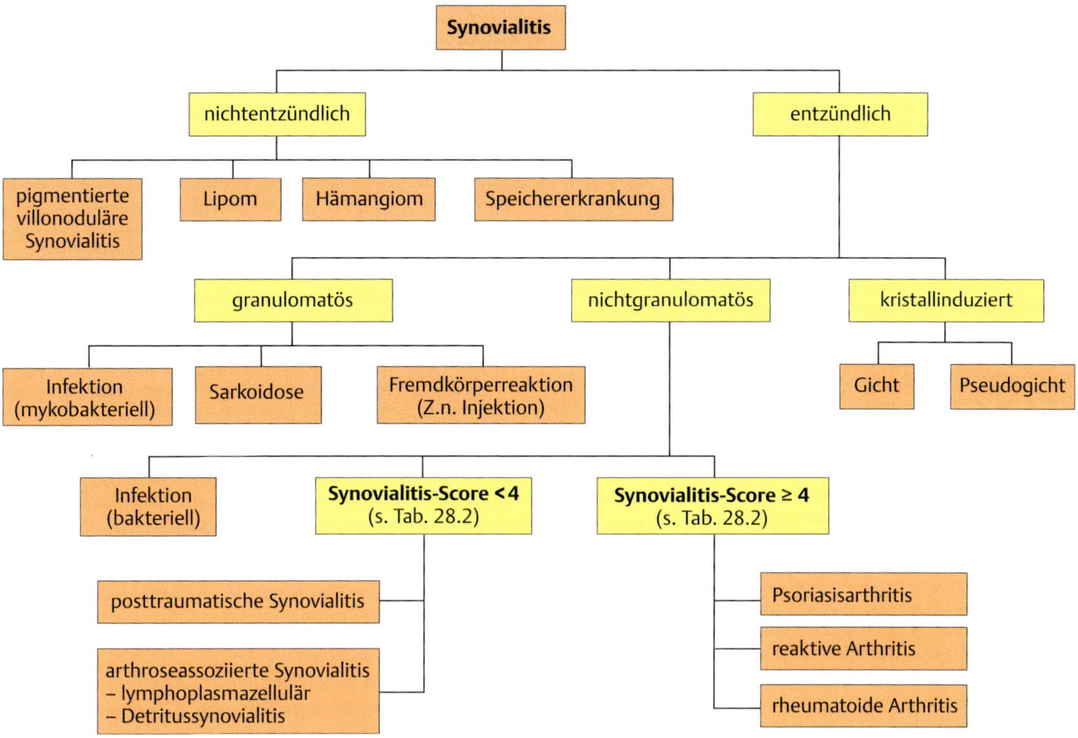

Abb. 28.1 Differenzialdiagnose der chronischen Synovialitis nach Krenn.

Tab. 28.2

Score-System zur Beurteilung einer chronischen Synovialitis nach Krenn

Score	Höhe der Deckzellschicht	Entzündungszeichen	Stromazellgehalt
0	1 Zellschicht	keine	normal
1	2–3 Zellschichten	einzelne Entzündungszellen, diffus verteilt	Ödem der stromalen Gewebeelemente, leicht vermehrter Fibroblastengehalt
2	4–5 Zellschichten	mäßiges Entzündungszellinfiltrat mit kleinen lymphozytären Aggregaten	mittelgradig vermehrte Fibroblasten und Endothelien
3	>6 Zellschichten	starkes Entzündungszellinfiltrat mit Lymphfollikeln	stark vermehrte Fibroblasten, Endothelien und Riesenzellen

kung des rheumatischen Formenkreises, die vornehmlich das **Achsenskelett** betrifft und mit einer fortschreitenden **Verknöcherung (Ankylose) der Wirbelsäule sowie der Iliosakralgelenke** einhergeht. Die Wirbelsäule wird typischerweise kyphotisch fixiert. Männer sind mit 80 % der Erkrankten wesentlich häufiger betroffen als Frauen. Erste Veränderungen treten im frühen Erwachsenenalter bis zum 40. Lebensjahr auf.

Morphologie | Initial sind lymphoplasmazelluläre Infiltrate der betroffenen Gelenkhäute (Synovia) mit fibrinoiden Nekrosen eindrücklich; später dominieren Verknöcherungsprozesse, auch unter Einbeziehung des vorderen und hinteren Längsbandes der Wirbelsäule. Bei einzelnen Patienten kann sich eine Amyloidose (s. S. 496) ausbilden.

Reaktive Arthritis/Reiter-Syndrom

Unter dem Begriff der reaktiven Arthritis fasst man entzündliche Gelenkerkrankungen zusammen, die als Zweiterkrankung *nach* einer bakteriellen Infektion des Gastrointestinaltraktes oder des Urogenitaltraktes auftreten. Typischerweise kommt es zu einer **asymmetrischen, ggf. auch wandernden Oligoarthritis** v. a. der unteren Extremitäten. Ein direkter Erregerbefall der betroffenen Gelenke ist in der Regel nicht nachweisbar **(seronegative/aseptische Arthritis)**, dennoch wird von einer persistierenden Infektion ausgegangen. Sofern sich eine **Urethritis** und eine **Konjunktivits** hinzugesellen, spricht man von einem **Reiter-Syndrom**.

Kristallbedingte Arthritiden

Diese morphologisch gut abgrenzbaren Erkrankungen können durch **Kalziumpyrophosphatablagerungen** (Pseudogicht bzw. Chondrokalzinose) und durch **Uratablagerungen** (Gicht) bedingt sein. Die Erkrankungen werden aufgrund ihrer charakteristischen Morphologie radiologisch zumeist schon vermutet. In der Regel werden die Kristalle nicht nur in die Gelenkhaut, sondern auch in angrenzende bindegewebige Strukturen, in die Meniski sowie in den Gelenkknorpel eingelagert.

Gicht: Die Grenzkonzentration zur Kristallbildung liegt bei über 7 mg/dl Harnsäure im Serum. Der Hyperurikämie kann ein erblich bedingter Defekt des Purinstoffwechsels zugrunde liegen (meist eine renale Eliminationsstörung, **primäre** Gicht); die **sekundäre** Gicht entsteht im Rahmen anderer Grunderkrankungen, die mit einer Entgleisung des Purinstoffwechsels einhergehen (z. B. vermehrter Zellzerfall bei hämolytischen Anämien oder malignen Erkrankungen, s. S. 132). Nähere Ausführungen zur Gicht finden sich auf S. 495.

Morphologische Aspekte | Typisch sind intraartikuläre Uratkristalle, die von Lymphozyten, Makrophagen und Fremdkörperriesenzellen umgeben sind (Fremdkörpergranulationsgewebe: Makroskopisch imponieren diese Komplexe als weißlich milchige **Gichttophi**). Die Kristalle sind histologisch nach dem Einbettungsprozess häufig nicht mehr nachzuweisen. Am häufigsten ist das Großzehengrundgelenk betroffen. Der akute Gichtanfall wird durch neutrophile Granulozyten initiiert, die Uratkristalle phagozytieren und dabei lysosomale Enzyme und Entzündungsmediatoren freisetzen.

Pseudogicht: Diese Stoffwechselerkrankung wird auch Kalziumpyrophosphatarthropathie genannt. Man unterscheidet 2 Formen: die primäre Pseudogicht, die infolge multipler genetischer Aberrationen mit Auswirkungen auf den Phosphatstoffwechsel entsteht, und die sekundäre Pseudogicht, die häufig mit Nierenerkrankungen, einem Hyperparathyreoidismus oder einer Hypothyreose assoziiert ist. Durchschnittlich 1 % der mitteleuropäischen Bevölkerung ist betroffen, im Alter steigt der Anteil der Betroffenen auf ca. 8 % an! Im Gegensatz zur Gicht werden die Kristalle vornehmlich in großen Gelenken – v. a. im Kniegelenk – abgelagert (wichtiges differenzialdiagnostisches Kriterium!). Radiologisch werden Verdichtungen der Meniski gesehen, diagnostisch beweisend ist der histologische Befund: Bei der Pseudogicht stellen sich in der H.-E.-Färbung rot/lilafarbene kristalline (granulaähnliche) Strukturen dar, die morphologisch sehr gut von den Gichttophi zu unterscheiden sind. Diese Strukturen können in den Meniski, in der Synovia, aber auch in den Bandscheiben nachgewiesen werden. Das Ausbrechen der Kristalle in den Gelenkbinnenraum löst akute Gelenkschmerzen aus, die einen akuten Gichtanfall vortäuschen können (daher der Krankheitsname).

28.3 Erkrankungen der Menisken

Key Point

Meniskusveränderungen können degenerativ und/oder traumatisch verursacht sein, die morphologischen Befunde variieren entsprechend. Bei der histopathologischen Beurteilung von Meniskusgewebe ist die zugrunde liegende Ursache stets zu spezifizieren, ebenso das Alter der Läsion.

Degenerative Meniskopathie: Bei der degenerativen Meniskopathie ist die Struktur des meniskusbildenden Faserknorpels erheblich verändert: Der Knorpel ist myxoid aufgelockert; es finden sich multiple kleine Einrisse, die teilweise zu Hohlräumen aufgeweitet sind (Pseudozysten).

Traumatische Meniskusläsion: Bei der traumatischen Meniskusläsion entstehen in der Regel ausgedehnte Risse im Meniskusgewebe, am häufigsten Längs- oder sog. Korbhenkelrisse; einzelne Menikusteile können auch gänzlich ausgerissen werden und zu einer Blockade des Gelenks führen (sog. Gelenksperre). Rissnah können die oben beschriebenen degenerativen Veränderungen auftreten, rissfern sollten diese jedoch fehlen. In diesem Zusammenhang gilt es allerdings zu beachten, dass degenerativ vorgeschädigte Meniski besonders anfällig sind für traumatische Läsionen, sodass beide Schädigungsmuster häufig simultan vorzufinden sind!

Das **Alter einer Meniskusläsion** kann histologisch anhand der typischen zellulären Reaktionen (Knorpelzellproliferate/sog. Knorpelbrutkapseln und vermehrtes Auftreten von Fibroblasten/Fibrozyten) ungefähr bestimmt werden. Als Residuum einer Läsion verbleibt das aus verdichteten Fibrozyten bestehende Pannusgewebe.

Fallbeispiel

Prof. Azan wird ein Meniskusteilstück einer 45-jährigen Frau zwecks Beurteilung zugeschickt. Die klinische Fragstellung lautet: Korbhenkelriss – Alter der Läsion? Degenerative Zeichen?

Mikroskopisch sieht Prof. Azan Faserknorpelgewebe mit aufgelockerter Fasergrundstruktur sowie spaltförmigen, kleinsten Hohlräumen im Inneren, was für eine degenerative Meniskuserkrankung spricht. Darüber hinaus sieht er einen großen Einriss der Meniskusoberfläche mit abgerundeten Rändern; die Abrundung spricht für eine ältere Läsion. Hierzu passend findet Prof. Azan auch ver-

mehrt Fibrozyten im Randbereich der Läsion. An anderen Stellen sind jedoch zusätzliche kleinere Einrisse mit scharfen Kanten und Fibrinauflagerungen zu sehen; diese Risse sind eindeutig frisch.
Zusätzlich zur Meniskusprobe entdeckt Prof. Azan noch ein kleines Stück auffälliges Synovialgewebe, das auf dem Einsendeschein nicht weiter kommentiert wurde. Mikroskopisch stellt Prof. Azan Folgendes fest: Die Synovialisdeckzellschicht ist auf 7 Zelllagen verbreitert, der Gehalt an Bindegewebszellen erhöht, vereinzelt finden sich auch Lymphfollikel unterhalb der leicht papillär aufgeworfenen Oberfläche. Detritusauflagerungen sind nicht zu sehen.
Zusammenfassend erstellt Prof. Azan folgenden Befund: Alte, degenerativ bedingte Meniskusruptur bei degenerativ vorgeschädigtem Meniskus, zusätzlich multiple kleine, teilweise frische Rupturen, ebenfalls degenerativ bedingt. Die Beurteilung der Synovialis gestaltet sich schwieriger. Angesichts der degenerierten Meniski läge im Grunde die Diagnose einer arthrosebedingten Synovialitis nahe. Die Lymphfollikel, die Deckzellverbreiterung sowie der vermehrte Fibrozytengehalt sprechen jedoch eher für eine rheumatoide Genese. Zudem sind keine Detritusauflagerungen auf der Synovialis festzustellen – was gegen eine arthrosebedingte Synovialitis spricht. Prof. Azan benötigt weitere klinische Informationen und hält Rücksprache mit seinem Kollegen aus der orthopädischen Chirurgie, der die Patientin arthroskopiert hat. Prof. Azan erfährt, dass die Patientin wegen akuter Knieschmerzen aufgenommen worden sei, jedoch bereits seit längerem unter Schmerzen in verschiedenen Gelenken leide, aus diesem Grund sei eine umfangreiche Labordiagnostik eingeleitet worden. Heute seien die Befunde eingetroffen, welche die Diagnose einer rheumatoiden Arthritis nahelegten. Prof. Azan bestätigt seinerseits die Diagnose.

28.4 Erkrankungen der Bursen, Sehnen und Sehnenscheiden

Key Point
Die Schleimbeutel und Sehnenscheiden sind aufgrund ihrer synovialen Auskleidung von ähnlichen pathologischen Veränderungen und Erkrankungen betroffen wie die Gelenke.

28.4.1 Erkrankungen der Bursen

Hygrome: Die zystische Anschwellung eines Schleimbeutels infolge einer Flüssigkeitsansammlung wird **Hygrom** genannt. Ursächlich sind häufig wiederholte (Mikro-)Traumata durch eine erhöhte mechanische Beanspruchung/Druckbelastung. Die Baker-Zyste ist eine spezielle Form des Hygroms: Hier kommt es zur zystischen Aussackung der Synovialis im Kniegelenksbereich.

Bursitis: Entzündliche Erkrankungen der Bursen können anlog den Arthritiden (s.S. 531) infektiös oder nichtinfektiös bedingt sein, ferner können sich auch die Gicht und die Pseudogicht in den Schleimbeuteln manifestieren.

28.4.2 Erkrankungen der Sehnen- und Sehnenscheiden

Sehnenscheidenentzündung (Tendovaginitis): Bei einer verstärkten mechanischen Beanspruchung der Sehnen (häufig der Strecksehnen im Handbereich, alternativ auch der Beugesehnen oder der Sehnen im Fußbereich) kann es zu einer Reizung und schließlich serofibrinösen Entzündung der Sehnenscheiden kommen; klinisch ist ein Reiben bei Bewegung (also z. B. beim Strecken der Finger) tastbar und ggf. auch hörbar **(Tendovaginitis crepitans)**. An den Beugesehen kommt es häufig zu einer entzündlich bedingten, knotigen Aufquellung des Sehnengewebes, sodass dieses nicht mehr ungehindert durch das jeweilige Sehnenfach gleiten kann **(Tendovaginitis stenosans)**; klinisch resultieren bewegungsabhängige Schmerzen und Bewegungseinschränkungen der betroffenen Finger, ggf. auch unter dem Syndrom des „schnellenden Fingers". Eine Sonderform der Tendovaginitis ist die **Tendovaginitis stenosans de Quervain**, die das 1. Strecksehnenfach des Daumens betrifft.

Degenerative und traumatische Sehnenerkrankungen: Das Sehnengewebe zeigt mit zunehmendem Lebensalter häufig degenerative Veränderungen. Typisch sind Fetteinlagerungen sowie Verquellungen der Grundsubstanz mit myxoider Auflockerung. Die morphologischen Befunde sind denjenigen im Bereich der Meniski sehr ähnlich (s. o.). Degenerative Veränderungen wiederum begünstigen **Sehnenrupturen**; diese können auch traumatisch bedingt sein (z. B. Glasscherbenverletzung).

Karpaltunnelsyndrom: Das Karpaltunnelsyndrom resultiert aus einer Kompression des N. medianus im Karpalkanal; klinisch sind Schmerzen und Parästhesien der Hände sowie im Langzeitverlauf eine Atrophie der Daumenballenmuskulatur typisch. Die Ursachen eines Karpaltunnelsyndroms sind vielfältig (traumatisch, arthritisch, degenerativ, z. T. auch gichtbedingt). Die fassbaren morphologischen Veränderungen sind meist gering: Fibrose und myxoide Aufquellung des perikarpalen Weichgewebes, mäßig ausgeprägte Entzündung der karpalen Synovia.

28.5 Tumoren und tumorähnliche Veränderungen von Gelenken, Sehnen und Faszien

Key Point

Tumorähnliche Läsionen im Gelenkbereich/des tendofaszialen Gewebes sind häufiger als echte Tumoren. Klinisch besonders relevant sind das Ganglion („Überbein“) sowie die Fibromatose der Palmarfaszie (Morbus Dupuytren).

28.5.1 Tumorähnliche Läsionen

Ganglion: Es handelt sich um eine tumorartig imponierende, zystische Erweiterung der Sehnenscheiden oder der Gelenkkapsel. Sie resultiert aus einer erhöhten mechanischen Beanspruchung der betroffenen Strukturen. Besonders häufig entwickeln sich Ganglien im Handwurzelbereich.

Morphologie | Ursächlich liegt eine myxoide Auflockerung des synovialen Gewebes zugrunde, wodurch es zur multiplen Hohlraumbildung kommt (myxoide Degeneration). In die Hohlräume lagert sich Synovialflüssigkeit ein, die im Verlauf zu einer gallertigen Masse verdickt. Es resultieren ein- oder mehrkammrige Pseudozysten, die den Sehnenscheiden bzw. Gelenken anhaften. Die Verbindung speziell zu den Gelenken kann veröden.

Fibromatosen: Diese hauptsächlich palmar, seltener plantar vorkommenden Erkrankungen (Morbus Dupuytren und Morbus Ledderhose) sind auf S. 537 näher beschrieben.

Pigmentierte villonoduläre Synovialitis: Es handelt sich um eine tumorähnliche Proliferation der Synovialiszellen im Bereich der Bursen, Gelenke oder Sehnenscheiden. Sofern die Sehnenscheiden betroffen sind, wird auch von einem **Riesenzelltumor** gesprochen (Abb. 28.2). Die Ätiologie dieser Erkrankung ist unklar; es gibt lokale und generalisierte Verlaufsformen. Möglicherweise handelt es sich um eine echte Neoplasie. Der Tumor neigt zu Rezidiven und kann lokal aggressiv wachsen, dennoch ist die Prognose gut.

Morphologie | Typisch ist eine zottenartige Hyperplasie der Synovialis mit Hämosiderinablagerungen, Fibroblastenproliferaten und zahlreichen mehrkernigen Riesenzellen. Makroskopisch erscheint die Synovia braun und knotig (daher der Name).

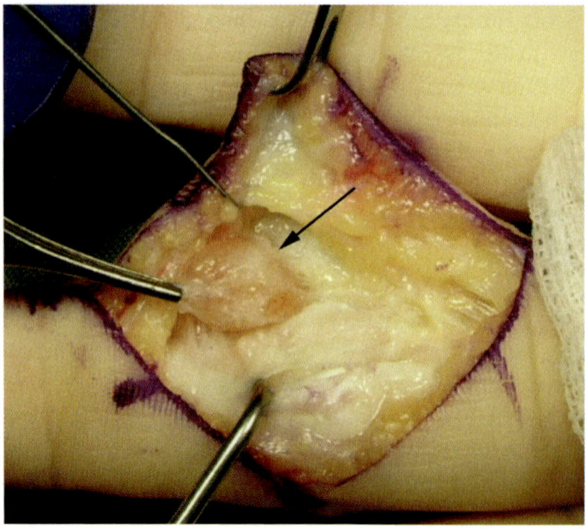

Abb. 28.2 Riesenzelltumor im OP-Situs. (Mit freundlicher Genehmigung von Dr. Schönberger, Barsinghausen)

Synoviale Chondromatose: Dieser Begriff bezeichnet eine chondroide Metaplasie („knorpeligen Umbau“) der Synovialis, bei der es auch zur Ausbildung freier Gelenkkörper kommen kann. Die Erkrankung ist sehr selten und tritt vorzugsweise im frühen bis mittleren Erwachsenenalter auf. Abzugrenzen ist sie von der Osteochondrosis dissecans (s. S. 521), bei der Anteile des Gelenkknorpels abgesprengt und u. U. auch in die Synovialis „eingebaut“ werden können.

28.5.2 Benigne Tumoren

Zu den im Gelenkbereich auftretenden benignen Tumoren gehören die folgenden Weichteiltumoren: Lipome (S. 538), Angiome (S. 433) und Fibrome. Der Riesenzelltumor der Sehnenscheiden entspricht der weiter oben beschriebenen pigmentierten villonodulären Synovialitis.

28.5.3 Maligne Tumoren

Synovialsarkom: Dieser maligne Tumor geht vermutlich von den Synovialzellen aus und ist insgesamt sehr selten. Er ist auf S. 540 näher beschrieben.

29 Weichgewebe

29.1 Weichgewebetumoren

Key Point

In diesem Kapitel werden die wichtigsten Weichgewebetumoren (mesenchymale Tumoren) dargestellt. Unter diesem Begriff fasst man Tumoren des Bindegewebes, des Fettgewebes sowie der glatten und der quergestreiften Muskulatur zusammen. Weichgewebetumoren können überall dort entstehen, wo die entsprechenden Gewebe vorhanden sind, u. a. also auch in Blut- und Lymphgefäßen (glatte Muskulatur!). Aus diesem Grund lassen sie sich nicht wie die meisten epithelialen Tumoren bestimmten Organen zuordnen. Im Vergleich zu den epithelialen Tumoren sind die mesenchymalen Tumoren selten.

Generelle Einteilungsprinzipien der Weichgewebetumoren | Es gibt gutartige und bösartige Weichgewebetumoren. Die **gutartigen Weichgewebetumoren** sind wesentlich häufiger. Gutartige Tumoren können nicht metastasieren, haben jedoch das Potenzial, invasiv zu wachsen und zu rezidivieren. Gutartige Tumoren wachsen langsam, sind häufig oberflächlich lokalisiert und relativ gefäßarm.

Bösartige Weichgewebetumoren wachsen lokal invasiv und metastasieren, sie sind häufig mit einer schlechten Prognose verbunden. Hinweise auf Malignität sind ein tiefer Sitz des Tumors, ein schnelles Wachstum und eine starke Vaskularisierung.

Die genaue Bezeichnung eines Weichgewebetumors ergibt sich aus seiner histologischen Differenzierung. Ein Tumor, der Kollagen produziert, ist z. B. ein Fibrom oder eine Fibromatose. Das maligne Gegenstück wird Fibrosarkom genannt. Tumoren mit Fettzell-Differenzierung sind Lipome oder Liposarkome.

Allgemeine Ätiopathogenese | Ursächlich kommen vorangegangene Bestrahlungen und Traumata (z. B. Verbrennungen) in Betracht. Ferner sind einzelne genetische Erkrankungen mit einem gehäuften Auftreten von Weichgewebetumoren vergesellschaftet, hier sind beispielhaft die Neurofibromatose Typ I (s. S. 460), die tuberöse Sklerose (s. S. 460) und das Gardner-Syndrom (s. S. 278) zu nennen.

Nachfolgend werden klinisch besonders relevante Weichgewebetumoren näher vorgestellt.

29.2 Klinisch besonders relevante Weichgewebetumoren

29.2.1 Tumoren des fibrösen Gewebes

Noduläre Fasziitis: Hierbei handelt es sich nicht um eine Neoplasie im eigentlichen Sinne, sondern um eine **benigne reaktive Läsion** des Bindegewebes, meist auf dem Boden eines vorangegangenen Traumas. Die noduläre Fasziitis ist durch ein knotenförmiges, rasches Wachstum myofibroblastärer Zellen im subkutanen Fettgewebe gekennzeichnet, häufig im Bereich des Unterarms. Histologisch sind spindelige pleomorphe Zellen mit erhöhter mitotischer Aktivität zu sehen; die noduläre Fasziitis kann daher leicht mit einem Sarkom verwechselt werden. Der Tumor ist selbstlimitierend – ab einer bestimmten Größe hört er auf zu wachsen und kann sich dann auch zurückbilden. Therapeutisch wird er durch einfache Exzision entfernt.

Fibromatosen: Es handelt sich um langsam wachsende kollagenproduzierende Tumoren, die praktisch überall im Körper auftreten können. Obwohl sie nicht metastasieren, wachsen sie lokal sehr aggressiv und zeigen eine ausgeprägte Tendenz zu Rezidiven. Eine erhöhte Rate von Fibromatosen wird bei Diabetikern, Alkoholikern und Epileptikern beobachtet.

Makroskopisch handelt es sich um feste weißliche Tumoren, die schlecht abgegrenzt werden können und auf der Schnittfläche ein wirbeliges Muster zeigen. Sie entstehen häufig in Muskelfaszien. **Mikroskopisch** sieht man längliche Verbände monotoner spindeliger fibroblastärer Zellen mit nur geringer mitotischer Aktivität. Eine komplette Exzision des Tumors bedeutet Heilung.

In bestimmten Körperregionen existieren **spezielle Formen** der Fibromatose:

- Die **Palmarfibromatose** (**Morbus Dupuytren**, Abb. 29.1) ist die häufigste Fibromatose. Sie kommt bei 20 % aller über 65-Jährigen vor und ist in 10 %

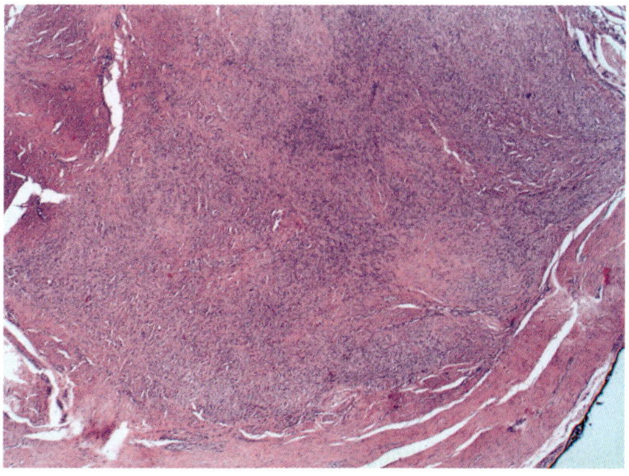

Abb. 29.1 Palmarfibromatose (Morbus Dupuytren). Länglich angeordnete Verbände fibroblastärer Zellen mit Kollagenfaserbildung.

der Fälle mit Fibromatosen anderer Lokalisationen vergesellschaftet. Kennzeichnend sind fibröse Knoten und Verdickungen in der Palmarfaszie; im Krankheitsverlauf schrumpft die Palmarfaszie, was zu Kontrakturen einzelner oder mehrerer Finger führt. Der Ring- sowie der kleine Finger sind bevorzugt betroffen).

- Die **Plantarfibromatose (Morbus Ledderhose)** ist seltener als die Palmarfibromatose; die morphologischen Veränderungen sind prinzipiell vergleichbar, Schrumpfungen und Kontrakturen bilden sich allerdings nicht aus.
- Die **penile Fibromatose (Morbus Peyronie)** ist die seltenste der lokalisierten Fibromatosen, nähere Ausführungen finden sich auf S. 357.
- Tief gelegene **abdominale** und **extraabdominale Fibromatosen** werden auch Desmoide genannt **(Desmoidfibromatose)**; sie kommen häufig in der Bauchwand junger Frauen (abdominale Fibromatosen, v. a. im Bereich der unteren Rektusscheide) oder in den proximalen Extremitätenabschnitten (extraabdominale Fibromatosen) vor. Desmoidfibromatosen sind beim Gardner-Syndrom (s. S. 278) mit einer familiären adenomatösen Polypose des Dickdarms (FAP, s. S. 278) assoziiert.

MERKE

Die Retroperitonealfibrose (Morbus Ormond) ist eine meist entzündlich-reaktiv entstandene Vermehrung fibrösen Gewebes und zählt nicht zu den Fibromatosen.

Fibrosarkom: Der maligne Tumor der Fibroblasten ist das Fibrosarkom, es kommt am häufigsten kniegelenknah im Oberschenkel vor. Das Fibrosarkom ist ein typischer Tumor des Erwachsenenalters, kann prinzipiell aber auch in allen anderen Altersgruppen auftreten. Es entsteht meist im Bereich von Faszien, Narbengewebe, Periost und Sehnen. **Makroskopisch** ist das Fibrosarkom meist scharf begrenzt und zeigt auf der Schnittfläche häufig Nekrosen und Einblutungen. **Mikroskopisch** sieht man pleomorphe Fibroblasten, die fischschwarmartig gelagert sind. Die mitotische Aktivität ist stark erhöht. Die 5-Jahres-Überlebensrate liegt bei ca. 40 %.

Malignes fibröses Histiozytom (MFH):

MERKE

Das maligne fibröse Histiozytom ist der häufigste maligne Weichgewebetumor und das häufigste Zweitmalignom nach einer Strahlenbehandlung.

Es existieren verschiedene Varianten des MFH mit unterschiedlich ausgeprägter histiozytärer Differenzierung. Das MFH tritt bevorzugt bei älteren Menschen auf, kann prinzipiell jedoch auch alle anderen Altersklassen treffen. In der Hälfte der Fälle entwickelt sich das MFH im Bereich der tiefen Faszien oder intramuskulär. **Makroskopisch** sieht man einen unscharf begrenzten, gräulichen und häufig lobulären Tumor mit fleischfarbener, weicher Schnittfläche, die Einblutungen und Nekrosen zeigt. **Mikroskopisch** kann man verschiedene histologische Bilder sehen; am häufigsten findet man ein wirbeliges, tannenbaumartiges (storiformes) Bild mit wechselnd stark atypischen Zellen, die im Extremfall die Gestalt atypischer Monsterzellen annehmen. Die Mitoserate ist stark erhöht (**Abb. 29.2**), zusätzlich findet man ein begleitendes entzündliches Infiltrat. Die fünf Varianten des MFH sind der storiform-pleomorphe, der myxoide, der riesenzellige, der entzündliche und der angiomatoide Typ. Die Prognose ist abhängig von der histologischen Differenzierung und dem Ausmaß zytologischer Atypien. Lokalrezidive sind häufig, Metastasen finden sich bevorzugt in den Lungen.

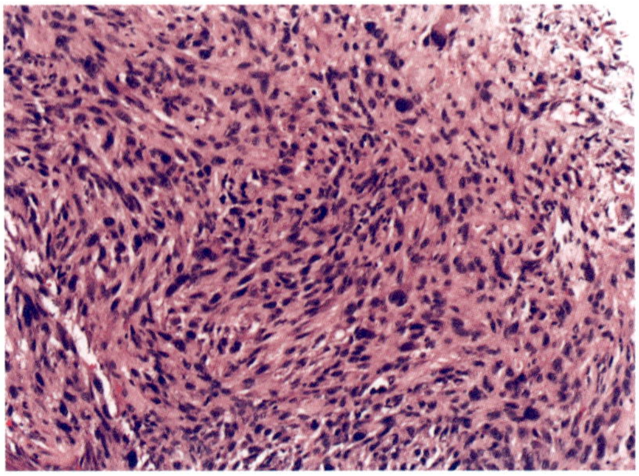

Abb. 29.2 Malignes fibröses Histiozytom (MFH). Stark atypische histiozytäre Zellen und Riesenzellen mit vielen, auch atypischen, Mitosen.

29.2.2 Tumoren des Fettgewebes

Lipom: Das Lipom ist ein benigner, meist von einer dünnen Kapsel umgebener Tumor aus reifen Fettzellen.

MERKE

Lipome sind die häufigsten Weichgewebetumoren überhaupt.

Lipome können überall dort auftreten, wo Fettgewebe existiert; am häufigsten findet man sie im subkutanen Gewebe der oberen Körperhälfte, speziell am Stamm und im Nacken. Sie manifestieren sich meist im Erwachsenenalter.

Makroskopisch sieht man eingekapselte, weiche, gelbe Tumoren, deren Größe stark variieren kann – mitunter nehmen sie beachtliche Ausmaße an. Tiefer gelegene Tumoren sind häufig unscharf begrenzt. Mikroskopisch kann man Lipome nicht vom normalen Fettgewebe unterscheiden.

Varianten des Lipoms sind:

- Das **Angiolipom** ist stark vaskularisiert, tritt meist kurz nach der Pubertät auf und ist häufig schmerzhaft.
- Das **Fibrolipom** weist einen erhöhten Anteil fibrösen Bindegewebes auf.
- Das **pleomorphe Lipom** zeigt neben der fettgewebetypischen Histologie spindelzellige Abschnitte.
- Das **Hibernom** besteht aus braunem Fettgewebe.
- Dls **Lipomatose** bezeichnet man das zeitgleiche Vorkommen zahlreicher Lipome oder eine lokalisierte Vermehrung von Fettgewebe, z. B. im Samenstrang, innerhalb eines Muskels oder eines Nervs.

Liposarkom:

MERKE

Das Liposarkom ist nach dem malignen fibrösen Histiozytom das zweithäufigste Sarkom bei Erwachsenen.

Das Liposarkom macht ca. 20 % aller malignen Weichgewebetumoren aus. Es entsteht überwiegend nach dem 50. Lebensjahr und findet sich am häufigsten im tiefen Oberschenkel und im Retroperitoneum. Liposarkome wachsen meist langsam und können aus diesem Grunde sehr groß werden. **Makroskopisch** sieht man je nach Differenzierungsgrad unterschiedlich stark ausgeprägte Fettnekrosen, Einblutungen und Zysten. **Mikroskopisch** sind unterschiedlich differenzierte Zellen sowie Lipoblasten typisch. Die Lipoblasten sind häufig in ein vaskularisiertes myxoides Stroma eingebettet und für die Diagnose eines Liposarkoms ausschlaggebend. Hoch differenzierte Liposarkome sind ähnlich differenziert wie normales Fettgewebe und können aus diesem Grund diagnostisch Schwierigkeiten bereiten (atypischer lipomatöser Tumor/hochdifferenziertes Liposarkom). Gering differenzierte Liposarkome haben eine schlechte Prognose mit einer 5-Jahres-Überlebensrate von nur 20 %. Untergruppen der Liposarkome sind das dedifferenzierte Liposarkom, das myxoide Liposarkom, das rundzellige Liposarkom und das pleomorphe Liposarkom. Das myxoide Liposarkom besitzt eine charakteristische chromosomale Translokation t(12;16)(q13;p11). Andere Liposarkome zeigen eine Amplifikation von Chromosom 12q13-21. Auf diesem Abschnitt liegt das Gen MDM2.

29.2.3 Tumoren mit skelettmuskulärer Differenzierung

Rhabdomyosarkome sind maligne Tumoren mit Skelettmuskeldifferenzierung.

MERKE

Rhabdomyosarkome gehören zu den häufigsten Sarkomen im Kindes- und Jugendalter.

Sie leiten sich sehr wahrscheinlich von mesenchymalen Vorläuferzellen ab. Man unterscheidet drei histologische Subtypen des Rhabdomyosarkoms:

- Das **embryonale Rhabdomyosarkom** ist die häufigste Variante und kommt fast ausnahmslos bei Kindern vor. Bevorzugte Lokalisationen sind Kopf und Hals, Urogenitaltrakt und das Retroperitoneum. Histologisch sieht man Spindelzellen mit eosinophilem Zytoplasma und teilweise erkennbarer Muskeldifferenzierung mit Querstreifung. Gering differenzierte Tumoren können dagegen nur aus kleinen Zellen ohne erkennbare Differenzierung bestehen.
- Das **alveoläre Rhabdomyosarkom** ist weniger häufig und tritt bei älteren Kindern und jungen Erwachsenen auf. Es kann prinzipiell überall dort vorkommen, wo auch embryonale Rhabdomyosarkome anzutreffen sind. Histologisch besteht der Tumor aus meist undifferenzierten, mittelgroßen, wechselnd stark pleomorphen Zellen und wird von fibrösen Septen durchzogen. Durch Regression von Tumorzellen bilden sich alveoläre Hohlräume aus. Die meisten alveolären Rhabdomyosarkome sind genetisch durch eine Translokation t(2;13) oder t(1;13) charakterisiert. Prognostisch sind alveoläre Rhabdomyosarkome ungünstiger als die embryonale Variante.
- Das **pleomorphe Rhabdomyosarkom** tritt im Erwachsenenalter auf, bevorzugte Lokalisation ist die Skelettmuskulatur des Oberschenkels. Im Gegensatz zu den anderen Varianten sind die Tumorzellen stark pleomorph mit irregulären und teils auch mehrkernigen Tumorriesenzellen.

Therapeutisch konnte durch eine kombinierte Radio- und Chemotherapie die Prognose der Rhabdomyosarkome stark verbessert werden, sodass die Mehrzahl der Patienten mit einem lokalen Befund geheilt werden kann.

29.2.4 Tumoren mit glattmuskulärer Differenzierung

Leiomyom: Dieser gutartige Tumor tritt meist im subkutanen Gewebe auf, häufig entwickelt er sich aus dem glattmuskulären Anteil der Blutgefäßwände (in diesem Fall spricht man vom **Angioleiomyom**). Am häufigsten ist das Leiomyom des Uterus

(s. S. 376). Leiomyome können schmerzhaft sein. Makroskopisch imponieren sie als gut umschriebene, gelblich-weißliche Knoten mit fester wirbeliger Schnittfläche. Mikroskopisch sieht man wechselnd breite Züge spindeliger glatter Muskelzellen, die sich untereinander verweben.

Leiomyosarkom: Dies ist die bösartige Variante der Leiomyome, sie kommt insgesamt nur selten vor. Vom makroskopischen Aspekt her ist das Leiomyosarkom dem Leiomyom ähnlich (knotiger Aufbau, glatte Begrenzung), in der Regel ist das Leiomyosarkom jedoch größer. Auf der Schnittfläche sind darüber hinaus Nekrosen und Einblutungen zu sehen. Der histologische Aufbau des Leiomyosarkoms ist dem der Leiomyome gleichfalls ähnlich, allerdings ist die mitotische Aktivität erhöht, es finden sich stärkere Zellatypien und Nekrosen. Leiomyosarkome metastasieren häufig.

29.2.5 Synovialsarkom

Hierbei handelt es sich um einen **hoch malignen** Weichgewebetumor, der in den **gelenknahen Geweben** (meist im Bereich des Knies) auftritt. Ein Teil der Tumoren entsteht intraartikulär. Die Bezeichnung Synovialsarkom ist nicht in letzter Instanz gerechtfertigt, da die Herkunft des Tumors aus den Gelenkhäuten nicht bewiesen werden kann. Synovialsarkome sind für 10 % aller malignen Weichgewebetumoren verantwortlich und treten überwiegend im Alter zwischen 10 und 40 Jahren auf. Das männliche Geschlecht ist bevorzugt betroffen. Molekulargenetisch sind sie durch die Translokation t(X;18) charakterisiert. **Makroskopisch** sieht man meist gut umschriebene rundliche Tumoren mit einer Beziehung zu Sehnen, Sehnenscheiden oder zur Gelenkkapsel. Die Tumoren sind von derber Konsistenz, die Schnittfläche ist weißlich und zeigt häufig kleinere Zysten. **Mikroskopisch** sieht man ein so genanntes **biphasisches Muster:** Epitheliale drüsige Strukturen sind in ein spindelzelliges Stroma eingebettet. Die quantitative Zusammensetzung dieser beiden Tumorkomponenten kann stark variieren, zuweilen fehlt die epitheliale Komponente sogar ganz. In diesem Fall spricht man von monophasischen Synovialsarkomen.

Das Synovialsarkom zeigt eine hohe Rezidivneigung und metastasiert in über der Hälfte der Fälle (bevorzugt in die Lunge). Es gibt jedoch auch wenig aggressive Verläufe mit einem langem Überleben der Betroffenen. Im Durchschnitt liegt die 5-Jahres-Überlebensrate bei ca. 50 %.

M

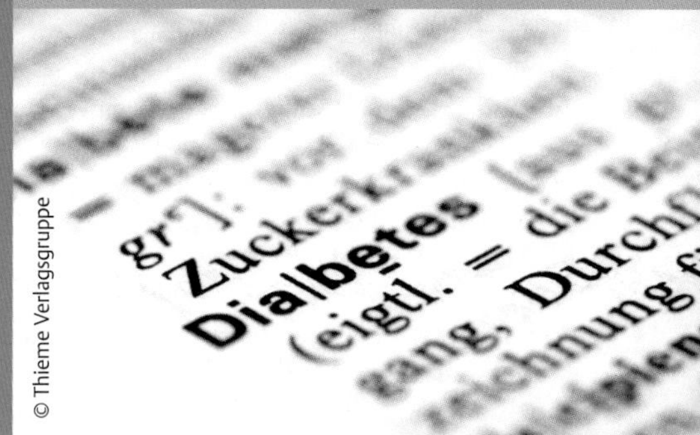

Anhang

Glossar

Abszess – Lokale Eitereinsammlung in einer durch Gewebezerfall entstandenen Abszesshöhle

Abstoßungsreaktion – Immunologische Reaktionen gegen transplantierte Gewebe/Organe mit nachfolgender Zerstörung des Transplantats

Adenokarzinom – Maligner epithelialer Tumor mit Ausbildung von drüsenartigen Lichtungen, sehr variabel hinsichtlich sekretorischer Aktivität (v. a. Schleimbildung), Wachstumsmuster und Differenzierung, entsprechend Unterscheidung zahlreicher histologischer Subtypen

Adenom – Benigner epithelialer Tumor mit drüsenartigen Epithelwucherungen

Adhäsion – Allgemein Anhaftung, z. B. durch die Margination (s. dort) begünstigte feste Anhaftung der im Blutstrom zirkulierenden Zellen an die Kapillarwände; Voraussetzung für die Diapedese (s. dort)

Agenesie – Fehlende Gewebe-/Organanlage im Rahmen der Individualentwicklung

Amputat – Entfernte Extremität

Amyloid – Abnorme, unlösliche, fibrilläre Proteinkomplexe mit fehlerhafter β-Faltblattstruktur, die durch Ablagerung im Extrazellulärraum verschiedener Organe zu einer Organschädigung führen; Amyloid imponiert lichtmikroskopisch als homogene glasige Substanz, charakteristisch ist die Anfärbbarkeit mit Kongorot und die grüne Doppelbrechung im polarisierten Licht

Anaplasie – Übergang höher differenzierter Zellen in weniger differenzierte (embryonale) Zellen, verbunden mit einer verschobenen Kern-Plasma-Relation, Kernhyperchromasie, Nukleolenvergrößerung. Das Ursprungsgewebe eines anaplastischen Tumors ist nicht mehr erkennbar, die Zellen sind vollständig entdifferenziert und hoch maligne

Aneuploidie – Chromosomensatz, der nicht einem exakten Vielfachen des haploiden Chromosomensatzes entspricht

Aneurysma – Lokale Ausweitung arterieller Gefäße infolge einer Gefäßwandschwäche

Antigen – Stoffe, die eine Bindungsstelle für einen spezifischen Antikörper aufweisen; sie lösen die Bildung von Antikörpern (s. dort) aus

Antikörper – Proteine aus der Klasse der Gamma-Globuline, die von B-Lymphozyten/Plasmazellen als Reaktion auf einen Antigenkontakt gebildet werden

Aplasie – Fehlende Entwicklung einer vorhandenen Gewebe-/Organanlage im Rahmen der Individualentwicklung

Apoptose – Genetisch fixiertes Todesprogramm der Zellen; dieser programmierte Zelltod kann physiologisch („Zellmauserung") oder durch verschiedene Noxen (insb. genotoxische Substanzen) aktiviert werden

Arteriitis – Entzündliche Erkrankung der Arterien

Arteriosklerose – Verhärtung/Verkalkung arterieller Gefäße mit konsekutivem Elastizitätsverlust; histologisches Korrelat sind Kollagenfaseranhäufungen und Lipideinlagerungen in der Intima (sog. Atherome, daher auch Atherosklerose) mit Übergriff auf die Media; begleitend findet sich häufig eine unspezifische Entzündungsreaktion; häufigste klinische Komplikation ist der akute Gefäßverschluss durch einen aufgelagerten Thrombus mit nachfolgender Ischämie/Nekrose (s. dort)

Ätiologie – Exogene und endogene Ursachen einer Erkrankung

Atresie – Fehlende Ausbildung einer organspezifischen Gewebelichtung im Rahmen der Individualentwicklung (z. B. Ösophagusatresie)

Atrophie – Erworbene Verkleinerung sowie Funktionsminderung einer Zelle/eines Gewebes/eines Organs, z. B. infolge einer verminderten Inanspruchnahme oder im Rahmen des Alterungsprozesses

Autoimmunität/Autoaggression – Immunreaktion gegen körpereigene Strukturen

Autoimmunerkrankung – Erkrankung, die durch immunologische Reaktionen gegen körpereigene Strukturen entsteht

Autolyse – Postmortaler Gewebe- und Zellabbau, ausgelöst durch Freisetzung hydrolytischer Enzyme aus nekrotischen Zellen oder Bakterien („Selbstauflösung", „Selbstverdauung")

Autopsie – Innere Leichenschau; Synonyme: Obduktion, Sektion

Bakteriämie – Einschwemmung von Bakterien in die Blutbahn

Barrett-Mukosa – Metaplastischer Ersatz des regulären mehrschichtigen Plattenepithels der Ösophagusschleimhaut durch einschichtiges Zylinderepithel mit eingestreuten Becherzellen auf dem Boden einer chronischen Refluxösophagitis; Präkanzerose (s. dort), die in ein Adenokarzinom (s. dort) (Barrettkarzinom) übergehen kann

Biopsat – Kleine Gewebeprobe

Carcinoma in situ – Rein intraepitheliales Karzinom (s. dort) ohne invasives Wachstum (Basalmembran nicht durchbrochen) mit histolopathologisch nachweisbarem hochgradig atypischem Epithel

CD-Moleküle (CD = „cluster of differentiation") – Oberflächenmerkmale (meist membranständige Glykoproteine) der immunologischen Zellen, die der Charakterisierung der B- und T-Lymphozyten sowie der myelomonozytären Zellen dienen

Chemotaxis – Zielgerichtete Bewegung von Zellen entlang eines chemischen Gradienten

Degeneration – Ersatz eines strukturell und funktionell vollwertigen Gewebes durch ein strukturell und funktionell minderwertiges Gewebe, z. B. im Rahmen des Alterungsprozesses oder im Rahmen der Wundheilung (s. Reparation)

Defektheilung – s. Reparation

Diapedese – Austritt von Blutzellen durch die unverletzte Kapillarwand

Disposition – Individuelle Erkrankungsbereitschaft

Dissektion – Partieller Gefäßriss: Einriss der Intima, ggf. mit nachfolgender Wühlblutung innerhalb der Gefäßwand

Divertikel – Umschriebene, meist sack- oder fingerförmige Ausstülpung eines Hohlorgans; bei den echten D. stülpen sich alle Wandschichten gemeinsam vor, bei den Pseudodivertikeln wölbt sich lediglich die Schleimhaut durch eine anatomisch vorgegebene oder erworbene Lücke zumeist der muskulären Wandschicht vor

Divertikulose – Erkrankung mit Ausbildung zahlreicher Divertikel (s. dort)

Dysplasie – Pathologische Veränderung der Architektur eines Gewebes/eines Organs („Fehlbildung"); die D. kann angeboren (Störungen der Gewebeorganisation im Rahmen der Individualentwicklung) oder erworben sein; die erworbene D. kann wie die Metaplasie (s. dort) infolge lang anhaltender Reizzustände entstehen und ist neben der geweblichen Desorganisation durch zelluläre Atypien gekennzeichnet

Dysraphie – Fehlbildungen von Schädel, Wirbelsäule und Rückenmark, die durch den unvollständigen Schluss des Neuralrohrs während der Embryonalperiode ausgelöst werden

Dystrophie – Durch Entwicklungsstörungen (genetisch, traumatisch, Nährstoffmangel) einzelner Gewebe, Zellen, Körperteile, Organe oder des gesamten Organismus hervorgerufene Degeneration

Ekchymose – Kleinflächige Hauteinblutungen

Ektasie – Dauerhafte Ausweitung eines Hohlorgans

Ektopie – Angeborene oder erworbene Verlagerung eines Gewebes oder Organs an eine andere Körperposition

Embolie – Verstopfung eines Gefäßes/mehrerer Gefäßäste durch Material, das über die Blutbahn herbeigetragen wurde; bei diesem Material kann es sich um körpereigene „Produkte" (mobilisierte Thromben, Fett, Fruchtwasser, Tumorzellen) oder von außen eingedrungenes Fremdmaterial handeln (Luft, Bakterien/Parasiten, Fremdkörper)

Embryonaler Tumor – Von undifferenzierten, multipotenten Zellen einer Organanlage ausgehender Tumor

Emphysem – 1. übermäßige Ansammlung von Luft oder Gas in bereits lufthaltigen Organen (z. B. Lungenemphysem); 2. Ansammlung von Luft oder Gas in primär luftleeren Organen (z. B. Mediastinalemphysem)

Empyem – Eiteransammlung in einer anatomisch präformierten Körperhöhle

Entzündung – Komplexe Reaktion des Organismus, die unter Beteiligung verschiedener Entzündungsmediatoren das Ziel verfolgt, einen eingetretenen Gewebeschaden zu heilen bzw. eingedrungene Mikroorganismen oder Noxen/Fremdkörper zu eliminieren; Kennzeichen sind die klassischen Entzündungszeichen „rubor, tumor, calor, dolor und functio laesa"

Epitheloidzelle – Durch Interleukine aktivierte Makrophagen, die eine gesteigerte bakterizide Funktion besitzen; E. besitzen die charakteristische Eigenschaft, sich in geordneten „epithelähnlichen" Zellverbänden wallartig (palisadenförmig) zu gruppieren, hieraus resultiert auch ihr Name

Erguss – Pathologische Flüssigkeitsansammlung in einer präformierten Körperhöhle

Erosion – Oberflächlicher Haut- oder Schleimhautdefekt, der nur bis in die Epidermis bzw. bis zur Lamina muscularis mucosae reicht; bei tiefer greifenden Läsionen spricht man definitionsgemäß von einem Ulkus

Exfoliativzytologie – Lichtmikroskopische Untersuchung abgeschilferter Zellen und Zellverbände

Exposition – Kontakt mit einer krankheitsauslösenden Ursache

Exstirpat – Entfernter Tumor (s. dort) oder entferntes krankhaftes Organ

Exsudation – Bei der E. tritt eine proteinreiche Flüssigkeit (Exsudat) in eine seröse Höhle über, ursächlich ist immer eine Erhöhung der Kapillarpermeabilität, am häufigsten im Rahmen einer Entzündung, einer Tumorerkrankung oder eines Traumas (Reizerguss)

Fibrinoid – Lichtmikroskopisch nachweisbare extrazelluläre homogene Substanz, die beim Gewebezerfall entsteht und nekrotisches Gewebe, Blutplasma und Fibrin enthält; Fibrinoid lässt sich ebenso wie das Protein Fibrin mit dem sauren Farbstoff Eosin anfärben

Fibrose – Diffuse Bindegewebsvermehrung innerhalb eines Gewebes/Organs

Fistel – Erworbene oder angeborene röhrenförmige Verbindungen zwischen Hohlorganen/Körperhöhlen/Gewebehöhlen und der Körperoberfläche

Fraktur – Voll- oder unvollständige Kontinuitätstrennung eines Knochengewebes

Frühkarzinom – Invasives Karzinom (s. dort), das die Basalmembran durchbrochen hat. Im Magen ist dieses auf die Mukosa und Submukosa beschränkt; Metastasierung (s. dort) möglich, aber selten

Furunkel – Abszess im Bereich eines Haarfollikels

Gangrän – Sonderform der Koagulationsnekrose (s. dort); unterschieden werden 1. die trockene G. mit Schrumpfung, Eintrocknung und Schwarzfärbung des Gewebes („Mumifikation") und 2. die feuchte G. mit Erweichung und Verflüssigung des Gewebes bei Infektion einer trockenen G. durch Fäulnisbakterien

Grading – Klassifizierung von Tumoren anhand ihres Differenzierungsgrades (also anhand ihrer „Ähnlichkeit“ mit dem Ursprungsgewebe); die Skala reicht von hoch differenzierten Tumoren mit niedrigem Malignitätsgrad (G1) zu entdifferenzierten/anaplastischen Tumoren mit hohem Malignitätsgrad (G4)
Granulationsgewebe – Tritt im Rahmen bestimmter Entzündungsreaktionen sowie bei Wundheilungsprozessen auf und leitet die Reparatur des entstandenen Gewebeschadens ein; histologisch besteht das G. aus Fibroblasten, proliferierenden Kapillaren und verschiedenen Entzündungszellen (v. a. Makrophagen, Lymphozyten, Granulozyten)
Granulom – Herd- bzw. knötchenförmige Ansammlung von Entzündungszellen, in der Regel von Makrophagen und/oder Epitheloidzellen (s. dort) sowie Lymphozyten
Hämatom – Ansammlung von Blut im Weichteilgewebe oder in einer präformierten Körperhöhle (z. B. Hämothorax)
Hämorrhagische Diathese (pathologische Blutungsneigung) – Ungewöhnlich lange/ergiebige Blutungen oder Blutungen ohne adäquate Ursache
Hamartoblastom – Maligne Variante eines Hamartoms (s. dort).
Hamartom – Tumorartige Gewebemasse mit normaler Differenzierung der Zellen, aber ungeordneter Gewebearchitektur
Hernie – Eingeweidebruch; Verlagerung von Organen oder Organteilen zumeist aus der Bauchhöhle durch eine angeborene oder erworbene Lücke der Bauchhöhlenwand
Histokompatibilität – Verträglichkeit zwischen Spender- und Empfängergewebe im Rahmen einer Transplantation, maßgeblich geprägt durch die MHC-Komplexe (s. dort))
Hyalin – Überbegriff für verschiedene glasig-homogene Strukturen (griech.: ualos = gläsern), die v. a. aus Proteinen bestehen, sich intra- und extrazellulär ablagern können und leicht mit Eosin anfärbbar sind
Hyperplasie – zahlenmäßige Vermehrung der funktionstragenden Zellen in einem Organ oder Gewebe infolge einer gesteigerten funktionellen Beanspruchung oder einer erhöhten hormonellen/nervalen Stimulation des betroffenen Gewebes/Organs, wodurch es in der Summe zu einer Gewebe-/Organvergrößerung kommen kann
Hypersensitivitätsreaktion – Überreaktion des Immunsystems; die gesteigerte immunologische Reaktion kann zu Entzündungsreaktionen mit Gewebeschädigungen führen, die ihrerseits Krankheitswert besitzen; zahlreiche Erkrankungen beruhen auf Hypersensitivitätsreaktionen.
Hypertonie – Druckerhöhung im Gefäßsystem, die isoliert den Körperkreislauf (arterielle H.), den Lungenkreislauf (pulmonale H.) oder das Stromgebiet der V. portae (portale H.) betreffen kann
Hypertrophie – Volumenzunahme der funktionstragenden Zellen in einem Organ oder Gewebe infolge einer gesteigerten funktionellen Beanspruchung oder einer erhöhten hormonellen/nervalen Stimulation des betroffenen Gewebes/Organs, wodurch es in der Summe zu einer Gewebe-/Organvergrößerung kommen kann
Hypoplasie – Mangelhafte Ausbildung eines Gewebes/eines Organs im Rahmen der Individualentwicklung
Hypoxämie – Verminderter Sauerstoffgehalt des Blutes
Hypoxie – Sauerstoffmangel im Gewebe, in der Regel infolge einer Hypoxämie (s. dort)
Hypoxidose – Sauerstoffmangelkrankheit; ein aus allgemeiner Hypoxie (s. dort) resultierender Zustand mit gestörter oder herabgesetzter Zellatmung; unterschieden werden die histotoxische H. (Verwertungsstörung von O_2 durch Hemmung der zellulären Atmung) und die hypoxische H. (zu geringes O_2-Angebot)
Ikterus – Gelbfärbung von Skleren, Haut- und Schleimhäuten sowie Körperflüssigkeiten bei einem Bilirubinspiegel im Blut über 2 mg/dl („Gelbsucht“)
Immundefekt – Defiziente Reaktion des Immunsystems auf antigene Stimulation, klinisch häufig als erhöhte Infektneigung auffällig
Immunität – Angeborene (primäre) oder erworbene (sekundäre) Unempfindlichkeit (Resistenz) eines Organismus gegen ein fremdes Antigen
Infarkt – Intravitale Gewebenekrose (s. Nekrose), die aus einer Unterbrechung/kritischen Verringerung der arteriellen Blutzufuhr mit hieraus resultierender Hypoxie entsteht
Infektion – Ansteckung eines Makroorganismus mit einem Mikroorganismus; Ansteckung umfasst die Übertragung, das Haftenbleiben, das Eindringen und die Vermehrung des Mikroorganismus in einem Makroorganismus
Initiierung – Erster Schritt, z. B. der Kanzerogenese (s. dort); irreversible Transformation einer Zelle in eine potenzielle Tumorzelle durch Induktion einer DNA-Schädigung durch ein gentoxisches Karzinogen (s. dort) (sog. Initiatoren)
Intraepitheliale Neoplasie (IEN) – Dysplastische Zellareale epithelialer/adenomatöser Herkunft
Inzidenz (Neuerkrankungsrate) – Anzahl der an einer bestimmten Erkrankung neu Erkrankten innerhalb eines bestimmten Zeitraumes, üblicherweise pro Jahr
Ischämie – kritisch herabgesetzte oder fehlende Gewebedurchblutung mit hieraus resultierender Gewebehypoxie (s. Hypoxie)
Kallus – im Rahmen der sekundären Frakturheilung die Frakturenden umgebende Manschette, die zu-

nächst aus Faserknorpel (= bindegewebiger K.) besteht und der zunehmend verknöchert (knöcherner K.)

Karbunkel – Konfluierende Furunkel (s. dort)

Karzinogen – Chemische, physikalische oder biologische Substanz, die Mutationen (s. dort) in der DNA auslöst (gentoxische Substanz) und damit die Tumorentstehung induzieren kann

Karzinogenese – Bezeichnet den Vorgang der Entstehung eines malignen Tumors (s. dort)

Karzinom – Maligner Tumor (s. dort) epithelialen Ursprungs

Keimzelltumor – Von totipotenten, unbefruchteten Keimzellen ausgehender Tumor (s. dort)

Keloid – Überschießende Narbenbildung, Wulstnarbe

Koagulationsnekrose – Gewebeuntergang mit einer Ausfällung (Koagulation) von Proteinen, das nekrotische Gewebeareal nimmt dabei makroskopisch eine gelblich-braune Färbung an; mikroskopisch sind die nekrotischen Zellen noch längere Zeit als solche zu erkennen

Kokarzinogene – Nicht genotoxische Substanzen, die selbst keine DNA-Mutationen auslösen, aber nach Karzinogenexposition die klonale Expansion der initiierten Tumorvorläuferzellen (Promotion, s. dort) vorantreiben und damit die Tumorentstehung begünstigen (sog. Promotoren)

Kolliquationsnekrose – Gewebeuntergang mit rascher Auflösung („Verflüssigung") des betroffenen Areals; diese Nekroseform ist v. a. für proteasenreiches und eiweißarmes Gewebe (Mangel an koagulierbaren Proteinen!) typisch

Letalität – Zahl der an einer bestimmten Erkrankung Verstorbenen im Verhältnis zur Gesamtzahl der an dieser Erkrankung Erkrankten

Leukoplakie – Weiße, nicht wegwischbare Herde im Bereich von Schleimhäuten; rein klinischer Begriff, der keiner konkreten Erkrankung zugeordnet werden kann; histologisch sind Hyper-/Parakeratosen, epitheliale Hyperplasien und ggf. epitheliale Dysplasien (s. dort) zu erkennen

Margination – Durch Verlangsamung des Blutstroms ausgelöste Ansammlung von Blutzellen im endothelnahen Randbereich der Gefäße, die M. begünstigt die Adhäsion (s. dort)

MHC-System (auch MHC-Komplex = major histocompatibility complex, früher HLA-System): Spezielle Proteinkomplexe auf der Zellmembran, die die immunologische Identität der Zelle im besonderen Maße prägen; die Zelle wird dadurch für das Immunsystem als „fremd" oder „eigen" charakterisiert; die MHC-Region entscheidet auch maßgeblich darüber, ob Organe/Gewebe unterschiedlicher Individuen immunologisch kompatibel sind; die Hauptfunktion des MHC-Systems besteht jedoch in der Präsentation von Antigenen

Metaplasie – Reversibler Wandel der zellulären Differenzierung eines Gewebes, in der Regel als Ausdruck auf lang einwirkende physikalische und chemische Reize

Metastasierung – Verschleppung vitaler Tumorzellen aus dem Primärtumor; die verschleppten Tumorzellen siedeln sich andernorts im Organismus neu an und bilden eine Tochtergeschwulst/mehrere Tochtergeschwülste; die M. erfolgt am häufigsten über die Lymphwege (lymphatisch) oder über die Blutwege (hämatogen)

Morbidität (Krankenstand) – Zahl der Erkrankten im Verhältnis zur Zahl der Gesamtbevölkerung in einem bestimmten Zeitraum

Mortalität (Sterblichkeit) – Zahl der Verstorbenen im Verhältnis zur Zahl der Gesamtbevölkerung in einem bestimmten Zeitraum

Mutation – Erbgutveränderung; Keimzellmutationen werden an die nachkommenden Zellen weitergegeben; Mutationen (s. dort) in einer Körperzelle (= somatische M.) werden nicht vererbt und betreffen „nur" einen Organismus

Nekrose – Intravitale Zell-/Gewebeschädigung mit Zell-/Gewebeuntergang

Neoplasie – Eine autonom proliferierende, vom Normalgewebe abgrenzbare Gewebemasse, die von den physiologischen Regulationsmechanismen des Organismus abgekoppelt ist, Aussehen und Funktion ihres Ursprungsgewebes aber in unterschiedlichem Ausmaß nachahmen (kann)

Neuroendokrine Tumoren (NET) – Variabel differenzierte Tumoren des diffusen neuroendokrinen Systems mit Synthese neuroendokriner Peptidhormone, die zu paraneoplastischen Syndromen führen können (s. Paraneoplasie)

Obduktion – Innere Leichenschau; Synonyme: Autopsie, Sektion

Ödem – Diffuse pathologische Flüssigkeitseinlagerung im interstitiellen Gewebe

Onkogene – Zellteilungsfördernde Gene, die über ihr Genprodukt (Onkoprotein) ein Tumorwachstum induzieren („Krebsgene"); O. können aus normalen zellteilungsregulierenden Genen (sog. Protoonkogenen) durch Dysregulation oder Mutation eines Allels hervorgehen

Onkozytom – Ein überwiegend aus mitochondrienreichen und deshalb eosinophilen Epithelien sowie Bindegewebe bestehender Tumor (s. dort)

Papillom – Vom Oberflächenepithel abgeleiteter benigner epithelialer Tumor (s. dort), typischerweise breitbasig aufsitzend mit bindegewebigem Stroma und fingerförmiger Verästelung des Tumorepithels mit zahlreichen Faltenbildungen

Paraneoplasie – Fernwirkungen eines Tumors (s. dort), die auf der Stoffwechselleistung des Tumors beruhen, aber nicht durch seine Lokalisation, seine Größe oder seine Struktur bedingt sind; häufig sind paraneoplastische Syndrome auf endokrin oder enzyma-

tisch aktive Tumorproteine zurückzuführen; alternativ können z. B. kreuzreagierende Antikörper gegen Tumorantigene Autoaggressionsphänomene auslösen
Pathogenese – Mechanismus der Ausbildung und des Fortschreitens einer Erkrankung
Petechie – Punktförmige, flohstichartige Einblutungen
Phlebitis – Entzündliche Erkrankung von Venen
Phlegmone – Eitrige Entzündung mit diffuser Ausbreitung v. a. im lockeren Bindegewebe ohne lokale Gewebeeinschmelzungen in Form von Abszessen (s. dort)
Plattenepithelkarzinom – Maligne epitheliale Tumoren mit Imitation eines Plattenepithels, sehr variabel hinsichtlich Verhornungstendenz, Differenzierung und Wachstumsmuster; entsprechend Unterscheidung zahlreicher histologischer Subtypen
Polyp – Sammelbegriff für umschriebene Schleimhautvorwölbungen, die v. a. in Hohlorganen entstehen; je nach Ursprung und Differenzierung unterscheidet man zahlreiche histologische Subtypen; von besonderem klinischen Interesse sind die neoplastischen Polypen, die maligne entarten können
Polyploidie – Chromosomensatz, der einem Vielfachen des haploiden Chromosomensatzes entspricht (> 2n)
Polyposis – Zeitgleiches Vorhandensein zahlreicher Polypen (s. dort); meist erblich bedingt
Punktionszytologie – Lichtmikroskopische Untersuchung von Zellen und Zellverbänden aus dem Körperinneren, die mittels Punktion gewonnen wurden
Präkanzerose – Dysplastische Gewebeveränderung, die das Potenzial zum Übergang in einen malignen Tumor (s. dort) besitzt; bei fakultativen P. findet die maligne Transformation nur manchmal statt, bei obligaten P. immer, sofern keine rechtzeitige Therapie erfolgt
Prävalenz – Anzahl der an einer bestimmten Erkrankung Erkrankten zum Zeitpunkt der Untersuchung
Probeexzision (PE) – Entnahme kleiner Gewebeproben für die histologische Untersuchung, z. B. mit dem scharfen Löffel aus der Haut oder mit einer kleinen Zange im Rahmen einer Endoskopie
Promotion – Durch Kokarzinogene (s. dort) ausgelöste Proliferationssteigerung der initiierten Zelle → Weitergabe des DNA-Schadens an Tochterzellen
Progression – Klonale Vermehrung und Expansion der transformierten Zelle → Entwicklung einer malignen Geschwulst mit irreversibler Autonomie (= Tumorrealisation)
Protoonkogene (c-onc) – Zellzyklusregulierende Gene, die zu Onkogenen (s. dort) aktiviert werden können
Psammomkörperchen – (psamm = „Sand") weißliche, sandartige, zwiebelschalenartige Verkalkungen, die innerhalb von Tumoren des Zentralnervensystems (z. B. Meningeom) beobachtet werden
Pseudodivertikel – s. Divertikel
Pseudozyste – Zystisches Gebilde ohne Epithelauskleidung, aber mit einer bindegewebigen Kapsel, z. B. infolge einer Gewebeerweichung (Kolliquation)
Purpura – Generalisierte, punktförmige Blutungen
Regeneration – Vollständiger Ersatz von verloren gegangenem Gewebe durch ein funktionell und strukturell gleichwertiges (Restitutio ad integrum)
Rekanalisation – Wiedereröffnung eines 1. thrombotisch verschlossenen Gefäßlumens durch Organisation des nekrotischen Gewebes (physiologische R.) oder 2. eines verschlossenen Gefäßlumens durch chirurgische (z. B. Desobliteration, Angioplastie) oder medikamentöse (Thrombolyse) Maßnahmen (therapeutische R.)
Remission – Vorübergehendes Zurückgehen von Krankheitszeichen; unterschieden werden die komplette R. (= vorübergehendes Verschwinden aller Krankheitszeichen und Symptome) und partielle R. (vorübergehende deutliche Symptombesserung ohne Normalisierung aller Parameter)
Reparation – Ersatz von verloren gegangenem Gewebe durch ein strukturell und funktionell minderwertiges Gewebe (Narbenbildung)
Resektat – Entfernter kranker Organteil, entfernter Tumor (s. dort)
Restitutio ad integrum – Komplette Ausheilung ohne Defekt, s. a. Regeneration
Rezidiv – Wiederauftreten einer Erkrankung nach einem symptomfreien Intervall
Riesenzellen – Zellen mit großem Zellkörper und zahlreichen Zellkernen; R. können physiologisch (z. B. Megakaryozyten, Osteoklasten, R. des Chorion) und pathologisch sein; letztere sind häufig mit bestimmten Krankheiten assoziiert und entstehen durch Fusion von Makrophagen und Epitheloidzellen (s. dort) zu einem großen Zellverband; z. B. Langerhans-R. (Fusion von bis zu 100 Epitheloidzellen, die alle das gleiche schwer abbaubare Material verdauen, z. B. bei Lues, Toxoplasmose, Tbc, Sarkoidose, Morbus Crohn), Fremdkörper-R. (Fusion vieler Makrophagen im Rahmen der Phagozytose endogener und exogener Fremdmaterialien), Touton-R. (Fusion von Makrophagen, die große Mengen Fett enthalten, v. a. bei Xanthomen und Xanthelasmen)
Ruhegewebe – Gewebe mit langlebigen, postmitotischen Zellen (Fähigkeit zur Zellteilung ist nicht mehr vorhanden!), hoher Funktionskonstanz, geringem Verschleiß und geringem oder gar keinem Regenerationspotenzial (Beispiele: Nervengewebe, Herz- und Skelettmuskulatur)
Sarkom – Maligner Tumor (s. dort) mesenchymalen Ursprungs
Schaumzelle – Histologischer Begriff für fettvakuolenbeladene Makrophagen nach vermehrter Phagozytose von Lipiden
Schock – Schwerwiegende, nicht selten tödlich endende Kreislaufreaktion mit Zentralisation des Kreislaufs und Hypoxie (s. dort) in der Endstrombahn lebenswichtiger Organe; ursächlich ist entweder ein Volumenmangel, eine kritisch-geringe Herzleistung

oder eine reaktive Fehlregulation des Kreislaufs mit Mikrozirkulationsstörungen und einem vermehrten Übertritt von Blutplasma in das interstitielle Gewebe (relativer intravasaler Volumenmangel)

Schrumpfnekrose – Morphologisches Korrelat der Apoptose (s. dort)

Sektion – Innere Leichenschau; Synonyme: Autopsie, Obduktion

Sepsis – Einschwemmung virulenter Erreger oder Toxine in die Blutbahn bei inadäquater Abwehrlage des Organismus; in der Folge kommt es zu einer disseminierten Aussaat und Absiedlung der Erreger in zahlreiche Gewebe/Organe mit Ausbildung disseminierter Eiterherde (Septikopyämie); komplizierend können eine disseminierte intravasale Gerinnung und ein Kreislaufschock hinzutreten

Septikopyämie – Einschwemmung von Bakterien in die Blutbahn mit nachfolgender disseminierter Ausbildung eitriger Entzündungsherde in zahlreichen Organen/Geweben

Sklerose – Diffuse Bindegewebsvermehrung, mit krankhafter Verhärtung (Induration) des betroffenen Gewebes/Organs einhergehend

Stabiles Gewebe – Gewebe, dessen Zellen noch teilungsfähig sind, obwohl sie unter „normalen" Bedingungen keinen Gebrauch davon machen (reversibel postmitotische Zellen). Verschleißrate und Regenerationspotenzial nehmen eine Mittelstellung zwischen Ruhe- und Wechselgewebe (s. dort) ein (Beispiele: Leber- und Nierenparenchym, endokrine und exokrine Drüsen, Bindegewebe und glatte Muskulatur)

Staging – Klassifizierung eines Tumors (s. dort) anhand seiner anatomischen Ausbreitung (lokal, nodal, hämatogene Fernmetastasen, sog. TNM-System)

Stenose – Passive Einengung eines Hohlorgans/einer Gefäßlichtung

Sugillation – Großflächige Blutungen

Symptom – Krankheitszeichen

Syndrom – Für ein Krankheitsbild typische Kombination mehrerer Symptome

Teratom – Keimzelltumor, der aus pluripotenten Zellen hervorgeht und häufig Abkömmlinge aller drei Keimblätter enthält; unterschieden werden reife (benigne) T., die ausdifferenziertes Gewebe aller drei Keimblätter (z. B. Zähne, Haare, Knochen, Knorpel, Bronchial- oder Gastrointestinalschleimhaut) enthalten und unreife (maligne) T. aus wenig differenziertem Gewebe

Thrombose – Blutgerinnsel im Gefäßsystem infolge einer lokalen Blutgerinnung intravasal und intravital

Transplantation – Übertragung bzw. Verpflanzung von lebenden Zellen, Geweben oder Organen von einem Spender (Donor) in einen Empfänger (Host)

Transsudation – Bei der T. tritt eine eiweißarme Flüssigkeit (Transsudat, Eiweißgehalt < 3 g/dl) aus der Blutbahn in die Körperhöhle über

Tumor – Prinzipiell wird mit diesem Begriff jede umschriebene Gewebevermehrung (also z. B. auch eine entzündlich bedingte Schwellung) umschrieben; im engeren Sinne wird der Tumorbegriff in der Medizin jedoch synonym mit dem Begriff der Neoplasie (s. dort) verwendet

Tumormarker – Von Tumorzellen gebildete Substanzen (onkofetale oder tumorassoziierte Antigene, Enzyme, Hormone, Serumproteine), die im normal ausdifferenzierten Ursprungsgewebe nicht oder in nur geringem Maße vorkommen

Tumorsuppressorgene – Zelluläre Gene mit proliferationshemmender und differenzierungsfördernder Wirkung auf „ihr" Zielgewebe; ein Defekt oder Verlust von Tumorsuppressorgenen hat entsprechend eine Enthemmung/Entdifferenzierung des Zellwachstums zur Folge

Ulkus – Haut- oder Schleimhautgeschwür, das tiefer reicht als die Epidermis bzw. tiefer reicht als die Lamina muscularis mucosae

Varikose – Knoten-/sackförmige Aussackungen und Schlängelungen von Venen (Phlebektasie) infolge einer Wandschwäche oder einer erhöhten Druckbelastung

Vaskulitis – Entzündliche Erkrankung der Gefäße

Vernarbung – Bindegewebige Defektheilung einer Wunde

Waller-Degeneration – Axondegeneration des distalen Nervenfaserabschnittes mit retrograder (sekundärer) Degeneration (s. dort) der zugehörigen Nervenzelle; sie tritt nach axonalen Schädigungen auf, die zu einer Unterbrechung des Axons bei erhaltenem Bindegewebsgerüst führen

Wechselgewebe (Erneuerungsgewebe) – Rasch proliferierendes Gewebe mit kurzlebigen, aber teilungsfreudigen Zellen, hohem Verschleiß und uneingeschränkter Regenerationsfähigkeit (Beispiele: Schleimhäute, hämatopoetisches und lymphatisches Gewebe, Haarfollikel)

Zirrhose – Progrediente Zerstörung des organspezifischen Gewebes (und damit auch der organspezifischen Funktion) durch proliferierendes Bindegewebe (v. a. bei der Leberzirrhose)

Zyanose – Blaufärbung von Haut und Schleimhäuten; eine Z. tritt auf, wenn die Konzentration des reduzierten Hämoglobins im Kapillarblut > 5 g/dl beträgt

Zyste – Abgekapselter Hohlraum – u. U. auch gekammert – innerhalb eines Gewebes/Organs mit Epithelauskleidung

Zytokine – Von verschiedensten Zellen produzierte und sezernierte Proteine, die als intrazelluläre Mediatoren die Aktivität anderer Zellen beeinflussen; zu den Zytokinen zählen z. B. Interferone, Interleukine und Wachstumsfaktoren

Sachverzeichnis

Halbfette Seitenzahlen
= Hauptfundstelle

I

N

O

P